国家卫生健康委员会"十三五"规划教材

专科医师核心能力提升导引丛书

供专业学位研究生及专科医师用

# 皮肤性病学

## Dermatology

### 第 **2** 版

主　编　张建中　晋红中

副主编　高兴华　陆前进　陶　娟

U0207827

人民卫生出版社

·北　京·

**图书在版编目（CIP）数据**

皮肤性病学 / 张建中，晋红中主编 . —2 版 . —北京：人民卫生出版社，2021.1

ISBN 978-7-117-31150-2

Ⅰ.①皮…　Ⅱ.①张…　②晋…　Ⅲ.①皮肤病学②性病学　Ⅳ.①R75

中国版本图书馆 CIP 数据核字（2021）第 006102 号

| 人卫智网 | www.ipmph.com | 医学教育、学术、考试、健康，购书智慧智能综合服务平台 |
| 人卫官网 | www.pmph.com | 人卫官方资讯发布平台 |

**皮肤性病学**
Pifu Xingbingxue
第 2 版

主　　编：张建中　晋红中
出版发行：人民卫生出版社（中继线 010-59780011）
地　　址：北京市朝阳区潘家园南里 19 号
邮　　编：100021
E - mail：pmph @ pmph.com
购书热线：010-59787592　010-59787584　010-65264830
印　　刷：中农印务有限公司
经　　销：新华书店
开　　本：889×1194　1/16　印张：32
字　　数：903 千字
版　　次：2014 年 7 月第 1 版　2021 年 1 月第 2 版
印　　次：2021 年 4 月第 1 次印刷
标准书号：ISBN 978-7-117-31150-2
定　　价：168.00 元

打击盗版举报电话：010-59787491　E-mail：WQ @ pmph.com
质量问题联系电话：010-59787234　E-mail：zhiliang @ pmph.com

# 不熟悉人体结构怎敢当医生！

## ——几代解剖学家集腋成裘，为你揭示人体结构的奥妙

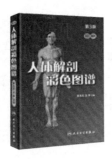

### 《人体解剖彩色图谱》（第 3 版 / 配增值）

——已是 100 万$^+$ 读者的选择

**读者对象：** 医学生、临床医师

**内容特色：** 医学、美学与 3D/AR 技术的完美融合

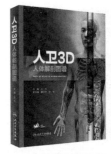

### 《人卫 3D 人体解剖图谱》

—— 数字技术应用于解剖学出版的"里程碑"

**读者对象：** 医学生、临床医师

**内容特色：** 通过数字技术精准刻画"系解"和"局解"所需展现的人体结构

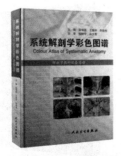

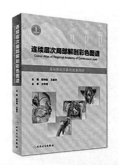

### 《系统解剖学彩色图谱》　　《连续层次局部解剖彩色图谱》

——"系解"和"局解"淋漓尽致的实物展现

**读者对象：** 医学生、临床医师

**内容特色：** 分别用近 800 个和 600 个精雕细刻的标本"图解"系统解剖学和局部解剖学

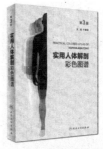

### 《实用人体解剖彩色图谱》（第 3 版）

——已是 10 万$^+$ 读者的选择

**读者对象：** 医学生、临床医师

**内容特色：** 通过实物展现人体结构，局解和系解兼顾

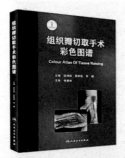

### 《组织瓣切取手术彩色图谱》

——令读者发出"百闻不如一见"的惊叹

**读者对象：** 外科医师、影像科医师

**内容特色：** 用真实、新鲜的临床素材，展现了 84 个组织瓣切取手术入路及线管的解剖结构

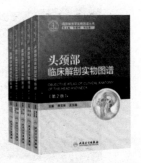

### 《临床解剖学实物图谱丛书》（第 2 版）

——帮助手术医师做到"游刃有余"

**读者对象：** 外科医师、影像科医师

**内容特色：** 参照手术入路，针对临床要点和难点，多方位、多剖面展现手术相关解剖结构

# 临床诊断的"金标准"

## ——国内病理学知名专家带你一起探寻疾病的"真相"

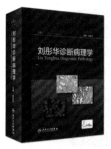

**《刘彤华诊断病理学》**
**（第 4 版／配增值）**

——病理科医师的案头书，二十年打磨的经典品牌，修订后的第 4 版在前一版的基础上吐陈纳新、纸数融合

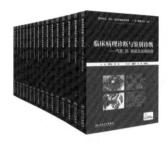

**《临床病理诊断与鉴别诊断丛书》**

——国内名院、名科、知名专家对临床病理诊断中能见到的几千种疾病进行了全面、系统的总结，将给病理医师"震撼感"

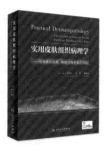

**《实用皮肤组织病理学》**
**（第 2 版／配增值）**

——5000 余幅图片，近 2000 个二维码，973 种皮肤病有"图"（临床图片）有"真相"（病理图片）

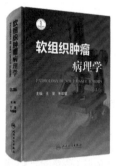

**《软组织肿瘤病理学》（第 2 版）**

——经过 10 年精心打磨，以 4000 余幅精美图片为基础，系统阐述各种软组织肿瘤的病理学改变

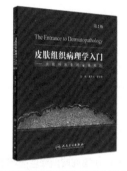

**《皮肤组织病理学入门》（第 2 版）**

——皮肤科医生的必备知识，皮肤病理学入门之选

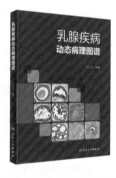

**《乳腺疾病动态病理图谱》**

——通过近千幅高清图片，系统展现乳腺疾病病理的动态变化

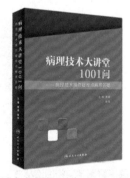

**《病理技术大讲堂 1001 问——病理技术**
**操作疑难点解惑答疑》**

——以问题为导向，全面解答临床病理技师工作中可能遇到的问题

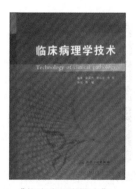

**《临床病理学技术》**

——以临床常用病理技术为单元，系统介绍临床病理学的相关技术

# 第三轮全国高等学校医学研究生"国家级"规划教材

购书请扫二维码

## 创新的学科体系，全新的编写思路

授之以渔，而不是授之以鱼　　回顾历史，揭示其启示意义
述评结合，而不是述而不评　　剖析现状，展现当前的困惑
启示创新，而不是展示创新　　展望未来，预测其发展方向

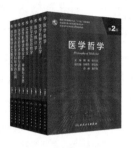

《科研公共学科》

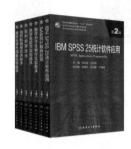

《实验技术与统计软件系列》

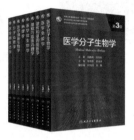

《基础前沿与进展系列》

在研究生科研能力（科研的思维、科研的方法）的培养过程中起到探照灯、导航系统的作用，为学生的创新提供探索、挖掘的工具与技能，特别应注重学生进一步获取知识、挖掘知识、追索文献、提出问题、分析问题、解决问题能力的培养

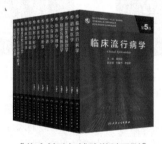

《临床基础与辅助学科系列》

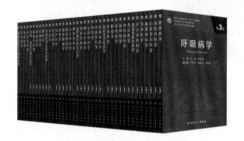

《临床专业学科系列》

在临床型研究生临床技能、临床创新思维培养过程中发挥手电筒、导航系统的作用，注重学生基于临床实践提出问题、分析问题、解决问题能力的培养

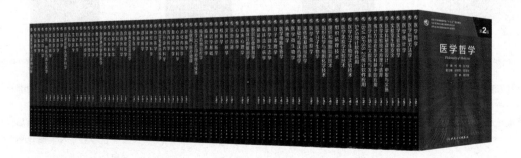

# 临床医生洞察人体疾病的"第三只眼"

## ——数百位"观千剑而识器"的影像专家帮你练就识破人体病理变化的火眼金睛

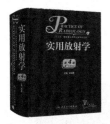

**《实用放射学》第4版**

——放射医师的案头书，内容丰富、翔实，侧重于实用，临床价值高

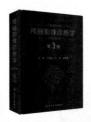

**《颅脑影像诊断学》第3版**

——续写大师经典，聚焦颅脑影像，疾病覆盖全，知识结构新

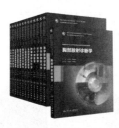

**放射诊断与治疗学专业临床型研究生规划教材**

专科医师核心能力提升导引丛书

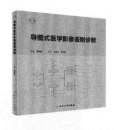

**《导图式医学影像鉴别诊断》**

——以常见病和多发病为主，采用导图、流程图、示意图及表格式、条目式编写，以影像征象入手，着重传授看片技巧和征象、分析思路

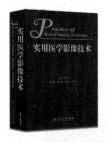

**《实用医学影像技术》**

——影像技师临床操作的案头必备

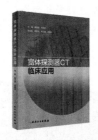

**《宽体探测器CT临床应用》**

——从讲解技术理论到展示临床病例，详细剖析宽体探测器CT临床应用

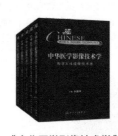

**《中华医学影像技术学》**

——国内该领域专家理论与实践的全面展现，为中华医学会影像技术分会的倾心之作

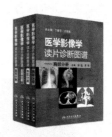

**《医学影像学读片诊断图谱丛书》**

——内容简洁、实用性强，影像学诊断的入门之选

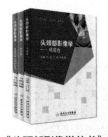

**《头颈部影像学丛书》**

——头颈部影像诊断的权威之作、代表之作

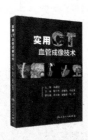

**《实用CT血管成像技术》**

——全面介绍多层螺旋CT血管成像技术，病例丰富，图片精美

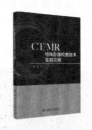

**《CT/MR 特殊影像检查技术及其应用》**

——图片丰富，使用方便，服务临床。

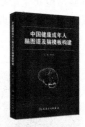

**《中国健康成年人脑图谱及脑模板构建》**

——建立中国人"标准脑模版"，填补"人类脑计划"空白！

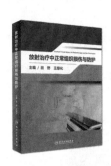

**《放射治疗中正常组织损伤与防护》**

——迄今为止国内正常组织放射损伤与防护方面较为全面的一本参考书

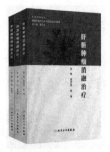

**《中国医师协会肿瘤消融治疗丛书》**

——规范、权威、新颖、实用，中国医师协会"肿瘤消融治疗技术专项能力培训项目"指定用书

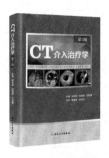

**《CT 介入治疗学》（第 3 版）**

——全面介绍 CT 介入治疗在临床中的应用，理论与实践相结合

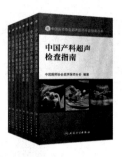

**《中国医师协会超声医师分会指南丛书》**

——中国医师协会超声医师分会编著的用于规范临床超声实践的权威指南

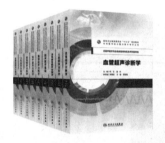

**超声医学专业临床型研究生规划教材**

专科医师核心能力提升导引丛书

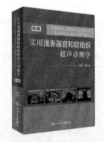

**《实用浅表器官和软组织超声诊断学》（第 2 版）**

——对浅表器官超声诊断的基础知识和临床应用进行了系统描述

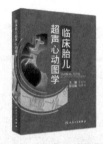

**《临床胎儿超声心动图学》**

——图像精美，内容丰富；包含大量胎儿心脏及小儿心脏超声解剖示意图、二维超声心动图和彩色多普勒血流图

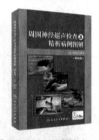

**《周围神经超声检查及精析病例图解》（第 2 版）**

——200 余幅经典病例图＋实体解剖图＋手术实景图（病灶一目了然）＋100 余段视频＋主编解说（一语道破关键）

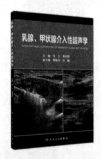

**《乳腺、甲状腺介入性超声学》**

——乳腺、甲状腺疾病超声引导穿刺活检、治疗的临床指导用书

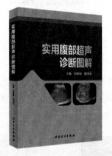

**《实用腹部超声诊断图解》**

——完美结合超声影像图和手绘示意图，易会、易懂、易学

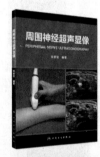

**《周围神经超声显像》**

——强调规范的周围神经超声探测方法，涵盖了以超声诊断为目的显像的几乎所有神经

# "治疗－康复－长期护理"服务链的核心

——全面落实《"健康中国2030"规划纲要》所提出的
"早诊断、早治疗、早康复"

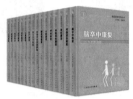

**《康复医学系列丛书》**

——康复医学的大型系列参考书，突出内容的实用性，强调基础理论的系统与简洁、诊疗实践方面的可操作性

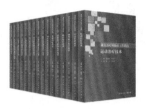

**《康复治疗师临床工作指南》**

——以临床工作为核心，对操作要点、临床常见问题、治疗注意事项进行重点讲述

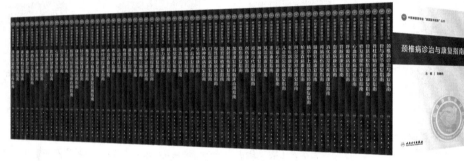

**《中国康复医学会"康复医学指南"丛书》**

——康复医学领域权威、系统的工作指南

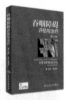

**《吞咽障碍评估与治疗》**
**（第2版/配增值）**

——八年酝酿、鸿篇巨制，包含大量吞咽障碍相关新知识、新技术、新理论

**《康复科医生手册》**

——全国县级医院系列实用手册之一，服务于基层康复医务工作者

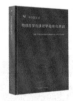

**《物理医学与康复学指南与共识》**

——中华医学会物理医学与康复学分会推出的首部指南，提供规范系统的康复临床思路以及科学的临床决策指导

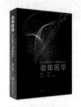

**《老年医学》**

——体现了老年医学"老年综合征和老年综合评估"的核心内涵，始终注重突出老年医学特色，内容系统权威

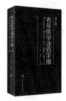

**《老年医学速查手册》**
**（第2版）**

——实用口袋书，可方便快捷地获取老年医学的知识和技能

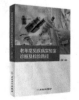

**《老年常见疾病实验室诊断及检验路径》**

——对老年人群的医学检验进行了严谨的筛查、分析及综合诊断

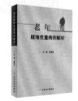

**《老年疑难危重病例解析》**

——精选老年疑难、复杂、危重病例，为读者提供临床诊治思辨过程以及有益的借鉴

# "视触叩听"飞翔的翅膀

## ——国家行业管理部门和权威专家为你制定的临床检验诊断解决方案

购书请扫二维码

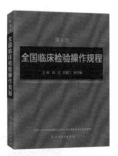

**《全国临床检验操作规程》**
**（第 4 版）**
——原国家卫计委医政司向全国各级医院推荐的临床检验方法

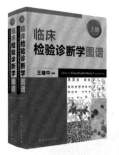

**《临床检验诊断学图谱》**
——一部国内外罕见的全面、系统、完美、精致的检验诊断学图谱

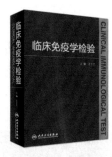

**《临床免疫学检验》**
——以国内检验专业的著名专家为主要编写成员，兼具权威性和实用性

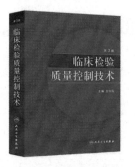

**《临床检验质量控制技术》**
**（第 3 版）**
——让临床检验质量控制有章可循，有据可依

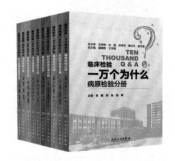

**《临床检验一万个为什么丛书》**
——囊括了几乎所有临床检验的经典问题

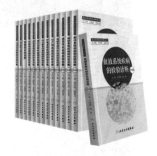

**《常见疾病检验诊断丛书》**
——临床医师与检验科医师沟通的桥梁

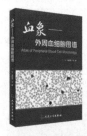
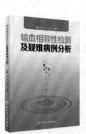
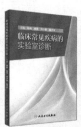
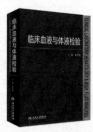
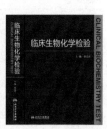
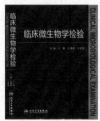
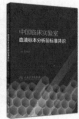
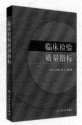
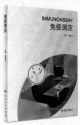
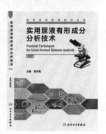

# 中华影像医学丛书·中华临床影像库

## 编写委员会

顾　　问　　刘玉清　戴建平　郭启勇　冯晓源　徐　克
主 任 委 员　　金征宇
副主任委员（按姓氏笔画排序）
　　　　　　王振常　卢光明　刘士远　龚启勇

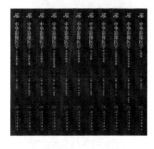 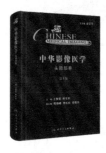  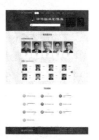

**中华临床影像库**

| 分卷 | 主编 |
|---|---|
| 头颈部卷 | 王振常　鲜军舫 |
| 乳腺卷 | 周纯武 |
| 中枢神经系统卷 | 龚启勇　卢光明　程敬亮 |
| 心血管系统卷 | 金征宇　吕　滨 |
| 呼吸系统卷 | 刘士远　郭佑民 |
| 消化道卷 | 梁长虹　胡道予 |
| 肝胆胰脾卷 | 宋　彬　严福华 |
| 骨肌系统卷 | 徐文坚　袁慧书 |
| 泌尿生殖系统卷 | 陈　敏　王霄英 |
| 儿科卷 | 李　欣　邵剑波 |
| 介入放射学卷 | 郑传胜　程英升 |
| 分子影像学卷 | 王培军 |

| 子库 | 主编 |
|---|---|
| 头颈部疾病影像库 | 王振常　鲜军舫 |
| 乳腺疾病影像库 | 周纯武 |
| 中枢神经系统疾病影像库 | 龚启勇　卢光明　程敬亮 |
| 心血管系统疾病影像库 | 金征宇　吕　滨 |
| 呼吸系统疾病影像库 | 刘士远　郭佑民 |
| 消化道疾病影像库 | 梁长虹　胡道予 |
| 肝胆胰脾疾病影像库 | 宋　彬　严福华 |
| 骨肌系统疾病影像库 | 徐文坚　袁慧书 |
| 泌尿生殖系统疾病影像库 | 陈　敏　王霄英 |
| 儿科疾病影像库 | 李　欣　邵剑波 |

了解更多图书　　　　　　关注公众号
请关注我们的公众号　　开启影像库 7 天免费体验

# 编　者 （按姓氏笔画排序）

于建斌　郑州大学附属第一医院

马　琳　首都医科大学附属北京儿童医院

王　刚　空军军医大学西京医院

王秀丽　上海市皮肤病医院

王明悦　北京大学第一医院

方　红　浙江大学医学院附属第一医院

邓丹琪　昆明医科大学第二附属医院

龙　海　中南大学湘雅二医院

伦文辉　首都医科大学附属北京地坛医院

刘　洁　北京协和医院

刘业强　上海市皮肤病医院

刘全忠　天津医科大学总医院

孙　青　山东大学齐鲁医院

杜　娟　北京大学人民医院

李　航　北京大学第一医院

李春英　空军军医大学西京医院

李厚敏　北京大学人民医院

李福秋　吉林大学第二医院

杨　勇　中国医学科学院皮肤病医院（研究所）

杨　斌　广东省皮肤病医院

肖　汀　中国医科大学附属第一医院

何　黎　昆明医科大学第一附属医院

张建中　北京大学人民医院

张春雷　北京大学第三医院

张福仁　山东第一医科大学附属皮肤病医院

陆前进　中国医学科学院皮肤病医院

陈　翔　中南大学湘雅医院

金哲虎　延边大学附属医院

周　城　北京大学人民医院

郑　敏　浙江大学医学院附属第二医院

姚志荣　上海交通大学医学院附属新华医院

耿松梅　西安交通大学第二附属医院

晋红中　北京协和医院

顾　恒　中国医学科学院皮肤病医院（研究所）

徐子刚　首都医科大学附属北京儿童医院

徐金华　复旦大学附属华山医院

高兴华　中国医科大学附属第一医院

涂　平　北京大学第一医院

陶　娟　华中科技大学同济医学院附属协和医院

黄长征　华中科技大学同济医学院附属协和医院

常建民　北京医院

蒋　献　四川大学华西医院

程　波　福建医科大学附属第一医院

赖　维　中山大学附属第三医院

潘　萌　上海交通大学医学院附属瑞金医院

魏爱华　首都医科大学附属北京同仁医院

**编写秘书　周　城**

# 主 编 简 介

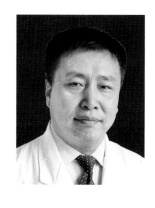

**张建中** 教授,博士生导师。北京大学人民医院皮肤科主任,中华医学会皮肤性病学分会第十三届主任委员,中国康复医学会皮肤病康复专业委员会主任委员,北京医学会皮肤性病学分会主任委员,亚洲皮肤科学会理事、国际特应性皮炎研究会理事,世界华人医师协会皮肤科医师协会副会长,中国医师协会皮肤科医师分会副会长,中国整形美容协会美容与再生医学分会副会长,中华医学会皮肤性病学分会特应性皮炎(湿疹)研究中心首席专家,毛发学组组长。任《中华皮肤科杂志》《临床皮肤科杂志》等杂志副主编,*Journal of American Academy of Dermatology*、*Chinese Medical Journal*、*SKINmed* 等杂志编委。

在国际上首次报告"特应性皮炎样移植物抗宿主病",首次报告"妊娠股臀红斑",首次发现 *RPL21* 基因是先天性少发症的致病基因,提出了特应性皮炎诊断的"中国标准"。在国内首先发现了游泳池肉芽肿病,组织了我国特应性皮炎、皮肤型红斑狼疮、雄激素性秃发等多种皮肤病诊疗指南的制定,主编了我国第一部卫健委长学制教材《皮肤性病学》,发表论文 400 余篇,主编著作 20 多部,参编 40 多部,2013 年获国际皮肤科联盟(ILDS)杰出贡献奖,2017 年获国家科技进步奖二等奖和中华医学会皮肤性病学分会杰出贡献奖,2018 年获"国家名医"称号。

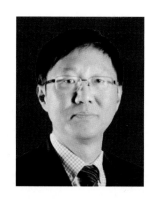

**晋红中** 教授,博士生导师,北京协和医院皮肤科主任。亚洲皮肤科协会理事。中国医疗保健国际交流促进会皮肤科分会主任委员、中国医师协会皮肤科医师分会副会长。北京医学会皮肤性病学分会候任主任委员。担任《中华变态反应和免疫学》《中国临床医生》杂志副主编。

从事教学工作至今 30 年。积极推动重症银屑病的研究和规范化治疗。发表论文 250 余篇,主编、主译著作 8 部。获北京市科学技术进步奖三等奖,北京市高等教育精品教材奖,北京协和医院医疗科研一等奖等多个奖项。参与国家重点研发计划精准医学研究项目等,主持国家自然科学基金、北京市自然科学基金、首都卫生发展科研专项基金、教育部博士点基金等多项研究课题。

# 副主编简介

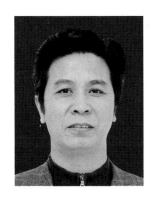

**高兴华** 教授,博士生导师,中国医科大学附属第一医院副院长、国家重点学科皮肤科主任、免疫皮肤病诊治技术国家地方联合工程研究中心主任、教育部暨科技部创新团队带头人,原长江学者特聘教授、万人计划入选者、百千万人才工程国家级人选、国务院政府特殊津贴专家。任中华医学会皮肤性病学分会候任主任委员,中国医师协会皮肤科医师分会副会长,中华医学会医学美学与美容学分会常务委员;国际皮肤科学会、国际美容皮肤学会副会长,10余种国内外杂志编委或副主编。

从事皮肤病理论和实践教学30余年,主编、副主编或参编教材或国内外专著32部。主攻免疫皮肤病学,发表学术文章300余篇,获国内外专利14项,转化成果2项;获中华医学科技奖等省部级一等学术奖励3项,吴阶平医药创新奖及国际皮肤联盟突出贡献奖获得者。

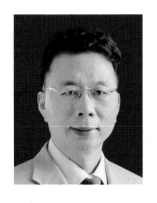

**陆前进** 教授,主任医师,中国医学科学院皮肤病医院(研究所)执行副院(所)长,中南大学皮肤性病研究所所长,中华医学会皮肤性病学分会主任委员,世界华人医师协会皮肤科分会副会长,*Clinical Immunology* 杂志副主编。

从事皮肤科临床、教学及科研30余年。对于过敏性皮肤病、银屑病、红斑狼疮等疑难复杂性皮肤病具有丰富的临床诊疗经验。以第一作者或通讯作者发表SCI论文200篇。2014—2019年连续六年入选医学领域中国高被引用论文学者榜单。获国家发明专利10项,医疗器械注册证1个。作为第一完成人获得国家科技进步奖二等奖、湖南省科技进步奖一等奖及湖南省自然科学奖一等奖,2014年获国际皮肤科联盟(ILDS)杰出贡献奖,2016年获"中国侨界(创新人才)贡献奖",2018年获北美华人皮肤科协会(North American Chinese Dermatology Association,NACDA)皮肤科研究杰出成就奖及中国医学科学家奖。还先后被评为"卫生部有突出贡献中青年专家""全国卫生计生系统先进工作者"及享受"国务院政府特殊津贴专家"等。

# 副主编简介

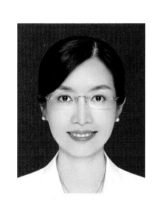

陶 娟 教授,博士生导师。华中科技大学同济医学院附属协和医院皮肤科和皮肤性病学教研室主任,华中科技大学《皮肤性病学》课程责任教授,皮肤修复与诊疗技术湖北省工程研究中心主任。目前担任中国医师协会皮肤科医师分会常务委员、中华医学会皮肤性病学分会委员、湖北省医学会皮肤科分会副主任委员兼候任主任委员和第十六届(2020年)中国医师协会皮肤科医师年会学术委员会主席。

华中科技大学《皮肤性病学》慕课负责人,主编或参编6部人民卫生出版社和科学出版社教材。2019年指导大学生创新创业大赛获湖北省铜奖。主要从事重症皮肤病免疫机制和临床转化研究,获国之名医、全国优秀科技工作者、中华医学会皮肤性病学分会年度学术奖、湖北省科技进步奖一等奖(排名第1)。担任 *JAAD* 杂志中文版副主编、*BJD* 杂志编辑顾问。

# 全国高等学校医学研究生"国家级"规划教材
# 第三轮修订说明

进入新世纪,为了推动研究生教育的改革与发展,加强研究型创新人才培养,人民卫生出版社启动了医学研究生规划教材的组织编写工作,在多次大规模调研、论证的基础上,先后于2002年和2008年分两批完成了第一轮50余种医学研究生规划教材的编写与出版工作。

2014年,全国高等学校第二轮医学研究生规划教材评审委员会及编写委员会在全面、系统分析第一轮研究生教材的基础上,对这套教材进行了系统规划,进一步确立了以"解决研究生科研和临床中实际遇到的问题"为立足点,以"回顾、现状、展望"为线索,以"培养和启发读者创新思维"为中心的教材编写原则,并成功推出了第二轮(共70种)研究生规划教材。

本套教材第三轮修订是在党的十九大精神引领下,对《国家中长期教育改革和发展规划纲要(2010—2020年)》《国务院办公厅关于深化医教协同进一步推进医学教育改革与发展的意见》,以及《教育部办公厅关于进一步规范和加强研究生培养管理的通知》等文件精神的进一步贯彻与落实,也是在总结前两轮教材经验与教训的基础上,再次大规模调研、论证后的继承与发展。修订过程仍坚持以"培养和启发读者创新思维"为中心的编写原则,通过"整合"和"新增"对教材体系做了进一步完善,对编写思路的贯彻与落实采取了进一步的强化措施。

全国高等学校第三轮医学研究生"国家级"规划教材包括五个系列。①科研公共学科:主要围绕研究生科研中所需要的基本理论知识,以及从最初的科研设计到最终的论文发表的各个环节可能遇到的问题展开;②常用统计软件与技术:介绍了SAS统计软件、SPSS统计软件、分子生物学实验技术、免疫学实验技术等常用的统计软件以及实验技术;③基础前沿与进展:主要包括了基础学科中进展相对活跃的学科;④临床基础与辅助学科:包括了专业学位研究生所需要进一步加强的相关学科内容;⑤临床学科:通过对疾病诊疗历史变迁的点评、当前诊疗中困惑、局限与不足的剖析,以及研究热点与发展趋势探讨,启发和培养临床诊疗中的创新思维。

该套教材中的科研公共学科、常用统计软件与技术学科适用于医学院校各专业的研究生及相应的科研工作者;基础前沿与进展学科主要适用于基础医学和临床医学的研究生及相应的科研工作者;临床基础与辅助学科和临床学科主要适用于专业学位研究生及相应学科的专科医师。

# 全国高等学校第三轮医学研究生"国家级"规划教材目录

| 11 | SAS 统计软件应用（第 4 版） | 主　编　贺　佳 |
| | | 副主编　尹　平　石武祥 |
| 12 | 医学分子生物学实验技术（第 4 版） | 主　审　药立波 |
| | | 主　编　韩　骅　高国全 |
| | | 副主编　李冬民　喻　红 |
| 13 | 医学免疫学实验技术（第 3 版） | 主　编　柳忠辉　吴雄文 |
| | | 副主编　王全兴　吴玉章　储以微　崔雪玲 |
| 14 | 组织病理技术（第 2 版） | 主　编　步　宏 |
| | | 副主编　吴焕文 |
| 15 | 组织和细胞培养技术（第 4 版） | 主　审　章静波 |
| | | 主　编　刘玉琴 |
| 16 | 组织化学与细胞化学技术（第 3 版） | 主　编　李　和　周德山 |
| | | 副主编　周国民　肖　岚　刘佳梅　孔　力 |
| 17 | 医学分子生物学（第 3 版） | 主　审　周春燕　冯作化 |
| | | 主　编　张晓伟　史岸冰 |
| | | 副主编　何凤田　刘　戟 |
| 18 | 医学免疫学（第 2 版） | 主　编　曹雪涛 |
| | | 副主编　于益芝　熊思东 |
| 19 | 遗传和基因组医学 | 主　编　张　学 |
| | | 副主编　管敏鑫 |
| 20 | 基础与临床药理学（第 3 版） | 主　编　杨宝峰 |
| | | 副主编　李　俊　董　志　杨宝学　郭秀丽 |
| 21 | 医学微生物学（第 2 版） | 主　编　徐志凯　郭晓奎 |
| | | 副主编　江丽芳　范雄林 |
| 22 | 病理学（第 2 版） | 主　编　来茂德　梁智勇 |
| | | 副主编　李一雷　田新霞　周　桥 |
| 23 | 医学细胞生物学（第 4 版） | 主　审　杨　恬 |
| | | 主　编　安　威　周天华 |
| | | 副主编　李　丰　吕　品　杨　霞　王杨淦 |
| 24 | 分子毒理学（第 2 版） | 主　编　蒋义国　尹立红 |
| | | 副主编　骆文静　张正东　夏大静　姚　平 |
| 25 | 医学微生态学（第 2 版） | 主　编　李兰娟 |
| 26 | 临床流行病学（第 5 版） | 主　编　黄悦勤 |
| | | 副主编　刘爱忠　孙业桓 |
| 27 | 循证医学（第 2 版） | 主　审　李幼平 |
| | | 主　编　孙　鑫　杨克虎 |

| 28 | 断层影像解剖学 | 主 编 | 刘树伟 张绍祥 |
|---|---|---|---|
|  |  | 副主编 | 赵 斌 徐 飞 |
| 29 | 临床应用解剖学（第2版） | 主 编 | 王海杰 |
|  |  | 副主编 | 臧卫东 陈 尧 |
| 30 | 临床心理学（第2版） | 主 审 | 张亚林 |
|  |  | 主 编 | 李占江 |
|  |  | 副主编 | 王建平 仇剑崟 王 伟 章军建 |
| 31 | 心身医学 | 主 审 | Kurt Fritzsche 吴文源 |
|  |  | 主 编 | 赵旭东 |
|  |  | 副主编 | 孙新宇 林贤浩 魏 镜 |
| 32 | 医患沟通（第2版） | 主 审 | 周 晋 |
|  |  | 主 编 | 尹 梅 王锦帆 |
| 33 | 实验诊断学（第2版） | 主 审 | 王兰兰 |
|  |  | 主 编 | 尚 红 |
|  |  | 副主编 | 王传新 徐英春 王 琳 郭晓临 |
| 34 | 核医学（第3版） | 主 审 | 张永学 |
|  |  | 主 编 | 李 方 兰晓莉 |
|  |  | 副主编 | 李亚明 石洪成 张 宏 |
| 35 | 放射诊断学（第2版） | 主 审 | 郭启勇 |
|  |  | 主 编 | 金征宇 王振常 |
|  |  | 副主编 | 王晓明 刘士远 卢光明 宋 彬 |
|  |  |  | 李宏军 梁长虹 |
| 36 | 疾病学基础 | 主 编 | 陈国强 宋尔卫 |
|  |  | 副主编 | 董 晨 王 韵 易 静 赵世民 |
|  |  |  | 周天华 |
| 37 | 临床营养学 | 主 编 | 于健春 |
|  |  | 副主编 | 李增宁 吴国豪 王新颖 陈 伟 |
| 38 | 临床药物治疗学 | 主 编 | 孙国平 |
|  |  | 副主编 | 吴德沛 蔡广研 赵荣生 高 建 |
|  |  |  | 孙秀兰 |
| 39 | 医学3D打印原理与技术 | 主 编 | 戴尅戎 卢秉恒 |
|  |  | 副主编 | 王成焘 徐 弢 郝永强 范先群 |
|  |  |  | 沈国芳 王金武 |
| 40 | 互联网＋医疗健康 | 主 审 | 张来武 |
|  |  | 主 编 | 范先群 |
|  |  | 副主编 | 李校堃 郑加麟 胡建中 颜 华 |
| 41 | 呼吸病学（第3版） | 主 编 | 王 辰 陈荣昌 |
|  |  | 副主编 | 代华平 陈宝元 宋元林 |

| 42 | 消化内科学（第3版） | 主　审 | 樊代明 | 李兆申 | | |
| | | 主　编 | 钱家鸣 | 张澍田 | | |
| | | 副主编 | 田德安 | 房静远 | 李延青 | 杨　丽 |
| 43 | 心血管内科学（第3版） | 主　审 | 胡大一 | | | |
| | | 主　编 | 韩雅玲 | 马长生 | | |
| | | 副主编 | 王建安 | 方　全 | 华　伟 | 张抒扬 |
| 44 | 血液内科学（第3版） | 主　编 | 黄晓军 | 黄　河 | 胡　豫 | |
| | | 副主编 | 邵宗鸿 | 吴德沛 | 周道斌 | |
| 45 | 肾内科学（第3版） | 主　审 | 谌贻璞 | | | |
| | | 主　编 | 余学清 | 赵明辉 | | |
| | | 副主编 | 陈江华 | 李雪梅 | 蔡广研 | 刘章锁 |
| 46 | 内分泌内科学（第3版） | 主　编 | 宁　光 | 邢小平 | | |
| | | 副主编 | 王卫庆 | 童南伟 | 陈　刚 | |
| 47 | 风湿免疫内科学（第3版） | 主　审 | 陈顺乐 | | | |
| | | 主　编 | 曾小峰 | 邹和建 | | |
| | | 副主编 | 古洁若 | 黄慈波 | | |
| 48 | 急诊医学（第3版） | 主　审 | 黄子通 | | | |
| | | 主　编 | 于学忠 | 吕传柱 | | |
| | | 副主编 | 陈玉国 | 刘　志 | 曹　钰 | |
| 49 | 神经内科学（第3版） | 主　编 | 刘　鸣 | 崔丽英 | 谢　鹏 | |
| | | 副主编 | 王拥军 | 张杰文 | 王玉平 | 陈晓春 |
| | | | 吴　波 | | | |
| 50 | 精神病学（第3版） | 主　编 | 陆　林 | 马　辛 | | |
| | | 副主编 | 施慎逊 | 许　毅 | 李　涛 | |
| 51 | 感染病学（第3版） | 主　编 | 李兰娟 | 李　刚 | | |
| | | 副主编 | 王贵强 | 宁　琴 | 李用国 | |
| 52 | 肿瘤学（第5版） | 主　编 | 徐瑞华 | 陈国强 | | |
| | | 副主编 | 林东昕 | 吕有勇 | 龚建平 | |
| 53 | 老年医学（第3版） | 主　审 | 张　建 | 范　利 | 华　琦 | |
| | | 主　编 | 刘晓红 | 陈　彪 | | |
| | | 副主编 | 齐海梅 | 胡亦新 | 岳冀蓉 | |
| 54 | 临床变态反应学 | 主　编 | 尹　佳 | | | |
| | | 副主编 | 洪建国 | 何韶衡 | 李　楠 | |
| 55 | 危重症医学（第3版） | 主　审 | 王　辰 | 席修明 | | |
| | | 主　编 | 杜　斌 | 隆　云 | | |
| | | 副主编 | 陈德昌 | 于凯江 | 詹庆元 | 许　媛 |

| 56 | 普通外科学（第3版） | 主　编 | 赵玉沛 |
|---|---|---|---|
| | | 副主编 | 吴文铭　陈规划　刘颖斌　胡三元 |
| 57 | 骨科学（第3版） | 主　审 | 陈安民 |
| | | 主　编 | 田　伟 |
| | | 副主编 | 翁习生　邵增务　郭　卫　贺西京 |
| 58 | 泌尿外科学（第3版） | 主　审 | 郭应禄 |
| | | 主　编 | 金　杰　魏　强 |
| | | 副主编 | 王行环　刘继红　王　忠 |
| 59 | 胸心外科学（第2版） | 主　编 | 胡盛寿 |
| | | 副主编 | 王　俊　庄　建　刘伦旭　董念国 |
| 60 | 神经外科学（第4版） | 主　编 | 赵继宗 |
| | | 副主编 | 王　硕　张建宁　毛　颖 |
| 61 | 血管淋巴管外科学（第3版） | 主　编 | 汪忠镐 |
| | | 副主编 | 王深明　陈　忠　谷涌泉　辛世杰 |
| 62 | 整形外科学 | 主　编 | 李青峰 |
| 63 | 小儿外科学（第3版） | 主　审 | 王　果 |
| | | 主　编 | 冯杰雄　郑　珊 |
| | | 副主编 | 张潍平　夏慧敏 |
| 64 | 器官移植学（第2版） | 主　审 | 陈　实 |
| | | 主　编 | 刘永锋　郑树森 |
| | | 副主编 | 陈忠华　朱继业　郭文治 |
| 65 | 临床肿瘤学（第2版） | 主　编 | 赫　捷 |
| | | 副主编 | 毛友生　沈　铿　马　骏　于金明<br>吴一龙 |
| 66 | 麻醉学（第2版） | 主　编 | 刘　进　熊利泽 |
| | | 副主编 | 黄宇光　邓小明　李文志 |
| 67 | 妇产科学（第3版） | 主　审 | 曹泽毅 |
| | | 主　编 | 乔　杰　马　丁 |
| | | 副主编 | 朱　兰　王建六　杨慧霞　漆洪波<br>曹云霞 |
| 68 | 生殖医学 | 主　编 | 黄荷凤　陈子江 |
| | | 副主编 | 刘嘉茵　王雁玲　孙　斐　李　蓉 |
| 69 | 儿科学（第2版） | 主　编 | 桂永浩　申昆玲 |
| | | 副主编 | 杜立中　罗小平 |
| 70 | 耳鼻咽喉头颈外科学（第3版） | 主　审 | 韩德民 |
| | | 主　编 | 孔维佳　吴　皓 |
| | | 副主编 | 韩东一　倪　鑫　龚树生　李华伟 |

| 71 | 眼科学（第3版） | 主 审 | 崔 浩 | 黎晓新 | | |
|---|---|---|---|---|---|---|
| | | 主 编 | 王宁利 | 杨培增 | | |
| | | 副主编 | 徐国兴 | 孙兴怀 | 王雨生 | 蒋 沁 |
| | | | 刘 平 | 马建民 | | |
| 72 | 灾难医学（第2版） | 主 审 | 王一镗 | | | |
| | | 主 编 | 刘中民 | | | |
| | | 副主编 | 田军章 | 周荣斌 | 王立祥 | |
| 73 | 康复医学（第2版） | 主 编 | 岳寿伟 | 黄晓琳 | | |
| | | 副主编 | 毕 胜 | 杜 青 | | |
| 74 | 皮肤性病学（第2版） | 主 编 | 张建中 | 晋红中 | | |
| | | 副主编 | 高兴华 | 陆前进 | 陶 娟 | |
| 75 | 创伤、烧伤与再生医学（第2版） | 主 审 | 王正国 | 盛志勇 | | |
| | | 主 编 | 付小兵 | | | |
| | | 副主编 | 黄跃生 | 蒋建新 | 程 飚 | 陈振兵 |
| 76 | 运动创伤学 | 主 编 | 敖英芳 | | | |
| | | 副主编 | 姜春岩 | 蒋 青 | 雷光华 | 唐康来 |
| 77 | 全科医学 | 主 审 | 祝墡珠 | | | |
| | | 主 编 | 王永晨 | 方力争 | | |
| | | 副主编 | 方宁远 | 王留义 | | |
| 78 | 罕见病学 | 主 编 | 张抒扬 | 赵玉沛 | | |
| | | 副主编 | 黄尚志 | 崔丽英 | 陈丽萌 | |
| 79 | 临床医学示范案例分析 | 主 编 | 胡翊群 | 李海潮 | | |
| | | 副主编 | 沈国芳 | 罗小平 | 余保平 | 吴国豪 |

# 全国高等学校第三轮医学研究生"国家级"规划教材评审委员会名单

**顾 问**

韩启德 桑国卫 陈 竺 曾益新 赵玉沛

**主任委员** （以姓氏笔画为序）

王 辰 刘德培 曹雪涛

**副主任委员** （以姓氏笔画为序）

于金明 马 丁 王正国 卢秉恒 付小兵 宁 光 乔 杰
李兰娟 李兆申 杨宝峰 汪忠镐 张 运 张伯礼 张英泽
陆 林 陈国强 郑树森 郎景和 赵继宗 胡盛寿 段树民
郭应禄 黄荷凤 盛志勇 韩雅玲 韩德民 赫 捷 樊代明
戴尅戎 魏于全

**常务委员** （以姓氏笔画为序）

文历阳 田勇泉 冯友梅 冯晓源 吕兆丰 闫剑群 李 和
李 虹 李玉林 李立明 来茂德 步 宏 余学清 汪建平
张 学 张学军 陈子江 陈安民 尚 红 周学东 赵 群
胡志斌 柯 杨 桂永浩 梁万年 瞿 佳

**委 员** （以姓氏笔画为序）

于学忠 于健春 马 辛 马长生 王 彤 王 果 王一镗
王兰兰 王宁利 王永晨 王振常 王海杰 王锦帆 方力争
尹 佳 尹 梅 尹立红 孔维佳 叶冬青 申昆玲 田 伟
史岸冰 冯作化 冯杰雄 兰晓莉 邢小平 吕传柱 华 琦
向 荣 刘 民 刘 进 刘 鸣 刘中民 刘玉琴 刘永锋
刘树伟 刘晓红 安 威 安胜利 孙 鑫 孙国平 孙振球
杜 斌 李 方 李 刚 李占江 李幼平 李青峰 李卓娅
李宗芳 李晓松 李海潮 杨 恬 杨克虎 杨培增 吴 皓

吴文源　吴忠均　吴雄文　邹和建　宋尔卫　张大庆　张永学
张亚林　张抒扬　张建中　张绍祥　张晓伟　张澍田　陈　实
陈　彪　陈平雁　陈荣昌　陈顺乐　范　利　范先群　岳寿伟
金　杰　金征宇　周　晋　周天华　周春燕　周德山　郑　芳
郑　珊　赵旭东　赵明辉　胡　豫　胡大一　胡翊群　药立波
柳忠辉　祝墡珠　贺　佳　秦　川　敖英芳　晋红中　钱家鸣
徐志凯　徐勇勇　徐瑞华　高国全　郭启勇　郭晓奎　席修明
黄　河　黄子通　黄晓军　黄晓琳　黄悦勤　曹泽毅　龚非力
崔　浩　崔丽英　章静波　梁智勇　谌贻璞　隆　云　蒋义国
韩　骅　曾小峰　谢　鹏　谭　毅　熊利泽　黎晓新　颜　艳
魏　强

# 前　言

随着我国医学教育的发展和完善,研究生教育(包括硕士、博士以及博士后)已经成为医学教育的一个重要方面,与本科生教育不同,研究生教育是培养有科研能力的高水平专科人才,因此更强调学习能力的培养,强调对专业知识学习和掌握的深度与广度,要求学生能就相关专题查阅文献、提出问题,并能提出解决问题的方法与路径,通过研究解决或回答问题。

研究生教材《皮肤性病学》读者主要为皮肤科临床型研究生,目的是帮助临床型研究生在学习皮肤科临床技能、临床创新思维的过程中拓展知识,启迪思维,注重培养学生提出问题、分析问题、解决问题的能力。我们在编写本版《皮肤性病学》过程中,对每种疾病的认识过程、诊疗现状进行了回顾与阐述,对目前诊疗中的困惑、局限与不足以及诊疗实践中应注意的问题等现状进行了分析,并对本领域的研究热点及发展趋势进行了展望。总之,研究生教材较之本科生教材在知识的深度和广度方面都有较大拓展。

本版教材较第 1 版内容有所增加,写作方式也有所改进。全书共 19 章 88 节,90 万字,共收入 73 种皮肤病,图 207 幅。

在本版教材编写过程中,各位编委付出了巨大的劳动,先后召开主编副主编会和编委会,经各位编委组稿、互校、主编审稿等多个环节,最终定稿,这本研究生教材是集体智慧的结晶。北京大学人民医院周城副教授作为主编助理做出了很大贡献,北京大学人民医院皮肤科李翔倩,北京协和医院皮肤科吴超等在后期内容和文字校对中做出了很大贡献,在此一并感谢。

由于作者经验还不足,水平有限,在编写过程中难免存在这样或那样的不足或错误,希望使用该教材的研究生同学和老师不吝批评指正,以便再版时更正。

张建中　晋红中

2020 年 10 月

# 目　　录

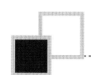

# 第一章 总论

## 第一节 皮肤解剖结构和疾病的关系

### 一、概述

皮肤（skin）是人体最大的器官，被覆于体表，与口腔、鼻、尿道口、阴道口、肛门等体内管腔表面的黏膜移行连接，构成闭合系统，维持人体内环境稳定。成人体表面积大约为 1.5~2m²，重量约占体重的 16%。

皮肤表面有很多皮沟和皮嵴。皮沟（skin groove）为皮肤表面深浅不一、纵横交错的网络状沟纹，是由于皮肤组织中纤维束的排列和牵引而形成，在面部、手掌、阴囊及活动部位最深。皮嵴（skin ridge）为皮沟之间的隆起，汗腺导管开口在皮嵴，在皮肤镜下表现为许多均匀等距分布的白点，称为汗孔。指（趾）末节屈侧的皮沟、皮嵴平行排列并构成特殊的涡纹状图案，称为指（趾）纹，由遗传因素决定，个体间存在差异，具有辅助身份识别的功能。某些皮肤病的皮疹具有特征性的线状分布倾向，如色素失禁症和表皮痣，这些虚拟的按一定规律排布的线条被称为斑氏线（Blaschko's line）（图 1-1-1），斑氏线可能与胚胎发育过程中细胞克隆分化的伸展方向有关。

此外，皮肤具有一定方向的张力线（skin tension lines），又名皮肤切线或 Langer 线。在外科手术时，需根据手术部位及 Langer 线方向选择切口方向，以免造成明显的瘢痕或者术后肢体功能的异常。

皮肤由表皮、真皮、皮下组织、皮肤附属器（包括毛发、皮脂腺、汗腺、甲等）及皮肤的血管、淋巴管、神经等构成（图 1-1-2）。如不包括皮下组织，皮肤的厚度约为 0.5~4mm。正常皮肤的厚度因人而异，如儿童的皮肤较成人薄；身体不同部位的皮肤厚度也不尽相同，如眼睑、外阴、乳房的皮肤最薄，厚度约为 0.5mm，掌跖部位皮肤最厚，可达 3~4mm。表皮平均厚度约为 0.1mm，但掌跖部位的表皮可达 0.8~1.4mm。真皮的厚度一般在 1~2mm 之间，不同部位差异也很大，眼睑处较薄，约为 0.6mm；背部和掌跖部位较厚，可达 3mm 以上。皮下脂肪组织在腹部和臀部较厚；在鼻部和胸骨处很薄。皮肤厚度的差异，部分决定了某些疾病的易患部位以及用药选择的差异。皮肤主要具有屏障和吸收、分泌和排泄、调节体温和感觉等功能。各种皮肤疾病从本质上讲，就是皮肤结构和功能不同程度的异常及紊乱。

掌跖、指趾屈面及其末节伸面、唇红、乳头、龟头、包皮内侧、小阴唇、大阴唇内侧、阴蒂等部位

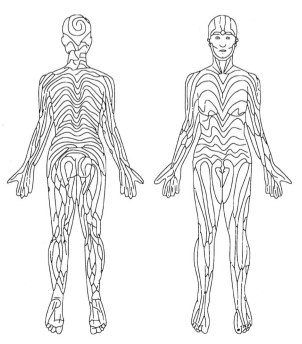

图 1-1-1 斑氏线

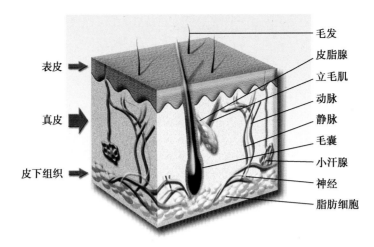

图 1-1-2 皮肤结构示意图

皮肤没有毛发,称为无毛皮肤(glabrous skin),其他部位皮肤均有长短不一的毛发,称为有毛皮肤(hairy skin)。

人体皮肤的颜色从黑褐色至粉白色不等,主要影响因素是由黑素细胞合成的黑素,此外,红色的氧合血红蛋白、蓝色的还原血红蛋白、黄色的胡萝卜素及胆红素,以及皮肤的粗糙程度、水合程度等也影响皮肤的颜色。

## 二、表皮

表皮(epidermis)由外胚层分化而来,位于皮肤最外层,借助基底膜带与真皮相连接,属于复层鳞状上皮,细胞排列紧密,主要由角质形成细胞和树突状细胞组成,后者包括黑素细胞、朗格汉斯细胞和梅克尔细胞。角质形成细胞(keratinocyte)是表皮的主要细胞成分,占表皮细胞总数的80%以上,来源于表皮最底部的干细胞群,向皮肤表面移动的过程中逐渐分化成熟。根据角质形成细胞的分化阶段和特点可将表皮分为四层,由内至外分别为基底层、棘层、颗粒层和角质层,在掌跖处,颗粒层与角质层之间还可见透明层(图 1-1-3)。

角质形成细胞在分化过程产生角蛋白(keratin),为一组中间丝蛋白,具有形成细胞骨架、维系细胞结构的重要功能。角蛋白家族有超过50种成员,可分为两型,在角质形成细胞内以异二聚体的形式为基本结构单位,角蛋白的异常表达见于一些遗传性皮肤病,如先天性大疱性鱼鳞病样红皮病(角蛋白 K1 和 K10)、单纯性大疱性表皮松解症(角蛋白 K5 和 K14)、先天性厚甲(角蛋白 K6a 和 K16)等。

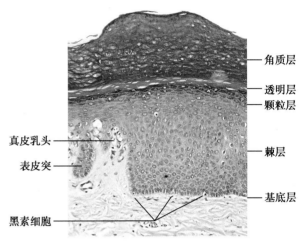

图 1-1-3 表皮组织结构

表皮角质形成细胞终末分化为角质细胞,以细胞浆膜被角质化包膜(cornified cell envelope,CE)替代为标志,CE 在颗粒层开始组装,由多种蛋白共价交联而成,包括内披蛋白(involucrin)、富含脯氨酸的小蛋白(small proline-rich protein,SPR)、XP-5/ 晚期膜蛋白(XP-5/late envelope protein)、兜甲蛋白(loricrin)、半胱氨酸蛋白酶抑制剂(cystatin)、包斑蛋白(envoplakin)、周斑蛋白(periplakin)、弹力蛋白(elafin)、中间丝相关蛋白(repetin)、丝聚合蛋白(filaggrin)、S100 蛋白(S100 protein)、角蛋白及桥粒蛋白(desmosomal protein)等,这些蛋白多数由位于 1 号染色体的表皮分化簇基因群编码,其异常表达可引起相关皮肤病,如兜甲蛋白突变可引起遗传性残毁性掌跖角皮病,丝聚合蛋白基因突变与寻常型鱼鳞病及特应性皮炎相关。CE 的外表面由脂质包裹,形成了角质化脂质包膜(cornified lipid envelope,

CLE）。CE 和 CLE 对维持皮肤屏障功能至关重要，而角质层的疏水特性限制了水溶性药物的经皮吸收。

角质形成细胞从基底层增殖，向外移行经过棘层、颗粒层，最终到达角质层成为死亡的角质细胞，这一分化过程由多种基因精细调控，其中 *p63* 基因对表皮发育及分化具重要作用，该基因突变可引起外胚层发育不良。下面对表皮各层的结构、角质形成细胞间黏附及表皮内的树突状细胞进行分述。

### （一）基底层

基底层（stratum basale）位于表皮最底层，由单层圆柱状细胞构成，其中包括表皮干细胞。基底层细胞呈栅栏状排列，细胞长轴与表皮真皮交界面垂直，胞质嗜碱性，胞核卵圆形，核仁明显，核分裂象较常见。基底层角质形成细胞表达角蛋白 K5、K14，其遗传异常可导致表皮在基底层与下方分离，即单纯性大疱性表皮松解症。基底层细胞底部依靠半桥粒（hemidesmosome）附着于基底膜带，基底层细胞之间及与其上方的棘层细胞间依靠桥粒（desmosome）形成细胞间连接，并借助缝隙连接（gap junction）形成细胞间的信息联系。

基底细胞内含有黑素，其含量与皮肤的颜色有关。白皮肤的人基底细胞内含少量黑素颗粒；而晒黑或黑皮肤的人，其基底细胞内含大量黑素颗粒。通常黑素颗粒主要呈帽状位于基底细胞核上方，当数量较多时，可散布于胞质中；黑素颗粒可保护细胞 DNA 免受紫外线损伤，故肤色较浅的人更容易被紫外线晒伤，也较容易发生光老化性疾病。

角质形成细胞从基底层细胞开始分裂、分化成熟并最终从角质层脱落是一个精密调控的过程。正常情况下约 30% 的基底层细胞处于分裂期，新生的角质形成细胞有序地逐渐向上移动，由基底层经过棘层、移行至颗粒层至失去细胞核约需14 天，再移行经过角质层又需 14 天，共约 28 天，称为表皮通过时间（epidermal turnover time）。从开始形成新的角质形成细胞到最终从角质层脱落约需 41~47 天，称为表皮更新时间。在炎症状态下，如银屑病中，表皮角质形成细胞增殖能力大幅提高，表皮更新时间明显缩短，病理上表现为棘层的肥厚，临床上对应于患者斑块性皮疹。

### （二）棘层

棘层（stratum spinosum）位于基底层上方，由4~8 层多角形的角质形成细胞构成，由下至上，棘层细胞轮廓由多角形渐趋向扁平状。

"棘层" 得名于这些细胞表面的棘刺样胞质突起，光镜下，这些棘突在正常皮肤组织切片中并不可见，在某些伴有明显海绵水肿（细胞间水肿）的疾病中，如急性湿疹时，则清晰可见。这些 "棘刺" 对应于桥粒结构，构成细胞间连接并抵御机械损伤。棘层角质形成细胞主要表达角蛋白 K1、K10，其遗传异常可导致基底层上角质形成细胞内角蛋白网断裂，表现为婴儿期的红斑、水疱，即先天性大疱性鱼鳞病样红皮病。

### （三）颗粒层

颗粒层（stratum granulosum）位于棘层上方，细胞呈梭形或菱形，长轴与皮面平行，厚度与角质层厚度成正比，在角质层较薄处一般由 1~3 层细胞构成，在掌跖等部位可多达 10 层。因细胞内富含透明角质颗粒（keratohyaline granule）而得名，透明角质颗粒在苏木精 - 伊红（H&E）染色切片中表现为粗大的深嗜碱性颗粒，主要成分包括丝聚合蛋白前体、角蛋白及兜甲蛋白等多种皮肤屏障相关蛋白。在具有角化过度表现的皮损中都可能出现颗粒层增厚，而在任何具有角化不全表现的皮损中，都可能出现颗粒层变薄，但在寻常型鱼鳞病中，皮疹病理改变表现为轻度正角化亢进，颗粒层却减少或消失。颗粒层细胞最终分化为无生命的角质细胞。

### （四）角质层

角质层（stratum corneum）位于皮肤最外层，由数层扁平、不含细胞核、死亡的角质细胞构成，H&E 染色下呈嗜酸性，是皮肤抵御机械损伤、防止机体内水分丢失、阻止外界环境化学渗透及微生物侵入的主要功能层。该层由富含蛋白成分的角质细胞（被比喻做 "砖"）和呈板层膜状包绕在细胞外的疏水性脂质（被比喻做 "灰泥"）构成 "砖和灰泥（bricks and mortar）" 样结构。不同部位的角质层厚度不同，板层膜数量（相当于脂质重量 %）、脂质成分也不尽相同，由此身体不同部位皮肤的渗透性存在差异。通常角质层由 20 层角质细胞构成，细胞内充满角蛋白丝、丝聚合蛋白及其降解产物（天然保湿因子）；细胞外疏水性脂质则主要由神经酰胺、胆固醇和游离脂肪酸严格按 1:1:1 的摩尔比例组成，对维持角质层的屏障功能至关重要。角质层上部细胞间桥粒消失或形成残体，故易于脱落。银屑病皮疹区域角质形成细胞终末分化异常，角质细胞内仍可见到固缩的细胞核，即角化不全，临床上对应于大量鳞屑。

在掌跖部位，颗粒层与角质层之间还可见一透明带，也称透明层（stratum lucidum），因在光镜下细胞界限不清、嗜酸性染色、胞质呈均质状并有强折光性而命名，由 2~3 层较扁平的细胞构成。

**（五）桥粒**

桥粒（desmosome）是角质形成细胞间连接的主要结构，介导持续而强大的细胞间黏附，由相邻细胞的局部细胞膜呈卵圆形致密增厚而成，电镜下呈盘状，为成对的纽扣样结构，许多角蛋白中间丝呈祥状附于桥粒上，再折回到胞质内。构成桥粒的主要蛋白包括：①跨膜蛋白，主要由桥粒黏蛋白（desmoglein，Dsg）和桥粒胶蛋白（desmocollin，Dsc）构成；②胞浆内蛋白，包括桥粒斑蛋白（desmoplakin，DP）、斑珠蛋白（plakoglobin，PG）及亲脂蛋白（plakophilin）（图 1-1-4）。角质形成细胞分化过程中，桥粒可以分离，也可重建，针对桥粒结构的自身免疫反应可导致表皮内水疱，是天疱疮的病理基础。除桥粒外，表皮角质形成细胞间还有黏着连接、缝隙连接和紧密连接。

**（六）表皮内的树突状细胞**

**1. 黑素细胞**　黑素细胞（melanocyte）起源于外胚层的神经嵴，具有产生和加工黑素的能力，位于表皮基底层和毛囊，约占基底层细胞总数的 10%。在特殊部位，如面部等光暴露部位、外生殖器等生理性色素较深的部位，黑素细胞相对较多。H&E 染色切片中，黑素细胞胞质透明，胞核较小（图 1-1-5），也称透明细胞（clear cell），银染色及多巴染色显示黑素细胞有较多树枝状突起。电镜下可见黑素细胞内含不同阶段的黑素小体（melanosome），为黑素细胞特有的细胞器，内含酪氨酸酶，以酪氨酸为原料合成黑素。成熟的黑素小体被组装并运输到周围的基底层和棘层中下部的角质形成细胞内，一个黑素细胞可通过其树突向周围约 30~40 个角质形成细胞提供黑素，形成一个表皮黑素单元（epidermal melanin unit）。人体肤色的种族差异是由黑素小体的数量和大小决定的，不同种族人群黑素细胞数量和分布无明显差异。某些遗传缺陷导致酪氨酸酶的活性丧失，临床上对应于白化病，而获得性、局限性黑素细胞的消失，是白癜风的病理基础。

**2. 朗格汉斯细胞**　皮肤朗格汉斯细胞（Langerhans cell）是起源于骨髓的树突状细胞，位于表皮，主要分布在基底层上方和表皮中部，属于抗原呈递细胞，可识别、摄取、加工并呈递抗原给 T 淋巴细胞。表皮内的朗格汉斯细胞无桥粒，可游走，数量约占表皮细胞总数的 3%~5%。密度因部位、年龄和性别而异，一般面颈部较多而掌跖部较少。H&E 染色切片下的朗格汉斯细胞同黑素细胞一样胞质透明，胞核较小呈分叶状。朗格汉斯细胞的主要识别特点是电镜下胞浆内特征性的 Birbeck 颗粒，呈棒状，上有周期性横纹，有时一端球状膨大而呈网球拍样外观。目前认为 Birbeck 颗粒来源于高尔基复合体或细胞膜结构，能携带抗原。

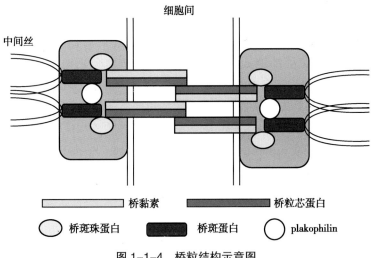

图 1-1-4　桥粒结构示意图

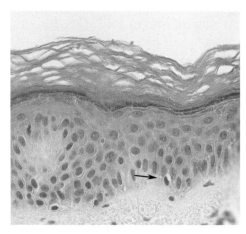

**图 1-1-5　黑素细胞**

黑素细胞（箭头所示）胞质透明，胞核较小（H&E 染色）

朗格汉斯细胞氯化金染色及 ATP 酶染色阳性，细胞表面有多种标记，包括 IgG 和 IgE 的 FcR、C3b 受体、MHC II 类抗原（HLA-DR、DP、DQ）及 CD4、CD45、S100 等抗原。人类朗格汉斯细胞是正常皮肤内唯一的 CD1a 阳性细胞（图 1-1-6）。

3. **梅克尔细胞**　梅克尔细胞（Merkel cell）胞浆内富含神经内分泌颗粒，是与触觉有关的特殊受体细胞，位于表皮基底层，多见于掌跖、口腔与生殖器黏膜、甲床及毛囊漏斗部，细胞有短指状突起，借助桥粒与周围的角质形成细胞连接，常固定于基底层，不随角质形成细胞向上迁移。

上述树突状细胞如出现异常增生可导致相应肿瘤类疾病。

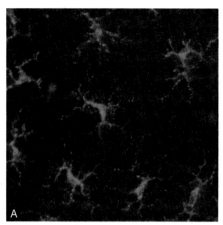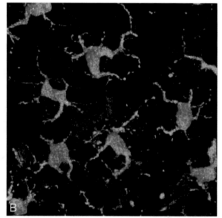

**图 1-1-6　朗格汉斯细胞**

A. 人源抗 MHC II PE 荧光标记的表皮中朗格汉斯细胞（荧光显微镜成像，400×）；

B. 人源抗 Langerin FITC 荧光标记的表皮中朗格汉斯细胞（共聚焦显微镜 3D 成像，400×）。

## 三、表皮与真皮间的连接

表皮借助基底膜带（basement membrane zone）与真皮连接，基底膜带由多种黏附分子构成，其成分的遗传缺陷可导致多种疾病，而针对基底膜成分的自身免疫反应也与许多皮肤病相关。光镜下，正常皮肤的基底膜带在 H&E 染色下不明显，PAS（过碘酸-雪夫）染色时表现为表皮真皮间的紫红色均质带（图 1-1-7），银浸染法可染成黑色。皮肤附属器与真皮之间、血管周围也存在基底膜。电镜下观察基底膜带，自表皮侧至真皮侧由胞膜层、透明板、致密板和致密板下区四层结构组成。

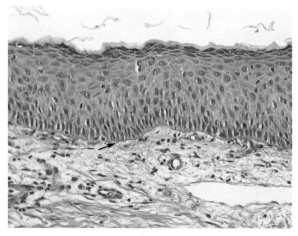

**图 1-1-7　基底膜带**

表真皮间紫红色均质带（箭头所示）（PAS 染色）

### （一）胞膜层

主要由基底层细胞真皮侧的胞膜构成，还包括角质形成细胞的细胞骨架及半桥粒（hemidesmosome）。半桥粒由基底层角质形成细胞真皮侧胞膜的不规则突起与基底膜相互嵌合而成，类似于半个桥粒的结构，但其构成蛋白与桥粒有很大不同。电镜下半桥粒细胞内侧部分为高密度附着斑；胞膜外侧部分为基底层下致密斑（subbasal dense plaque）。两侧致密斑与中央胞膜构成夹心饼样结构。致密斑中含大疱性类天疱疮抗原1、2（BPAG1、BPAG2）、整合素（integrin）等蛋白。半桥粒在细胞侧借助附着斑与胞质内角蛋白中间丝相连接，并借助多种跨膜蛋白（如BPAG2）与致密板黏附，在基底膜中形成"铆钉"样的连接。

### （二）透明板

透明板（lamina lucida）位于胞膜层之下，因电子密度低而显得透明。其间有锚丝连接半桥粒和致密板，具有连接和固定作用。

### （三）致密板

致密板（lamina densa）是基底膜的主要组成部分，主要由层粘连蛋白（laminin）和Ⅳ型胶原分子构成。Ⅳ型胶原分子间交联形成高度稳定的网络，是基底膜的主要支撑结构。

### （四）致密板下区

致密板下区（sublamina densa region）与真皮之间互相移行，无明显界限，主要成分为Ⅶ型胶原，是锚纤维（anchoring fibril）的主要成分，与致密板连接，维持表皮与下方结缔组织的连接。

基底膜带保证真皮与表皮紧密连接，还具有渗透和屏障作用。表皮内没有血管，血液中的营养物质通过基底膜带渗透进入表皮，而表皮的细胞产物又可通过基底膜带进入真皮。基底膜带可看成是一个多孔的半渗透性滤器，通常限制分子量大于40kD的大分子通过，但当其发生损伤时，炎症细胞及其他大分子物质也可通过基底膜带进入表皮。基底膜带结构的异常可导致表皮与真皮分离，形成表皮下水疱或大疱，如针对BPAG2的自身免疫反应可导致大疱性类天疱疮，针对Ⅶ型胶原的自身免疫反应可导致获得性大疱性表皮松解症，Ⅶ型胶原蛋白基因突变可导致营养不良型大疱性表皮松解症，层粘连蛋白5的突变可导致交界型大疱性表皮松解症。

## 四、真皮

真皮（dermis）由中胚层发育而来，厚度是表皮的15~40倍，主要由结缔组织构成，含有血管、淋巴管、神经、肌肉及皮肤附属器。真皮结缔组织由胶原纤维与弹力纤维、基质及细胞组成。胶原纤维和弹力纤维互相交织埋于基质内。胶原纤维、弹力纤维和基质都由成纤维细胞产生。

真皮由浅至深可分为乳头层和网织层。乳头层（papillary layer）为凸向表皮底部的隆起，与表皮突犬牙交错，波纹状彼此相连，富含血管和感觉神经末梢，胶原纤维较为纤细。网织层（reticular Layer）胶原纤维粗大、数量多，有较大的血管、淋巴管、神经穿行。

### （一）胶原纤维

成纤维细胞合成胶原原纤维，经糖蛋白集聚后形成胶原纤维（collagen），占真皮干重的75%。胶原纤维肉眼下是白色的，H&E染色呈浅红色，直径2~15μm。皮肤中至少有12种不同的胶原聚合形成独特的超级结构，其中Ⅰ型胶原占真皮胶原纤维的80%左右。真皮乳头层、附属器和血管周围的胶原纤维细小且无一定走向，其他部位的胶原纤维则结合成束。真皮中的胶原束自上至下逐渐增粗，中下部胶原束的方向几乎与皮面平行，并相互交织在一起，在一个水平面上向各种方向延伸，故在组织切片中，可以同时看到胶原束的纵切面和横切面。胶原纤维的伸展性较差，但很坚韧，对平行拉力抵抗力很强。胶原纤维的遗传异常可导致皮肤伸展过度。

网状纤维（reticular fibers）是幼稚的胶原纤维，非独立成分。H&E染色难以显示，但可用硝酸银溶液浸染加以显示呈黑色，故又称嗜银纤维，主要成分为Ⅲ型胶原，在正常成人皮肤中含量较少，主要分布在表皮下、附属器和毛细血管周围。在创伤愈合、成纤维细胞增生活跃或有新生胶原形成的病变中，网状纤维大量合成。

### （二）弹力纤维

弹力纤维（elastic fibers）由微纤维和弹性蛋白（无定形基质）组成，坚韧而富有弹性，主要分布在头皮区、面部的真皮层和类如血管与肌腱等伸展性好的组织，H&E染色难以显示，醛品红染色下呈紫色波浪状，直径1~3μm。在真皮乳头层，微纤维呈垂直方向插入基底膜,向下延伸与真皮的弹力纤维融合,形成与表真皮连接面平行的网络结构,这些纤维向下又与网织层的弹力纤维相连续。弹性蛋白的基因突变可导致皮肤松弛症。

### (三)基质

基质(matrix)为无定形物质,主要成分为蛋白多糖(proteoglycan)、糖蛋白(glycoprotein)和糖胺聚糖(glycosaminoglycan),充满于真皮胶原纤维和细胞之间。蛋白多糖和葡萄糖胺聚糖复合物具有很强的吸水性,能结合相当于自身体积数百倍至一千倍的水分子,在调节真皮可塑性方面发挥重要作用。基质参与细胞成分和纤维成分的连接,影响细胞的增殖分化、组织修复和结构重建。

### (四)真皮常驻细胞

真皮常驻细胞主要有三种:成纤维细胞(fibroblast)、肥大细胞(mast cell)及巨噬细胞(macrophage),主要分布在真皮乳头层、乳头层下的血管周围和胶原纤维束之间。成纤维细胞来源于中胚层,能合成及降解纤维和基质蛋白,并可合成多种其他蛋白成分,在真皮网络构建和表真皮的联系中发挥重要作用。肥大细胞能合成和释放炎症介质,如组胺、肝素、胰蛋白酶等,参与 I 型变态反应。巨噬细胞来源于骨髓,分化为循环中的单核细胞,然后移行至真皮分化为巨噬细胞,具有吞噬、呈递抗原、防御微生物、杀伤肿瘤细胞等作用。此外,真皮中还含有少量真皮树突状细胞、朗格汉斯细胞、淋巴细胞等。

### 五、皮下组织

皮下组织(subcutaneous tissue),又称皮下脂肪层,位于真皮下方,向下与肌膜相连,由疏松结缔组织及脂肪小叶构成,结缔组织包裹脂肪小叶,形成小叶间隔。皮下组织的厚度随部位、性别、营养状况而异,具有提供皮肤弹力、参与脂肪代谢、糖代谢、贮存能量及内分泌等功能。皮下组织是激素转换的重要部位,如雄烯二酮在皮下组织中通过芳香化酶转化为雌酮,又如具有广泛生物学效应的瘦素(leptin)在脂肪细胞中生成,作用于下丘脑代谢调节中枢,增加能量消耗、抑制食欲及脂肪合成。

### 六、皮肤附属器

皮肤附属器(cutaneous appendages)包括汗腺、皮脂腺、毛发和甲,均由外胚层分化而来。根据结构和功能的不同,人体的汗腺又被分为外泌汗腺和顶泌汗腺。

#### (一)外泌汗腺

外泌汗腺(eccrine gland),也称小汗腺,由分泌部和导管构成。分泌部位于真皮深层和皮下组织,由单层细胞构成,呈管状排列并盘绕呈球形;导管由两层小立方形细胞构成,穿过真皮,直接开口于汗孔(图 1-1-8)。外泌汗腺的分泌细胞分为明细胞和暗细胞两种,前者启动汗液生成,后者功能不明。汗腺周围有一层肌上皮细胞,其收缩有助于汗腺将汗液排入汗管。导管细胞可重新吸收氯化钠,使等渗的汗液在到达皮肤表面时变成低渗液体。

人体约有 160 万 ~400 万个外泌汗腺,几乎分布于整个人体表面,在手掌和足底密度最高,在唇红、包皮内侧、龟头、小阴唇及阴蒂等处无汗腺。外泌汗腺主要功能是调节体温、保持水电解质平衡、保持角质层湿润,从而提高手掌触觉敏感度等。发汗由胆碱能神经支配,受多种因素影响,其中热是主要的刺激因素,精神压力也可引起出汗增加。

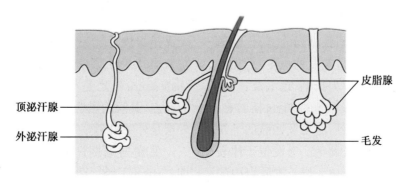

图 1-1-8　汗腺、皮脂腺模式图

**（二）顶泌汗腺**

顶泌汗腺（apocrine gland），也称大汗腺，由分泌部和导管组成（图 1-1-8），局限于特殊的解剖部位（腋窝、生殖器肛门区域、乳晕、脐部、唇红外缘）。外耳道的耵聍腺、眼睑的睫腺和乳腺是特化的顶泌汗腺。顶泌汗腺分泌部位于真皮深层及皮下脂肪层，腺体为一层扁平、立方或柱状分泌细胞，其外有肌上皮细胞和基底膜带；导管由双层立方细胞和肌上皮细胞组成，开口于毛囊的漏斗部，偶尔直接开口于皮肤表面。进入青春期后顶泌汗腺发育加速，其分泌受交感神经系统支配。顶泌汗腺的分泌物无色无味，但寄居于皮肤的菌群能够分解大汗腺液中的糖蛋白和脂肪，产生气味，导致臭汗症。在人类大汗腺功能尚不明确。

**（三）皮脂腺**

皮脂腺（sebaceous gland）为全浆分泌腺（holocrine gland），即腺体细胞解体后细胞全部成分经导管排出，分泌到皮肤表面与水分等（如顶泌汗腺分泌的汗液）混合乳化形成皮肤表面的皮脂膜。皮脂腺广泛分布于掌跖和指趾屈侧以外的全身皮肤，在头皮、面部及胸背上部等处皮脂腺较多，称为皮脂溢出部位。皮脂腺腺体呈泡状，无腺腔，外层为扁平或立方形细胞，周围由基底膜带和结缔组织包裹；导管由复层鳞状上皮构成，开口于毛囊上部，位于立毛肌和毛囊的夹角之间，立毛肌收缩可促进皮脂排泄；在颊黏膜、唇红部、妇女乳晕、大小阴唇、包皮内侧等无毛皮肤区域，皮脂腺导管直接开口于皮面（图 1-1-8）。雄激素是促进皮脂腺发育和皮脂分泌的主要因素，通常痤疮患者的皮脂腺较大，产生较多油脂；皮脂腺及导管内的皮脂是无菌的，但在漏斗部有多种细菌和真菌定植，其中痤疮丙酸棒状杆菌与痤疮的发生有重要关系。

**（四）毛发与毛囊**

毛发（hair）是由同心圆状排列的、角化的角质形成细胞构成。不同部位毛发的长度、直径及颜色不同，根据其特点可分为长毛、短毛及毳毛。长毛包括头发、胡须、阴毛及腋毛；短毛包括眉毛、鼻毛、睫毛、外耳道毛；面、颈、躯干及四肢的毛发短而细软色淡，称为毫毛或毳毛。毛发位于体表可见的部分为毛干（hair shaft），位于皮肤以内的部分为毛根（hair root）。毛干由内向外依次为髓质（medulla）、皮质（cortex）和毛小皮。髓质是毛发的中心部分，毛发末端通常无髓质。皮质是毛发的主要构成部分，与毛发的物理、机械特征密切相关；在有色毛发中，黑素颗粒存在于皮质层细胞内。毛小皮为一层扁平重叠的角化细胞，包裹于毛干表面，保护皮质免受外界理化伤害。

毛囊（hair follicle）位于真皮和皮下组织中，是毛发生长的必需结构，不同部位毛囊大小形状不同，但基本结构大致相同（图 1-1-9）。毛囊自皮脂腺开口以上部分称为漏斗部；皮脂腺开口以下至立毛肌附着处称为毛囊峡部；毛囊末端膨大呈球状，称为毛球（hair bulb）。

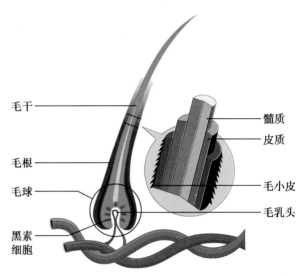

图 1-1-9 毛发结构模式图

毛囊从内到外分三层，依次为内毛根鞘（inner root sheath）、外毛根鞘（outer root sheath）和结缔组织鞘（connective tissue layer）。其中外毛根鞘相当于表皮基底层和棘层延续而来，包含黑素细胞、朗格汉斯细胞和梅克尔细胞。外毛根鞘在立毛肌附着点和皮脂腺开口之间形成隆突区（bulge region），目前认为是毛囊干细胞所在。

毛球（hair bulb）是毛发活跃生长的部分，其中央是真皮毛乳头（dermal hair papilla）。半球状包绕真皮毛乳头的角质形成细胞称为毛发基质（hair matrix），是毛发和内毛根鞘生长及向上延伸的起点，其间的黑素细胞为毛发提供色素，毛球的外层是外毛根鞘。

毛囊呈周期性生长（图 1-1-10），包括生长期（anagen）、退行期（catagen）和休止期（telogen）。生长期特点是毛球形成并包围真皮毛乳头，新生

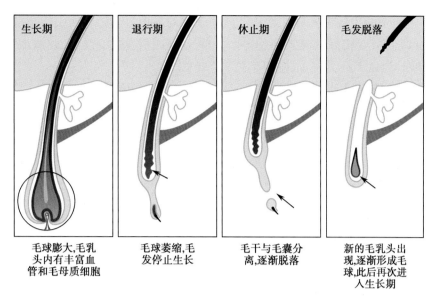

| 生长期 | 退行期 | 休止期 | 毛发脱落 |
|---|---|---|---|
| 毛球膨大，毛乳头内有丰富血管和毛母质细胞 | 毛球萎缩，毛发停止生长 | 毛干与毛囊分离，逐渐脱落 | 新的毛乳头出现，逐渐形成毛球，此后再次进入生长期 |

图 1-1-10 毛发生长周期

毛干形成并长出皮肤表面。毛发长短和毛囊生长期长短密切相关，如头发的毛囊生长期约 2~8 年，而眉毛的毛囊生长期仅 2~3 月，因此眉毛比头发短很多。生长期结束后毛囊进入退行期，大部分毛囊角质形成细胞进入凋亡状态，部分黑素细胞凋亡，黑素合成停止，毛囊真皮乳头收缩，向上移行至隆突区，如果毛囊真皮乳头不能在退行期到达隆突区，毛囊将停止周期性生长，毛发也将脱落。进入休止期后，毛干形成棒状发（club hair）并最终从毛囊脱落，毛囊真皮乳头处于静息状态。

通常人头皮毛囊约为 10 万个，约 80% 处于生长期，生长期长约 2~8 年，退行期约 2~3 周，平均每天可脱落 50~100 根头发，经 2~3 个月的休止期后会再次进入生长期。毛发生长受雄激素、雌激素、甲状腺素、糖皮质激素等因素影响，其中雄激素影响作用最为明显。睾酮及其活性代谢产物双氢睾酮通过作用于毛囊真皮乳头的雄激素受体发挥调节毛发生长的作用，与雄激素性秃发的产生密切相关。

**（五）甲**

甲（nail）是人体最大的皮肤附属器，位于指、趾末端伸侧面，主要功能包括保护指趾尖、提高感觉辨别能力、辅助手指完成精细动作、搔抓以及美学功能。甲由甲板（nail plate）、甲床（nail bed）、甲母质（nail matrix）和甲皱壁（nail fold）构成（图 1-1-11）。甲板（nail plate）大部分外露，由完全角质化的死亡的角质形成细胞构成，厚约 0.5~0.75mm，甲近端的新月状淡色区称为甲半月（lunula），甲板近端深入皮肤的部分称为甲根（nail root）。甲板下方的皮肤称为甲床（nail bed），其中位于甲根下方者称之为甲母质（nail matrix），是甲板的生发结构，甲板周围的皮肤称为甲皱壁，包括近端甲皱壁及侧甲廓。甲板远端游离缘下方的皮肤称作甲下皮。

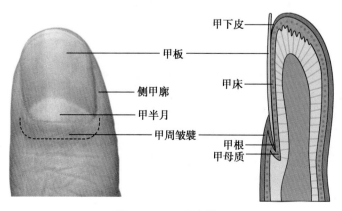

图 1-1-11 甲结构图

甲呈连续性生长,影响甲板生长的因素很多,包括年龄、季节、解剖部位、疾病状况及药物等。通常指甲生长速度约为每个月 2~3mm,趾甲生长速度为每个月 1mm,故指甲的完全替换约需 6 个月,而趾甲约需 18 个月。

毛发及甲都衍生于上皮,都具有复杂而特化的解剖及生长特点,并具有独特的基因调控及蛋白成分(包括角蛋白与非角蛋白),相应内容将在特定章节进一步阐述。

### 七、皮肤的血管、淋巴管、神经及肌肉

#### (一)皮肤的血管

皮肤的血管分布于真皮及皮下,由真皮乳头的毛细血管、真皮浅层血管丛(亦称乳头下血管丛、浅丛)、真皮深层血管丛(深丛)、皮下组织的血管(深部血管)及交通支组成(图 1-1-12)。浅丛及深丛由微动脉及微静脉构成,大致呈层状分布,与皮肤表面平行,两层血管丛之间由垂直走向的交通支相连。真皮血管系统在附属器周围尤为丰富。皮肤的血管给皮肤提供氧及养料,维持皮肤的正常结构与功能,兼有调节体温和血压的作用。

#### (二)皮肤的淋巴管

皮肤的毛细淋巴管起始于真皮乳头层,汇合成具有瓣膜的淋巴管,形成乳头下浅淋巴管网及真皮淋巴管网,与主要的血管丛平行,并进一步汇合至皮下组织中更大的淋巴管。毛细淋巴管管壁由单层内皮细胞和稀疏纤维组织构成,内皮细胞间通透性较大,皮肤中的组织液、游走细胞、细菌等均易通过淋巴管网引流至淋巴结,最后被吞噬处理或引发免疫反应,肿瘤细胞可通过淋巴管转移。

#### (三)皮肤的神经

皮肤中有丰富的神经纤维,分布于表皮、真皮及皮下组织中,包括感觉神经纤维及运动神经纤维。皮肤的神经支配具有节段性,但相邻节段可部分重叠,其主要功能是感受各类刺激、支配各类靶器官生理活动、完成各种神经反射。

1. **感觉神经** 皮肤有丰富的感觉神经末梢,主要分布于表皮下及毛囊周围,感知触觉、痛觉、温度和机械刺激等。感觉神经末梢包括游离神经末梢及神经小体。游离神经末梢呈细小树枝状分布。神经小体分为囊状小体及非囊状小体(如梅克尔细胞-轴突复合体),囊状小体由特化的神经末梢构成,周围包裹着结缔组织,主要包括以下几种:①Pacini 小体是体积最大的神经小体,直径可达 0.5~2mm,切面呈环形同心圆样,又名环层小体,位于真皮深部及皮下组织,感受压觉。②Meissner 小体呈椭圆形,多见于指趾及掌跖皮肤真皮乳头内,感受触觉和压力。③Ruffini 小体外周有薄层结缔组织包膜,感觉神经纤维末梢进入小体后分成很多更小的分支盘绕成球状,位于真皮深部,感受高温。④Krause 小体结构类似于Ruffini 小体,位于真皮浅层,感受低温。

2. **运动神经** 皮肤中运动神经末梢来源于交感神经节后纤维,呈细小树枝状分布。肾上腺素能神经纤维支配立毛肌、血管、血管球、顶泌汗腺、小汗腺及皮脂腺的肌上皮细胞,促使立毛肌收

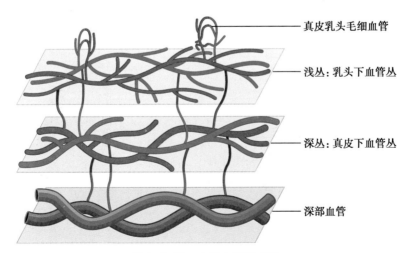

真皮乳头毛细血管

浅丛:乳头下血管丛

深丛:真皮下血管丛

深部血管

图 1-1-12　皮肤血管模式图

缩、血管收缩、顶泌汗腺分泌及肌上皮收缩。胆碱能神经纤维支配血管和小汗腺分泌细胞，使血管扩张、小汗腺分泌。面部横纹肌由面神经支配。

### （四）皮肤的肌肉

包括平滑肌和横纹肌。

皮肤的平滑肌包括立毛肌、血管壁平滑肌、阴囊肌膜、乳晕平滑肌等。立毛肌一端起于真皮乳头层，另一端插入毛囊中部结缔组织鞘，精神紧张或寒冷可引起立毛肌收缩、毛囊上提，形成"鸡皮疙瘩"样外观。

面部眼周、口周的表情肌及颈部的颈阔肌属于横纹肌。

（金江　张建中）

## 第二节　皮肤免疫学认识的变迁和研究进展

### 一、皮肤免疫学的兴起

免疫学（immunology）的概念出现于19世纪下半叶，起初作为微生物学的一个分支存在。19世纪末，科学家们发现并培养了大量微生物，而白细胞可以吞噬并消除它们，后又发现血清中的一些因子可以增强白细胞吞噬和破坏微生物的能力，初步建立了细胞和体液免疫防御的概念雏形。20世纪上叶，体液免疫学研究蓬勃发展，如免疫球蛋白的分离鉴定，调理、凝聚反应等现象和机制的发现。到20世纪50年代后，科学家才对免疫细胞成分的分类和功能研究做出了突破性进展，如T、B淋巴细胞的区分、T细胞受体的发现、以皮肤朗格汉斯细胞为代表的树突状细胞的功能发现等，总结出免疫系统的主要职能是：区别"自我和非我"、祛除"非我"、记住"入侵者"（免疫记忆）。

### 二、皮肤免疫学重大理论的形成

皮肤免疫学（cutaneous immunology）源于免疫学的兴起，主要关注皮肤中的免疫活性元素及免疫生理。免疫皮肤病学（immunodermatology）则是将免疫生理的原理、知识和技术应用于免疫相关皮肤病并施以免疫干预。皮肤是免疫学研究

最早融入的临床分支。现代免疫皮肤病学的早期研究成果包括在红斑狼疮、天疱疮和大疱性类天疱疮等皮肤中发现的自身抗体沉积等。现代免疫皮肤病学紧跟免疫性的发展而日新月异，促进了皮肤科学的疾病分类、病因、发病机制、诊断、预防治疗等方面的研究进展。

皮肤的基本功能是屏障保护。鉴于皮肤在机体免疫作用中的重要地位，Bos等于1986年提出了皮肤免疫系统（skin immune system）的概念，原指正常人皮肤中的复杂免疫应答相关细胞的总和，后期又补充了体液成分。皮肤免疫系统中的细胞成分包括角质形成细胞、树突状细胞、单核巨噬细胞、粒细胞、肥大细胞、血管或淋巴管内皮细胞以及T细胞等。体液成分如防御素、补体及调节蛋白、凝集素、免疫球蛋白、细胞因子、趋化因子、神经肽、类花生酸、前列腺素、氧化自由基等。皮肤免疫系统中众多的细胞大致分为三类：以角质形成细胞、内皮细胞等为代表的常驻细胞（resident cell），以单核细胞、粒细胞、淋巴细胞为代表的招募细胞（recruited cell）和以树突状细胞、T细胞为代表的再循环细胞（recirculating cell）。三类之间的界定并不是绝对的，如巨噬细胞虽常驻于皮肤，但来源于骨髓，兼具招募和再循环细胞的特性。皮肤中的炎症和免疫介质可以来源于体循环，也可以由皮肤本身产生。

### 三、皮肤免疫系统认识的深化

伴随着免疫学、分子生物学等的迅猛发展和对皮肤科学的推动，有关皮肤免疫系统的认识也逐渐深化，并为从细胞到分子层面诠释及诊治某些免疫相关性提供了可能。角质形成细胞不但是皮肤物理屏障功能的主体成分，还可以在一定条件下产生多种细胞因子、趋化因子、抗菌肽等免疫相关分子，表达多种模式识别受体，是皮肤天然免疫的重要组分，也在一些皮肤相关获得性免疫应答中不可或缺。皮肤中的树突状细胞、单核细胞、巨噬细胞是经典的抗原呈递细胞。它们处于高度动态活动中，可以从周围循环至皮肤、在皮肤组织中巡游、游走至近卫淋巴结。抗原呈递细胞具有摄取、处理和呈递抗原的能力，在触发、调节和消除免疫炎症反应中发挥作用。表皮朗格汉斯细胞是树突状抗原呈递细胞的一种，既往研究多关注

其在诱发免疫应答反应的作用,但越来越多的研究提示皮肤朗格汉斯细胞在一定条件下调节甚至抑制免疫应答,起到维持皮肤免疫稳态的作用。真皮的树突状细胞依据不同分子表型、来源和功能特点也有异质性,如真皮普通(或髓样)树突状细胞1型和2型、浆细胞样树突状细胞,以及具有其他表型和功能的亚群。单核巨噬细胞也因微环境塑造、表型表达不同、产生活性分子谱不同而分为Ⅰ型和Ⅱ型。人皮肤组织中的T细胞表达归巢抗原——皮肤淋巴细胞抗原(CLA),该类细胞大约占外周循环血T淋巴细胞的16%左右。不同生理或病理状态下,皮肤中的T细胞有多种表型各异的群体,如Th1、Th17、Th22等,在调节或实施细胞免疫功能中发挥不同作用。皮肤中的免疫细胞和分子形成一个复杂的交互作用网络,抵御外来刺激的侵袭和维持稳态,而异常或过激的免疫应答、免疫失调、免疫功能低下或缺失则是免疫相关皮肤病发生发展的基础。另外,近年来,通过对皮肤表面微生态的高通量分离、鉴定及功能研究,发现皮肤表面的大量多样性微生物对皮肤免疫反应的触发、调节、维系或清除不可或缺。

## 四、皮肤病免疫机制研究的进展

机体免疫应答包括获得和天然免疫应答两种类型,两种类型在皮肤免疫系统中同样存在。天然免疫在进化早期就具备,缺乏特异性,但反应迅速。目前已知的主要和天然免疫相关的分子和细胞包括补体、Toll样受体、抗菌肽、细胞因子、巨噬细胞和中性粒细胞、嗜酸性粒细胞、嗜碱性粒细胞、肥大细胞及天然杀伤细胞等。获得性免疫的特征是高度特异性和记忆性,特异性指不同时间所接受的刺激抗原必须是相同的;记忆性指随着接触抗原次数的增加,免疫反应因存有记忆,反应更加快速强烈。获得性免疫的主要细胞包括抗原呈递细胞(包括表皮朗格汉斯细胞在内的树突状细胞)、各类T细胞及B细胞。而皮肤的角质形成细胞既可以作为皮肤免疫反应的始动者,又可作为免疫反应的靶细胞。一般认为,机体免疫功能失衡或不足可导致免疫性皮肤病:过度的免疫反应引起超敏反应性疾病(hypersensitivity)和自身免疫性皮肤病(autoimmune diseases);免疫低下者容易发生感染性皮肤病(infectious diseases)和皮肤肿瘤。超敏反应性皮肤病根据免疫发病机制和参与成分又分为Ⅰ~Ⅳ种类型(Cooms和Gell分类法),每种类型都有相关的皮肤疾病代表。见表1-2-1。

自身免疫性疾病源于在某些原因的触发下,产生自反应抗体或T细胞克隆增殖,导致机体组织或细胞的损伤。可能的发生机制包括:①发育期和免疫系统隔离的细胞在某些因素作用下被机体免疫系统识别并产生攻击;②由于细菌或病毒等微生物感染导致正常组织的变性,导致免疫攻击退变蛋白;③机体产生的针对细菌的抗体与结构相似的自身抗原反应(交叉反应);④由于免疫稳态的破坏,导致正常情况下无反应的淋巴细胞与自体抗原发生免疫应答反应,如SLE;⑤调节性T细胞功能不足,导致自身免疫性反应失控,如SLE等自身免疫性疾病。

表 1-2-1 变态反应类型

| 分类 | I | II | III | IV |
|---|---|---|---|---|
| 反应类型 | 即刻超敏反应 | 细胞溶解反应 | 免疫复合物反应 | 细胞免疫(迟发) |
| 相关抗体 | IgE | IgG、IgM | IgG、IgM | — |
| 相关免疫细胞 | 组织细胞、嗜碱细胞、肥大细胞 | Tc细胞、巨噬细胞 | 多核白细胞、巨噬细胞 | 致敏T细胞、巨噬细胞 |
| 补体作用 | 不需要 | 需要 | 需要 | 不需要 |
| 靶组织或细胞 | 皮肤、肺脏、胃肠道 | 皮肤、红细胞、白细胞、血小板 | 皮肤、血管肾脏、关节、肺脏 | 皮肤、肺脏、甲状腺、神经系统 |
| 疾病状态 | 荨麻疹、药疹、哮喘、花粉症 | 大疱性类天疱疮、溶血性贫血、特发性血小板减少性紫癜、TEN、配型错误的输血反应 | 皮肤小血管炎、血清病、肾小球肾炎 | 过敏性接触性皮炎、硬红斑、GVHD |

免疫缺陷包括先天性免疫缺陷和获得性免疫缺陷。先天性免疫缺陷指免疫细胞或免疫相关分子的先天性缺失（多因基因突变引起）导致部分或全部的免疫功能缺失或下降。通常会出现皮肤黏膜各种机会性感染，也会因免疫缺陷的基因差异，而表现有疾病特异的皮肤表现，如慢性皮肤黏膜念珠菌病是因各种突变导致的 IL-17 和 IL-22 合成障碍或功能不足所致，表现为口腔皮肤的念珠菌感染斑块或肉芽肿。Chediak-Higashi 综合征由 *CHS1/LYST* 基因（溶酶体运输调节基因）突变引起，可以表现为眼皮肤白斑、光敏感、全血下降、易感染等，患者预期寿命较短。遗传学血管神经性水肿属常染色体显性遗传，由 C1q 酯酶抑制剂基因（SERPING1）突变引起 C1 酯酶抑制剂缺陷，皮肤黏膜表现为反复肿胀，尤其在口唇和手部，可于数小时或数天内消退；皮肤外表现包括可合并 SLE 和肾小球肾炎；严重的口腔和呼吸道黏膜受累，胃肠道症状等。目前已识别并鉴定的先天免疫性缺陷疾病不下数百种，发病率低，多属于罕见病的范畴。另外，同样的临床表现可由不同的基因突变引起，如已知严重联合免疫缺陷病有大约 20 个不同的基因突变。

获得性免疫缺陷可由某些疾病及其治疗所致，如 SLE、恶性淋巴瘤、HIV 感染、器官移植后的免疫抑制治疗等。常见的症状主要包括细菌、真菌及病毒的机会性感染，也可以表现为炎症性皮肤表现，如 HIV 感染患者常见脂溢性皮炎，各种肿瘤发生率增高。免疫相关性皮肤病占皮肤病种的近一半左右，临床患者群体庞大，作为皮肤性病学最值得关注的领域之一毫不为过。

## 五、皮肤病免疫治疗进展

除 I 型变态反应的治疗主要依赖抗组胺药物以外，近代针对其他变态反应性皮肤病和自身免疫皮肤病治疗主要以糖皮质激素等其他免疫抑制或抗炎药物为主。其中糖皮质激素是皮肤科应用最为广泛的免疫抑制剂。

糖皮质激素可以通过抑制 IL-2 合成降低 T 细胞活性，抑制各类 T 细胞的增殖反应、下调其功能，辅助性 T 细胞受影响更大；高剂量的糖皮质激素能抑制 B 细胞的功能，如用冲击剂量可以抑制抗体的产生。糖皮质激素还可以抑制树突状细胞的抗原呈递以及单核巨噬细胞的产生和分化。从分子层面，糖皮质激素进入细胞后，结合细胞内受体，与启动子的糖皮质激素反应元件结合，对 10~100 种基因表达进行调控作用；糖皮质激素受体还可以与其他炎症反应相关的转录因子结合，例如 NF-κB、AP-1 等。可知糖皮质激素对机体和细胞的影响是多方面的，在获得疗效的同时会有诸多副作用的出现。糖皮质激素既可以系统应用，也可以外用，化学合成的糖皮质激素种类很多，依其效价不同，外用糖皮质激素大致分为超强效、强效、中效、弱效等，供不同临床情况选择应用。

其他系统治疗免疫相关皮肤病的药物根据其作用机制分为：免疫抑制或抗炎药物，包括硫唑嘌呤、环孢菌素、他克莫司、吗替麦考酚酯和沙利度胺；细胞毒药物如环磷酰胺、博来霉素；抗增生药物如氨甲蝶呤、羟基脲；其他机制尚未明确的如羟氯喹、二甲基亚砜、饱和碘化钾等。这些药物可以单独或与糖皮质激素合用（减少糖皮质激素用量）等方式，用于多种自身免疫性皮肤病和炎症性皮肤病的治疗。

近年来，由于对特定免疫相关性皮肤病发病机制的新认识，针对不同免疫细胞组分、细胞活性通路分子等开发的生物制剂或生物小分子为免疫相关皮肤病的治疗带来了革命性变化。以皮肤科常见的银屑病为例，关于银屑病的免疫发病机制的解释为：创伤或感染导致自身 DNA 和 RNA 的释放，并与 LL37 形成复合物，分别激活浆细胞样树突状细胞和髓样树突状细胞。浆细胞样树突状细胞分泌 I 型干扰素、TNF-α、IL-6 和 IL-1β 等细胞因子进一步活化髓样树突状细胞。活化的髓样树突状细胞释放细胞因子，刺激组织常驻 T 细胞分化为 Th22、Th17 和 Th1 等细胞亚群。如释放 IL-23、TNF-α、IL-6 刺激组织常驻 T 细胞分化为 Th22；释放 IL-23、IL-1β、IL-6、TGFβ、IL-21 导致 Th17 方向分化；释放 IL-12、IL-18 导致 Th1 方向分化。Th22 细胞可以分泌 IL-22、TNF-α，Th17 细胞可以分泌 IL-22、TNF-α、IL-17，Th1 细胞分泌 TNF-α、IFN-γ。这些效应性 T 细胞分泌的细胞因子刺激角质形成细胞通过释放细胞趋化因子，招募嗜中性粒细胞等细胞，以自分泌和旁分泌反馈途径的激活累积导致并维持皮肤炎症状态。上述描述只是银屑病免疫发病机制的一个简要说明,银屑病免疫发病机制的全貌远未了解。即使如此,根据上述细胞及分子机制而开发应用的免疫生物制剂或小分子制剂已经给银屑病的治疗带来了新的手段。如目前已经在临床使用的T细胞活化阻断剂、TNF-α、IL-17,IL-23拮抗剂,提高了严重银屑病的治疗反应率。

Janus激酶(JAK)包括4个组分(JAK1、JAK2、JAK3、TYK2),其磷酸化可激活信号转导及转录活化因子(STAT)家族,STAT二聚体转位入核,影响一些与免疫相关的基因的转录和表达,诱导一些细胞因子的表达。利用JAK抑制剂(可系统或局部应用)也可有效治疗银屑病或其他相关免疫皮肤病。例如托法替尼通过抑制JAK1和JAK3,抑制IL-2、4、7、9、15和22等细胞因子,对银屑病有较好的治疗作用。

其他免疫相关皮肤病的生物制剂和小分子拮抗剂的临床应用和试验方兴未艾,为众多的相关患者带来了新的治疗手段。如应用IL-23、IL-5、IL-31RA单抗,芳香烃受体激动剂,磷酸二酯酶4抑制剂,JAK抑制剂等治疗特应性皮炎;应用JAK抑制剂、抗IL-13或抗IL-4Rα单抗等治疗严重斑秃等。

恶性黑素瘤的免疫治疗为该疾病预后较差的患者群体带来了新的希望。细胞程序性死亡蛋白-1(Programmed cell death protein-1,PD-1)通过抑制T细胞活性而促进自我耐受,是预防自身免疫病发生的重要调节机制,但该机制同时也抑制了免疫系统对肿瘤细胞的杀伤作用。肿瘤组织的PD-L1表达升高。利用抗PD-1抗体阻断T细胞PD-1和靶细胞上的PD-L1结合,即可增强T细胞抗肿瘤活性,有效抑制肿瘤的增生甚至转移。

最后需要说明的是,皮肤作为机体免疫系统的一部分,和其他免疫器官互通,可通过对皮肤免疫的调节影响其他器官或系统的免疫反应。例如花生过敏症是一常见的过敏性疾病,表现为荨麻疹、哮喘、胃肠道过敏反应等。有实验尝试皮免疫治疗(epicutaneous immunotherapy)方法,治疗花生口服不耐受的患者。其作用机制是皮肤涂抹的花生过敏原被朗格汉斯细胞摄取、识别、处理并通过诱导Treg而使机体降低对花生的敏感性,其效果可长期维持。由于斑贴试剂中花生量很小,其分子抗原几乎不通过机体循环,因此安全性很高。反之,针对其他免疫器官的免疫刺激也会影响后续皮肤的免疫反应。针对自身抗原的自免疫反应可以通过调节细胞、诱导无应答和剔除病理性免疫反应等方式减轻或停止。接触肠道黏膜的抗原有时通过以上的方式抑制自身免疫损伤,称之为口服耐受。有研究发现,给小鼠口服大豆提取物后,经皮用大豆提取物刺激皮肤后,特异IgE及IgG的产生下降。因此,对皮肤免疫系统的理解和研究不能脱离机体的整体环境,尤其是其他免疫器官系统。

(高兴华)

# 第三节 瘙痒的机制及疼痛的关系

瘙痒(pruritus)是指一种不愉快的、并即刻引起搔抓欲望的感觉,最常见于皮肤病,也可能是潜在的系统性疾病的皮肤表现。除了身体上的影响(例如皮肤损伤、继发感染、瘢痕和睡眠不足),瘙痒也会导致情绪障碍,如躁动和抑郁。在严重的情况下,瘙痒可能会导致伤残。

## 一、瘙痒是如何产生的

皮肤是一个感觉器官,富含感觉神经和自主运动神经,能够传递温觉、触觉、振动觉、压力觉、痒觉、痛觉等。瘙痒和疼痛具有很多相似性,两者都是不愉快的感觉,但是引起的行为反应形式不同。疼痛引起退缩反应,而瘙痒引起搔抓反应。

瘙痒产生于表皮内神经纤维的游离神经末梢,一般认为,无髓鞘的C神经纤维感受刺激并依赖组胺进而产生瘙痒的感觉。目前发现,表皮内可能存在不依赖组胺的C神经纤维感受瘙痒。此外,通过直接轴突反射机制,感觉神经末梢释放神经肽,神经肽刺激肥大细胞、免疫活性细胞、上皮细胞和内皮细胞,释放各种导致瘙痒的介质(激肽前列腺素、细胞因子),可能加剧瘙痒反应。

### (一)皮肤中的瘙痒性介质及受体

瘙痒起源于外周感觉神经上的瘙痒性受体激活,这种激活是由受体附近的细胞释放的瘙痒介质与受体相互作用后产生的。

最常见的瘙痒介质是组胺。肥大细胞能释放组胺，在各种炎症条件下（例如Ⅰ型变态反应）组胺受体（histamine receptor）激活后释放组胺。组胺受体有4种类型，包括H1、H2、H3和H4受体。在局部应用组胺，能导致风团，并且风团被红斑（血管舒张区）包围。这种血管舒张是由机械不敏感的C神经纤维释放神经肽引起的。因此，当没有轴突反射红斑则表明瘙痒不依赖于组胺敏感的C纤维。在皮肤应用刺毛藜豆所产生瘙痒的强度与组胺应用后的强度相当，但前者并不伴有轴突反射性红斑，且对组胺受体阻滞剂无反应。说明存在不依赖组胺的瘙痒途径。

某些蛋白酶也能作为瘙痒介质，包括胰蛋白酶、类胰蛋白酶、组织蛋白酶和激肽释放酶类。在特应性皮炎（atopic dermatitis，AD）等炎性皮肤病中，这些蛋白酶可诱发瘙痒。蛋白酶激活受体-2（protease-activated receptor-2，PAR2）是这些蛋白酶激活的受体之一，AD患者皮肤中神经末梢的PAR2表达显著增加，这也提示PAR2可作为控制AD瘙痒的潜在治疗靶点。

尽管被归类为参与瘙痒诱导的瘙痒受体，H1受体和PAR2也能传导疼痛。皮下注射组胺或PAR2激活剂能够诱导神经元可塑性，造成慢性疼痛状态。此外，真皮浅层肥大细胞释放的组胺导致瘙痒，而真皮深层或皮下组织中的组胺释放可导致血管性水肿，并通常伴有疼痛而不是瘙痒。

此外，内皮素-1（endothelin-1，ET-1）可能与非组胺介导的瘙痒有关，而且ET-1可以激活伤害感受神经元，同时产生瘙痒和疼痛感，这与在动物中ET-1引发瘙痒和疼痛相关行为的观察结果一致。ET-1在人类主要介导瘙痒，但也有短暂的致痛作用，这可能是通过激活在C-或A-δ伤害感受器上的ET-A或ET-B受体。

还有一些功能未知的受体家族可能也参与到瘙痒中，比如Mas相关G蛋白偶联受体（Mas-related G protein-coupled receptor，Mrgpr）家族。最近研究发现，在人类接触过敏或其他炎症性疾病中，MrgprA3+神经元和MrgprD+神经元的过度兴奋，可能与自发性瘙痒和疼痛相关行为有关。此外，MrgprA3+神经元对于正常情况下组胺介导的瘙痒行为很重要。MrgprD+神经元与机械性诱发疼痛以及非组胺介导的瘙痒有关。虽然瘙痒和

疼痛在很大程度上有共同的介质和受体，但皮肤烧伤引起的感觉同时取决于其位置和损伤的深度。当烧伤仅损伤表面或几乎愈合时，主要感觉是瘙痒，而当损伤更深时，感觉则完全是疼痛。疼痛的起源不仅限于皮肤的深度。有假设认为皮肤浅层的神经末梢与瘙痒和疼痛有关。然而有研究观察到吗啡可以减轻疼痛，但同时诱发瘙痒；电刺激引起的瘙痒即使在较高的频率刺激下也不能转化为疼痛。

此外胸腺基质淋巴细胞生成素（thymic stromal lymphopoietin，TSLP）、白介素（interleukin，IL）-4、IL-13、IL-31等也能诱发瘙痒。IL-31受体位于人单核细胞、巨噬细胞以及背根神经节上。IL-31可能通过刺激这些细胞受体使之释放与瘙痒有关的介质，引起瘙痒，也可能直接刺激瘙痒感觉神经膜受体产生瘙痒。H4组胺受体位于CD4+ T细胞上，刺激它会使IL-31的mRNA表达量增加。

**（二）皮肤中的瘙痒感受器及神经**

初级传入神经元的功能类别主要基于它们对刺激的反应来定义，目前常用功能蛋白标记物在体外鉴定这些神经元的类别。涉及感觉转导的标记蛋白有香草素受体、嘌呤能受体等。此外，标记蛋白还包括P物质、降钙素基因相关肽（calcitonin gene-related peptide，CGRP）、生长因子受体以及Mrgpr家族等。目前发现多种位于神经元上的标记物提示该神经元参与瘙痒处理，比如组胺H1受体、胃泌素释放肽（gastrin-releasing peptide，GRP）、脑钠肽（B-type natriuretic peptides，BNP）和Mrgpr家族的某些成员（A3，D，C11）。

根据髓鞘形成、直径、传导速度和释放神经递质类型，感觉神经元可分为几组。快速传导是有髓鞘的A-β纤维介导突触释放神经递质，如兴奋性氨基酸。另一方面，慢信号传导通过A-δ神经纤维和无髓鞘C神经纤维，引起CGRP、P物质、神经激肽A的分泌。

A-δ神经纤维和C神经纤维主要参与温觉和疼痛/瘙痒感的传导，而A-β神经纤维传导触觉。瞬时受体电位（transient receptor potential，TRP）家族传导温热觉或冷觉，并在相应温度激活，此外TRP家族还参与调节瘙痒。TRP家族

包括瞬态电压感受器阳离子通道子类 A 成员 1（transient receptor potential ankyrin 1, TRPA1）和瞬态感受器电位阳离子通道子类 V 成员 1（transient receptor potential cation channel subfamily V member 1, TRPV1）等。TRPA1 能不依赖组胺，而通过 MrgprA3 和 MrgprC11 介导瘙痒。活化的瘙痒神经感受器或伤害感受器能释放神经肽。

最近有研究发现，谷氨酸能够与 P 物质、CGRP 一起介导组织损伤相关疼痛。活化的瘙痒神经感受器释放神经肽，如 P 物质和 CGRP，这两者均与伴随瘙痒产生的特征性红斑和风团有关。尽管最初认为 P 物质通过激活皮肤神经激肽 1（neurokinin 1, NK1）受体来参与介导瘙痒，但使用微透析对人体皮肤进一步研究显示，生理浓度 P 物质的影响不大。

瘙痒还能被 TRPV1⁺ 神经元由囊泡 2 型谷氨酸转运体（vesicular glutamate transporter 2, VGLUT2）调节，通过 CGRP 和胃泌素释放肽受体（gastrin-releasing peptide receptor, GRPR）传递。因此，神经肽和小神经递质的复杂组合能介导和调节感觉传递，例如不同的疼痛神经递质组合，可以在一定条件下相互配合以传递或调节各种感觉，包括瘙痒。首个被确定为瘙痒特异性的神经被命名为 MrgprA3⁺ 神经，它是一种神经元的亚类。在一种小鼠品系中，辣椒素受体仅在 MrgprA3⁺ 神经元中表达，辣椒素能够引发该种小鼠的搔抓行为，但不能引起嗜睡。此外，当消减 MrgprA3⁺ 神经元后，观察到瘙痒行为减少，但温觉和机械性痛觉得以维持。这些数据支持在外周感觉系统中，可能存在不同的途径传导疼痛和瘙痒。

在皮肤损伤时，环境中失调的细胞因子可诱导瘙痒神经感受器超敏。已知几种炎性细胞因子能调节外周神经瘙痒感觉信号传导。虽然免疫细胞、IL-31、神经元轴与特应性皮肤的严重瘙痒有关。但直到最近才发现，在体外和体内，Th2 型细胞因子 IL-31 诱导感觉神经元中一种独特的转录程序，导致神经伸长和分支。这一发现有助于解释在特应性皮炎患者中，诱发持续性瘙痒的最小刺激会使敏感性增加。此外，在炎症条件下，神经生长因子（nerve growth factor, NGF）和肿瘤生长因子（tumor growth factor, TGF）能增强周围神经末梢的 TRPV1 和 TRPA1 功能。TGF-α 能促进这些瘙痒介质共同运输到细胞膜表面。

### （三）瘙痒的脊髓神经通路

瘙痒通过外周感觉神经传导至脊髓背角的灰质内，经过突触传递至二级传导神经元，并继续在脊髓丘脑侧束中通过并上升至丘脑。

GRP 及其受体 GRPR 在中枢神经系统中广泛表达。GRP 通过激活 GRPR 发挥各种生理功能：如激素分泌、血流调节和平滑肌收缩。GRPR 位于很小一部分脊髓神经细胞中，这些细胞能将疼痛和瘙痒从皮肤传递到大脑。有趣的是，下行的 5-羟色胺系统通过 5-羟色胺 1A（serotonin 1A, 5-HT1A）促进 GRP-GRPR 信号传导，增强瘙痒特异性信号，所以阻断 5-HT1A 和 GRPR 之间的联系可能是有效的止痒策略。脊髓背根神经节中表达某种 VGLUT2 的伤害感受器亚型，并且某种能表达 Bhlhb5（B5-I 神经元）的背角抑制性中间神经元的子集会特异性地抑制瘙痒信号传递。从 B5-I 神经元释放的强啡肽是关键的瘙痒神经调节剂之一。脊髓中的许多神经受体参与瘙痒的传递或调节，包括 BNP 信号传导途径。表达利尿钠肽受体 A（natriuretic peptide receptor A, NPRA）的脊髓中间神经元被 BNP 激活。瘙痒在脊髓中的传播过程与 NPRA 和 GRPR 系统有关。有证据显示，在小鼠脊髓，BNP-NPRA 系统的上游作用于 GRP-GRPR 系统调节瘙痒，而 NPRA 和 GRPR 的拮抗剂能在中枢神经水平但不是外周神经水平止痒。有不少研究使用 ISH、qPCR 和免疫组化证实，GRP 不在脊髓背根神经节的神经元上表达，而是在脊髓背角浅表的中间神经元中大量表达，而 GRP 可能是瘙痒信号传导回路中不可或缺的部分。消除小鼠中的 GRPR 后，对有害的热和机械刺激的反应以及运动并不受影响。然而，外周神经损伤能诱导脊髓背根神经节神经元中的 GRP 表达显著上调，这可能在神经疼或神经性瘙痒等疾病中具有重要意义。此外，外周神经损伤后不同的脊髓背根神经节神经元的 GRP 表达显著增加。未来的研究应该着重于脊髓中间神经元 GRP 表达所涉及的神经回路，以及神经损伤后背根神经节中 GRP 从头表达的功能和意义。κ 阿片类药物能超极化大约 15% 的 Ⅱ 板层神经元，虽然这些细胞的身份仍有待鉴定，但纳呋拉啡能减弱 GRP 引起的瘙痒，与 κ 阿片类药物直接抑制表达 GRPR 的脊髓中间神经元的观点是一致的。鞘内注射 GRP 能诱导强烈搔抓行为,而 GRPR 拮抗剂、PI3Kγ 抑制剂或 Akt 活化剂均能极大地缓解这种作用。在干性皮肤瘙痒模型中,阻滞 GRPR 或抑制 PI3Kγ 均能逆转搔抓行为。

脊髓丘脑束(spinothalamic tract,STT)存在许多二级神经元,将脊髓背角与丘脑连接。STT 中 20% 的神经元对组胺有反应,13% 的神经元对刺毛藜豆有反应,只有 2% 的神经元对两者都有反应。这些对组胺或刺毛藜豆反应的神经元终止于腹侧后核,该区域与瘙痒行为有关。与人体中对组胺敏感的 C 神经纤维类似,对组胺敏感的猫的 STT 神经元对机械或热刺激没有反应,并且具有缓慢的神经传导速度。这些神经元主要投射到腹后下侧核和侧丘脑腹后侧核的腹外侧,而伤害感受性 STT 神经元主要投射到内侧丘脑的髓核。瘙痒二级传入和一级传入一样,具有独特的构成成分,上述关于脊髓中 GRP 和 GRP 受体的新发现也支持了这一点。

### (四)瘙痒的中枢调节

由于功能性脑成像技术的进步和早期对疼痛相关脑功能的研究,对瘙痒相关脑功能的研究正在逐渐增加。组胺是瘙痒脑成像的实验中最常用的诱导瘙痒刺激物。使用正电子发射断层扫描(positron emission tomography,PET)与瘙痒相关的脑成像研究表明,脑前额皮质、运动前区、对侧躯体感觉区和前扣带回在瘙痒感知期间被激活。同侧运动前区共激活可能反映了搔抓的冲动。有研究用 PET 示,在瘙痒和疼痛同时刺激时,中脑导水管周围灰质区会被激活以减少瘙痒,但在单独的瘙痒或疼痛刺激时则不会被激活。有研究用功能性磁共振成像(magnetic resonance imaging,MRI)发现,仅当瘙痒共存时,皮肤刮伤才会激活壳核。与组胺相比,刺毛藜豆刺激后能引起对侧更广泛的激活,包括岛状皮质、睫状体、苍白球、尾状核、壳核和丘脑核。这些差异可能不仅与皮质投射的内在特异性有关,还与刺激的质量高低和相关的伤害性信号传导有关,例如由刺毛藜豆引起的刺痛感或灼烧感,这些感觉在许多慢性瘙痒病例中被报道。一般来说,目前仍然难以确定一个单独的特定的瘙痒处理中心,但越来越清楚地是,处理瘙痒所涉及的复杂的参与神经元及过程

不能简化为单个皮质或皮质下区域。目前尚不清楚何种大脑区域或大脑激活模式是特定于瘙痒的。瘙痒脑成像研究的一种障碍在于难以使瘙痒刺激标准化,因为瘙痒的持续时间和强度本质上难以控制。未来希望用新开发的实验方法克服这个问题,例如电刺激诱发瘙痒。

总之,瘙痒的机制可简单概述为:通过各种受体(H1 受体、H4 受体、MrgprA3 受体、MrgprC11 受体、MrgprD 受体、PAR2 受体)、瘙痒性初级感觉神经(C 神经纤维)传递由组胺和非组胺(例如蛋白酶、屋尘螨蛋白酶、ET-1、IL-4、IL-13、IL-31、TSLP、药物如氯喹)诱发的瘙痒信号,从表皮或真皮经传入神经纤维传导至脊髓。免疫细胞释放的组胺激活两种主要的组胺受体 H1 和 H4。对于不依赖组胺的瘙痒,MrgprA3(人类中为 MrgprX1)被氯喹激活。刺毛藜豆蛋白酶、类胰蛋白酶、胰蛋白酶 -4、组织蛋白酶 S、前列腺素、PAR2 激动剂以及牛肾上腺髓质激活 PAR2。反之亦然,PAR2 激动剂 SLIGRL 或组织蛋白酶 S 也可以激活小鼠中的 Mrgprs。周围神经末梢的瘙痒受体激活,造成电刺激、$Ca^{2+}$ 流入和细胞内细胞信号传导途径的激活。电刺激可诱导中枢初级传入神经元释放介质如 P 物质、CGRP、谷氨酸或 BNP,从而激活脊髓背角板 I 层和 II 层脊髓神经元上的相应受体。穿过脊髓对侧后,在中间神经元和星形胶质细胞控制下的投射神经元向丘脑发出信号,并通过丘脑直接兴奋连接前扣带回、岛叶、初级和次级躯体感觉皮层,导致搔抓。

## 二、瘙痒和疼痛的联系

瘙痒和疼痛可以通过其独特的感觉和反射模式区分。急性疼痛引起受刺激肢体的退缩,来逃避威胁生物体的潜在破坏性外部刺激。相比之下,搔抓反射是将注意力引导到受刺激的部位,并且去除已经侵入皮肤并可能构成威胁的手段。除大脑本身之外,几乎所有人体器官都受伤害感受器的支配,但只有皮肤和邻近的黏膜能够诱发瘙痒。实际上,只有在这些位置,搔抓似乎是一种合理的方法来去除刺激。在呼吸道中,咳嗽具有非常相似的保护作用,并被称为“气道瘙痒”。瘙痒和疼痛之间明确的功能区别可以通过两种特定的感觉途径来解释。

组胺依赖的瘙痒的传入神经具有低传导速度、较广泛的神经支配范围、对机械刺激无反应和高经皮电压阈值的特点。如前所述，某些外周和中枢神经元的组合具有对瘙痒介质独特的响应模式，并且在丘脑不同部位投射，为瘙痒的特定神经元通路提供了基础。并且在某些情况下，瘙痒和疼痛之间可能存在拮抗作用。

在生活中我们就能发现，疼痛会抑制瘙痒。同样在实验中，使用各种疼痛性的刺激（热、机械和化学刺激）证明了疼痛刺激能抑制瘙痒。通过一组尖头电极对皮肤进行电刺激，在刺激部位周围直径 20cm 的区域内，能够抑制数小时组胺诱导的瘙痒，表明这种疼痛抑制瘙痒具有中心作用模式。与此结果一致，在辣椒素诱导的机械性痛觉过敏区内，瘙痒受到抑制。辣椒素激活伤害感受器的这种中心作用，应该与高浓度辣椒素的神经毒性作用区分，因为辣椒素会破坏大多数 C 神经纤维末端，包括介导瘙痒的纤维，后者的机制同样是局部消除瘙痒，直到神经末梢再生。

通过增强疼痛刺激能抑制瘙痒，反之亦然，减轻疼痛可以降低其对瘙痒的抑制作用并增强瘙痒。这种现象与在脊髓应用 μ 阿片受体激动剂特别相关。μ 阿片受体激动剂诱导节段性镇痛，并且通常能诱导节段性瘙痒，这已在动物实验中得到证实。相反，κ 阿片拮抗剂可增强瘙痒。与这些结果一致，荟萃分析结果示，κ 阿片受体激动剂纳布啡可减少 μ 阿片类药物引起的瘙痒。这种治疗理论已经应用于新开发的 κ 阿片受体激动剂，并在慢性瘙痒患者中成功测试。如前所述，脊髓背角中携带转录因子 Bhlhb5 的 GABA 能中间神经元对于抑制瘙痒至关重要。这些神经元似乎通过释放 κ 阿片受体激动剂强啡肽来介导脊髓抑制瘙痒。

阿片类药物诱导的瘙痒通常与肥大细胞中组胺的外周释放有关，因为皮内注射的阿片类药物可通过非受体介导的机制激活肥大细胞。因此，弱的阿片类药物，例如可待因，已被用作皮肤点刺试验中的阳性对照。通过真皮微透析测量类胰蛋白酶浓度，可以特异性地监测组胺和肥大细胞类胰蛋白酶的连续释放。与吗啡相反，即使应用浓度超过吗啡的 μ- 激动作用，高效的 μ 阿片受体激动剂芬太尼也不会引起任何肥大细胞脱颗粒。

阿片类物质使肥大细胞脱粒需要局部非常高的浓度，因此通过系统运用的治疗剂量的 μ 阿片类激动剂诱导的瘙痒，作用机制可能是基于神经中枢的。

中枢抑制瘙痒也可以通过冷刺激实现。此外，冷刺激也能在外周抑制瘙痒：寒冷可以减少组胺诱导伤害感受器的活化。同样在人体中，组胺处理的皮肤部位降温后能降低初级传入神经的活性，并减少了应用部位周围的"发痒的皮肤"的面积，但组胺应用部位开始冷却时，初始瘙痒强度却增加。相反，皮肤温暖会导致瘙痒加剧。然而，一旦加热变得疼痛，瘙痒的中枢抑制将抵消这种影响。

当 VGLUT2 以及 $NaV1.8^+$ 伤害感受器的谷氨酸释放缺乏时，炎症性和神经性疼痛反应被彻底消除，但是自发性搔抓行为和实验性瘙痒得到极大的增强。而辣椒素诱导的疼痛反应在这些小鼠中变成了搔抓行为，这表明通过 $VGLUT2^+$ 伤害感受器的有害刺激输入缺乏，会使瘙痒抑制作用消失。

与瘙痒有关但与疼痛处理无关的许多神经元标记蛋白支持瘙痒的特异性理论。然而，如上所述，有证据表明，瘙痒也可以通过伤害感受器的激活来诱导。伤害感受器可以通过强度编码或通过特定的群体编码来引起瘙痒。尽管这个一般性问题可能看起来纯粹是学术性的，但这对于确定慢性瘙痒和疼痛的药理机制至关重要。

（张春雷）

## 第四节　皮肤屏障与皮肤病

### 一、皮肤屏障功能

皮肤位于人体体表最外层，除了具有吸收、分泌、排泄、代谢、免疫、体温调节及感觉等生理功能外，还具有屏障功能。广义的皮肤屏障功能包括皮肤物理屏障、色素屏障、神经屏障、免疫屏障等功能，狭义的皮肤屏障功能通常指皮肤的物理性或机械性屏障结构，即表皮通透屏障功能。由于表皮通透屏障功能既能防止外界化学、物理、机械、生物等诸多因素对皮肤的损伤，又能防止水分、无机盐等营养物质经表皮流失，因此，对维持皮肤正常生理代谢起到重要作用,是皮肤其他生理功能的基础。

表皮具有两道防线维护正常表皮的屏障功能,最外层的角质层是维持正常表皮通透屏障功能的第一道防线,角质层中的角质细胞、细胞间脂质和角化套膜(cornified cell envelope, CE)在维系表皮第一道屏障中起重要作用,而位于表皮颗粒层的紧密连接是维持正常表皮通透屏障功能的第二道防线。

### (一)角质层的屏障功能

表皮最外层——角质层是由5~15层扁平无细胞核的角质细胞互相重叠、相互制约排列,各层角质细胞间夹以脂质基质形成复层板层结构。Elias Peter 教授形象地将角质层这种特殊结构比喻为"砖墙结构",角质细胞构成砖块,间隔堆砌于连续的、由特定脂质组成的基质(即灰泥)中。角质细胞是由角质形成细胞从基底层向角质层移行过程中不断地增殖和分化形成的。因此,从细胞分化和组织形成的角度来看,表皮屏障结构和功能不仅依赖于表皮角质层,而且依赖于表皮全层结构,与角质形成细胞的增殖和分化息息相关。

**1. 角蛋白** 角蛋白是表皮细胞的主要结构蛋白。在表皮中,角蛋白是成对表达的,基底细胞处于未分化状态,特异性表达增生特异性 K5/14,细胞进入棘细胞层,表达分化特异性 K1/10。角蛋白的不同表达代表着表皮细胞的不同分化阶段,当角蛋白表达缺陷或基因缺陷,则直接影响表皮组织结构的完整性,从而影响表皮通透屏障功能。

**2. 角化套膜** 角质形成细胞在从基底层向上移行到角质层的过程中,丝聚合蛋白原脱磷酸化形成聚丝合蛋白(filaggrin, FLG),FLG 与表皮分化过程中几种相关蛋白,如:兜甲蛋白(loricrin, LOR)、内披蛋白(involucrin, INV)等通过转谷酰胺酶在细胞膜上发生广泛交联,形成了不溶性坚韧外膜-角化套膜(CE),CE 在维系角质层中角质细胞的有序排列以及与细胞间脂质的紧密结合方面起着重要作用。CE 中的 FLG 与角蛋白中间丝相互作用,凝聚形成了致密的角蛋白纤维束,使细胞紧密连接,角质细胞骨架塌陷,形成扁平的角质细胞,从而构成了角质细胞扁平坚韧的支架结构。CE 的另一个主要组成成分——INV 可与疏水性 w-羟基神经酰胺共价结合,将细胞间脂质和角质细胞紧密连接,而 LOR 则是 CE 中含量最多的蛋白,占总蛋白量的80%,是转谷氨酰胺酶的底物,在 CE 的形成中起重要作用,因此,FLG、INV 和 LOR 不仅是角质形成细胞终末分化的标志性蛋白,而且是 CE 的重要成分,对维持角质层"砖-墙"结构的稳态具有重要作用。

**3. 细胞间脂质** 角质层的细胞间脂质-结构脂质的合成与颗粒层中的板层小体有密切的关联,板层小体内含有丰富的脂质及水解酶,可以合成脂质,随着角质形成细胞向上移行、分化,板层小体逐渐移向细胞周边,并与细胞膜融合,最后以胞吐的形式将合成的脂质排出,释放到棘层及角质层之间的细胞间隙,在丝氨酸棕榈酰转移酶(serine palmitoyl transferase, SPT)、脂肪酸合成酶(fatty acid synthetase, FASN)、三羟基三甲基戊二酰辅酶 A(hydroxymethylglutaryl-CoA reductase, HMG-CoA)等的作用下,最后重新组合成含有神经酰胺(ceramide, Cer)(50%)、游离脂肪酸(10%~20%)、胆固醇(25%)的脂质生物膜双分子结构。因此,板层小体数量减少会影响角质细胞间脂质。Cer 是细胞间脂质的主要成分,在人角质层中已发现有9种神经酰胺,由于其具有两条长链烷基、一个酰胺基团和两个羟基基团,因此同时具有亲水性和亲脂性,可与角质细胞膜上的表面蛋白通过酯键结合,从而起到黏合细胞的作用,当表皮中 Cer 的含量减少时,可使角质细胞间黏着力下降,导致皮肤干燥、脱屑。

### (二)紧密连接的屏障功能

紧密连接(tight junction, TJ)是细胞与细胞之间的连接结构,主要位于颗粒层。在透射电子显微镜的观察下,TJ 的典型结构是表皮细胞颗粒层中看到相邻细胞胞膜上有网格状嵴,网格状嵴相对贴合在一起,细胞间隙消失。TJ 由不同类型的跨膜蛋白及细胞内胞质蛋白组成。跨膜蛋白分别是闭锁蛋白(occludin)、密封蛋白(claudin)多基因家族和连接黏附分子(JAM);胞质蛋白主要有闭锁小带蛋白(ZO)-1、ZO-2、ZO-3、扣带蛋白(cingulin)等。

紧密连接的功能主要有:紧密连接表皮细胞,

防止机械损伤和体外各种有害物质的入侵,具有机械屏障功能;可调控水、电解质、各类分子以及炎症细胞的选择性渗透,具有渗透屏障功能;分离胞膜,形成不同的膜功能区,阻止不同功能区间脂质和蛋白的相互扩散,维持细胞成分的不对称分布(极性);参与细胞基因表达、增殖、分化和囊泡运输。

## 二、皮肤屏障与相关皮肤病

### (一)特应性皮炎

特应性皮炎(atopic dermatitis, AD)是一种与遗传过敏素质有关的慢性炎症性皮肤病。研究表明,AD 患者经表皮水分流失(transepidermal water loss, TEWL)高于正常人,角质层含水量低于正常人。*FLG* 基因突变是 AD 发生的主要遗传因素,Palmer 等首先报道了 2 个突变基因型 R501X 及 2282de14,随后又报道了与 AD 发生相关的 9 个易感基因,全基因组关联分析发现了 5q22.1(TMEM232 和 SLC25A46)和 20q13.33(TNFRSF6B 和 ZGPAT)2 个易感基因。AD 患者皮损及非皮损区中神经酰胺含量降低,脂质代谢相关酶活性降低,影响了细胞间脂质的形成。此外,成年 AD 患者皮损中 CLDN-1 表达降低,导致 TJ 损伤。因此,国内外研究表明,AD 的发生与角化套膜形成障碍、细胞间脂质代谢异常以及紧密连接不稳定导致的皮肤屏障损伤密切相关。

### (二)鱼鳞病

鱼鳞病(ichthyosis)是一组以皮肤干燥并伴有鱼鳞样鳞屑为特征的角化障碍性遗传性皮肤病。研究表明,寻常型鱼鳞病皮肤组织中 FLG、LOR、INV 表达降低,丝聚合蛋白原合成转录后调控异常,导致其皮肤屏障不健全。性连锁鱼鳞病的发生与类固醇硫酸酯酶的基因缺失或突变有关,不能正常代谢角质层中类固醇硫酸盐,导致其在角质细胞间堆积,影响了细胞间脂质的正常结构,皮肤屏障不健全,最终产生脱屑、干燥等临床特征。板层状鱼鳞病发生与谷氨酰胺转移酶1(TGM1)基因突变、缺失、插入有关,影响了 CE 的形成,导致皮肤屏障受损。

### (三)银屑病

银屑病(psoriasis)是一种遗传与环境共同作用诱发的免疫介导的慢性、复发性、炎症性、系统性疾病,临床常表现为红斑、斑块、脱屑。免疫组化结果显示,银屑病患者皮损中颗粒层明显减少或消失,板层小体数量较正常皮肤减少、分泌异常,表皮细胞间脂质神经酰胺合成障碍,皮损处角质层神经酰胺 1、2、3、5II 和 6I 含量明显减少,表皮神经酰胺比非皮损处降低,从而影响了细胞间脂质的成分及结构;*LEC3C* 和 *LEC3B* 基因缺失导致晚期角化套膜形成障碍;Z0-1、occludin、claudin-1、claudin-6 等紧密连接相关蛋白表达异常,导致 TJ 形成障碍,从而导致表皮屏障功能不健全。

### (四)多形性日光疹

多形性日光疹(polymorphous light eruption, PLE)是常见的一种光敏性皮肤病,其发生与日光照射有关,紫外线可以降低角质层内抗氧化酶(如过氧化物酶、超氧化物歧化酶)的活性,使角质层中亚油酸、胆固醇发生氧化变性,神经酰胺代谢受影响,从而影响表皮结构脂质的含量。同时,紫外线还可影响角质形成细胞的增殖、分化、迁移,使皮肤砖墙结构不稳定,皮肤屏障受损。研究发现,PLE 患者皮损处板层小体的分布紊乱,数量较正常人少,神经酰胺酶的表达少于正常人,皮损处经皮水分丢失(TEWL)明显高于正常人,角质层含水量低于正常人,说明 PLE 患者皮肤屏障功能受损。

### (五)玫瑰痤疮

玫瑰痤疮(rosacea)是一种累及面部皮肤血管和毛囊皮脂腺单位的慢性炎症性皮肤病,临床表现为面中部为主的一过性及持久性红斑、毛细血管扩张、丘疹、脓疱。研究表明,玫瑰痤疮患者皮损区及非皮损区角质层含水量的下降、TEWL 及 PH 升高。其面部皮肤的 Cathelicidin 表达上调,丝氨酸蛋白酶活性增强可导致 Cathelicidin 翻译后加工障碍,这些都说明玫瑰痤疮存在屏障屏障损伤。

（何 黎）

# 参 考 文 献

［1］张建中,高兴华.皮肤性病学.北京:人民卫生出版社,2015.

［2］Jean L Bolognia, Joseph L Jorizzo, Ronald P Rapini.皮肤病学(教材版).朱学骏,王宝玺,孙建方,译.北京:北京大学医学出版社,2015.

［3］Handwerker HO. Micronerography of pruritus. Neurosci Lett, 2010, 470（3）: 193-196.

［4］Steinhoff M, Bienenstock J, Schmelz M, et al. Neurophysiological, neuroimmunological, and neuroendocrine basis of pruritus. J Invest Dermatol, 2006, 126（8）: 1705-1718.

［5］D. V. Tillu, Hassler SN, Burgos-Vega CC, et al. Protease-activated receptor 2 activation is sufficient to induce the transition to a chronic pain state. Pain, 2015, 156（5）: 859-867.

［6］Han L, Ma C, Liu Q, et al. A subpopulation of nociceptors specifically linked to itch. Nat Neurosci, 2013, 16（2）: 174-182.

［7］Kido-Nakahara M, Nakahara T, Miki M, et al. Necrolytic migratory erythema associated with alteration from predominantly gastrin-secreting to predominantly glucagon-secreting pancreatic neuroendocrine tumor. Eur J Dermatol, 2014, 24（6）: 702-703.

［8］Feld M, Garcia R, Buddenkotte J, et al. The pruritus- and T2-associated cytokine IL-31 promotes growth of sensory nerves J Allergy Clin Immunol, 2016, 138（2）: 500-508.

［9］Bautista DM, Wilson SR, Hoon MA. Why we scratch an itch: the molecules, cells and circuits of itch. Nat Neurosci, 2014, 17（2）: 175-182.

［10］Elias PM. Stratum corneum defensive functions: an integrated view. J Invest Dermatol, 2005, 125（2）: 183-200.

［11］Elias PM. Epidermal lipids, barrier function, and desquamation. J Invest Dermatol, 1983, 80 Suppl: 44-49.

［12］刘玮.皮肤屏障功能解析.中国皮肤性病学杂志, 2008, 22（12）: 758-761.

［13］Kezic S, Jakasa I. Filaggrin and Skin Barrier Function. Curr Probl Dermatol, 2016, 49: 1-7.

［14］何黎.皮肤屏障与相关皮肤病.中华皮肤科杂志, 2012, 45（6）: 455-456.

［15］Palmer CN, Irvine AD, Terron-Kwiatkowski A, et al. Common loss-of-function variants of the epidermal barrier protein filaggrin are a major predisposing factor for atopic dermatitis. Nature Genetics, 2006, 38（4）, 441-446.

［16］Paige DG, Morse-Fisher N, Harper JI. Quantification of stratum corneum ceramides and lipid envelope ceramides in the hereditary ichthyoses. British Journal of Dermatology, 1994, 131（1）: 23-27.

［17］Peltonen S, Riehokainen JK, Peltonen J. Tight junction components occludin, ZO-1, and claudin-1, -4 and -5 in active and healing psoriasis. Br J Dermatol, 2010, 156（3）: 466-472.

［18］涂颖,李娜,何黎,等.多形性日光疹皮损中板层小体分布、神经酰胺酶表达与皮肤屏障功能.中华皮肤科杂志, 2011, 44（10）: 708-711.

［19］Yang L, Lv LC, Wu WJ, et al. Genome-wide identification of long non-coding RNA and mRNA profiling using RNA sequencing in subjects with sensitive skin. Oncotarget, 2017, 8（70）: 114894-114910.

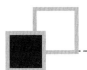

# 第二章　皮肤病诊断学

## 第一节　学习皮肤病理的意义和方法

皮肤病理学是皮肤病学一个非常重要的亚专业。对于皮肤科医生来说,皮肤病理学是必须掌握的内容。因此对于皮肤科研究生,皮肤病理不是学与不学的问题,而是如何学好的问题。

### 一、皮肤病理学在皮肤病学中的地位

皮肤病理学是皮肤病学知识体系中的重要一环,无论对皮肤疾病的诊断、治疗及发病机制的探索都有不可忽视的作用。没有病理学基础,对很多疾病的认识就可能停留在比较肤浅的水平,或者说只知其然(临床表现)而不知其所以然(为什么会出现这样的临床表现)。

#### (一)在皮肤病诊断中的作用

皮肤病理是皮肤病诊断中必不可少的手段。随着医学的迅猛发展,近几年新的皮肤检测设备如反射式共聚焦显微镜、皮肤超声、皮肤 CT、皮肤镜等在皮肤科临床中得到应用,但皮肤组织病理学检查仍然是诊断多数皮肤疾病的金标准。临床上遇到特殊、疑难病例,组织病理检查常能为诊断提供有利的线索和依据。多数情况下,通过 H&E 常规染色在光学显微镜下观察组织切片即可获得疾病的诊断。有时可能无法给出一个明确的诊断,但是可以确定诊断的方向,是肿瘤还是炎症性疾病,是良性还是恶性,这些基本的判断为进一步诊断甚至治疗提供了非常有价值的帮助。例如临床上皮肤出现结节、斑块并出现溃疡性损害,感染或肿瘤皆有可能,通过组织病理学特点可大体明确是哪一类疾病,甚至通过一些特征性表现可明确诊断。

组织病理学对于皮肤肿瘤的诊断以及良恶性的判别具有明显的优势。例如皮肤真假淋巴瘤的鉴别以及淋巴瘤的分型,组织病理学检查对于诊断是不可替代的。假性淋巴瘤属于反应性的、良性淋巴细胞增生性疾病,低倍镜下淋巴细胞的浸润模式多表现为"上大下小"的楔形结构,显著不同于"上小下大"的淋巴瘤的浸润模式。淋巴瘤存在多种类型,通过免疫组化染色可以进一步明确肿瘤细胞的来源及特点(如 T 淋巴细胞、B 淋巴细胞、NK T 淋巴细胞等)。附属器良性肿瘤临床上多表现为相似的孤立性丘疹或结节,大多数情况仅通过肉眼难以诊断。但是在病理上不同的皮肤附属器肿瘤有各自特征性的表现,通过组织病理学检查则容易诊断。

感染性皮肤病诊断的主要依据是寻找病原体。因此皮肤病理检查对于感染性皮肤病的诊断不可或缺。一旦确立诊断方向为感染性疾病,通过病理学特殊染色找到组织切片中病原体,从而获得病因学诊断。如经过碘酸-雪夫染色(PAS)可将真菌染成红色或棕色;应用抗酸染色可将结核杆菌、非典型分支杆菌和麻风杆菌染成红色。组织病理学上找到病原体对于感染性皮肤病的诊断是十分重要的。

很多炎症性皮肤病在病理上也是有特征性的表现的。例如银屑病、扁平苔藓、红斑狼疮、皮肌炎、硬皮病在病理上均有特征性表现,通常在镜下很容易对疾病做出诊断。再如自身免疫性大疱性皮肤病在临床上均表现为皮肤上的水疱或大疱,但在病理学上表现不同,通过观察水疱的位置、疱液中炎细胞的种类并结合直接免疫荧光观察 IgG/IgA/C3 沉积的部位或沉积的状态(如线状还是颗粒状),能够基本明确大疱性皮肤病的类型。又如原发皮肤淀粉样变临床较为常见,皮疹瘙痒,长期搔抓后会出现苔藓样改变,有时与神经性皮炎较

易混淆。皮肤病理学检查对于二者鉴别具有重要的作用。皮肤淀粉样变的病理表现为扩张的真皮乳头内呈现淀粉样蛋白沉积,刚果红或结晶紫染色后,淀粉样蛋白被染成易于辨识的砖红色或紫红色,则容易将这两种疾病鉴别。

### (二) 皮肤病理学在探讨发病机制研究中的作用

皮肤病理学对于了解疾病的发病机制有具有提示作用。例如在皮肤淀粉样变中,真皮乳头内沉积的淀粉样蛋白周围常出现散在或聚集分布的噬色素细胞。噬色素细胞的出现说明表皮基底层细胞有变性改变,因此可以推测真皮内游离的黑素颗粒是基底层细胞变性崩解后落入真皮的结果,同时推测真皮内的淀粉样蛋白也可能来源于表皮基底细胞。又如红斑型天疱疮在免疫病理上既有天疱疮的表现又有红斑狼疮的特征,即免疫荧光表现为细胞间 IgG 和 C3 沉积及狼疮带试验可以阳性,患者血清中的自身抗体常阳性,提示红斑型天疱疮与红斑狼疮在发病机制上有共同之处。再如在大疱性类天疱疮早期,在表皮基底层下方可见中性粒细胞呈线状沉积,提示中性粒细胞在水疱形成中起一定的作用,有助于探究大疱性类天疱疮水疱的形成机制。学好皮肤病理学,不仅能够更好的理解疾病,也能对疾病的发病机制的研究起到指导作用。

### (三) 皮肤病理学在皮肤病治疗中的作用

进行皮肤病理检查不仅可明确诊断,有时对于一些疾病的治疗也有指导作用。例如,当真皮内出现大量嗜酸性粒细胞浸润时,临床上可表现为"嗜酸性粒细胞增多性皮病""药疹"或"大疱性类天疱疮"等,在无禁忌证的情况下,可考虑首选系统应用糖皮质激素进行治疗,可迅速控制病情,降低血液和组织中嗜酸性粒细胞的水平。因为相对其他药物,糖皮质激素对嗜酸性粒细胞具有更强的抑制作用。再如青斑样血管病的病理特征主要是在真皮乳头层毛细血管内出现血栓而炎症细胞较少,因此提示应用抗凝药物可取得良好疗效。

## 二、如何学习皮肤组织病理

若想成为一名优秀的皮肤科医生,必须熟练掌握皮肤组织病理学专业知识。

皮肤病种类繁多,病理学内容丰富庞杂,学好皮肤病理学不是一件容易的事。学习皮肤病理学无捷径可走,多读书,多阅片,多看患者,并将这三者结合,对于学好皮肤病理学十分重要。

### (一) 分类学习

皮肤病理学书籍一般根据疾病的性质分为感染性、炎症性、肿瘤性、遗传性、代谢性等疾病。在炎症性皮肤病中,又根据组织病理像的大体模式,分为浅层血管周围皮炎及浅层和深层血管周围皮炎。以上两大类血管周围皮炎依照病理的特征性表现进一步分为单纯型、界面型、海绵水肿型和银屑病样型等类型。分类学习法的优势在于归纳疾病的共性,便于强化记忆和认清疾病的本质。

### (二) 对比学习

对比学习法有利于疾病的鉴别诊断。例如扁平苔藓和硬化性苔藓病理上有很多相似处。两者均有基底细胞层液化和真皮淋巴细胞苔藓样浸润,但前者表皮增生多见,颗粒层可呈楔形增厚,后者一般表皮萎缩,颗粒层亦减少或消失,皮突变平,真皮带状浸润上方可见胶原纤维均质化表现。二者对比进行学习便更容易掌握。再如基底细胞癌与毛发上皮瘤病理上均为基底样细胞,在病理上容易混淆,将二者进行对比学习,有利于记忆与鉴别。

### (三) 结合临床特征学习

病理学特征结合对应的临床表现可加深记忆。如寻常型银屑病的典型体征之一为 Auspitz 征,即刮除鳞屑可见薄膜现象,薄膜下方为点状出血。白色鳞屑、薄膜现象和点状出血对应的病理表现为上延的真皮乳头上方可见显著的角化不全(鳞屑),表皮变薄(薄膜)以及乳头内血管扩张(出血)。又如扁平苔藓的一个重要的临床特征是 Wickham 纹,该临床表现在病理上表现为颗粒层楔形增厚。再如临床中看到紫癜,应该就想到皮损处有红细胞外溢;同理在病理上看到红细胞外溢也应该想到临床上有紫癜表现。

### (四) 熟练掌握皮肤病的特征性病理表现

绝大多数皮肤肿瘤及很多的炎症性皮肤病在病理学上都有特征性的表现。熟练掌握一些疾病特征性的病理学表现,对于初学者学好皮肤病理学十分重要。掌握了特征性的表现,具备了一定的基础,才会发现一些新的病理学现象。对于初学者来说,要先掌握常见病的特征性的表现,然后再进一步掌握少见表现以及少见疾病的病理学特征。

### (五)密切结合临床

要学好皮肤病理学,结合临床是非常重要的。皮肤病理也有其局限性。很多仅靠病理仍难以诊断,但是结合临床后诊断则变得容易。例如皮肌炎与亚急性红斑狼疮在病理上非常相似,在镜下很难将二者鉴别。但是二者临床特征常有明显不同,结合临床后做出诊断则变得容易,因此密切结合临床可以弥补病理的局限性。

总之,皮肤病理学是成为一名出色的皮肤科临床医生不可或缺的专业基础知识,掌握了每个皮肤疾病的病理学特征,才能深入领悟疾病的实质,有助于选择正确的治疗方案,提高诊疗水平,更好地为广大患者服务。

（杨　敏　常建民）

# 第二节　炎症性皮肤病病理模式

炎症性皮病种类繁多,一些炎症性皮病有特异性组织病理表现,但是部分炎症性皮肤病病理表现相似。一种炎症性皮肤病的病理表现在不同阶段会有差异,而不同种类的炎症性皮肤病在某一阶段的病理表现又可能相近,造成了炎症性皮肤病的病理诊断时常困难。阿克曼教授创造出一种结构模式的诊断方法,将炎症性皮肤病分成几种结构模式,包括真皮浅层血管周围皮炎、真皮浅层及深层血管周围皮炎、表皮内水疱病、表皮下水疱病、肉芽肿性皮炎、毛囊和毛囊周围炎、血管炎、脂膜炎和纤维性皮炎等。从横向比较中,对炎症性皮肤病进行病理诊断和鉴别分析,在诊断逻辑性和诊断效率方面显示出明显优势。下面就炎症性皮肤病的病理诊断模式简要概述。

## 一、真皮浅层血管周围皮炎

在低倍镜下,炎症细胞仅浸润真皮浅层血管周围或真皮上半部,包括以下几种亚型。

**1. 单纯型** 真皮浅层血管周围炎症细胞浸润,表皮大致正常。此时要非常注意某些特殊表现,如角质层有酵母样孢子考虑花斑糠疹,有血浆聚集为黑踵病;真皮血管周围套袖状淋巴细胞浸润考虑离心性环状红斑,有含铁血黄素为色素性紫癜性皮炎,有黑素颗粒为炎症后色素沉着等。

**2. 界面皮炎型** 表皮基底细胞液化变性,真皮浅层炎症细胞浸润。伴有角质形成细胞坏死多见于多形红斑等,伴有真皮乳头均质化提示硬化性苔藓。

**3. 苔藓样皮炎型** 真皮浅层炎症细胞致密浸润,呈苔藓样,以扁平苔藓为代表。如果真皮浸润细胞中有嗜酸性粒细胞需考虑苔藓样型药疹;如果伴有明显的角化不全则可能是扁平苔藓样角化症。

**4. 海绵水肿型** 表皮内因为炎症细胞浸润及炎症因子的作用,出现海绵水肿。典型疾病有特应性皮炎、脂溢性皮炎及玫瑰糠疹等。

**5. 银屑病样型** 主要表现为表皮棘层肥厚,表皮突增宽延长。如果有融合性角化不全,真皮乳头上延,血管迂曲扩张,则为银屑病;如果表皮突不规则延伸,真皮内有明显与表皮垂直分布的粗大胶原纤维束,则为慢性皮炎。

## 二、真皮浅层和深层血管周围皮炎

浅层和深层血管周围皮炎是指炎症细胞同时浸润真皮浅层血管丛周围和深层血管丛周围的一组皮肤炎症性皮肤病。包括下列四种亚型。

**1. 单纯型** 表皮大致正常,只有真皮浅层和深层血管周围炎症细胞浸润,如果是淋巴细胞浸润为主,常见于皮肤淋巴细胞浸润症;如果有明显组织细胞,则考虑麻风。

**2. 界面皮炎型** 表皮基底细胞液化变性,炎症细胞浸润使表皮真皮界面模糊不清,最具代表性的是盘状红斑狼疮。如果浸润细胞中有嗜酸性粒细胞,则多见于固定性药疹等。

**3. 海绵水肿型** 表皮内海绵水肿,如果浸润细胞中有嗜酸性粒细胞最常见于虫咬皮炎,如果有浆细胞则需要考虑莱姆病。

**4. 银屑病型** 表皮增厚,皮突增宽延伸,真皮浸润细胞中混有浆细胞时考虑二期梅毒,如果有明显搔抓的表现,则可能是慢性光化性皮炎。

## 三、肉芽肿性炎症性皮肤病

肉芽肿（granuloma）是指浸润细胞以组织细

胞为主要特征的一组炎症性皮肤病。

从浸润的组织结构而言,分为结节性和弥漫性皮炎两大类。根据浸润炎症细胞的组成,可以是组织细胞为主,也可以有淋巴细胞、嗜中性粒细胞、嗜酸性粒细胞及浆细胞等混合性浸润。根据浸润模式和细胞组成,可以做出诊断和鉴别诊断。

除通常形态外,组织细胞还可有多种形态,组织细胞聚集成片时称为上皮样细胞,还有泡沫状组织细胞、朗汉斯巨细胞(Langhans giant cell)、异物巨细胞、Touton 巨细胞等特殊类型。在部分感染性疾病中,通过特殊染色,可以在组织细胞内发现麻风杆菌、真菌成分或者异物等。

### (一)结节性皮炎

指真皮内炎症细胞聚集成团块状,根据浸润细胞的种类及排列模式,分为 4 种类型。

**1. 结核样型** 主要表现为中央组织细胞团,其周围淋巴细胞浸润形成结节。如果有干酪样坏死称结核肉芽肿,没有时称结核样肉芽肿。临床常见疾病有颜面播散性粟粒狼疮、寻常狼疮等。如果组织细胞沿血管走行分布,尤其浸润神经周围时,最可能是麻风。

**2. 结节病型** 主要由上皮样细胞组成的结节,周围淋巴细胞很少或缺如,此时称为"裸结节"。如果结节境界清楚,则多见于结节病;另外,某些异物肉芽肿及麻风也可表现为此种类型。

**3. 栅栏状肉芽肿** 主要指结节的外周组织细胞呈栅栏状排列,其中央区域有黏液沉着时考虑环状肉芽肿,有胶原变性为类脂质渐进性坏死,有纤维素沉积为类风湿结节,如果有结晶状物质沉积则为痛风结节。

**4. 异物肉芽肿** 浸润细胞中有异物巨细胞。临床多见于表皮样囊肿破裂、外伤、文身等异物引发的肉芽肿性炎症,在组织细胞内也常见异物成分。

### (二)弥漫性皮炎

肉芽肿的炎症细胞弥漫性分布于真皮内。根据其炎症细胞的组成,分为以下几种类型:

**1. 以嗜中性粒细胞及组织细胞为主** 真皮内致密、弥漫的炎症浸润,有嗜中性粒细胞、组织细胞、多核巨细胞、淋巴细胞、浆细胞及少数嗜酸性粒细胞,炎症可深达皮下组织。这组疾病中最常见的是深部真菌感染、非典型分枝状杆菌感染、

疣状皮肤结核等慢性感染性肉芽肿。由于慢性炎症刺激,表皮出现假上皮瘤样增生。

**2. 组织细胞性** 浸润细胞成分中以组织细胞为主,如果有较多的泡沫细胞,多见于各种黄瘤病、瘤型麻风等;如果有典型 Touton 巨细胞,则为黄色肉芽肿。

## 四、表皮内水疱性皮肤病

表皮内水疱可分为海绵水肿性水疱及细胞内水肿性水疱、棘刺松解性水疱。

### (一)海绵水肿性水疱及细胞内水肿性水疱

海绵水肿严重时可导致细胞间桥断裂,成为表皮内微水疱,进而发展融合成肉眼可见的水疱。如变态反应性接触性皮炎、湿疹、虫咬皮炎等。细胞内水肿也称气球样变性,胞膜交织成网状,称为网状变性;严重时出现表内水疱。主要见于单纯疱疹、带状疱疹、手足口病等病毒感染性水疱。

### (二)棘刺松解性水疱性皮肤病

表皮棘细胞间连接的重要结构桥粒由于炎症等因素被破坏,或因为发育异常等造成棘细胞间连接能力丧失,即棘刺松解引起表内水疱。组织学的重要表现是表皮内有与周围表皮组织完全游离的角质形成细胞,即棘刺松解细胞,常见于天疱疮。如果在基底层上松解则为寻常天疱疮,同时有局限性表皮增生者为增殖型天疱疮;如果棘刺松解在颗粒层则为落叶或红斑型天疱疮。如果在表皮棘层中央区域松解者为疱疹样天疱疮。对于自身免疫性水疱病而言,除了普通病理检查外,直接和间接免疫荧光检查在诊断方面也是非常必要的。

部分表皮内局限性、不完全松解,形成不规则裂隙而不是完整的水疱,见于慢性家族性良性天疱疮及毛囊角化病等先天性疾病。

## 五、表皮下水疱病

表皮下水疱病是由于炎症或发育异常等机制造成表皮真皮连接结构和功能减弱或丧失,引起的一组水疱性皮肤病。根据发病机制不同,分为乏细胞性和有炎症细胞性两大类。

### (一)乏炎症细胞浸润

主要有大疱性表皮松解症(epidermolysis

bullosa，EB），包括单纯型大疱性表皮松解症（epidermolysis bullosa simplex，EBS，水疱位于基底细胞下部，本质是表皮内疱）；交界型大疱性表皮松解症（junctional epidermolysis bullosa，JEB，水疱位于透明板）；营养不良型大疱性表皮松解症（dystrophic epidermolysis bullosa，DEB，电镜下水疱位于致密板下带）。

#### （二）有炎症细胞浸润

根据浸润细胞的类型及浸润的深浅而进一步分类。在表皮下水疱的基本病变之下，真皮乳头层有明显的嗜酸性粒细胞浸润是类天疱疮，有明显嗜中性粒细胞浸润考虑线状 IgA 大疱性皮病或者疱疹样皮炎，其他还有少见的获得性大疱性表皮松解症、大疱性红斑狼疮等。

真皮浅层淋巴细胞浸润，造成界面损害，产生表皮下疱，可见于多形红斑、中毒性表皮坏死松解症、大疱性扁平苔藓、大疱性固定药疹、急性痘疮样苔藓样糠疹等。

### 六、血管炎

血管炎是一种组织学定义，主要是指血管内皮细胞及管壁有变性、炎症细胞浸润等实质性损伤的情况，还常伴有血栓形成、血管外红细胞等。

血管炎在临床有不同分类方法，如小血管炎、中等血管炎和大血管炎；静脉血管炎、动脉血管炎等。

血管炎的病理类型很多，在皮肤科以小静脉的白细胞碎裂最常见，主要表现是小静脉管壁纤维素样变性，管壁及其周围嗜中性粒细胞浸润伴有碎核。还有少见的所谓淋巴细胞性血管炎，指血管壁浸润细胞以淋巴细胞为主，如急性痘疮样苔藓样糠疹等。

血管壁有组织细胞浸润则称为肉芽肿性血管炎，主要见于过敏性肉芽肿病等。

尽管血管炎有各种类型，但是，同一类型血管炎在病程的不同阶段病理表现也可以不同，不同类型的血管炎在某一阶段的病理表现又可以相似。所以，血管炎的病理诊断需要考虑病程等临床因素。

#### （一）嗜中性粒细胞性血管炎

此型血管炎主要表现为白细胞碎裂性血管炎，即小静脉管壁纤维素样变性，管壁及其周围嗜中性粒细胞浸润，有碎核。白细胞碎裂性血管累及真皮浅层，常表现为过敏性紫癜，累及真皮全层甚至更深时，主要见于变应性血管炎等。

某些细菌败血症时可以出现非白细胞碎裂性血管炎。

#### （二）淋巴细胞性血管炎

主要见于急性痘疮样苔藓样糠疹、淋巴瘤样丘疹病等。

#### （三）肉芽性血管炎

在皮肤科主要有变应性肉芽肿病、Wegener 肉芽肿病及硬化性血栓静脉炎（Mordor's 病）等。

### 七、脂膜炎

脂膜炎的病理诊断分类方法并不理想，按照病因进行分类和诊断更符合临床需求，但是迄今尚未发现脂膜炎的病理表现与病因之间有很好的相关性。为了使病理诊断分类有相对的逻辑性，将脂膜炎分为脂肪间隔性和小叶性两大类。

1. **间隔性脂膜炎** 炎症主要累及皮下脂肪小叶间隔，如果有血管炎，则需要根据血管炎综合考虑。该类脂膜炎最常见的是结节性红斑，早期表现为皮下脂肪小叶间隔各种炎症细胞浸润，后期纤维增生，间隔增宽；其次是部分淤积性皮炎累及脂肪层，有小血管增多，血管外红细胞及含铁血黄素沉积；部分硬皮病累及脂肪层时，主要是间隔纤维增生硬化，伴有一定程度淋巴细胞和浆细胞浸润。

2. **小叶性脂膜炎** 种类较多，最常见的是硬红斑，特征表现为脂肪小叶片状炎症细胞浸润，早期嗜中性粒细胞，随后淋巴细胞，后期是组织细胞浸润。可以有片状坏死。外伤、感染、代谢等因素会引起小叶性脂膜炎。狼疮性脂膜炎有一定特点：主要是脂肪小叶弥漫性淋巴细胞为主的浸润，有浆细胞及碎核。

### 八、毛囊和毛囊周围炎

毛囊炎是指毛囊上皮内有炎症细胞浸润。毛囊周围炎则是指毛囊周围结缔组织中血管周围有炎症细胞浸润。

#### （一）毛囊炎

毛囊上皮内有炎症细胞浸润时称为毛囊炎。根据炎症细胞浸润的深度分为浅表性和深在性两类,再根据病因分为感染性和非感染性两类。

**1. 浅表感染性毛囊炎**　此类毛囊炎的炎症细胞主要累及毛囊漏斗部,以嗜中性粒细胞浸润为主,主要由金黄色葡萄球菌感染引起,也可以是癣菌性毛囊炎。

**2. 深在感染性毛囊炎**　毛囊漏斗部的病原菌沿毛囊向下蔓延,侵及整个毛囊及毛囊周围组织,成为深在性毛囊炎。此类毛囊炎主要由细菌及真菌感染所致。组织学改变早期在毛囊及毛囊周围组织多数以嗜中性粒细胞为主的浸润,中央脓肿,此后以淋巴细胞及组织细胞为主,最后发生纤维化,如项部瘢痕疙瘩性毛囊炎等。

**3. 浅表非感染性毛囊炎**　常见于寻常痤疮,在毛囊周围真皮浅层可见以淋巴细胞为主的浸润,形成临床可见的丘疹;如毛囊漏斗部破裂,真皮浅层出现嗜中性粒细胞为主的集聚,则形成临床的脓疱损害。

漏斗部上皮形成海绵水肿,且主要为嗜酸性细胞浸润成为嗜酸性海绵水肿或嗜酸性脓疱,称为嗜酸性脓疱性毛囊炎(Ofuji's 病)。

**4. 深在非感染性毛囊炎**　在病情慢性活动的患者,切片中可以同时见到急性化脓性炎症,毛囊破裂所致的异物肉芽肿反应及慢性期的纤维化改变。见于脓肿性穿掘性头部毛囊周围炎、化脓性汗腺炎及聚合性痤疮。

**5. 穿通性毛囊炎**　穿通性毛囊炎(perforating folliculitis)是一组真皮内胶原纤维或弹性纤维从毛囊漏斗部穿通的疾病。毛囊口扩张,其中有角化细胞、嗜碱性变性胶原及嗜酸性变性弹力纤维,真皮内有变性的胶原或弹性纤维及一些炎症浸润。临床见于穿通性角化过度症(Kyrle's disease)、穿通性毛囊炎等。

**(二)毛囊周围炎**

是炎症细胞主要浸润毛囊周围结缔组织的一组疾病。以淋巴细胞造成毛囊上皮界面损害的疾病有毛发扁平苔藓(lichen planopilaris)和盘状红斑狼疮,后者炎症累及毛囊之间的表皮,而且炎症侵犯真皮深层。

在毛囊周围有结核样肉芽肿或组织细胞浸润时,需要考虑玫瑰痤疮或口周皮炎。

**脱发**　脱发性疾病很多,在组织学上将其分为非瘢痕性脱发及瘢痕性脱发两大类。

(1)非瘢痕性脱发:毛乳头血管周围淋巴细胞为主浸润,退行期及休止期的毛囊数量增多,需考虑斑秃;毛囊内有断裂或皱褶的毛干及团块状不规则形的黑素为拔毛癖(trichotillomania);毛囊外根鞘、皮脂腺内有黏蛋白沉积者为毛囊黏蛋白沉积症(follicular mucinosis)。

(2)瘢痕性脱发:指瘢痕发生在毛囊部位的一组疾病,包括毛囊性扁平苔藓、盘状红斑狼疮等。也可因为物理及化学损伤造成较为严重的皮肤溃疡,后期形成瘢痕,并导致永久性秃发。硬皮病后期胶原组织广泛硬化挤压毛囊皮脂腺,使其萎缩、消失。

(涂 平)

## 第三节　免疫组化在皮肤肿瘤诊断中的价值和应用

### 一、免疫组化概述

免疫组化(immunohistochemistry,IHC)是一种基于抗原抗体识别原理,将特殊抗体固定于组织或细胞的技术方法。它利用抗体与抗原结合的特异性,光镜下可发现目的抗原的表达。病理学中,特别是在肿瘤诊断和分类方面,常用一种或多种 IHC "染色剂"进行综合评估。

### 二、皮肤附属器肿瘤

**(一)皮脂腺肿瘤**

皮脂腺上皮瘤(sebaceous epithelioma),也称皮脂腺瘤(sebaceoma),在皮脂腺瘤的基底样细胞和基底细胞癌(basal cell carcinoma,BCC)的基底样细胞之间存在组织学重叠。上皮细胞膜抗原(epithelial membrane antigen,EMA)可标记皮脂腺瘤中大多数成熟的皮脂腺细胞,而其在BCC 中并不常表达。脂肪分化相关蛋白(adipose differentiation related protein antibody,ADFP/adipophilin)是细胞内脂滴表面上的蛋白质,在皮脂腺病变中表达,特别是在分化良好的病变中,因此其阳性有助于鉴别皮脂腺病变与BCC。应用上皮特异性抗原(epithelial specific antigen,Ep-CAM/Ber-EP4)来鉴别两者有争议,尽管BCC

对 Ber-EP4 染色呈阳性，但其在皮脂腺中的表达文献报道有差异。

由于皮脂腺癌（sebaceous carcinoma，SC）的潜在侵袭性，把其与良性皮脂腺肿瘤进行准确鉴别非常必要。与皮脂腺瘤和皮脂腺上皮瘤相比，SC 的 P53 和 Ki-67（MIB-1）的核染色显著增加，B 淋巴细胞瘤-2 基因（B-cell lymphoma-2，Bcl-2）和 P21 的水平降低。在某些情况下，IHC 可替代蛋白标记物来评估潜在的遗传缺陷。皮脂腺肿瘤相对罕见，诊断时应更多考虑 Muir-Torre 综合征（Muir-Torre syndrome，MTS）的可能性。

对于皮脂腺肿瘤，进行免疫组化套组（MSH2、MLH1、MSH6、PMS2）的检测是合理的（相较于皮脂腺增生等），尤其是在小于 50 岁的患者中，多个皮损，涉及非面部部位，或者存在囊性或角化棘皮瘤样结构（keratoacanthoma like architecture）时。在老年患者中，IHC 评估的重要性可能在于筛选具有更高恶性肿瘤风险的亲属。

### （二）毛鞘瘤

单发的毛鞘瘤通常是散发性的，但可与 Cowden 综合征相关。该综合征与位于 10q23.3 的肿瘤抑制因子磷酸酶张力蛋白同源物（phosphatase and tensin homolog，PTEN）的突变有关。据报道，83% 的患者 PTEN 的免疫反应完全丧失，患有 Cowden 综合征相关性毛鞘瘤。

### （三）原发性皮肤附属器肿瘤与转移性腺癌的鉴别

鉴别转移性腺癌（metastatic adenocarcinoma，MAC）与原发性皮肤附属器肿瘤（primary cutaneous adnexal neoplasms，PCAN），尤其是恶性肿瘤，有一定困难。95% 以上 PCAN 表达细胞角蛋白 5/6（cytokeratin 5/6，CK5/6），但是大多数研究的肿瘤为良性。一般而言，仅有 33% 的 MA 表达 CK5/6，并且主要是弱阳性。但是，几乎近半的转移性乳腺癌病例 CK5/6 呈阳性。

膜黏蛋白（podoplanin/D2-40）也是 PCAN 与 MA 鉴别的有效辅助手段。在原发性皮肤癌和皮肤附属器肿瘤中均可见 D2-40 阳性，但在皮肤转移性腺癌为阴性。

一组免疫组化染色可提供最佳的敏感性和特异性来鉴别转移性腺癌和 PCAN，详见表 2-3-1。推荐的组套包括 P63、D2-40 和细胞角蛋白 15

（cytokeratin 15，CK15）均阳性者，倾向于 PCAN 诊断，否则可能为转移性腺癌。

**表 2-3-1　转移性腺癌与皮肤原发附属器肿瘤的鉴别**

| 染色 | 转移性腺癌 | 皮肤原发附属器肿瘤 |
| --- | --- | --- |
| D2-40 | – | + |
| CK5/6 | – | + |
| CK15 | – | + |
| p16 | – | + |

### （四）Paget 样肿瘤

具有 Paget 样模式的表皮内病变存在诊断困难。据报道，CK7 阳性可鉴别乳腺 Paget 病和乳房外 Paget 病（extramammary Paget disease，EMPD）、Paget 样 Bowen 病和原位黑素瘤。然而，该标记物并非完全敏感。同样，鼠抗人细胞角蛋白 5.2（mouse anti-human cytokeratin5.2，CAM5.2）表达倾向诊断 Paget 病和 EMPD，而不是原位鳞状细胞癌（squamous carcinoma in situ，SCC in situ），但三者均有呈阳性的报道。

### （五）硬化上皮肿瘤

现已研究出许多免疫组化标记物来帮助鉴别结缔组织增生性毛发上皮瘤（desmoplastic trichoepitheliomas，DTE）、浸润性基底细胞癌（infiltrative basal cell carcinoma，IBCC）或硬斑病型基底细胞癌（morpheaform basal cell carcinoma，MBCC），以及微囊性附属器癌（microcystic adnexal carcinoma，MAC），包括 CD23、CD5、CD10、CD34、CK20、CK15、基质溶素-3（stromelysin-3）、Bcl-2、AR、Pleckstrin 同源性结构域（Pleckstrin homology-like domain）、Family A、膜蛋白 1（member 1 protein，PHLDA1）、P75 神经营养蛋白受体（P75 neurotrophin receptor，P75NTR）、成纤维细胞活化蛋白（fibroblast activation protein，FAP）、Ber-EP4、P63 等。帮助鉴别 IBCC/MBCC 与 DTE 的免疫组化标记物见表 2-3-2。

**表 2-3-2　浸润性/硬斑病型 BCC 与 DTE 的鉴别**

| 染色 | IBCC/MBCC | DTE |
| --- | --- | --- |
| P75（肿瘤细胞） | – | + |
| PHLDA1（肿瘤细胞） | – | + |
| CD20（Merkel 细胞） | 缺乏 | 存在 |
| AR（肿瘤细胞） | + | – |

最近的研究评估了 P75NTR（CD271）和 PHLDA1 的效用。MBCC 的肿瘤细胞缺乏 P75 的表达或仅显示局灶或弱阳性,而 DTE 则为强烈且弥漫性阳性。MAC 不能用 P75 有效区分,因为其近一半是强阳性。PHLDA1 是毛囊球部的毛囊干细胞标记物。超过 50% 的肿瘤细胞中该标记物阳性为 DTE,而在 IBCC/MBCC 中缺乏或仅有少量该标记。

### 三、恶性上皮肿瘤

基底细胞样鳞状细胞癌（basosquamous carcinoma, BSC）和鳞状上皮化生的基底细胞癌（basal cell carcinoma with squamous metaplasia, BCCm）存在形态重叠,可能导致诊断困难,特别是在活检组织块不断变小的情况下。BCCm 中 Ber-EP4 呈阳性,而 EMA 呈阴性。相反,BSC 中 Ber-EP4 呈阴性,且大多数 BSC 表达 EMA。然而,Merkel 细胞癌（Merkel cell carcinoma, MCC）和良性毛囊及汗腺肿瘤,如毛发上皮瘤（trichoepithelioma）和汗孔癌（porocarcinoma）,Ber-EP4 染色也呈阳性。然而 BCCm 部分区域可能缺乏此标记,因此较小取材的活检存在诊断困难。

CDKN2A（P16）是一种肿瘤抑制因子,可诱导细胞周期 G1 期停滞。P16 的过表达存在于大多数宫颈癌、不典型增生和人乳头瘤病毒相关外阴 SCC 中。P16 的带状阳性,特别是在上皮的上部,与高级别肛门上皮内瘤变相关。P16 染色在鉴别人乳头瘤病毒相关外阴 SCC 和非人乳头瘤病毒相关 SCC 方面优于形态学标准,现已在光化性角化病和 SCC 中发现了 *P16* 基因（CDKN2A）突变,在疾病进展期,其表达增加。一方面,Bowen 病通常表现为全层 P16 阳性。反应模式通常不累及栅栏状基底细胞。另一方面,P16 在光化性角化中可出现阴性,弱至中度弱至中度阳性染色阳性,染色仅限于表皮下部等多种结果。尽管少数病例显示,激惹性脂溢性角化病 P16 表达类似于光化性角化病,而不是 Bowen 病中的全层模式,这可能有助于鉴别诊断。

D2-40,一种膜黏蛋白（podoplanin）抗体,在 SCC 肿瘤内也可阳性。SCC 的 D2-40 表达最常见于肿瘤岛周边,与局部复发、淋巴转移及生存期有关。

### 四、皮肤梭形细胞肿瘤

在光损伤皮肤的基础上需要鉴别的非典型梭形细胞肿瘤包括梭形细胞 SCC、非典型纤维黄瘤（atypical fibroxanthoma, AFX）、梭形细胞或促结缔组织增生性黑素瘤（见下文的黑素细胞肿瘤）和平滑肌肉瘤。由于潜在的重叠反应性,相对罕见,异常表达,应选择一组 IHC 标记物来支持或排除每种诊断。

#### （一）梭形细胞 SCC

通常,鳞状细胞癌不用波形蛋白,而用细胞角蛋白标记。然而,梭形细胞 SCC 可能缺乏明显表皮起源或角化,其波形蛋白呈阳性,而常用的角蛋白标记,包括广谱细胞角蛋白（cytokeratin pan, AE1/AE3）,却呈阴性或局灶阳性。但是高分子量细胞角蛋白,例如 CK903（34βE12）和 CK5/6,在这种情况下仍然是敏感标记物,虽然部分梭形细胞 SCC 不会被染色。

P63 是 P53 基因家族的成员,参与表皮干细胞增殖能力相关的转录因子。它通常表达于基底和棘层下层的角质形成细胞。许多作者报道了梭形细胞 SCC 中的核 P63 表达。然而,P63 并不完全特异,在罕见的 AFX 和平滑肌肉瘤中可见局灶性标记。

#### （二）非典型纤维黄瘤

非典型纤维黄瘤（atypical fibroxanthoma, AFX）是低度恶性的多形性浅表梭形细胞肿瘤,在组织学上必须区别于真皮的其他非典型梭形细胞肿瘤。前胶原 1（procollagen1, PC1）、S100A6 和 CD10 通常在 AFX 中为阳性,但这些标记物在其他多种肿瘤中也呈阳性。

前胶原由成纤维细胞分泌,并在细胞外基质中裂解形成胶原。PC1 在大多数 AFX 中表达,支持将该肿瘤分类为纤维组织细胞。S100A6（calcyclin）是 S100 家族的钙结合蛋白,其除了可染色痣和一些黑素瘤外,许多纤维组织细胞病变染色为 S100A6 阳性。同样,CD10 是也敏感的、但非特异性的 AFX 标记。

平滑肌肌动蛋白（smooth muscle actin, SMA）的局灶性表达,可见于多达 1/3 的 AFX,表明肿瘤向肌纤维母细胞分化。但单独使用 SMA 不足以诊断平滑肌肉瘤。免疫组套还应该包括其他的肌肉标记物,例如结蛋白或钙结合蛋白(caldesmon/h-caldesmon)。

在 AFX 的多核巨细胞中,T 细胞 1 识别的黑素瘤抗原(melanoma antigen recognized by T cell-1,MART-1)、HMB-45 和 Melan A 可呈阳性,这可能是另一个需要避免的陷阱。需要注意区分 AFX 与假性血管瘤或血管肉瘤的特征性出血。在 AFX 中偶尔表达 D2-40、FLI1 和 CD31,可导致诊断进一步复杂化。CD34 和 ERG 有助于区分它们。

### (三)促结缔组织增生性黑素瘤

促结缔组织增生性黑素瘤(desmoplastic melanoma,DM)通常缺乏黑色素。当考虑其鉴别诊断时,必须记住,细胞角蛋白(2%)、SMA 和 desmin 可以在 DM 中异常表达。CD68 阳性的黑素瘤也可能被误认为是 AFX。P75,也称为神经生长因子受体(nerve growth factor receptor),是一种神经嵴标记,在大多数促纤维化和嗜神经性黑素瘤中表达,通常比 S100 更强。平滑肌肉瘤、AFX 和 81% 的梭形细胞 SCC 对 P75 为阴性,并且 P75 阳性的梭形细胞 SCC 多呈局灶性表达。但是许多其他恶性梭形细胞肿瘤也对 P75 呈阳性,包括外周神经鞘瘤、隆突性皮肤纤维肉瘤(dermatofibrosarcoma protuberans,DFSP)、横纹肌肉瘤、滑膜肉瘤和神经化痣(neurotized nevus)。无促结缔组织增生性或嗜神经性的梭形细胞黑素瘤、许多典型的上皮样黑素瘤和痣,P75 染色阴性或局灶阳性。瘢痕组织也可出现 P75 阳性细胞,类似于 S100(可能是肌纤维母细胞、神经细胞或施万细胞)。因此需要谨慎鉴别 DM 和瘢痕。事实证明,SOX10 作为 DM 的标记物与 S100 一样敏感,而且具有更高的特异性,其已成为鉴别 DM 的重要替代方法,特别是在反复活检的标本中。

### 五、黑素瘤

除了形态学有助于鉴别肿瘤的黑素细胞起源外,IHC 可以帮助区分黑素细胞和非黑素细胞病变。S100 是黑素细胞病变的第一个,也是最常使用的标志物之一。尽管大多数黑素瘤是 S100 阳性,但该标记物缺乏特异性,并且染色神经组织、朗格汉斯细胞、其他肿瘤和窦性组织细胞增生病伴巨大淋巴结病(Rosai-Dorfman disease,RDD)。

MART-1 和 Melan A 抗体识别相同的基因产物,正常的黑素细胞、痣和黑素瘤均表达此抗原,但 DM 不表达。HMB-45(抗 -gp100)是一种前黑素体标记,已被证明可用于标记表皮内和真皮上层的黑素细胞痣,但蓝痣表现为真皮弥散阳性。与 MART-1 相比,在原发性和转移性黑素瘤中,HMB-45 阳性更弱,更局灶化。

小眼转录因子(microphthalmia transcription factor,MITF)可染色正常胚胎发育的黑素细胞、肥大细胞、视网膜色素上皮细胞和破骨细胞。黑素细胞核表达 MITF。大多数黑素瘤保留对 MITF 的反应性;然而,大部分的促纤维增生性和梭形细胞黑素瘤不能被染色。然而,MITF 并不具有特异性,其还可染色神经纤维瘤、皮肤纤维瘤、AFX、平滑肌肉瘤、神经鞘瘤、恶性外周神经鞘瘤、孤立性纤维瘤、腱鞘巨细胞瘤、皮肤瘢痕组织和颗粒细胞肿瘤。

SOX10 是在神经嵴细胞中表达的核转录因子,对于鉴别施万细胞和黑素细胞至关重要。在正常黑素细胞、施万细胞、外分泌腺的分泌细胞(secretory cells of the eccrine coil)、肌上皮细胞中均呈核阳性,而在肥大细胞中主要是细胞质阳性。其在所有类型的痣(蓝痣,向神经分化,发育不良,Spitz,capsular)和黑素瘤(上皮样,梭状,促结缔组织增生性,转移性)中均有表达。它的特异性也很高,仅表达于其他少数肿瘤,包括颗粒细胞瘤、神经鞘瘤、神经纤维瘤、肌上皮瘤、透明细胞肉瘤和部分乳腺导管癌。SOX10 特别适用于结缔组织增生的背景下、光损伤的皮肤、DM 以及评估前哨淋巴结活组织检查。

在常规 H&E 染色上难以评估色素沉着重的黑素细胞肿瘤,因为色素沉着的黑色素细胞可能与色素角质形成细胞和噬黑素细胞混淆。免疫组化可用形成棕色产物的二氨基联苯胺(diaminobenzidine)作为色原体,进行染色以区分黑色素。用天青 Bazure B 替代苏木精的方法,将黑色素染为蓝绿色,较易与二氨基联苯胺形成对比。免疫组化染色的黑素细胞呈褐色,而黑素细胞、色素角质形成细胞和噬黑素细胞中的黑素颗粒呈绿蓝色,以便区别。

### (一)交界性黑素细胞增殖

在 H&E 染色切片中,难以鉴别出表皮内黑素细胞,尤其是在光损伤的皮肤上。理想的核黑素细胞标记物是敏感、特异性的,并且能避开细胞质树突的问题。SOX10是这样的核标记物,具有与S100相同或更好的敏感性,并且不会染色额外的分散细胞,例如表皮的朗格汉斯细胞。MITF的核表达与SOX10具有相似的益处,但在识别细微的潜在DM方面则不那么敏感。初次使用黑素细胞核标记物时需要小心,并且应与细胞质标记物平行进行,探寻合适的染色模式。与细胞质标记相比,融合核标记在初期可能不那么明显,因为核标记在并列的黑素细胞质中缺乏反应性。

MART-1/Melan A也可与角质形成细胞中的黑素体结合,错误地标记表皮中被炎症损伤的非黑素细胞,特别是在真表皮交界处。这些"假性黑素细胞巢"在真皮表皮连接处被描述为MART-1/Melan A$^+$、S100$^-$的非黑素细胞聚集体。它们可能导致原位黑素瘤的错误诊断。因此,HE形态学必须结合临床和多个黑素细胞标记物的结果,特别是在界面损伤的情况下。

### (二)良性与恶性

区别良性和恶性黑素细胞的抗体是研究热点,但目前没有单一的标记物甚至是组套能明确黑素瘤的良恶性。HMB-45可标记黑色细胞痣的表皮内和浅表真皮成分,但在蓝痣中呈弥漫性真皮染色。HMB-45在良性痣、原发性和转移性黑素瘤中,其抗体阳性逐渐局灶化,染色逐渐变弱。在创伤性痣的情况下,HMB-45阳性的理解需要谨慎,因为瘢痕内和下方细胞也呈强阳性。

MIB-1是一种检测Ki-67的抗体,是细胞增殖的标志物,它的表达增加意味着增殖,存在于恶性黑素细胞病变中,并且在转移性黑素瘤中最高。另外,染色模式也有所帮助。黑素瘤整个病灶中的MIB-1呈阳性,而痣则为表浅部位染色。MIB-1无细胞类型特异性,会标记黑素细胞病变中的淋巴细胞,而与MIB-1阳性黑素细胞难以区分。使用相反的色原(AEC与二氨基联苯胺)对细胞质黑素细胞标记物如MART-1进行双重标记,可更好地区别两种标记物的细胞,更好地标记增殖的黑素细胞。

在IHC中,弹性纤维可由弹性蛋白染色显示,存在于痣巢之间,而在黑素瘤中它们明显减少,并在其基部被压缩。相反,瘢痕的基部缺乏压缩的弹性层。

### (三)黑素瘤预后

H&E染色切片上,黑素瘤的预后指标包括溃疡和肿瘤深度,但是对IHC辅助预后的研究越来越多。使用D2-40、淋巴管内皮标记物或CD34可以进一步显示淋巴管侵犯,并且与无病生存和总体生存率降低相关。使用D2-40/MART-1双重标记可进一步显示。

弹性蛋白染色可显示黑素瘤基底的压缩弹性纤维,有助于明确Breslow深度,尤其是在由痣发展的黑素瘤中,其中的弹性纤维在癌巢之间,通常在单个黑素细胞周围。

黑素瘤中真皮有丝分裂的存在是管理和预后的关键变量。其在2010年美国癌症联合委员会(AJCC)指南中对黑素瘤的分期变得越来越重要。厚度小于1mm的黑素瘤中的一个有丝分裂象就能改变分期。但是,寻找有丝分裂耗时,区分凋亡、固缩、深染的核与有丝分裂相对困难和主观。磷酸化组蛋白H3(phosphor-histone H3, PHH3)的免疫组化染色有助于有丝分裂计数。

另外,前哨淋巴结中转移性黑素瘤的诊断可能很困难,特别是在小病灶中。通常使用HMB-45、MART-1和/或S100来判断。但淋巴结内的存在MART-1$^+$细胞并不一定意味着患者患有转移性黑素瘤。在乳腺癌患者中,约1%的腋窝淋巴结中检测到淋巴结痣(nodal nevus),在黑素瘤患者的淋巴瘤中检出率为3.9%,通常局限于淋巴结的纤维囊或小梁,但也有在淋巴结实质的报道,而转移性黑素瘤通常是包膜下的。MIB-1可能有助于区分淋巴结痣和转移性黑素瘤。

对于一些转移性黑素瘤靶向BRAF患者可有进一步治疗。使用这些药物需要在开始治疗前确定患者的BRAF突变状态。以前,采用基于DNA的技术,例如等位基因特异性PCR和直接DNA测序,但两者昂贵且耗时,并且可能由于次级的DNA提取而混淆。最近出现了针对V600E[抗Braf(VE1)]的抗体,其胞质表达具有高灵敏度、特异性和检测人员间可靠性。

### 六、恶性小蓝细胞肿瘤

MCC的小蓝细胞外观需要鉴别诊断。包括尤因肉瘤/原始神经外胚层肿瘤(Ewing sarcoma/

primitive neuroectodermal tumor, EWS/PNET)、肺转移性小细胞癌、神经母细胞瘤、淋巴瘤和黑素瘤。小细胞黑素瘤可以通过免疫组化鉴别,因为 MCC 通常不表达 S100,但表达神经内分泌标记物,如嗜铬粒蛋白、神经元特异性烯醇化酶(neuron specific enolase, NSE)和突触素,并显示神经丝蛋白和 CK20 的核旁点状染色。

MCC 中缺乏 CD45/LCA,通常足以排除淋巴瘤,但用于评估淋巴瘤的一些标志物也可在 MCC 呈阳性,可导致误诊,包括 ALK1(取决于使用的克隆)、间变性大细胞淋巴瘤(anaplastic large cell lymphoma, ALCL)、BCL 淋巴瘤中的 BCL2、B 淋巴母细胞淋巴瘤中的 TdT 和 goX5,以及自然杀伤性 T 细胞淋巴瘤中的 CD56。

## 七、纤维组织细胞病变

神经鞘黏液瘤,被认为是外周神经鞘起源。1980 年由 Gallager 和 Helwig 重新命名为神经鞘黏液瘤(neurothekeoma)。1986 年,Rosati 等人将多细胞亚型命名为细胞型神经鞘黏液瘤(cellular neurothekeoma, CNT)。目前,有 3 种公认的神经鞘黏液瘤亚型:黏液型、细胞型和混合型。免疫反应标记跨越一系列细胞类型,包括用 SMA、CD68 和 CD10。蛋白质基因产物 9.5(protein gene product 9.5, PGP9.5),也称泛素羧基端水解酶-1(ubiquitin C-terminal hydrolase-L1, UCHL1),其反应性可能有助于神经鞘黏液瘤的诊断,但特异性较低。PGP9.5 在神经鞘瘤中呈阳性,包括颗粒细胞瘤,也在成纤维细胞肿瘤呈阳性,包括皮肤纤维瘤、血管瘤和其他肿瘤,如平滑肌瘤。以下主要介绍皮肤纤维瘤。

大多数皮肤纤维瘤(dermatofibroma, DF)可以很容易地与 DFSP 区分开来,然而,只依靠形态特征并不总能将深或细胞型 DF 和 DFSP 可靠地区分。因此 CD34 和因子 XIIIa 常用于鉴别诊断。通常,DFSP 是 CD34+ 和因子 XIIIa-,而 DF 是 CD34- 和因子 XIIIa+,但并不绝对。

Nestin,一种神经外胚层和间充质干细胞标记物,在近 200 例病例中进行了评估。在 4 项不同的研究中,DFSP 和 DF 显示了类似的结果。在 DFSP 中注意到强 Nestin 表达,并且在 DF 中未观察到或仅有少数局灶性表达。CD34 可能在 DFSP 的纤维肉瘤区域缺失或减少,巢蛋白与之不同,其表达维持不变。

大多数 DFSP 具有 COL1A1-PDGFB 易位,因此 FISH 可用于组织病理学和 / 或免疫组化特征的病例。

## 八、血管肿瘤

几种有参考价值的内皮标志物,包括因子Ⅷ相关抗原(factor Ⅷ-related antigen)、CD34、CD31(血小板 - 内皮细胞黏附分子 1 型)、FLI1 和 ERG。因子Ⅷ相关抗原对内皮细胞具有特异性,但灵敏度较低,因为它在循环血清中,可见于坏死区和出血。CD34 被认为是卡波西肉瘤的敏感标志物,但卡波西肉瘤相关疱疹病毒 8 潜伏核抗原(Kaposi sarcoma-associated herpesvirus 8 latent nuclear antigen)取代了 CD34 在卡波西肉瘤的使用。最近发现,FLI1 和 ERG 可作为内皮分化的核标记。Folpe 等发现 94% 的良性和恶性血管肿瘤中有 FLI1 表达,但 FLI1 也是 EWS/PNET 的标志物,在约 90% 的病例中表达,并且在一些黑素瘤、平滑肌肉瘤、SCC 和 AFX 中表达。到目前为止,ERG 已被证实是血管病变的敏感和特异性标志物,仅在部分前列腺癌、EWS/PNET、上皮样肉瘤和骨髓肉瘤中表达。Rao 等评估了 34 例血管肉瘤微阵列并发现 ERG 和 FLI1 是最敏感的免疫标记。血管肉瘤通常表现出一种或多种内皮标志物的表达缺失,尤其是上皮样血管肉瘤,其也可显示出角蛋白表达,表明应该应用一组免疫标记用于诊断。

有一组区分血管内皮细胞和淋巴管内皮细胞的标记物。Prox1 是淋巴管内皮表型调节和维持中重要的转录因子,在淋巴管瘤、卡波西肉瘤、Kaposi 型血管内皮瘤中表达。单克隆抗体 D2-40 能与平足蛋白(podoplanin)结合,podoplanin 是一种在淋巴管内皮中高表达的糖蛋白。D2-40 已被确定为正常组织和部分血管病变中淋巴内皮的敏感标志物,包括卡波西肉瘤、Dabska 肿瘤、淋巴管瘤、靶样含铁血黄素沉积性血管瘤(targetoid hemosiderotic hemangioma)和血管肉瘤的一部分,尤其是上皮样内皮细胞血管肉瘤。一般而言,经典血管瘤不表达 D2-40。淋巴标记物的表达,包括 Prox1 和 D2-40,在恶性血管皮内细胞瘤中呈阳性，表明它可能表现出混合的内皮细胞表型。

红细胞葡萄糖转运蛋白（glucose transporter protein，GLUT1）的内皮免疫反应性通常局限于具有血液－组织屏障功能的内皮细胞，如在脑和胎盘中，在婴儿血管瘤的所有阶段都被识别，而血管畸形、化脓性肉芽肿和肉芽组织无反应性，解释表达时，必须忽略红细胞中的正常反应性。GLUT1的表达也在正常的神经周围细胞和神经周围瘤中得到证实。这些 S100⁻、良性外周神经鞘瘤也是 EMA 阳性，但通常是局灶和弱阳性，因为它们薄且广泛分散的胞质过程。Claudin-1 是紧密连接的一个组分，相对于 EMA，GLUT1 在神经内膜瘤中染色更明显，更弥散。

婴儿血管瘤和血管畸形具有明显不同的临床过程。Wilms 瘤 1（Wilms tumor 1，WT1）在一些皮损的细胞质内皮细胞表达，这些皮损包括婴儿血管瘤、非消退性先天性血管瘤、快速消退的先天性血管瘤、簇状血管瘤、化脓性肉芽肿、微血管瘤和樱桃血管瘤，但其在淋巴和静脉血管畸形不表达。

## 九、造血和组织细胞肿瘤

CD20 是皮肤 B 细胞淋巴瘤特异性标记，在 98% 的 B 细胞淋巴瘤中表达，但在用抗 CD20 抗体（利妥昔单抗）治疗后，可出现抗原丢失。CD79a 在前体 B 细胞阶段表达，并且在 B 淋巴细胞分化中比 CD20 晚消失，这就解释了为什么浆细胞对 CD79a 呈阳性而对 CD20 呈阴性。因此，CD79a 可标记大多数 B 细胞病变，甚至是利妥昔单抗治疗的 B 细胞淋巴瘤。PAX5 是在早期 B 细胞发育中表达的核标记物，因此在浆细胞中是阴性的，但它可以在利妥昔单抗治疗后复发的 B 细胞淋巴瘤染色阳性。CD38 和 CD138（syndecan-1）在浆细胞中表达。

除皮肤淋巴细胞瘤外，很少有皮损存在明显的 B 细胞浸润。在结构上，其浸润模式可能是结节状或弥漫性的。弥漫性模式包括滤泡中心细胞淋巴瘤、腿型和其他未指定类型的弥漫性大 B 细胞淋巴瘤。结节模式见于皮肤淋巴细胞瘤、边缘区淋巴瘤和滤泡中心细胞淋巴瘤。

正常生发中心是 BCL6⁺、BCL2⁻ 和 CD10⁺，具有 CD21⁺ 和 / 或 CD23⁺ 滤泡树突细胞网络和高增殖指数。在皮肤淋巴细胞瘤和边缘区淋巴瘤中可见良性淋巴滤泡。边缘区淋巴瘤的滤泡间成分是肿瘤性的，免疫组化 BCL2 是阳性的，而 BCL6 和 CD10 是阴性的。

### （一）髓样细胞

髓过氧化物酶和溶菌酶有助于鉴定髓样细胞。髓过氧化物酶在大多数粒细胞中是阳性的，而单核细胞中则较少阳性。溶菌酶是粒细胞、单核细胞和巨噬细胞的标记物。髓细胞性白血病通常是溶菌酶、髓过氧化物酶和 CD43 阳性。CD68 是在骨髓、单核细胞和组织细胞中表达的溶酶体标记物。在急性髓性白血病中，CD68/KP1 产物在细胞质颗粒状阳性，但 CD68/PGM1 更常局限于单核细胞和组织细胞。CD163 对单核细胞 / 巨噬细胞具有特异性，但不是骨髓瘤或单核细胞急性髓性白血病的良好标志物。Pileile 等发现骨髓瘤中最常表达的标志物是 CD68/KP1、髓过氧化物酶和 CD117。

### （二）皮肤 T 细胞淋巴瘤

皮肤淋巴组织增生性疾病可能是皮肤病理学中最棘手的问题之一。蕈样真菌病型皮肤 T 细胞淋巴瘤（mycosis fungoides-type cutaneous T-cell lymphoma，MF）必须与反应性 T 细胞浸润区分开来。

国际皮肤淋巴瘤学会提出了一套诊断早期 MF 的标准，该标准基于临床、组织病理学、生物分子和免疫病理学标准。评分中包括的免疫组织学特征：

1. 在不到 50% 的 T 细胞中 CD2、CD3 或 CD5 阳性。

2. 在不到 10% 的 T 细胞中 CD7 阳性。

3. CD2、CD3、CD5、CD7 的表达表皮 / 真皮不一致。

皮下脂膜炎样 T 细胞淋巴瘤是 CD8⁺ 细胞毒性 T 细胞肿瘤。皮损 TIA1、颗粒酶 B 和穿孔素呈阳性。

### （三）CD30⁺ 淋巴增生性疾病

CD4⁺ 皮肤 T 细胞淋巴瘤的一个亚型是 CD30（BerH2，Ki-1）阳性。CD30⁺ 细胞也是淋巴瘤样丘疹病的特征，尤其是 A 型、C 型、D 型和 E 型，大细胞转化的 MF 和 ALCL。单一 CD30 阳性并不能诊断淋巴瘤样丘疹病或 ALCL。CD30⁺ 淋巴细胞也可在良性病变中观察到，包括虫咬、药疹、疥疮结节、软疣、梅毒和疱疹感染。然而，CD30⁺

细胞簇或片阳性通常仅见于淋巴瘤样丘疹病和间变性大细胞性淋巴瘤（anaplastic large cell lymphoma, ALCL）。

### （四）母细胞性浆细胞样树突状细胞肿瘤

母细胞性浆细胞样树突状细胞肿瘤的患者，过去称为母细胞性 NK⁻细胞肿瘤或者 CD4⁺CD56⁺血肿性肿瘤（hematologic neoplasms），初检典型皮损迅速扩散到血液、骨髓和淋巴结，并在几年内死亡。组织病理学上，该肿瘤的特征是致密的、单一形态浸润的基底样细胞，CD4、CD56、CD123 和 TCL1 为阳性，缺乏 T 细胞（CD2、CD3）、B 细胞（CD20）和髓单核细胞谱系特异性标记物（髓过氧化物酶、溶菌酶）。由于其表达 CD123，因此认为其来源于浆细胞样树突状细胞，并因此命名。四种特征性标记物（CD4、CD56、CD123、TCL1）中，最常见的是 CD4，在 1/3 的囊性浆细胞样树突状细胞肿瘤病例中可见，有趣的是，一个患者中可有多样表型。CXCL12⁺细胞可能与白血病发展和预后不良相关。

## 十、肥大细胞疾病

肥大细胞增生性疾病，临床表现多种多样，并存在肥大细胞形态异常，可能难以诊断。肥大细胞具有细胞质颗粒，可以用异染性染色剂鉴定，例如吉姆萨（Giemsa）和甲苯胺蓝（Toluidine blue）。然而，异染性染色不能标记脱颗粒的肥大细胞。肥大细胞也富含氯乙酸酯酶，但中性粒细胞中也存在该酶。因此，免疫表型研究可能会提供更多信息。

kit 与其配体、干细胞因子相互作用，调节肥大细胞增殖和成熟。因此，CD117（c-kit）在正常和异常肥大细胞上表达，但也与髓样前体细胞反应。肥大细胞类胰蛋白酶是一种更具谱系特异性的标记，但可能出现高背景染色。一些肥大细胞疾病可以模拟髓性白血病皮肤。Sundram 和 Natkunam 发现肥大细胞类胰蛋白酶（mast cell tryptase）和 MITF 是区分肥大细胞疾病和骨髓性白血病的敏感和特异性标志物。CD25 虽然在正常肥大细胞中不表达，但可在肥大细胞肿瘤中表达，其表达可能与皮肤肥大细胞增多症的全身受累相关。

## 十一、朗格汉斯细胞疾病

朗格汉斯细胞是树突状抗原递呈细胞，主要存在于表皮，S100 阳性，但其特征在于超微结构上的 Birbeck 颗粒和表达 CD1a。然而，CD1a 在朗格汉斯细胞组织细胞增生症中可能是阴性的，并且在幼年黄色肉芽肿、Rosai-Dorfman 病或组织细胞肉瘤中，少数可为阳性。Langerin（CD207）为 Birbeck 颗粒的形成所需，并且可用免疫组化观察，可代替电子显微镜鉴定 Birbeck 颗粒。Langerin 已显示出与 CD1a 相似的诊断敏感性，但具有更高的特异性。未定类细胞也是 S100⁺和 CD1a⁺，但缺乏朗格汉斯细胞典型的 Birbeck 颗粒，因此，未定类细胞肿瘤对 Langerin 呈阴性。B 淋巴细胞和 T 淋巴细胞增生疾病，以及良性炎症性皮肤病均有一定数量的朗格汉斯细胞，因此需要临床病理结合考虑。

## 十二、皮肤转移肿瘤

腺癌可以转移到皮肤，虽然不常见，但这可能是恶性肿瘤首诊的第一个表现。寻找肿瘤的原发部位对预后和治疗非常重要。不同的细胞角蛋白标记（CK7 和 CK20）可能有所帮助，但其特异性不强。皮肤转移癌最常来自于乳腺癌和肺腺癌，其为 CK7⁺/CK20⁻，而结直肠癌是 CK7⁻/CK20⁺。其他可能有用的免疫组化标记包括 CDX2 和 TTF1，目的在于鉴定转移性腺癌的起源。Park 等提出并评估了一组免疫组化标记，优化对原发部位的预测，除 CK7、CK20、TTF1 和 CDX2 外，还包括癌胚抗原（carcinoembryonic antigen, CEA）、黏糖蛋白 2（mucin-2, MUC2）和黏糖蛋白 5AC（mucin-5AC, MUC5AC）、雌激素受体（estrogen receptor, ER）和巨大囊肿病液体蛋白 -15（gross cystic disease fluid protein 15, GCDFP15）。常见皮肤转移性腺癌的起源标记见表 2-3-3。

表 2-3-3 常见皮肤转移性腺癌标记

| 染色 | 结肠 | 乳腺 | 肺 |
| --- | --- | --- | --- |
| TTF1 | − | − | + |
| CDX2 | + | − | − |
| CK7 | − | + | + |
| CK20 | + | − | − |
| GCDFP-15 | − | +/− | − |
| ER | − | +/− | − |

高达 11% 的肾细胞癌（renal cell carcinoma,RCC）患者发生皮肤转移，可能是疾病的征象之一。CD10 可用于确诊肾癌，尤其是透明细胞癌，但不能用于乳头状或嫌色细胞癌的确诊。转移性 RCC 的组织学鉴别诊断包括原发性皮肤附件肿瘤。在 6% 的外分泌和大汗腺肿瘤以及 40% 的皮脂腺肿瘤中，CD10 呈阳性。皮肤转移性肾细胞癌在组织学上与其他的透明细胞皮损相似。Perna 等评估了类透明样细胞皮损中的 CD10（包括黄瘤和黄色肉芽肿）后发现，在大部分类明样细胞病变中 CD10 呈阳性，但与 RCC 的胞质阳性相比，其他皮损主要是膜阳性模式。肾细胞癌标记物（RCC-Ma）不存在转移性 RCC 与其他皮肤透明细胞皮损之间的反应性重叠。RCC-Ma 在 62.5% 的皮肤 RCC 转移中表达，并且在类似透明细胞肿瘤中无表达，这些肿瘤包括黄瘤、黄色肉芽肿、透明细胞汗腺瘤和皮脂腺肿瘤。PAX8 也是肾肿瘤标志物，其敏感性高于 RCC-Ma。PAX8 还可染色甲状腺、妇科和神经内分泌肿瘤。

（伍洲炜　刘业强）

## 第四节　皮肤镜的发展及应用

随着世界范围内影像技术的飞速发展，影像技术与临床的联系越来越紧密。在此形势下，皮肤影像学作为皮肤性病学一个新兴的亚专业应运而生。皮肤影像技术主要包括皮肤镜（dermoscopy）、皮肤高频超声、反射式共聚焦显微镜（reflectance confocal microscopy, RCM）、光学相干断层扫描成像（optical coherence tomography, OCT）、VISIA 皮肤分析仪等，具有无创、快速、实时和高效等特点，可以辅助皮肤科医生对皮肤和皮肤病变进行在体的动态观察、评估和诊断。其中，皮肤镜被誉为"皮肤科医生的听诊器"，在皮肤影像学的研究中最为深入，应用也最为广泛。

### 一、皮肤镜的发展史

1663 年，Johan Kohaus 首次使用显微镜观察了甲皱襞毛细血管，并用 "Skin Surface Microscopy" 一词描述了皮肤镜的概念。1893 年，Paul Unna 首次在德语中使用 "diaskopie"（透照法），通过浸油显微镜对皮肤进行观察。20 世纪初，德国皮肤科医师 Johann Saphier 首次在皮肤镜中置入了内置光源，改善了照明效果，并在德语中首次使用了 "dermatoskopie"。1958 年，美国皮肤科医师 Leon Goldman 发明了第一台便携式皮肤镜，用以对皮肤色素性病变（包括色素痣和恶性黑素瘤等）进行观察评估，并首次在英语中使用 "dermoscopy" 来表述皮肤镜。1971 年，Rona MacKie 首次证实了皮肤镜在色素性皮损良、恶性的鉴别诊断上具有很好的实用价值。此后，包括 P. Fritsch、R. Pechlaner、H. Pehamberger 和 HP. Soyer 等在内的多名学者陆续发表了大量有关皮肤镜的研究文献，逐步显示出皮肤镜的重要价值。1989 年，第一届国际皮肤镜会议在德国汉堡召开，首次规范了皮肤镜的标准化术语。20 世纪 90 年代以后，学者们不断总结并建立起了多种皮肤镜的分析方法和诊断思路，极大地推动了皮肤镜在皮肤疾病常规诊疗中的应用。2001 年，世界第一台偏振光皮肤镜在美国诞生，偏振模式在显示血管等结构时更具优势，这些结构逐渐被发现和描述，进一步丰富了皮肤镜体系。国际皮肤镜学会于 2003 年发表了首个皮肤镜诊断色素性皮损的国际专家共识，并分别于 2007 年和 2016 年相继发表了《皮肤镜报告的规范化建议》和《皮肤镜标准化术语国际共识》，对皮肤镜的标准化描述和应用具有重要的指导意义。

我国皮肤镜的临床应用和研究虽起步较晚，但却有非常良好的发展趋势。2009 年，"中国医师协会皮肤科医师分会皮肤外科亚专业委员会"成立，该委员会承担了分会皮肤影像的相关工作。2011 年，中华医学会皮肤性病学分会成立了"皮肤病数字化诊断亚学组"。2013 年，中国中西医结合学会皮肤性病专业委员会成立皮肤影像学组。2016 年，分别成立了"中国医学装备协会皮肤病与皮肤美容装备分会皮肤影像学组"和"中国医疗保健国际交流促进会皮肤科分会皮肤影像学组"。随后成立了"中国人群皮肤影像资源库（CSID）""皮肤病人工智能发展联盟""华夏皮肤影像人工智能协作组（HSIAIC）"等皮肤影像及人工智能协作组织。上述学术组织陆续开展了多个皮肤影像学习班和交流会议，对皮肤镜在中国的发展和推广有着不可磨灭的作用。

## 二、皮肤镜的工作原理

皮肤镜的功能特性主要由其放大倍数和消除皮肤表面反射光所采用的技术两方面的指标所体现。

### （一）皮肤镜的放大作用

据估算，人眼在25cm处观察物体的分辨率约为0.1mm，即人眼在1mm单位内可以分辨出10个像素元。而色素痣中典型色素网的网格线及毛细血管宽度小于0.05mm，因此肉眼难以观测到这些亚微观结构。在皮肤镜的放大作用下，这些结构得以辨识，可以对临床诊治决策提供非常有价值的信息。

### （二）皮肤镜消除皮肤表面反射光的作用

从光学性质上看，皮肤表面的角质层具有一定的透光性，但角质层的折射率（1.55）比空气高（1.0），加之油脂膜的作用，大部分入射光会在皮肤表面被反射，产生一种"眩光现象"，干扰对深部皮肤的观察。皮肤镜消除皮肤表面反射光目前主要有两种技术：一是将透镜和被观察物之间的介质从空气换为其他与皮肤表面折射率更接近的液体，如常用的70%乙醇和超声耦合剂等，这样即可用无反射的浸润液–皮肤界面替代有反射的空气–皮肤界面，使角质层更加透明，从而可观察皮肤深达0.05~0.1mm的结构，这便是非偏振光皮肤镜（nonpolarized light dermoscopy，NPD）的原理；二是借助偏振光拍摄技术，即通过两个偏振器来实现交叉极化，在此条件下，偏振器可将具有向各方向均匀分布的振动面的自然光转变成只有一个振动方向的偏振光，而使得观察深度达60~100μm以下（即表皮下层、真表皮交界和真皮乳头层），这则是偏振光皮肤镜（polarized light dermoscopy，PD）的原理。PD根据是否需要通过液体介质接触皮肤，又可分为偏振光接触式皮肤镜（polarized light contact dermoscopy，PCD）和偏振光非接触式皮肤镜（polarized light noncontact dermoscopy，PNCD）两种。

NPD和PD在应用时各有优劣，两者的差异大部分来源于非偏振光和偏振光的固有特性以及接触时产生的压力对皮肤亚微观结构的影响。一般来说，NPD更适用于观察皮肤浅表结构（如表皮浅层至真–表皮交界的结构），而PD则更适用于观察皮肤更深层的结构（如真–表皮交界和真皮浅层）。例如，粟粒样囊肿和蓝白幕等表皮病变，在NPD下显示更好，而亮白色条纹由真皮胶原增生所致，所以在PD下显示更好。此外，由于非接触式PD不会对皮肤产生压力，因此血管结构和粉色在非接触式PD下显示更清楚。在PD下，真–表皮交界的黑素（如交界痣）所致的棕色和真皮浅层的黑素（如蓝痣）所致的蓝色颜色偏深。正因上述差异，在观察皮损时应同时运用NPD和PD，以相互弥补不足，最大程度地提升诊断的准确性（表2-4-1）。

表2-4-1　非偏振光皮肤镜与偏振光皮肤镜的差异比较

| | NPD | PCD | PNCD |
|---|---|---|---|
| **颜色** | | | |
| 黑素 | + | ++ | ++ |
| 红或粉红 | + | ++ | ++++ |
| 蓝白幕 | +++ | ++ | + |
| **结构** | | | |
| 胡椒粉样色素 | +++ | ++ | + |
| 亮白色条纹 | +/- | +++ | ++ |
| 血管结构 | + | ++ | ++++ |
| 粟粒样囊肿 | ++++ | +/- | +/- |
| 粉刺样开口 | ++++ | +/- | +/- |
| **模式** | | | |
| 蓝痣的均质蓝模式 | 均质蓝 | 混杂的蓝色 | 混杂的蓝色 |

## 三、皮肤镜的应用

皮肤镜早期使用主要始于色素性肿瘤性疾病，随着对各种疾病皮肤镜特征研究的不断深入，其逐渐开始应用于各种非色素和非肿瘤性皮肤病。根据皮肤镜诊断病种或所观察皮损部位的不同，又陆续衍生出一些新的命名，比如用于头皮和毛发疾病的皮肤镜称之为"毛发镜（trichoscopy）"，用于指、趾甲检查的皮肤镜称之为"甲镜（onychoscopy）"，用于观察甲周毛细血管的皮肤镜称之为"毛细血管镜（capillaroscopy）"，用于寄生虫性疾病检查的皮肤镜称之为"昆虫镜（entomodermoscopy）"，以及用于炎症性皮肤病的

"炎症镜(inflammoscopy)"等等。下面简要介绍皮肤镜主要的临床应用和诊断思路。

**（一）皮肤镜诊断的修订两步法**

皮肤镜最经典的适应证是辅助恶性黑素瘤的诊断和鉴别诊断。从循证医学的角度看,皮肤镜辅助诊断恶性黑素瘤证据级别Ⅰ~Ⅱ,推荐级别A,其诊断相对概率是裸眼诊断的15.6倍,比裸眼诊断的敏感性提高了18%。2001年,皮肤镜诊断的两步法(the two-step algorithm)建立,其主要目的是为了避免漏诊恶性黑素瘤。两步法的适用范围为有毛或无毛的皮肤,不包括黏膜、毛发及甲。在经典的两步法中,第一步是判断皮损为黑素细胞源性或非黑素细胞源性。如果病变为黑素细胞源性,则进入第二步,即判断黑素细胞源性皮损为良性病变或恶性黑素瘤。两步法的应用极大地提高了恶性黑素瘤诊断的敏感性。后来,为了扩大两步法的适应证,皮肤科医师们在经典的两步法基础上,添加了对特异性血管模式的评估方法,推出了修订后的两步法,为目前皮肤镜诊断中最常用、最主要的思路和方法。

修订两步法中,第一步又按次序分为7个不同的诊断等级(表2-4-2)。应用两步法对皮损

表2-4-2　皮肤镜修订两步法中第一步的诊断分级

| 诊断等级 | 具体标准 |
| --- | --- |
| 第1级:判断皮损是否为黑素细胞源性 | <ul><li>色素网</li><li>假性色素网</li><li>条纹</li><li>簇集状小球</li><li>均质化蓝色色素沉着</li><li>皮沟平行模式</li><li>皮嵴平行模式</li></ul> |
| 第2级:判断皮损是否符合色素性基底细胞癌 | 1个阴性标准:不含色素网<br>6个阳性标准:<ul><li>大的蓝灰色卵圆巢</li><li>多发的蓝灰色非聚集性小球</li><li>叶状区域</li><li>轮辐状区域</li><li>溃疡</li><li>树枝状血管</li></ul> |
| 第3级:判断皮损是否符合脂溢性角化病 | <ul><li>皮损边界清楚</li><li>虫蚀状边缘</li><li>粟粒样囊肿</li><li>粉刺样开口</li><li>隐窝</li><li>沟嵴模式</li><li>脑回状模式</li><li>发夹样血管</li></ul> |
| 第4级:判断皮损是否为血管性病变 | <ul><li>紫红腔隙</li></ul> |
| 第5级:非黑素细胞源性病变的特异性血管模式 | 主要包括一些特异性的血管模式(包括血管的形态和分布等特点),如皮损外周出现肾小球状血管,应考虑鳞状细胞癌;皮损周围出现冠状血管,应考虑皮脂腺增生或传染性软疣等 |
| 第6级:黑素细胞源性病变的特异性血管模式 | <ul><li>皮内痣:逗号状血管</li><li>恶性黑素瘤:点状血管、线状不规则血管(或蛇形血管)、粉色背景中不典型的发夹样血管和螺旋状血管、多形性血管等</li></ul> |
| 第7级:"无结构"皮损的诊断 | 默认进入第二步继续评估 |

进行逐级分析时,若皮损不符合上一级的诊断标准,则进入下一级继续判断。其中,符合第1级、第6级和第7级诊断的皮损进入第二步,进一步判断皮损的良恶性。

第二步分析的方法很多,如模式分析法、皮肤镜ABCD法、Menzies法、七分列表法、三分测评法、CASH法和修订的模式分析法等,在此仅简要介绍前三种分析方法。

1. **模式分析法** 模式分析法是指检查者在评估皮损时,主要依据色素痣和恶性黑素瘤在皮肤镜下的不同表现模式来进行鉴别的方法。与其他解析式方法相比,模式分析法对检查者专业水平要求更高,但其诊断准确度也更高,适用于经验丰富的皮肤镜使用者。大多数色素痣表现为以下10种皮肤镜模式(图2-4-1):弥漫性网状模式、斑片状网状模式、中央色素减退伴外周网状模式、中央色素沉着伴外周网状模式、均质模式、中央小球伴外周网状模式、中央网状或均质伴外周小球模式/星爆状模式、小球模式、双重模式及多元模式。

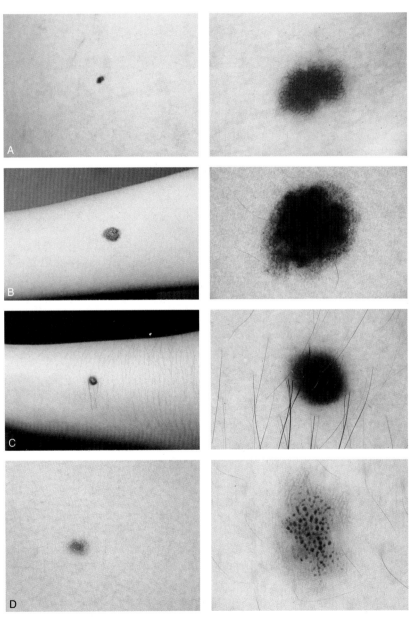

**图2-4-1 典型色素痣的临床及皮肤镜图片**
A. 弥漫性网状模式;B. 中央色素沉着伴外周网状模式;C. 均质模式;D. 中央小球伴外周网状模式

与上述10种色素痣模式相比,恶性黑素瘤在皮肤镜下多表现为颜色多样(常超过2种,超过4种颜色或出现红色、白色及蓝灰色的皮损,高度提示恶性黑素瘤。出现5种颜色,基本可以诊断恶性黑素瘤)、外观不规则和分布不对称的特点。以下为恶性黑素瘤常见的10种特异性皮肤镜模式(图2-4-2):不典型色素网、不规则条纹、负性色素网、亮白色条纹、不规则点和小球结构、偏心性污斑、突起区域的蓝白幕、退行性模式、不典型血管模式及外周褐色无结构区。

**2. 皮肤镜ABCD法** 皮肤镜ABCD法最早由Nachbar等描述并建立,是首个用于皮肤镜下鉴别黑素细胞源性皮损良恶性的方法,尤其适用于缺乏皮肤镜应用经验的检查者。其中,A代表不对称性(asymmetry),B代表边界(border),C代表颜色(color),D代表皮肤镜结构(dermoscopic structures)。评估皮损后分别得出4个皮肤镜下特征评分,再根据线性方程式计算该皮损的总皮肤镜评分(total dermoscopy score,TDS),以此来辅助分析病变的良恶性。Kittler等提出了皮肤镜ABCD法的扩展,建议将形态学改变(E)作为第五个参数,患者病史改变的主观证据或客观证据(与皮损基线图像比较)对提高诊断的准确率有意义。以下将对各个标准进行详细解读:

A 不对称性(asymmetry):以两条互呈90°的直线将皮损平分,第一条线尽量以"最对称"的形式将皮损平分,第二条线与之垂直。评估分布在两条线两侧皮损的颜色、结构和轮廓的对称性。病变在两条轴线两侧均对称,得0分;在一条轴线上两侧不对称,得1分;在两条轴线两侧均不对称,得2分。分数为0~2分。

B 边界(border):将皮损边缘平均分为8份,然后评估各个部分的色素性条带在皮损边缘是否清晰、突然中断或逐渐模糊消退。如果8份边缘都清楚、突然中断,得8分;反之,如果8份边界都模糊不清逐渐消退,得0分。分数为0~8分。

C 颜色(color):皮损出现的白色、红色、浅褐色、深褐色、蓝灰色和黑色有诊断意义,计数出现的颜色种数。分数为1~6分。

D 皮肤镜结构(dermoscopic structures):计数皮损出现的以下5种结构,包括色素网、无结构(均质)区、分支状条纹、点和小球(注意:无结构区可为色素减退或沉着;分支状条纹包括伪足、放射状条纹)。分数为1~5分。

$$TDS=(A\times1.3)+(B\times0.1)+(C\times0.5)+(D\times0.5)$$

TDS<4.75判断为良性病变;TDS在4.75~5.45之间为可疑恶性病变,需密切随访或切除活检;TDS>5.45高度怀疑为恶性黑素瘤。

需要注意的是,ABCD法虽然简便,但有一些例外情况,比如采用ABCD法分析雀斑样痣时,常被误判为可疑恶性病变,然而无黑素性恶性黑素瘤和深在的结节型恶性黑素瘤,TDS常小于5.45。

**3. Menzies法** 为了简化恶性黑素瘤的皮肤镜诊断法,让经验不足的检查者也能学习和评估,Menzies等于1996年建立了Menzies法,其诊断恶性黑素瘤的敏感度为92%,特异度为71%。该方法以"有或无"的绝对性判断,减少了不同检查者之间的误差。

被诊断为恶性黑素瘤的皮损包含至少1项阳性特征和2项阴性特征。

(1)2项阴性特征:

1)对称的色素性皮损:不要求皮损形状对称,但皮损中所有结构模式均对称,包括沿皮损中央所有轴线的颜色对称。

2)单一颜色:包括黑色、灰色、蓝色、红色、深褐色和黄褐色,但不包括白色。

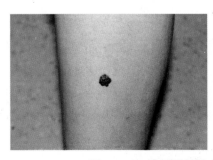
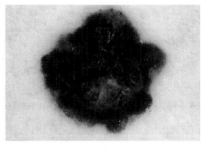

**图2-4-2 典型恶性黑素瘤的临床及皮肤镜图片**
可见恶性黑素瘤多种特异性皮肤镜模式

（2）9 项阳性特征：

1）蓝白幕。

2）多发的褐色点。

3）放射状线。

4）伪足。

5）瘢痕样色素减退。

6）外周黑色点 / 小球。

7）多种颜色。

8）多发的蓝灰色点。

9）增宽的色素网。

除修订的两步法外，近来，皮肤镜学者们陆续研究发表了混乱与线索法（chaos and clues）、TADA 法、皮肤镜色盘法（color wheel）等多种皮肤镜下的诊断思路和流程，皮肤镜检查时，检查者可根据临床实际情况和自身经验，选择合适的方法分析皮损的皮肤镜特征。

**（二）皮肤镜在非肿瘤性皮肤病中的应用**

如前所述，随着对皮肤镜研究的不断深入和皮肤镜技术的不断发展，皮肤镜已被推广应用于越来越多的领域，如炎症性皮肤病、寄生虫和感染性疾病、毛发及甲病等等。在这些非肿瘤性皮肤病中应用皮肤镜，要特别注意观察以下几点：血管的形态和分布、鳞屑的颜色和分布、毛囊结构的异常、其他的颜色和形态，以及疾病特异性的皮肤镜模式。传统的 NPD 由于需要接触皮损，产生的压力可能影响血管结构的观察，而使用浸润液也会影响对鳞屑的观察，因此在观察非肿瘤性皮肤病时，特别强调 PNCD 的应用，然而有些特征（如粉刺样开口、粟粒样囊肿等）在 NPD 下显示更好。灵活运用两种皮肤镜模式，可以更大程度地提高诊断的准确率。此外，虽然部分非肿瘤性皮肤病在皮肤镜下有特异性的表现，但大多数皮肤病在皮肤镜下所呈现出的特征必须结合患者的临床信息综合分析才有诊断价值。

**1. 炎症性皮肤病**

（1）湿疹（图 2-4-3A）

1）急性期多出现黄色鳞屑 / 浆痂。

2）点状或小球状血管，呈灶状分布，多见于亚急性期和慢性期。

3）海绵状水疱。

4）线状血管，可出现于外用激素治疗后。

5）出血点，由搔抓所致。

（2）斑块状银屑病（图 2-4-3B）

1）亮红色背景。

2）点状或小球状血管，呈均匀一致性分布。

3）环状血管或发夹样血管对本病诊断的特异性高。

4）弥漫分布的白色鳞屑。

（3）玫瑰糠疹（图 2-4-3C）

1）黄色背景。

2）点状或线状血管，呈灶状分布。

3）可见明显的、边缘分布的白色鳞屑（"领圈状脱屑"）。

（4）扁平苔藓（图 2-4-3D）

1）点状或线状血管，呈放射状排列，多见于进展期皮损。

2）白色网状条纹（Wickham 纹）对于本病的诊断有很高的特异性。

3）消退期皮损可见蓝灰色点。

（5）盘状红斑狼疮（图 2-4-3E）

1）早期 / 活动期皮损多表现为红色背景上的白色鳞屑、毛囊红点征和毛囊角栓，皮损外周可有点状和 / 或线状及分支状血管，偏振模式下或可见到玫瑰花瓣征。

2）晚期皮损多表现为白色无结构区和色素结构（色素网、皮损周围色素沉着和放射状条纹等），头皮皮损可出现瘢痕性脱发表现，血管扩张。

（6）脂溢性皮炎（图 2-4-3F）

1）面部皮损多表现为红色背景及灶状分布的线状或分支状血管，毛囊周围有淡黄色晕，呈油滴样外观，可见黄色鳞屑。

2）头皮皮损血管多为分支状，毛囊周围可出现白色或黄色无结构区及蜂窝状色素网，可见油腻的黄色鳞屑，或可合并脂溢性脱发。

（7）玫瑰痤疮（图 2-4-3G）

1）紫红色背景。

2）弥漫分布的多角形血管网。

3）部分患者可见毛囊性脓疱。

**2. 寄生虫和感染性皮肤病**

（1）疥疮：疥疮典型的皮肤镜表现为皮损处蛇形隧道和隧道顶端的"三角滑翔翼"改变（图 2-4-3H）。

（2）传染性软疣：传染性软疣的常见皮肤镜表现如下（图 2-4-3I）。

1）中央脐凹状，白色或黄白色无定型结构（呈圆形、四叶草形或多叶形）。

2）外周呈放射状分布的冠状血管（放射状排列的线状或分枝状血管）。

（3）阴虱病：皮肤镜可对阴虱的虫卵及虫体进行在体、放大的三维立体观察，有助于阴部瘙痒性疾病的鉴别诊断（图2-4-3J）。

3. 毛发及甲病

（1）雄激素性秃发：雄激素性秃发的皮肤镜诊断，需满足2项主要标准或1项主要标准加上2项次要标准（图2-4-3K）。

1）主要标准：

①额部黄点征：额部放大率超过70倍的图片中可以见到大于4个黄点。

②额部平均毛发直径低于枕部毛发。

③额部毛发变细（小于0.03mm）的比例超过10%。

2）次要标准

①毛囊皮脂腺单位中单根毛发的额/枕比例增高。

②毳毛。

③额部毛周征。

（2）斑秃：斑秃根据疾病的活动性不同，常有不同的皮肤镜表现。

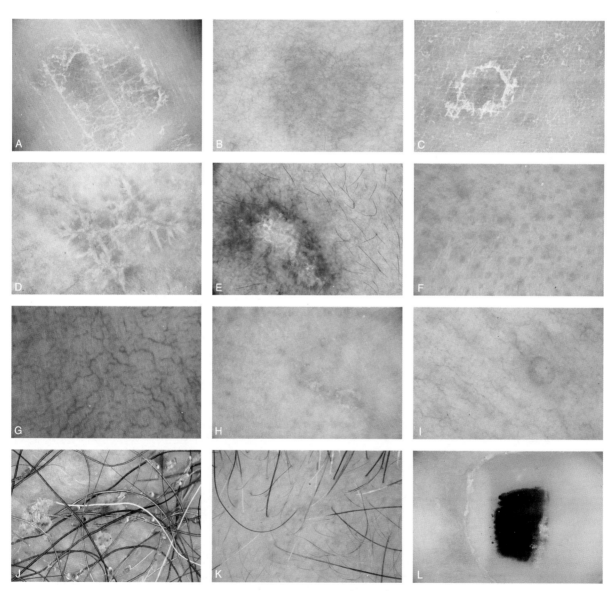

图2-4-3 常见非肿瘤性皮肤病的皮肤镜表现

A. 湿疹；B. 斑块状银屑病；C. 玫瑰糠疹；D. 扁平苔藓；E. 盘状红斑狼疮；F. 脂溢性皮炎；G. 玫瑰痤疮；H. 疥疮；I. 传染性软疣；J. 阴虱病；K. 雄激素性秃发；L. 甲下出血

1）活动期：包括黑点征、断发、惊叹号样发、锥形发和 Pohl-Pinkus 缩窄。

2）慢性非活动期：主要表现为黄点征和毳毛。

3）对治疗反应良好的表现包括以上特征的减少和再生发的出现，后者可为毳毛、直立性再生发和猪尾样发。

（3）甲下出血：根据出血发生的时间不同，皮肤镜下可呈现出红色、紫色、棕色及黑色等不同颜色，常见的皮肤镜表现如下（图 2-4-3L）。

1）均质模式：最常见，表现为弥漫的颜色均一的污斑，代表干燥的血液颜色。

2）球形模式：代表血液的局部聚集。

3）条纹模式：代表血液的局部聚集。

4）外周色素减退：表现为色素在由中心向外扩展时颜色逐渐变淡。

5）甲周出血：表明甲下出血与甲部外伤有关。

### 四、皮肤镜学习资源

目前皮肤镜的学习资源和途径丰富，专著如孙秋宁教授和刘洁教授主编的《协和皮肤镜图谱》、徐峰教授和周城教授主译的《皮肤镜图谱》及《毛发镜图谱—皮肤镜在毛发和头皮疾病中的应用》等。专业网站，如国际皮肤镜学会建立的网站 dermoscopedia、国际皮肤镜图谱网站 Dermoscopy Atlas 等，网络课程如华夏皮肤影像云学院 - 协和皮肤影像在线课程等，皮肤专业研究生可根据自身情况酌情选择合适的皮肤镜学习方式。

（刘　洁）

## 第五节　皮肤病人工智能辅助诊断技术

### 一、人工智能应用于皮肤病辅助诊断的历史背景

疾病的准确诊断是正确防治的基础，然而看似简单的皮肤疾病，其临床诊断却面临诸多挑战。第一，皮肤病病种繁多，仅书本记载的皮肤病种数量就有 2 000 余种。要想准确诊断这些皮肤病，需要经历长期的学习和实践，这对皮肤科专科医生的培养是一个不小的挑战；第二，许多皮肤病种表现存在相似性，而且部分皮肤病临床表现异质性大，临床上容易误诊、漏诊；第三，皮肤病发生率高，存在有巨大的皮肤病诊疗需求。然而，在我国部分地区，皮肤科专科医生数量有限，而且分布不均衡，受过充分培训的高水平皮肤科医生更是极为紧缺。

面对皮肤病患者数量的日益增长，以及人们对皮肤病准确诊断的要求不断提高，皮肤病的临床诊断急需有先进的辅助诊断技术进行辅助，以提高临床诊断效率。近年来，皮肤影像学的发展和人工智能技术在医学影像诊断领域的应用，为这一迫切需求带来了希望。

皮肤病学是一门比较依赖形态学特征的学科，多数皮肤病的临床表现可于体表被直接观察到。因此，通过皮肤损害的影像特征进行疾病的识别和诊断显得尤为重要。皮肤病影像诊断技术的发展，从最初的望诊，到放大镜和显微镜的应用，再到数字影像诊断技术的不断涌现，为皮肤病的临床诊断提供了重要的诊断工具。现已被应用于临床的数字影像诊断技术包括皮肤镜、皮肤高频超声、共聚焦激光扫描显微镜、皮肤光学相干层析成像、皮肤太赫兹成像、皮肤光声成像及多光子激光断层成像技术等。这些影像诊断技术具有客观性、无创性、可量化、可重复等优点。

基于以上背景，人工智能辅助诊断技术在皮肤病影像辅助诊断领域的应用得以迅速发展。但是，目前拥有这些数字影像诊断平台的医院和掌握这些数字影像诊断技术的医生还很少。

### 二、应用于皮肤病辅助诊断的人工智能技术

计算机辅助诊断系统可划分为 5 个环节，包括皮肤影像采集、图像预处理、图像分割、特征提取和分类识别。在皮肤病影像诊断领域，人工智能的应用面临皮肤病类型多样化和特征复杂难以提取等问题。

人工智能可通过机器学习有效解决上述问题。机器学习是人工智能的一个重要分支。简单来讲，就是提供给机器大量数据，通过通用的机制

让机器来发现数据存在的内在逻辑,最后形成机器特定的业务逻辑,用来处理新数据的过程。机器学习可分为无监督学习和有监督学习,而有监督学习又可分为分类算法和回归算法两大类。属于分类算法的有:决策树、支持向量机、贝叶斯、K-近邻算法、逻辑回归、随机森林等。而回归算法有:线性回归、最小二乘回归、LOSS 局部回归、神经网络、深度学习等。

为了解决皮肤病种类多样化以及复杂特征难以提取等关键问题,可以根据不同规模、不同类型的皮肤病影像样本情况,选择不同的机器学习模型。常用的模型包括卷积神经网络(CNN)、支持向量机(SVM)等。

CNN 模型具有多层神经网络,可实现端到端的图像目标识别,避免了复杂的图像前期处理,适用于样本量充足、并具有准确标注信息的问题。斯坦福大学团队利用人工智能 CNN 模型开展皮肤癌检测。该团队构建了拥有 129 450 副皮肤影像,2 032 种不同皮肤病的数据库,采用 GoogleNet Inception-v3 分类模型进行训练。该算法可识别出最常见和病死率最高的皮肤癌类型,其准确性与 21 位专业临床医生的表现相当。2017 年 1 月,该团队相关研究成果发布于 *Nature* 杂志。

SVM 具有完整的数学理论基础,适用于小样本、非线性及高维模式识别问题。当皮肤病影像资源有限,需要引入医生诊断原则时,构建计算机视觉关键特征提取方法,可使用 SVM 进行准确快速分类。华中科技大学团队针对黑素瘤提出一种 SVM 多分类算法,该算法结合了黑素瘤症状识别 ABCD 法则与 SVM 方法,而且针对传统 SVM "一对多" 或 "一对一" 策略中出现的分类盲区问题,引入模糊隶属度函数,可使该算法的分类能力更稳定。

### 三、我国皮肤病人工智能辅助诊断系统研发现状

#### (一)"智能皮肤"

2017 年 5 月 19 日,中南大学湘雅二医院联合相关公司率先发布了我国首个皮肤病人工智能辅助诊断系统。该系统基于 30 余万张皮肤病皮损临床照片的深度学习,支持红斑狼疮各种皮肤亚型及相似皮肤病皮损普通照片的鉴别诊断,准确率达 85% 以上。经过后期病种补充采集、清洗、审核、机器学习等过程,系统升级为 "智能皮肤",并于 2018 年 4 月 27 日面向全国临床医生免费启用。该系统目前可支持红斑狼疮及其他 84 种常见皮肤病的临床辅助诊断,识别准确率高达 85% 以上,其中 34 种皮肤病识别准确率超过 95%。该系统已被全国 4 200 余家医院临床医生注册使用,极大地提高了广大基层与边远地区常见皮肤病的临床诊疗能力,加速了国家分级诊疗政策的实施,促进了优质医疗资源的下沉。

#### (二)"优智 AI"

2018 年 3 月 28 日,中日友好医院联合相关公司推出黄色人种皮肤肿瘤人工智能辅助决策系统——优智 AI 1.0。该系统基于中国人群皮肤影像资源库收集 20 万张皮肤镜图片,通过皮肤镜辅助诊断皮肤肿瘤良恶性分类,准确率达到 85.2%,在皮肤肿瘤疾病分类,准确率达到 66.7%。经过升级迭代,优智 AI 2.0 对皮肤肿瘤良恶性的识别率提升到 91.2%,疾病类型的识别率提升到 81.4%。该系统已经在中国人群皮肤影像资源库项目(CSID)成员单位得到广泛应用,并获得良好的反响。

#### (三)其他系统

其他系统还包括:北京协和医院与北京航空航天大学合作研发的皮肤镜图片的自动识别系统;北京协和医院与南开大学合作开发的皮肤病人工智能诊断系统对色素性皮肤痣的辨识准确率已经达到 92% 以上;中国医学科学院皮肤病医院研发的面部损容性皮肤病的人工智能辅助诊断系统等等。

### 四、皮肤病人工智能辅助诊断系统面临的问题和瓶颈

虽然皮肤病人工智能辅助诊断技术取得了一定的成果,但仍存在以下 4 个方面的问题,需进一步改进和提高:

#### (一)资源层面

部分皮肤病的诊断准确率尚不高,这可能与皮肤病训练集中数据量偏小有关;此外,许多稍罕见的皮肤病影像资源收集困难,将有可能限制人工智能辅助诊断技术支持病种范围的进一步扩

大,疾病病名统一规范也是需要解决的问题。

### (二)技术层面

部分皮肤病的诊断标准和鉴别标准尚未统一,如何提取病变部位特征、对皮肤影像实现自动识别诊断等问题,面临技术上的瓶颈,有待技术的进步来取得突破。

### (三)法律层面

如果皮肤病人工智能辅助诊断系统输出结果为疾病诊断名称,这将是一项严肃的医疗行为。因为一旦发生误诊而造成伤害,将存在责任主体不清晰的问题。而且国家尚未出台明确的法律对人工智能的准入条件、缺陷或过失标准、法律责任等问题。

### (四)应用层面

部分皮肤病人工智能辅助诊断技术的研发以皮肤镜图片为素材,而多数基层和偏远地区医院尚未配备皮肤镜设备,可能影响该类技术的大范围推广应用。

## 五、展望

尽管皮肤病人工智能辅助诊断技术目前还存在许多问题和瓶颈,但是其在临床辅助诊断中的优势显而易见。除了辅助临床诊断之外,该技术还可以应用于其他医疗环节,比如自助导诊、治疗决策、慢病管理及患者教育等,人工智能在皮肤病诊疗中的应用具有广阔的前景。

(陆前进)

# 第六节　皮肤科摄影

皮肤科摄影是指使用各种摄影技术与成像设备拍摄并保存皮肤病原始形态学表现,以真实记录和还原不同断面疾病静态或动态皮损特点和临床特征的专业摄影过程,为医学摄影的一个重要分支。狭义皮肤科摄影仅指皮肤病临床大体摄影,广义皮肤科摄影还包括皮肤镜、反射式共聚焦显微镜、皮肤高频超声仪及显微成像设备等所涵盖的皮肤组织、细胞及分子影像的采集过程,具有真实和直观的特点,为皮肤科学中一门重要的辅助技术,在记录原始影像资料与存档、疾病诊断、疗效评价、科学研究、学术交流、发表论文及教学等过程中具有重要价值。

## 一、历史回顾

正如现代医学之父 William Osler 先生于 1903 年所述:"The art of medicine is in observation." 从茹毛饮血的远古石器时代到如今的 21 世纪星系探测时代,图像一直是人类表现现实最为直观的一种方式。医学亦是如此,皮肤病学是医学中一门非常基于视觉的学科。史料记载,最早用绘画形式记录下皮肤疾病的是 Joseph Grunpeck(1470—1531)于 1496 年在《黑天衣》中描绘的梅毒。

自 1839 年摄影术诞生以来,摄影将稍纵即逝的瞬间变成永恒不朽的图像,使现实永不磨灭,彻底改变了人类活动的方方面面。皮肤科医生也迅速认知到摄影的独特优点,因为它能够真实客观地记录与反映疾病现状,是最早受摄影术影响的学科之一,摄影术与皮肤科学的相互结合便应运而生。1848 年,Hullihen 进行了第一次皮肤科摄影,记录了烧伤引起的面部和颈部皮肤异常。1863 年,第一本载有大量手工绘制的黑白照片的《皮肤病学图谱》诞生。19 世纪末期,欧洲一些医院特地聘请一些专业摄影师从事皮肤病摄影。作为皮肤科摄影史上的里程碑,20 世纪早期,苏格兰皮肤科医生 Herbert Brown(1878—1959)拍摄了 1 000 余张皮肤病临床照片,全面展示了那个时代临床皮肤科医生的工作。1840 年,摄影术进入中国,1900 年,我国才开始陆续引进西方医学摄影,并逐步消化吸收,形成了具有中国特色的医学摄影,其中涵盖皮肤科摄影。例如,我国一大批皮肤科前辈在临床诊疗过程中,拍摄、保存和出版了一批具有时代影响力的皮肤病图集、图谱,惠及几代皮肤科人,他们在皮肤科摄影领域的功绩与贡献将永存历史长河。

## 二、现代皮肤科摄影常用技术

自 20 世纪中晚期至今,随着数字技术及医学科技的迅猛发展,数字相机、皮肤镜、皮肤超声、反射式共聚焦显微镜(RCM)、显微成像设备等皮肤科成像技术日新月异,皮肤科摄影已从皮肤病临床大体摄影,向皮肤镜、RCM、显微摄影等方面纵深演变,囊括了从整体到局部、从宏观到微观、从外部到内部、从静态到动态的全部影像记录过程。目前常用的皮肤科摄影技术各有特点,依临床、教学及科研需要综合运用,其作用才能充分显现。

皮肤科摄影是摄影技术与皮肤病学相互结合的产物,遵循摄影艺术的基本原则,即主题明确、主体突出、画面简洁。目的是记录和储存皮肤病的临床大体摄影、皮肤镜摄影、显微摄影等形式下皮肤病变特点的影像资料,应具有①医学标准:真实还原;②艺术标准:艺术再现;③法律标准:尊重隐私,知情同意。

以下以皮肤科临床大体摄影为例,对皮肤科摄影进行简要概述。

**（一）皮肤科摄影的基本要素、辅助技术及注意事项**

1. **疾病要素** 如清晰的显示皮损(图2-6-1)、部位、整体以及局部、疾病的某些现象或相关关系,显示分布、排列(图2-6-2)等特点,以及特殊部位(如口腔)的临床摄影。

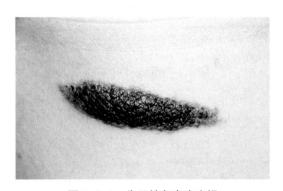

图2-6-1 先天性色素痣皮损

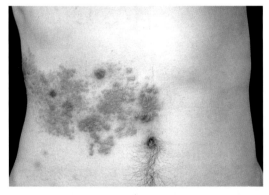

图2-6-2 带状疱疹的排列特点

2. **拍摄构思** 即所拍摄照片欲表达的医学含义和目的,如局部与整体、对称发病、遗传性及传染性等,归纳起来,常用的临床拍摄构思包括以下几种:

（1）同一部位,单幅照片,如面部单发皮损,单幅照片。

（2）同一部位,相同角度,相同大小,多幅照片,如一组银屑病三征照片,治疗前后对比照片。

（3）同一部位,相同角度,不同大小,多幅照片,如一组近景和特写照片。

（4）同一部位,不同角度,相同大小,多幅照片,如正面、侧面、斜45°侧面照片。

（5）不同部位,相同角度,相同大小,多幅照片,如寻常型银屑病头部、躯干、双下肢及手部指甲一组照片。

（6）不同部位,相同角度,相同大小,对称拍摄,如左右手部(图2-6-3、图2-6-4)、面部、躯干部对称照片。

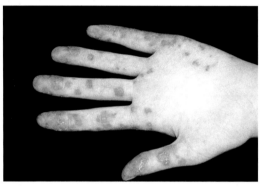

图2-6-3 SLE患者左手掌侧皮损

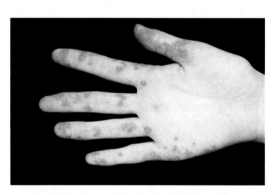

图2-6-4 SLE患者右手掌侧皮损

结果形成单幅照片一组、多幅照片一组,多幅照片多组的拍摄效果。

3. **拍摄构图** 好的皮肤科摄影即有医学的严谨性,又具备美学的艺术性,以及适当的背景。具体包括:选择画幅、构图法则及恰当背景。画幅包括:横幅、竖幅和方幅:

（1）横幅画面有助于强化景物的水平和稳定因素,如大多数临床大体摄影照片均采用横幅画面拍摄。

（2）竖幅画面有助于表达景物的垂直和延伸因素。

（3）方幅画面给人以端庄和工整印象。

（4）实践证明，画幅选择得当对画面景物的表现力能够起到强化的作用。

（5）构图中的三分法（图2-6-5）及黄金分割法则。

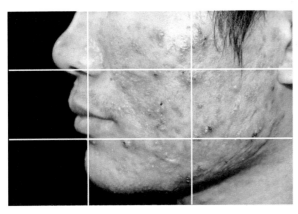

图2-6-5 三分法构图拍摄

（6）背景：选择深蓝色或者黑色的纯色背景（图2-6-6），能更好的与病灶部位形成对比，并吸收反光。毛发病变宜选择浅色背景，与黑色毛发损害形成反差。

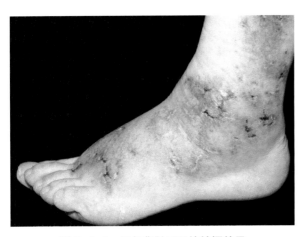

图2-6-6 黑色背景呈现的拍摄效果

4. **用光恰当** 如自然光、辅助光源（摄影用光、闪光灯）的选择恰当。①自然光：成像色彩真实，但受制于光线的变化（上午、下午、阴天等），照片亮度、色温的一致性可受影响。②照相机内置闪光灯：近景、特写拍摄适用，光照亮度一致，易于获得不同部位色温接近的临床照片（但色彩饱和度稍高），且照片清晰度高，如耳郭、外阴，有手掌上的小太阳之称。③照相机外接闪光灯：亮度高，适用于有一定距离的中景、近景情景下的皮肤摄影。④环形闪光灯：适用于口腔、外耳道等

腔隙部位拍摄。⑤摄影棚辅助光源：理论上最理想的拍摄光源，需设置单独摄影间，配备专业光源设备，操作相对繁琐。

5. **特殊部位** 如口腔、耳郭、肛周、指缝等腔口和非光滑部位，一般拍摄近景或特写照片，适用于标准镜头或定焦镜头，需提供辅助光源或环形闪光灯。

6. **体位的选择** 充分暴露病变部位，显示解剖标志，有助于辨别病变出现的部位及相邻部位。若病变只出现在身体一侧，应注意与健侧对比拍摄。此外，皮肤科摄影需要患者的积极配合，根据需要摆放特殊的体位非常必要。

7. 相机功能模式选择：如P档、AV档、TV档及M档等，其特点如下。

（1）P档：是一种简单、快捷和可靠的程序化自动曝光模式，适合各种光线条件，摸索出适宜的ISO后，容易拍摄出较好的临床照片。

（2）AV档：光圈优先模式，即景深优先自动曝光模式，应是拍摄上佳临床照片的最优模式，因小光圈可加大景深，使人体皮损的各个凸凹部位尽可能清晰显示。

（3）TV档：快门优先模式，为拍摄运动物体场景下运用，如患者搔抓动作的连续性拍摄。

（4）M档：手动控制模式，适用于人工选择拍摄焦点的临床摄影，如疥疮患者的指缝特写，但不适于缺乏配合度的婴幼儿及需要快速、便捷的门诊拍摄要求。

8. **硬件设备** 包括机身与镜头。机身的功能构成：①处理数据，将镜头成像进行储存和处理，与存储卡的类别和功能有关；②产生和影响照片的感光度、像素、色调等，感光度即相机的ISO，体现相机对光线反应的敏感度，数值越大感光性越强，图片亮度增强，但可出现噪点，因此应恰当选择；③功能参数，操作者可以清楚地了解到各种拍摄参数，有利于后期总结、矫正功能参数及控制拍摄条件等。镜头是根据焦段的长短和近摄功能区分：①标准镜头，一般相机自带的镜头，视角43°左右，是最接近人类眼睛的视觉习惯，135片幅的标准镜头在50mm左右，变焦，或定焦；②中长焦镜头、广角镜头等，就是焦距视角可变的镜头；③微距镜头，是指复制比率大约为1:1的镜头。皮肤科摄影多为近距离拍摄，除特殊情况外，

一般选择18~50mm标准镜头,即可达到全身、中景、近景、特写的拍摄目的。

9. **符合法律准则** 保护被拍摄者的权利,告知患者拍摄细节及图片用途,在取得患者知情同意的基础之上方可进行拍摄。另需注意尊重患者隐私,避免侵犯肖像权等如面部损害,以及患者拒绝公开发表或展示的其他原因如银屑病、白癜风、遗传性疾病等。在照片的使用和传播过程中对敏感部位及双眼应进行虚化或遮蔽等。

**(二)皮肤科大体摄影的临床应用**

**1. 真实记录皮肤病的状况**

(1)常见病、多发病:出于尽快掌握皮肤科常见病、多发病临床特征的目的,临床诊疗过程前、中、后对原发损害、发病部位、分布范围、排列特点等疾病相关信息进行临床大体拍摄,既能留存原始图片资料,又能迅速掌握疾病特点。因为,经典的图片让人印象深刻、记忆犹新,给学生以过目不忘的效果,一图抵千言。

(2)罕见病、少见病:少见病和罕见病为国家层面重点关注和研究的疾病种类,无论是临床资料、皮肤科影像资料,还是血清或DNA资源,都是我们需要小心留取和采集的,用于后续的科学研究、学术交流和发表论文。鉴于罕见病皮肤科教学资源缺乏的状况,也可用于影像资源分享。

**2. 真实记录疾病的转归** 无论是患者还是医师,对疾病转归知识的了解和期待既是医师指导患者理应具备的知识范畴,也是患者常常挂在嘴边的问题。随着诊疗患者的增多和积累,我们越来越认识到临床表现及治疗效果个体差异的存在及其重要性,即便是相同疾病、相同治疗,不同的个体也可能会表现出不同的差异,临床大体摄影即可真实记录此种疾病的转归过程,作为资料存储、展示、判断、解读,对后续科研及知识总结具有重要价值。此外,临床大体摄影还能记录自然过程中疾病早期、中期、后期等不同时段的皮损特点,干预措施前、中、后的图片资料信息,对认知疾病和评价疗效可以给出客观的判定标准。

**3. 皮肤科摄影的意义** 临床大体摄影照片具有真实性和直观性,是皮肤病学领域的宝贵资源和财富。对远程医疗也有很大辅助作用。存档的摄影数据在记录疾病状况和转归、医教研及学术交流、撰写论文与专著以及学科建设等方面均具有不可替代的作用,意义重大。

## 三、未来可能的研究和发展方向

### 人工智能图片库的建立和积累

人工智能(artificial intelligence, AI)自20世纪50年代以来,在医学成像和图像分析方面一直是一个活跃的研究领域。目前计算机算法实现了部分图像识别功能,已在医学影像等领域进行了初步应用。皮肤病学是一门以形态学为主的学科,在临床诊断中,不论是观察在体皮疹,还是皮损病理切片,均需使用视觉判断,具有依赖影像学改变进而诊断的鲜明特点。使用AI作为诊断辅助手段是皮肤病学的一个发展趋势。2017年,斯坦福大学进行AI自动诊断皮肤病的探索,辅助鉴别皮肤良、恶性肿瘤和其他一些非肿瘤性皮肤病,结果显示,AI诊断结果与皮肤科专家诊断结果吻合度很高,人机诊断效率几乎平手。由此在皮肤科学史上产生了惊天巨浪,AI研究逐成为皮肤科影像研究的热点。

**1. 3D成像技术** 3D成像系统是将全身二维摄影和连续数字皮肤镜成像(sequential digital dermatoscopic imaging, SDDI)相结合,运用多视角近景摄影测量技术、偏振光成像技术、近红外和紫外光谱成像技术等,对人体进行3D数据采集和建模,并获取皮肤细节的光谱数据,用于捕捉整个皮肤表面的损害,且能够呈现高分辨率的成像技术。它利用摄像头捕捉图像,构建患者的数字3D虚拟影像,患者只需保持一个解剖位置,图像采集在很短时间内即可完成。3D成像能够对受试者身体进行360°的扫描,特异性识别皮肤上的所有病变。图像会进行存储,随着时间变化,系统能够帮助医生对可疑的病变进行分析和提示。适用于对色素性病变和分布式疾病进行跟踪,如黑素瘤、皮肤癌、皮肤T细胞淋巴瘤、整形外科疾病、烧伤后疾病管理、银屑病、白癜风以及神经纤维瘤病等。

**2. 远程医疗的构建** 远程医疗是从数字摄影中获益良多的一个领域。由于数字摄影、电子信息和互联网的发展,远程医疗已经成为可能,可以提供给没有得到专业服务的偏远农村、社区、哨所,甚至国门以外特殊地理位置优越的医疗咨询服务,前景十分广阔。

(于建斌)

# 参 考 文 献

［1］Patterson JW. Weedon's skin pathology. 4th ed. Edinburgh: Churchill livingstone, 2016.

［2］朱学骏, 涂平, 陈喜雪, 等. 皮肤病的组织病理学诊断. 3 版. 北京: 北京大学医学出版社, 2016.

［3］Eduardo Calonje, Thomas brenn, Alexander Lazar, et al. 麦基皮肤病理学——与临床的联系. 孙建方, 高天文, 涂平, 译. 北京: 北京大学医学出版社, 2017.

［4］高天文, 王雷, 廖文俊. 实用皮肤组织病理学. 2 版. 北京: 人民卫生出版社, 2018.

［5］Leonard C. Sperling, Shawn E. Coeper, Eleanor A. Knopp. 毛发病理学及相关临床表现图谱. 2 版. 杨淑霞, 译. 北京: 北京大学医学出版社, 2018.

［6］Cabral ES, Auerbach A, Killian JK, et al. Distinction of benign sebaceous proliferations from sebaceous carcinomas by immunohistochemistry. The American Journal of dermatopathology, 2006, 28( 6 ): 465-471.

［7］Mathiak M, Rutten A, Mangold E, et al. Loss of DNA mismatch repair proteins in skin tumors from patients with Muir-Torre syndrome and MSH2 or MLH1 germline mutations: establishment of immunohistochemical analysis as a screening test. Am J Surg Pathol, 2002, 26 ( 3 ): 338-343.

［8］Shon W, Wolz MM, Sukov WR, et al. Phosphatase and tensin homologue status in sporadic and Cowden syndrome-associated trichilemmomas: evaluation of immunohistochemistry and fluorescence in situ hybridization. Br J Dermatol, 2014, 170 ( 5 ): 1201-1204.

［9］Ivan D, Nash JW, Prieto VG, et al. Use of p63 expression in distinguishing primary and metastatic cutaneous adnexal neoplasms from metastatic adenocarcinoma to skin. Journal of cutaneous pathology, 2007, 34( 6 ): 474-480.

［10］Beer TW, Shepherd P, Theaker JM. Ber EP4 and epithelial membrane antigen aid distinction of basal cell, squamous cell and basosquamous carcinomas of the skin. Histopathology, 2000, 37( 3 ): 218-223.

［11］Costache M, Bresch M, Böer A. Desmoplastic trichoepithelioma versus morphoeic basal cell carcinoma: a critical reappraisal of histomorphological and immunohistochemical criteria for differentiation. Histopathology, 2008, 52 ( 7 ): 865-876.

［12］Fullen DR, Reed JA, Finnerty B, et al. S100A6 expression in fibrohistiocytic lesions. Journal of cutaneous pathology, 2001, 28( 5 ): 229-234.

［13］Ramos-Herberth FI, Karamchandani J, Kim J, et al. SOX10 immunostaining distinguishes desmoplastic melanoma from excision scar. Journal of cutaneous pathology, 2010, 37( 9 ): 944-952.

［14］Kamino H, Tam ST. Immunoperoxidase technique modified by counterstain with azure B as a diagnostic aid in evaluating heavily pigmented melanocytic neoplasms. Journal of cutaneous pathology, 1991, 18( 6 ): 436-439.

［15］Vollmer RT. Use of Bayes rule and MIB-1 proliferation index to discriminate Spitz nevus from malignant melanoma. American journal of clinical pathology, 2004, 122( 4 ): 499-505.

［16］DiSano K, Tschen JA, Cho-Vega JH. Intratumoral heterogeneity of chromosome 9 loss and CDKN2A ( p16 ) protein expression in a morphologically challenging spitzoid melanoma. The American Journal of dermatopathology, 2013, 35( 2 ): 277-280.

［17］Zubovits J, Buzney E, Yu L, et al. HMB-45, S100, NK1/C3, and MART-1 in metastatic melanoma. Human pathology, 2004, 35( 2 ): 217-223.

［18］Folpe AL, Chand EM, Goldblum JR, et al. Expression of Fli-1, a nuclear transcription factor, distinguishes vascular neoplasms from potential mimics. The American journal of surgical pathology, 2001, 25( 8 ): 1061-1066.

［19］Rao P, Lahat G, Arnold C, et al. Angiosarcoma: a tissue microarray study with diagnostic implications. The American Journal of dermatopathology, 2013, 35( 4 ): 432-437.

［20］Pileri SA, Ascani S, Cox MC, et al. Myeloid sarcoma: clinico-pathologic, phenotypic and cytogenetic analysis of 92 adult patients. Leukemia, 2007, 21( 2 ): 340-350.

［21］Ortonne N, Buyukbabani N, Delfau-Larue MH, et al. Value of the CD8-CD3 ratio for the diagnosis of mycosis fungoides. Modern pathology: an official journal of the United States and Canadian Academy of Pathology, Inc, 2003, 16( 9 ): 857-862.

［22］Pimpinelli N, Olsen EA, Santucci M, Vonderheid E, Haeffner AC, Stevens S, et al. Defining early mycosis fungoides. Journal of the American Academy of Dermatology, 2005, 53( 6 ): 1053-1063.

［23］Hollmann TJ, Brenn T, Hornick JL. CD25 expression on cutaneous mast cells from adult patients presenting with urticaria pigmentosa is predictive of systemic mastocytosis. The American journal of surgical pathology, 2008, 32（1）: 139-145.

[24] Park SY, Kim BH, Kim JH, et al. Panels of immunohistochemical markers help determine primary sites of metastatic adenocarcinoma. Archives of pathology & laboratory medicine, 2007, 131（10）: 1561-1567.

[25] Perna AG, Smith MJ, Krishnan B, et al. CD10 is expressed in cutaneous clear cell lesions of different histogenesis. Journal of cutaneous pathology, 2005, 32（5）: 348-351.

[26] Benvenuto-Andrade C, Dusza SW, Agero AL, et al. Differences between polarized light dermoscopy and immersion contact dermoscopy for the evaluation of skin lesions. Archives of dermatology, 2007, 143（3）: 329-338.

[27] Vestergaard ME, Macaskill P, Holt PE, et al. Dermoscopy compared with naked eye examination for the diagnosis of primary melanoma: a meta-analysis of studies performed in a clinical setting. British Journal of Dermatology, 2008, 159（3）: 669-676.

[28] Argenziano G, Soyer HP, Chimenti S, et al. Dermoscopy of pigmented skin lesions: results of a consensus meeting via the Internet. Journal of the American Academy of Dermatology, 2003, 48（5）: 679-693.

[29] Marghoob AA, Braun R. Proposal for a revised 2-step algorithm for the classification of lesions of the skin using dermoscopy. Archives of dermatology, 2010, 146（4）: 426-428.

[30] Annessi G, Bono R, Sampogna F, et al. Sensitivity, specificity, and diagnostic accuracy of three dermoscopic algorithmic methods in the diagnosis of doubtful melanocytic lesions: the importance of light brown structureless areas in differentiating atypical melanocytic nevi from thin melanomas. Journal of the American Academy of Dermatology, 2007, 56（5）: 759-767.

[31] Carli P, Quercioli E, Sestini S, et al. Pattern analysis, not simplified algorithms, is the most reliable method for teaching dermoscopy for melanoma diagnosis to residents in dermatology. The British journal of dermatology, 2003, 148（5）: 981-984.

[32] Nachbar F, Stolz W, Merkle T, et al. The ABCD rule of dermatoscopy. High prospective value in the diagnosis of doubtful melanocytic skin lesions. Journal of the American Academy of Dermatology, 1994, 30（4）: 551-559.

[33] Kittler H, Seltenheim M, Dawid M, et al. Morphologic changes of pigmented skin lesions: a useful extension of the ABCD rule for dermatoscopy. Journal of the American Academy of Dermatology, 1999, 40（4）: 558-562.

[34] Menzies SW, Ingvar C, Crotty KA, et al. Frequency and morphologic characteristics of invasive melanomas lacking specific surface microscopic features. Archives of dermatology, 1996, 132（10）: 1178-1182.

[35] 孙秋宁, 刘洁. 协和皮肤镜图谱. 北京: 人民卫生出版社, 2015.

[36] McCulloch WS, Pitts W. A logical calculus of the ideas immanent in nervous activity. The bulletin of mathematical biophysics, 1943, 5（4）: 115-133.

[37] Hinton GE, Osindero S, Teh YW. A fast learning algorithm for deep belief nets. Neural computation, 2006, 18（7）: 1527-1554.

[38] LeCun Y, Bottou L, Bengio Y, et al. Gradient-based learning applied to document recognition. Proceedings of the IEEE, 1998, 86（11）: 2278-2324.

[39] Chen PH, Lin CJ, Scholkopf B. A tutorial on v-support vector machines. Applied Stochastic Models in Business & Industry, 2005, 21（2）: 111-136.

[40] Esteva A, Kuprel B, Novoa RA, et al. Dermatologist-level classification of skin cancer with deep neural networks. Nature, 2017, 542（7639）: 115-118.

[41] Szegedy C, Vanhoucke V, Ioffe S, et al. Rethinking the Inception Architecture for Computer Vision//Computer Vision and Pattern Recognition. IEEE, 2016: 2818-2826.

[42] Nachbar F, Stolz W, Merkle T, et al. The ABCD rule of dermatoscopy. Journal of the American Academy of Dermatology, 2014, 30（4）: 551-559.

[43] Canny J. A computational approach to edge detection. IEEE, 1986, 8（6）: 679-698.

[44] 张钢, 钟灵, 黄永慧. 一种病理图像自动标注的机器学习方法. 计算机研究与发展, 2015, 52（9）: 2135-2144.

[45] 赵一鸣, 左秀然. PACS 与人工智能辅助诊断的集成应用. 中国数字医学, 2018, 13（4）: 20-22.

[46] 张宇, 李姣. 电子健康档案数据挖掘与整合技术新进展. 中国数字医学, 2017, 12（9）: 41-44.

[47] 陈真诚, 倪利莉, 王红艳, 等. 人工智能技术在医学影像专家系统中的应用及发展. 国外医学生物医学工程分册, 2001, 24（5）: 201-206.

[48] 陈真诚, 蒋勇, 胥明玉, 等. 人工智能技术及其在医学诊断中的应用及发展. 生物医学工程学杂志, 2002, 19（3）: 505-509.

[49] 王弈, 李传富. 人工智能方法在医学图像处理中的研究新进展. 中国医学物理学杂志, 2013, 30（3）: 4138-4142.

[50] Neuse W H, Neumann N J, Lehmann P, et al. The

history of photography in dermatology. Milestones from the roots to the 20th century. Archives of Dermatology, 1996, 132 (12): 1492-1498.

[51] Deconinck F. Nuclear imaging in the realm of medical imaging. Nuclear Inst & Methods in Physics Research A, 2003, 509 (1-3): 213-228.

[52] Jury C S, Lucke T W, Munro C S. The clinical photography of Herbert Brown: a perspective on early 20th Century dermatology. Clinical and Experimental Dermatology, 2001, 26 (5): 449-454.

[53] Rayner JE, Laino AM, Nufer KL, et al. Clinical Perspective of 3D Total Body Photography for Early Detection and Screening of Melanoma. Frontiers in Medicine, 2018, 5: 1-6.

[54] Esteva A, Kuprel B, Novoa RA, et al. Dermatologist-level classification of skin cancer with deep neural networks. Nature, 2017, 542 (7639): 115-118.

[55] Landow SM, Mateus A, Korgavkar K, et al. Teledermatology: key factors associated with reducing face-to-face dermatology visits. J Am Acad Dermatol, 2014, 71 (3): 570-576.

[56] 崔勇, W. P.DanielSu, MarkD. P.Davis, 等. 皮肤病摄影的回顾和展望. 中华皮肤科杂志, 2011, 44 (10): 754-755.

[57] 冉玉平, 徐小茜, 唐教清, 等. 精准皮肤诊疗室—皮肤镜显微镜工作平台. 皮肤科学通报, 2018, 35 (2): 221-228.

[58] 李政霄, 马慧群, 于建斌, 等. 如何拍摄满意的皮肤病皮损临床照片? 中国皮肤性病学杂志, 2014, (11): 1184-1186.

[59] 程灵云, 张江安, 李小红, 等. 皮肤病摄影——真实记录皮肤病现状和转归的基础. 皮肤科学通报, 2018, 35 (2): 131-136.

# 第三章 皮肤病治疗学

## 第一节 皮肤病外用治疗的研究热点以及发展趋势

皮肤作为人体最大的器官,被覆于体表,与外界环境直接接触,为外用药物经皮给药治疗皮肤疾病提供了良好的条件。经皮给药系统(transdermal drug delivery system, TDDS)是指以皮肤为给药途径,使药物以一定的速率透过皮肤经由毛细血管吸收进入体循环,从而发挥局部或全身治疗的作用。与传统给药方式(如口服、皮下、皮内或静脉注射等)相比,经皮给药可避免口服给药所致的肝脏首过效应以及胃肠道的不良反应,延长药物的有效作用时间,提高生物利用度。此外,传统的皮下、皮内或静脉给药操作繁琐且疼痛感明显,而经皮给药不仅使用方便,而且可随时中断给药,从而减少了药物不良反应的发生率,提高了患者的用药依从性、安全性及药物的治疗疗效。

## 一、皮肤病外用治疗药物的分类及临床应用

皮肤病传统外用治疗药物经皮渗透时,角质层屏障仍保持完整,此时药物主要是通过被动经皮渗透吸收而发挥作用。根据其剂型的不同可分为溶液、酊剂和醑剂、粉剂、洗剂、油剂、乳剂、软膏、硬膏、糊剂、凝胶和气雾剂等。临床上应根据皮肤病的性质、皮损特点和病期选择适当的剂型。如水肿、红斑、丘疹或水疱而无糜烂渗出时,可选用洗剂或粉剂;有水疱、糜烂、渗出时,可选用溶液湿敷;除少量丘疹、渗出外尚有继发皮损时,可选用糊剂或乳剂;皮肤浸润肥厚、苔藓化时,可选用软膏或硬膏。此外,同一种药物使用方法不同,作用及疗效也会不同。如水溶液可用于清洗,也可用于湿敷;软膏霜剂可外搽,也可封包治疗以提高疗效。同时也可根据外用药物的种类和作用机制将其分为抗细菌剂、抗真菌剂、抗病毒剂、杀寄生虫剂、清洁剂、保护剂、止痒剂、收敛剂、角质促成剂、角质剥离剂、脱色剂、遮光剂、止汗剂、腐蚀剂和外用糖皮质激素等不同的类型(表 3-1-1)。

表 3-1-1 皮肤病传统外用治疗药物的种类、代表药物与剂型、作用机制及应用

| 外用药物种类 | 代表药物及剂型 | 作用机制 | 临床应用 |
|---|---|---|---|
| 抗细菌剂 | | 杀灭或抑制细菌 | |
| 抗生素 | 1%~2% 金霉素软膏<br>2% 莫匹罗星软膏<br>1% 红霉素软膏<br>2% 夫西地酸软膏<br>复方多粘菌素 B 软膏 | | 多种皮肤细菌感染,如毛囊炎、疖肿、脓疱疮、甲沟炎、创伤及湿疹等合并的细菌感染 |
| 化学抗菌剂 | 1%, 2%~10% 碘酊<br>5% 过氧化苯甲酰凝胶<br>0.001%~0.1% 呋喃西林溶液 | | 皮肤黏膜消毒<br>痤疮<br>创面冲洗及湿敷 |
| 氧化杀菌剂 | 0.01%~0.02% 高锰酸钾溶液<br>3% 过氧化氢溶液 | | 创面冲洗及皮肤消毒 |

续表

| 外用药物种类 | 代表药物及剂型 | 作用机制 | 临床应用 |
| --- | --- | --- | --- |
| 抗真菌剂 | 5%~10% 水杨酸乳膏<br>2.5% 二硫化硒洗液<br>1%~5% 克霉唑乳膏<br>2% 酮康唑乳膏<br>2% 咪康唑乳膏<br>1% 联苯苄唑乳膏<br>5% 阿莫洛芬涂剂<br>1% 硫康唑喷雾剂 | 杀灭和/或抑制真菌 | 多种皮肤浅深部真菌病,如体股癣、手足癣、头癣、须癣、花斑癣、脂溢性皮炎、阴道念珠菌病和甲真菌病 |
| 抗病毒剂 | 3% 阿昔洛韦乳膏<br>重组人干扰素凝胶/喷雾剂<br>20% 足叶草酯<br>0.5% 足叶草毒素酊 | 抗病毒 | 多种病毒感染性皮肤病,如单纯疱疹、水痘带状疱疹、寻常疣、跖疣和尖锐湿疣 |
| 杀寄生虫剂 | 1% 疥得治<br>10% 硫磺软膏 | 杀灭寄生虫 | 疥疮、虱病等 |
| 清洁剂 | 0.9% 生理盐水<br>3% 硼酸溶液 | 清除渗出物、鳞屑、痂及残留药物 | 清除皮损上的浆液、脓液、鳞屑、结痂及药物 |
| 保护剂 | 氧化锌糊<br>滑石粉<br>炉甘石 | 保护皮肤,减少摩擦,缓解刺激 | 减少摩擦,保护皮肤 |
| 收敛剂 | 2% 明矾溶液<br>氧化镁<br>醋酸铅 | 凝固蛋白质,减少渗出,抑制分泌,促进炎症消退 | 糜烂渗出为主的急性皮炎、湿疹、接触性皮炎、浸渍糜烂型手足癣 |
| 止痒剂 | 2%~10% 樟脑酊<br>10%~20% 樟脑乳膏<br>0.5%~2% 苯酚溶液 | 减轻局部瘙痒 | 多种瘙痒性皮肤病如皮炎、湿疹、痒疹和瘙痒症等 |
| 角质促成剂 | 1%~5% 煤焦油<br>5%~10% 黑豆馏油<br>3% 水杨酸<br>0.1%~1% 蒽林软膏 | 促进表皮角质层正常化 | 慢性皮炎、湿疹和银屑病 |
| 角质剥离剂 | 5%~10% 水杨酸<br>10%~30% 醋酸<br>5%~10% 硫磺软膏<br>20%~40% 尿素霜 | 软化溶解过度角化的角质层 | 鸡眼、胼胝和足癣 |
| 腐蚀剂 | 5%~10% 硝酸银溶液<br>30%~50% 三氯醋酸溶液<br>冰醋酸 | 破坏或去除过度生长的肉芽组织或赘生物 | 化脓性肉芽肿、皮赘、鸡眼、胼胝和病毒性疣 |
| 止汗剂 | 20% 氯化铝酒精制剂<br>2% 钾明矾溶液<br>10% 乌洛托品溶液/酊 | 抑制汗腺分泌,收敛作用 | 腋部多汗症和掌跖多汗症 |
| 脱色剂 | 1.5%~4% 氢醌霜<br>20% 壬二酸霜<br>1%~3% 4-异丙基儿茶酚乳膏 | 减轻色素沉着 | 黄褐斑、雀斑和炎症后色素沉着 |

续表

| 外用药物种类 | 代表药物及剂型 | 作用机制 | 临床应用 |
|---|---|---|---|
| 遮光剂 | 5% 二氧化钛霜<br>10% 氧化锌软膏<br>5%~10% 对氨基苯甲酸软膏 | 吸收或阻止紫外线损伤皮肤 | 致病光谱广泛的光敏性皮肤病如日光性皮炎 |
| 细胞毒性药物 | 0.05% 盐酸氮芥酒精溶液<br>5% 5-氟尿嘧啶软膏 | 杀伤细胞并抑制其生长或增殖 | 日光性角化病、病毒性疣、浅表性基底细胞癌和蕈样肉芽肿 |
| 维A酸 | 0.025%~0.1% 异维A酸凝胶<br>0.1% 阿达帕林凝胶<br>0.01%~0.1% 他扎洛汀凝胶 | 调节表皮角化,抑制表皮增生 | 痤疮、银屑病、鱼鳞病、毛囊角化病、扁平苔藓、日光性角化病和寻常疣 |
| 外用糖皮质激素 | 可分为弱效、中效、强效及超强效 | 抗炎、抗过敏、抗增生及免疫抑制作用 | 湿疹、神经性皮炎、特应性皮炎及皮肤瘙痒症 |
| 其他 | 维生素 $D_3$ 衍生物(卡泊三醇)<br>米诺地尔酊<br>多磺酸粘多糖乳膏 | | 银屑病<br>雄激素性秃发、斑秃<br>瘢痕、淤积性皮炎、血肿、皮肤肿胀等 |

## 二、药物经皮吸收的途径及影响药物透皮的因素

### (一)药物经皮渗透吸收的主要途径

药物经皮吸收进入体循环主要有 3 条途径:①跨细胞途径,药物穿过角质形成细胞到达活性表皮,然后被真皮层中毛细血管吸收进入体循环,此途径只占药物经皮吸收的极小一部分。②跨细胞间质途径,药物穿过角质形成细胞间脂质双分子层,为药物经皮吸收的主要途径,脂溶性药物较蛋白质更容易通过此途径透皮吸收。③跨皮肤附属器途径,药物通过皮肤附属器(如毛囊、皮脂腺和汗腺)途径吸收,直至达到稳态,该途径是离子型和极性大分子药物经皮吸收的主要途径。因皮肤附属器只占人体皮肤表面积的 0.1%,此前有研究认为皮肤附属器并非主要的经皮渗透途径。但最近的研究表明,皮肤附属器因其邻近毛细血管,可加速药物的透皮吸收。此外,皮肤附属器在经皮给药中起着储库的作用。毛囊是纳米粒的重要渗透途径之一。纳米药物作用于皮肤后,在皮肤角质层表面、沟纹及毛囊口聚集,之后作为药物储库,药物从纳米粒中逐渐释放,并在某一部位达到较高的局部浓度,随后在浓度梯度下向皮肤深层扩散。

### (二)药物经皮渗透吸收的主要决定因素

**1. 皮肤屏障** 皮肤由表皮、真皮、皮下组织及附属器构成。表皮平均厚度约 150μm。角质层位于表皮的最外层,厚度约为 15~20μm,结构致密(干燥皮肤约为 $1.4g/cm^3$),含水量仅为 15%~20%。角质层细胞内主要包含不溶于水的角蛋白(70%)和脂质(20%)。角质层与表皮无血管及神经分布。皮肤屏障主要指表皮尤其是角质层的物理性屏障作用,即为皮肤抵抗外来抗原物质和病原微生物的入侵,防止体内营养物质和水分的流失,以维持内环境的相对恒定与皮肤正常生理功能的能力。正常的皮肤屏障功能虽可预防某些皮肤病的发生,但亦阻碍了绝大多数药物的透皮吸收。

**2. 药物的理化性质与剂型** 药物的脂水分配系数、溶解度、分子大小与形状、pH 与 pKa、熔点和分子结构等理化性质以及药物的剂型均可影响药物经皮吸收的速率。生理条件下,相对分子量较低(molecular weight,MW<500Da)、油相和水相分配平衡(log P=1~3,P 为脂水分配系数)、溶解度适宜(在水和油中的溶解度都在 1mg/ml 以上)且熔点低的药物更容易透皮吸收。此外,不同的剂型对药物的释放与渗透吸收也有一定的影响。如凝胶剂和乳剂性软膏中的药物释放较快,有利于药物的经皮扩散,而骨架型贴片中的药物释放则较慢。

绝大多数皮肤病传统外用治疗药物均面临着角质层屏障和药物理化性质的双重挑战,药物

经皮渗透和吸收的浓度仍较低,难以达到有效的治疗浓度。特别是对于一些伴角质层显著增厚的皮肤病如银屑病、肥厚性扁平苔藓、掌跖角化病和慢性湿疹等,传统外用药物更难渗透,极大影响了临床疗效。目前美国在透皮药物的研发上处于国际领先水平,其研发的透皮药物制剂占全球该类药物份额的50%以上。尽管美国医药界认为在未来10~15年内,将有1/3的现有传统药物将开发相应的透皮吸收制剂品种,但迄今为止,FDA(Food and Drug Administration)批准的可经皮给药的药物不足20种(如东莨菪碱、硝酸甘油、雌二醇、芬太尼和可乐定等的透皮制剂),如此有限的数量表明,虽然经皮给药具有传统给药方式无法比拟的优越性和巨大的市场前景,但药物透皮面临的上述双重挑战在很大程度上限制了TDDS的临床应用。因此,如何促进药物的渗透吸收是经皮给药系统研究的热点。

## 三、促进药物透皮吸收的技术与方法

根据外用药物经皮渗透时皮肤角质层屏障有无受损,可将TDDS分为被动及主动经皮给药两种方式。被动经皮给药不改变皮肤角质层结构,可避免破坏皮肤屏障功能。常用的方法包括:采用新型纳米载体(如脂质体、微乳和凝胶等)对传统外用药物剂型进行优化、化学和生物促渗剂的应用以及前体药物的合成等。而主动经皮给药则通过改变皮肤的脂质结构、增大角质层孔通道和形成微通道等方式促进药物的渗透。常用的方法包括:离子导入、电致孔、超声导入、磁导入、微针和热消融(如激光和射频导入)等(图3-1-1)。

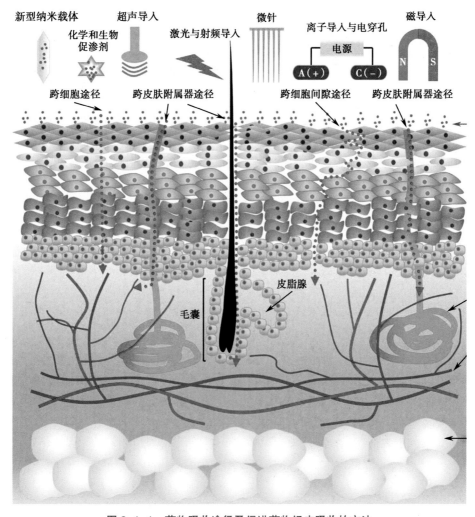

图 3-1-1 药物吸收途径及促进药物经皮吸收的方法

**（一）被动经皮给药的临床应用及研究热点**

**1. 新型纳米载体** 纳米载体是以粒径 10~1 000nm 的纳米颗粒作为药物载体,将功效成分以包埋、分散、吸附和耦联等方式成为分散体。纳米载体可有效促进药物透过角质层,并显著增加药物的皮肤滞留;同时纳米载体也能够有效改善药物的水溶性和水分散性,提高药物的稳定性;此外,纳米载体可将多种药物进行共载负、共输送,实现不同功效成分的协同增效。因而纳米载体在皮肤病外用治疗和护肤美容等领域显示出良好的应用前景。目前,研究和应用的经皮给药纳米载体主要包括新型脂质体(如醇质体、传递体和类脂囊泡)、固体脂质纳米粒、聚合物纳米粒、金属纳米粒、纳米结构脂质载体、纳米乳 / 微乳、凝胶和聚合物胶束等。

**（1）新型脂质体:** 脂质体(liposomes)是由一层或多层同心类脂质双分子层包封而形成的中空球状体,一般由磷脂和胆固醇组成,直径约为 100~1 000nm。脂质体作为经皮给药载体除了毒性和刺激性低,对难溶药物有增溶作用及避免药物降解外,还具有缓释作用。然而脂质体的不稳定性、包封率低和渗漏率高等问题,均是阻碍其发展的重要因素。因此,通过改变脂质体膜材料的种类和比例,衍生出多种新型或类似于脂质体的载药技术,以达到优于传统脂质体经皮治疗效果的目的,这些统称为新型脂质体。目前广泛研究的新型脂质体主要有传递体、醇质体和类脂囊泡等。

1）传递体:传递体(transfersomes)是在脂质体的磷脂成分中加入不同的曲率半径较大的单链表面活性剂,如胆酸钠、去氧胆酸钠、司盘和甘草酸二钾等。传递体具有高度变形性、高效渗透性和高度亲水性,故在传递药物进入皮肤方面具有巨大的潜能。目前已成功将疫苗、类固醇、蛋白质和多肽类的传递体成功转运进入皮肤。

2）醇质体:醇质体(ethosomes)是由磷脂、高浓度的醇(20%~50% 的乙醇、丙二醇和异丙醇等)和水组成的多层囊泡结构,是新型经皮给药载体。醇质体由于含有高浓度的醇,可改变角质层细胞中脂质分子紧密排列的结构,增加脂质流动性,使药物易于渗透。如透明质酸是真皮的重要基质成分,具有皮肤保湿和修复功效,但其分子量大,难以进入深层皮肤。透明质酸醇质体通过扰乱角质层致密结构,促进透明质酸进入皮肤深层组织,可用于皮肤屏障的修复,对慢性角质层屏障受损的皮肤疾病如湿疹和特应性皮炎等均有预防和治疗的作用。

3）类脂囊泡:类脂囊泡(niosomes)是由非离子表面活性剂与胆固醇形成的一种单层或多层的药物载体,其结构组成和物理性质与传统脂质体类似,但不易渗漏,稳定性较好。类脂囊泡在囊泡封闭空间包裹亲水性药物,而疏水性药物自身嵌入双分子层中,可实现负载药物的控释释放,另外其还能降低药物毒性和提高药物稳定性。

**（2）固体脂质纳米粒:** 固体脂质纳米粒(solid lipid nanoparticles, SLNs)是以天然或合成的类脂材料将药物包裹、吸附于类脂核中的固体胶粒给药体系,其透皮能力强、毒性低,能让药物达到缓释或突释的效果。SLNs 可使大部分药物保留在皮肤中,增强了药物局部作用效果,减少了药物全身吸收产生的不良反应。如米诺地尔是治疗雄激素性秃发的首选外用药物,但对皮肤的刺激性较大。而其 SLNs 制剂可显著降低对皮肤刺激性,同时提高透皮吸收的效果。此外,SLNs 具有反射和散射紫外线的性质,可充当物理防晒剂与防晒功效成分协同增效,提高防晒效果。

**（3）聚合物纳米粒:** 聚合物纳米粒(polymeric nanoparticles, PNPs)具有药物包封率高、可控释性能好及保护敏感型药物等优势;同时,纳米粒较大的比表面积使其能在皮肤表面具有更好的富集度,且粒径越小,富集度越高,越有利于药物的经皮渗透,已被广泛用于透皮给药研究。有报道负载 Retinol(维 A 醇)的壳聚糖 PNPs 能增加 Retinol 的水溶性,同时使其富集于毛囊和皮纹处,可用于痤疮和皱纹的治疗。

**（4）微乳:** 微乳(microemulsion)是由水相、油相、表面活性剂及助表面活性剂按照一定的比例混合后,自发形成的一种热力学及动力学稳定的分散体系。微乳可增加角质层对药物的通透性,同时由于其粒径小、比表面积大,易于穿过皮肤脂质细胞间隙,从而提高了药物的透皮量及透皮效率。如抑制黑素生成的功效成分 α-熊果苷遇光、强酸、强碱会分解为氢醌,微乳可有效提高

α-熊果苷的稳定性,使其迅速透皮吸收,并具有良好的皮肤滞留效果。此外,用于皮肤抗氧化的功效成分如虾青素和番茄红素的微乳制剂可提高稳定性及生物利用度,同时可长效缓释。

(5)凝胶:凝胶(gel)为经皮凝胶剂,即将药物与适宜的凝胶基质混合制成的半固体或具有一定黏度的液体制剂,质地均匀细腻,可在皮肤上形成一层薄膜,附着性强,滞留时间长,对皮肤和黏膜无刺激性,能产生缓释或控释的释药作用。如阿达帕林可调节表皮角质形成细胞的分化,在临床上可用于治疗寻常痤疮,但该药对皮肤的刺激性较大,皮肤常难以耐受。将其制成纳米凝胶后可迅速渗透至皮脂腺深处并在病灶部位释放出功效成分,避免对皮肤的刺激。

(6)聚合物胶束:聚合物胶束(polymeric micelles,PM)是由合成的两亲性嵌段共聚物在水中超过临界胶束浓度后,自组装形成的一种热力学稳定的超分子纳米胶束,制备简单、稳定性好,可增溶难溶性或疏水性药物,利于药物经皮渗透。PM具有易被修饰改造的特点,故其在皮肤靶向给药方面较其他载体有明显优势。Lapteva等制备了载有环孢素A的mPEG-hexPLA聚合物胶束,发现其具有良好的皮肤生物利用度,并可对银屑病起到靶向治疗作用。

2. **化学促渗剂和生物促渗剂** 促渗剂(penetration enhancers,PEs)系指能够可逆地降低药物通过皮肤的阻力,加速药物穿透皮肤,本身无毒无刺激,对皮肤无损害,去除后皮肤能恢复正常屏障功能的一类化学物质。传统的化学促渗剂(chemical penetration enhancers,CPEs)通过改变皮肤特性,扰乱脂质的排列,使紧密的连接形成间隙从而增加角质层的含水量。

相较于传统的CPEs,生物促渗剂(biological penetration enhancers,BPEs)具有良好的生物相容性、毒性低、对药物具有选择性、特异性的作用于角质层的某一位点,因而具有更优的应用潜力。BPEs主要有以下几类:促渗肽、代谢调节剂、氨基酸衍生物和神经酰胺及其类似物。如RT-001用于肉毒菌素A的促渗,已进入Ⅱ期临床,用于面部皱纹的治疗。AZX-100类似物用于促进HSP20的渗透和吸收,也已进入皮肤瘢痕预防的Ⅱ期临床观察。

## (二)主动经皮给药的临床应用及研究热点

1. **离子导入** 离子导入(iontophoresis)是利用直流电将带电或中性药物经电极导入皮肤,从而进入血液循环。因为所施加的电荷只有一小部分被转换成药物递送,因此,各种参数如pH值、离子强度和药物浓度的影响需要进行系统的研究以优化输送药物的成本。目前FDA已批准两种离子导入药物进入临床,分别是LidoSite和Zecuity,前者包含利多卡因和肾上腺素,用于皮肤的局部麻醉,后者则是用于偏头痛的治疗。

2. **电致孔技术** 电致孔技术(electroporation)是采用瞬时高脉冲电压在细胞膜等脂质双分子层形成暂时、可逆的亲水性孔道,从而增加细胞及组织膜的渗透性,以利于经皮给药的一种方法。通过调整电致孔的电力学参数,可以控制药物转运速度,实现控释给药。电致孔法有望取代注射途径,包括大剂量注射、长期注射,可以实现脉冲或程序化给药,临床上已受到越来越多的关注。

3. **超声导入** 超声导入(sonophoresis)是利用超声促进药物经皮肤或黏膜吸收以达到治疗效果的给药方法。在超声波作用下,角化细胞-脂质分子层界面处空化气泡的振动引起角质层脂质双分子层的振动,同时界面处空化气泡破裂产生的冲击波,这些都会导致角质层脂质排列的无序化;空化气泡的振动能将大量的水穿透进入无序化的脂质区域形成水性通道,通过这些通道药物扩散更快。低频超声经皮促渗给药因其无创性、安全性等优势目前已广泛应用于临床,主要包括止痛及抗炎药、局麻药、抗生素、抗肿瘤药、胰岛素和皮质醇等药物的促渗。已有报道斑秃患者应用甲基强的松龙或环孢菌素A并予低频超声促渗,黄褐斑患者予褪色乳剂联合低频超声促渗治疗。

4. **磁导入** 磁导入(magnetophoresis)是一种应用外加磁场增强药物通过皮肤角质层屏障渗透进入皮肤的一种方法。体外研究表明,通过磁性斥力可促进盐酸利多卡因的经皮渗透,且其渗透量随外加磁场强度的增加而增加。国外也有报道将负载光敏剂的磁性纳米乳通过磁场导入皮肤,用于光动力疗法治疗皮肤肿瘤。

5. **激光和射频技术** 点阵激光(fractional

laser）的局灶性光热作用使皮肤产生阵列样排列的微小热损伤区（微治疗区），这些热损伤将启动创伤愈合机制，刺激胶原纤维的增生和重新排列，使得皮肤全层进行重塑与重建，瘢痕得以修复。同时，激光穿透皮肤形成的孔径，破坏皮肤屏障结构，可作为递送药物进入皮肤的通道，促进药物的吸收和渗透深度。

射频技术（radio-frequency methodologies）是将细的针头样电极置入皮肤内利用高频交流电（>100kHz）在角质层内产生微小孔道，经此药物得以渗透吸收。皮肤暴露于高频辐射下（100~500kHz）可引起离子在局部组织中的振动，进而对特异性的区域进行加热，并造成局部细胞和组织的剥脱，致使药物得以穿透。该技术可经皮递送多种疏水性药物和大分子药物。

**6. 微针**　微针（microneedles）是指由一系列长为25~2 000μm微米级的针阵列组成的贴剂。作为第三代透皮给药技术的典型代表，微针主要通过刺穿人体皮肤角质层，形成有利于药物输送通道，来促进药物的透皮吸收。相比传统的口服制剂以及注射给药途径，微针透皮是最有潜力的无创或微创给药途径。微针载药的方法主要包括四种：可降解微针法、固态微针法、表面载药微针法和中空微针法。

（1）可降解微针：可溶性微针通常采用可降解的高分子聚合物制作针尖材料，当微针插入人体后，高分子聚合物被人体降解，药物得以释放。可用于制作生物可降解微针的基质主要有麦芽糖、葡聚糖、聚乳酸和透明质酸等。部分可降解微针可以利用聚合物的降解时间特性，实现药物缓释。董励耘等将阿霉素和金纳米笼载入透明质酸可降解微针用于黑素瘤局部给药，通过化疗联合光热治疗，可有效抑制荷瘤小鼠肿瘤生长，同时显著降低阿霉素所致的系统性毒副作用。

（2）固态微针：固态微针给药通常是用不载药的固态微针预处理皮肤后，将药物制剂敷贴于皮肤表面，使得药物通过微针产生的微通道扩散进入表皮层。但固态微针法给药需要经预处理、药物敷贴两步才能完成。此外，药物敷贴法并不能较好地确定药物的给药剂量。

（3）表面载药微针：表面载药微针是通过浸渍或喷涂的方法在针体表面包被上一层药物制

剂。该法应用较为广泛，无论是维生素B、利多卡因等小分子药物，还是大分子药物如胰岛素、辣根过氧化物酶、疫苗等均可使用。但给药剂量如何确定仍存在一定问题。

（4）中空微针：中空微针是将微针针体制作成空心，允许药物制剂通过空心微针注入皮肤。中空微针多采用灌注给药，必须通过外界微泵等给予足够的压力，才能保证给药的准确性，便捷性大大降低。此外，中空微针多采用脆度较大的材料，易造成断针滞留问题。

## 四、皮肤病外用治疗的发展趋势

TDDS因具有口服、静脉注射等给药方式所不具有的优势，近年来越来越受到研究者的关注。但TDDS面临的巨大挑战在于药物难以通过角质层进入皮肤以达到有效的治疗浓度。纳米载体经皮给药作为一种非入侵给药方式能有效促进药物透皮吸收，但其仍然面临多种瓶颈问题：如纳米材料的安全性、对靶向递药系统的体内行为研究的缺乏以及靶向递药系统的规模化生产等问题仍是新型纳米递药系统产业化必须克服的屏障。

电致孔和离子导入均会引起角质层脂质亚显微结构的混乱。离子导入会引起红斑、瘀斑、水肿，随着电流的增大，症状加重，电穿孔可导致瞬时的肌肉收缩，导致疼痛的发生。离子导入技术的长期安全性也有待进一步证实。目前对超声促渗技术的机制尚存争议，对于不同性质药物的最佳参数（如超声的波形、频率、强度和作用时间等）的选择，以及皮肤对超声波的耐受性还缺少深入系统的研究。微针透皮技术虽然具有巨大的应用前景，但可降解聚合物微针给药后存在聚合物滞留问题；固态微针法给药时如何实现准确给药剂量；表面载药微针法能否保证给药时药物不被皮肤黏附；中空微针法仅限于液态药物给药。另外还面临微泵等辅助设备配合使用的成本问题，都需要进一步深入研究。

新型TDDS的研究目的在于不断提高用药顺应性和增效、减毒。新型TDDS的研究虽具有广阔的市场前景，但仍面临着众多问题。如在制剂辅料的安全性、制剂工艺的可操作性和可控性、制剂应用的普适性上，仍无法充分满足临床需求，有巨大的发展空间。因此,对皮肤疾病特征的深入研究、对药物制剂体内行为的全面了解及个性化医疗的开展有助于精准用药,进一步提高新型TDDS在皮肤病外用治疗中的应用价值。

(李军 陶娟)

## 第二节 生物制剂的发展历程及在皮肤科中的应用

生物制剂是近十几年兴起的新类型药物,是指针对各种免疫介导性疾病的炎症级联反应中特定作用靶点的蛋白质分子,符合生物天然的原理,因此得以命名。生物制剂可以通过干扰细胞因子的产生或功能、抑制T细胞活化所需的第二信号以及清除B细胞等多个方面来发挥作用。该类药物大多为单克隆抗体,常应用于治疗自身免疫性疾病、肿瘤性疾病及多种皮肤病等。目前生物制剂在皮肤科领域主要用于治疗银屑病,随着银屑病发病机制研究的深入,针对发病环节中关键细胞因子的生物制剂不断问世,给广大银屑病患者带来福音。此外,生物制剂也逐渐应用于其他皮肤病,如特应性皮炎、寻常型天疱疮、慢性自发性荨麻疹、化脓性汗腺炎、恶性黑素瘤等。本节主要介绍生物制剂的历史沿革及其在多种皮肤疾病中的应用,同时阐述生物制剂应用过程需要注意的问题和未来的发展方向。

### 一、生物制剂的历史沿革

1975年,英国科学家Kohler和Milstein将产生抗体的淋巴细胞和肿瘤细胞融合,成功创建了单克隆抗体制备技术,这一技术的产生为生物制剂的应用奠定了基础。单克隆抗体是和多克隆抗体相对而言的,认识和理解多克隆抗体对进一步明确单克隆抗体的概念十分重要。现以抗淋巴细胞多克隆抗体为例阐述多克隆抗体的定义。抗淋巴细胞多克隆抗体是通过注射人类淋巴细胞、胸腺细胞或B淋巴细胞到马、兔、山羊或猪等动物体内所产生的抗淋巴细胞抗体。由于淋巴细胞膜表面抗原成分复杂,免疫血清中的抗体是针对淋巴细胞多种抗原成分的抗体,即多克隆抗体。与此对应,单克隆抗体的制备原理是通过动物受到

外界抗原刺激后可诱发免疫反应从而产生相应抗体,这一职能由B淋巴细胞承担。肿瘤细胞在体外培养条件下可以无限传代。为了制备大量纯一的单克隆抗体,Kohler和Milstein设计让小鼠骨髓瘤细胞与经绵羊红细胞免疫过的小鼠脾细胞(B淋巴细胞)在聚二乙醇或灭活病毒的介导下融合。融合后杂交瘤细胞具有两种亲本细胞的特性,一方面可以分泌抗绵羊红细胞的抗体,另一方面像肿瘤细胞一样,可在体外培养条件下或移植到体内无限增殖,从而分泌大量单克隆抗体。

鼠源单克隆抗体作为治疗性药物的局限性主要由于其在人体内免疫原性高、缺乏效应功能以及血清半衰期短等。随后,这些问题通过"嵌合抗体"及"人源化抗体"技术在一定程度上得以解决。21世纪初,首个全人源化抗体被批准上市。随后,该类抗体进入临床试验的数目每年逐渐增加。这些全人源化抗体一般来自表达有人抗体片段的噬菌体展示库或含有人免疫球蛋白基因的转基因小鼠。虽然全人化技术方案的发展大大降低了鼠源抗体的免疫原性,然而全人抗体同样会在患者体内产生人抗人抗体。但与人抗小鼠抗体相比,人抗人抗体往往不太常见也不太严重。此外,随着生物制剂上市后的监测,部分生物制剂因为安全问题而退出市场。如早期的一种T细胞表活化阻断剂(阿法赛特)因疗效较差,并可增加淋巴细胞减少症和肿瘤的风险,于2011年退市。

根据WHO的国际非专利名称的命名规则,不同来源的单克隆抗体有不同的词干。比如鼠源化单克隆抗体(-omab、-莫单抗)、人鼠嵌合体单克隆抗体(-ximab、-昔单抗)、人源化单克隆抗体(-zumab、-组单抗)和全人源化单克隆抗体(-umab、-人单抗)。而融合蛋白(-cept)是由两个或多个基因融合编码而产生的蛋白质,表示受体与人源IgG1的Fc段融合。

目前FDA获批用于治疗皮肤科疾病的生物制剂逐渐增多,国内外主要的应用种类有17种(表3-2-1),这些生物制剂在临床试验及实际应用中均显示出了良好的疗效。下文将根据生物制剂的不同作用靶点进行分类,介绍目前每种药物在多种皮肤科疾病的应用范围、用法用量、疗效及不良反应。

表 3-2-1　FDA 获批可用于治疗皮肤科疾病的生物制剂

| 通用名 | 作用靶点 | 结构 | FDA 获批的皮肤科适应证 |
| --- | --- | --- | --- |
| 依那西普 | 抗 TNF-α | IgG1 和 TNF 受体融合 | 中重度斑块型银屑病（≥4 岁）和关节病型银屑病 |
| 英夫利昔单抗 | 抗 TNF-α | 人鼠嵌合的抗 TNF-α 单克隆抗体 | 中重度斑块型银屑病及关节病型银屑病 |
| 阿达木单抗 | 抗 TNF-α | 全人源化 IgG 单抗 | 中重度斑块型银屑病、关节病型银屑病和化脓性汗腺炎（≥12 岁） |
| 戈利木单抗 | 抗 TNF-α | 全人源化单克隆抗体 | 关节病型银屑病 |
| 塞妥珠单抗 | 抗 TNF-α | 聚乙二醇人源化抗体 Fab 片段 | 中重度斑块型银屑病和活动性关节病型银屑病 |
| 司库奇尤单抗 | 抗 IL-17A | 全人源化单克隆 IgG1 抗体 | 中重度斑块型银屑病和关节病型银屑病 |
| 伊凯珠单抗 | 抗 IL-17A | 人源化的 IgG4 抗体 | 中重度斑块型银屑病和关节病型银屑病 |
| Brodalumab | 抗 IL-17RA | 全人源化的 IgG2 单克隆抗体 | 中重度斑块型银屑病 |
| 优特克单抗 | 抗 IL-12 和 IL-23p40 亚基 | 全人源化抗体 | 中度至重度斑块型银屑病（≥12 岁）和关节病型银屑病 |
| Guselkumab | 抗 IL-23p19 亚基 | 全人源化的 IgG1 单克隆抗体 | 中重度斑块型银屑病 |
| Tildrakizumab | 抗 IL-23p19 亚基 | 全人源化 IgG1 单克隆抗体 | 中重度斑块型银屑病 |
| 杜匹鲁单抗 | IL-4 受体的 α 亚基 | 全人源化单克隆抗体 | 外用处方药无法充分控制的中至重度特应性皮炎（≥12 岁） |
| 奥马珠单抗 | 抗 IgE | 重组人 IgG 单克隆抗体 | 慢性自发性荨麻疹（≥12 岁） |
| 利妥昔单抗 | 抗 CD20 | 嵌合的小鼠 / 人抗 CD20 单克隆抗体 | 中重度寻常型天疱疮 |
| Ipilimumab | 抗 CTLA-4 | 重组人单克隆抗体 | 不可切除或转移性晚期黑素瘤患者，以及高危黑素瘤完全切除术后患者的辅助治疗 |
| Pembrolizumab | 抗 PD-1 | 人源化单克隆抗体 | 不可切除性或转移性黑素瘤患者或高危黑素瘤切除术后的辅助治疗 |
| Nivolumab | 抗 PD-1 | 全人源化 IgG4 单克隆抗体 | 不可切除或转移性黑素瘤患者（单用或与 Ipilimumab 联用），以及高危黑素瘤切除术后的辅助治疗 |

## 二、肿瘤坏死因子拮抗剂——代表性生物制剂

肿瘤坏死因子 -α（tumor necrosis factor alpha, TNF-α）是急性炎症反应期释放的细胞因子，主要通过活化单核巨噬细胞分泌，在炎症反应调节和细胞存活过程中发挥关键作用。通过特异性阻断 TNF-α，从而有效的阻断由 TNF-α 介导的异常免疫应答和过度炎症反应。TNF-α 拮抗剂是目前炎症免疫性疾病研究最早的治疗性抗体，其有效性和安全性得到大量临床研究数据支持。目前 TNF-α 拮抗剂在皮肤科领域主要应用于治疗银屑病、关节病型银屑病、化脓性汗腺炎等疾病。

### （一）依那西普

依那西普（Etanercept）是一种重组全人源化可溶性肿瘤坏死因子（TNF-α）受体蛋白，是由人 TNF 受体 p75（p75 TNF）的细胞外部分与人 IgG1 的结晶片段（Fc 段）经基因工程融合组成的二聚体融合蛋白。其能竞争性地与可溶性的 TNF-α 和 TNF-β 结合，阻断 TNF-α 与其受体结合，使之

丧失生物活性,抑制由 TNF-α 受体介导的炎症反应和免疫反应。目前皮肤科适应证包括中重度斑块型银屑病(≥4 岁)和关节病型银屑病。推荐用法:①成人用药,关节病型银屑病患者推荐使用 50mg 皮下注射,每周 1 次;中重度斑块型银屑病患者推荐使用 50mg 皮下注射,每周 2 次,3 个月后给予维持剂量 50mg 每周 1 次。②儿童用药,儿童中重度斑块型银屑病患者根据体重给药,若体重 ≥63kg,给予 50mg 皮下注射,每周 1 次;若体重 <63kg,按照 0.8mg/kg 给药,每周 1 次。

依那西普对银屑病的治疗有益,一项针对依那西普的随机试验纳入了 652 例受累体表面积至少为 10% 的斑块型银屑病成人患者,发现 3 种剂量(每次 25mg,每周 1 次;每次 25mg,1 周 2 次;每次 50mg,1 周 2 次)的依那西普皮下给药显著优于安慰剂。依那西普耐受性良好,其常见不良反应包括局部注射反应、瘙痒、头痛、腹泻、感染等。

### (二)英夫利昔单抗

英夫利昔单抗(Infliximab)是一种基因重组的人鼠嵌合(75% 人序列和 25% 小鼠序列)的抗 TNF-α 单克隆抗体,该药可以高亲和力结合并清除可溶性 TNF-α,同时与膜结合型 TNF-α 低亲和力结合。目前皮肤科适应证包括中重度斑块型银屑病及关节病型银屑病。推荐用法:第 0、2、6 周分别予 5mg/kg 静脉注射,后每隔 8 周一次。

一项纳入 249 例重度斑块型银屑病患者的多中心随机试验显示,英夫利西单抗对银屑病有效。相比于安慰剂,接受英夫利西单抗 3mg/kg 或 5mg/kg(在第 0、2、6 周时静脉给药)的患者在第 10 周时实现 PASI 75(PASI 评分至少改善 75%)的比例更大(分别为 6% vs 72% 和 88%)。其常见不良反应包括感染、输液反应、头痛和腹痛等。

### (三)阿达木单抗

阿达木单抗(Adalimumab)是一种抗 TNF-α 的全人源化 IgG 单抗,可特异性地与 TNF-α 结合,阻止它与 p5 和 p75 细胞表面 TNF 受体的相互作用从而阻断其生物活性。目前皮肤科适应证包括中重度斑块型银屑病、关节病型银屑病和化脓性汗腺炎(≥12 岁)。推荐用法:①成人用药,关节病型银屑病患者推荐使用 40mg 皮下注射,隔周 1 次;中重度斑块型银屑病患者推荐第

1 周 80mg 皮下注射,第 2 周 40mg,以后每 2 周 1 次 40mg;化脓性汗腺炎患者推荐第 1 天 160mg 皮下注射,第 15 天 80mg,第 29 天 40mg,之后每周 1 次 40mg。②儿童用药,儿童化脓性汗腺炎患者根据体重给药:若体重 ≥60kg,用药剂量同成人化脓性汗腺炎;若体重 ≥30kg 且 <60kg,则第 1 天 80mg 皮下注射,第 8 天 40mg,之后每隔 1 周 40mg。

多项临床研究证明阿达木单抗疗效良好。其中一项纳入 147 例中至重度斑块型银屑病患者的随机试验比较了下述方案:每 2 周 1 次皮下注射阿达木单抗 40mg、每周皮下注射阿达木单抗 40mg 和注射安慰剂。12 周后,每 2 周 1 次或每周注射阿达木单抗组实现 PASI 75 的患者比例更高(分别为 53% 和 80%),而安慰剂组仅为 4%。阿达木单抗的常见不良反应包括注射部位反应、感染、腹痛、腹泻、头痛、背痛、皮疹等。

### (四)戈利木单抗

戈利木单抗(Golimumab)是一种全人源化单克隆抗体,通过结合 TNF-α,抑制其激活 TNF 受体。目前皮肤科适应证包括关节病型银屑病。推荐用法:每月 1 次 50mg 皮下注射。临床研究经验发现,使用戈利木单抗治疗关节病型银屑病 14 周后,有 51% 的患者达到 ACR20 缓解(肿胀和触痛关节计数改善达 20%)。戈利木单抗常见的不良反应包括上呼吸道感染、气管炎、鼻窦炎、注射部位反应、转氨酶升高等。

### (五)塞妥珠单抗

塞妥珠单抗(Certolizumab)是聚乙二醇人源化抗体 Fab 片段,对 TNF-α 具有特异性。目前皮肤科适应证包括中重度斑块型银屑病和活动性关节病型银屑病。推荐用法:①中重度斑块型银屑病,标准给药方案为 400mg 皮下注射,每 2 周 1 次。体重 ≤90kg 的患者可以在第 0、2 和 4 周给予 400mg 皮下注射,然后每隔 1 周给予 200mg 皮下注射。②关节病型银屑病,第 0、2 和 4 周给予 400mg 皮下注射,之后每隔 1 周给予 200mg 皮下注射。临床研究试验表明,使用塞妥珠单抗治疗 16 周后,PASI 75 的患者比例显著高于安慰剂组。塞妥珠单抗常见的不良反应为上呼吸道感染、头痛、注射部位反应、皮疹、尿路感染等。

## 三、白细胞介素单抗——新靶点、新选择

白细胞介素（IL）是一组细胞因子，最早发现它们在白细胞中表达并作为细胞间信号传递的手段。实际上，白细胞介素可以由多种细胞产生。白细胞介素在免疫系统中发挥重要功能。目前发现很多白细胞介素，如 IL-1、IL-4、IL-6、IL-17、IL-23 参与炎症免疫性疾病的发病机制，通过研究特异性的抗体来拮抗白细胞介素，可以阻断该炎症因子介导的免疫反应从而达到治疗目的。目前该领域已成为炎症免疫性疾病的研究热点，为患者提供了新的治疗选择。

### （一）IL-17 抑制剂

IL-17 主要是 Th17 细胞产生的促炎症细胞因子家族，包括 6 个亚型（IL17-A 至 IL-17F）。IL-17A 与其受体 IL-17RA 结合后刺激纤维细胞、胆道上皮细胞释放 IL-1、IL-6、TNF-α 以及 CXCL1 等促炎因子，最终导致类风湿性关节炎、银屑病和多发性硬化等慢性炎性疾病。目前 IL-17 拮抗剂在皮肤科领域主要应用于银屑病治疗。

1. **司库奇尤单抗（Secukinumab）** 司库奇尤单抗是全人源化单克隆 IgG1 抗体，可选择性抑制 IL-17A，目前皮肤科适应证包括中重度斑块型银屑病和关节病型银屑病。推荐用法：第 1 个月每周 1 次 300mg 皮下注射，以后每月 1 次 300mg 皮下注射。在一项 Ⅲ 期安慰剂对照试验（n=738）中，司库奇尤单抗 300mg 组中有 82% 的患者在 12 周时达到了 PASI 75，而安慰剂组中该患者比例仅为 5%。司库奇尤单抗常见的不良反应包括鼻咽炎、上呼吸道感染、腹泻、头痛、口唇疱疹等。

2. **伊凯珠单抗（Ixekizumab）** 伊凯珠单抗是一种全人源化抗 IL-17A 的单克隆 IgG4 抗体，可选择性地结合并中和 IL-17A，阻断角质形成细胞产生 β-防御素、细胞因子、抗微生物肽细胞因子及趋化因子。目前皮肤科适应证包括中重度斑块型银屑病和关节病型银屑病。推荐用法：第 0 周 160mg 皮下注射，之后在第 2、4、6、8、10、12 周予 80mg 皮下注射，之后每隔 4 周 80mg 皮下注射 1 次。两项 Ⅲ 期试验（UNCOVER-2, n=1 224 和 UNCOVER-3, n=1 346）试验中，研究者发现第 12 周时伊凯珠单抗对中至重度斑块型银屑病的

疗效优于依那西普。伊凯珠单抗常见不良反应主要为注射部位反应、上呼吸道感染、恶心、足癣等。

3. **Brodalumab** 该药是全人源化的 IgG2 单克隆抗体，能结合并特异性阻断 IL-17 受体（IL-17RA）的信号，从而减少 IL-17 家族所引发的一系列下游反应。目前主要用于治疗中重度斑块型银屑病。推荐用法：第 0、1、2 周 210mg 皮下注射，之后每 2 周皮下注射 210mg。多项 Ⅲ 期随机试验的数据均证实了 Brodalumab 用于中至重度斑块型银屑病的疗效。其常见的不良反应主要为关节痛、头痛、乏力、腹泻、口咽痛、局部注射反应、流感样症状、足癣和中性粒细胞减少等。

### （二）IL-23 拮抗剂

IL-23 属于 IL-12 家族，与 IL-12 共用 p40 亚单位发挥作用。银屑病患者中存在 IL-12 和 IL-23 等细胞因子异常增高。目前 IL-23 拮抗剂在皮肤科领域主要应用于银屑病的治疗。

1. **优特克单抗（Ustekinumab）** 优特克单抗是一种对抗 IL-12 和 IL-23p40 亚基的全人源化单克隆抗体，主要抑制下游的 Th17 信号通路。目前皮肤科适应证包括中重度斑块型银屑病（≥12 岁）和关节病型银屑病。推荐用法：①成人用药，第 0 和 4 周，45mg（体重 ≤100kg）或 90mg（体重 >100kg）皮下注射，此后每 12 周重复用药 1 次。②儿童用药，儿童斑块型银屑病根据体重给药。第 0 周，0.75mg/kg（体重 ≤60kg）或 45mg（体重 60~100kg）或 90mg（体重 >100kg）皮下注射，4 周后每 12 周重复用药 1 次。

多项临床试验研究证明了优特克单抗的疗效。一项纳入 1 230 例中至重度斑块型银屑病患者的随机试验发现，第 12 周时，优特克单抗 45mg 或 90mg 组中至少达到 PASI 75 的患者比例高于安慰剂组（67% 和 76% vs 4%）。其常见的不良反应包括上呼吸道感染、鼻咽炎、头痛、疲劳等。

2. **Guselkumab 和 Tildrakizumab** 这类药通过抑制 p19 亚基作用于 IL-23。目前皮肤科适应证主要包括中重度斑块型银屑病。

（1）Guselkumab 于第 0 和第 4 周予 100mg 皮下注射，之后每 8 周予 100mg；Ⅲ 期随机试验已证实了 Guselkumab 治疗银屑病的效果。一项纳入 837 例中至重度斑块型银屑病成人患者的为期 48 周临床试验（VOYAGE 1）发现，第 16 周时，

Guselkumab 组中实现 PASI 90（PASI 评分改善至少 90%）的患者比阿达木单抗组或安慰剂组更多（分别为 73%、50% 和 3%）。其常见不良反应包括上呼吸道感染、鼻咽炎、头痛、疲劳、关节痛等。

（2）Tildrakizumab 于第 0 和第 4 周予 100mg 皮下注射，之后每 12 周予 100mg。Ⅲ 期试验（reSURFACE 1 和 reSURFACE 2）表明，Tildrakizumab 优于安慰剂和依那西普。其常见的不良反应有上呼吸道感染、注射部位反应、腹泻等。

3. IL-4 受体 α 拮抗剂 杜匹鲁单抗（Dupilumab）是一种全人源化单克隆抗体，可与 IL-4 受体的 α 亚基结合，进而抑制 IL-4 和 IL-13 的下游信号传递，IL-4 和 IL-13 是 2 型辅助性 T 细胞（Th2）的细胞因子，而 Th2 型细胞因子被认为在特应性疾病（包括哮喘和特应性皮炎）中发挥重要作用。目前皮肤科适应证包括外用处方药无法充分控制的中至重度特应性皮炎（≥12 岁）。推荐用法：①成人用药，推荐首次 600mg 皮下注射，之后每 2 周 1 次 300mg。②儿童用药，特应性皮炎患者根据体重给药，若体重 <60kg，首次 400mg 皮下注射，之后每 2 周 1 次 200mg；若体重 ≥60kg，则用量与成人一致。

两项Ⅲ期试验（SOLO1 和 SOLO2）分别纳入了 671 例和 708 例局部治疗未能控制的长期中至重度特应性皮炎成人患者，第 16 周时，杜匹鲁单抗组中达到主要终点（皮损消退或几乎消退以及与基线相比研究者总体评分至少下降 2 分）的患者比例高于安慰剂组（约 40% vs 10%）。杜匹鲁单抗常见不良反应为注射部位反应、结膜炎、眼部瘙痒、单纯疱疹病毒感染和干眼等。

## 四、抗 IgE 单克隆抗体——变态反应性的靶向治疗

奥马珠单抗（Omalizumab）是一种针对 IgE 的重组人 IgG 单克隆抗体。其与游离 IgE 结合的能力比 IgE 本身与嗜碱性粒细胞和肥大细胞上的高亲和力 FcεRI 受体结合的能力更强，因此可竞争性地在 IgE 结合 FcεRI 受体的相同位点与 IgE 结合，从而降低了游离 IgE 水平，阻断 IgE 与肥大细胞以及其他免疫细胞的连接，抑制 IgE 介导的炎症过程。目前皮肤科适应证包括慢性自发性荨麻疹（≥12 岁）。推荐用法：奥马珠单抗皮下注射 150mg 或 300mg，每 4 周注射 1 次。

一篇针对 7 项随机试验（1 312 例患者）的荟萃分析显示，在标准剂量 H1 抗组胺药（如，西替利嗪 10mg/d）治疗无效的慢性自发性荨麻疹患者中，奥马珠单抗相较于安慰剂显著降低了每周瘙痒和风团评分。奥马珠单抗的主要不良反应包括鼻窦炎、鼻咽炎、上呼吸道感染、关节痛、头疼、咳嗽等。

## 五、抗 CD20 单克隆抗体——从肿瘤到自身免疫性疾病的应用

利妥昔单抗（Rituximab）是嵌合的小鼠/人抗 CD20 单克隆抗体，可诱导 B 细胞凋亡。CD20 是 B 淋巴细胞表面表达的一种 B 细胞特异性抗原，从前体 B 细胞到成熟 B 细胞分化的全过程中均有表达。利妥昔单抗通过抗体依赖性细胞毒性、补体介导的细胞裂解、信号通路的直接破坏和凋亡的触发来破坏 B 细胞。利妥昔单抗主要应用于非霍奇金淋巴瘤和慢性淋巴细胞白血病等肿瘤性疾病，后来逐渐应用于自身免疫性疾病，如类风湿关节炎、肉芽肿性血管炎和显微镜下多血管炎。2018 年，FDA 批准利妥昔单抗用于治疗中重度寻常型天疱疮。推荐用法：建议天疱疮患者在第 0、14 天接受 1 000mg 利妥昔单抗，之后在第 12 个月及每隔 6 个月接受 500mg 的利妥昔单抗，利妥昔单抗治疗的同时接受系统糖皮质激素治疗。

一项临床研究（Ritux 3）纳入了 90 名寻常型天疱疮患者，患者被随机分成 2 个方案组：泼尼松标准剂量方案组和利妥昔单抗联合剂量逐渐降低的短期低剂量口服泼尼松方案组。在 24 个月时，利妥昔单抗加泼尼松组的 46 例患者中有 41 例（89%）达到脱离治疗后的完全缓解，而泼尼松单药治疗组的 44 例患者中有 15 例（34%）达到这一目标。利妥昔单抗的不良反应包括输液反应、抑郁等。

## 六、靶向免疫检查点抗体药物——黑素瘤领域的应用

### （一）抗 CTLA-4 单克隆抗体

易普利姆玛（Ipilimumab）是一种重组人单克隆抗体，通过阻断 CTLA-4 与其配体 CD80/CD86 结合，从而改善 T 细胞的活化和增殖。该药在皮

肤科中主要用于治疗不可切除或转移性晚期黑素瘤患者,以及高危黑素瘤完全切除术后患者(皮肤黑素瘤的局部受累淋巴结大于1mm,并已行淋巴结根治性切除)的辅助治疗。推荐用法常规剂量为3mg/kg,静脉滴注时间为90分钟,每3周1次,总共4次。辅助治疗方案为10mg/kg,每3周1次,共4次,然后每3个月1次,持续3年,除非因毒性或复发而停药。两项大型Ⅲ期试验显示,易普利姆玛可显著延长晚期黑素瘤患者的总体生存期,且生存曲线在3年后进入平台期。易普利姆玛的常见不良反应包括疲乏、恶心、呕吐、腹泻、皮疹、瘙痒、肠炎等。

**(二)抗PD-1单克隆抗体**

程序性细胞死亡蛋白1(PD-1,CD279)属于免疫球蛋白超家族的细胞膜受体,主要表达于T细胞及B细胞。PD-1受体存在PD-L1和PD-L2两种配基。PD-1活化T细胞,与其配基结合抑制T细胞活性。PD-1抑制性免疫信号通过促进淋巴结抗原特异性T细胞凋亡和减少调节性T细胞凋亡实现。研究发现,靶向PD-1抑制性免疫信号通路成为治疗感染疾病、肿瘤和自身免疫性疾病的潜在药靶。目前获准的抗PD-1单抗包括派姆单抗(Pembrolizumab)和纳武单抗(Nivolumab)。

派姆单抗在皮肤科领域适用于不可切除性或转移性黑素瘤患者或高危黑素瘤切除术后的辅助治疗。推荐用法为静脉输液2mg/kg,每3周1次。最常见不良反应是疲劳、肌肉骨骼痛、食欲下降、瘙痒、腹泻、恶心。纳武单抗在皮肤科领域适用于不可切除或转移性黑素瘤患者(单用或与易普利姆玛联用)以及高危黑素瘤切除术后的辅助治疗。推荐用法为静脉输液240mg,每2周1次,或480mg,每4周1次。其常见的不良反应为疲劳、皮疹、肌肉骨骼疼痛、食欲下降、咳嗽、恶心和便秘等。Ⅲ期试验确定了派姆单抗和纳武单抗治疗方案作为大多数晚期黑素瘤患者首选免疫治疗的作用。

**七、生物制剂治疗皮肤疾病过程中的风险管控**

目前生物制剂在基础研究和临床应用领域都进入快速发展阶段,是许多皮肤疾病的重要治疗选择。然而,通过临床试验和上市后的监测已经明确了生物制剂的多种不良反应。上文中就每个生物制剂常见的不良反应已进行说明。下文就生物制剂使用过程中可能出现的严重并发症以及如何进行风险管控进行单独介绍。

1. **严重感染** 生物制剂在控制免疫炎症的同时,也一定程度上抑制了机体正常的抗感染免疫,使发生各种感染的风险增加,这些感染风险包括严重的细菌、真菌感染以及诱发潜在的病毒感染。用药前,需要进行病毒学检测,尤其是潜伏的HBV、HCV和巨细胞病毒。此外,潜在结核感染的激活也是一个必须引起关注的问题,因而在使用生物制剂之前,应仔细排除可能存在的潜在性结核病灶,包括病史询问、X线胸片或CT检查、皮肤PPD和/或T-spot TB检查。用药过程中也要定期筛查相关感染指标,及时识别感染并予以治疗。

2. **恶性肿瘤** 生物制剂,特别是TNF-α拮抗剂,可能会诱发淋巴瘤、白血病和实体恶性肿瘤,但目前研究尚未得出一致结果。美国FDA已经就此类风险多次发出警告。目前认为5年内确诊的恶性肿瘤患者不建议使用生物制剂。

3. **其他系统的重大并发症** 生物制剂在治疗的同时,对机体其他系统也有不同程度的影响。研究报道发现,长期使用英夫利昔单抗的少数患者,血清抗核抗体(ANA)和抗双链DNA(ds-DNA)抗体的滴度增加。因此治疗前及治疗过程中需要定期筛查免疫指标。临床试验研究中发现,使用IL-17拮抗剂的少数患者会诱发或加重炎症性肠病,因此不建议炎症性肠病患者使用IL-17拮抗剂。神经系统方面,TNF-α拮抗剂可导致脱髓鞘病变和视神经炎。在循环系统,TNF-α拮抗剂可加重已存在的充血性心力衰竭,故对于心功能Ⅲ、Ⅳ级的患者禁止使用TNF-α拮抗剂。

**八、生物制剂在皮肤疾病应用的发展趋势**

1. **生物制剂在适应证外多种皮肤疾病中的作用** 目前生物制剂在皮肤科领域主要集中于银屑病的治疗,对于其他皮肤科疾病的研究尚未丰富。但越来越多的个案报道、回顾性研究表明,生物制剂在许多难治性皮肤病上具有良好的疗效，以下简要列举应用各类生物制剂治疗适应证外的皮肤科疾病。

TNF-α 拮抗剂可用于多种炎症性皮肤病，包括坏疽性脓皮病、白塞病、大疱性类天疱疮、皮肤结节病、毛发红糠疹、中毒性表皮坏死松解症等的治疗；奥马珠单抗可用于特应性皮炎、大疱性类天疱疮等的治疗；利妥昔单抗可用于治疗大疱性类天疱等自身免疫性疱病。未来还需进一步完善生物制剂治疗皮肤病的适应证，为难治性皮肤病的治疗带来新的篇章。

2. **生物制剂作用靶点的探究** 随着分子生物学、免疫学和药物研发的进步以及多种皮肤科疾病发病机制的深入研究，发现了越来越多的作用靶点可用于炎症免疫相关的皮肤病的治疗。比如神经生长因子抑制剂、趋化因子受体拮抗剂、丝裂原激活的蛋白激酶抑制剂、转录激活因子抑制剂等可作用于新的靶点，均可能在银屑病的治疗中发挥作用，这些靶点为进一步研究的方向和具体研究点等提供了新思路。

此外，许多疾病的发病机制涉及多种疾病相关的炎症免疫介质，其在不同的信号通路中发挥不同作用。同时封闭几个不同的疾病相关的炎症免疫介质可能会取得更好的疗效，使更多接受靶向疾病相关的炎症免疫介质治疗的患者受益。双靶点的概念最初在肿瘤治疗学中提出，如博纳图单抗是一种抗 CD19 和 CD3 的串联单链抗体，已被用于治疗费城染色体 - 阴性复发性或难治性 B- 细胞前体急性淋巴母细胞白血病患者。那么对于涉及 Th17 细胞的炎性免疫性疾病中，双封闭维持 Th17 细胞生长和存活的细胞因子 IL-23 以及 Th17 细胞分泌产生的促炎性细胞因子 IL-17A，可能要比单独封闭 IL-23 或 IL-17A 更有效。

（江燕云 晋红中）

## 第三节 皮肤美容治疗的发展历程、现状及展望

皮肤美容治疗是以皮肤科学为基础，致力于维护、改善、修复和塑造人体皮肤健康与美的一类治疗手段。皮肤美容治疗源远流长。随着社会的进步，人们越来越重视一些影响容貌的皮肤病。皮肤科就诊患者中色素性疾病、脉管性疾病、痤疮、瘢痕等损容性皮肤病所占比例日渐增多，人们对健康的理解不再是传统意义上的没有疾病，而是在生理心理完整的基础上，与个人审美需求的和谐统一。皮肤美容治疗成为皮肤科医生研究的一个新方向。皮肤科医生应该结合自身专业素养及各种技术手段，帮助患者及求美者制订规范的治疗流程、选择相应的治疗方法、指导科学皮肤保健，从而解决患者的皮肤问题，满足求美者的需求。

### 一、国内外皮肤美容治疗概述

早在 20 世纪初期，国外就开始了毛发移植技术的研究。20 世纪 30 年代，德国皮肤病学家 Kromayer 首次系统提出皮肤磨削的方法。1960 年，Maiman 制成了世界上第一台激光器——红宝石激光；1963 年，美国皮肤科医生 Goldman 首先尝试用激光治疗良性皮肤损害和文身，开创了激光医学应用的先河；1983 年，Anderson RR 和 Parrish JA 提出了选择性光热作用原理，该原理是现代激光美容迅速发展的奠基石。1989 年，FDA 正式批准 A 型肉毒毒素用于治疗眉间纹。此后，注射美容技术、线性提升技术的研究和应用进一步丰富了皮肤美容治疗的范畴。

我国皮肤美容治疗历史悠久，中医创始初期就有各种进行祛斑除皱、美白保湿、延缓皮肤衰老等方剂的记载。当代中国美容皮肤科学在基于热效应的传统激光应用背景下，萌芽于 20 世纪 70 年代。20 世纪 90 年代初期，各种新型激光仪器和国外先进光电美容设备逐渐在国内普及。近年来，国产光电美容设备也日益成熟。激光技术与其他技术，如射频、超声等的联合应用推动了皮肤医疗美容技术不断向前发展。

### 二、非激光性理化美容技术的发展历程和现状

#### （一）高频电美容技术

19 世纪 90 年代，法国的医学家、物理学家 Jacques-Arsène d'Arsonval 通过实验证实，当电流以超过 1 000Hz 的频率通过人体时，不会造成神

经肌肉刺激和强直反应。随后进一步发现,高频电产生的电火花可造成浅表皮肤碳化,这一技术被命名为"电灼疗法",并被用于治疗皮肤肿瘤。随着电外科的发展,Doyen 在 1909 年描述了一种深渗透电流并称之为"电凝";William Clark 在 1911 年发明了一种装置,可造成组织脱水而不引起表面碳化,并将这一现象被描述为"电干燥";到 1926 年,William Bovie 和 Harvey Cushing 将电外科术用于手术切割和止血。如今,皮肤科医生将高频电技术用于各种疾病的治疗和皮肤美容。按其作用方式可分为:①电灼法,将电极置于距组织一定距离处,通过电火花作用切除浅表组织,可用于治疗疣、痣、脂溢性角化、小的血管瘤等;②电干燥法,通过单机装置直接接触病变组织发挥作用,局部组织变白即表示被破坏,适用于浅表病变切除;③电凝法,使用双极装置的深部组织切除术,其电流较电干燥法更大而电压更低,适用于范围较大、较深的皮损,如基底细胞癌、皮脂腺增生、汗管瘤、寻常疣、大的血管瘤等;④超短波疗法,使用波长 1~10m 波段的电磁波治疗皮肤病,主要适用于消炎、镇痛、促进伤口愈合等。

### (二)冷冻技术

19 世纪 50 年代,英国医生将冷冻技术应用于止痛及肿瘤的治疗。20 世纪初,美国医生用冷冻技术治疗病毒疣、色素痣等。1907 年,Whitehouse 发明了一种喷射装置,成为现代手持式液氮喷射装置的原型。20 世纪 60 年代,Zacarian 和 Torre 发明了手持式冷冻外壳装置和液氮喷射装置,从而使冷冻治疗在临床上的应用前进了一大步。近几十年来,由于冷冻技术治疗疗效较佳、操作简便、价格相对低廉等优点,在我国得到广泛普及。

冷冻技术原理是利用低温造成局部组织选择性坏死。具体作用机制是:组织内外冰晶形成,融化时细胞内冰晶再结晶,使细胞脱水、皱缩,电解质浓度和酸碱度发生改变;细胞膜的类脂蛋白复合物变性;血液淤滞、血栓形成、微循环闭塞。目前常用的冷冻技术包括:接触法、冷冻头法和喷射法。目前最常用的冷冻剂为液氮(沸点 -196℃)。冷冻治疗的适应证包括良性皮损,如脂溢性角化症、疣、雀斑、瘢痕、结节性痒疹等,以及部分癌前病变如日光性角化等。

### (三)发光二极管(LED)技术

LED 光源是一种非热效应光源,对皮肤无热损伤,具有安全、价格低廉、易操作等优点。1962 年,美国通用电气公司首次生产出发光二极管,经过多年的技术改进,LED 的波长几乎已经涵盖了所有可见光和近红外光的波段。不同于选择性光热作用诱发的热损伤修复机制,LED 的非热、非剥脱性光调作用具有安全、温和、治疗面积大、操作简便、价格相对激光便宜等优点,在皮肤美容中应用广泛,具有较大的发展前景。临床上,LED 早已广泛应用于痤疮的治疗,常用的光源为 415nm 蓝光,该波长光源能被痤疮丙酸杆菌产生的内源性光敏剂卟啉吸收,产生光毒反应,从而杀灭痤疮丙酸杆菌。其他常用的 LED 光源还有黄光、红光、近红外光等,可用于敏感性皮肤修复、嫩肤、伤口愈合、色素沉着等。

### (四)化学剥脱术

化学剥脱术又称化学换肤术,通过化学物质作用于皮肤,引起皮肤的可控损伤,诱导表皮和真皮结构的更新以及重塑。

化学剥脱起源于古埃及时期,当时的人们发现酸牛奶洗脸可改善皮肤,而其中的有效成分即是 α- 羟基酸。在古代中国,也有用水果、植物敷面嫩肤的传统。1882 年,德国皮肤病学家 Unna 首次科学地描述了化学剥脱剂,如水杨酸、酚、三氯醋酸等。欧洲的皮肤科医生先后将苯酚、巴豆油、水杨酸、间苯二酚及三氯醋酸等用于雀斑、黄褐斑和色素沉着等疾病的治疗。20 世纪 70 年代,美国科学家将 α 羟基乙酸用于皮肤病的治疗。此后,多种种类的化学剥脱剂,如 Jessner 溶液、Baker-Gordon 溶液、α 羟基乙酸、β 羟基乙酸等被研发并沿用至今。

根据作用深度,可将化学剥脱分为浅层、中层和深层剥脱。浅层剥脱的深度为表皮全层,中层剥脱为真皮乳头层,深层剥脱为真皮网状层中部。常用的化学剥脱剂包括 α 羟基酸、水杨酸和复合酸。化学剥脱术主要适应证包括:①痤疮,用于轻中度痤疮的辅助治疗、改善痤疮后的色素沉着和浅表瘢痕;②色素性疾病,黄褐斑、炎症后色素沉着、皮肤异色症等;③瘢痕,对于轻度萎缩性或增生性痤疮瘢痕有一定疗效;④光老化,可改善皱纹;⑤表皮增殖性疾病,脂溢性角化病、毛周角化病等。

### （五）光动力治疗

光动力治疗（photodynamic therapy，PDT）是通过光化学反应选择性破坏病变组织的治疗方法。其原理是利用光敏剂在特定波长的光源照射下产生的单线态氧或其他自由基，造成病变部位坏死损伤。早在 4 000 年前，古埃及人就通过口服含光敏剂的植物，再接受日光照射来治疗白癜风，但直到 20 世纪 90 年代，德国科学家才首次报道了光动力治疗对细胞的杀伤作用，并提出"光动力效应"这一概念。卟啉类物质的发现和研究对 PDT 的发展起到了至关重要的作用。第一代光敏剂研发于 20 世纪 70 年代和 80 年代早期，主要为卟啉类混合物，其组织选择性差，避光时间长。第二代大多为四吡咯类化合物的衍生物，光敏期短，避光时间缩短。目前我国应用较多的光敏剂主要是 5- 氨基酮戊酸。1990 年，我国学者顾瑛等开始探索用 PDT 治疗鲜红斑痣，根据卟啉类光敏剂的吸收代谢特点和光敏激发特性，建立了不同于激光的鲜红斑痣治疗方案。2017 年，用于治疗鲜红斑痣的新型光敏剂海姆泊芬在中国上市。

由于皮肤最便于接受光照，因此 PDT 在皮肤科得到了广泛应用。目前 PDT 在皮肤肿瘤、日光性角化病、鲜红斑痣、嫩肤、痤疮等疾病中已有了肯定的疗效。而新的光敏剂的开发应用、光动力治疗过程中疼痛的管理等问题将成为未来研究的热点问题。

### （六）强脉冲光技术

强脉冲光（intense pulsed light，IPL）是一种以脉冲方式发射的光，属于非激光光源。IPL 的光源是惰性气体放电灯（通常为氙气），在数万伏的高压触发脉冲作用下，氙气开始发生预电离击穿，并在电容器释放的轴向电场中进一步获能和电离，形成雪崩式放电。在此过程中，气体原子和离子受激发而以光子形式向外辐射能量，至此实现电能向光能的转换。发射的强光再经过聚光和初步过滤后，最后形成的光波长一般在 400~1 200nm 之间。IPL 的作用原理与激光相似，即选择性光热作用（selective photo- thermolysis）。当激光 /IPL 被靶组织吸收后，光能转换为热能，通过加热靶组织达到治疗目的。IPL 的波长范围大，

通过选择合适的治疗参数可用于良性色素性病变、良性血管性疾病等多种疾病的治疗，也可应用于脱毛及面部年轻化等。然而这种多重作用也降低了其治疗的精准性。

IPL 治疗技术的概念起源于 20 世纪 90 年代，1995 年由 ESC-Sharplan（现为美国 Lumenis 公司）生产的第一代光子设备经美国 FDA 批准用于治疗腿部血管病变。后来，美国 Pitter 医生发现其在面部光老化方面的治疗作用，使 IPL 治疗技术在皮肤美容领域的应用逐渐推广。

## 三、激光、射频及超声美容技术的发展历程和现状

### （一）激光美容技术

激光是受激发辐射并放大的光。激光设备主要包括以下 4 部分：激光泵浦、光学谐振腔、光传输系统、手具。激光的光学特性有：单色性、相干性、平行性、高亮度。激光通常以介质成分来分类，介质可以是气体（如氩气、准分子激光或二氧化碳激光）、液体（如染料激光）、固体（如红宝石激光、翠绿宝石激光或 Nd：YAG 激光、半导体激光）；激光也可以根据光束的脉冲特征来分类，如连续激光、脉冲激光、Q 开关激光等。

照射到皮肤上的光可以发生以下 4 个结局：反射、吸收、散射和传导，而只有发生光吸收作用，才会产生组织效应。皮肤中吸收光的分子称为色素基团（chromophore），主要有黑色素、水和血红蛋白。激光被靶组织吸收转化为热能而产生治疗作用，但同时热量向周围组织传导，则会引起周围组织损伤，导致瘢痕等副作用。

1983 年，Anderson RR 和 Parrish JA 提出了选择性光热作用理论。选择性光热作用原理是指根据不同组织的生物学特性，选择合适的激光参数（波长、能量、脉宽），在保证最有效治疗病变部位的同时，对周围正常组织的损伤最小。该原理将激光治疗的有效性与安全性统一，是现代美容激光的奠基石。实现选择性光热作用需要满足三个基本条件：①靶色基必须优先吸收激光波长。例如，黑色素吸收峰值在 280~1 200nm 之间，随着波长增加而吸收减少，因此常用的治疗色素性皮肤病的激光波长包括 532nm、694nm、755nm、1 064nm 等。②激光的照射时间必须短于或者等

于靶色基冷却所需要的时间。治疗色素性病变常用的脉宽为纳秒级（ns，$1s=10^9ns$），即 Q 开关激光。Q 开关激光脉宽短至几个至几百个纳秒，其激光峰值功率极高，可使一些细小颗粒如黑素、文身墨水等受热后发生瞬间爆破，而周围的正常组织不被破坏。③能量密度应该足够引起靶色基达到损伤的温度。当激光满足了这三个基本条件后，对靶色基进行照射就可以得到理想的组织治疗作用。

激光在皮肤美容中应用广泛，可以治疗色素性皮肤病和文身、血管性皮肤病、皮肤老化、瘢痕等。色素性皮肤病包括表皮色素性疾病如雀斑、咖啡斑、日光性黑子、Becker 痣等；真皮色素性疾病如太田痣、颧部褐青色痣、伊藤痣、蒙古斑等。文身染料颜色有黑、蓝、棕、绿、黄、红等，根据互补色原理采用相应的激光治疗。脉管性皮肤病如鲜红斑痣、婴幼儿血管瘤、蜘蛛痣、毛细血管扩张、樱桃状血管瘤、淋巴管瘤、静脉湖等也可以采用激光治疗。

在激光脱毛问世以前，人们采用过拔毛、蜜蜡、贴布、剃须刀等方式脱毛，但均是"春风吹又生"。1990 年，氩激光被用于治疗倒睫症，后有报道用极短脉宽的 1 064nm 激光脱毛，近年来出现了更先进的激光脱毛系统，如半导体激光和长脉冲掺钕钇铝石榴石激光（Nd：YAG）激光系统。激光脱毛是基于扩展的选择性光热作用原理。毛干中的黑色素可以选择性吸收光能并转化为热量，在适当的脉宽下，热量传导到周围组织，从而破坏邻近毛囊干细胞，达到脱毛的目的。但是，因为毛发生长周期有三个阶段——生长期、退行期、休止期，只有生长期的毛干才能作为激光的靶目标，所以激光脱毛需要多次治疗才能达到良好的效果。

点阵激光是基于选择性光热作用理论的一个革命性的进步。通过点阵激光产生呈阵列样排列的微小光束，作用于皮肤后产生多个三维立体柱状结构的微小热损伤区，称微治疗区（microscopic treatment zones，MTZs）。每一个微治疗区周围都有未损伤的正常组织，因此组织损伤修复较快。2004 年，第一台点阵激光 Fraxel SR（美国 Reliant 公司）问世，之后陆续出现了一系列的非剥脱性和剥脱性点阵激光。非剥脱性点阵激光主要通过热凝固形成 MTZs，包括波长为 1 550nm 的铒玻璃激光、掺钕钇铝石榴石激光（Nd：YAG）等；剥脱性点阵激光则引起不同程度的即刻组织汽化并形成热凝固带，常用的剥脱性点阵激光包括波长为 10 600nm 的二氧化碳激光和波长为 2 940nm 的铒激光。近年来，点阵激光技术在临床除用于皮肤松弛、皱纹、瘢痕的改善外，还越来越广泛的应用于皮肤病的辅助治疗如辅助药物传输、辅助光传输和开放通道等。

美容激光的另一个重大进展是脉宽进一步缩短，出现了皮秒（picosecond，ps）激光，其脉宽较之前纳秒激光更短（$1s=10^{12}ps$）。1998 年，Ross 等人首次报道，在清除黑色文身的效率比较中，皮秒激光优于纳秒激光。Ho 等于 2002 年通过电脑模拟的文身清除模型，发现皮秒激光的作用原理主要是通过光机械效应作用于色素颗粒，从而产生机械作用力，导致色素颗粒破碎，并且当激光脉宽在 10~100ps 时的工作效率最高，且对周围组织伤害最小。2012 年，波长为 755nm 的皮秒激光（PicoSure，美国赛诺秀公司）通过美国 FDA 批准用于文身治疗，并于 2015 年在中国上市。

### （二）射频美容技术

射频（radiofrequency，RF）也称射频电流，是一种高频交流电磁波的简称。每秒变化小于 1 000 次的交流电称为低频电流，大于 10 000 次的称为高频电流，射频就是这种高频电流。2000 年，RC Grekin 等首次应用射频技术治疗面部皮肤松弛、皱纹，安全且效果确切，治疗后恢复比激光快。美国 2002 年批准射频技术用于皮肤美容领域，具有祛皱、改善皮肤松弛等效果。至此，射频成为了皮肤年轻化的一项重要技术。

射频的原理主要是电流受皮肤、组织电阻的影响而转化为热能。人体组织是一个导电体，射频电流通过人体组织时，由于组织的电阻作用而产生力，使组织内的水分子瞬间快速震荡，各种离子在振动过程中来回摩擦或与周围介质摩擦，产生热能，热损伤引起胶原纤维变性、收缩，同时这种损伤引起机体修复反应而刺激胶原纤维及弹力纤维新生，从而起到改善皮肤松弛与皱纹的作用。比较关键的是，治疗时破坏胶原蛋白所需的能量要深入到真皮深层以及皮下脂肪，但又不能损坏真皮上部和表皮等，为了达到这些目的，这些设备在治疗时都需要对治疗部位皮肤表面进行适当的冷却以保证安全性。此外,射频的适应证还包括痤疮和辅助吸脂手术等。

目前常用的射频治疗仪包括单极射频、双极射频、多极射频和点阵射频。近年来聚焦射频在临床上也越来越受到重视。其技术原理是将人体组织整体视为阻抗(Ω),通过与人体组织阻抗一致的振荡器发出高频波,该高频波通过治疗头前端以电波的形式放出,其焦点被设计在稍稍离开治疗头前端位置的真皮或皮下,使得这一部位的加热程度最大,而皮肤表面的加热程度较轻,从而达到射频能量隔空加热的效果。聚焦射频技术使皮肤深层热量更加"聚焦集中",对皮肤组织的加热效率大大加强,同时避免对神经、血管的损伤,减轻了治疗的副反应,治疗舒适度也得到提升。

### (三)聚焦超声美容技术

非侵入性技术相较于侵入性技术或外科手术在对皮肤提升、紧致的治疗中呈现出较大的优越性,因此越来越多的激光及射频类设备被开发应用于解决皮肤皱纹及组织凹陷等问题。近年来,聚焦超声技术作为一种有效的非侵入性紧肤技术在国内外广受欢迎。聚焦超声治疗产生相对低的能量温度作用于皮肤表面,利用超声热能聚焦的原理,通过点阵的集束热传递方式,其手具探头发出每秒震动高达600~1 200万次的矩阵分子能量波,在皮下深度1.5~4.5mm时直接作用于深层筋膜,并在筋膜层射频电场形成聚焦面,强烈撞击真皮组织,使其产生电场聚集效果,使皮下温度瞬间提升到60~75℃,从而刺激胶原重塑及形成新胶原,并且可以将热量准确传递到包括真皮及皮下组织在内的非相邻部位组织,形成热凝固带,但不会波及到其他相邻的非定位作用组织。除此之外,热量也可以引起皮下脂肪层内的胶原纤维变性及重塑。

除此之外,聚焦超声还可以用于溶脂减肥。将超声波定点辐射人体脂肪组织,通过机械效应破坏脂肪细胞膜及热效应杀死脂肪细胞,吞噬细胞吞噬脂类及细胞残片,减少局部脂肪堆积。超声溶脂技术的概念最早是在20世纪70年代提出的,但由于技术原因未用于临床,直到1996年Zochhi率先发明了超声吸脂技术。2005年,以色列UltraShape公司首先发明聚焦超声设备用于溶脂减肥。随后,冷冻、射频、激光技术也在溶脂方面显示了各自的治疗效果。

### 四、注射美容治疗的发展历程和现状

注射美容因其具有简便、微创、手术时间短及患者痛苦小、恢复快等优点,近年来临床应用越来越广泛。在美国非手术美容的前两位是肉毒毒素注射和皮肤软组织的填充注射。2002年12月,我国食品药品监督总局(CFDA)批准上市的A型肉毒毒素(衡力)主要用于治疗眼睑痉挛、面肌痉挛及斜视等;2003年12月,CFDA批准进口A型肉毒毒素(保妥适)用于眼睑痉挛、面肌痉挛,并于2009年7月和2012年3月相继批准保妥适和衡力用于眉间纹的治疗。时至今日,肉毒毒素注射由于其相对安全、有效,已经成为面部除皱至关重要的治疗方式,而且在其扩大适应证方面(如瘦脸、多汗症等)也显示了其有效性。

皮肤填充剂如透明质酸、胶原蛋白、自体脂肪等通过扩张植入部位的体积达到修整及美化人体面部轮廓及消除皱纹的作用。填充剂的历史开始于1830年,德国科学家Baron首次发现了石蜡,1899年,维也纳医生Robert Gersuny首先用石蜡填充阴囊以修复晚期结核患者的睾丸,很快液体石蜡成为隆鼻的一个治疗手段,直至1911年Kolle医生总结了注射石蜡所导致的一系列后遗症,此后石蜡逐渐退出历史舞台。19世纪末,自体脂肪移植开始应用于面部填充,1950年,Peer报道采用注射器抽吸脂肪然后再进行脂肪移植,如今脂肪移植已成为相对成熟的填充治疗技术。1958年,牛胶原注射开始应用,1981年,牛胶原商品Zyderm I获得FDA批准上市。2003年,合成人胶原商品获得FDA批准上市。1996年,透明质酸填充剂Hylaform和Restylane问世,2003年,Restylane率先被FDA批准,2008年获得CFDA的批准,标志着注射美容进入新纪元。透明质酸类填充剂迅速占领市场,成为注射美容市场的重要产品。未来可供选择的注射产品将更加丰富,但是临床医生不能仅仅把眼光放在各种注射材料的应用上,还应该重视材料本身及并发症的研究,进行更多前瞻性基础研究及大样本回顾性临床研究,将材料本身及并发症的机制问题了解清楚,预防并发症的发生。

## 五、皮肤美容治疗的发展展望

过去几十年，我国皮肤美容治疗经历了萌芽和起步阶段，近年来发展迅猛，随着新技术、新方法的出现，皮肤美容专业人才队伍、专业学术团体不断发展壮大，皮肤美容治疗百花齐放。在此背景下，急需皮肤美容相关的基础及临床研究，为皮肤美容治疗学进入下一个台阶打下基础。

近年来，如何延缓老化成为皮肤美容治疗关注的焦点。未来皮肤美容治疗发展的趋势为联合现有治疗手段及技术、针对性地设计个体化治疗方案，综合管理从皮肤到骨骼层次的不同老化问题，系统评估新治疗手段并建立相应的专家共识/指南。

皮肤美容治疗离不开各种高科技治疗仪器、新剂型药物的研制和开发，临床医生应该和企业进行紧密合作，从临床角度出发，提出目前所需解决的问题，结合基础实验和临床研究，致力于为患者和求美者提供更佳、更安全的治疗决策。

与此同时，损容性疾病患者的心理健康应该受到更多重视，在改善患者及求美者皮肤状态的同时，应加强心理健康建设。如何判断患者心理状态、如何正确掌握和应用心理美容咨询、如何将皮肤美容治疗与心理健康管理结合等问题，亟待进一步研究。

（文翔　蒋献）

# 第四节　皮肤外科的常用技术及进展

## 一、皮肤外科的发展历史

皮肤外科拥有古老的历史，5万年前人类就会利用石针、骨针及植物纤维进行皮肤缝合。在古埃及、巴比伦、印度、希腊、罗马的古老医学文献中都有类似于今天皮肤外科手术的操作记载。

作为皮肤科学重要的组成部分，现代皮肤外科不仅与皮肤内科同时起源，而且作为三级学科与皮肤病理一起被定义为皮肤科学不可或缺的亚专业。追溯历史，现代皮肤病学发展可以分为4个阶段。第一阶段：19世纪皮肤病学诞生，最早的皮肤科医生都是外科出身，故而从皮肤病学确立之时起，皮肤科医生就手拿柳叶刀开展有创诊治，这一阶段可以被看作现代皮肤外科的起源；第二阶段：20世纪上半叶，由于梅毒、麻风等感染性皮肤病肆虐，且无明确有效的药物治疗，故而那时皮肤科医生多以内科治疗为主，皮肤外科逐渐被忽略，以至于在很多地方至今还把皮肤科定义为内科系统学科；第三阶段：20世纪50年代，Mohs显微描记手术出现并逐渐被医学界接收，这个针对皮肤恶性肿瘤的术式极大地激发了皮肤科医生从事肿瘤外科治疗的热情，同时由于抗生素已经普及使用，让感染性皮肤病总体得到有效控制，故而皮肤科医生工作重点的变化也推动了皮肤外科的发展，这一阶段标志了皮肤外科的中兴；第四阶段：21世纪以来，医学美容蓬勃发展，皮肤科医生凭借自己同时熟悉皮肤病生理知识和手术操作，一举站在了医疗美容的前列，而且开发推广了很多影响广泛的技术，诸如毛发移植、膨胀麻醉下吸脂、激光美容、肉毒素注射除皱。今天皮肤外科在国际上已经成长为体系完备、学术活跃的皮肤病学亚专业。

在中国，真正意义上的皮肤外科起源于20世纪60年代的麻风畸形矫治工作。那个时代中国还没有完全控制麻风，政府号召开展麻风诊治运动。由于麻风归属皮肤疾病，所以很多皮肤科医生积极响应号召向骨科、整形科专家求教，继而投身麻风诊治与畸形矫治。随着麻风得到有效控制，全国各地的麻风病院纷纷转型为皮肤病医院，大约在20世纪80年代，上述皮肤病医院纷纷挂牌皮肤外科，其工作也从以麻风畸形矫治为主转变为皮肤肿瘤诊治，甚至是美容。在中国也有几件值得纪念的大事：1986年，在一次皮肤病学术会议上，王高嵩教授首次明确"皮肤外科"这一中文名词；2005年，首届中国医师年会召开，开创性地在皮肤科综合学术会议上首次设置皮肤外科分会场，以后皮肤外科分会场几乎成为各种会议的标配；2014年12月，中华医学杂志发表《中国皮肤外科学科体系及规范建设专家共识》，标志皮肤外科学科体系在中国初步形成；2018年，国家皮肤科住院医师规培化培训培养细则及规培基地资质标准被修订，其中专门强化了皮肤病理与皮肤外科的内容；2019年，国家发布专科医师规范化培训专科目录,其中明确皮肤科需要专培的三级学科项目是皮肤外科与皮肤病理;2019 年 10 月,首届中国皮肤外科大会暨第五届亚洲皮肤外科大会在北京隆重召开。目前皮肤外科在中国的发展已经进入快车道,越来越多的皮肤医生愿意从事皮肤外科工作,同时皮肤外科也为皮肤病学的整体发展形成了巨大助推力。

## 二、皮肤外科与美容科及其他外科系统学科之间的关系

近年来,社会对医学美容的需求越来越大,也吸引了越来越多的皮肤科医生投入医学美容事业。然而,皮肤外科虽然涉及医学美容,但是绝对不能把皮肤外科等同于医学美容。无论从历史发展角度看,还是从社会现实需求来讲,皮肤肿瘤诊治是皮肤外科的基础和立身之本,而基于皮肤外科技术的医学美容仅能被看作是皮肤外科的上层建筑。如果只强调皮肤外科做美容,那将是舍本逐末,会对学科的发展造成伤害。

医学美容实际是一门交叉学科,很多学科都涉及。目前医学美容在两条轨道上发展。一方面,整形外科医生从头治到脚,从内治到外;另一方面,很多学科医生以器官系统来划分,在自己的领域实践着医学美容。客观讲,两条轨道互有交叉,例如唇腭裂既属于口腔科颌面外科管辖,也可以在整形科治疗;再如重睑成形和"祛眼袋",整形科、眼科和皮科都可以操作。原卫生部曾发布《国家医学美容项目目录》,其中把医学美容项目归属到 4 个学科下面,即美容外科、美容皮肤科、美容中医、美容口腔科。美容外科项目目录约束整形外科医师,美容皮肤科项目目录约束皮肤科医师,美容中医科项目目录和美容口腔科项目目录分别管理中医科医师和口腔科医师。需要强调的是,这 4 个目录如上所述彼此有交叉,每一位希望从事医学美容的医师要根据自己的执业注册领域选择项目目录去实践。

不可否认,在实施皮肤外科操作时会借鉴很多兄弟学科技术,但是这并不妨碍皮肤外科作为三级学科独立存在,因为皮肤外科拥有自己独特的术式——如 Mohs 显微描记手术等,还有自己的人才培养体系,而且在历史上贡献了很多现在被兄弟学科广泛应用的手术技术。皮肤外科不能

被取代的最重要的原因是皮肤外科治疗的背后有皮肤病理、皮肤病生理学术体系的支撑。切除一个肿物,皮肤外科操作者不仅要知道肿物的名称,脑海里还要有肿物的病理图像和发生发展的特点,故而懂得该切多深、多大,围手术期要注意什么。

## 三、皮肤外科的基本理念与技术

2014 年 12 月,《中华医学杂志》上发表了《中国皮肤外科学科体系及规范建设专家共识》,详细阐述了中国皮肤科医生定义的皮肤外科基本理念与技术。

皮肤外科的定义:皮肤外科学是皮肤性病学固有亚分支,指采用有创和微创手段进行诊治皮肤疾患或矫正体被系统缺陷,融合了皮肤性病学理论和外科、成形美容技术的一门学科。

皮肤外科的施治范围:皮肤外科作为皮肤性病学的三级学科,操作范围包括表皮、真皮和皮下组织等体被层组织。其施治目标是体被系统疾患或缺陷的诊治和矫正,恢复皮肤正常功能,达到治疗和美容的目的。

皮肤外科的常用诊治项目可以分为微创项目和手术项目。

**(一)微创治疗项目**

**1. 物理治疗**　冷冻、电外科治疗(电灼、电烙、电解、电切等)、微波治疗、粉刺挑治、微针(microneedle)治疗以及其他针对体被组织病损或缺陷的损伤轻微的物理治疗。

**2. 注射及填充**　局封(相关药物)、硬化剂注射、肉毒素注射、填充物(品种依据国家药监局文件)注射、脂肪移植、其他针对体被病损或缺陷的注射治疗。

**3. 化学剥脱**　(药品依据国家药品监督管理局批文)。

**4. 激光和其他光(电磁波)治疗**

(1)激光治疗:包括皮肤增生物或肿瘤治疗,血管性疾病治疗,皮肤瘢痕治疗,除皱、消除皮肤松弛、脱毛、磨削治疗,去文身、文眉,色素性皮损治疗等。

(2)强脉冲光治疗:包括色素性皮损和血管性疾病治疗,皮肤瘢痕,除皱、消除皮肤松弛、脱毛治疗等。

（3）其他光（电磁波）治疗：射频治疗、超声治疗等。

（4）光动力治疗：皮肤肿瘤诊治、各种病毒疣、痤疮治疗等。

5. 其他微创诊疗技术。

**（二）手术项目**

- 皮肤活检
- 皮肤肿物刮除
- 皮肤良性肿物切除或剥离
- 皮肤恶性肿物切除
- Mohs 显微描记手术
- 淋巴结活检
- 淋巴结清扫
- 皮肤缺损的成形修复（如单纯闭合，皮瓣、游离皮片移植等成形手术）
- 皮肤创伤的美容修复
- 皮肤磨削术
- 麻风畸形矫治
- 腋臭及多汗症手术
- 甲外科手术
- 足病手术
- 皮肤血管瘤手术
- 酒渣鼻切割矫治
- 瘢痕与瘢痕疙瘩成形
- 毛发移植
- 睑成形术（畸形矫治、重睑成形、睑袋成形等）
- 皮肤年轻化成形术
- 脂肪抽吸术
- 内外眦成形
- 酒窝成形
- 包皮环切
- 溃疡治疗
- 静脉曲张治疗
- 白癜风手术
- 皮肤扩张器应用

皮肤外科最常见的诊治目标是良恶性肿物，所以肿物切除与手术原发缺损的闭合也成为最常实践的皮肤外科操作。

最常用的切除技术包括简单切除和 Mohs 切除。过去常提及梭形切除，即切口的长径与短径之比大约 4∶1，这样容易缝合出一条完美的直线，避免缝合轨迹两端翘起"狗耳"。然而人体不同部位皮肤的弹性和可移动性均不一样，一味追求标准的梭形切口，可能会造成不必要的正常皮肤损失。目前多鼓励首先根据肿物的性质确定扩大切除的安全距离，然后沿肿物外缘适当扩大切除肿物，缝合不规则缺损后，如果形成"狗耳"再成形修复。通常情况下以这种方式切除肿物对正常组织的影响最小。

Mohs 切除，全称应该是 Mohs 显微描记手术，主要针对基底细胞癌、皮肤鳞状细胞癌等以"单一灶性连续性生长"为特点的皮肤恶性肿瘤进行彻底切除，后面有专门篇幅介绍。这里要强调，Mohs 切除最大的优点是有效全面检测肿瘤是否切净，而且能在肿瘤切净的前提下使手术原发缺损的面积最小化，有利于成形修复。

皮肤外科的缝合技术主要包括单纯闭合、皮瓣闭合与游离皮片移植。

肿物切除后，绝大多数缺损可以通过单纯闭合来直接缝合，通常分别实施皮内缝合与表皮缝合。皮内缝合需要用到可吸收缝合线，缝合的目的是关闭缺损（承受缺损的主要张力）；外缝合常应用尼龙缝线，目的是矫正表皮的对合，故而无需刻意追求外缝合针脚的均匀。

皮瓣是指部分切开皮肤组织，使其既有与人体相连的"蒂"供应血液，又有可移动的"瓣体"，然后将瓣体转移到需要闭合的手术原发缺损处。瓣体移动，可能会造成继发缺损，通常采用单纯闭合或者游离皮片移植来关闭。皮瓣的用处在于用瓣体覆盖张力大不能直接闭合的手术原发缺损，在瓣体移位时把缺损转移到皮肤弹性和可移动性较好的部位或比较隐蔽的部位，这样继发缺损就比较容易闭合了。皮肤外科常用两类皮瓣——随意皮瓣与轴型皮瓣。随意皮瓣是指依靠皮瓣蒂中的毛细血管网供应血液，常见的推进皮瓣、旋转皮瓣、易位皮瓣都属于随意皮瓣。"推进""旋转""易位"是根据皮瓣移位的方式来进行命名的。轴型皮瓣是指皮瓣中含有知名动静脉，故而血供比毛细血管网更加充沛，因此轴型皮瓣的蒂可以更窄，可承受的扭转程度也更好，但是轴型皮瓣的手术过程更为复杂。前额正中皮瓣是最常用的轴型皮瓣，其蒂中含有滑车上动脉。

游离皮片移植是另外一种常用的缺损成形修

复方式。顾名思义,游离皮片移植是指从远位切下一片皮肤移植至手术原发缺损处,进而固定、使其成活。根据皮片的厚薄,可以分为刃厚皮片、全厚皮片及复合皮片。刃厚皮片通常是在真皮乳头层离断,主要成分是表皮。这种皮片的优势是易成活、成活快,可以大片取材,但是外观效果差强人意,常常发生挛缩,取大片刃厚皮片需要专用工具。全厚皮片包含了全部表皮和真皮,取材时一般切至脂肪层,然后用组织剪将脂肪层修剪干净。全厚皮片的优势是较少发生挛缩,外观效果较好,但是成活速度和概率小于刃厚皮片,而且供区有限,不能提供过大的皮片。复合皮片是指皮片不仅包含表皮、真皮,而且有脂肪组织,甚至骨骼组织。该类型皮片修复缺损不仅外观效果好,而且功能更接近于正常皮肤,但是操作的复杂性限制了它的应用。

## 四、皮肤外科特色术式简介

### (一) Mohs 显微描记手术

Mohs 显微描记手术是美国医生 Frederic E. Mohs(1910—2002)在 20 世纪中叶创立的一种术式,主要针对以单一灶性连续侵袭性生长为特征的皮肤恶性肿瘤,故而被认为是皮肤外科最具代表性的开创之一,也被认为是皮肤外科发展史上的里程碑事件。

今天临床操作的 Mohs 显微描记手术本质上是一种切除和检测方法。从临床意义看它有两个优势:①通过把肿瘤的侧壁和底面无遗漏的全面病理检测,保证肿瘤最大程度的切净;②通过肿瘤位置及标本分割信息在模式图上的标记,可以得知切除未净发生在哪个方位,进而只在局部进行扩切,最大程度避免了正常组织损失,有利于成形修复。

常规 Mohs 显微描记手术是通过冰冻切片技术检测标本,但是冰冻切片不适用于黑素瘤,故而近年慢 Mohs 技术发展迅速,所谓慢是指采用常规 H&E 染色或者免疫组化进行制片。随着快速染色和快速免疫组化技术的突破,今天的"慢"仅是相对而言。慢 Mohs 显微描记手术适用于黑素瘤以及少见皮肤恶性肿瘤。

### (二) 毛发移植

20 世纪初期就曾有毛发移植案例报道,但是真正意义上的毛发移植源于美国皮肤科医生 Norman Orentreich 开展的术式(1959 年)。现代毛发移植是基于雄性激素型秃发的基础理论——顶部、额部毛发受雄性激素调节易脱落,表现为发际线显著上移和谢顶,而枕部毛发不受激素调节,即使移植至额顶部也不会因激素调节而脱落。Orentreich 医生被认为是毛发移植之父。其后美国皮肤科医生 Sam Ayres III 在 20 世纪 50 至 60 年代开创了微小毛囊移植技术。皮肤科医生 Robert Limmer 在 1991 年发表了单毛囊移植技术,使其成为毛囊单位毛发移植技术的创始人。

毛发移植适应证包括雄性激素脱发、瘢痕脱发、先天缺陷成形修复后的毛发恢复等。这里必须提示,毛发移植不是治疗手段,而是一种塑形技术。毛发移植不会让毛发增加一根,但是通过毛发的位移和均匀分布,可以恢复毛发正常容貌,满足患者的美观需求。

毛发移植的基本手术流程如下:①根据患者的脱发情况合理设计发际线;②根据受区面积计算所需要的毛囊单位数量,再通过枕部供区毛发密度计算需要获取多大面积的毛囊单位;③在枕部切取供区条状头皮;④将从供区获得的带毛发皮条分割成独立的毛囊单位;⑤在受区根据设计的密度进行打孔,然后将分离好的毛囊单位逐一插入孔内。上述技术称之为毛囊单位移植(Follicle Unit Transplant,FUT)。

近年来,针对小面积植发又衍生成毛囊单位提取(follicle unit extration,FUE)技术,即不再条状切取头皮,而是在枕部按照一定的分布直接获取毛囊单位,并将其植入受区的孔内。这种技术避免了枕部线状缝合,创伤小,然而该技术容易离断毛囊,故而对操作技巧要求较高。为了减少 FUE 技术对毛囊的损伤,机器人技术也被引入临床操作。

(李 航)

# 第五节 光 疗

光是一种具有电磁波和粒子流二重性的物质。也就是说,光既具有波长、频率、反射、折射、干涉等电磁波特性,又具有能量、吸收、光电效应、光压等量子特性。因此,光的一切物理现象及光的治疗作用，或与其波动性质有关，或与其微粒性质有关。光疗法是利用光线的辐射治疗疾病或美容的物理治疗技术，包括可见光、红外线、紫外线、光化学疗法等。

紫外线疗法是利用紫外线照射人体来防治疾病的一种物理治疗技术。传统的紫外线疗法指用人工光源中波紫外线（ultraviolet B，UVB）、长波紫外线（ultraviolet A，UVA）以及 UVB 联合 UVA 辐射治疗皮肤病的方法。近年来又开展了 311nm 的窄波中波紫外线（narrow‐band ultraviolet B，NB‐UVB）、308nm 准分子光/激光及长波紫外线 1（ultraviolet A1，UVA1）等新的治疗皮肤病的光谱。光化学疗法（photochemotherapy）是指应用光敏剂结合紫外线照射来治疗皮肤病的一种疗法，应用 8 甲氧基补骨脂素（8 methoxy-psoralen，8-MOP）联合 UVA 照射的疗法称为 PUVA 疗法。

## 一、光疗法的发展历程

早在几千年前，人们就已意识到日光与人类有着密切的关联。大约在公元 8 世纪，埃及人利用从植物中提取的补骨脂素类物质配合日光治疗白癜风，比现代光化学疗法超前 1200 年。

1801 年，Johann Ritter 发现太阳光光谱中的紫外线波段。

1893 年，现代光疗之父 Niels Finsen 首次提出日光中紫外线波段有着重要的生物学效应。在随后的 1893—1896 年，其在多篇论文中提出紫外线是导致日晒红斑产生的最主要原因。此后，Niels Finsen 还研制了 Finsen 灯（碳质电弧离子源），作为人造光源治疗寻常狼疮在内的多种皮肤疾病。1903 年，Niels Finsen 获得诺贝尔医学奖。

1900 年，J. Prime 首次开展光化学临床研究。

1906 年，发明石英高压汞灯。

1931 年，开展 Goeckerman 疗法。

1933 年，《射线疗法》一书首次出版，详细描述了紫外线治疗多种皮肤疾病的情况。

1938 年，发明荧光灯。

1953 年，开展 Ingram 疗法。

1970 年，应用 8-MOP 联合长波紫外线照射治疗皮肤疾病。1974 年，将该疗法命名为光化学疗法，即 PUVA 疗法。

1987 年，Edelson 等学者描述了一种新的具有免疫调节作用的光化学疗法——体外光分离置换法。

1988 年，波长 311nm 的 NB‐UVB 光疗法开始应用。

1992 年，波长 340~400nm 的 UVA1 光疗法应用于皮肤科临床。

2002 年，Cameron H 等发表论文，家庭光疗作为明确概念首次被提出。

## 二、逐渐推广的窄谱中波紫外线疗法的优势及面临的挑战

1981 年，Parrish Jaenike 发现波长在 300~313nm 之间的 NB‐UVB 治疗银屑病最有效，超过 313nm 则疗效降低，低于 290nm 则几无治疗作用，仅引起皮肤灼伤。很快于 80 年代初，Philips 公司就生产出使用特殊磷光剂的 TL01 型荧光灯管，TL01 灯管发出的紫外线为 NB‐UVB，其特征是 85% 以上的紫外线能量集中在波峰 311nm 附近，波长 <290nm 的能量极少，只占总能量 0.1%。自 20 世纪 80 年代末 90 年代初以来，NB‐UVB 得到广泛推广应用。

### （一）NB-UVB 疗法的临床应用优势

通常将 1988 年首次用于临床的、由荧光灯管发出、峰值为（311±2）nm 的 UVB 定义为 NB‐UVB，随着光源技术的发展，现已出现峰值为 304nm、308nm 等其他光谱较窄的 UVB 新光源。广义而言，可将主要能量集中在 296~313nm 的 UVB 统归为临床使用的 NB‐UVB 范畴。

由于不同波长紫外线的生物学效应有所不同，所以 NB‐UVB 的光谱特点使它的生物学效应和宽波中波紫外线（broad band ultraviolet B，BB‐UVB）有很大差异。与 311nm NB‐UVB 相比，308nm 准分子光/激光能量高，穿透力更强，靶向性好，其清除皮损速度更快，具有较高的安全性。

1. **银屑病** 于 1984 年开始用于治疗银屑病，与 BB‐UVB 相比，其疗效明显优于 BB‐UVB，产生显效的时间和总疗程均明显短于后者，缓解期较 BB‐UVB 长。这与 NB‐UVB 照射皮肤后产生的免疫调节作用密切相关。NB‐UVB 可诱导淋巴细胞凋亡，皮肤局部淋巴细胞数量，从而减轻局部的免疫、炎症反应。Ozawa 等研究发现，银屑病皮疹区的表皮和真皮经 NB‐UVB 和 BB‐UVB 照

射后，该区域的 T 淋巴细胞数量显著减少，且这一效应在 NB-UVB 比 BB-UVB 治疗后更加显著。进一步研究发现，NB-UVB 照射可诱导皮损区域 T 细胞凋亡，从而有效清除皮损表皮中浸润的 T 淋巴细胞，减少 CD4 细胞的数量，降低 Th1 活性，进而抑制 T 淋巴细胞生成。Ozawa 等认为这是 NB-UVB 治疗银屑病的主要机制。

另一优势是 NB-UVB 产生红斑、水肿的反应明显低于 BB-UVB。有研究显示，BB-UVB 引起皮肤水肿、晒伤的能力是 NB-UVB 的 6 倍，而产生顺式尿刊酸的能力是 NB-UVB 的 2.3 倍。也就是说，在引起相同皮肤水肿、晒伤反应的前提下，NB-UVB 有更高的免疫调节效率。在健康志愿者背部测得的 NB-UVB 最小红斑量是 UVB 的 4 倍左右，说明 NB-UVB 不易发生红斑效应，这一特性保证其治疗时可以使用更高的照射剂量，从而获得更好的疗效。

与 PUVA 相比，NB-UVB 治疗银屑病的疗效两者相当，但缓解期短于 PUVA。不过其优点为操作方便、起效快、节省时间，治疗前不需应用可引起恶心、白内障、光毒反应和药物反应的光敏剂，对患者无过多的行为限制以及省去药物的费用等，部分学者认为基于其较安全，可适用于孕妇和儿童。

2. **白癜风**　NB-UVB 自 1997 年由 Westerhof 和 Nieuweboer-Krobotova 首次用于白癜风的治疗后，已成为一种安全、有效的治疗选择之一。在多项前瞻性的临床研究中已经证实，NB-UVB 治疗白癜风等色素性疾病的疗效比 PUVA 好。有人用 NB-UVB 和 PUVA 对白癜风进行治疗，4 个月后，PUVA 治疗组中 46% 的患者有明显色素恢复，而同期 NB-UVB 治疗的患者中 67% 有明显的色素恢复，经 12 个月的 NB-UVB 治疗，63% 的患者有 75% 以上的色素恢复。疗效最好的部位是面部和躯干，平均 NB-UVB 照射的累积剂量为 17.3J/cm²，平均缓解期在 NB-UVB 组为 24.5 个月，而 PUVA 组为 22.8 个月。另有学者证实 NB-UVB 治疗儿童白癜风也安全有效，能显著提高患者的生活质量。

3. **蕈样肉芽肿**　Felix 等人对 117 例接受 NB-UVB 治疗的 I 期患者进行回顾性分析，完全缓解率为 80%，其中 60% 的患者获得五年以上的无病生存期。Gokdemir 等对 23 名接受 NB-UVB 治疗的 MF 患者进行的一项前瞻性研究结果示，红斑期患者完全缓解率为 100%，斑块期患者为 60%。目前，大部分学者认为 NB-UVB 对早期蕈样肉芽肿，尤其是红斑期的治疗安全有效，部分学者提出其可作为早期蕈样肉芽肿的一线疗法。

4. **特应性皮炎**　PUVA 和 NB-UVB 都能使特应性皮炎很快获得缓解或改善，研究表明，8-甲氧补骨脂素浴后进行 UVA 照射与 NB-UVB 照射，二者疗效无显著性差异。NB-UVB 似比 BB-UVB 更有效，照射 3 周病情即明显减轻，在 4~5 周内痊愈，经随访 8 周无复发。

5. **光敏性皮肤病**　多形性日光疹通常需要预防性治疗，常常在预计发病日期的前一个月进行。研究表明，PUVA 或 BB-UVB 治疗有效，但对 UVA 敏感的患者，NB-UVB 是适合的替代疗法。

### （二）NB-UVB 疗法面临的挑战

目前，各学者在应用 NB-UVB 治疗时，所采取的方案不尽相同。为了得到最优化的治疗方案，国内外很多学者对此进行了研究，包括治疗过程中采用的剂量，在治疗过程中对剂量进行调整的方法以及采用的治疗频度、疗程等。

1. **如何选择恰当的治疗剂量、频率、次数**　包括治疗初始剂量的确定、剂量的增减、治疗频率、次数及维持治疗等。

治疗初始剂量及剂量的增减：目前推荐的初始剂量的确定有两种方案。对于有条件进行紫外线最小红斑量（minimal erythema dose，MED）测定的区域，可根据 MED 而定，初始剂量一般为 50%~70%MED，在治疗过程中，患者对 NB-UVB 表现出逐步的适应性，皮肤的 MED 值随之提高，所以在治疗过程中应根据皮肤反应的情况每次逐渐增加剂量，目的是使皮肤维持轻微的肉眼可察的红斑反应。研究表明，以 70%MED 为起始剂量照射 1、2、3 周后的疗效显著优于起始剂量为 35%MED 组。其需要的中位治疗次数分别为 12 和 16 次。但达到同样疗效时，后者的累积剂量小，可降低长期治疗致癌危险性。由于不同人的 MED 不同，没有完全可靠的预测方法，所以在应用时比较理想的方法是，在治疗之前测定不同患者的 MED 值，这样可以更好地把握治疗剂量。

对于无条件开展 MED 测定的区域，可根据

Fitzpatrick 皮肤类型来决定起始剂量,国外文献建议 I 型和 II 型皮肤为 100~150mJ/cm$^2$、III 型和 IV 型皮肤为 150~250mJ/cm$^2$、V 型和 VI 型皮肤为 200~400mJ/cm$^2$。在治疗时照射的最大剂量躯干部为 3 000mJ/cm$^2$;面部则根据皮肤类型而定,I 型和 II 型为 1 000mJ/cm$^2$、III 型和 IV 型为 1 500mJ/cm$^2$、V 型和 VI 型为 2 000mJ/cm$^2$。我国患者皮肤多为 III 型和 IV 型,在临床应用时国内学者常选用的全身照射初始剂量 200~400mJ/cm$^2$,局部照射初始剂量为 300~500mJ/cm$^2$。

总之,恰当的剂量调整方案可产生较好的疗效,较少的不良反应和累积剂量。我们的方法是,首次照射剂量为 70% 的 MED,第二次时检查照射反应,如无红斑出现,以后每次辐射量增加 15%~20%;如有轻度红斑,用首次的原辐射剂量;出现无症状的境界清楚的红斑,暂停一次照射,下一次用原剂量,以后每次增加 10% 辐射量;如出现疼痛性红斑(伴或不伴有水肿或大疱),要在皮损消退后再考虑治疗,恢复治疗时为原剂量的 50%,以后每次增加 10%。间隔时间:3 天以内,每次增加剂量 10%~20%,4~7 天维持原剂量,1~2 周在原剂量的基础上减少 25%,2~3 周在原剂量的基础上减少 50%,3 周以上从初始剂量开始。

治疗频率、次数及维持治疗:治疗过程中采用的治疗频度、疗程等直接影响治疗的疗效及不良反应,而皮损缓解后如何维持治疗以减少病情的反复也是临床治疗中常遇到的棘手问题,众多学者对此开展了相关研究。

在 NB-UVB 治疗银屑病的研究中,一项研究表明,每周 5 次治疗,35 天可使皮损消退,而每周 3 次治疗,40 天可达到同样的效果,但后者所导致的瘙痒、红斑、水疱等副作用显著减少。另一项研究中,采用随机双盲试验比较了每周 3 次与每周 2 次治疗,发现前者获得缓解的时间要显著少于后者,但二者所需的治疗次数及照射累积量无显著性差异,认为每周 3 次的治疗更适合大多数患者。综合多项研究,认为每周 3 次 NB-UVB 照射治疗寻常型银屑病效果较佳,且不良反应少。为巩固疗效使缓解期延长,当银屑病皮损好转达 90% 以上时,可开始维持治疗。一项维持治疗的提议方案为使用最终治疗剂量治疗 4 周,每周 1 次;然后降低为 75% 最终剂量治疗 4 周,每 2 周 1 次;再降低为 50% 最终剂量,治疗 4 周,每 2 周 1 次,之后停止治疗。目前对维持治疗的疗效和要求存在争议,需要更多的观察试验以量化剂量,解决因累积剂量过大致皮肤癌风险增加的问题。

各种分型的进展期或稳定期白癜风都可进行光疗,进展期患者剂量选择需谨慎。疗效与累积照射次数密切相关,不同型疗效有差别。照射次数以每周 2~3 次为宜,一般 1 月后才能显效,疗程需半年至一年或 60~80 次总照射次数。如出现平台期(连续照射 20~30 次后,无色素恢复)应停止治疗,休息 3~6 个月,然后再以 MED 剂量开始治疗(区别于初次治疗的 70%MED)。治疗 3 个月无效应停止治疗。只要有持续复色,光疗可持续使用,但不推荐白癜风患者进行维持光疗。

**2. 联合治疗急需推广** 将 NB-UVB 与其他药物合用,有助于缩短治疗时间、提高疗效以及减轻不良反应。当前,在我国临床治疗中该联合疗法尚未普及,急需推广。

(1)银屑病:①矿物油,光疗前涂抹矿物油,可增加紫外线的穿透性,可配合使用。②维生素 D$_3$ 衍生物,维生素 D$_3$ 衍生物具有抑制表皮细胞增殖,诱导表皮细胞分化的作用。研究发现,与 NB-UVB 联合治疗银屑病疗效优于单一用药者。Rim 等联合 NB-UVB 与钙泊三醇治疗银屑病,发现联合组能使皮损更快的消退。Schiener 等采用左右对照的方式比较了 NB-UVB 与钙泊三醇软膏及他扎罗汀凝胶联合治疗斑块型银屑病,结果 NB-UVB 加钙泊三醇组与 NB-UVB 加他扎罗汀组都能使皮损迅速获得缓解,且二组之间无显著性差异。③维 A 酸类药物,研究显示,系统应用维 A 酸联合光疗可显著提高疗效,并可能会降低紫外线潜在的致癌作用,尤其适用于慢性伴角化过度的斑块型银屑病。④其他,有文献报道 NB-UVB 联合 MTX、生物制剂、中医中药等均可取得较好的临床疗效。NB-UVB 与外用糖皮质激素合用虽可提高疗效,但是可能会缩短治疗后的缓解期,故多不推荐应用。

(2)白癜风:①维生素 D$_3$ 衍生物,Goktas 等的研究中,NB-UVB 联合外用卡泊三醇治疗白癜风,皮损色素恢复更快、累积照射剂量减少,同时缩短了疗程,减少了治疗费用。但也有文献报道 NB-UVB 联合外用卡泊三醇并未显示出比单用

NB-UVB照射更佳的疗效。②外用免疫调节剂，他克莫司和吡美莫司是新型的外用免疫调节剂。Fai等的研究中，NB-UVB联合外用他克莫司软膏使面部皮损的色素恢复更快、效果更佳，躯干和四肢皮损的色素恢复也较佳。然而，由于对免疫调节剂致癌性的关注，他克莫司和吡美莫司软膏的药物说明书中加入避免过度曝光的内容，包括UVB治疗。因此，NB-UVB是否适合与外用免疫调节剂合用尚需探讨。③其他，在细胞移植或植皮手术前后使用NB-UVB光疗，可增加复色概率，并抑制新发皮损发生。

**3. 有待探讨的副作用** 近期不良反应包括疼痛、瘙痒、红斑、脱屑、水疱和晒黑。潜在的远期不良反应包括光老化和光致癌。DNA损伤及致癌性在光致癌过程中，DNA是UV的主要靶点，UV可以引起DNA多种损伤，引起原癌基因和抑癌基因的突变，从而导致肿瘤的发生。NB-UVB潜在的致癌性要小于PUVA。动物实验发现，在同样的生物剂量条件下，NB-UVB诱发肿瘤的危险性要明显高于BB-UVB，大约为BB-UVB的2倍。不过，考虑到NB-UVB比BB-UVB具有更好的疗效，所需要的治疗时间以及生物累积量远小于BB-UVB，其致癌性应不大于BB-UVB。Man等研究1 908例接受NB-UVB治疗患者光致癌的危险性，未发现黑素瘤或鳞状细胞癌的发病率有升高，但其中有10例患者出现基底细胞癌。而根据推算，一般苏格兰人群基底细胞癌的患者期望值（理论发病数）应为4.7例，但这种差异可以通过其他原因来解释。Weischer等对1994—2000年应用NB-UVB治疗银屑病的回顾性分析中，并未发现照射NB-UVB后导致皮肤癌发病率增加的确凿数据。Hearn等对3 867例患者进行的随访未发现NB-UVB治疗与基底细胞癌、鳞状上皮癌和黑素瘤发病的关系。然而，由于目前的研究中多数患者治疗次数较少，同时考虑到皮肤肿瘤发展缓慢。因此，需要谨慎对待治疗的风险，随着治疗次数的增加加强风险评估。

**（三）尚需探索的UVA1光疗法**

1981年，Mutzhas等首次报道了波长340~400nm的UVA1光源，直至1992年Krutmann等用大剂量的UVA1光疗法成功治疗了特应性皮炎后，该疗法才开始应用于皮肤科临床。20余年的临床研究结果表明，既往用PUVA或UVB治疗的一些由T细胞介导的皮肤病也可以用UVA1光疗法治疗。该疗法与传统的PUVA及UVB光疗法相比，不仅穿透深，而且无光敏剂所引起的光毒反应，容易被患者所接受。基于UVA1光疗法应用时间较短，缺乏大样本的临床研究，其单次照射剂量、照射频率及次数仍无明确的标准，治疗机制尚不完全明确，远期不良反应仅是理论上的推测，UVA1光疗法仍处在不断探索中。

**1. 可能的作用机制** 仍不十分明确，可能与其对人体皮肤的免疫调节效应，以及表皮和/或真皮细胞群功能的改变有关。研究证实，UVA照射可以诱导凋亡、促进真皮成纤维细胞的胶原合成。前者可以解释其治疗特应性皮炎和皮肤T细胞淋巴瘤有效的原因；后者是治疗皮肤硬化性疾病有效的解释。与UVB相比，UVA可以穿透至真皮，这是UVA1治疗皮肤纤维组织性疾病有效的基础，同时UVA1还可以抑制淋巴细胞向表皮的迁移、减少真皮内与IgE相结合淋巴细胞和巨噬细胞的数目，这也是UVA1治疗特应性皮炎的机制。

**2. 临床应用探索**

（1）硬皮病：目前报道的治疗硬皮病以局限性硬皮病为主。方法并不完全统一，剂量有20J/cm²、60J/cm²、100J/cm²和130J/cm²不等，每周照射2~4次，但照射的总次数约为30次。一般来说，照射30次时临床症状大多能明显好转，表现为皮肤变软、厚度下降、弹力增加。因此，UVA1治疗局限性硬皮病的疗效肯定，但其最佳的治疗剂量、治疗疗程以及缓解期的长短至今尚无定论。Kerscher等在1995年首次报道小剂量UVA1治疗局限性硬皮病取得成功。随后，他们又开展了较大规模的研究，20例患者接受小剂量UVA1照射12周（每次20J/cm²，总计30次，累积剂量600J/cm²），结果有18例患者皮肤明显变软。Stege等以130J/cm²大剂量UVA1（共30次，累积剂量3 900J/cm²）和20J/cm²小剂量UVA1（共30次，累积剂量600J/cm²）分别照射了10例和7例局限性硬皮病患者，结果大剂量组疗效显著优于小剂量组。Camacho和Rie分别以中等剂量的UVA1（30J/cm²、48J/cm²）治疗了7例和8例患者，每周3次，10周左右也都取得了满意的疗效。

在以上这些学者的报道中，虽然治疗方案不一，治疗剂量也尚存争议，但却一致肯定了 UVA1 治疗该病的疗效，特别是皮肤症状的改善。但由于缺乏大样本的随机双盲临床研究及长期随访研究，UVA1 的疗效及远期副作用尚需要不断研究。

文献报道的治疗系统性硬皮病的方法各不相同，但最终对皮肤弹性及关节活动改善都比较满意。但是，对于 UVA1 光疗法能否使系统性硬皮病的内脏器官纤维化得到改善未见相关报道。与 PUVA 相比，两者的疗效相当，但 UVA1 治疗次数较少（前者需要 50 次，约 4~5 个月），且无补骨脂素所致的副作用，能增加患者的依从性，具有较好的应用前景。

（2）瘢痕疙瘩：由大剂量 UVA1 有效治疗局限性硬皮病得到启发，Asawanonda 等以 130J/cm$^2$ UVA1，每周 4 次，连续 6 周治疗 1 例病史 17 年瘢痕疙瘩患者，第 3 周即出现显著疗效，6 周后皮损明显变平、软。组化染色显示皮损区治疗后胶原和弹力纤维结构恢复正常。目前尚缺乏 UVA1 治疗瘢痕疙瘩的大样本随机对照试验，对其是否可增强皮损内注射或外科切除等常规治疗方法的疗效以及疗效持续时间还需进一步探讨。Hannuksela Svahn 等建议 UVA1 光疗法可试与其他疗法联用以降低 UVA1 照射剂量或者在皮损形成早期使用。

（3）特应性皮炎：中、高剂量的 UVA1 治疗严重的急性发作期特应性皮炎是有效方法之一。Kowalzick 等研究显示，中等剂量 UVA1（50J/cm$^2$ × 15 次）显著优于小剂量 UVA1（10J/cm$^2$ × 15 次）。Tzaneva 等采用双侧对照方法对大剂量（80~130J/cm$^2$）和中等剂量（40~65J/cm$^2$）UVA1 照射治疗 10 例重症泛发性 AD 的疗效进行了比较。临床改善情况大剂量 UVA1 略优于中等剂量，但两者间无差异显著性。随访期间二者治疗后复发时间和强度也相同。在多中心的临床研究中，高剂量 UVA1 治疗特应性皮炎的疗效还显著优于糖皮质激素。除单次照射剂量以外，治疗过程中照射总数的选择也存在争议。但认为一个治疗周期不要超过 10~15 天的连续使用，一年不超过 1 次，不宜用于维持治疗。对慢性缓解期的特应性皮炎，多推荐用低剂量 UVA1 照射及外用糖皮质激素联合治疗。

（4）系统性红斑狼疮：目前认为系统性红斑狼疮光敏感性光谱是 UVA2 和 UVB，UVA1 可通过修复 UVB 照射引起的 DNA 损伤，诱导细胞凋亡，抑制 B 细胞功能，而发挥免疫调节的作用。Polderman 等通过双盲安慰剂对照试验用 UVA1（6J/cm$^2$，每周 5 次，连用 3 周）治疗 11 例系统性红斑狼疮患者，治疗 3 周，结果疾病活动评估降低 30.4%。

（5）蕈样肉芽肿：与 PUVA 及 UVB 光疗法相比，UVA1 光疗法不仅没有补骨脂素相关的副作用和光毒性反应，还可穿透至真皮，直接作用于蕈样肉芽肿细胞和真皮乳头血管中的循环细胞。Zane 等治疗 13 例 Ib~Ⅲ期蕈样肉芽肿，照射剂量 100J/cm$^2$，每周 5 天，11 例完全缓解，2 例部分缓解，所有患者耐受良好，多数患者长期随访无复发。Kobyletzki 等也以中等剂量 UVA1（60J/cm$^2$，每周 5 次，连续 3 周）治疗 1 例 PUVA 和体外光化学方法治疗无效的快速进展Ⅲ期蕈样肉芽肿患者，1 周内红斑、瘙痒和脱屑等症状显著减轻，3 周后皮损完全消退。随访 8 周，病情仍保持稳定。作者基于特应性皮炎等其他良性 T 细胞浸润疾病常需较大剂量才能控制病情认为，UVA1 减少真皮中浸润恶性 T 细胞数目的剂量可能低于正常的 T 细胞。根据上述文献报道，我们认为中、大剂量 UVA1 治疗 MF 至少与 PUVA 同样有效，但考虑对其远期副作用了解不够和昂贵的治疗费用，建议仅在斑块和结节期 MF 患者不能耐受 PUVA 治疗时使用。

总之，UVA1 作为新型的光疗法已取得了令人鼓舞的结果。但是，目前该疗法的具体作用机制和疗效尚不完全清楚，在治疗时剂量的选择和照射频率方面也无统一标准。很多试验中用的评价标准均是临床症状改善，并无很好的定量标准对疗效进行判断。从疗效和无补骨脂素毒性作用上讲，UVA1 优于 PUVA 和 UVB，但对其远期疗效和光致癌的远期不良反应等方面仍缺乏足够的了解。虽然有试验证明大剂量照射的疗效优于中、小剂量，但基于其昂贵的治疗费用和较长的治疗时间，大多仅在患者不能耐受 PUVA/UVB 或者疗效不显著时选用，且多选用中、小治疗剂量。随着医学事业的发展，我们相信 UVA1 光疗法一定能更好地用于皮肤疾病的治疗。

**（四）经典的光化学疗法存在的必要性**

光化学疗法是指应用光敏剂结合紫外线照射的物理疗法，是最经典的光疗法之一。目前应用较广的是补骨脂素类药物加长波紫外线照射，即PUVA。近年来新型的 NB-UVB 及 UVA1 光疗法虽已逐渐在临床推广，但光化学疗法在治疗银屑病、白癜风、蕈样肉芽肿及光敏性皮炎等疾病方面有着某些独特的优点，仍是临床治疗中不可或缺的重要治疗手段。

1. 银屑病　国内外应用光化学疗法治疗银屑病的报道较多，疗效满意，尤其是斑块型。有作者认为本疗法可以控制脓疱型银屑病，且比目前任何其他疗法更有效，不良反应也相对较少。但在治疗红皮病型或脓疱型银屑病时，一般主张应先用药物控制急性症状后，再用光化学疗法治疗。治愈病例如不作巩固治疗，部分可以复发。

2. 白癜风　PUVA 是 1974 年由 Parrish 首先提出，一直沿用至今。目前国内常对于常规治疗及 NB-UVB 治疗无效的患者考虑给予 PUVA 治疗。泛发性白癜风治疗前口服 0.5~0.6mg/kg 8-甲氧补骨脂素，2 小时后照射 UVA。我国人群最初剂量通常是 1~2J/cm$^2$，每次增加 0.25~0.5J/cm$^2$，直至红斑出现，每周 2~3 次，一个疗程长达 30 次或更多，皮损大部分消退后改为 1~2 周照射 1 次。对于皮损范围小且数目少者，可于皮损处涂抹 0.2% 的 8-甲氧补骨脂素酊，0.5 小时后照光。

3. 蕈样肉芽肿　目前，NB-UVB 及 PUVA 被认为是治疗早期蕈样肉芽肿的一线疗法。Diederen 等用 NB-UVB 及 PUVA 治疗早期蕈样肉芽肿，NB-UVB 组 81% 获得完全缓解，19% 获得部分缓解，PUVA 组 71% 获得完全缓解，29% 获得部分缓解。前者平均缓解期为 24.5 个月，PUVA 组则为 22.8 个月。NB-UVB 组有 1 例出现烧灼感和瘙痒、2 例出现色素沉着；PUVA 治疗 3 例出现恶心、头痛，2 例出现烧灼、疼痛，但所有的患者都坚持完成治疗。通过以上比较，作者认为：NB-UVB 与 PUVA 相比，治疗早期蕈样肉芽肿同样有效。在疾病的早期予以 NB-UVB 治疗，如治疗无效或疾病发展，可改为 PUVA 治疗。

综合国内外的文献报道，NB-UVB 治疗红斑期等皮损浸润较浅的早期蕈样肉芽肿疗效好，不良反应少，操作简便易行，为早期蕈样肉芽肿的治疗提供了一种有效的方法，但其穿透皮肤的深度较 PUVA 浅，在治疗浸润稍深的皮损时，仍应选择 PUVA。

4. 光敏性皮炎　特别是多形性日光疹，PUVA 治疗可使大部分患者的日晒耐受时间明显增加，甚至可在户外正常活动。治疗于每年春初开始，用亚红斑量照射，隔天一次，缓慢增加剂量。如治疗引起明显发疹，可予以短时的糖皮质激素内服或外用，并暂停治疗或减少照射剂量。一般治疗 6~8 周，患者的光耐受性明显增加。停止治疗后，患者应每天坚持一定时间的户外活动以巩固疗效。

PUVA 有着不适合 12 岁以下的儿童应用、具有光毒性、易致皮肤老化、白内障及诱发肿瘤等特点，选择 PUVA 方式时要综合考虑患者的年龄、发病部位、皮损特点、既往治疗以及有无其他疾病等因素。虽然近年来 NB-UVB 在临床的应用得以迅速发展，且与 PUVA 有着相同的适应证，不仅疗效好，同时有着良好的安全性。但是，合理选用 PUVA 仍不失为皮肤科治疗的有效手段之一。

（陈崑　顾恒）

# 参 考 文 献

［1］方亮. 药剂学. 8 版. 北京：人民卫生出版社，2016.

［2］赵辨. 中国临床皮肤病学. 江苏：江苏科学技术出版社，2010.

［3］Marwah H, Garg T, Goyal AK, et al. Permeation enhancer strategies in transdermal drug delivery. Drug Deliv, 2016, 23（2）: 564-578.

［4］Transdermal delivery market predicte dreach 315 billion-2015 pharmalive special report. Pharmaceutical and Medical Packaging News（PMPN）Magazine. www.pmpnews.com/news/

［5］Watkinson AC, Kearney MC, Quinn HL, et al. Future of the transdermal drug delivery market-have we barely touched the surface? Expert Opin Drug Deliv, 2016, 13（4）: 523-532.

[6] Carter P, Narasimhan B, Wang Q. Biocompatible nanoparticles and vesicular systems in transdermal drug delivery for various skin diseases. Int J Pharm, 2019, 555: 49-62.

[7] 郭彬彬, 周文虎, 丁劲松. 生物促渗剂在经皮给药系统中的应用研究进展. 中国新药杂志, 2018, 27（3）: 314-321.

[8] Alkilani AZ, McCrudden MT, Donnelly RF. Transdermal Drug Delivery: Innovative Pharmaceutical Developments Based on Disruption of the Barrier Properties of the stratum corneum. Pharmaceutics, 2015, 7（4）: 438-470.

[9] Rzhevskiy AS, Singh TRR, Donnelly RF, et al. Microneedles as the technique of drug delivery enhancement in diverse organs and tissues. J Control Release, 2018, 270: 184-202.

[10] Dong L, Li Y, Li Z, et al. Au Nanocage-Strengthed Dissolving Microneedles for Chemo-Photothermal Combined Therapy of Superficial Skin Tumors. ACS Applied Materials & Interfaces, 2018, 10（11）: 9247-9256.

[11] Kohler G, Milstein C. Continuous cultures of fused cells secreting antibody of predefined specificity. Nature, 1975, 256: 495-497.

[12] Buss NA, Henderson SJ, McFarlane M, S, et al. Monoclonal antibody therapeutics: history and future. Curr Opin Pharmacol, 2012, 12: 615-622.

[13] Boguniewicz M. Biologic Therapy for Atopic Dermatitis: Moving Beyond the Practice Parameter and Guidelines. J Allergy Clin Immunol Pract, 2017, 5: 1477-1487.

[14] Ronholt K, Iversen L. Old and New Biological Therapies for Psoriasis. Int J Mol Sci, 2017, 18（11）: 2297.

[15] Caporali R, Crepaldi G, Codullo V, et al. 20 years of experience with tumour necrosis factor inhibitors: what have we learned? Rheumatology（Oxford）, 2018, 57: vii5-vii10.

[16] 高天文, 刘玮. 美容皮肤科学. 北京: 人民卫生出版社, 2012.

[17] 王宝玺. 皮肤性病学. 北京: 人民卫生出版社, 2014.

[18] JeanLBolognia. 皮肤病学. 2版. 朱学骏, 译. 北京: 北京大学医学出版社, 2015.

[19] 项蕾红, 周展超. 皮肤美容激光治疗原理与技术. 北京: 人民卫生出版社, 2014.

[20] Dunbar S W, Goldberg D J. Radiofrequency in Cosmetic Dermatology: An Update. Journal of Drugs in Dermatology, 2015, 14: 1229.

[21] Dayan SH, Ho TT, Bacos JT, et al. A Randomized Study to Assess the Efficacy of Skin Rejuvenation Therapy in Combination With Neurotoxin and Full Facial Filler treatments. Journal of Drugs in Dermatology, 2018, 17: 48-54.

[22] 顾恒, 常宝珠, 陈崑. 光皮肤病学. 北京: 人民军医出版社, 2009.

[23] 中国医师协会皮肤科医师分会规范化诊疗工作委员会. 窄波中波紫外线家庭光疗临床应用专家共识. 中华皮肤科杂志, 2019, 52（3）: 156-161.

[24] Specchio F, Carboni I, Cannarozzo G, et al. Excimer UV radiation in dermatology. Int J Immunopathol Pharmacol, 2014, 27（2）: 287-289.

[25] Mehta D, Lim HW. Ultraviolet B phototherapy for psoriasis: review of practical guidelines. Am J Clin Dermatol, 2016, 17（2）: 125-133.

[26] 中国中西医结合学会皮肤性病专业委员会色素病学组. 白癜风诊疗共识（2018版）. 中华皮肤科杂志, 2018, 51（4）: 247-250.

[27] Zhang DM, Hong WS, Fu LF, et al. A randomized controlled study of the effects of different modalities of narrow-band ultraviolet B therapy on the outcome of cultured autologous melanocytes transplantation in treating vitiligo. Dermatol Surg, 2014, 40（4）: 420-426.

[28] Mehta D, Lim HW. Ultraviolet B phototherapy for psoriasis: review of practical guidelines. Am J Clin Dermatol, 2016, 17（2）: 125-133.

[29] Hearn RM, Kerr AC, Rahim KF, et al. Incidence of skin cancers in 3867 patients treated with nrrow-band ultraviolet B phototherapy. Br J Dermatol, 2008, 159: 931-935.

[30] Diederen PV, van Weelden H, Sanders CJ, et al. Narrowband UVB and psoralen-UVA in the treatment of early-stage mycosis fungoides: a retrospective study. J Am Acad Dermatol, 2003, 48: 215-219.

# 第四章 病毒性皮肤病

人类对于病毒性疾病（如天花）的记载可以追溯到公元前，但直到19世纪末和20世纪初电子显微镜发现后，才对病毒作为人类疾病的病原微生物有所认识。随着科学技术的进展，特别是分子生物学技术的进展，人们对病毒性疾病的认识越来越清楚，使得过去一些不明原因疾病的病原体得以确定。

病毒分为DNA病毒和RNA病毒两大类，传播途径包括接触传播、呼吸道传播、消化道传播、性传播和虫媒传播等。常见与皮肤疾病相关的病毒有：疱疹病毒组的单纯疱疹病毒、水痘带状疱疹病毒、EB病毒、巨细胞病毒、人类疱疹病毒6型/7型/8型等；肝炎病毒组的HBV和HCV；痘病毒组的传染性软疣病毒、牛痘病毒、羊痘病毒以及已经灭绝的天花病毒等；小核糖核酸病毒组的肠道病毒，包括肠道病毒EV71、柯萨奇病毒A16和埃可病毒6/9/24等；副黏病毒组的麻疹病毒和风疹病毒；细小病毒组的细小病毒B19；乳多空病毒组的人类乳头瘤样病毒以及反转录病毒组的HIV病毒等。病毒性皮肤病或者病毒性疾病的皮肤表现种类众多，临床表现复杂多样，治疗方法和疾病预后各异，存在许多需要探索的未知领域。

（伦文辉）

## 第一节 单纯疱疹病毒感染性皮肤病

单纯疱疹病毒感染性皮肤病是一类由单纯疱疹病毒（herpes simplex virus，HSV）所致的皮肤病。临床以簇集性水疱及继发的糜烂、溃疡为特征，病程有自限性，但可以反复发作，主要累及口唇、生殖器、咽、眼及其他部位皮肤，常见的单纯疱疹多侵犯皮肤黏膜交接处，以口唇疱疹和生殖器疱疹最为常见。

### 一、对单纯疱疹的认识过程及流行趋势演变

单纯疱疹是一个古老的皮肤感染性疾病，古希腊就有关于单纯疱疹的记载。18世纪，临床医学已经作为疾病关注单纯疱疹的问题，但直到19世纪才认识到单纯疱疹具有传染性。随着西方工业革命的兴起，城市化促进人口居住密集，增加了单纯疱疹人与人之间密切接触及性接触传染的机会，导致单纯疱疹临床病例增多，引起医学界的重视。

单纯疱疹病毒分为单纯疱疹病毒1型（HSV-1）和单纯疱疹病毒2型（HSV-2）。单纯疱疹病毒及其亚型感染在各个国家有所不同，一般来说，发展中国家HSV-1感染更为普遍，而在发达国家HSV-2感染更为普遍。世界卫生组织对2012年全世界单纯疱疹感染的流行情况做了一个研究，估计全球有37亿50岁以下的人感染了HSV-1，占人口的67%。其中估计非洲HSV-1感染流行率最高，约87%；美洲HSV-1感染流行率最低约40%~50%。全世界估计有4.17亿人感染HSV-2。据估计，HSV-2感染的流行率在非洲最高，约31.5%，其次是美洲，约14.4%。妇女HSV-2感染多于男子，2012年，全球估计有2.67亿妇女和1.5亿男子感染。这是因为HSV-2主要通过性传播感染，HSV-2从男子传染给妇女比从妇女传染给男子更容易。

HSV-2引起的生殖器疱疹是一个受全球关注的问题，但关于生殖器部位HSV-1型感染也日益受到重视。2012年，全世界在15~49岁人口中估计有1.4亿人患有生殖器HSV-1感染，发病率因不同地域而异。据估计，大多数生殖器HSV-1

感染发生在美洲、欧洲和西太平洋地区。在其他区域，例如在非洲还是以口唇 HSV-1 感染作为主，大多数 HSV-1 感染发生在儿童时期，即初次性行为之前感染的。

HSV-1 感染引起的生殖器疱疹增多是目前值得关注的一个现象。以美国为例，美国疾控中心估计，2015—2016 年期间，14~49 岁人群 HSV-2 感染率达到 12.1%，HSV-2 感染在妇女中的发病率高于男子，在 14~49 岁人口中男女感染者的比例分别为 15.9% 和 8.2%。其实近年来美国 HSV-2 感染率呈现下降趋势，人群中 HSV-2 感染率从 1999—2000 年的 18.0% 下降到 2015—2016 年的 12.1%。但是生殖器疱疹在美国很常见，美国每年有 776 000 人生殖器疱疹新发病例。口唇单纯疱疹病毒感染通常是在儿童时期感染的。近几十年来，由于美国口唇 HSV-1 感染的流行率有所下降，人们可能更容易在性活动过程中感染 HSV-1，引发生殖器疱疹。

大多数 HSV 感染者可能不知道自己被感染，在美国，14~49 岁的人群中估计有 87.4% 的人虽然感染了 HSV-2，但从未接受过临床诊断。

我国对 HSV 感染缺乏大规模的流行病学调查资料，2013—2014 年在上海市闵行区婚检人群中的一项调查显示，HSV-2 感染率为 4.35%，其中男性感染率为 3.69%，女性感染率为 5.01%。特殊人群 HSV-2 感染率会高，上海市闵行区商业性女性性服务者 HSV-2 感染率为 29.1%，2012—2013 年在沈阳市 HIV（+）男男性行为人群中调查发现 HSV-2 感染率为 44.6%。

## 二、单纯疱疹的病因和发病机制进展

HSV 属于人类疱疹病毒科，a 疱疹病毒亚科单纯疱疹病毒属，可以感染人等灵长类动物，也可以感染兔、鼠等小动物。依据抗原性不同可分为 HSV-1 和 HSV-2 两型。单纯疱疹病毒是由核壳体和包膜组成的 DNA 病毒，病毒体直径为 120~150nm，病毒 DNA 为双链线性，以环状形式存在，整个基因组约 150kb。HSV-1 和 HSV-2 具有相似的基因组结构，40% 的序列同源性达到其蛋白编码区的 83% 同源性，两型之间有众多的生物学相似性和抗原交叉反应性。HSV-1 和 HSV-2 基因组各自编码至少 80 种不同的结构和非结构多肽，包括至少 12 种不同的病毒糖蛋白（gB、gC、gD、gE、gG、gH、gI、gJ、gK、gL、gM、gN），其中大部分嵌入病毒包膜，在病毒复制和致病过程中发挥重要作用，也是诱导机体产生免疫应答的主要抗原。gB 与病毒的毒力相关、gD 与病毒的吸附进入细胞有关，并能诱导中和抗体产生。其中 gG 具有特异性抗原决定簇，诱导产生的抗体可区分 HSV-1（gG-1）和 HSV-2（gG-2）。糖蛋白 gB、gC、gD 和 gE 可触发有效的免疫应答，存在于这些糖蛋白上的一些表位为 HSV-1 和 HSV-2 所共有，有交叉免疫反应。

HSV 通过黏膜或破损皮肤进入宿主，在上皮细胞内复制，或进入感觉神经末梢，通过逆行轴突运输转移至感觉神经根神经节建立终身潜伏感染，当 HSV 潜伏在宿主细胞中时，潜伏相关转录体（LAT）基因高表达。LAT 不但在 HSV 的潜伏与激活中起作用，还与 HSV-1 和 HSV-2 在不同神经元亚型中建立潜伏的能力相关。HSV 进入人体感觉神经根神经节后，可终生潜伏，潜伏的病毒在一定条件下可再度活跃而复发，一些因素如饮酒、辛辣食物、熬夜、疲劳、紧张、性交、月经、外伤和感染等，都可以刺激病毒复制，并沿受累神经根下行至受累部位的皮肤和黏膜，临床表现为局部皮肤黏膜红斑、水疱、糜烂或溃疡。病情呈现慢性反复发作的过程。

## 三、单纯疱疹病毒感染皮肤病临床表现类型及命名

HSV 最初感染的大多数患者没有临床症状。当患者第一次出现临床症状时，常常是复发。所以单纯疱疹病毒性皮肤病临床表现分为初发型和复发型两种情况，原发感染为第一次 HSV 感染发生在体内缺乏 HSV 抗体的个体，潜伏期为 2~12 天，平均 6 天。复发性单纯疱疹是单纯疱疹在临床上反复发作，且有在同一部位或区域多次复发的倾向。单纯疱疹在临床上最多见的是口唇疱疹和生殖器疱疹，在其他部位也可发生单纯疱疹，甚至可以造成全身播撒和系统损害。在严重免疫缺陷的艾滋病患者和器官移植患者中，HSV 感染常表现为慢性、坏死性、扩展性和融合性皮肤黏膜溃疡。在历史上单纯疱疹的命名非常多，大多数是以皮疹的部位和发生时的状况来命名的。

## （一）常见的单纯疱疹

典型常见的单纯疱疹有两种：口唇疱疹和生殖器疱疹，占所有疱疹疾病发病率的 95% 以上。

1. **口唇疱疹（orolabial herpes）** 是临床最常见的类型，95% 以上是由 HSV-1 型感染引起。大多是婴幼儿时期感染了 HSV-1，原发性感染可以无明显症状或者表现为疱疹性齿龈口腔炎。

疱疹性齿龈口腔炎（herpes gingivostomatitis），简称"疱疹性龈口炎"。原发性单纯疱疹最常见的一型，多由 HSV-1 引起，见于 1~5 岁儿童，好发于口腔、牙龈、舌、硬腭、咽等部位，表现为迅速发生的群集性小水疱，很快破溃形成浅溃疡。疼痛明显，可伴发热、咽痛及局部淋巴结肿大。有自限性，病程 1~2 周。

复发性口唇疱疹的名称很多，我国民间多称为"上火"，在西方国家被称为感冒疮（cold sore）或发热性水疱（fever blister）。典型的表现是复发现有前驱症状，往往局部皮肤黏膜先有灼热、瘙痒及潮红等表现，一般无全身症状，1~2 小时后局部出现红斑基础上的密集成簇针头大小水疱，成簇水疱可一群或数群，破溃后糜烂、渗液等，一两天后逐渐干燥结痂，皮损好发于皮肤黏膜交界处，如口角、口唇边缘，也可以口腔溃疡的形式出现。口唇疱疹常常发生于感冒或发热后，精神紧张、过度劳累、免疫力低下、紫外线辐射也是口唇疱疹复发的诱因。

2. **生殖器疱疹（genital herpes）** 多数生殖器疱疹是由 HSV-2 引起的，HSV-1 也可导致生殖器疱疹，尤其在近年来一些西方国家 HSV-1 引起的生殖器疱疹发病率有增多的趋势。HSV-2 除可引起生殖器疱疹外，感染 HSV-2 的孕妇分娩时还可在经产道传给新生儿，引起新生儿 HSV 感染。

（1）初发性生殖器疱疹：第一次感染 HSV-2 或 HSV-1 而出现临床症状者。潜伏期为 2~14 天（平均 3~5 天），典型表现为外生殖器部位广泛对称性分布的多发性红斑、丘疹、水疱，2~4 天后破溃形成糜烂或溃疡，可伴有生殖器或肛门区的瘙痒或腹股沟淋巴结肿大等。一周左右糜烂溃疡可以干涸结痂，病程多为 2~3 周。男性好发于龟头、冠状沟、阴茎体等，女性好发于大小阴唇、阴道口、会阴、肛周等。少见的部位包括阴囊、阴阜、大腿、臀部等，有肛交行为人群也可以有肛门、直肠受累。

（2）复发性生殖器疱疹：95% 以上复发性生殖器疱疹是由于 HSV-2 引起的，HSV-1 引起生殖器疱疹复发较 HSV-2 引起的生殖器疱疹复发机会少。一般首次复发出现在原发感染后 1~4 个月。复发频率个体差异较大，平均每年 3~4 次。多数患者发疹前数小时至 5 天出现前驱表现，症状从生殖器部位的皮肤黏膜轻微的麻木、刺痒、烧灼感、刺痛感，到会阴坠胀、臀部、大腿和髋部的放射样痛等等。免疫正常个体的复发性生殖器疱疹一般皮损数目较少，呈簇集的小水疱，很快形成糜烂或浅溃疡，皮损多在 4~5 天结痂愈合，病程通常为 6~10 天。

（3）不典型的生殖器疱疹：不典型皮损可表现为生殖器部位的微小裂隙、溃疡、红斑等，易被忽略。这些包括罕见部位（生殖器外区域：臀部、大腿）或非典型形态的生殖器疾病（外阴、阴茎或肛周裂纹、局部复发性红斑、复发性神经根或下背部疼痛、膀胱炎、尿道炎、阴道分泌物），无明显生殖器病变等。

（4）特殊类型生殖器疱疹：疱疹性直肠炎多见于男男同性性行为者，可表现为肛周水疱、溃疡，自觉疼痛，也可表现为里急后重、便秘和直肠黏液血性分泌物，常伴发热、全身不适、肌痛等。疱疹性子宫颈炎表现为黏液脓性宫颈炎，可出现宫颈充血、脆性增加、水疱、黏膜糜烂甚至坏死等。

## （二）其他部位的单纯疱疹

1. **颜面疱疹（herpes facialis）** 单纯疱疹复发部位除口唇部位以外，也可以发生在颊部、眼睑、耳垂等部位，表现为同口唇疱疹，但通常皮损面积较大，可固定于同一部位发作。容易误诊为蜂窝织炎或大疱性脓疱疮等皮肤病。

2. **接种性单纯疱疹（incubation herpes simplex）** 多由在某些活动中损伤的皮肤接触到了疱疹病毒而引起，HSV 接种后有 5~7 天的潜伏期，一般先在接种处发生一个硬性丘疹或硬结，而后形成大疱或者群集性水疱，为限于接触部位的不规则的散在性水疱。摔跤运动员及橄榄球运动员可在面部、头皮、上臂、躯干等处出现成簇的水疱，仅一次较量，就会有 1/3 的人感染，有时在训练或比赛后暴发流行，称为格斗者疱疹（herpes gladiatorum）。

牙科医生、护士或其他情况手指或甲周破损皮肤感染 HSV，手指可发生表现为位置较深的疼痛性水疱，称疱疹性瘭疽（herpetic whit low）。因为水疱位置较深，临床看到的多为手指或手掌的肿胀，像细菌性蜂窝织炎样，常被误诊为甲沟炎或其他炎症感染。

**3. 疱疹性角膜结膜炎（herpetic keratoconjunctivitis）** 眼部的原发性 HSV 感染常引起严重的甚至化脓性结膜炎，角膜可形成树枝状或深在圆板状溃疡，重者可发生角膜穿孔并致失明，伴有眼睑单纯疱疹、结膜充血和水肿、耳前淋巴结肿大、压痛等，可以复发，是致盲的常见原因之一。

**4. 疱疹性须疮（Herpetic Sycosis）** 是 HSV 病毒侵袭胡须部毛囊，可以是复发或初发的单纯疱疹病毒感染，临床表现可以是几个糜烂性毛囊性丘疹，也可以是整个胡须区部的广泛损害，发作可以是急性，也可以是亚急性或慢性，容易误诊，诊断线索包括反复发作的糜烂性毛囊损害，有自限性，病程 2~3 周，有一定的诱发因素等。通过皮肤活检可以确诊。

**（三）特殊类型的单纯疱疹病毒感染**

**1. 新生儿单纯疱疹（neonatal herpes simplex）** 70% 的新生儿疱疹是由 HSV-2 引起的。大多数新生儿疱疹的母亲在怀孕期间无症状，甚至既往无单纯疱疹病史。85% 新生儿单纯疱疹病毒感染发生分娩时，5% 发生在羊膜完好的子宫内，10%~15% 是在出生后非自己母亲传染的。如果母亲为原发性感染，早产儿及缺乏获得性母体特异性抗 HSV IgG 抗体的新生儿，新生儿感染的风险显著增加。一般出生后 4~6 天发病，表现为喂养困难、高热、肝脾肿大和黄疸，皮肤、口腔黏膜、结膜可出现水疱、糜烂，严重者可伴有意识障碍。如累及中枢神经系统或播散性感染，病死率高达 15%~50%。

**2. 播散性单纯疱疹（disseminated herpes simplex）** 本病少见，多发生于免疫系统受损者，如营养不良、淋巴瘤、使用免疫抑制剂等患者。疱疹病毒可在全身播撒，累及多个器官。本症多伴有高热，甚至惊厥，发生病毒血症后引起广泛内脏受损，包括疱疹性肝炎、脑炎、胃肠炎、肾上腺功能障碍等，出现疹性脑炎时，如不及时治疗，病死率相当高。可以伴有或不伴有皮肤黏膜损害。皮肤

黏膜损害表现为全身皮肤散在或广泛性水疱。

疱疹样湿疹（eczema herpeticum）是特殊类型的播散性 HSV 感染，多发生在特应性皮炎的患者中，也可以发生在严重的脂溢性皮炎、疥疮、天疱疮、类天疱疮、Darier 氏病、慢性家族性良性天疱疮、Wiskott-Aldrich 综合征和烧伤的患者中。HSV 感染可导致病毒在整个湿疹皮损累及区域传播，也称为 Kaposi 水痘样疹，临床表现严重的可表现为在原有皮损部位发生数百个有脐窝的水疱，伴有发热和局部浅表淋巴结肿大。皮疹多有自限性。轻症病例表现为原皮损中表浅的糜烂或小的丘疹，较常见，但可能未被识别。

**四、单纯疱疹病毒感染实验室检查进展及存在的争议**

目前单纯疱疹的诊断主要依靠临床诊断，实验室诊断方法经过多年的发展，逐渐走向成熟，更有利于辅助临床诊断。

**（一）单纯疱疹的直接实验室证据**

**1. Tzanck 细胞涂片** 在水疱底部取材做涂片，用巴氏染色，可见特征性的核内包涵体及多核巨细胞。此方法对已经糜烂或溃疡，不是水疱的皮疹检查价值不大。

**2. 皮肤病理** 单纯疱疹皮肤病理可见表皮细胞水肿、气球样变性、网状变性和凝固性坏死，表皮棘细胞内以及细胞间水肿，表皮内厚壁水疱的形成，水疱常为单房性，在水疱的上部及周围可见网状变性，早期表皮内、后期真皮中可见中性粒细胞浸润，常可见到不同阶段的细胞核内病毒包涵体。

**3. HSV 病毒培养** 从疱液及糜烂溃疡边缘取材做病毒培养 HSV 阳性，复发性疱疹 HSV 培养的敏感性较低，约 80% 的原发感染的病灶中可培养分离出 HSV，而复发病灶中仅有 25%~50% 可培养分离出 HSV，单纯疱疹病变已开始愈合的状况下培养分离的阳性率更低。

**4. HSV 抗原检测** 对于皮损中单纯疱疹病毒，利用酶联免疫吸附试验或免疫荧光试验检测 HSV 抗原成分。该方法的敏感性与 HSV 培养法基本相同，但低于 HSV 核酸扩增试验的敏感性。

**5. HSV 核酸检测** 利用聚合酶链反应（PCR）等核酸扩增实验室方法检测皮损中 HSV

核酸。近年来，HSV-DNA 检测成为一种临床常用的检测方法，其灵敏度是病毒培养的 4 倍左右，对采集和运输条件的依赖性较小，比病毒培养得到的结果速度快，适合辅助临床诊断之用。

### （二）存在争议的单纯疱疹病毒抗体检测

抗 HSV IgG 抗体检测在方法学上非常成熟，目前应用临床的方法有酶联免疫吸附试验、化学发光法和免疫印迹法，利用 HSV 型特异性 IgG 抗体可用于区别 HSV-1 和 HSV-2 感染，该方法敏感性和特异性均高，广泛应用于人群 HSV 感染的流行病学调查。在其临床应用价值方面存在一定争议，原因是人群中有一定比例单纯疱疹病毒抗体阳性人群，不能单独作为各类型单纯疱疹，尤其是生殖器疱疹的确诊依据，另外 HSV 特异性 IgG 抗体在触发疱疹的早期可能为阴性，在症状出现 2 周至 3 个月后方可检测到，此抗体一旦出现，就会一直持续存在。因此，在 HSV 感染之后到抗体产生能够被检测到，就会有一个"窗口期"，在这个窗口期内，抗 HSV IgG 抗体检测的阴性结果不能排除 HSV 感染，等到过了窗口期，HSV 抗体阴性在临床上就能帮助排除 HSV 感染的病例，适合对复发性疱疹的辅助诊断，帮助患者确定是 HSV-1 感染还是 HSV-2 感染。此外，也可用于对单纯疱疹患者性伴侣 HSV 感染状况的判断及不典型生殖器疱疹的辅助诊断。

在单纯疱疹患者的血清中可检出不同型别的 IgM 抗体，表明有该型 HSV 的首次感染，且只出现在近期感染时。IgM 抗体在 HSV 重新激活时检测也可以呈阳性，不能用来区分原发感染和复发感染。HSV IgM 抗体检测的敏感性和特异性都不是很好，具有局限性，在常规临床实践中不推荐使用。

### 五、单纯疱疹治疗和预防的现状及发展趋势

#### （一）单纯疱疹治疗现状

疱疹病毒的感染一旦建立，终身存在，目前没有彻底治愈疱疹病毒感染的方法。在随机临床试验中已经证明，与安慰剂相比，抗病毒药物治疗可显著缩短首次出现生殖器疱疹的症状持续时间并加快愈合速度，并可以减少复发性疱疹的发作频率和持续时间，减少无症状 HSV-1 感染者无症状

排毒的频率。对血清学阳性 HSV 患者，口服抗病毒药物治疗可有效减少传播给未感染 HSV 性伴侣的概率。但是相比于抗艾滋病病毒（HIV）、抗人类丙型肝炎病毒（HCV）领域，抗 HSV 病毒领域在新药开发方面进展较慢，目前常用的药物仍然是阿昔洛韦、伐昔洛韦和泛昔洛韦等，循证医学研究证明这 3 种抗病毒药物在治疗单纯疱疹效果方面差别不大。

**1. 皮肤黏膜单纯疱疹** 阿昔洛韦 200mg，每天 5 次，或阿昔洛韦 400mg，每天 3 次，或伐昔洛韦 500mg，每天 2 次；或泛昔洛韦 250mg，每天 3 次，一般口服 7~10 天。复发性单纯疱疹一般口服 5 天，最好在患者出现前驱症状时或症状出现 24 小时内使用。对于疱疹性直肠炎、口炎或咽炎可适当增大剂量或延长疗程至 10~14 天。

对于每年复发超过 6 次以上的生殖器疱疹可采用长期抑制疗法，口服阿昔洛韦 400mg，每天 2 次；或伐昔洛韦 500mg，每天 1 次；或泛昔洛韦 250mg，每天 2 次。需长期持续给药，疗程一般为 4~12 个月。

**2. 系统型 HSV 感染** 阿昔洛韦 5~10mg/kg，静脉滴注，每 8 小时 1 次，疗程为 5~7 天或直至临床表现消失。肾脏功能受损的患者，阿昔洛韦的用量应根据肾损程度调整，如出现阿昔洛韦耐药，可选用磷钾酸钠等。

**3. 局部用药** 皮损局部采用生理盐水清洗，要保持患处清洁、干燥。局部外涂 1% 喷昔洛韦乳膏或干扰素凝胶，每天 4 次。其次局部免疫调节剂，如 5% 咪喹莫特霜、0.01% 雷西莫特凝胶来治疗复发性单纯疱疹，可降低生殖器疱疹复发频率；复发性生殖器疱疹皮损处也可单独外用西多福韦凝胶。

### （二）抗疱疹病毒治疗的耐药问题

阿昔洛韦（ACV）自 1980 年代推出以来，已成为预防和治疗 HSV 感染的金标准。阿昔洛韦、伐昔洛韦和泛昔洛韦等都属于核苷类抗病毒药物，核苷类似物具有相似的抗 HSV 机制，这些药物都通过病毒编码的胸苷激酶（TK）被选择性地磷酸化为被 HSV 感染细胞中的单磷酸盐衍生物。阿昔洛韦对 HSV-TK 的亲和力比对人类 TK 的亲和力高 200 倍，所以阿昔洛韦抗 HSV 表现出显著的有效性和安全性。细胞激酶将阿昔洛韦

的单磷酸盐衍生物转化为二磷酸和三磷酸（TP）活性衍生物。阿昔洛韦三磷酸（ACV-TP）活性衍生物是 HSV 病毒 DNA 聚合酶的竞争性抑制剂。ACV-TP 还融入了复制的 HSV 的 DNA，因为缺乏 3′ 末端的羟基，从而终止 HSV 病毒 DNA 的继续复制。大多数耐药病例是由于病毒胸苷激酶（TK）缺陷或 TK 活性缺陷所致。阿昔洛韦耐药性 HSV 在免疫正常人群中的流行率为 0.1%~0.6%，在 HIV 阳性感染者中为 3.5%~10%。一项研究报道，在造血干细胞移植者中为 30%。耐药性可通过检测病毒胸苷激酶 UL23 或 UL30 基因中的特定突变来评估，95% 的阿昔洛韦耐药临床分离株的 UL23 基因存在突变。

当开始抗 HSV 治疗后，单纯疱疹水疱或糜烂持续超过 1 周未愈合或治疗期间在原皮损周围出现新的卫星水疱时，可怀疑出现疱疹病毒耐药。阿昔洛韦耐药疱疹的治疗选择有限，可选择膦甲酸钠，但要注意该药的肾毒性副作用。也可以连续输注阿昔洛韦或静脉注射西多福韦，但西多福韦副作用较大。也可以试用局部使用 5% 咪喹莫特乳膏或局部西多福韦，效果并未经过临床试验验证。

现在一些针对 HSV 新的靶点的药物正在开发，如病毒的 DNA 螺旋酶（hsp）复合物的药物；一些天然新分子物质，如黄酮类化合物、含糖化合物、多肽等也发现有抗 HSV 的作用，这些物质可以抑制 HSV 在体外进入细胞内。

**（三）HSV-2 无症状排毒的预防策略及存在问题**

HSV-2 在生殖器疱疹发作的时候可以将病毒传染给性伙伴，也具有亚临床感染和无症状排毒的情况，表现为无临床症状和体征，但可间歇性生殖器黏膜排毒。病毒激活可同时发生在多个解剖部位（如女性的外阴、阴道、子宫颈和直肠等），患者既可以从外观正常的受累部位分离出病毒，也可以在受累部位的邻近部位分离出病毒。过去认为生殖器疱疹在不发作的时候处于潜伏状态，但近来的研究证明，HSV-2 亚临床激活状态会经常发生。无症状 HSV 排毒的最大危害是传染 HSV 给性伴侣，研究显示，70% 的传染发生在与亚临床 HSV 激活和无症状排毒 HSV 感染者性接触后，且女性更容易被传染。

现在预防 HSV-2 在无症状排毒状态下传播除了禁欲外没有绝对安全的预防方法，安全套的使用可以减少无症状排毒感染的机会，但有时无症状排毒发生在安全套所不能覆盖的部位。抗病毒治疗，包括阿昔洛韦、伐昔洛韦的长期抑制疗法，可使临床和亚临床 HSV-2 排毒减少 70%~80%，降低 HSV-2 的排毒量以及传播给性伴侣的风险近 50%。然而即使是大剂量的抗病毒药物治疗也不能彻底消除病毒脱落。研究表明，尽管每天 3 次，每次服用 1g 的伐昔洛韦，仍无法避免在药物间隔的短暂时间段里发生 HSV-2 排毒状况，表明能够更有效地抑制生殖器疱疹 HSV-2 无症状排毒新的干预措施和有效预防传播的方法还需要进一步研究。

**（四）女性妊娠期生殖器疱疹的处理及新生儿疱疹的预防**

妊娠期生殖器疱疹可造成胎儿宫内发育迟缓、流产、早产甚至死产等。在临近分娩时，首次发作生殖器疱疹的产妇，其发生母婴垂直传播的危险性相对最高，达 33%~50%，复发性生殖器疱疹感染的产妇危险性则较低，<3%。妊娠最初 3 个月初次感染 HSV，可造成先天性畸形、自然流产、早产等不良妊娠结局。妊娠后期发生原发性 HSV 感染，多至 50% 发生新生儿发生 HSV 感染。孕妇的复发性生殖器疱疹引起新生儿 HSV 感染的危险性较小，一般不会引起早产、低出生体重等。

在妊娠最后 4 周，可通过持续的阿昔洛韦治疗以减少活动性损害的出现，从而降低剖宫产率。妊娠末期原发性生殖器疱疹发生母婴传播的机会是复发性生殖器疱疹的 10 倍，因此对于血清学抗体阴性的孕妇，即从来没有感染过疱疹病毒的孕妇，应预防孕妇在妊娠末期感染原发性生殖器疱疹。预防措施包括在妊娠晚期禁欲，避免口交行为，或在性生活中全程使用安全套等以减少孕妇感染 HSV 的概率，从而减少新生儿 HSV 感染病例的发生。

**（五）单纯疱疹病毒疫苗研究现状及进展**

对 HSV-2 疫苗的研究已开展 70 多年，历经了灭活疫苗、减毒活疫苗、重组亚单位疫苗、肽疫苗、DNA 疫苗等多个阶段，并取得了一定进展，然而到目前为止，尚无可用的预防性或治疗型疫苗，全球仍无一种 HSV-2 疫苗被批准上市。预防性疫苗已经过广泛的试验,主要是糖蛋白亚单位疫苗,在动物模型中有效,并可诱导中和抗体的产生,但在Ⅲ期临床试验中未能显示有预防 HSV-2 的疗效。动物模型是 HSV 治疗性疫苗研发的关键,目前用于 HSV 研究的动物模型主要有小鼠、兔子和豚鼠,均与人体的免疫体系有着较大的差异。建立更加接近人体免疫特征的非人灵长类动物模型将是开发 HSV 疫苗的重要研究方向。

（魏春波　伦文辉）

## 第二节　水痘－带状疱疹病毒感染性皮肤病

### 一、水痘－带状疱疹病毒

#### （一）水痘－带状疱疹病毒特点及致病机制

水痘－带状疱疹病毒(varicella-zoster virus,VZV)为人类疱疹病毒Ⅲ型,属于 α 疱疹病毒亚科,是一种双链 DNA 病毒。VZV 是引起水痘和带状疱疹的共同病原体,其可经飞沫和/或接触传播,原发感染主要引起水痘(varicella)。残余的 VZV 可沿感觉神经轴突逆行,转移潜伏于脊髓后根神经节或颅神经节内,当各种原因导致机体抵抗力降低时,潜伏的病毒再度活化、大量复制,通过感觉神经轴突转移到皮肤,引起带状疱疹(herpes zoster)。

#### （二）水痘－带状疱疹病毒感染的临床表现

水痘多见于儿童,发疹前可出现前期症状,如全身不适、恶心、食欲不振、发热和头痛,皮损呈向心性分布,病程中可同时见到不同时期的皮疹,可累及口腔、呼吸道和泌尿生殖道黏膜,严重者可出现肺炎、脑脊髓炎和心肌炎等并发症(图 4-2-1)。相对于儿童,成人水痘较为严重,尤其是发生于免疫缺陷、化疗或糖皮质激素治疗、伴其他基础疾病的患者。水痘具有自限性,一般 1~2 周可愈合。隔离水痘患者是控制水痘传播的有效手段。

带状疱疹的典型表现为沿某一周围神经呈带状分布的红斑,上有簇集性水疱,多发生在身体的一侧,一般不超过正中线(图 4-2-2)。常伴神经病理性疼痛,在年龄较大、免疫抑制或免疫缺陷的

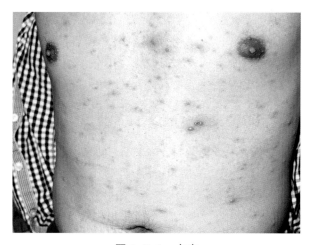

图 4-2-1　水痘

腹部向心性分布的丘疹、水疱,周围红晕,可见水疱中央脐凹

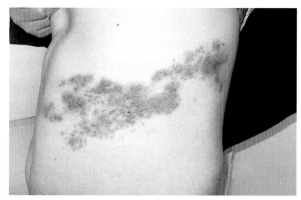

图 4-2-2　带状疱疹

左侧腰背部红斑基础上簇集性水疱,疱液清

人群中较为常见和严重。部分患者可并发长时间的带状疱疹后神经痛,还可能出现视觉、听觉或其他严重神经系统并发症,导致失明、耳聋、面瘫和脏器功能异常等。当患者机体抵抗力严重低下时,在局部发疹后数天内,全身可发生类似水痘样皮疹,称为播散性带状疱疹,这类患者病情严重,可致死亡。

怀孕 6 个月内感染 VZV,病毒可传染给胎儿引起先天性水痘综合征,表现为皮肤瘢痕、眼部缺陷、四肢和神经系统发育不良,常导致流产。如果母亲在分娩前发生水痘,新生儿可能出现严重的水痘表现,死亡率接近 30%。

### 二、带状疱疹的危险因素及流行病学

#### （一）发病危险因素

高龄、免疫缺陷、遗传易感性、系统性疾病(如糖尿病、肾脏病、发热和高血压等)、近期精神压力大、劳累、外伤和手术等是常见诱因。女性发

病风险高于男性。对于分布广泛甚至播散性、出血性或坏疽性等严重皮损、病程较长且愈合较差、反复发作的患者,需排除可能合并的基础疾病,如HIV感染和肿瘤等。

## (二)流行病学研究

据报道,全球普通人群带状疱疹的发病率为(3~5)/1 000,亚太地区为(3~10)/1 000,并逐年递增2.5%~5.0%。带状疱疹的住院率(2~25)/10万,死亡率(0.017~0.465)/10万,复发率1%~6%。而随着年龄增长,带状疱疹的发病率、住院率和病死率均逐渐升高。我国尚缺乏带状疱疹大样本流行病学调查,相关研究报道比较少。2016年在江苏、黑龙江、江西、河北和上海开展的多中心回顾性研究表明,≥50岁人群带状疱疹累积发病率为22.6/1 000,2010—2012年≥50岁人群带状疱疹平均年发病率为3.43/1 000。

## 三、带状疱疹的诊断及鉴别诊断

### (一)诊断

根据典型临床表现即可准确诊断。病原学分析是诊断不典型病例及进行鉴别诊断的重要方法,可通过收集疱液或皮损,用PCR检测法和组织病毒培养等方法予以确诊。由于实验室诊断操作难道较大,目前仍主要依靠临床诊断。

### (二)鉴别诊断

前期仅有疼痛而无皮损时诊断较困难,应密切观察随访,排除相关部位的其他疾病,发生在胸部的带状疱疹疼痛易误诊为心绞痛、肋间神经痛和胸膜炎;发生在腹部的带状疱疹疼痛易误诊为胆囊炎和阑尾炎等。当皮损不典型时需与其他皮肤病进行鉴别,如单纯疱疹、接触性皮炎、丹毒和脓疱疮等,应仔细询问病史。

## 四、带状疱疹治疗中的关键与争议

带状疱疹的治疗原则是早期、足量、足疗程,治疗目的是减轻皮损、降低带状疱疹急性期相关疼痛强度和持续时间,从而改善患者生活质量。在免疫低下或其他易感患者中,治疗目标则延伸到减少伴随并发症的发生。

### (一)规范性抗病毒治疗是治疗带状疱疹的关键

带状疱疹本身是一种自限性疾病,在年轻及不伴危险因素的患者中即使不进行抗病毒治疗有时也可自愈。然而,对于上述范围以外的患者,抗病毒治疗能有效缩短病程,加速皮疹恢复,减少新皮疹的形成,减轻急性期的疼痛,减少病毒播散到内脏。

1. **系统性抗病毒治疗的指征** 年龄大于50岁、出现中重度疼痛、免疫功能低下或缺陷、有恶性原发性疾病、颅神经受累(特别是眼带状疱疹和耳带状疱疹)、伴有严重特应性皮炎/湿疹以及长期应用水杨酸或糖皮质激素治疗患者。此外,如果皮疹发生超过一个皮区、有出血/坏死性皮损和/或黏膜受累,也应接受系统性抗病毒治疗。对于大多数患者,口服抗病毒药物即可;对于严重带状疱疹或可能发生严重并发症的高危患者,推荐静脉给药,包括颅神经受累(尤其是老年患者)、皮损超过一个皮区、出血/坏死性皮损、累及黏膜、播散性皮疹、免疫功能低下、内脏或中枢神经系统受累者。

2. **抗病毒治疗的时机** 为了有效控制病毒复制量和加速带状疱疹皮疹的愈合,系统性抗病毒治疗应在皮疹出现后的72小时内开始,需迅速达到并维持抗病毒药的有效浓度,才能获得最佳的治疗效果。下述情况下,即使在皮疹出现72小时后,也应开始系统抗病毒治疗:伴中重度疼痛或严重皮疹、有内脏器官受累的播散性带状疱疹,持续性眼带状疱疹和耳带状疱疹以及免疫功能缺陷患者。

3. **抗病毒药的选择** FDA推荐用于治疗带状疱疹的抗病毒药为:阿昔洛韦、伐昔洛韦和泛昔洛韦,它们都是鸟嘌呤腺苷类似物,对病毒有特殊的亲和力,但对哺乳动物宿主细胞毒性低(药物用法及剂量见表4-2-1)。

(1)阿昔洛韦:在感染细胞内经病毒胸苷激酶磷酸化,生成阿昔洛韦三磷酸,后者可抑制病毒DNA聚合酶,中止病毒DNA链的延伸,进而抑制病毒DNA复制。在给药期间应给予患者充足的水,防止阿昔洛韦在肾小管内沉淀,对肾功能造成损害。

(2)伐昔洛韦:是阿昔洛韦的前体药物,口服吸收快,在胃肠道和肝脏内迅速转化为阿昔洛韦,其生物利用度是阿昔洛韦的3~5倍,药代动力学比阿昔洛韦更好。

表 4-2-1 带状疱疹的抗病毒药物用法及剂量

| 患者类型 | 药物 | 剂量 | 疗程（酌情可适当延长治疗时间） |
|---|---|---|---|
| 免疫功能正常者（口服） | 阿昔洛韦 | 每次 400mg，每天 5 次 | 7 天 |
| | 伐昔洛韦 | 每次 1 000mg，每天 3 次 | 7 天 |
| | 泛昔洛韦 | 每次 250~500mg，每天 3 次 | 7 天 |
| | 溴夫定 | 每次 125mg，每天 1 次 | 7 天 |
| 免疫功能低下/缺陷者（静滴） | 阿昔洛韦 | 每次 5~10mg/kg，每 8 小时 1 次 | 7~10 天 |
| | 膦甲酸钠（阿昔洛韦耐药） | 每次 40mg/kg，每 8 小时 1 次 | 7~10 天，或皮损愈合 |

（3）泛昔洛韦：是喷昔洛韦的前体药物，口服后在胃肠道、血液和肝脏内迅速转化为喷昔洛韦，在细胞内维持较长的半衰期，其抗病毒机制类似阿昔洛韦。

（4）溴夫定：是一种脱氧胸腺嘧啶核苷类抗病毒药，主要是抑制病毒的复制，其抑制过程只在病毒感染的细胞中进行，因此其抗病毒作用具有高度的选择性。

（5）膦甲酸钠：通过非竞争性方式阻断病毒DNA聚合酶的磷酸盐结合部位，防止DNA病毒链的延长，主要用于治疗对阿昔洛韦耐药的免疫受损患者。

**4. 抗病毒治疗的注意事项** 对于怀疑存在肾功能不全的患者，初始给予抗病毒药物治疗前应检测肌酐水平。对肾功能不全患者，其使用剂量要相应下调。对肾功能持续下降者，应立即停用阿昔洛韦，改用泛昔洛韦或溴夫定继续治疗。

需强调的是，对于伴发严重神经痛或发生在特殊部位的带状疱疹，如眼、耳等部位，在系统性抗病毒治疗的同时，建议请相应专业科室会诊协助治疗。

**（二）糖皮质激素在带状疱疹治疗中的利与弊**

目前是否系统使用糖皮质激素治疗带状疱疹在国内外仍存在争议，一般认为糖皮质激素可缓解炎症反应，减轻神经元损伤，进而缓解疼痛。但也有研究者认为糖皮质激素具有免疫抑制作用，可引起病毒扩散，不利于预后。据发表于 *Cochrane* 的系统评价显示，在带状疱疹急性发作早期的治疗中，系统应用糖皮质激素并逐步递减可以抑制炎症过程，缩短急性疼痛的持续时间和皮损愈合时间，可作为急性期的辅助治疗措施，但

对已发生带状疱疹后神经痛（PHN）的疼痛无效。

年龄大于 50 岁、出现大面积皮疹及中重度疼痛、累及头面部的带状疱疹、疱疹性脑膜炎及内脏播散性带状疱疹，可选择使用糖皮质激素。高血压、糖尿病、消化性溃疡及骨质疏松患者谨慎使用。禁用于免疫抑制患者或有禁忌证的患者。由于糖皮质激素具有免疫抑制特性，在治疗中应权衡利弊，不能盲目不加选择地使用糖皮质激素，尤其是免疫缺陷的患者，以及在没有系统性抗病毒治疗时不推荐单独使用糖皮质激素。

剂量选择：建议中等剂量糖皮质激素（泼尼松初始量 30~40mg/d），疗程 1~2 周，病情控制后逐渐减量。对于免疫功能正常的患者，泼尼松可用于治疗带状疱疹引起的 Ramsay Hunt 综合征和中枢神经系统并发症如：脑炎。

**五、带状疱疹后神经痛的诊疗现状及难点**

带状疱疹后神经痛（postherpetic neuralgia，PHN）是带状疱疹最常见的并发症，疼痛性质多样、持续时间不等，长期的疼痛可扰乱患者的睡眠、情绪、工作和日常生活，严重甚至可导致精神障碍和抑郁的发生。

**（一）定义**

目前对于 PHN 的定义尚未统一，国外常定义 PHN 为带状疱疹皮疹出现后至少持续 3 个月的疼痛。我国《带状疱疹后遗神经痛中国专家诊疗共识》中定义 PHN 为带状疱疹皮疹愈合后持续 1 个月及以上的疼痛。

**（二）危险因素**

带状疱疹病例发展为带状疱疹后神经痛的危险因素是多方面的，主要包括年龄、性别、前驱性

疼痛、疱疹期疼痛和皮疹表现、特殊部位的带状疱疹（三叉神经分布区、会阴部及臂丛区）以及机体免疫力和其他基础疾病等。此外，生活紧张也是带状疱疹后神经痛的危险因素。

### （三）治疗

PHN治疗目的是尽量有效地控制疼痛，缓解伴随的睡眠和情感障碍，提高生活质量。PHN治疗应尽早开始，早期治疗可缩短疼痛持续时间，降低治疗难度；此外，治疗疗程要足够，许多患者的治疗可能是一个长期持续的过程。常用一线治疗药物包括钙离子通道调节剂（普瑞巴林和加巴喷丁）、三环类抗抑郁药（阿米替林）和5%利多卡因贴剂。

1. **普瑞巴林** 为第二代钙离子通道调节剂，与α2-δ亚基有较强的亲和力，通过调节钙离子涌入、减少兴奋性神经递质的过度释放、抑制痛觉过敏和中枢敏化而达到镇痛效果。起始剂量为150mg/d，可在1周内根据疗效及耐受性增加至300mg/d，2~4周后最大可增加至600mg/d。肾功能不全患者应减量。不良反应呈剂量依赖性，主要为头晕、嗜睡、意识模糊和共济失调等。

2. **加巴喷丁** 为第一代钙离子通道调节剂，起始剂量300mg/d，睡前服用，逐渐增加到最适合剂量，常用有效剂量为900~1 800mg/d，分3次口服。主要不良反同普瑞巴林。

3. **阿米替林** 起始剂量为25mg/d，根据疗效和耐受情况逐渐增加剂量，最大剂量为150mg/d。治疗初期可能出现抗胆碱能反应，中枢神经系统不良反应可出现嗜睡、震颤和眩晕等。还应注意其心脏毒性。

4. **5%利多卡因贴剂** 贴于疼痛区域，有一定的镇痛效果，可联合应用。

严重疼痛患者可以考虑阿片类药物如吗啡、曲马多、羟考酮，以及8%辣椒素贴剂等二线药物。此外，神经阻滞术也是控制疼痛的重要手段。对于持续时间较长的难治性PHN患者，药物或神经阻滞效果往往不佳，这类可采取神经毁损方法以达到长期疗效的目的。

PHN是带状疱疹最常见的并发症，PHN的发生增加了患者就诊次数和住院次数，诊治费用明显高于没有罹患神经痛的带状疱疹病例，给患者及各个国家造成了巨大的疾病负担和经济负担。此外，PHN患者的疼痛和感觉异常要完全恢复正常是极其困难的，长期疼痛严重影响患者的生活质量，所以相对于治疗而言，早期预防显得尤为重要。

## 六、带状疱疹及带状疱疹后神经痛的防治新手段及展望

提高50岁及以上易感人群的机体免疫力是带状疱疹重要的基础预防措施。抗病毒治疗可预防PHN的发生，尤其大于50岁，有中重度疼痛、严重皮疹、累及非躯体部位皮疹的带状疱疹患者，应给予早期积极的抗病毒治疗，可降低带状疱疹发展为PHN的发生风险，缩短持续时间。

### （一）疫苗

1. **水痘疫苗** 1995年，FDA正式批准水痘减毒活疫苗常规接种于≥12个月龄适宜人群，目前水痘疫苗已被广泛使用，用于预防水痘的感染与流行。水痘疫苗具有很好的耐受性和安全性。接种疫苗可降低水痘的发病率，减少重症水痘的发生，对病情具有控制作用。

2. **带状疱疹疫苗** Zostavax为迄今美国和欧洲唯一获批疫苗，为减毒活疫苗，其病毒滴度和抗原含量高于水痘疫苗14倍和10倍，经皮下或肌内注射后通过激发VZV特异性T细胞免疫而防止病毒再活化和复制。研究显示，带状疱疹疫苗Zostavax在60岁以上人群中预防带状疱疹和PHN的有效率分别为51.3%和66.5%。该疫苗已在60多个国家和地区推荐使用，适用于50岁以上免疫功能正常人群，严重免疫抑制/缺陷患者、孕妇是接种禁忌证。研究显示，Zostavax疫苗可显著降低带状疱疹疾病负担，但效力随着时间和年龄的增长而减弱，在某些情况下，早在免疫接种后第一年这种保护作用就开始衰退，作用持续时间短。

随后，新的疫苗被研发——Shingrix或HZ/su，是由VZV包膜糖蛋白E和AS01B佐剂制备的新型亚单位疫苗。研究表明，相比于Zostavax，Shingrix的预防效率更佳，能够更好地保护老年人，并且在免疫缺陷患者中接种是安全的。2017年，美国FDA推荐使用重组疫苗Shingrix预防50岁及以上的带状疱疹。但存在的问题是，在免疫接种Shingrix前几天内会出现高发生率的副反应，

包括注射部位的反应、发热和不适感。

目前针对带状疱疹疫苗存在不同意见：首先，并无充分证据证明带状疱疹疫苗可以预防带状疱疹的再次发作，以及减轻 PHN 的严重程度。其次，既往均为短期研究，其长期疗效有待进一步验证，保护作用可能随着时间延长逐渐衰减。基于对带状疱疹疫苗的认识并不充分，所以疫苗至今并未得到广泛使用，接种覆盖率低。我国国内目前尚未批准带状疱疹疫苗上市。

（二）未来工作的展望

带状疱疹和 PHN 均好发于中老年人，产生的神经痛可持续数月甚至数年，给各个国家造成了巨大的疾病负担和经济负担。我国人口老龄化严重，截至 2017 年底，我国 60 岁及以上老年人口约 2.41 亿，占总人口 17.3%，带状疱疹防控形势非常严峻。此外，目前国内研究主要是关于带状疱疹病例治疗的临床报道，尚缺乏带状疱疹的流行病学、疾病经济负担和危险因素的相关研究，没有正规的带状疱疹监控和防治系统。

尽管带状疱疹疫苗在带状疱疹和 PHN 预防方面显示出一定的疗效，但目前暂时缺乏满意的药物和治疗方法，究其原因，部分是由于 PHN 的疼痛机制尚未阐明，限制了针对 PHN 疼痛调控靶点的药物研发。因此，如何有效预防和治疗成为现阶段临床上面临的一项艰巨任务。

（陶　娟）

## 第三节　EB 病毒感染相关性皮肤病

Epstein-Barr（EB）病毒最初由 Epstein 和 Barr 两位医生发现于非洲伯基特淋巴瘤中，属疱疹病毒 4 型。EB 病毒原发感染多为无症状感染，但也可导致良性疾病如传染性单核细胞增多症。由于 EB 病毒有转化上皮细胞、淋巴细胞的作用，具有一定致肿瘤性，故被认为是一种致肿瘤病毒。与 EB 病毒相关的恶性肿瘤包括鼻咽癌、伯基特淋巴瘤、霍奇金淋巴瘤和淋巴瘤样肉芽肿病等。另外，EB 病毒感染和很多皮肤疾病相关，如皮肤 NK/T 细胞淋巴瘤、牛痘样水疱病（也称为种痘样水疱病）和牛痘样水疱病样淋巴细胞增生性疾病等。

### 一、EB 病毒病毒学特征及感染特点

EB 病毒属疱疹病毒 γ 亚科，直径为 150~180nm，有 20 面体的核衣壳，由 162 个管状粒子组成。EB 病毒为双链 DNA 病毒，全基因组序列为 172kb。EB 病毒可以线性 DNA 分子形式插入细胞染色体 DNA 中，称为整合，这种方式常见于裂解性感染期；或以环状病毒 DNA 游离于细胞 DNA 之外，成为游离体，这种方式主要见于潜伏感染期。环状 DNA 较线状 DNA 更稳定，阿昔洛韦也仅对线状 DNA 有合成抑制作用。

正常人群中，EB 病毒感染非常常见。在发展中国家，原发性 EB 病毒感染多发生于低龄儿童；而在发达国家，多是青春期前学龄儿童。中国儿童中的 EB 病毒原发感染发生的非常早，大约 80% 的儿童 1 岁以前血清 EB 病毒衣壳抗原（VCA）抗体已经阳性；在美国，35~40 岁正常人群中约 95% 已感染过 EB 病毒。通常认为，最初被感染的细胞是鼻咽部的上皮细胞，EB 病毒感染 B 淋巴细胞的途径是通过病毒表面的糖蛋白 gp350/220 与 B 细胞表面的病毒受体 CD21 分子结合。另外，唾液腺导管细胞、T 淋巴细胞和 NK 细胞都被证实可被 EB 病毒感染。

大多数情况下，EB 病毒的原发感染并无临床症状，但少数患者的原发感染表现为急性裂解性感染，病毒大量复制，机体产生强烈的免疫反应，自然杀伤（NK）细胞、CD8$^+$ 的细胞毒性 T 淋巴细胞大量增殖以清除感染的 B 淋巴细胞。临床表现为发热、肝脾淋巴结肿大等症状，即传染性单核细胞增多症。急性感染发生 2~3 周后，EB 病毒 VCA-IgM 抗体迅速上升，可持续半年左右，以后逐渐降至正常。原发感染后，约 10% 的外周血 B 淋巴细胞被感染；经过人体有效的免疫反应，大多数感染细胞被清除，最终存留的携带病毒细胞数量为 13~625 个 / 百万个 B 细胞，并持续终身，形成无症状的潜伏感染。此时 EB 病毒 VCA-IgG、早期抗原（EA）-IgG 抗体逐渐降低，EB 病毒核抗原（EBNA）-IgG 抗体逐渐产生，并长期维持在低水平。部分原发感染者，由于多种因素，不能进入潜伏感染状态，病毒仍持续复制，EB 病毒 VCA-IgM、IgG 抗体持续升高，且不产生 EBNA-IgG 抗体，外周血病毒载量升高，并表现出持续的

发热、肝脾淋巴结肿大等临床症状，称为慢性活动性 EB 病毒（chronic active Epstein-Barr virus，CAEBV）感染。

在潜伏感染阶段，EB 病毒尽量少的表达抗原，以逃逸机体的免疫识别和免疫清除。在部分个体，EB 病毒潜伏感染导致了恶性肿瘤的形成。在 EB 病毒潜伏感染相关的肿瘤性疾病中，一些裂解期感染的基因（如 BARF1、BZLF2、BALF1、BHRF1）也会表达，这些基因的作用是促使 EB 病毒的活化和再复制。它们的表达导致了潜伏感染模式向裂解模式的转化，促使肿瘤细胞的形成。如在 NK/T 细胞淋巴瘤的细胞系中，常常表达病毒基因 FGF14、PDCD4，这些基因都是 EB 病毒裂解期才表达的基因。最新研究发现，EB 病毒进入细胞之后可激活 PI3K/Akt 通路，而该通路的激活进一步促进了 EB 病毒的再活化、复制，导致与活化相关的基因 BRLF 的过度表达。对 EB 病毒相关的移植后淋巴细胞增生性疾病研究发现，PI3K/Akt 通路被激活，从而导致淋巴组织持续增殖，而 PI3K 抑制剂及下游 mTOR 受体抑制剂已经在临床研究中尝试用于治疗此类疾病。

CAEBV 感染是由于 EB 病毒感染后，潜伏于宿主体内，在特定条件下，病毒出现复制、诱导细胞增殖，导致一系列临床症状。有研究发现，CAEBV 感染患者外周血单核细胞 EB 病毒 DNA 载量（平均 $10^{4.2}$ IU/μgDNA）明显高于传染性单核细胞增多症患者单核细胞病毒载量（平均 $10^{2.1}$ IU/μgDNA），提示病毒复制非常活跃。CAEBV 诊断标准为：①原发感染后，反复间断感染，病程 ≥6 个月；血 EB-VCA IgM 抗体阳性持续 ≥6 个月，或 VCA-IgG 滴度 ≥1∶5 120，或 EA-IgG 滴度 ≥1∶640，或抗 EBNA 抗体 <2。②临床特征，淋巴结肿大、肝脾肿大、肝酶升高、噬血细胞综合征等全身症状。③病毒学，受损组织器官 EB 病毒 RNA（EBER）或蛋白增多；或外周血 EB 病毒 DNA 载量（viral load）增高。CAEBV 感染与 EB 病毒潜伏感染不同（后者与 Burkitt 淋巴瘤、鼻咽癌、霍奇金淋巴瘤相关，无明显病毒感染症状），其状态可持续数年，伴有明显的病毒复制临床症状，虽部分患者可向良性过程转归，但多数可发展为淋巴细胞增生性疾病或者噬血细胞综合征。通过对 EB 病毒末端重复序列的研究发现，在不同的

CAEBV 感染的患者中，T、NK 或者 B 淋巴细胞可出现单克隆、寡克隆和多克隆增殖，而其中以 T 细胞或 NK 细胞的单克隆增殖最多见。CAEBV 感染为慢性病程，因此，无论诊断明确的还是不够诊断条件的疑似病例，均应长期随访。由于其本质是 NK 细胞、T 细胞克隆性增殖，因此抗病毒治疗虽能暂时减少病毒复制，但并不能根本改善疾病转归。

## 二、EB 病毒感染相关皮肤疾病

### （一）传染性单核细胞增多症

传染性单核细胞增多症（infectious mononucleosis，IM）患者可出现发热、咽扁桃体炎、淋巴结肿大典型的三联征表现及肝脾大等全身症状，严重者可合并其他系统损害，如间质性肺炎、中枢神经系统脑炎等。本病约 3%~15% 的患者会出现皮肤黏膜的损害，主要表现为躯干、上臂部弥漫分布米粒大小红色斑疹，呈典型的麻疹样发疹。皮损可累及面部、前臂，并进展至四肢。部分患者可出现荨麻疹样、瘀点样、紫癜样和多形红斑样皮肤损害。皮疹轻度瘙痒，一般持续 1~2 周，消退较快。

实验室检查外周血常规淋巴细胞、异型淋巴细胞的比例增高，VCA-IgM 阳性。不同年龄段儿童 IM 的临床症状、体征、实验室检查及并发症存在差异。IM 通常预后良好，一般在临床和实验室诊断后 2~4 周内症状可缓解。IM 的诊断应注意：低龄婴幼儿 VCA-IgM 抗体可持续阴性，不应因为该检测阴性而否定临床症状典型的 IM；无临床症状、仅实验室 VCA-IgM 抗体阳性，不应盲目诊断 IM，因为 EB 病毒原发感染非常常见，而大多数原发感染者无任何症状，仅少数人发展为 IM。IM 与药物超敏反应综合征可从以下几点进行鉴别：IM 起病急、伴高热，无可疑用药史，皮疹瘙痒程度较药物超敏反应综合征患者轻，病程短、皮疹消退较快，淋巴细胞转化试验可协助明确。

### （二）牛痘样水疱病

牛痘样水疱病（hydroa vacciniforme，HV）是一种光敏感性皮肤疾患，1903 年由 Radcliffe-Crocker 首次报道。主要为幼年儿童发病，偶有成人发病的报道。有关其发病率的报道很少，来自于苏格兰地区的报道约为 0.34‰。皮损主要发生于春、夏季节，冬季缓解。日光照射 24~48 小时

后,皮损出现于曝光部位,如面颊、额部、耳郭、手背部、前臂及口唇部。初期为豆粒大小红色水肿性斑疹、斑丘疹,很快出现水疱,小如针尖,大至黄豆大小,疱壁较薄,疱液清亮,周围绕有炎症性红晕。局部多有烧灼感、痒感。水疱多在1周左右破溃、结痂,并可出现坏死。痂皮脱落后,皮损部位留下永久性、凹陷性瘢痕,形如痘疱,故名牛痘样水疱病。如患儿无避光等保护性措施,皮损可成批、反复出现,临床上即可同时观察到水肿性斑丘疹、水疱、结痂、坏死、凹陷性瘢痕等不同时期的皮肤损害(图4-3-1)。皮肤病理早期为表皮内多房性水疱,其下可见淋巴细胞为主的炎症浸润。晚期,水疱部位出现表皮、真皮坏死,愈合期形成瘢痕。采用原位杂交的方法,以EBER寡核苷酸为探针,可以在HV患者的皮损中检测到EBER阳性细胞,提示HV皮损中浸润的细胞多为EB病毒感染的细胞。

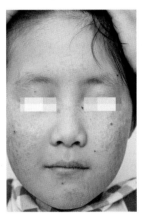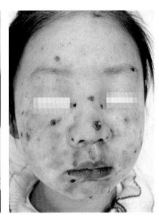

图4-3-1 HV面部丘疱疹、凹陷性瘢痕

HV可发展为EB病毒相关性NK/T淋巴细胞增生性疾病,EB病毒感染与机体免疫功能对疾病的转归起到重要作用。与HV转归的相关因素包括:皮损发作是否随年龄增大而减轻;有无颜面、肢端肿胀;有无反复间断发热;有无对虫咬的高度过敏;皮损病理检查有无异型细胞;是否存在大量EBER阳性细胞;外周血EB病毒相应抗体是否正常;外周血EB病毒DNA拷贝数是否持续增高。

**(三)牛痘样水疱病样淋巴细胞增生性疾病**

牛痘样水疱病样淋巴细胞增生性疾病(HV-like lymphoproliferative disorder,HV-like LPD)主要见于亚裔和南美裔患者,尤以儿童多见。该病

除表现类似HV样皮损外,常伴有颜面、手足肿胀,并累及躯干、四肢等非暴露部位(图4-3-2)。患者全身症状包括间断发热,每次持续数天,发热与皮损严重程度平行相关。患儿多伴有肝脾肿大、对虫咬高度敏感、EB病毒VCA-IgG抗体高滴度等CAEBV感染症状。皮肤病理呈致密淋巴细胞浸润,有明显异型性,血管受异形细胞侵袭明显。通过原位杂交的方法,可以发现皮损中大量EBER阳性淋巴细胞,核异型性明显。

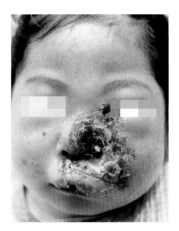

图4-3-2 结外NK/T细胞淋巴瘤(鼻型)

HV-like LPD中T细胞受体(TCR)基因重排可阳性,而EB病毒末端重复序列的研究证实,病毒感染的淋巴细胞呈单克隆增殖。不同的研究显示,感染的淋巴细胞的表型不同,有CD8或CD4细胞来源,也可为NK细胞来源。大多数患者均为αβ T淋巴细胞,但也有γδ T淋巴细胞的报道。

在HV患者中,EB病毒呈潜伏感染模式,病毒无大量复制。但EB病毒在HV-like LPD中为慢性活动性感染模式,病毒发生激活、复制,患者表现出显著的系统受累症状。*BZLF1*是EB病毒活化、复制的启动因子,其激活后导致病毒进入裂解、复制阶段。在EB病毒相关的上皮细胞肿瘤、淋巴细胞肿瘤组织中,常可检测到*BZLF1* mRNA表达,在HV-like LPD中亦有1/3的患者组织中存在*BZLF1* mRNA表达;但在经典HV患者组织中,虽然EBER也是阳性,但均无*BZLF1* mRNA表达。因此推断,*BZLF1*的激活,促进了病毒的复制,导致HV患者进入慢性活动性EB病毒感染、淋巴细胞增生状态。故有学者提出*BZLF1*是HV样皮损的危险信号。此类疾病呈病谱性分布,一端为良性经典性HV,另一端为HV-like

LPD。

HV-like LPD 是诊断为淋巴细胞增生性疾病还是淋巴瘤一直存有争议，WHO 在不同时期的造血与淋巴组织肿瘤分类中提法也不相同。2008年，WHO 公布的分类中，将儿童系统性 EB 病毒阳性 T 细胞淋巴增生性疾病、牛痘水疱病样淋巴瘤归属于成熟 T/NK 细胞淋巴瘤范畴。但 2016年根据这两种疾病与慢性活动性 EB 病毒感染的关系、临床表现和预后的病谱性特点，将"儿童系统性 EB 病毒阳性 T 细胞淋巴细胞增生性疾病"更名为"儿童系统性 EB 病毒阳性 T 细胞淋巴瘤"，警示系统淋巴瘤的凶险，预后不良；将"种痘样水疱病样淋巴瘤"更名为"种痘样水疱病样淋巴细胞增生性疾病"，提示该病的惰性和迁延。两病均可伴有慢性活动性 EB 病毒感染，但前者为多系统受累，出现系统性淋巴瘤、噬血细胞综合征，预后很差；后者除皮损外，系统受累较轻，皮损迁延反复。通常情况下，大多数 HV-like LPD 患者长期处于淋巴细胞增生状态，并不发展为淋巴瘤，但仍有部分患者可进展为 T/NK 细胞淋巴瘤，部分患儿发展为 EB 病毒相关的噬血细胞综合征，导致死亡。一个包括 50 例 EB 病毒相关的 T/NK 淋巴增生性皮肤疾病（包括经典的 HV、系统型 HV 和虫咬高度敏 HMB）10 年生存和预后的研究提示，晚发患者（发病年龄 >9 岁）、表达 EB 病毒再活化基因（*BZLF1* mRNA）患者，预后往往较差。

HV-like LPD 病程呈惰性，进展并不凶险。因此在治疗上不应匆忙化疗，化疗患者往往预后不佳。干扰素、糖皮质激素、氨甲蝶呤、羟基氯喹、反应停均对改善症状有一定疗效。干扰素注射对大多数患儿缓解发热有明显效果，对皮损亦有一定疗效，但很难降低外周血 EB 病毒 DNA 载量。

### （四）结外 NK/T 细胞淋巴瘤（鼻型）

结外 NK/T 细胞淋巴瘤（鼻型）（extronodal NK/T- cell lymphoma, nasal type）旧称致死型中线肉芽肿，常发生于鼻部，与 EB 病毒感染密切相关，主要见于南美、亚裔人群，白种人群少见。主要表现为鼻部皮下硬结，表面红肿，硬结随疾病发展逐渐增大，形成局部斑块，并可隆起、破溃。继发感染后，可引起局部炎症、溃烂，使面部毁形，致死率高。其病理表现为瘤细胞破坏血管明显，肿瘤细胞围绕血管分布，甚至血管内可见肿瘤细胞，血管壁可被破坏、有血栓形成，故曾被称为血管中心坏死型淋巴瘤，免疫组化染色可见大量瘤细胞表达 NK 细胞标记性抗原 CD56 和全 T 淋巴细胞抗原 CD3ε。在临床上应与鼻毛霉感染鉴别，鼻腔内肿物应与鼻咽癌鉴别。

皮肤 NK/T 细胞淋巴瘤（CNKTCL）可继发于结外 NK/T 细胞淋巴瘤（鼻型），也可以是原发皮损。CNKTCL 以男性多见，皮损好发于躯干、四肢，表现为丘疹、斑块及结节，较易破溃、坏死，形成溃疡。继发性 CNKTCL 皮损更广泛、常伴有系统症状（包括发热、盗汗或体重下降等）。皮肤结外 NK/T 细胞淋巴瘤皮损形态具有多形性，表现为浸润性红斑、结节、坏死、皮肤肿物，病理学上多表现为血管中心坏死型，大量肿瘤细胞浸润血管周围，血管壁破坏。皮损组织中 EBER 原位杂交多为阳性。目前主要治疗为化疗，但本病总体预后差，中位生存期不足一年，伴有噬血细胞综合征患者死亡率高；部分原发性 CNKTCL 可生存数年。

### （五）血管免疫母细胞性 T 细胞淋巴瘤

血管免疫母细胞性 T 细胞淋巴瘤（angioimmunoblastic T cell lymphoma, AITCL）是一种滤泡辅助 T 细胞来源的肿瘤，目前对于 EB 病毒在 AITCL 中的具体致病机制仍不清楚。研究发现，肿瘤性 T 细胞 EBER 阴性，而 EBER 杂交阳性的细胞均为 CD79a⁺ B 淋巴细胞。因此关于 AITCL 肿瘤微环境的假说，认为机体免疫功能失调促使 B 细胞克隆性增生并表达 EB 病毒编码蛋白，间接导致 T 细胞的克隆性增殖。也有报道，AITCL 与疱疹病毒 6 型（HHV6）感染相关。

AITCL 是一种高度侵袭性的淋巴瘤，多见于中老年人，男性略多于女性。系统症状常见，如发热、肝脾淋巴结肿大。本病累及皮肤并不少见，但临床表现非特异。多为浸润性皮肤斑块，也可表现为慢性荨麻疹样、皮肤松弛，严重者可出现红皮病样改变，皮损常有明显瘙痒。组织病理上，皮损改变可以为特异性，类似淋巴结内 AITCL，也可为非特异性皮肤炎症。形态学上可见肿瘤细胞呈透明样 T 细胞改变，另可见大量高内皮小静脉增生。肿瘤细胞表达 CD4、CD10、CXCL13，反应性小淋巴细胞 EBER 阳性。本病对化疗治疗敏感，但易复发。台湾一项大宗病例研究显示，2 年总体生存率 51.9%。

### （六）伯基特淋巴瘤、霍奇金淋巴瘤、淋巴瘤样肉芽肿病、老年人 EB 病毒阳性弥漫性大 B 细胞淋巴瘤

伯基特淋巴瘤（Burkitt lymphoma，BL）、霍奇金淋巴瘤（Hodgkin lymphoma，HL）、淋巴瘤样肉芽肿病（lymphomatoid granulomatosis，LyG）、老年人 EB 病毒阳性弥漫性大 B 细胞淋巴瘤（Epstein-Barr virus positive diffuse large B cell lymphoma，EBV+DLBCL）这四类 B 细胞淋巴瘤均与 EB 病毒相关，其中 BL、HL 关系密切。发生于皮肤的 B 细胞淋巴瘤相对少见，而与 EB 病毒相关的皮肤 B 细胞淋巴瘤则更少。上述淋巴瘤如出现皮肤累及，则认为疾病分期为Ⅳ期，为高度侵袭性，死亡率极高。常见皮肤损害为肿瘤侵犯至皮肤形成，容易出现皮肤溃疡。此类 B 细胞淋巴瘤多累及淋巴结，生长速度快，需要积极治疗，CD20 单抗（利妥昔单抗）的应用进一步提高了患者的生存率。

BL 常见于儿童，分为非洲型及散发型，一项国内文献报告显示，中国人 BL 的 EB 病毒感染率为 7/13 例（53.8%）。BL 肿瘤生长速度快，组织学表现为大量体积中等偏大的单一淋巴样浸润，部分伴有浆细胞分化，增殖指数（Ki-67）90% 阳性，肿瘤细胞表达 CD10、CD20、CD99 及 Bcl-2。HL 发病具有儿童及老年人 2 个高峰，HL 组织中肿瘤细胞 EBER 总体检出率 28%~39.6%。组织学特点是可见数量不等的 Reed-Sternberg（R-S）细胞或霍奇金细胞。LyG 为多系统疾病，主要累及肺部，其次是中枢神经系统及皮肤，组织学上可见多形性淋巴细胞浸润、血管炎及肉芽肿三联征。EBV+DLBCL 为非特指型 DLBCL 的、具有自身特点新的变异型，好发于 50 岁以上老年人，组织学与经典 DLBCL 差异不明显，但 EBER 阳性，此类疾病与年轻成人 DLBCL 相比，预后差。

### （七）EB 病毒阳性黏膜皮肤溃疡

2016 年，WHO 淋巴瘤分类中新增加了 EB 病毒阳性黏膜皮肤溃疡（EBV positive mucocutaneous ulcer，EBV MCV）。该病最早报道见于 2010 年，多发生于器官移植、接受免疫抑制剂治疗患者。有文献报道与该病相关的免疫抑制剂包括硫唑嘌呤、环孢素和氨甲蝶呤。基本皮损为溃疡，边界清、隆起，常发生于口腔黏膜、气道和皮肤。皮损中多为具有异形性的 B 淋巴细胞、似霍奇金淋巴瘤的 R-S 细胞，亦可见数量不等的浆细胞、嗜酸性粒细胞和组织细胞。免疫组化 CD20、CD30 阳性，EBER 原位杂交阳性。EB 病毒在 EBV MCV 感染模式为潜伏模式Ⅱ，其导致了 B 淋巴细胞的单克隆增殖，但皮损转归良好，有一定自限性或呈惰性发展。严重的、消退缓慢的 EB 病毒阳性黏膜皮肤溃疡可采用更换原有免疫抑制剂、降低免疫抑制剂剂量或者 CD20 单抗治疗。

自 20 世纪 60 年代发现 EB 病毒以来，随着科学研究的发展，逐步提高了对 EB 病毒及其感染性疾病的认识。除了文中所述疾病，多形红斑、结节性红斑、苔藓样糠疹、药物超敏反应综合征也与 EB 病毒感染相关，但这些疾病的皮损中并不存在 EB 病毒。由于 EB 病毒感染发生率很高，可导致多种恶性肿瘤性疾病，所以 EB 病毒疫苗的研制具有重要意义。gp350 在各型病毒株中具有良好的保守性，在 EB 病毒亚型 1 和亚型 2 中有 97% 的一致性，具有很好的疫苗免疫原性。虽然针对 gp350 的疫苗并不能减少 EB 病毒的原发感染，但可以降低传染性单核细胞增多症的发病率，特别是能够降低感染后外周血 EB 病毒的 DNA 载量，而 EB 病毒相关的恶性疾病往往与 EB 病毒高载量相关。新近研究发现，针对 LMP-1 和 EBNA-1 的治疗性疫苗对 EB 病毒相关的恶性肿瘤治疗亦有一定帮助。在未来的研究中，EB 病毒致肿瘤的确切通路、相应靶向药物的应用以及疫苗的研发，均是我们面临的挑战。

（徐子刚）

## 第四节　HPV 感染相关性皮肤病

人乳头瘤病毒感染相关性皮肤病是在感染某些类型的人类乳头瘤病毒（human papilloma virus，HPV）后在皮肤和黏膜上发生的皮肤病，其感染的靶细胞是皮肤和黏膜的上皮细胞，可引起多种病变。目前，发现 HPV 约有 200 种亚型，其中超过 40 种可感染生殖系统。根据 HPV 基因亚型与所致疾病的关系，可将其分为高危型和低危

型。人类感染 HPV 高危型可患一些恶性肿瘤,如宫颈癌、阴茎癌、肛门癌、口腔癌等。低危型 HPV 的感染会引起一些良性病变,如寻常疣、扁平疣、尖锐湿疣及呼吸道疣状物等。HPV 感染可发生在全世界各个地区,且全球 HPV 感染率呈上升趋势。

## 一、病因的认知与演变

1977 年,Laverty 用电子显微镜观察宫颈癌组织时,发现了 HPV。Zur Hause 最先提出宫颈癌的发病可能与宫颈感染 HPV 有关,并于 1983 年证实了相关性。近年来,人们对 HPV 基因结构、功能、流行病学特征及基因亚型与所致疾病关系等有了更明确的认识。宫颈组织中 HPV 的持续感染在子宫颈癌的发生、发展过程中起重要作用;在宫颈癌组织中,超过 99.7% 可检测到 HPV 基因。子宫颈癌是一类发病率仅次于乳腺癌并严重危害女性生殖系统健康的恶性肿瘤。在发展中国家,子宫颈癌是女性癌症死亡的第一因素。虽然 HPV 二价与四价疫苗于 2006 年在欧美等国家上市应用,开辟了人们应用疫苗预防癌症的新篇章,但 HPV 疫苗没有治疗子宫颈癌的作用,而且 HPV 病毒致癌的分子机制、在人体的生存状态和感染流行的规律尚不完全清楚。因此研发安全、有效和适合本地区的多价疫苗,做好早期诊断、治疗和预防工作,不但是 HPV 研究的前沿和热点,也是亟待解决的关键科学问题。

HPV 为一种双链环状 DNA 病毒,包含 6 个早期调控基因(E1、E2、E4、E5、E6、E7)和 2 个晚期基因(L1、L2)。其中 E1 和 E2 与 DNA 的复制和转录控制有关,E5、E6、E7 对宿主细胞具有转化功能,在诱导肿瘤发生及持续发展中起重要作用。L1 和 L2 主要编码病毒自身衣壳蛋白。现已知 HPV 亚型有大约 200 种,其中与尖锐湿疣有关的亚型有约 40 种,部分 HPV 亚型与宫颈癌的发生有密切关联,根据 HPV 致癌风险不同分为高危型和低危型,高危型有 16、18、31、33、35、39、45、51、52、56、58、59、68、73 和 82 等亚型,低危型包括 6、11、42、43 和 44 等。其中 HPV 6、11 型是引起尖锐湿疣的最主要亚型。HPV 16、18、45 和 46 亚型为最常见的导致子宫颈癌的高危型。

## 二、HPV 所致疾病及其免疫机制

### (一)HPV 所致疾病

HPV 感染的病理损害主要是引起细胞增殖,诱发良性增生瘤或恶性肿瘤。HPV 感染所致皮肤黏膜损伤与病毒型别有关。低危型 HPV 感染可引起:①良性皮肤病,如寻常疣、甲周疣、跖疣、丝状疣、扁平疣;②外生殖器疾病,如尖锐湿疣、口腔黏膜表面的疣状损害及复发性呼吸道乳头瘤病。高危型 HPV 感染引起良性恶变外,如鲍恩样丘疹病,还可引起恶性病变:①皮肤,如皮肤基底细胞癌、鳞状细胞癌等上皮肿瘤;②黏膜,如子宫颈癌、肛门肛管癌、扁桃体癌、口腔癌、喉癌、鼻腔内癌、食管癌等。

### (二)免疫机制

HPV 感染机体后,机体存在有效的免疫应答,但在高危型 HPV 感染致宫颈上皮内瘤变(cervical intraepithelial neoplasm,CIN)或子宫颈癌,患者普遍存在免疫缺陷。

机体对 HPV 免疫有固有免疫和适应性免疫 2 个方面。固有免疫系统包括表皮屏障作用、吞噬细胞、NK 细胞、γδT 细胞及 iNKT、细胞因子和补体等;适应性免疫由抗体和细胞毒性 T 细胞介导,即 HPV 感染机体后,能刺激机体产生体液免疫应答与细胞免疫应答。针对 HPV L1 蛋白和 L2 蛋白产生的抗 L1 抗体及抗 12 抗体,能够清除游离的病毒,同时可预防 HPV 再感染。由 CD4⁺ T 细胞调节的、CD8⁺ CTL 发挥效应的细胞免疫应答,在清除感染 HPV 细胞中起关键作用,并能控制 HPV 感染。主要研究依据包括:①皮肤疣可以自行消退;②在 HPV 所致宫颈不典型增生中,只有一部分演变为恶性肿瘤;③乳头瘤退化后,其周围有大量单核细胞、淋巴细胞浸润;④感染早期有活化 T 细胞、巨噬细胞参与免疫应答;⑤高危型 HPV 感染致宫颈上皮内瘤变(CIN)或宫颈癌,患者普遍存在免疫缺陷。总之,在一般情况下,HPV 感染机体后,机体存在有效的免疫应答,且已证实 HPV 蛋白存在特异性 T 细胞与 B 细胞表位,病毒的 VLP(virus-like particle)可激发机体免疫应答产生中和抗体,该抗体可以保护机体不再被同一亚型 HPV 感染。

### (三)HPV 免疫逃逸作用

在 HPV 感染相关性皮肤病中,尖锐湿疣极易复发,其复发与 HPV 免疫逃避机制有关。在 HPV 免疫逃避机制中,朗格汉斯细胞(Langerhans cell,LC)起重要作用。与大多感染或炎症后局部 LC 的数量和密度较正常增加不同,HPV 感染后 LC 的数量和密度均显著减少,HPV 感染后 LC 形态学也发生改变,细胞体积变小,并丧失树突状细胞的形态学特征,同时还导致了 LC 功能改变,限制了 LC 活化,表现在细胞表面活性标志未能上调表达、细胞表面功能性蛋白表达缺乏,细胞因子分泌也未能增加。以上改变抑制了获得性免疫应答,使得 HPV 持续存在。进一步的研究发现:HPV 的 E6 和 E7 癌基因蛋白干扰了 I 型干扰素抗病毒细胞内级联反应。HPV E5 蛋白能下调细胞表面 HLA–I 表达,导致病毒逃避特异性 CD8$^+$ 细胞毒性 T 细胞杀伤作用,而细胞表面 HLA–I 缺乏虽能活化自然杀伤细胞,但很少有自然杀伤细胞常驻或迁移至 HPV 感染细胞层。此外,从解剖位置看,HPV 感染位于无血管区域,因不同的免疫系统难到达此区域从而促进了免疫逃避的发生。

### 三、HPV 感染相关性疾病的临床表现和诊断

#### (一)HPV 感染相关性疾病的临床表现

1. 皮肤疣 HPV 感染人体后所致皮肤病有 3 种类型,分别是寻常疣、扁平疣和深部跖疣。皮肤疣属于局部、自限性或一过性损害,主要引起手、足局部角化层细胞感染,多见于青少年。皮肤疣主要包括以下 3 种:①寻常疣,俗称"瘊子",常见于手背、手指、足背、足缘,皮疹为隆起的坚实丘疹,表面粗糙,状如花蕊;②扁平疣,多见于青年人群颜面、手和颈部,骤然起病,自觉症状轻或无,皮损为针尖至黄豆大小扁平丘疹,易复发;③深部跖疣,又称包涵疣或蚁丘疣,其特点为表面覆盖着一层厚的胼胝,将胼胝去除后,则显露出白色或淡棕色的柔软颗粒,有一定的压痛,偶有红肿,可多发,除发生于掌跖外,还可发生于指(趾)尖端及其侧缘。

2. 尖锐湿疣(condyloma acuminate,CA)俗称"蜡瘊",低危型 HPV(如 HPV 6、HPV 11 等)与高危型 HPV(如 HPV 16、HPV 18 等)均可引起生殖器感染,导致尖锐湿疣,主要是低危型 HPV。HPV 感染人体温暖潮湿的部位之后,病毒容易复制增殖,故外生殖器和肛周是最容易发生 HPV 感染、引起尖锐湿疣的部位。女性阴道炎和男性包皮过长可以促进尖锐湿疣的发生。尖锐湿疣属于性传播疾病,近年发病率呈上升趋势,且主要发生在性活跃的人群。潜伏期通常约 3 个月,短者 1 个月,长者 6 个月以上。

尖锐湿疣的典型表现为皮肤损害刚开始是细小淡红色丘疹,以后逐渐增大增多,单个或群集分布,湿润柔软,表面凹凸不平,呈乳头样、鸡冠状或菜花样突起,呈红色或污灰色;皮损根部常有蒂,且易发生糜烂渗液,触之易出血皮损裂缝间常有脓性分泌物淤积,可致恶臭,因搔抓还可引起继发感染。有尖锐湿疣的患者常无自觉症状,部分患者可能会出现异物感、痛、痒感或性交痛。直肠内尖锐湿疣可发生疼痛、便血、里急后重感等临床表现。少数尖锐湿疣因过度增生成为巨大型尖锐湿疣,又称 Buschke-loewenstein 巨大型尖锐湿疣,与 HPV 6、16 型有关,尽管组织学为良性,但部分可发生恶变,外观也似鳞状细胞癌。

男性尖锐湿疣患者多发生于包皮、冠状沟、系带、尿道口、龟头、阴茎体、阴囊、肛周和直肠内,女性多见于大小阴唇、后联合、前庭、阴蒂、宫颈和肛周。偶可见于阴部及肛周以外的部位,如腋窝、脐窝、口腔、乳房和趾间等。

3. 鲍恩样丘疹病(Bowen-like papulosis)本病特点为在生殖器部位发生多发性色素性斑丘疹,良性经过,可自行消退,但病理组织呈原位癌样改变。发病年龄为 1~64 岁,好发于 21~30 岁,男女均可发病。皮损为多个或单个丘疹,呈肉色、红褐色或黑色,其大小不等,直径 2~10mm,呈圆形、椭圆形或不规则形,境界清楚,丘疹表面可光亮呈天鹅绒外观,或轻度角化呈疣状,皮损散在分布或群集排列成线状或环状,甚至可融合成斑块。好发于腹股沟、外生殖器及肛周的皮肤黏膜,男性多好发于阴茎及龟头,女性多发生于大小阴唇及肛周。一般无自觉症状,部分患者有瘙痒或烧灼感,病程慢性,少数患者的皮损可自然消退,但可复发,有转变为浸润癌的可能(<5%)。

4. 肿瘤 高危型 HPV 感染人体后,病毒在

机体内持续感染,引起细胞永生化,可导致子宫颈癌、肛周癌、口腔癌等恶性肿瘤。

**(二)HPV 感染相关性皮肤病诊断及难点**

HPV 还不能够分离培养,主要诊断依据是典型的临床表现,可结合组织细胞学、免疫学、生物化学和分子生物学等实验室检查结果,对 HPV 感染进行早期诊断。

**1. 诊断方法介绍**

(1)醋酸白试验:将 3%~5% 醋酸溶液外涂或湿敷于皮损上,5 分钟后观察,HPV 感染部位出现发白,称为醋酸白试验阳性。

(2)皮肤组织病理:表皮棘层肥厚,乳头瘤样增生。颗粒层棘层上部出现空泡化细胞,空泡化细胞体积大,胞质着色淡,核浓缩深染,核周围有透亮的晕,又称凹空细胞,为诊断尖锐湿疣的主要组织学依据。真皮浅层水肿,毛细血管扩张,周围常有较致密慢性炎性细胞浸润。

(3)细胞学检查:用阴道或宫颈疣组织涂片,巴氏染色,可见到 2 种细胞,即空泡化细胞和角化不良细胞同时存在,这 2 种细胞对尖锐湿疣有诊断价值。

(4)聚合酶链式反应(PCR):PCR 方法检测 HPV 是目前最敏感的方法,且可以对 HPV 进行定型分析,是临床常用的一种确定有无 HPV 的方法。

(5)其他:核酸杂交技术亦可用来检测 HPV,敏感性类似于 PCR 方法,但此技术操作烦琐,需要一定的实验室条件,且不适于高危型 HPV 检测,因此不能广泛应用于临床。商品化 HPV 血清学试验试剂因其仅能检测有限的 HPV 基因型,限制了其临床应用。此外,直接免疫荧光法、电子显微镜等均可用来检测 HPV。

**2. 诊断的注意事项及难点** 虽然尖锐湿疣多因不洁性接触所致,但在病史提供方面,大多患者不愿如实告知就诊医师,对未提供不洁性接触史者,亦不能排除尖锐湿疣可能。尖锐湿疣归类于性传播性疾病,一旦确诊对患者心理乃至其家庭有较大影响,因此,对临床诊断提出较高要求。如患者有不洁性接触史及典型临床皮损,诊断较为容易。但如皮损不典型时,醋酸白试验是最常用的辅助诊断手段之一,该方法虽然简单但特异性不高,慢性炎症、外伤均可导致假阳性发

生,从而对诊断带来一定困难。皮肤组织病理亦是常用的诊断方法,值得注意的是,虽然凹空细胞是尖锐湿疣的主要组织病理改变,但有时不出现凹空细胞也不能排除尖锐湿疣,需连续切片或重复取材检查。此外,凹空细胞仅是 HPV 感染的组织病理表现,HPV 感染也可导致寻常疣等其他疾病,仅从组织病理改变尚无法完全区分尖锐湿疣和发生于外生殖器肛周部位的寻常疣。而 PCR 方法能对 HPV 进行亚型分析,且敏感性较强,但只能辅助说明存在 HPV,而不能确定 HPV 引起的病变。因此,寻找一种可靠、简单的辅助检查方法尤为重要。生殖器外尖锐湿疣诊断更为困难,如询问病史及体格检查不够仔细,易发生漏诊及误诊,对特殊人群特殊性活动方式询问有助于此诊断。需要注意的是,外生殖器及肛周 HPV 感染除可引起尖锐湿疣外,鲍温样丘疹病、脂溢性角化等疾病也与 HPV 感染有一定关系,而后者并无性接触传染的特性,因此该部位存在 HPV 感染不等于尖锐湿疣,也不一定就是性传播性疾病。

## 四、HPV 感染相关性皮肤病的治疗现状和发展趋势

**(一)HPV 感染相关性皮肤病的治疗现状**

**1. 局部用药**

(1)局部用药:对疣和尖锐湿疣可采用 5% 咪喹莫特、5% 5-氟脲嘧啶、鬼臼毒素和角叉菜胶多糖等软膏外用,可有一定的治疗作用。

(2)物理疗法:物理治疗的目的是去除肉眼可见的瘤体,缓解临床感染症状。常用方法有冷冻、电灼、激光、手术切除等,可去除皮肤、黏膜疣及尖锐湿疣。

**2. 免疫治疗** 免疫治疗的目的是提高宫颈、阴道免疫力,尽早清除 HPV。如局部外用干扰素,主要是通过诱发体内免疫应答清除 HPV。另外,可使用其他免疫增强剂,如转移因子、免疫球蛋白、白细胞介素等,但确切效果有待进一步确定。

**3. 中医治疗** 对 HPV 感染所致疾病,还可采用中医中药进行辅助治疗。

**4. 尖锐湿疣的治疗** 尖锐湿疣的治疗必须采用综合治疗方法,包括去除诱因、治疗病灶、增加机体免疫力等方法。

（1）治疗诱因：对包皮过长、阴道炎、包皮龟头炎、淋病等诱发疾病进行积极治疗，去除可增加HPV危险性的诱发因素。

（2）非侵入性治疗

1）鬼臼毒素：能抑制微管聚合，抑制细胞核有丝分裂，导致疣体坏死。常用0.5%鬼臼毒素酊和0.15%鬼臼毒素乳膏，外涂疣体，每天2次，连用3天，停药观察4天为1个疗程。不良反应主要有局部红斑和糜烂。

2）三氯醋酸：通过直接接触腐蚀破坏疣体。常用25%~50%三氯醋酸溶液，外涂疣体，每天1次，连用4~6天，间隔1周再用。一般用于较小疣体，并注意损害周围正常皮肤的保护。

3）氟尿嘧啶：通过阻断氧尿苷酸合成胸腺嘧啶苷酸甲基化，阻断DNA合成，抑制病毒复制。常用5%氟尿嘧啶软膏，外用，每天1~2次。

4）咪喹莫特：咪喹莫特并无直接抗病毒、抗肿瘤作用，其主要是通过激活先天性和获得性免疫反应，诱导局部细胞因子产生，发挥抗病毒、抗肿瘤效应。常用5%咪喹莫特乳膏，外用，每周3次，每次涂药后8~10小时用温水洗去，可用16周。不良反应主要有局部红斑、糜烂。

（3）侵入性治疗

1）二氧化碳激光：通过高温气化，破坏疣体。治疗时应注意深度，过深易出现瘢痕，过浅易复发。治疗中需要采取佩戴面罩及通风系统等防护措施。对单发或少量多发的疣体治疗1次即可，但对大量多发疣体或面积大的疣体可进行2~3次治疗，治疗间隔一般为1~2周。

2）冷冻：冷冻引起细胞内冰晶形成，使细胞脱水、脂蛋白复合物变性致细胞膜破裂，同时冷冻使微血管收缩，血流减缓，微血栓形成，导致细胞组织坏死。冷冻范围需扩展至疣体周围1~2mm。治疗间隔时间为1周。

3）电灼：通过烧灼或切割，使细胞变性、坏死，祛除疣体。一般治疗1次即可。

4）氨基酮戊酸光动力学疗法（ALA-PDT疗法）：本法可选择性杀伤增生旺盛的细胞，不仅对肉眼可见的尖锐湿疣有破坏作用，还可清除亚临床损害和潜伏感染组织。该法具有治愈率高、复发率低、不良反应少且轻微、患者依从性好等优点，有条件的医院一般采用该方法治疗尖锐湿疣。

（4）手术切除：主要用于较大尖锐湿疣和鲍恩样丘疹病的治疗。

**（二）HPV感染相关性疾病的发展趋势**

**1. 特异性预防** 国际上应用HPV 16、HPV 18二价疫苗或四价（HPV 6，HPV 11、HPV 16、HPV 18）疫苗，可保护70%以上的人群免受HPV的感染。进行预防接种，最好在HPV感染前及首次性生活前接种疫苗，适用于9~26岁女性，一般女孩11~12岁接种，13~18岁补种。首次接种分3次（0、2、6月）肌内注射。HPV疫苗对正常人群有预防效果，但对于已经感染过相应型别HPV的人，疫苗没有治疗作用。同时，疫苗对宫颈癌患者也没有治疗效果。

**2. 非特异性预防** 男性进行包皮环切或者去除HPV感染高危因素（如过性生活时使用安全套、避免不洁性活动等）可以预防HPV感染。

（1）包皮环切术：对男性进行包皮环切术，可以预防女性罹患宫颈癌。同时，该手术也可以降低男性感染其他性病的风险。

（2）患者感染疾病期间，在痊愈前应避免性交或采用避孕套进行性交。虽然普通避孕套不能有效预防HPV感染，但可减少其他炎性有害物质协同HPV对宫颈的损伤。

（3）一般预防措施：人们应避免不洁性生活和过早性生活，注意性生活卫生，浴盆、浴巾要专人专用。夫妇一方患病时，要停止性生活及其他形式的密切接触，患者所用毛巾、浴盆需要经常消毒。一旦发现外阴及肛周皮损异常时，应及时就医。发现皮疹后，切勿自行捏掐，以免感染扩散。另外，应注意饮食和精神调养，禁烟酒。

（刘全忠）

# 参 考 文 献

［1］Groves M J. Genital Herpes: A Review. American Family Physician, 2016, 93（11）: 928.

［2］Johnston C, Corey L. Current Concepts for Genital Herpes Simplex Virus Infection: Diagnostics and Pathogenesis of Genital Tract Shedding. Clinical Microbiology Reviews, 2015, 29（1）: 149-161.

［3］Jérome L, Hélène P, Laurent B. Diagnosis of genital herpes simplex virus infection in the clinical laboratory. Virology Journal, 2014, 11（1）: 83.

［4］Jiang YC, Feng H, Lin YC, et al. New strategies against drug resistance to herpes simplex virus International Journal of Oral Science, 2016, 8: 1-6.

［5］中国疾病预防控制中心性病控制中心，中华医学会皮肤性病学分会性病学组，中国医师协会皮肤科医师分会性病亚专业委员会. 梅毒、淋病、生殖器疱疹、生殖道沙眼衣原体感染诊疗指南（2014）. 中华皮肤科杂志, 2014, 47（5）: 365-372.

［6］赵琬，张星灿，杨瑛，等. 2013-2014 年上海市闵行区婚检人群 HSV-2 感染情况及影响因素分析. 复旦学报（医学版），2017, 44（5）: 596-601.

［7］赵辨. 中国临床皮肤病学. 2 版. 南京：江苏科学技术出版社, 2017.

［8］Kimberlin D W, Baley J. Guidance on Management of Asymptomatic Neonates Born to Women With Active Genital Herpes Lesions. Pediatrics, 2013, 131: e635-e646.

［9］和占龙，李琦涵. 单纯疱疹病毒疫苗的研究进展. 医学研究杂志, 2018, 10: 1-3.

［10］张学军，郑捷. 皮肤性病学. 9 版. 北京：人民卫生出版社, 2018.

［11］中国医师协会皮肤科医师分会带状疱疹专家共识工作组. 带状疱疹中国专家共识. 中华皮肤科杂志, 2018, 51（6）: 403-408.

［12］Cohen JI. Herpes Zoster. N Engl J Med, 2013, 369（3）: 255-263.

［13］Kennedy PGE, Gershon AA. Clinical Features of Varicella-Zoster Virus Infection. Viruses, 2018, 10（11）: E609.

［14］带状疱疹后神经痛诊疗共识编写专家组. 带状疱疹后神经痛诊疗中国专家共识. 中国疼痛医学杂志, 2016, 22（3）: 161-167.

［15］Freer G, Pistello M. Varicella-zoster virus infection: natural history, clinical manifestations, immunity and current and future vaccination strategies. New

Microbiol, 2018, 41（2）: 95-105.

［16］Yamamoto T, Hirai Y, Miyake T, et al. Epstein-Barr virus reactivation is induced, but abortive, in cutaneous lesions of systemic hydroa vacciniforme and hypersensitivity of mosquito bites. J Dermatol Sci, 2016, 82: 153-159.

［17］Liu X, Cohen JI. The role of PI3K/Akt in human herpes virus infection: From the bench to the bedside. Virology, 2015, 479-480: 568-577.

［18］Yoshinori Ito, Michio Suzuki, Jun-ichi Kawada, et al. Diagnostic values for the viral load in peripheral blood mononuclear cells of patients with chronic active Epstein-Barr virus disease. J Infect Chemother, 2016, 22: 268-271.

［19］Yamamoto T, Hirai Y, Miyake T, et al. Epstein-Barr virus reactivation is induced, but abortive, in cutaneous lesions of systemic hydroa vacciniforme and hypersensitivity of mosquito bites. J Dermatol Sci, 2016, 82: 153-159.

［20］Swerdlow SH, Campo E, Pileri SA, et al. The 2016 revision of the World Health Organization classification of lymphoid neoplasms. Blood, 2016, 127（20）: 2375-2390.

［21］Miyake T, Yamamoto T, Hirai Y, et al. Survival rates and prognostic factors of Epstein-Barr virus-associated hydroa vacciniforme and hypersensitivity to mosquito bites. Br J Dermatol, 2015, 172（1）: 56-63.

［22］Xu Z, Lian S. Epstein-Barr virus-associated hydroa vacciniforme-like cutaneous lymphoma in seven Chinese children. Pediatr Dermatol, 2010, 27（5）: 463-469.

［23］Lee WJ, Lee YJ, Won CH, et al. The applicability and prognostic value of the TNM classification system for primary cutaneous lymphomas other than mycosis fungoides and Sézary syndrome in primary cutaneous NK/T-cell lymphoma patients. J Am Acad Dermatol, 2015, 73（1）: 172-174.

［24］Kao HW, Lin TL, Shih LY, et al. Clinical features, outcome and prognostic factors of 87 patients with angioimmunoblastic T cell lymphoma in Taiwan. Int J Hematol, 2016, 104（2）: 256-265.

［25］Cohen JI. Epstein-Barr virus. Clin Transl Immunology, 2015, 4: e32.

［26］Zur Hansen H. Condyloma acuminata and human genital cancer. Cancer Res, 1976, 36: 794.

[ 27 ] Liao SJ, Deng DR, Zhang WN, et al. Human papillomavirus 16/18 E5 promotes cervical cancer cell proliferation, migration and invasion in vitro and accelerates tumor growth in vivo. Oncology Reports, 2013, 29( 1 ): 95–102.

[ 28 ] Katsanos KH, Roda G, Brygo A, et al. Oral cancer and oral precancerous lesions in inflammatory bowel diseases, a systematic review. J Crohns Colitis, 2015, 9 ( 11 ): 1043–1052.

[ 29 ] Tang SY, Liu ZH, Li L, et al. Awareness and knowledge about human papillomavirus among high school students in China. J Reprod Med, 2014, 59( 1–2 ): 44–50.

[ 30 ] 吴移谋, 王千秋, 刘全忠. 性传播疾病. 北京: 人民卫生出版社, 2016.

# 第五章　细菌性皮肤病

细菌性皮肤病是最为常见的感染性皮肤病。根据细菌形态不同可将细菌性皮肤病分为球菌感染性皮肤病和杆菌感染性皮肤病。球菌感染性皮肤病主要由金黄色葡萄球菌或链球菌感染所致，多发生在正常皮肤上，故又称原发感染。由于病变深浅不同，临床表现亦不相同，如侵犯表皮上部可形成脓疱疮；侵犯毛囊口周围表现为毛囊炎；侵犯毛囊深部及附近组织时形成疖；多数毛囊深处及其周围组织受累则形成痈。杆菌感染性皮肤病又分为特异性感染（病原菌如结核分枝杆菌、非结核分枝杆菌和麻风杆菌）和非特异性感染（病原菌如革兰氏阴性杆菌的变形杆菌、假单胞菌和大肠杆菌等）。本章节主要介绍球菌感染性皮肤病、特异性杆菌感染性皮肤病。另外，淋病为我国常见的性传播疾病，也是《中华人民共和国传染病防治法》中规定的需重点防治的乙类传染病。致病菌淋球菌属于革兰氏阴性双球菌，因此在本章节一并介绍。

（马　琳）

## 第一节　球菌感染性皮肤病

### 一、脓疱疮病原菌的变迁

脓疱疮俗称"黄水疮"，是一种常见的急性化脓性皮肤病。具有接触传染和自体接种感染的特性，易在儿童中流行。夏、秋季节气温高、湿度大，皮肤浸渍等，都易使病菌侵入皮肤繁殖，导致感染发生。脓疱疮的病原菌主要为金黄色葡萄球菌、乙型溶血性链球菌或二者混合感染，极少数由其他细菌引起。大疱型脓疱疮的致病菌绝大多数为金黄色葡萄球菌，而非大疱型脓疱疮的病原菌则由于不同年代、不同地理位置，菌种分布存在很大差异。在美国，40年代至60年代中期，病原菌主要为金黄色葡萄球菌。60年代末至70年代，乙型溶血性链球菌变为主要致病菌。从80年代至今，脓疱疮的主要致病菌又转变为以金黄色葡萄球菌为主。从70年代至90年代，欧洲及亚太地区各国的研究均显示，不论是大疱型还是非大疱型脓疱疮，主要致病菌均为金黄色葡萄球菌。在我国，从90年代至今，脓疱疮的病原菌以金黄色葡萄球菌为主，大疱型均为金黄色葡萄球菌感染，非大疱型乙型溶血性链球菌单独感染和混合感染接近5.0%。

### 二、"超级细菌"的出现与流行

在金黄色葡萄球菌的治疗上，以青霉素为标志的抗生素的问世使其感染得到比较有效的控制，然而随着抗生素的广泛应用，又出现了严重的耐药问题。90%以上的金黄色葡萄球菌可产生β-内酰胺酶，使青霉素水解失活，表现为耐药。1959年，半合成青霉素甲氧西林应用于临床，有效地控制了产酶金黄色葡萄球菌感染的流行。但在1961年，英国发现了第一株耐甲氧西林金黄色葡萄球菌（Methicillin-Resistant *Staphyloco-ccus aureus*，MRSA）。临床治疗上除了糖肽类药物有效外，MRSA对几乎常用的所有抗生素均表现为耐药。现在MRSA已成为医院感染的重要病原菌之一，所致感染呈散发或暴发流行，病死率较高，成为临床治疗的一大难题。

目前MRSA被公认为世界范围内最难解决的感染性疾患之一。2017年，中国CHINET细菌耐药监测资料显示，国内主要地区34所医院（29所综合性医院、5所儿童医院）临床分离菌中，MRSA平均检出率为35.3%（10.3%~62.1%），其中5所儿童医院MRSA的检出率范围为10.3%~47.1%，呈上升趋势，应引起重视。

### 三、社区相关性耐甲氧西林金黄色葡萄球菌的定义

20 世纪 90 年代以前，几乎 MRSA 感染均与医院（或其他健康机构）及医疗行为相关，这种来源于医院内的 MRSA 为医院相关性 MRSA（hospital associated MRSA，HA-MRSA）。20 世纪 90 年代以来，发现在无医院或医疗机构接触史的健康人群中也发生 MRSA 感染，且感染率不断升高，这种 MRSA 称为社区相关性耐甲氧西林金黄色葡萄球菌（community associated MRSA，CA-MRSA）。但是既往关于 CA-MRSA 的概念缺乏统一的定义，有作者分析 1996 年 1 月至 2002 年 2 月间已发表的关于 CA-MRSA 文献发现，不同作者对于 CA-MRSA 至少采用了 8 种不同的定义。一般认为 CA-MRSA 应是自社区发生的感染患者，或在其入院 48 小时内分离所得的 MRSA 菌株，并且该患者以往身体健康，无发生 CA-MRSA 感染的危险因素，近期亦无医疗保健机构接触史。但实际情况远非如此简单，CA-MRSA 与医院获得性 MRSA 难以区分，这是因为：①医院获得性 MRSA 感染患者出院后，其中部分患者仍可带菌达数月至数年之久（有报道最长可达 40 个月），这些带菌者可能在社区中播散医院获得性 MRSA；②CA-MRSA 感染的患者虽然绝大部分临床表现为皮肤软组织感染，但个别严重病例（例如表现为脓毒症或坏死性肺炎）可能需住院治疗，目前已有医院内 CA-MRSA 感染暴发流行的报道。因此有的学者建议 CA-MRSA 应改为社区发病 MRSA（community onset MRSA，CO-MRSA）更为确切，说明在社区中发病，但病原菌不一定从社区获得。目前根据美国疾病控制与预防中心（Centers for Disease Control and Prevention，CDC）的规定，CA-MRSA 指：①MRSA 分离自门诊或入院 48 小时内的患者；②该患者在 1 年内无住院、护理机构、疗养院等医疗机构接触史，无手术及透析史；③无长期留置导管或人工医疗装置；④无 MRSA 定植或感染的病史。

### 四、社区相关性耐甲氧西林金黄色葡萄球菌导致皮肤软组织感染现状及分子生物学特征

早在 1982 年国外已有社区发生 MRSA 感染

暴发流行的报道，但通常被认为系由 1 株医院获得 MRSA 在社区播散所致。直至 20 世纪 90 年代后期，许多国家和地区都有 CA-MRSA 感染逐渐增多的报道，包括英国、法国、加拿大、芬兰、沙特阿拉伯、新西兰、日本和中国台湾地区等。美国报道 CA-MRSA 感染易发生在土著居民和有色少数民族、经济条件差的地区居民，以儿童及青年患者多（CA-MRSA 感染患者平均年龄 23 岁，HA-MRSA 感染患者平均 68 岁）。且 CA-MRSA 77% 来源于皮肤和软组织感染，在儿童感染中表现尤为明显。自从 1998 年报道第一例儿童 CA-MRSA 后，CA-MRSA 在健康儿童中已成为全球问题。1997 年，4 名儿童的死亡也与 CA-MRSA 有关。为了明确 CA-MRSA 的传播和防治措施，美国 CDC 在 2000 年首先在美国的 4 个州开始调查 CA-MRSA 的流行病学，并于 2004 年增加至 6 个州。国外多个 CA-MRSA 前瞻性研究及美国近期发表的基于 9 个地区人群的 CA-MRSA 流行病学及病原学研究，获得了大量在美国人群中 CA-MRSA 的发病率、年龄分布、人种分布、感染部位和病原特征等信息。国内医疗系统虽然已经做了大量的 MRSA 菌株耐药监测工作，但目前的监测网络仅仅针对成人综合医院入院患者分离的 HA-MRSA 耐药性问题进行分析，未能充分开展关于儿童 CA-MRSA 的流行因素、流行菌株毒力及溯源分析等重要工作。

2009 年 10 月，北京儿童医院皮肤科牵头建立全国 23 所三级甲等医院皮肤科门诊皮肤软组织感染病原菌的监测网络，定期监测皮肤软组织感染来源的金黄色葡萄球菌与 CA-MRSA 的来源、耐药性及分子流行病学特征。研究结果显示，金葡菌感染在成人医院中以继发感染为主，其中湿疹继发感染所占比例最大，占 27.7%，其次为毛囊炎和足癣继发感染，分别为 12.8% 和 8.8%；而金葡菌感染在儿童医院中以原发感染为主，其中脓疱疮所占比例最大，占 78%，其次为湿疹继发感染和葡萄球菌烫伤样皮肤综合征，分别为 5.5% 和 4.4%。CA-MRSA 的分离率为 2.6%，明显低于其他国家水平。CA-MRSA 的分子生物学特点是：主要以 SCCmec Ⅳ 和 SCCmec Ⅴ 型为主；最主要的多位点序列分型（MLST）是 ST121，其次是 ST59；最主要的 spa 型是 t437；在华北地区仅

发现 SCCmec type Ⅳ 型菌株,而在华东地区未发现 ST121、ST59 和 t437 菌株;ST121 MRSA 菌株与非 ST121 MRSA 菌株在抗生素的耐药性上没有差别。我国皮肤软组织感染来源的 CA-MRSA 遗传背景呈现多样性,ST121 已经超过 ST59 成为我国流行克隆株。

## 五、球菌感染性皮肤病的临床表现

### (一)非大疱型脓疱疮

非大疱型脓疱疮(nonbullous impetigo),又称接触传染型脓疱疮(impetigo contagiosa)或寻常型脓疱疮(impetigo vulgaris),是脓疱疮最常见的一型,约占70%。可发生于任何部位,但以口周、外鼻孔、耳郭和四肢等暴露部位为多。皮损初起为红色斑点或小丘疹,迅速转变成脓疱,周围有明显的红晕,疱壁薄,易破溃、糜烂,脓液干燥后形成蜜黄色厚痂(图5-1-1)。自觉瘙痒,皮损线状分布常提示与患者搔抓有关。陈旧性痂一般于6~10天后脱落,不留瘢痕。少数病情严重者可有全身中毒症状伴淋巴结炎,甚至引起败血症或急性肾小球肾炎。

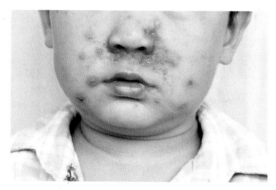

图 5-1-1 非大疱型脓疱疮的临床表现
口鼻周围脓疱,形成蜜黄色厚痂

### (二)大疱型脓疱疮

大疱型脓疱疮(bullous impetigo)主要由噬菌体Ⅱ组71型金黄色葡萄球菌所致,多见于儿童,成人也可以发生,特别是 HIV 感染者。皮损好发于躯干和四肢,初起为散在水疱,在1~2天内迅速增大到直径2cm以上的浅表性大疱,疱液开始为淡黄色,清亮;约经1天后,疱液变混浊,疱壁松弛,由于重力作用,脓汁沉积,形成特征性半月积脓现象(图5-1-2)。由于疱壁薄,脓疱常很快破

溃,通常见到的皮损多为疱破后遗留的表浅糜烂面,糜烂面干燥后形成淡黄色脓痂,痂脱落后可留有暂时性色素沉着或色素减退。

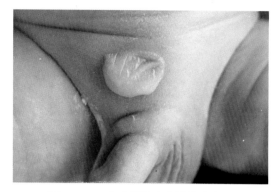

图 5-1-2 大疱型脓疱疮的临床表现
典型半月积脓现象

### (三)深脓疱疮

深脓疱疮(ecthyma),又称臁疮,主要由溶血性链球菌所致,多累及营养不良的儿童或老人。好发于小腿或臀部,也可发生于其他部位。皮损初起为脓疱,渐向皮肤深部发展。典型皮损为坏死表皮和分泌物形成的蛎壳状黑色厚痂(图5-1-3),周围红肿明显,去除痂后可见边缘陡峭的碟状溃疡。患者自觉疼痛明显。病程约2~4周或更长。

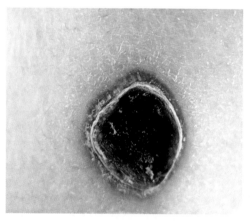

图 5-1-3 深脓疱疮的临床表现
胫前可见核桃大小的蛎壳样脓痂,周围有明显炎性红晕

### (四)新生儿脓疱疮

新生儿脓疱疮(impetigo neonatorum)为发生于新生儿的大疱型脓疱疮(图5-1-4)。致病菌与其他年龄组的致病菌相同,其传染源主要来自婴儿室的工作人员、产妇本人或家属等;其次为污

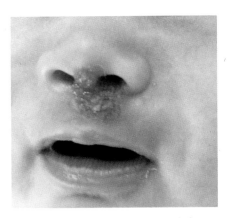

**图 5-1-4 新生儿脓疱疮的临床表现**

10 天女婴，鼻周可见片状红斑基础上的干涸脓疱，覆有蜜黄色结痂

染的尿布或床单等。此外，营养不良、气候湿热、过度包裹以及其他使皮肤易发生浸渍等因素，对引起本病也起着一定的作用。新生儿由于皮肤薄嫩，免疫功能尚未发育完善，尤其是早产儿或 IgG 水平低者，感染后易全身泛发，可并发肺炎、脑膜炎、葡萄球菌性烫伤样皮肤综合征、败血症等而危及生命。

**（五）毛囊炎、疖和痈**

毛囊炎（folliculitis）、疖（furuncle）和痈（carbuncle）是一组累及毛囊及其周围组织的细菌感染性皮肤病。疾病程度从轻到重发展，具体临床表现见表 5-1-1。

**表 5-1-1 毛囊炎、疖、痈的对比**

| 分类 | 定义 | 诱因 | 病原菌 | 临床表现 |
|---|---|---|---|---|
| 毛囊炎 | 单个毛囊细菌感染发生化脓性炎症 | 不清洁、搔抓及机体抵抗力低下 | 金黄色葡萄球菌 | 初起为与毛囊口一致的红色充实性丘疹，迅速发展成丘疹性脓疱，中间贯穿毛发，四周红晕有炎症，继而干燥结痂（图 5-1-5） |
| 疖 | 毛囊及毛囊深部周围组织的感染，多发及反复发作者称为疖病 | 长期携带金黄色葡萄球菌、糖尿病、肥胖、不良的卫生习惯以及免疫功能缺陷状态 | 金黄色葡萄球菌，肛门生殖器部位的复发性疖可继发于厌氧菌感染 | 局部出现红、肿、热、痛的小结节，以后逐渐肿大，呈锥形隆起（图 5-1-6）。数日后，结节中央因组织坏死而变软，出现黄白色小脓栓；红、肿、痛范围扩大。再数日后，脓栓脱落，排出脓液，炎症便逐渐消失而愈 |
| 痈 | 相邻近的多个毛囊感染，炎症融合 | 抵抗力低下者，如糖尿病、肥胖、不良卫生习惯以及免疫功能缺陷状态 | 金黄色葡萄球菌 | 初为弥漫性浸润性紫红色斑疹或斑块，表面紧张发亮，触痛明显（图 5-1-7）。之后局部出现多个脓头，有较多脓栓和血性分泌物排出，伴有组织坏死和溃疡形成，可见窦道，局部淋巴结肿大。愈合缓慢，伴有瘢痕形成 |

**（六）葡萄球菌性烫伤样皮肤综合征**

葡萄球菌性烫伤样皮肤综合征（staphylococcal scalded skin syndrome, SSSS），又名新生儿剥脱性皮炎（neonatal exfoliative dermatitis）或 Ritter 病（Ritter's disease），主要是由凝固酶阳性、噬菌体 II 组 71 型金黄色葡萄球菌引起的一种急性感染性皮肤病。感染灶多位于鼻咽部，其次为皮肤创伤处、结膜和血液，新生儿多位于脐部或泌尿道。致病菌在原发感染灶释放表皮剥脱毒素，后者经血行播散至表皮颗粒层，通过结合并破坏桥粒芯蛋白-1，导致颗粒层细胞松解、表皮剥脱而致病。

表皮剥脱毒素主要通过肾脏代谢，而新生儿或婴幼儿肾脏排泄缓慢，使毒素在血清中含量增高并播散至皮肤引起损害。发生 SSSS 的成人多见于肾脏排泄功能或机体免疫功能低下者，如肾炎、尿毒症、身体衰弱或免疫功能缺陷患者。

本病多见于 5 岁以内的婴幼儿。病初患儿可有鼻炎、化脓性咽炎、皮肤化脓性感染或外伤、结膜炎，新生儿常有脐部或泌尿道感染。皮损初起为眼周、口周红斑，迅速波及躯干、四肢，以褶皱部位及脐部为重（图 5-1-8）。特征性表现是在弥漫性红斑基础上出现无菌性脓疱或松弛性大疱,稍用力摩擦,表皮很快就发生剥脱,露出鲜红水肿性糜烂面,状似烫伤,Nikolsky 征阳性(图 5-1-9)。手足皮肤可呈手套或袜套样剥脱。皮损经过 2~3 天后渗出减少,开始出现结痂和干燥脱屑。由于口、眼的运动使口周、眼周的皮损表

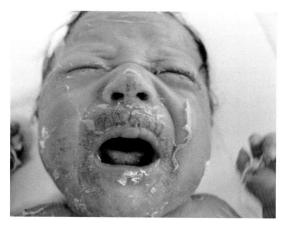

图 5-1-8　SSSS 的临床表现

口周放射性皲裂及结痂,唇黏膜光滑无红肿

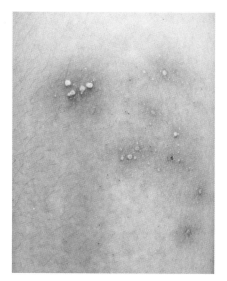

图 5-1-5　毛囊炎的临床表现

红斑基础上簇集针头至米粒大小脓疱,与毛囊一致

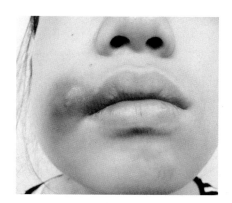

图 5-1-6　疖的临床表现

右侧面颊近口角处可见炎性红肿斑块,表面有米粒大小脓疱

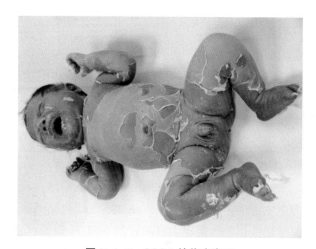

图 5-1-9　SSSS 的临床表现

全身可见弥漫潮红,大面积表皮剥脱,露出鲜红水肿糜烂面,状似烫伤,尼科利斯基征阳性

现为放射状皲裂,但无口腔黏膜损害,成为本病的另一个特征。急性期患儿自觉皮肤疼痛,触痛明显,表现为拒抱,还常伴有发热、厌食、腹泻或结膜炎等症状。病情轻者 1~2 周后可痊愈,不留瘢痕;病情严重者可继发肺炎、细菌性心内膜炎或败血症等危及生命。

**(七)丹毒**

丹毒(erysipelas)是指由 A 组 β 型溶血性链球菌感染引起的皮肤及皮下组织内淋巴管及其周围软组织的急性炎症。本病好发于小腿及头面部,婴儿常发于腹部。患者常有足癣、感染病灶及皮肤外伤史。起病急剧,常先有全身不适、畏寒、发热、头痛、恶心、呕吐等前驱症状。典型皮损为局部出现境界清楚的水肿性红斑,表面紧张发亮(图 5-1-10),并迅速向四周蔓延。有时红斑基础上可发生水疱、大疱或血疱。自觉灼热、疼痛,伴

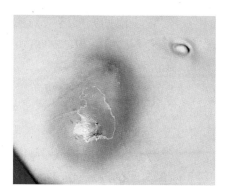

图 5-1-7　痈的临床表现

融合的炎性斑块上有多个脓头

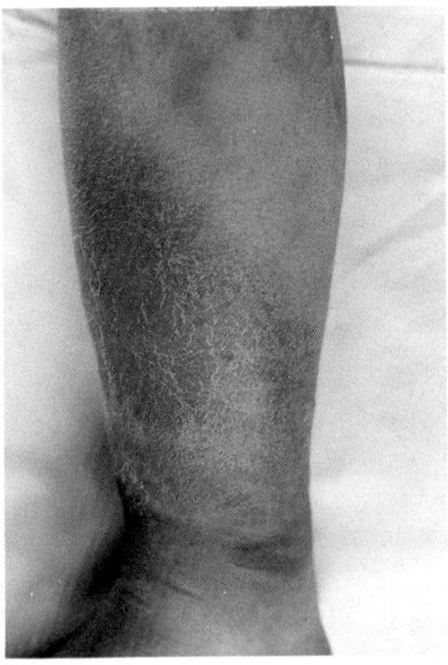

图 5-1-10 丹毒的临床表现
小腿部境界清楚水肿性红斑，表面紧张灼痛

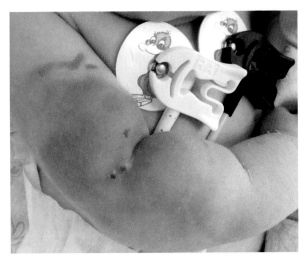

图 5-1-11 蜂窝织炎的临床表现
右上肢肘部可见弥漫性水肿性红斑，伴有触痛

有局部淋巴结肿大。皮损及全身症状多在 4~5 天达高峰，消退后局部留有轻度色素沉着及脱屑。

下肢丹毒由于诱因未消除，常反复发作，导致皮肤淋巴管受损被阻塞，淋巴液回流不畅，受累组织肥厚，形成象皮肿。

### （八）蜂窝织炎

蜂窝织炎（cellulitis）是由金黄色葡萄球菌或溶血性链球菌感染引起的皮肤和皮下疏松结缔组织弥漫性化脓性炎症。皮损好发于四肢、颜面、足背、指（趾）、外阴及肛周等部位。皮损初起为局部弥漫性浸润性红斑，界限不清，迅速扩散至周围组织，表面皮温高，疼痛明显（图 5-1-11）。严重者可发生水疱、深部化脓和组织坏死。常伴有高热、寒战和全身不适，可有淋巴结炎、淋巴管炎，甚至败血症。慢性蜂窝组织炎又称硬结性蜂窝织炎，皮肤呈硬化萎缩改变，类似硬皮病，有色素沉着或潮红、灼热，但疼痛不明显。

本病损害可因发病部位及深浅不同而轻重不一。病变部位较表浅且组织较疏松时，局部肿胀明显而疼痛较轻；病变位于较深的致密组织时，则疼痛剧烈而肿胀不明显。发生于指（趾）的蜂窝织炎局部有明显搏动痛及压痛，炎症向深部组织蔓延可累及肌腱及骨。眶周蜂窝织炎可由局部外伤、虫咬感染或鼻旁窦扩散所致，表现为眼眶周围潮红、肿胀，播散至眼窝内及中枢神经系统时，可出现眼球突出及眼肌麻痹。患者往往伴有发热、畏寒、不适等全身症状，可伴有局部淋巴管炎及淋巴结炎。重者可发生坏疽、转移性脓肿及败血症。

### 六、球菌感染性皮肤病的治疗

临床上，球菌感染性皮肤病的治疗是选择局部还是全身应用抗生素，取决于多种因素，但感染的部位和范围是首要的。局部治疗适于局部轻、中度感染，当皮损广泛，尤其是有发热、蜂窝织炎、淋巴结炎等合并症时，就需要联合系统治疗。根据既往耐药研究结果，结合我国《甲氧西林耐药金葡菌感染的治疗专家共识》及《皮肤及软组织感染诊断和治疗共识》，建议治疗步骤为：

1. **明确病原菌** 对皮损分泌物、脓液进行细菌培养及药敏试验，有助于疾病的诊断及治疗。取材时用无菌棉签蘸取灭菌注射用水或生理盐水，易于菌株的获取；有完整脓疱则用无菌注射器抽取疱液，直接接种于血平皿或培养液中；如有结痂，取痂下分泌物进行培养，有利于提高培养阳性率。

2. **清洁** 正常洗澡，淋浴为佳。皮损渗出较少时，直接使用 75% 酒精消毒；皮损广泛、渗出较多时，使用 0.1% 乳酸依沙吖啶溶液、1%~3% 硼酸溶液、0.02% 呋喃西林溶液、1:2 000 黄连素溶液或 1:5 000 高锰酸钾溶液等冷湿敷。

3. **局部治疗** 以杀菌、收敛、防止感染进一步扩散为原则，常用的有莫匹罗星、夫西地酸、复方多粘菌素 B、杆菌肽等外用抗生素药膏。SSSS 急性期时，由于皮损似烫伤，故护理原则同烫伤患者，如放置于消毒房间，应用烫伤支架；保持室内合适的温度、湿度；新生儿应置于暖箱内以保持体温；护理和陪住人员严格执行消毒隔离制度。

由于疼痛剧烈及表皮剥脱,应尽量减少搬动患者的次数;皮损面积较大时,可用凡士林油纱贴敷于表皮剥脱区,不必每天揭除,按时用碘伏消毒即可。恢复期由于自觉皮肤干痒,因此可应用润肤霜剂。

4. **系统治疗** 首选耐 β- 内酰胺酶药物(如苯唑西林)或头孢菌素。在选用头孢类抗生素时应注意,第三代头孢菌素并不比第一、二代头孢菌素优越,因此临床应根据药敏试验结果或当地的实际情况合理选择抗生素。如病原菌为 CA-MRSA,推荐选用夫西地酸、复方磺胺甲噁唑(禁用于新生儿及 2 个月以下婴儿)或环丙沙星(禁用于 18 岁以下的小儿及青少年);如病原菌为 HA-MRSA,首选万古霉素或利奈唑胺。如果用药 7 天后临床表现无改善,应再次进行细菌培养并做药敏试验,根据结果调整相应抗生素种类。金黄色葡萄球菌对红霉素耐药率已超过 95%,因此要慎重选择大环内酯类抗生素。国外有关 CA-MRSA 感染治疗的指南和文献均推荐克林霉素作为治疗用药之一。但根据国内细菌耐药性监测资料,金黄色葡萄球菌及 CA-MRSA 对克林霉素的耐药率高达 87.7%。因此初步认为克林霉素不宜推荐用于系统治疗。临床上利福平不建议单独应用。其他可选择的抗菌药物有氯霉素、庆大霉素和环丙沙星,但是鉴于这三类抗生素副作用对儿童的影响,在儿科应用时应严格掌握其临床适应证。

治疗 SSSS 时还需注意维持水和电解质平衡,尤其是口周皮损影响患儿进食的阶段。严重病例可静脉使用丙种球蛋白治疗,一般建议给予 1g/kg,共 1 天或 400mg/(kg·d),疗程 1~3 天。

5. **疗程** 治疗持续时间虽无统一的规定,但疾病复发常由于疗程不足所致。因此一般应遵循以下原则:轻、中度皮肤感染只需局部用药治疗,见效后再用 3 天以上;重度皮肤感染则需要加用口服药物或静脉输液,见效后再使用 1 周左右。停用口服药后,仍需使用外用药 1 周以上。如果出现坏死,则需行外科手术及时去除坏死组织,再使用抗生素治疗。日常生活中应注意皮肤卫生,所用衣物用具应清洗消毒,对各种瘙痒性皮肤病应及时治疗,同时对患者进行适当隔离。

(刘盈 马琳)

# 第二节 皮肤结核

结核(tuberculosis,TB)是人类最古老的疾病之一,19 世纪末被列为主要的全球公共卫生问题。皮肤结核(tuberculosis cutis)是由结核分枝杆菌(mycobacterium tuberculosis)感染皮肤所致的慢性传染病。

## 一、皮肤结核的历史与流行病学

1826 年,皮肤结核由 Laennec 以"尸病毒疣"为名首次报道了手部的一处皮损。之后,Rokitansky 和 Virchow 对皮肤结核的病理特征进行了描述。1882 年,Robert Koch 发现致病病原体,并从受感染者的皮肤病变中分离出了结核分枝杆菌。19 世纪,在描述病理学方面的进步使得皮肤结核成为了结核病病谱的一部分。

结核分枝杆菌毒力并不强,有报告称感染结核分枝杆菌后仅 5%~10% 发病。《2018 世界卫生统计报告》指出,2017 年全年新发 TB 病例 1 000 万例,其中男性 580 万,女性 320 万,儿童 100 万。2018 年全国疫情报告指出,我国肺结核新发病例为 82 万例。目前皮肤结核的大规模流行病学仍然缺乏,虽然皮肤结核占 TB 的比例小于 1%~2%,但由于 TB 发病人数众多,皮肤结核的发病人数不容忽视。而由于艾滋病的流行、结核耐药菌株及免疫抑制疗法的出现,各种类型结核病的发病率也逐年上升。

## 二、皮肤结核的病因及发病机制

结核分枝杆菌是皮肤结核病的主要致病菌,牛型结核分枝杆菌和减毒的牛型分枝杆菌(卡介苗)偶尔也可以引起皮肤结核。结核分枝杆菌是一种细长的丝状杆菌,需氧生活,无芽孢生成,耐酸和乙醇,且含有丰富脂质的蜡样光滑包膜,使其被吞噬后可抵抗胞内降解作用。

宿主因素在结核分枝杆菌感染过程中起重要作用,但由于结核分枝杆菌菌株的多样性及种群异质性,目前针对结核的全基因组关联分析研究仅发现了 *ASAP1* 和 *WT1* 等少数易感基因与肺结核发病相关,且未得到广泛认可。针对皮肤结核的遗传学研究尚缺乏。目前认为,分枝杆菌对宿主的感染状态、宿主细胞免疫功能和感染菌株致病力共同决定了宿主在感染结核分枝杆菌后是否发病。

结核分枝杆菌感染皮肤的途径包括外源性和内源性两种,前者主要经皮肤黏膜轻微损伤直接感染,后者则由体内器官或组织已存在的结核病灶经血行、淋巴系统或直接扩散到皮肤,此外,皮肤还可对结核分枝杆菌产生免疫反应进而形成结核疹。

### 三、皮肤结核的分型及临床表现

由于感染结核分枝杆菌的数量、毒力、传播途径的不同及机体抵抗力的差异,临床表现较为复杂,通常分为以下四类:①外源性接种所致,如原发性皮肤结核综合征、疣状皮肤结核。②内源性扩散或自身接种所致,如瘰疬性皮肤结核、腔口部皮肤结核等。③血行播散至皮肤,如寻常狼疮、急性粟粒性皮肤结核等。④结核疹,如硬红斑、丘疹坏死性结核疹、瘰疬性苔藓等。

疣状皮肤结核(tuberculosis verrucosa cutis),多累及成年男性的手背、指背,其次为足、臀、小腿等暴露部位。皮损初起为黄豆大小的紫红色质硬丘疹,单侧分布,丘疹逐渐扩大可形成斑块,表面增厚,粗糙不平可呈疣状增生,皮损表面有较深沟纹相隔,挤压时可有脓液从裂隙中渗出。皮损中央逐渐结痂脱落,留有萎缩性网状瘢痕,边缘的痂或鳞屑逐渐向外扩展形成环状或弧形边缘,外周绕以暗红色晕。中央网状瘢痕、疣状边缘和四周红晕成为"三廓征"。病程可达数年至数十年。

寻常狼疮(lupus vulgaris)最常见,好发于面部,其次是颈部、臀部和四肢。皮损初起为鲜红或红褐色粟粒大小的结节,触之质软,稍隆起,结节表面薄嫩,用探针稍用力即可刺入,容易贯通(探针贯通现象);玻片压诊呈棕黄色,如苹果酱颜色(苹果酱现象)。结节可增大增多,并相互融合成大片红褐色浸润性损害,直径可达10~20cm,表面高低不平,可覆有鳞屑。结节可自行吸收或破溃后形成萎缩性瘢痕,在瘢痕上又可出现新皮损,与陈旧皮损并存,是本病的另一个临床特征。本病呈慢性经过,可迁延数年或数十年不愈。

结核疹是一组与经典的内脏结核相关的皮肤损害,常发生于具有较强抗结核细胞免疫的个体。

由于内源性结核分枝杆菌(或抗原)的存在使皮肤产生免疫反应。开始为 Arthus 样反应,后逐渐演变为肉芽肿性炎症反应。主要包括:①丘疹坏死性结核疹(papulonecrotic tuberculid, PNT),常发生于儿童及年轻人,皮损常位于四肢伸侧,但也可能发生在下腹、躯干、臀部和耳垂。损害为对称性丘疹、脓疱,脓疱渐扩大,可形成脓肿、溃疡。皮损自愈后遗留凹陷性瘢痕以及色素沉着。病情迁延不愈,病程较久。患者多无自觉症状。患者常伴发肺结核、淋巴结核、骨结核等活动性结核。②硬红斑(erythema induratum of bazin, EIB),常发生于女性,皮损表现为小腿屈面对称分布的皮下结节,或呈略高起皮肤的暗红色斑块,部分结节可破溃形成溃疡。溃疡迁延难愈,愈合后遗留萎缩性瘢痕。病程呈慢性,常反复发作,表现为结节、溃疡、瘢痕共存。EIB 的自愈率很高,患者多无自觉症状(图 5-2-1)。

### 四、皮肤结核的诊断现状及进展

皮肤结核的诊断需结合临床特点、组织病理学检查及实验室检查进行诊断,包括:

1. **组织病理学检查** 典型皮肤结核的共同特征是聚集成群的上皮样细胞和数量不等的多核巨细胞,形成典型的结核结节,中心可有干酪样坏死。由于结核分枝杆菌感染后,机体免疫力强弱不同,干酪样坏死可缺乏,甚至呈非特异性炎症反应,此时依靠病理难以诊断皮肤结核(图 5-2-2)。

2. **实验室检查**

(1)结核菌素皮肤试验(pure protein derivative test, PPD 试验):是一种辅助诊断皮肤结核的方法。易出现假阳性和假阴性,假阳性可出现在其他分枝杆菌感染或卡介苗接种后,假阴性可出现在严重的或播散性结核、HIV 感染者、自身免疫性疾病患者、幼儿及老人等。阳性仅说明过去曾感染过结核杆菌或接种过卡介苗,强阳性反应说明体内可能存在活动性结核病灶,因此在辅助诊断皮肤结核时有一定的局限性。

(2)干扰素γ释放试验(interferon gamma release assay, IGRA):可与非结核分枝杆菌鉴别,而且检测结果不受卡介苗接种的影响。该技术在 TB 诊断中的敏感性和特异性较高,且具有取样容易,设

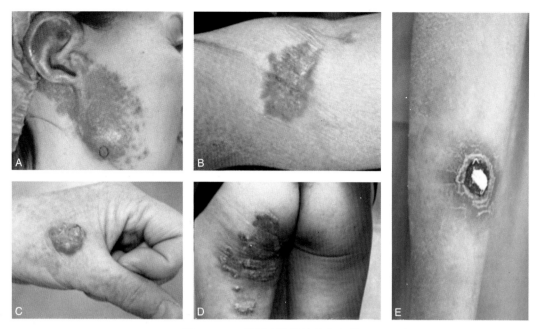

图 5-2-1 常见皮肤结核临床表现
A~C. 寻常狼疮；D. 疣状皮肤结核；E. 硬红斑

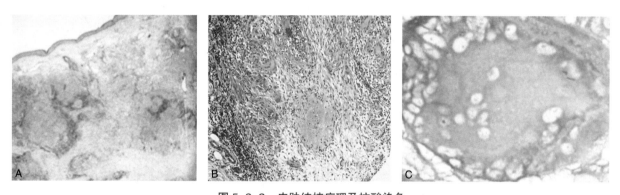

图 5-2-2 皮肤结核病理及抗酸染色
A. 真皮内见大小不等的上皮样细胞肉芽肿，周围见淋巴细胞浸润（HE×40）；B. 结核结节内见干酪样坏死（HE×100）；
C. 多核巨细胞内见 2 条抗酸菌，箭头所示（抗酸染色 ×1 000）

备要求简单，周期短等优点，对免疫抑制、免疫力低下人群敏感性较 PPD 试验高，但目前只用于皮肤结核的辅助诊断，不能当作临床应用的唯一依据，不能替代抗酸染色、细菌培养等病原学诊断方法。

（3）抗酸染色：可直接组织液涂片或组织切片行抗酸染色，可发现结核杆菌，有助于诊断。但由于皮肤结核中皮损含菌量少，导致该技术阳性率很低；另外，技术不能区分非结核分枝杆菌、诺卡氏菌及棒状杆菌等抗酸菌。

（4）细菌培养：被称为肺结核诊断的金标准，可进行菌种鉴定。但由于结核分枝杆菌生长缓慢，培养耗时长，且敏感性较低，也不能区分培养阳性菌为病原菌还是污染菌，限制了其在临床诊

断中的应用。

（5）分子生物学诊断方法：主要是指各种类型的 PCR 技术，这些分子生物学方法直接针对感染源的基因序列，在结核的诊断中特异性和敏感度较高，近年来逐渐应用于辅助皮肤结核的诊断中，临床已有针对结核分枝杆菌核酸特异性检测的试剂盒。

（6）试验性治疗：临床上高度怀疑的皮肤结核，应用上述各种方法仍无法确诊时，可以进行试验性治疗。通常使用异烟肼联合利福平的二联疗法，持续使用 4~8 周，观察治疗之后皮损的反应。如果皮损消退，则提示皮肤结核的诊断；如果治疗 8~12 周以上皮损仍然无消退，则终止治疗，暂不考虑皮肤结核的诊断。但是值得指出的是，利

福平可治疗多种非结核分枝杆菌感染。因而,试验性治疗只能提示皮肤结核的诊断,不能确诊。

### 五、皮肤结核的治疗

积极治疗患者其他部位结核病灶,同时对易感人群普遍接种卡介苗是预防皮肤结核的关键。皮肤结核的治疗和系统性结核类似,应以"早期、足量、规则、联合及全程应用抗结核药"为原则,通常采用2~3种药物联合治疗,疗程一般不少于6个月。常用药物及成人剂量为:①异烟肼,5mg/(kg·d),或300mg,每天1次顿服;②乙胺丁醇,15mg/(kg·d),或750mg,每天1次顿服;③硫酸链霉素,1.0g/d,分2次肌内注射,或750mg/d,1次肌内注射,用前作皮试,用药后应注意听神经损害;④利福平,450~600mg/d,每天1次顿服。

### 六、展望

皮肤结核临床表现多样,根据菌量和机体免疫状态,总体呈谱系分布。其诊断往往依靠临床表现及多种实验室检查,病理表现为感染性肉芽肿改变,如见典型的结核性肉芽肿,结合临床表现可诊断为皮肤结核;但有时结核性肉芽肿缺乏或不典型时,需进一步做结核相关检查,如PPD、T-SPOT、TB、PCR、胸部X线检查、分子生物学及试验性治疗等以明确诊断。

另外,关于结核疹中是否存在结核分枝杆菌目前仍存在争议,有研究认为结核疹是皮肤对血源性传播的细菌或细菌成分的免疫反应,皮肤活检中几乎见不到细菌,但也有报道应用分子生物学技术在多种类型结核疹中检测到结核分枝杆菌。

（孙勇虎　张福仁）

## 第三节　皮肤非结核 分枝杆菌病

非结核分枝杆菌(nontuberculous mycobacteria,NTM)是指除结核杆菌复合群(人型结核杆菌、牛型结核杆菌、非洲分枝杆菌、田鼠分枝杆菌)和麻风杆菌以外的分枝杆菌,旧称环境分枝杆菌或非典型分枝杆菌(atypical mycobacteria)。NTM可引起多种不同系统和器官感染,主要累及肺、淋巴结、皮肤、软组织和骨。世界各国由于地理/环境/气候的不同、经济/文化/医疗技术水平的差异和疾病调查方法/标准不同,其NTM病的流行情况也不同。但从全球发病情况来看,NTM病有逐渐增加的趋势,如荷兰、德国、匈牙利等均报告NTM感染检出率升高。因NTM病不强制报告,故皮肤NTM病的确切发病率不详。Bonaf等1992年报告此前5年法国确诊皮肤NTM病92例。Holden等报告2004—2017年丹麦确诊皮肤海分枝杆菌病55例。Yco等报告2005—2014年新加坡某医院确诊皮肤NTM病58例。Sander等报告2006—2016年加拿大Alberta省皮肤NTM病244例。美国梅奥诊所报告明尼苏达州Olmsted县社区人群流行病学调查显示,1980—1999年皮肤NTM病发病率为0.7/10万人年,而2000—2009年为2.0/10万人年,发病率升高可能与HIV感染增多及免疫抑制剂等使用增加有关。

### 一、非结核分枝杆菌的分类

目前已报道的NTM有190多种,其中约40种有致病性。伯杰系统细菌学手册根据NTM生长速度,将其分为慢速生长分枝杆菌(slowly growing mycobacteria,SGM)和快速生长分枝杆菌(rapidly growing mycobacteria,RGM)两大类:在营养丰富的培养基上,适宜的条件下,7天以上才长出肉眼可见的菌落者为SGM,而7天内便可见阳性菌落者为RGM。Runyon分群法将NTM分为四群。SGM根据其在光线下或暗处产生色素的能力,可以进一步细分为I~III群:I群为光产色菌,在固体培养基上菌落不见光时为淡黄色,光照后变为黄色或橙色,以海分枝杆菌(Mycobacterium marinum)、堪萨斯分枝杆菌(Mycobacterium kansasii)和猿分枝杆菌(Mycobacterium simiae)为主;II群为暗产色菌,在无光时菌落为黄色或红色,以瘰疬分枝杆菌(Mycobacterium scrofulaceum)、戈登分枝杆菌(Mycobacterium gordonae)和苏尔加分枝杆菌(Mycobacterium szulgai)为主;III群为不产色菌,无论光照与否,菌落均不产色,也可呈灰白色或淡黄色,包括鸟-胞内分枝杆菌复合体(Mycobacterium avium-intracellulare complex,MAC)、嗜血分枝杆菌(Mycobacterium haemophilum)、溃疡分枝杆菌

（*Mycobacterium ulcerans*）等。RGM 属 Runyon Ⅳ 群，根据产色素和基因相似性分为5组，即偶遇分枝杆菌（*Mycobacterium fortuitum*）、龟/脓肿分枝杆菌（*Mycobacterium chelonae/abscessus*）、黏液分枝杆菌（*Mycobacterium mucogenicum*）、耻垢分枝杆菌（*Mycobacterium smegmatis*）和早产色 RGM。

除嗜血分枝杆菌和溃疡分枝杆菌外，多数 NTM 易于从环境（水、土壤、植物和动物）中分离获得，某些 NTM（如 MAC、偶遇分枝杆菌、龟分枝杆菌）对消毒剂及重金属耐受，使其能够生存于饮水系统中。NTM 可通过呼吸道、消化道或皮肤破损进入人体。

（一）海分枝杆菌

海分枝杆菌被分离于1926年，见于淡水和海水，可感染鱼类，1951年被证实可引起人类皮肤病。其最佳生长温度为30~32℃，而37℃不易生长，因此感染部位大多局限在皮肤，29% 向深部组织和器官（如腱鞘、滑囊、骨和关节）扩散，系统播散者（均为免疫功能低下患者）罕见。海分枝杆菌感染好发于经常接触水生环境和海洋动物的人群，如水族馆工作人员、卖鱼者或养鱼者，因此也被称为"鱼缸肉芽肿（fish tank granuloma）""水族馆肉芽肿（aquarium granuloma）"或"游泳池肉芽肿（swimming pool granuloma）"。患者通常免疫功能正常，有手/足外伤史，经2~6周潜伏期，外伤处出现单发红色丘疹或结节（图5-3-1），逐渐进展为暗红色疣状斑块（图5-3-2）和/或溃疡，伴清亮或脓性分泌物。20% 患者皮疹向近端发展，沿淋巴管分布，类似于"淋巴管型孢子丝菌病"。一般不出现系统症状。

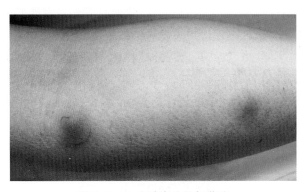

图5-3-1 皮肤海分枝杆菌病
主要表现为右前臂多发红色结节

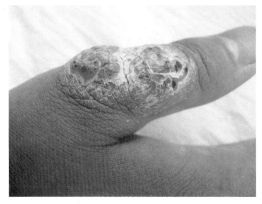

图5-3-2 皮肤海分枝杆菌病
主要表现为右手拇指背侧红色斑块、结痂、脱屑

组织病理学上表现为化脓性和肉芽肿性反应（图5-3-3），常有明显表皮改变，如角化过度、棘层肥厚、假上皮瘤样增生和炎细胞外渗，抗酸杆菌阳性率仅20%。约3/4患者组织培养阳性，菌落出现需10~28天（中位数16天）。皮肤海分枝杆菌病患者通常结核菌素试验呈阳性。

治疗方案取决于患者的感染程度及免疫状态，无最佳治疗方案。免疫功能正常的皮肤和软组织感染者可单用米诺环素（100mg b.i.d.）、多西环素（100mg b.i.d.）、克拉霉素（500mg b.i.d.）或复方磺胺甲噁唑；感染较重者（如淋巴管型）或免疫抑制患者需两种药物联合治疗，如克拉霉素联合利福平或利福布丁（Rifabutin）。除非治疗失败，否则通常不需要药敏试验。对于免疫功能正常患者的局部皮损，推荐在皮损消退后仍持续治疗至少1个月，疗程常需3~4个月，超过90%的患者可治愈。约75%深部结构受累患者需联合用药或外科手术治疗才能治愈，疗程常为数月至1年。

（二）溃疡分枝杆菌

溃疡分枝杆菌被分离于1897年乌干达的Buruli县，故将其引起的皮肤溃疡称为Buruli溃疡，旧称Bairnsdale溃疡或Searl溃疡，主要见于中非、西非、澳大利亚、中南美和西太平洋地区，属于热带病。世界卫生组织数据显示，每年新确诊Buruli溃疡患者约3 000~5 000例，数量在分枝杆菌感染中排第三位，仅次于结核和麻风。

Buruli溃疡发病机制明确。溃疡分枝杆菌能够产生分枝杆菌内酯，其具有细胞毒性和局部免疫抑制特性，从而引起组织坏死和溃疡，而组织坏死后的微需氧环境又适合溃疡分枝杆菌的生长。

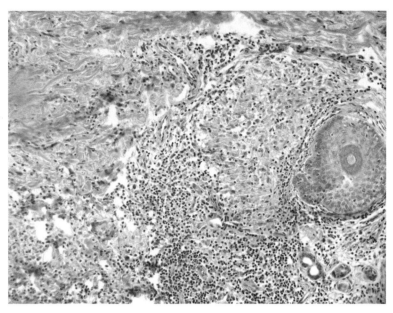

图 5-3-3 皮肤海分枝杆菌病组织病理：结核样肉芽肿

溃疡分枝杆菌生长于水生植物的生物膜下，皮肤外伤、水源昆虫、蚊子或其他节肢动物叮咬可能传播溃疡分枝杆菌。Buruli 溃疡常见于靠近河流、沼泽、湿地和水库的乡村，尤其是参与环境改造的人群，如伐木工、堤坝建筑工和农民。在非洲，大多数患者为 15 岁以下儿童。在澳大利亚流行地区，老年人感染率是其他人群的 7 倍。目前推测儿童和老人的感染率较高可能与这两个群体对溃疡分枝杆菌的抵抗力下降有关。

Buruli 溃疡好发于下肢（>55%），其次是上肢或其他部位。潜伏期 5~8 周，但流行地区潜伏期可长达 6 个月。初期为单发无痛性结节（直径小于 5cm），或质硬斑块，或无痛性弥漫性水肿（双下肢、双上肢或面部）。约 4 周后，皮损进展为无痛性溃疡，边缘为潜行性。高达 15% 的患者继发骨髓炎，但多器官受累者罕见。

Buruli 溃疡活检组织取材自溃疡边缘或非溃疡皮损中央，病理改变特异性强：早期皮下组织明显水肿和坏死，细胞外大量抗酸杆菌，典型者可见血管栓塞和红细胞外渗；晚期（6 个月后）为肉芽肿，未经治疗的 Buruli 溃疡皮损可见脂肪细胞鬼影和血管周围少量炎症细胞浸润。

虽然高达 1/3 的 Buruli 溃疡可自愈，但是需要长达数月，且形成深在性瘢痕、挛缩畸形，甚至功能障碍和截肢，所以建议早期治疗。治疗包括系统应用抗生素及外科手术。世界卫生组织推荐每天口服利福平 10mg/kg 与肌内注射链霉素 15mg/kg 联合治疗 8 周，有效率 73%。联合治疗后 4 周也可每天 1 次口服克拉霉素 7.5mg/kg 取代链霉素，疗效相同。药物治疗 8 周后，溃疡缓慢愈合，部分患者甚至长达 9 个月才能痊愈。若应用两种药物 4 周溃疡仍然扩大或治疗前皮损大于 15cm，则需外科手术（清创后皮肤移植）。

（三）堪萨斯分枝杆菌

堪萨斯分枝杆菌被分离于 1953 年，常引起肺病，类似于肺结核。流行区域自来水曾分离出堪萨斯分枝杆菌，而土壤或自然水域未见。原发皮肤堪萨斯分枝杆菌病常发生在微小损伤接触污水后，典型皮疹为单发、局限、质硬丘疹或结节，也可能是脓疱、溃疡、蜂窝织炎或沿淋巴管分布，3/4 病例发生于免疫抑制患者，免疫抑制患者皮损可泛发。

组织病理学无特异性：结核样肉芽肿或致密中性粒细胞浸润，伴 / 不伴脓肿形成和表皮坏死，部分患者组织病理与皮肤结核难以区分。

原发皮肤堪萨斯分枝杆菌病无标准治疗方案，可推荐初始三联（异烟肼、利福平和乙胺丁醇）至皮损消退后 12 个月，若需要，可加用阿奇霉素或克拉霉素，亦可手术切除。免疫抑制患者皮损可通过血行播散，故需鉴别原发感染是否在内脏，尤其是肺部。

（四）快速生长分枝杆菌

RGM 感染常发生在免疫功能正常患者外伤

后,如文身、针灸、注射、静脉导管或外科手术等。皮肤感染也可以因身体其他部位的感染播散所致。

1. **偶遇分枝杆菌** 偶遇分枝杆菌1905年被分离,当时被认为是蛙致病菌,因此命名为 *M. ranae*,1938年,该菌被证实可引起人类皮肤脓肿,遂改名为 *M. fortuitum*,是最常见的RGM,多感染免疫功能正常人群。皮损为局部结节、溃疡,可致脓肿、瘘管,经久不愈,但扩散很慢。

2. **脓肿分枝杆菌** 脓肿分枝杆菌1952年被分离,因能引起皮下脓肿而命名,1992年从龟/脓肿分枝杆菌中独立出来,是第二常见的RGM,致病性较强,可感染免疫功能正常人群和免疫抑制人群。大多为手术或治疗如吸脂术、针灸、文身等创伤部位感染所致,表现为接种部位皮下脓肿,触及有波动感及压痛,也可能是溃疡、窦道或结节,可沿淋巴管排列。脓肿分枝杆菌还可引起肺病和播散性皮肤病,后者表现为多发结节、脓疱、脓肿。虽然最常见的皮肤播散性RGM感染是龟分枝杆菌,但脓肿分枝杆菌皮肤播散性感染更严重、更难治。

3. **龟分枝杆菌** 龟分枝杆菌1903年从龟甲中被分离,因此得名。龟分枝杆菌皮肤感染常发生在免疫功能低下患者(如系统用糖皮质激素、白血病或器官移植),常在外伤或医源性侵入性操作(如肉毒素注射、吸脂术、隆胸术等)后出现。多数为散发病例,少数因水污染或注射器污染而暴发。皮疹可表现为丘疹、结节、脓肿或坏死,可破溃形成溃疡或瘘管,少数患者全身播散。

RGM皮肤感染组织病理类似:偶遇分枝杆菌皮肤感染组织病理多为化脓性 - 肉芽肿性混合炎症,少数为肉芽肿,巨细胞罕见;脓肿分枝杆菌皮肤感染组织病理伴或不伴中性粒细胞的真皮深层和皮下组织肉芽肿(图5-3-4)或脓肿伴轻度肉芽肿反应;龟分枝杆菌皮肤感染组织病理为中性粒细胞脓肿伴肉芽肿。

RGM治疗取决于疾病严重程度和患者免疫状态,通常对标准抗结核药耐药,药物选择可等待药敏结果。建议使用美国临床和实验室标准协会制定的《分枝杆菌药敏试验通过标准》进行药敏试验,对NTM采用标准化的液基微量稀释法,其结果对指导临床治疗具有重要意义。对于龟/脓肿分枝杆菌感染者,克拉霉素(500mg b.i.d.)≥6个月有效。单一药物治疗可致耐药,但极少见于单一皮肤感染的免疫功能正常患者。对于严重患者和免疫抑制患者考虑联合治疗。克拉霉素联合妥布霉素、阿米卡星、利奈唑胺或替加环素。偶遇分枝杆菌感染者治疗方案未确定,可推荐阿米卡星加头孢西丁或亚胺培南或喹诺酮类。皮肤局限性感染口服药物可选择克拉霉素(500mg b.i.d.)、多西环素(100mg b.i.d.)、复方磺胺甲噁唑(1片 b.i.d.)或左氧氟沙星(500~750mg q.d.)。手术切除、清创、引流可缩短治疗时间。

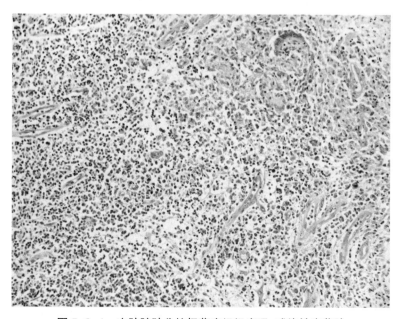

**图5-3-4 皮肤脓肿分枝杆菌病组织病理:感染性肉芽肿**

### （五）嗜血分枝杆菌

嗜血分枝杆菌 1978 年被发现，需在培养基内加血细胞或高价铁复合物，并在 30~32℃培养 2~4 周。嗜血分枝杆菌的自然宿主和感染途径尚未明确。艾滋病、器官移植、白血病和淋巴瘤患者易感。皮损好发于四肢，初期损害为无痛性红色丘疹、斑块、结节、坏死性脓肿或慢性溃疡，逐渐伴疼痛，亦可泛发。嗜血分枝杆菌还可引起免疫正常儿童出现局限性面颈部淋巴结炎，常累及多个淋巴结，甚至内眦、面颊或耳垂。

组织病理学无特异性：化脓性炎症或肉芽肿性炎症，部分呈结核样肉芽肿、Langhans 巨细胞、干酪样或非干酪样坏死和大量抗酸杆菌，抗酸杆菌可聚集成球，类似于麻风球。

嗜血分枝杆菌通常对利福霉素（利福平和利福布丁）以外的抗结核药耐药，利福平联合克拉霉素和/或阿米卡星 6~9 个月有效，免疫抑制患者疗程甚至更长。若皮损孤立，如免疫功能正常儿童的淋巴结炎，则可选择手术切除。

### （六）鸟胞内分枝杆菌

鸟分枝杆菌与细胞内分枝杆菌常形成复合体存在于环境中并致病，所以常称为 MAC，是艾滋病和免疫抑制患者中最常见的致病 NTM 之一，一般可引起肺部感染、腹膜炎、儿童淋巴结炎、播散性感染等。皮肤感染时有播散倾向。皮疹表现为多发溃疡、结节、脓疱或蜂窝织炎样损害，也可表现为脂膜炎。伴随症状有体重降低、发热、淋巴结肿大、腹泻、乏力等。细胞内分枝杆菌和鸟分枝杆菌也可单独致病。皮疹可表现为脓肿、斑块、结节、溃疡等。

皮损组织病理无坏死，巨噬细胞含大量抗酸杆菌。

播散性感染至少需三联疗法，最常用方案为克拉霉素/阿奇霉素、乙胺丁醇和利福布丁。HIV 感染者应保证足疗程抗逆转录病毒治疗。

### （七）瘰疬分枝杆菌和副瘰疬分枝杆菌

瘰疬分枝杆菌起初与 MAC 归在同一群，被称为 MAIS（*M. avium-intracellulare-scrofulaceum*），后来因为该菌感染通常自限而被独立出来，常表现为儿童颌下淋巴结炎或颏下淋巴结炎，偶尔会引起肺部和皮肤感染。潜伏期 2 周左右。皮损初期为单发结节，可能伴轻度颈部疼痛，结节逐渐增大破溃而成溃疡或瘘管，也可呈疣状或沿淋巴管分布，免疫抑制患者可播散。副瘰疬分枝杆菌是 2004 年 Turenne 首次报道的新菌种，形态和生化特征与瘰疬分枝杆菌一致，同样为机会致病菌。2012 年，南京报道首例副瘰疬分枝杆菌皮肤感染，患者为无明显免疫抑制的 42 岁女性，皮疹为面部逐渐扩大的红色丘疹、斑块，无不适。

淋巴结典型组织病理为广泛脓肿形成，而组织细胞和肉芽肿可能不明显。当淋巴结组织病理为中央坏死的结核样肉芽肿和脓肿形成时，则与淋巴结结核难以区分。淋巴结内可找到抗酸杆菌，而皮肤组织病理典型者见脓肿形成。

利福平联合异烟肼或单用克拉霉素成功治疗瘰疬分枝杆菌性淋巴结炎均有报道，也可切除受累淋巴结。

### （八）其他分枝杆菌

其他少见的皮肤致病性分枝杆菌也陆续出现。如 2013 年曾有报道 1 例 *M. shigaense* 皮肤感染，该菌是一种新的慢速生长的暗产色菌，可感染免疫正常或免疫抑制患者，皮疹表现为丘疹、斑块及凹陷性瘢痕等。

## 二、非结核分枝杆菌实验室诊断方法

皮肤 NTM 病临床表现多种多样，无明显特征性，其确诊依赖实验室诊断方法。

1. **组织病理检查** 可见肉芽肿性炎症，提示感染性肉芽肿，但特异性不强，尤其在免疫抑制患者中常缺乏特征性。组织切片抗酸染色阳性有提示意义，但不能判断菌种，敏感性也不高。因此缺乏典型病理特征不能排除 NTM 感染。

2. **抗酸染色涂片镜检** 皮肤组织液或分泌物抗酸染色涂片镜检较为简单、快速，最常用的方法有 Ziehl-Neelsen 抗酸染色法等。但大部分 NTM 皮肤感染的组织中细菌量少，皮肤感染标本的直接抗酸染色检查阳性率低。

3. **组织分离培养** 从感染组织中分离并鉴定是以前确诊 NTM 感染的金标准。组织分离培养是菌群生化鉴定、药敏试验的基础，但除 RGM 培养 1 周外，其他组织培养至少需观察 6 周。

4. **生化鉴定** 生化鉴定是传统鉴定菌种的方法，内容主要有抗酸染色，观察菌落的生化特征如生长速度、色素产生、菌落形态和生化反应等，是以前推断菌种的重要方法,但步骤较繁杂,耗时长;菌种鉴定结果有时可能模糊和错误。

5. **分子生物学方法**　分子生物学方法是协助快速诊断 NTM 感染的工具。常见聚合酶链反应(polymerase chain reaction, PCR)和 PCR-限制性片段长度多态性(restriction fragment length polymorphism, RFLP)技术可初步筛查菌种,PCR-ELISA 特异探针靶向杂交 NTM 基因序列,在没有测序条件下,可作为快速准确有效的鉴定特异菌种的方法。目前,一些保守序列基因组测序,如插入序列 6110(IS6110)在结核分枝杆菌复合群中存在,而 NTM 没有,可区分结核和 NTM;16S rRNA 基因和 16S-23S rRNA 内转录间隔区(international transcribed spacer, ITS)、65k Da 热休克蛋白编码基因(65k-Da heat shock protein gene, hsp65 gene)和 rpoB 基因可进行 NTM 菌种鉴定。

### 三、皮肤 NTM 病的鉴别诊断

鉴别诊断取决于皮损形态:

1. **单发皮下结节**　与其他类型脂膜炎(感染性或非感染性)、囊肿、非感染性肉芽肿相鉴别。

2. **沿淋巴管分布的多发丘疹或结节**　与孢子丝菌病、奴卡菌病和皮肤利什曼病相鉴别。

3. **线状排列的溃疡性结节或斑块**　与疣状皮肤结核、猫抓病、土拉热菌病和上皮样肉瘤等相鉴别。

4. **溃疡**　与其他细菌感染、真菌感染、坏疽性脓皮病和其他类型溃疡(动脉性溃疡、静脉性溃疡、糖尿病溃疡、神经病理性溃疡或压力性溃疡等)相鉴别。

5. **淋巴结炎**　免疫功能正常患儿的颈部或下颌淋巴结炎可能由 MAC、嗜血分枝杆菌或瘰疬分枝杆菌感染,也可能是 EB 病毒、巨细胞病毒等其他原因引起。

### 四、皮肤 NTM 病的预后

免疫正常的局限性 NTM 皮肤病预后较好,药物及其他治疗可缩短病程。播散性感染或系统性感染、免疫抑制等因素常导致预后不良,病程相对长,对治疗较抵抗,甚至致死,如艾滋病患者的 MAC 感染。

(陈　雪　张建中)

# 第四节　麻　风

麻风(leprosy),也被称为汉森病(Hansen's Disease),是由麻风分枝杆菌(mycobacterium leprae)感染易感个体后选择性侵犯皮肤和外周神经,晚期可致残的慢性传染病。延迟诊断造成的畸残毁形和治疗过程中可能发生的致死性药物超敏反应综合征是该病的主要危害。麻风属于国家法定丙类传染病。

### 一、麻风历史与流行病学

目前,公认最早的麻风书面记载为公元前600年印度古籍 *Sushruta Samhita*(妙文本集),书中记载了麻风患者的临床特征和诊断,中国、埃及和日本等国家的古籍中也有对麻风的记载。1873年,挪威医生 Gerhard Henrik Armauer Hansen 首次对引起麻风病的麻风分枝杆菌进行了微生物学研究,因此,麻风也被称为 Hansen 病或汉森病。

麻风曾在世界范围内广泛流行,20世纪80年代初期,世界范围内麻风患者数量估计可达1 000 万~1 500 万。自从联合化疗(MDT)推广应用以来,麻风的患病率有了大幅度的降低,迄今全球每年新发病例数仍然在20万左右,主要分布于印度、巴西、印度尼西亚、非洲国家等热带及亚热带地区,这样的地理分布可能与地区生活水平低,卫生条件差的关系相关,而与温热气候关系较少。

我国曾是麻风严重流行的国家之一,1986年联合化疗在中国广泛推广后,麻风的每年新发病例数由1987年的4 326人降低到2000年的1 603人,但是2001—2008年,国内新发患者数稳定在1 400~1 700之间,近5年新发麻风患者在600~800例。主要分布于云南、贵州、四川、广东和广西壮族自治区等省份,其他省市也有报道。

### 二、麻风的病因及发病机制研究

麻风分枝杆菌是麻风的感染源,其为 $G^+$ 细菌,长 2~6μm,宽 0.2~0.6μm,呈短小棒状或稍弯曲,无鞭毛、荚膜和芽胞,抗酸染色时呈红色。由于麻风分枝杆菌传代时间长而宿主细胞体外存活时间较短,至今尚无体外培养成功的报道。麻风分枝杆菌对外界抵抗力较强,分泌物离体自然干燥后仍可存活 2~9 天,在 0℃时可存活 3~4 周,但煮沸 8 分钟或日光直射 2~3 小时可使之丧失繁殖力。人是麻风分枝杆菌的天然宿主,在九带犰狳和红松鼠中也发现麻风分枝杆菌的感染和繁殖。

麻风自古被认为是烈性传染病,因此早期的麻风一经诊断需强制隔离。随着科学技术的发展,研究者发现,大多数暴露的人群并不会发病,反映了人群对麻风发病的易感性具有较大差异。近年来,研究者对全球分布的麻风分枝杆菌进行了全基因组测序,尽管这些分枝杆菌样本来自不同地域,但结果表明其基因序列的相似程度高达 99.995%,这表明了麻风分枝杆菌强烈的保守度及一致性。感染源的一致性与机体反应的差异说明了机体遗传因素在麻风发病中具有重要作用。早期大量的双生子研究、连锁分析研究及候选基因关联研究发现了包括 PARK2 和 COL3A 等易感基因,提示麻风具有较强的遗传易感性,但由于过少的样本量及种群差异,结果并未得到广泛认可。近年来,我国研究者利用全基因组关联分析对麻风开展研究,先后发现了 NOD2 介导的麻风固有免疫通路相关基因( NOD2、SLC29A3、RAB32、CTSB、BCL10、CARD9 )和 IL23R 介导的获得性免疫通路( IL23R、IL27、TYK2、SOCS1 )相关基因,进一步证明了易感因素在麻风分枝杆菌感染机体致发病中的重要作用。

### 三、麻风的分型及临床表现

麻风的临床分型常用 5 级分类法(图 5-4-1),免疫力较强的结核样型麻风(tuberculoid leprosy, TT )为一端,免疫力较弱的瘤型麻风(lepromatous leprosy, LL )为另一端,在两端之间为免疫力不稳定的界线类偏结核样型麻风(borderline tuberculoid leprosy, BT )、中间界线类麻风(mid-borderline leprosy, BB )和界线类偏瘤型麻风(borderline lepromatous leprosy, BL )。该分类法主要依据机体免疫力、麻风分枝杆菌数量和类型演变,又称免疫光谱分类法,总的趋势是:麻风分枝杆菌数量 LL>BL>BB>BT>TT,而细胞免疫反应强度 TT>BT>BB>BL>LL。细胞免疫力增强时 BL 可向结核样型端转化( BL→BB→BT ),反之 BT 可向瘤型端转化( BT→BB→BL )。

为便于治疗方案的选择,世界卫生组织推荐根据皮肤涂片查菌结果和皮损的数量将上述分类法简化为少菌型( paucibacillary, PB )和多菌型( multibacillary, MB )麻风两大类。

麻风的临床表现多样,主要包括皮肤和神经系统症状。其中,少菌型麻风的皮肤组织液查菌阴性,一般对应 5 级分类中的 TT 或 BT。因麻风患者机体免疫力较强,故皮损常局限,一般少于或等于 5 处。典型皮损为较大的红色斑块,境界清楚或稍隆起,表面干燥粗糙,毳毛脱失,可覆盖鳞屑。皮损类型可有红斑、浅色斑或斑块,大的皮损周围常有小的"卫星状"损害,皮损好发于面、躯干和四肢。

多菌型麻风的皮肤组织液查菌阳性,一般对应 5 级分类法中的 BB、BL 或 LL。根据疾病的进程,临床表现可分为:①早期,皮损为浅色、浅黄色或淡红色斑,边界模糊,广泛而对称分布于四肢

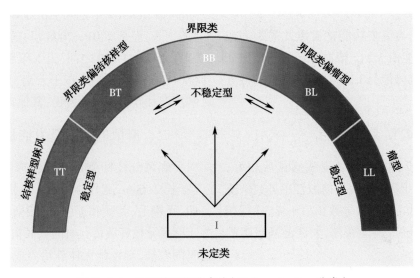

图 5-4-1 麻风的五级分类法( Ridley-Jopling 分类 )

伸侧、面部和躯干等。浅感觉正常或稍迟钝,有蚁行感。鼻黏膜可充血、肿胀或糜烂。②中期,皮损分布更广泛,浸润更明显,少数皮损可形成结节。浅感觉障碍,四肢呈套状麻木,眉、发脱落明显,周围神经普遍受累,除浅感觉障碍外还可产生运动障碍和畸形。足底可见营养性溃疡,淋巴结、肝、脾等肿大,睾丸亦可受累。③晚期,皮损呈深在性、弥漫性浸润,常伴暗红色结节,面部结节或斑块可融合成大片凹凸不平的损害,双唇肥厚,耳垂肿大,形如狮面;眉毛脱落,头发部分或大部分脱落。伴明显浅感觉及出汗障碍,周围神经受累导致面瘫、手足运动障碍和畸形、骨质疏松和足底溃疡等。淋巴结、睾丸、眼和内脏器官受累严重,睾丸可萎缩,常引起阳痿、乳房胀大、不育等。

麻风的主要问题之一为麻风反应(lepra reaction),是指麻风分枝杆菌导致的机体迟发型超敏反应(Ⅰ型麻风反应)或免疫复合物反应(Ⅱ型麻风反应),可发生于约50%的患者,表现为原麻风皮损或神经炎加重,可出现新皮损和神经损害,常伴有发热等系统症状。麻风反应可发生在治疗前、治疗中和愈后,是导致患者畸残和毁形的主要原因。常见诱因包括神经精神因素、劳累、营养不良和外伤等。此外,播散型的瘤型麻风患者可出现Lucio现象,表现为以血栓形成及皮肤坏死性小血管炎为特征的反应状态。

## 四、麻风的诊断学现状及进展

麻风的传统诊断方法主要为典型的临床表现、组织液涂片以及皮肤组织病理学检查(图5-4-2)。组织液涂片为取耳垂、前额、下颌皮损处等皮肤组织液,涂片后进行抗酸染色,MB可查到红染的棒状抗酸菌(蓝色背景)。组织病理学表现根据型别表现不一,TT主要表现为真皮小血管及神经周围有上皮样细胞浸润,抗酸染色常查不到抗酸杆菌;LL表现为真皮内巨噬细胞肉芽肿,抗酸染色显示巨噬细胞内有大量的麻风分枝杆菌,因不侵犯真皮浅层,故表皮与真皮间有一浸润带。其他的实验室检查,如根据体液免疫和细胞免疫的

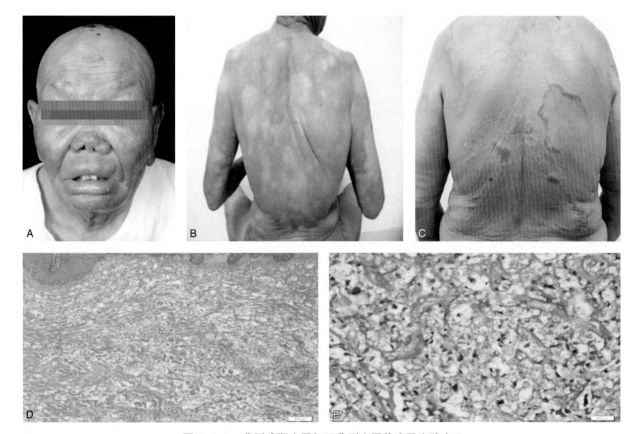

**图5-4-2　典型晚期麻风与不典型麻风临床及皮肤病理**

A. 晚期瘤型麻风;B. 典型麻风皮损,可见空洞区;C. 不典型结核样型麻风;D、E. 真皮内大量泡沫细胞、组织细胞浸润,抗酸染色阳性

血清学实验和干扰素 γ 释放试验,也用于辅助麻风的诊断,但这两者不被公认为可靠的诊断工具,主要原因为 PB 型麻风患者血清中 PGL-1 大多阴性,而 MB 型患者在体外不产生干扰素 γ。另外,采用实时定量荧光 PCR(qPCR)或数字微滴式 PCR(ddPCR)等分子生物学技术直接检测麻风分枝杆菌特异性 DNA 片段(SODA 或 85B),越来越多的应用于不典型麻风病例的诊断和鉴别诊断。

目前较为认可的麻风诊断依据为:①皮损伴有感觉障碍及闭汗;②外周神经粗大;③皮肤组织液涂片抗酸染色阳性;④特异性组织病理改变;⑤PCR 检测到麻风分枝杆菌特异性 DNA 片段。符合上述前 4 条中的 2 条或 2 条以上,或符合第 5 条者即可确立诊断。

麻风可模拟多种皮肤病,需鉴别的包括皮肤结核、着色芽生菌病、结节病、结节性红斑、原发性皮肤 T 细胞淋巴瘤、环状肉芽肿、鱼鳞病以及 Sweet 病等。麻风的感觉障碍需与某些神经科疾病如股外侧皮神经炎、多发性神经炎、面神经麻痹、脊髓空洞症、周围神经损伤等。

### 五、麻风的治疗

目前,麻风的治疗为世界卫生组织推荐的联合化疗(MDT)方案,其中药物包括氨苯砜、利福平和氯法齐明。MB 治疗方案为利福平 600mg 每月 1 次,氯法齐明 300mg 每月 1 次,监服;氨苯砜 100mg 每天 1 次,氯法齐明 50mg 每天 1 次,自服,疗程 12 个月;PB 治疗方案为利福平 600mg 每月 1 次,监服,氨苯砜 100mg 每天 1 次,自服,疗程 6 个月。完成治疗的患者应继续定期监测,每年做 1 次临床及细菌学检查,至少随访 5 年。

其中,氨苯砜可以诱发致死性的药物超敏反应综合征——氨苯砜综合征。因此,疗前检测其风险基因 HLA-B*13:01 可有效预防氨苯砜综合征的发生。

麻风反应的治疗也是临床面临的一大难题。无论麻风反应的类型,治疗应首选糖皮质激素,可系统应用泼尼松 30~60mg/d 或更大剂量。随着病情缓解逐渐减量;亦可用沙利度胺,剂量可增加至 300~400mg/d,分 3~4 次口服,一般 1~3 天可控制症状,症状控制后可逐渐减至维持量 25~50mg/d。

### 六、展望

我国曾是麻风严重流行的国家之一,新中国成立后,国家设立了专门机构负责麻风防治。在广大麻风防治工作者及全社会的共同努力下,按照"积极防治、控制传染"的原则,切实落实"宣传、培训、查病、治疗、康复、研究"等综合防治措施,取得了举世瞩目的成绩。近十年我国麻风新发患者数稳步下降,但由于其严重的社会危害性,麻风仍然是世界卫生组织和我国政府重点防控的慢性传染病,为消除麻风危害,国家卫生部联合十一部委发布了《全国消除麻风病危害规划(2011—2020 年)》,旨在早期发现麻风患者,进一步消除麻风危害。世界卫生组织(WHO)于 2016 年 4 月发起了为期 5 年的"2016—2020 年全球麻风战略 - 加速向一个没有麻风的世界发展"。

目前麻风的防治主要为二级预防,即对密切接触者筛查,争取做到早发现、早诊断、早治疗。对麻风密切接触者进行口服利福平或氨苯砜的化学预防也是目前研究的热点之一,但仍存在以下问题:①国际上没有统一标准的化学预防治疗方案,疗效考核监测指标不敏感;②化学预防的目标人群过大,预防成本较高;③化学预防还会导致耐药的产生;④化学预防药物会引起药物不良反应,比如预防药物之一氨苯砜(DDS)会引起严重的药物超敏反应综合征。基于以上问题,麻风化学预防一直没有得到有效推广。如何有效的解决麻风防治中存在的关键科学问题,将是未来麻风研究的一大重点,这也将为其他分枝杆菌疾病乃至机体与细菌的交互作用的研究提供借鉴。

(孙勇虎 张福仁)

# 第五节 淋 病

淋病(gonorrhea)是最常见的性传播疾病之一,是《中华人民共和国传染病防治法》中规定的乙类传染病。近年来报告发病数居法定报告传染病的前 5 位。淋病的发病率虽有下降,但淋球菌耐药问题是将来需要面对的挑战。

### 一、淋病的历史及流行特点

淋病历史非常久远。早在 1611 年英国议会颁布一项有关确保减少和遏制感染病传播的法律中就有这种疾病记载。1879年，Neisser发现了淋球菌，即淋病奈瑟菌。1885年，Bumm就证明了这种细菌就是淋病的病原体。当时的研究堪称严谨，一方面对有淋病症状的患者尿道分泌物分离培养淋球菌成功，另一方面把含有淋球菌的分泌物或培养物接种到健康男性的尿道时，证实会导致淋病的发生。

淋病是世界上最流行的性传播疾病之一，在全球范围内没有完整的监测数据，世界卫生组织估计每年新发淋病患者超过1亿人，其中西太平洋地区和非洲发病率最高，欧洲发病率最低。美国是淋病监测数据比较完善的国家，据美国疾病控制中心统计的数据显示，1974—1982年是美国淋病流行的高峰期，每年新发淋病报告病例数都超过每10万人口中400例，其中1975年为最高峰，当年每10万人口中新发淋病报告病例数达464例。但此后，美国年淋病发病率开始下降，2009年达到历史最低值，每10万人口中新发淋病报告病例数仅98例。近年美国的淋病发病率又有所上升，2016年达每10万人口中新发淋病报告病例数148例。

我国淋病流行历史较长，但缺乏具体监测数据，20世纪60年代，淋病在我国曾经被基本消灭，到了20世纪80年代才又开始重新流行。自1981年报告新发生的第1例淋病病例以来，淋病发病率显著增长，1999年达到高峰，此后缓慢下降，但值得注意的是近两年淋病发病率有增高趋势。

## 二、淋病的病因和发病机制的研究进展

**1. 淋病的病原体** 淋病的致病菌为淋球菌（gonococcus），是淋病奈瑟菌（neisseria gonorrhoeae）的简称，也可以称为淋病双球菌，是阿尔伯特·奈瑟（Albert Neisser）于1879年在淋病患者的脓性分泌物涂片中首先发现的。淋球菌为革兰氏阴性菌，成对排列，菌体呈肾形或蚕豆形，大小0.6~0.8μm。淋球菌可在改良的Thayer-Martin（T-M）培养基、含抗生素的血液琼脂或巧克力琼脂培养基等选择性培养基中培养。淋球菌的生化反应只分解葡萄糖，产酸不产气，不分解麦芽糖、蔗糖和乳糖。

**2. 淋病的致病机制** 淋球菌外膜的主要成分包括菌毛、膜蛋白和脂多糖。淋球菌对黏膜上皮尤其是柱状上皮和移行上皮有亲和力。尿道和宫颈覆盖的正是柱状上皮和移行上皮，故易受淋球菌侵袭。淋球菌的菌毛可与黏膜上皮细胞相应部位特异性受体结合，黏附于黏膜上皮细胞上，进而发生淋球菌感染。淋球菌菌毛的主要成分是pilE蛋白。淋球菌除含有一个编码pilE蛋白的基因外，还有19个沉默的pil基因（pilS）。pilE基因可以与pilS基因发生重排，重组后的基因编码的菌毛亚单位聚合成菌毛，有时重组后基因编码的菌毛蛋白出现功能丧失或只有部分功能，从而形成菌毛缺失菌株（pil-）。基因的重排与细菌的转化机制一起导致了菌毛的高度变异性，使得淋球菌能够有效地逃避机体的免疫杀伤。另外，淋球菌还可释放IgAl分解酶，抗拒细胞的排斥作用，使得淋球菌与黏膜上皮细胞迅速黏和。

淋球菌有三种外膜蛋白，包括PⅠ、PⅡ（Opa）和PⅢ，其主要的功能是参与黏附过程。Opa蛋白是一种具有高度变异能力的蛋白，人体细胞上存在能与Opa蛋白结合的天然受体。Opa蛋白与其受体结合后使由菌毛启动的黏附作用变得更为紧密，进而使淋球菌穿透上皮细胞，进入黏膜下层引起炎症。淋球菌吸附于上皮细胞的微绒毛，其外膜蛋白Ⅰ转移至细胞膜内，然后淋球菌被细胞吞噬而进入细胞内。外膜蛋白PⅠ是淋球菌外膜的主要蛋白，占淋球菌外膜蛋白总量的60%以上，由porB基因编码，被称为porB蛋白，又称为孔蛋白。在细菌表面形成一个与GTP结合的阴离子选择性通道，调节淋球菌的物质交换。该蛋白能够阻止多形核白细胞脱颗粒、影响吞噬小体的成熟、诱导黏膜上皮细胞和吞噬细胞的凋亡以及与补体结合蛋白相互作用，抑制补体在天然免疫中所起的作用等。

脂多糖在淋球菌入侵上皮细胞的过程中起重要作用，缺少脂多糖的菌株黏附上皮细胞的能力可降低70%~80%。脂多糖也能影响经典补体杀伤作用。

淋球菌一旦侵入细胞，就开始增殖，并损伤上皮细胞。细胞溶解后释放淋球菌至黏膜下间隙，引起黏膜下层的感染。淋球菌侵入黏膜下层后继续增殖，繁殖周期约36小时。淋球菌被多形核白

细胞所吞噬,吞噬细胞产生的肿瘤坏死因子和淋球菌的肽聚糖和脂多糖等可以引起黏膜表面纤毛上皮细胞的毒性损伤。通过其内毒素脂多糖、补体等机制的协同作用,形成局部炎症反应,造成黏膜水肿,大量中性粒细胞聚集和死亡,黏膜上皮细胞也出现坏死与脱落,形成脓液。

淋球菌感染可沿泌尿生殖道的黏膜继续播散,男性可累及前列腺、精囊、输精管和附睾,女性可累及子宫、输卵管和盆腔。

在淋球菌感染时,吞噬细胞通过有氧呼吸能够产生过氧化氢,对淋球菌有一定的杀伤作用,淋球菌能够产生过氧化氢酶对抗过氧化氢的杀伤作用,保护淋球菌免受吞噬细胞的杀伤,使机体易受到感染。

### 三、淋病的临床表现和诊断

淋球菌容易感染泌尿生殖系统、肛门直肠、咽部等黏膜上皮,造成黏膜上皮出现以化脓性炎症为主要特征的临床表现。因为主要通过性接触传播,所以无并发症的淋病以尿道炎、宫颈炎、直肠炎、咽炎等常见。如没有及时治疗或者患者免疫力低下等情况,淋球菌感染可向周围组织扩散引起相应的并发症,如女性的盆腔炎、输卵管炎和男性的附睾炎、精囊炎及前列腺炎等。极少数患者可通过间接接触引起结膜炎或者通过血行播散引起脑膜炎、心内膜炎等。

#### (一)无合并症淋病

1. **潜伏期** 一般为1~10天,常见的为3~5天。
2. **淋菌性尿道炎** 多见于男性,少数情况女性也可发生。淋菌性尿道炎最初症状为尿道口痒、有稀薄或黏液脓性分泌物,多数患者24小时后病情发展,症状加重,出现分泌物增多、尿道烧灼感、排尿疼痛等症状,尿道分泌物为黏稠的深黄色脓液,可伴有尿频、尿急。严重者可出现龟头、包皮内板红肿,有渗出物或糜烂。查体可见尿道口红肿充血及尿道口脓性分泌物。
3. **淋球菌性宫颈炎** 发生在成年女性,宫颈炎症状比尿道炎轻,部分患者可无明显症状。淋球菌性宫颈炎可单独发生,或同时伴有尿道炎,有症状的淋球菌性宫颈炎常出现白带增多、发黄,可伴有下腹痛、尿痛、尿频和尿急。妇科检查可发现宫颈口有黏液脓性分泌物,宫颈充血红肿,接触易出血。

女童如果感染淋病可表现为弥漫性阴道炎继发外阴炎,可见阴道口、尿道口、会阴部红肿,病变部位可出现糜烂、溃疡和疼痛,阴道内有黄色脓性分泌物,可伴有排尿困难等症状。

#### (二)有合并症淋病

1. **男性有合并症淋病** 主要为附睾炎、睾丸炎和前列腺炎,还可并发其他合并症如尿道旁腺炎、尿道周围脓肿、海绵体炎、龟头炎或龟头包皮炎、尿道狭窄等。

附睾炎和睾丸炎一般发病较急,初起时阴囊或睾丸有牵引痛,进行性加重,且向腹股沟处扩散,常伴有发热、全身不适。查体可发现有附睾或睾丸的肿大及压痛,有时可触及肿大的精索及腹股沟淋巴结。慢性感染可引起附睾结缔组织增生、纤维化和输精管闭锁,引起不育。

前列腺炎表现为尿频、尿急、尿痛、尿不尽和会阴胀痛等症状,有时伴有发热。肛门指检可发现前列腺有明显压痛和肿大。镜检可发现前列腺液中有大量脓细胞、卵磷脂小体减少。

2. **女性有合并症淋病** 主要为盆腔炎,包括子宫内膜炎、输卵管炎、输卵管卵巢脓肿、腹膜炎等。除了有白带增多、脓性或血性白带外,发热、畏寒、头痛、厌食、恶心、呕吐、双下腹痛等全身症状明显,查体可见尿道、宫颈等处有脓性分泌物,下腹压痛、触痛明显和腹肌紧张等。如有输卵管、卵巢脓肿或盆腔脓肿,可在附件和阴道后穹窿处触及肿物,触痛明显,有波动感,如果脓肿破裂,则有腹膜炎甚至中毒性休克等表现,淋球菌感染可造成输卵管粘连、阻塞,引起不孕或异位妊娠。

女性淋病还可以并发前庭大腺炎,表现为前庭大腺肿胀,腺体开口处有脓性分泌物,大阴唇下1/2的红肿、疼痛,还可伴有发热等全身症状和腹股沟淋巴结肿大。

#### (三)其他部位的淋球菌感染

1. **淋球菌性结膜炎** 成人淋球菌性结膜炎多为手接触了淋病患者分泌物或被分泌物污染的物品后的自我接种感染,可累及单眼或双眼。临床表现为睑结膜充血水肿,有较大量脓性分泌物。新生儿淋球菌性结膜炎常为经患淋病母亲产道分娩时感染所致,多为双侧性,一般于生后3天内出现症状。淋球菌性结膜炎如果治疗不及时,可累及角膜,角膜可失去光泽,甚至发生溃疡,发生角膜穿孔及全眼球炎,最后可导致失明。

**2. 淋球菌性咽炎** 主要由于口交所致。多数患者无症状或症状轻微,少数可表现为咽部灼热、疼痛及吞咽困难。查体可见咽部黏膜充血,扁桃体红肿,咽后壁附着有脓性分泌物。

**3. 淋球菌性肛门直肠炎** 多有肛交行为,有男男间性行为者多发。大多数情况下为无症状感染,少数患者表现为肛门瘙痒、疼痛或坠胀感,排便时加重。查体可见肛门直肠黏膜充血、红肿、糜烂、渗血等,肛管直肠内有脓性分泌物。

**4. 播散性淋球菌感染** 播散性淋球菌感染临床罕见,一般是淋球菌侵入黏膜后进入血液系统,通过血行播散至全身,女性发生率多于男性,包括淋球菌性关节炎、淋球菌性败血症和新生儿播散性淋病等。

### 四、淋病的实验室检测方法及发展趋势

#### （一）淋球菌实验室检测目前常用方法

**1. 淋球菌涂片革兰染色镜检** 临床疑似患者取分泌物,涂片,做革兰氏染色镜检,典型阳性的表现可见多形核白细胞内有革兰氏阴性的双球菌。对于来自有明显尿道症状的男性淋菌性尿道炎尿道分泌物标本,其敏感性及特异性高达95%,镜检阳性有确诊价值。对于来自女性宫颈标本,宫颈分泌物中杂菌较多,其敏感性仅为40%~70%。宫颈分泌物中形态上很像淋球菌的杂菌,如不动杆菌有时可造成涂片镜检的假阳性结果,影响镜检结果的特异性,所以一般不推荐用于淋菌性宫颈炎的诊断。

**2. 淋球菌培养** 取尿道、宫颈分泌物或其他部位分泌物标本做淋球菌培养,可从临床标本中分离到形态典型、氧化酶试验阳性的淋球菌菌落。取菌落做涂片检查,可见革兰氏阴性双球菌,糖发酵试验可分解葡萄糖,不分解其他糖。

**3. 淋球菌核酸检测** 取尿道、宫颈分泌物或者尿液标本提取淋球菌核酸,通过扩增淋球菌的特异性基因来检测病原体,目前检测的实验室方法很多,包括聚合酶链反应（PCR）、连接酶链反应（LCR）、链置换扩增技术（SDA）、转录介导扩增技术（TMA）、实时荧光PCR和多重PCR等。检测结果阳性可用于临床诊断。

#### （二）淋病的实验室检测方法的发展趋势

1. 在淋球菌感染筛查方面,核酸扩增试验有取代常规培养方法的趋势,尤其在无症状高危人群中的淋病筛查,核酸扩增试验比常规淋球菌培养更适合于尿道淋球菌无症状感染的筛查。一项在147例无症状男性性接触人群（MSM）人群的标本研究中,42例经实时PCR检测淋球菌DNA阳性,而147例标本均经过常规淋球菌培养,没有检测出1例淋球菌阳性结果。

2. 利用多引物PCR技术或基因芯片技术同时检测多种性病病原体已经成为趋势,目前已有CT/NG或CT/NG/MG试剂盒投入市场,有的产品一次最多可以同时检测11种病原体。这些技术的出现,大大提高了性传播疾病感染的筛查效率,对性传播疾病的及时发现、及时治疗有重要意义。

3. 自我采样方式的兴起,因为淋病的隐私性,致使一些人不愿意到医院就诊,或居住偏远地区,没有时间及时到医院就诊,随着互联网医疗的兴起,自我取样,通过邮寄方式寄到检测中心检测的淋病筛查方式正在探索。有研究表明无论男女,自我采集的尿样标本与临床医生的试子标本相比较,在淋病检测方面均具有较高的敏感性和特异性,女性自己采集的标本阴道棉签的敏感性和特异性则可以用于衣原体和淋病的检测。淋病检测的尿样可在室内放置几天的时间,检测结果稳定,从未来看,自我采集的标本是一些不愿到医院就诊人群淋病筛查的最好选择。

4. 在未来,可能利用快速测序方法在检测出淋球菌的同时给出基因型淋球菌的药物敏感性信息,直接提供诊断和指导个性化的治疗方法,确保合理使用抗菌素。目前还没有商业化淋球菌耐药分子诊断检测试剂盒,然而有些实验室自己开发的分子检测方法用于检测淋球菌耐药性。遗憾的是,目前很多利用基因型检测耐药方法的敏感性和特异性相对较低。因为淋球菌表型和基因型耐药检测之间的相关性并不理想,基因耐药检测不会完全取代表型耐药检测方法。

### 五、淋病治疗的历史、现状和发展趋势

#### （一）淋病治疗的历史

淋病治疗方法在很早就有记载,当时使用重

金属"汞"来治疗淋病,英国"玛丽·罗斯"(Mary Rose)号军舰残骸上发现的几种特殊的手术工具就是最早被用来通过尿道口注射汞来治疗淋病的。

在19世纪,硝酸银曾经用来治疗淋病。从1887年起,拜耳公司销售蛋白银取代了硝酸银用来治疗淋病。在抗生素出现之前,多种重金属被试验性治疗淋病,其中包括砷、锑、铋、黄金等。1909年还曾用过由灭活淋球菌做成的疫苗用来治疗淋病。1937年,Dees等使用对氨基苯磺酰胺治疗淋球菌感染获得成功。1943年,青霉素开始用于治疗淋病,并取得极大成功,开启了淋病治疗的新时代。直到20世纪70年代,青霉素一直是治疗淋病的主要手段。1980年发现了第一批对青霉素具有耐药性的淋球菌分离株。

### (二)淋病的治疗现状

**目前推荐的治疗淋球菌药物及治疗方案**

(1)头孢曲松钠:治疗无合并症淋病,如淋菌性尿道炎、宫颈炎、肛门直肠炎推荐治疗方案:头孢曲松250mg,单次肌内注射。有并发症淋病,如淋菌性附睾炎、精囊炎、前列腺炎以及淋菌性盆腔炎推荐治疗方案:头孢曲松250mg,肌内注射,每天1次,连续10天。淋菌性结膜炎推荐治疗方案:头孢曲松钠1g(新生儿头孢曲松钠用量25~50mg/kg,总量不超过125mg),静脉或肌内注射,每天1次,连续7天。成人播散性淋病推荐治疗方案:头孢曲松1g,静脉或肌内注射,连续10天。

(2)大观霉素:治疗无合并症淋病,如淋球菌性尿道炎、宫颈炎、肛门直肠炎和淋球菌性咽炎推荐治疗方案:大观霉素2g(子宫颈炎4g),单次肌内注射。有并发症淋病,如淋菌性附睾炎、精囊炎、前列腺炎以及淋菌性盆腔炎推荐治疗方案:大观霉素2g,肌内注射,每天1次,连续10天。淋菌性结膜炎推荐治疗方案:大观霉素2g(新生儿大观霉素用量40mg/kg),肌内注射,每天1次,连续7天;眼部同时用生理盐水冲洗。成人播散性淋病推荐治疗方案:大观霉素2g,肌内注射,每12小时1次,连续10天。

(3)其他头孢类抗生素:治疗无合并症淋病,如淋菌性尿道炎、宫颈炎、肛门直肠炎推荐治疗方案:头孢噻肟1g,单次肌内注射。治疗有并发症淋病,如淋菌性附睾炎、精囊炎、列腺炎以及盆腔炎推荐治疗方案:头孢噻肟1g,肌内注射,每天1次,连续10天;或头孢克肟400mg,口服,每天1次,连续10天。成人播散性淋病推荐治疗方案:头孢噻肟1g,静脉注射,每8小时1次,连续10天。

### (三)淋病耐药研究进展和思考

青霉素、四环素、阿奇霉素以及环丙沙星都曾经作为治疗淋病的一线药物被指南推荐,但目前由于耐药淋球菌的流行,已经退出一线治疗方案。淋球菌的耐药主要是通过质粒介导和染色体介导的机制实现的,淋球菌耐药的机制还包括Mtr外排系统和细胞膜通透性的改变等。根据淋球菌的耐药性可将淋球菌分为几种类型:质粒介导的产青霉素酶的淋球菌(PPNG)、质粒介导的耐四环素的淋球菌(TRNG)、质粒介导的对青霉素和四环素都耐药的淋球菌(PPNG/TRNG)、染色体介导的对青霉素和四环素都耐药的淋球菌(CMRNG)和染色体介导的对喹诺酮耐药的淋球菌(QRNG)。质粒介导的耐药机制主要是为$\beta$-内酰胺酶的产生有关,常为高度耐药。红霉素类和喹诺酮类耐药多由染色体介导,染色体介导的多为低度耐药。淋球菌对头孢曲松耐药主要由染色体介导的基因位点突变造成,涉及多个耐药基因,包括青霉素结合蛋白2基因(penA)、调节MtrCDE外排泵功能的基因(mtrR)、孔蛋白基因(porB/penB)、青霉素结合蛋白1基因(ponA)以及pilQ基因等。

由于世界各国对于抗生素使用状况的差异,各国耐药淋球菌流行情况有很大差别。但总的趋势是耐药淋球菌发生率逐年升高,尤其是对头孢曲松的耐药淋球菌的增加,给淋病治疗带来一定挑战,目前开始推荐增加治疗药物的剂量或者头孢曲松联合阿奇霉素对淋病进行治疗,这样可以减少耐药导致治疗失败病例的发生,同时加强对淋球菌耐药情况的监测,这些措施对淋病的防治有重大的意义。

(伦文辉)

# 参 考 文 献

［1］Ying Liu, Fanrong Kong, Xia Zhang, et al. Antimicrobial susceptibility of Staphylococcus aureus isolated from children with impetigo in China from 2003 to 2007 shows community associated MRSA to be uncommon and heterogenous. British Journal of Dermatology, 2009（161）: 1347-1350.

［2］胡付品, 郭燕, 朱德妹, 等. 2017 年中国 CHINET 细菌耐药性检测. 中国感染与化疗杂志, 2018, 18（3）: 241-251.

［3］汪复. 社区获得甲氧西林耐药金黄色葡萄球菌. 中国抗感染化疗杂志, 2006, 5（6）: 376-380.

［4］Saravolatz LD, Pohlod DJ, Arking LM. Community-acquired methicillin-resistant Staphylococcus aureus infections: a new source for nosocomial outbreaks. Ann Intern Med, 1982, 97: 325-329.

［5］Johnson LB, Saravolatz LD. Community-acquired MRSA: Current epidemiology and management issues. Infect Med, 2005, 22: 16-20.

［6］Tien, Irene MD. Update on the management of skin, soft-tissue, and osteoarticular infections in children. Current Opinion in Pediatrics, 2006, 18（3）: 254-259.

［7］Centers for Disease Control and Prevention. Four Pediatric Deaths from Community Acquired Methicillin-Resistant Staphylococcus aureus-Minnesota and North Dakota, 1997-1999. MMWR Morb Mortal Wkly Rep, 1999, 48（32）: 707-710.

［8］Ying Liu, Zhe Xu, Zhou Yang, et al. Characterization of community-associated Staphylococcus aureus from skin and soft-tissue infections: a multicenter study in China. Emerging Microbes Infections, 2016, 5（12）: e127.

［9］中华医学会甲氧西林耐药金黄色葡萄球菌感染治疗策略专家组. 甲氧西林耐药金黄色葡萄球菌感染的治疗策略 - 专家共识. 中国感染与化疗杂志, 2011, 11（6）: 401-416.

［10］中国医师协会皮肤科分会. 皮肤及软组织感染诊断和治疗共识. 临床皮肤科杂志, 2009, 38（12）: 810-812.

［11］王洪生, 陈燕清. 皮肤非结核分枝杆菌感染. 皮肤性病诊疗学杂志, 2016, 23: 145-147, 151.

［12］Yeo PM, Lee SX, Tan YE, et al. Epidemiology, risk factors, and outcomes of adult cutaneous non-tuberculous mycobacterial infection over a 10-year period in Singapore. Int J Dermatol, 2019, 58（6）: 679-687.

［13］Sander MA, Isaac-Renton JL, Tyrrell GJ. Cutaneous Nontuberculous Mycobacterial Infections in Alberta, Canada: An Epidemiologic Study and Review. J Cutan Med Surg, 2018, 22（5）: 479-483.

［14］Wentworth AB, Drage LA, Wengenack NL, et al. Increased incidence of cutaneous nontuberculous mycobacterial infection, 1980 to 2009: a population-based study. Mayo Clinic Proceedings, 2013, 88: 38-45.

［15］Misch EA, Saddler C, Davis JM. Skin and soft tissue infections due to nontuberculous mycobacteria. Current Infectious Disease Reports, 2018, 20: 6.

［16］中华医学会结核病学分会,《中华结核和呼吸杂志》编辑委员会. 非结核分枝杆菌病诊断与治疗专家共识. 中华结核和呼吸杂志, 2012, 35: 572-580.

［17］Gonzale-Santiago TM, Drage LA. Nontuberculous mycobacteria: skin and soft tissue infections. Dermatol Clin, 2015, 33: 563-577.

［18］吴晨, 蒋燕萍. 嗜血分枝杆菌感染的研究进展. 中国皮肤性病学杂志, 2015, 29: 203-205.

［19］Lopeman RC, Harrison J, Desai M, et al. Mycobacterium abscessus: Environmental Bacterium Turned Clinical Nightmare. Microorganisms, 2019, 7: 90.

［20］国家卫生健康委员会. 淋病诊断. WS268-W2009.

［21］Morgan MK, Decker CF. Gonorrhea. Disease-a-Month, 2016, 62: 260-268.

［22］Budkaew J, Chumworathayi B, Pientong C, et al. Conventional culture versus nucleic acid amplification tests for screening of urethral Neisseria gonorrhea infection among asymptomatic men who have sex with men. Pragmatic and Observational Research, 2017, 8: 167-173.

［23］Lunny C, Taylor D, Hoang L et al. Self-Collected versus Clinician-Collected Sampling for Chlamydia and Gonorrhea Screening: A Systemic Review and MetaAnalysis. PLoSONE, 2016, 10（7）: e0132776.

［24］Unemo M, Shafer WM. Future treatment of gonorrhoea-novel emerging drugs are essential and in progress Expert Opin Emerg Drugs, 2015 20（3）: 357-360.

［25］中国疾病预防控制中心性病控制中心, 中华医学会皮肤性病学分会性病学组, 中国医师协会皮肤科医师分会性病亚专业委员会. 梅毒、淋病、生殖器疱疹、生殖道沙眼衣原体感染诊疗指南（2014）. 中华皮肤科杂志, 2014, 47（5）: 365-372.

# 第六章 真菌性皮肤病

真菌是自然界中常见的真核生物,出现于160万年前。自然界中的真菌主要感染植物、昆虫和两栖动物,能引起人体感染的相对较少,然而随着人类对自然环境的改造,真菌引起的人体感染逐渐增多。到目前为止,已报道大约有400种真菌可引起人体感染。真菌感染的模式多种多样,取决于真菌的种类、宿主免疫状态和感染部位。浅部真菌感染如头癣,与人群的生活方式和社会经济条件相关;而侵袭性真菌感染如系统性念珠菌病,与宿主免疫状态和真菌种类密切相关。自20世纪50年代以来,浅部真菌病的发病率一直在稳步下降。在全球范围内,特别是快速发展中的国家如中国,由于卫生条件的改善,真菌感染率有了显著下降。而相比之下,由于近几十年来免疫缺陷人群的增长,侵袭性真菌感染的发病率却逐年增加。

真菌感染分为浅部真菌病、皮下真菌病和深部真菌病。浅部真菌病指局限于角质层、毛发及甲的感染,主要由皮肤癣菌、念珠菌属和马拉色菌属所致,少见的致病菌包括镰刀菌属、帚霉属、曲霉属等。皮下真菌病常由植入物引起,侵犯真皮、皮下组织和骨骼,主要包括孢子丝菌病、着色芽生菌病、暗色丝孢霉病及足菌肿,其中着色芽生菌病、暗色丝孢霉病和足菌肿由暗色真菌引起。深部真菌病常经血液播散或由感染组织扩散而来。免疫受损的患者可引起机会性感染,如曲霉和毛霉引起的皮肤和系统感染。深部真菌病可分为两大类:真正的致病菌包括组织胞浆菌、球孢子菌、副球孢子菌、皮炎芽生菌等,均为双相真菌,发生在特定的流行区域;感染大多经呼吸道进入人体,随后由血液系统和淋巴系统播散至皮肤及其他器官。机会致病性真菌引起的深部真菌病包括念珠菌病、曲霉病、接合菌病、隐球菌病、马尔尼菲蓝状菌病等。

(胡坚 李厚敏)

## 第一节 浅部真菌病

浅部真菌病一般指侵犯完全角化的表皮和皮肤附属器,如角质层、毛发和甲以及黏膜表面的真菌感染。浅部真菌病是一类发病率很高的皮肤感染性疾病,约占皮肤科门诊总就诊人数的1/5甚至更高,而实际上更多的浅部真菌病患者并未就诊,平时门诊所见的病例也只是冰山一角。

浅部真菌病的常见病原菌和所致感染分为三类:皮肤癣菌(Dermatophyte)引起的皮肤癣菌病、马拉色菌(Malassezia)引起的马拉色菌相关感染及念珠菌(Candida)引起的浅表念珠菌病。

### 一、浅部真菌病病原菌的分类

#### (一)历史

以往研究者们将医学真菌(medical fungi)按真菌形成的菌落形态分为两大类,即酵母菌(Yeasts)和丝状真菌(Moulds)。早期的真菌学教科书将医学真菌分为5个亚门,除鞭毛菌亚门、接合菌亚门、子囊菌亚门和担子菌亚门外,将大多数未知有性期的医学真菌归为半知菌亚门。后来研究者们逐渐发现真菌的形态、生理生化特点、药敏特点等易受环境的影响而发生变化,依靠这些特点对真菌进行分类并不十分稳定可靠。

#### (二)现状

得益于分子生物学技术的巨大进步,目前的医学真菌分类学发展很快,并开始逐渐引入分子分型技术来帮助鉴定菌种。生物具有表型(phenotype)和基因型(genotype)两方面的特点。表型是指生物所表现出的形态和生理等性状;基因型为表型的相对词,是指构成生物遗传基础的基因组成,它决定着生物的遗传特性,并和环境共同作用决定着表型。生物的基因型较为稳定,大多朝着利于种群发展并适合于所生存环境的方向进化。随着分子分类技术的不断发展,基因型分类愈来愈凸显其重要性。

分子分型技术已有近50年的历史,从早期的GC%(GC比值)、RFLP(限制性片段长度多态性)、RAPD(随机扩增多态性)、电泳核型、特异性探针和核酸杂交、单链构象多态性等,渐渐发展到近期的rDNA特异序列测定、多位点序列分型(MLST)、扩增片段多态性(AFLP)等。近年还有新的非PCR鉴定技术诞生,如基质辅助激光解吸电离飞行时间质谱技术(MALDI-TOF MS),其主要原理是将测得的蛋白质和多肽按相对分子质量大小排列,形成独特的蛋白质组指纹图,通过软件将之与数据库中的蛋白质组指纹图谱相比较来鉴定微生物,已逐步应用于临床常见致病酵母菌及酵母样真菌、丝状菌及皮肤癣菌的鉴定之中。

由于采用了特异性高、敏感性强、可靠性好的分子分型技术,使得传统医学真菌分类不断得以更新。马拉色菌属由7种快速增加到14种;依据种系发生和分子进化树的构建不断出现一些菌种复合群,如红色毛癣菌复合群、须癣毛癣菌复合群、近平滑念珠菌复合群、孢子丝菌复合群等,将一些原来看来亲缘关系并不近的菌种划在了同一复合群内,而原来属于同种不同型的菌种则被独立列为新种,如格特隐球菌。有些种名发生了变化,如多变根毛霉改称为不规则毛霉。分子分型技术不仅用于菌种准确的分类鉴定,更可用于分子流行病学研究和临床诊断,特别是在真菌院内爆发性感染、真菌感染群体性事件、真菌病的复发与再感染的判别、病原真菌的迁移与变异、病原菌传染来源或路径的证实等方面可发挥巨大作用。

(三)展望

今后相当长的一段时期内,以分子分型技术为基础的医学真菌学分类仍会不断得到快速发展,新的复合群和新的种属会不断产生,特别是医学真菌条形码技术将会逐渐趋于实用。但表型分类和鉴定方法尚不会完全退出历史舞台,仍会在临床实践中发挥重要作用。新种的发现和确认仍离不开表型特征的描述,特别是其药敏谱、毒力和生理生化特性与其感染的发生发展、致病机制和预后关系很大。作为国内医学真菌学有关的研究人员和临床医师,应注意多中心合作,收集具有我国特色的优势菌种进行分子分型和种系发生学研究,争取早日发现我国自己命名的新菌种或新复合群。尤其要注意收集环境菌株并和临床菌株进行比对,以其发现致病相关的突变位点或进化路径。

在真菌分类学上,存在颇多值得思索和探讨的问题,其中最具代表性的有:

(1)基于基因水平上的真菌分类从理论上来讲比形态学分类更科学可信及稳定可靠,能够避免生物多态性和表型变异所带来的干扰。尽管该技术的先进性毋庸置疑,但鉴于各实验室之间设备、方法及操作程序的差异,各种分子技术存在不同的利弊,分子分型尚未达到在临床广泛开展的条件。呼吁全球范围的多中心的合作,推广稳定、实用性强和可信性高的标准化分子分型技术,有望将传统的纷繁复杂的真菌分类系统进行归纳和整理。"一个真菌,一个名字"的理念有必要广而推之,不能让一菌多名的现象再继续困扰业内。

(2)越来越多的基于分子分型基础上的新种或复合体,是否真的具有临床必要性有待商榷。如马拉色菌属短短几年内,由传统的7种扩充到14种,不同类型的马拉色菌虽然存在分布部位、相关疾病甚至定植宿主的差异,但药物敏感性和临床致病性并无很大的区别。越来越多的新种报道,似乎学术意义和价值大于临床意义和价值,因此如何确定一个新的菌种或复合体的临床意义和诊疗价值,尚需要学术界给予规范和明确。

## 二、浅部真菌病的流行病学和发病因素

### (一)历史

皮肤癣菌病、马拉色菌感染和皮肤黏膜念珠菌病,属于"亲人真菌"所致的感染,存在很高的发病率和复发率。如皮肤癣菌病,人群发病率可高达10%~30%;甲真菌病达5%~15%;念珠菌性阴道炎,75%的女性至少在育龄期发病1次,其中5%可发展为复发性阴道念珠菌病(一年发作4次以上);花斑糠疹、马拉色菌毛囊炎以及脂溢性皮炎(包括头皮屑)也有很高的发病率。浅部真菌病为全球范围内流行,但有显著的人群和地区以及季节分布的差异性。如皮肤癣菌、足癣和甲癣的发病与年龄呈正相关,年龄越大越容易罹

患；头癣则主要见于儿童，由于儿童头皮局部抵抗力较差，缺乏足够的皮脂腺分泌的脂肪酸来抑制皮肤癣菌的生长；多数调查显示，男性比女性更易感染皮肤癣菌，但也有研究认为这种差异不具显著性；癣病还有较强的职业分布趋向，如士兵、运动员、煤矿工人等更容易患足癣，肥胖者或司机罹患股癣，儿童容易发生面癣和体癣。就季节而言，手足癣在天热时易表现为水疱型或浸渍糜烂型。天冷时则多转为角化增生甚至皲裂型。马拉色菌的生长需要油脂，可在健康人体表定植，以皮脂分泌旺盛的头皮和躯干上部定植数量较多，引起的花斑糠疹在易出汗的人群中更为常见；而马拉色菌毛囊炎多发生在皮脂分泌旺盛的青壮年。这两种感染多见于夏季，更多见于热带和潮湿地区。脂溢性皮炎多在秋冬季加重，这可能与冬季洗头频率降低、饮食偏于油腻以及冬季皮脂溢出加重有关。马拉色菌相关疾病似乎更多见于男性，且多发于青壮年和中年的年龄段，很可能和这一年龄段雄激素水平较高、皮脂腺分泌较为活跃有关。念珠菌适宜于潮湿环境，最适生长温度35~37℃，因此皮肤念珠菌病有特殊的好发部位。如婴幼儿的念珠菌性尿布皮炎、肥胖者皱褶部位的红斑擦烂、水产相关从业者及家庭主妇的指间红斑及念珠菌性甲沟炎等。由于念珠菌属于人体定植菌，其泛发型感染属机会性致病，即易在免疫缺陷或免疫受损者中发病，如儿童的慢性皮肤黏膜念珠菌病等。念珠菌性阴道炎和包皮龟头炎有通过性传播的可能性，但前者更多与肥胖、糖尿病、口服抗生素或长效避孕药及喜欢穿紧身裤的女性群体相关，即所谓的霉菌性阴道炎（VVC）高危因素。

以往有许多皮肤真菌病的流行病学调查报告发表，反映了不同地区或医院的流行状况，主要以病原菌占比分析为主。如皮肤癣菌以红色毛癣菌为绝对优势菌，念珠菌以白念珠菌为最多见，而马拉色菌则地区分布有一定差异，有报道某地区分离菌以球形马拉色菌为多，也有人报道当地以糠秕马拉色菌为主。但国内此类研究的弊病十分明显，多是对不同浅部真菌病的笼统分析，没有事先做很好的前瞻性设计，甚至连深浅部位的来源都不加以区分，将某家医院一段时间内所培养出来的各种真菌做一数量上的简单排序，就得出这一

地区的病原真菌的流行现状和趋势。这里存在的最大问题就是不加控制的回顾性分析。实际上，从就诊患者分离的真菌不代表人群中的真实分布，存在就诊的选择性偏移。而即使在院内获取的标本也存在很大的入组选择偏差，并非所有就诊的疑似真菌病患者都在同一时间段内被取材做真菌培养，而是由不同医师凭自己的临床经验和判断来决定是否进行实验室检查。这样获得的结论当然是不科学和不可靠的。

## （二）现状

不同地区、不同人群甚至不同季节的真菌感染流行病学研究十分重要，对真菌感染的流行趋势的把握和相应防控措施的提出有极大帮助，是永恒的科研选项。浅部真菌感染的流行变化是伴随着这一地区或国家的社会、经济、医疗、气候、环境等因素的变化而变化的。以我国为例，20世纪50至60年代，头癣的病原菌以许兰黄癣菌引起的黄癣为多见，但随着灰黄霉素的临床应用和大规模的群众性防治运动的开展，头癣已较少发生。但随着改革开放后人们的宠物饲养热兴起，头癣又开始卷土重来。目前在内地大中城市和新疆等地的头癣，其病原菌以犬小孢子菌为主，紫色毛癣菌其次。而令人关注的是，近几年儿童脓癣的发病率快速上升，且病原菌呈多样性，甚至可以是红色毛癣菌所致，这与目前儿童抵抗力普遍下降、过敏体质日渐增多以及早期处理不当不无关系。再如念珠菌感染，白念珠菌所占比重日渐下降，而非白念珠菌如近平滑念珠菌、光滑念珠菌、热带念珠菌等所致感染的病例日渐增多，据分析，这可能与氟康唑等唑类药物的普遍使用有关，使对唑类药物不那么敏感的非白念珠菌的分离率开始增高。但皮肤癣菌中的红色毛癣菌的分离率始终居高不下，这可能和其是亲人性癣菌，引起皮肤感染的炎症反应和瘙痒感觉远较亲动物性和亲土性癣菌轻微，患者求医和根治的心情并不迫切有关。

新的致病菌不断被发现。耳念珠菌（*Candida auris*）于2009年在一名日本患者的外耳道分泌物中首次发现，由于其具有多重耐药和致死率高的特征也被称为"超级真菌"。耳念珠菌的感染可在医院内传播，与医疗机构的爆发性感染相关。它容易在免疫受损患者之间导致侵袭性感染，如念珠菌菌血症、心包炎、泌尿道感染和肺炎等，致

死率高达60%。

### （三）展望

我国不仅地域辽阔、人口众多，而且正处于经济快速发展和社会转型期，大量农村人口进城务工，农村城镇化速度加快，加之环境和气候的变化，势必给浅部真菌病的流行带来新特征新趋势。由于我国迄今仍缺乏比较权威的全国真菌感染的流行病学数据，特别是缺少人群流行病学和社区流行病学特征的资料，因此希望今后除了继续加强各个不同地域和医院的前瞻性研究外，应开展一些全国性的大规模、多中心、前瞻性的流行病学研究，调查对象不限于门诊患者，更应该涉及人群以及特殊群体（如糖尿病、老龄、民工、艾滋病患者等），统一调查表和真菌检查技术和试剂，特别要注意收集和保存标本中分离出的致病真菌，开展分子流行病学和分子分类分型研究，以期获得新的发现。

## 三、浅部真菌病的遗传易感性和发病机制的研究

### （一）历史

临床上很早就发现，红色毛癣菌引起的足癣和甲癣、马拉色菌引起的花斑糠疹有一定程度的家庭聚集性，主要是发生在有血缘关系的家庭成员中，即所谓的遗传易感性。国内郑岳臣及杨海平医师分别报道了手足癣、甲癣和花斑糠疹的家庭感染聚集性，前者报道至少有80%以上的癣病患者其家庭内至少有一名直系亲属患病，后者则报道了一家中多个成员同时患花斑糠疹，提示遗传易感性的存在。念珠菌病的家庭聚集性尚未见报道。国外曾有个别研究涉及皮肤癣菌病与HLA位点的相关性，提示有关联。

病原真菌与宿主组织和细胞相互作用的起因、发展和转归构成了真菌病的发病机制。在病原菌毒力方面，皮肤癣菌释放胞外酶、角蛋白酶分解角蛋白、脂质及DNA，供病原体生存利用，并且在感染部位诱导炎症反应。马拉色菌分泌酯酶及产生抗原激活角质细胞、树突状细胞，胞壁的脂质能够干扰淋巴细胞，在某些个体中Th2及IgE反应增强，宿主分泌β-内啡肽能使马拉色菌产生磷脂酶，破坏表皮屏障并激发炎症反应。念珠菌是一种人体的共生菌，以酵母相与其他微生物一起形成人体的正常菌群，一般不会引起疾病的症状。然而当菌群结构破坏、皮肤屏障损坏以及内源性念珠菌过度生长时可引起疾病，通过分泌天冬氨酸蛋白水解酶和磷酸脂酶、形态转换、黏附作用等导致疾病。这些真菌毒力因子一直是研究的热点，其在感染发生、发展中的作用也日渐明确。特别是分子技术的快速发展，基因敲除技术的日臻成熟，人们很方便地就能应用毒力基因敲除株与野生株在动物或人体细胞模型中的毒力大小的对照来了解所研究毒力因子的作用。

宿主方面的研究早期更多地集中在宿主的局部免疫反应和局部的超敏反应。癣病中，人们用癣菌抗原证实了皮肤超敏反应的存在；再如花斑糠疹，人们开始关注马拉色菌所致皮肤色素异常的发生机制，笔者前些年就曾用产色马拉色菌（分离自花斑糠疹色素沉着区）和非产色马拉色菌（分离自花斑糠疹色素减退区）和黑素细胞、人角质细胞相互作用，结果发现人内皮素-1对花斑糠疹的色素沉着有明显作用；念珠菌性阴道炎因其发病率高和对女性身心健康影响较大而一直广受关注，局部的免疫状态包括细胞免疫和体液免疫均有广泛研究，后期更加关注的是阴道局部菌群失调与VVC发病的关系。

### （二）现状

近些年研究的热点是天然免疫在浅部真菌感染发生中的作用。包括模式识别受体（包括TLRs、CLRs、RLRs和NLRs）、树突状细胞相关的信号通路的调控和反馈，以及病原菌和宿主相互作用机制的分子基础研究。CARD9是近年来发现的参与真菌感染相关的重要基因，能高效整合多种天然免疫受体的识别信号，在机体抗真菌免疫中发挥重要作用。迄今为止，全世界已报道18种CARD9突变的报道，与念珠菌、皮肤癣菌、暗色真菌及曲霉等真菌感染相关。

就其重要性而言，念珠菌病一直受到更密切的关注，探讨更为深入，而皮肤癣菌和马拉色菌的致病机制研究则相对薄弱。近年在浅部真菌病上最有意义的研究是对以红色毛癣菌为代表的7种常见皮肤癣菌进行了全基因组测序，由此发现该类菌大量的生物信息及与致病相关的基因特征。在国内，在浅部真菌发病机制上的进展主要表现在对头癣和念珠菌性阴道炎的研究上，借助蛋白

质组学、表达谱芯片、定量 PCR 等技术初步找到或明确了若干病原菌毒力基因和宿主免疫防御关键因子。但与国外相比，还欠系统、持续和深入的研究，大多停留在描述性研究阶段。国内刘维达课题组对一株临床分离的红色毛癣菌进行了全基因组测序，并与其他病原真菌如白念珠菌、烟曲霉和其他皮肤癣菌进行了生物信息学对比分析，从中发现了一些致病相关基因。另外，有关皮肤和黏膜（主要指阴道和口腔部位）的微生态菌群的宏基因组学也进展颇快。如美国 NIH 在 2013 年 5 月进行了人体表面皮肤真菌多样性的测序分析，发现所测的 14 个不同体表部位均有马拉色菌的定植，而足部则携带了多达数十种的不同真菌，显示了丰富的多样性真菌定植。

### （三）展望

预计在未来几年内会启动红色毛癣菌引起的手足癣、甲癣的易感基因的全基因组关联研究（GWAS），甚至马拉色菌相关的花斑糠疹、毛囊炎、脂溢性皮炎以及念珠菌性阴道炎等也有可能被纳入遗传易感性研究的范围内。特别有可能成为热点的是，将外显子测序和转录组学技术用于一些严重皮肤癣菌病或慢性皮肤黏膜念珠菌病的天然免疫信号转导通路关键因子的找寻和确定上。另外，癣病与变态反应、癣病与免疫监视等十分有科学意义和临床价值的问题可能也会有人投入研究。对国内学者而言，在以往工作的基础上，可深入探讨和明确儿童头癣发病的分子机制、马拉色菌所致皮肤色素异常的分子基础、念珠菌的黏膜免疫部位差异性的产生机制、体表或黏膜微生态菌群中真菌定植的意义等，有望获得创新性较强的研究结果。

在皮肤癣菌领域，长期以来由于缺乏有力稳定的基金资助和优秀团队，其研究相对于念珠菌等明显滞后。随着人类对皮肤癣菌全基因组序列的明确以及研究机构越来越多的关注，相信其转录组、代谢组研究将积极跟进，取得系列突破性的进展。免疫和致病机制是其研究的重点也是难点。目前存在很多的未解之谜值得思索，如红色毛癣菌通过何种机制与人类长期和平共处，这其中涉及的免疫耐受机制如何；再如，红色毛癣菌最佳生长温度为室温，但是其导致的皮肤感染性肉芽肿的报道越来越多，该菌是如何耐受机体高温并侵入真皮引起致病；多发性皮肤癣菌肉芽肿是如何播散的；另外，皮肤癣菌存在少量耐药的报道，其耐药机制如何，是否存在和念珠菌和曲霉类似的位点突变。以上问题都需要研究者们进一步的探索。

## 四、浅部真菌病的临床特征

### （一）历史

三大类浅部真菌病具有各自的临床特征，常常能从典型的临床表现就能获得临床诊断。头癣常累及毛囊和毛干，表现为发内和发外两种感染。一般白癣为小孢子菌引起，为发外型，黑癣由毛癣菌属引起，为发内型，脓癣常由其他类型癣演变而来，存在明显的炎症；黄癣由许兰毛癣菌引起，为发内发外型感染。手足癣可分为 3 型，水疱型、浸渍糜烂型和角化增生型。手癣开始多为单手感染，即所谓的"两足一手综合征"，这是与湿疹进行临床鉴别的显著特征。体股癣以红斑、脱屑和边缘性隆起为主要表现，仅发生于手背或足背的仍称体癣，但发生于臀部的称股癣，发生于须部的则为须癣。甲真菌病临床分为 4 型，即远端侧缘甲下型、近端甲下型、白色浅表性和全甲毁损型，其分型基本反映了癣菌侵犯甲板的起始路径。一般来说，临床上由皮肤癣菌引起的甲癣多表现为甲板增厚、松脆、甲分离以及灰黄色，常合并足癣并多甲受累；由念珠菌引起的甲病甲板增厚不及癣菌，常合并甲沟炎，多发生在手指；由皮肤癣菌以外的其他真菌引起的甲感染大约占所有甲真菌病的 5%，多为单甲受累，颜色怪异。这些临床特征可为甲真菌感染的病原菌种类做出初步的方向性判断。

马拉色菌相关的皮肤感染主要是花斑糠疹，马拉色菌毛囊炎、脂溢性皮炎和头皮屑则更多被认为是加重或迁延不愈的因素，因为在这些疾病的皮损镜检中见不到菌丝。花斑糠疹俗称汗斑，多见于中青年，多发生于胸背部及上肢。主要表现为色素沉着斑或色素减退斑，略痒或不痒，色沉型可见轻度脱屑；毛囊炎主要表现为成批出现的、大小和性质类似的红色半球形毛囊性丘疹，部位同花斑糠疹，痒或不痒；脂溢性皮炎以脱屑性红斑和瘙痒为主要表现，头皮屑则被认为是其轻症型，几乎无炎症反应。

浅部念珠菌病分为皮肤型和黏膜型两种类型。皮肤型主要表现为红斑擦烂，多发生在体温较高且不透气，又潮湿多汗的皱褶部位，红斑周围常可见卫星灶样的红色丘疹。黏膜型在皮肤科主要为念珠菌性外阴阴道炎和包皮龟头炎。前者可根据阴道内的充血、炎症、分泌物以及自觉症状的程度，分为轻、中、重三型。包皮龟头炎可见局部红斑、丘疹，灰白色膜，严重者可有溃疡甚至裂隙形成。

### （二）现状

近些年，浅部真菌病的临床特征有了些许新的变化。首先，就皮肤癣病而言，隐匿性癣或不典型癣逐渐增多，这主要源于患者先用了外用激素来止痒，或基层医师误诊为湿疹皮炎，结果激素抑制了皮肤对癣菌侵犯所产生的正常超敏反应，不再出现皮损的边缘性扩展，而是由内及外出现增生型丘疹和红斑。在面部和四肢远端的较低体温区癣菌可向皮肤真皮层和毛囊内进犯，引起皮肤癣菌肉芽肿，这类病例报道增加较明显。另外，儿童脓癣的不断出现应引起警惕，皮损多、炎症重、疼痛剧烈为其特点。部分源于不规则治疗，但也有很多患儿并无此病史，在发病初期即迅速形成脓肿。花斑糠疹应注意的是其少见类型，如在非常见部位如生殖器或会阴部的白斑、婴幼儿面部的小白斑点以及三色花斑。近年有人提出皮脂溢出区的"马拉色菌相关湿疹综合征"的概念，认为此类皮炎湿疹与马拉色菌的定植和活动密切相关。近年来，认为与马拉色菌相关的疾病甚多，除了花斑糠疹、马拉色菌毛囊炎、脂溢性皮炎、头皮屑外，还有特应性皮炎、痤疮、真菌性外耳道炎、融合性网状乳头瘤病等，在后者所列的疾病中马拉色菌所起的确切作用依旧存在争议。一部分学者认为马拉色菌加重或者促发该类疾病，治疗上应兼顾抗真菌治疗；而另一部分学者则认为两者间无明显相关，治疗上无需抗真菌治疗。因此，"马拉色菌相关疾病"这个概念的提出尚需谨慎，需要更深入更大规模的研究，提供致病菌和疾病间关联的科学数据。

### （三）展望

随着社会发展、经济进步、人民生活水平的不断提高，人们的健康意识和就医愿望也相应提升。但与其不相适应的是我国医疗体制的缺陷和医疗资源分配的不合理，加之大众重看病轻预防的观念形成多年，造成临床上许多早期十分轻微和典型的真菌感染，或经患者自我诊治或经基层医院的不规范诊疗，往往变成迁延不愈、逐渐复杂，单凭以往临床经验和教科书的参考已不能满足科学诊治复杂真菌病的实际需要，实验室检查正渐渐显露出其重要性甚至不可或缺性。另外，需要对上述提及的临床新特点进行多中心的流行病学研究和诊疗规范研究，拿出可靠数据以在修订浅部真菌病诊疗指南时加以更新。

## 五、浅部真菌病的实验室诊断

### （一）历史

真菌病实验室诊断技术分为传统和非传统两大类，传统方法包括真菌直接镜检、真菌培养、真菌药物敏感试验、真菌血清学检测、真菌病理、真菌生化生理测定等；非传统技术主要是以 PCR 技术为基础的各种分子生物学方法。

真菌直接镜检是对标本中真菌菌丝和孢子的直接检测，阳性有很强的诊断价值，但能否获得阳性结果很大程度上取决于取材的准确性。如皮肤癣病要注意在皮损的活动性边缘刮取皮屑；马拉色菌毛囊炎要取最新发生的若干个炎症性毛囊性丘疹，要挤压出毛囊内容物；甲真菌病的甲屑要注意取自健康甲和病甲交界处；脂溢性皮炎和头皮屑要用毛刷收集头皮屑或用透明胶带粘取红斑区的皮屑；念珠菌性阴道炎则应将取材棉棒在阴道后穹隆转绕 3 圈停留 3 秒再取出涂片。趾间型足癣则注意要先清洁表面浸渍发白的组织，然后再取皮损组织。

真菌培养是获取菌种进行鉴定和药物敏感试验的关键先行步骤。要注意无菌操作和取材准确，否则将可能只培养出污染菌或暂居菌。皮肤癣菌病应选用改良沙氏培养基，添加放线菌酮和氯霉素，以防细菌和真菌的污染。马拉色菌必须选用含油培养基，公认加 4% 橄榄油效果最佳。疑为念珠菌感染时不能添加放线菌酮，培养基需放置在 35~37℃温箱中。培养的标本量要充足。甲真菌病培养推荐用平皿培养板，多点（6 点以上）接种，以便可以诊出混合感染或区分污染。培养一般需要 3~14 天，酵母样真菌和非皮肤癣丝状菌需时较短，而皮肤癣菌的培养依各菌种的生长快慢不同而需时不同,最慢的可达2~3周。真菌药物敏感试验是为临床选择合适抗真菌药物的重要依据。因为目前真菌耐药已不限于念珠菌对唑类的耐药,曲霉等丝状真菌耐药也日渐增多。临床上复发性阴道念珠菌病多由唑类不敏感株所引起。目前已有专用试剂盒,甚至有专用的药敏检测仪。但需注意的是,体外最小抑菌浓度(minimal inhibitory concentration,MIC)值并不都能真实反映真菌在体内对药物的敏感程度,存在体内体外敏感性不同的情况。

真菌血清学检测对一些深部真菌感染有诊断价值,如隐球菌性脑膜炎、组织胞质菌或球孢子菌的感染等,但对浅部真菌病而言无甚意义。在此不作赘述。

真菌病理是诊断皮下真菌病和深部真菌感染的金标准,浅部感染一般不用,但对疑似甲真菌病但临床和真菌检查无法判断时可以考虑病理检查。另外,疑似皮肤癣菌肉芽肿或念珠菌性肉芽肿的病例应考虑取材做组织病理。

真菌生理生化检测多是用于酵母样真菌,如念珠菌的鉴定。临床上有专门用于念珠菌快速菌种鉴定的CHROMagar显色培养基,依颜色差异可快速鉴别出5种临床常见的念珠菌。另外,酵母菌常用的鉴定系统有API 20C和API ID32C。马拉色菌的生化鉴定包括吐温试验、七叶苷试验、过氧化氢酶试验等。事实上,皮肤癣菌也可通过生化反应来鉴别,但由于常见癣菌其形态学已足够典型,临床一般不另做生化试验。

分子诊断技术以其快速、敏感、特异而独具优势,在深部真菌病快速、早期诊断上可发挥很大作用,但由于浅部真菌感染基本对生命不具威胁,对诊断的快速性要求不高。然而,在一些特殊情形下仍可体现优势。如甲真菌病的镜检和培养的阳性率并不高,借助甲屑中提取的真菌DNA检测,可将甲板中数量不多且活力不足的真菌检测出来,特别是结合检测RNA还可区别真菌的死活,对判断疗效和预后帮助较大。再如复发性念珠菌性阴道炎,利用敏感的分子技术检测阴道分泌物中的念珠菌,并和前次的菌株进行基因型比对,不仅能区分复发和再感染,还可决定下一步的治疗方案。对于多部位感染皮肤癣菌病,利用分子分型技术可以判断菌株来源和传播途径。分子技术

诊断真菌感染一直未在临床得到真正开展,除了未能解决污染问题,担心假阳性外,还存在临床评价、质量控制和标准化等问题。

**(二)现状**

真菌检验在国内一直未受重视,许多三级医院、教学医院未设立专门的真菌化验室,缺乏真菌专业检测人员,甚至很多省级城市都无一个专业性较强的真菌化验室和真菌专业人才,造成许多真菌病被误诊误治。疑难真菌病或深部真菌感染的误诊误治情况普遍,给患者和社会带来巨大的经济损失和健康负担,有时甚至是生命的代价。许多浅部真菌病误诊常见,由于仅凭临床经验施治,缺乏有力的实验室支持,处理不当而使感染变得复杂或迁延。如各种甲病,其中仅约50%由真菌感染引起,但临床医师常将其他原因引起的甲病当成"甲癣"进行错误治疗。

镜检和培养仍是现有真菌化验室的常规技术。目前真菌镜检开始采用含荧光增白剂的荧光染料,与传统KOH相比,荧光染料检出率更高,已广泛应用于临床。在浅部真菌病,药物敏感试验开展较少,但建议对复发或复杂感染如阴道念珠菌病和包皮龟头炎、疑难甲真菌病以及难治性头癣,应常规进行培养和体外药物敏感试验,以帮助临床选择敏感药物。真菌分子生物学检测应在区域性或大城市的真菌参比实验室开展,不仅可以满足少数疑难浅部真菌病的诊断需要,更对深部真菌感染的早期快速诊断有重要价值。目前需要做的是尽快进行多中心的室间质评,拿出可靠数据进行商品化转化开发。

**(三)展望**

人们的健康意识日益增强,有更多的浅部真菌病患者愿意到医院看病,并期望所患疾病不再复发。因此,真菌检验会因各方的日益重视而获得长足发展,能开展真菌镜检和培养的中小医院也会不断涌现,中心城市和区域性真菌参比实验室将会越来越多。各种新技术也会逐渐被应用于临床,如类似于共聚焦显微镜的检测系统,可将探头直接放置在皮损处,其表皮内或甲板内的真菌菌丝和孢子就会清晰显示在电脑屏幕上,如此可直接省去烦琐劳累的取材过程,获得更高的检测可靠性。利用组合技术同时检测真菌的特异序列和药物靶酶,为临床提供更有用和及时的用药信

息。专门用于真菌的分子检测试剂盒或芯片有望近年上市,如果其内同时配置有真菌、细菌、原虫和病毒的特异引物,进行多重 PCR 检测,可高效率高敏感地进行快速筛查和鉴别诊断。

另一方面,对临床医师进行医学真菌知识的"扫盲"已显得刻不容缓,因为即使进行了真菌实验室检查,也会因医师看不懂化验单而枉然。如需要医师有能力区别检测结果的"真假",要结合临床判断检验结果的临床意义,是真阳性还是假阳性(如检验人员的误判或污染或定植),是真阴性还是假阴性(如取材不当或事前用药)。此外,还要改进检测结果的报告方式,因为单从化验单上的菌丝和/或孢子阳性尚不足以给临床以充分的诊断依据,如真菌菌丝或孢子的多少、真菌形态是否完整、真菌颜色的深浅、真菌活力如何,等等。这些信息均对临床做出是否真菌感染、是什么真菌感染(大致)、前面的抗真菌治疗是否有效等关键问题做出正确判断有益。真菌图文报告系统可有效解决这一问题,并能有效储存真菌检验信息,方便进行其后的流行病学汇总和疗效分析。

## 六、浅部真菌病的治疗和预防问题

### (一)历史

浅部真菌感染由于侵犯位置较浅,外用药容易到达真菌所在部位,所以大多数仅需局部治疗。但对于甲真菌病、头癣、皮肤癣菌或念珠菌性肉芽肿、马拉色菌毛囊炎、复发性阴道念珠菌病等,由于存在渗透屏障或真菌深藏于组织内,单纯外用药难以顺利接触到病原真菌,则需系统治疗。外用抗真菌药物的剂型选择对不同类型的皮损很重要,直接影响最终疗效和不良反应的发生。腹股沟部位的股癣和趾间型足癣以及念珠菌的红斑擦烂不宜用含有乙醇等刺激性溶媒的凝胶或水剂,面部、尿布区等皮嫩部位以及头皮处少用软膏类制剂,甲板若不封包则不可外用霜类或膏类药物,因为药物无法渗透甲板。散剂不适用于皮损表面有渗出的感染。阴道内用药剂型一般为栓剂或软胶囊及泡腾片。眼内用药则有专门的抗真菌滴眼液。

外用抗真菌药物按化学成分分类以唑类和丙烯胺类为主,咪康唑、益康唑、克霉唑、酮康唑和联苯苄唑可并称为"老五唑",目前大多为 OTC 药物。近十余年,又有许多新的唑类药物面世,如舍他康唑、氟曲马唑、硫康唑、特康唑等。丙烯胺类有特比萘芬、萘替芬和布替萘芬三种。另外,还有吗啉类的阿莫罗芬、硫脲类的利拉萘酯、多烯类的制霉菌素,还有许多医院配制的水杨酸、苯甲酸以及冰醋酸等。

皮肤科常用的口服抗真菌药物为伊曲康唑和特比萘芬,前者更适合于念珠菌和马拉色菌引起的感染,后者则更多选择在皮肤癣菌引起的感染,当然也可以换用。氟康唑甚至酮康唑也在应用。灰黄霉素在治疗儿童头癣方面也一直在发挥着一线药物的作用。

常有医师或患者担心口服药的副作用而不敢用药,实际上近 20 年的临床实践表明,口服抗真菌药被证实引起严重不良反应的事件极为罕见,国内尚无致死性报告。人们常担心的肝毒性,据统计酮康唑的严重肝毒性发生率大约在 1/5 000~1/3 000,而伊曲康唑和特比萘芬的肝毒性发生概率还不到万分之一,而且多为停药后即可恢复的肝酶升高。但这并不意味着可以对系统抗真菌药物的副作用掉以轻心。

几乎所有的浅部真菌病都有源自循证医学证据的诊治指南或共识,并均已发表在正规学术期刊上,供临床医师在真菌病的诊疗实践中加以参考。

### (二)现状

浅部真菌病具有高发病率和高复发率的特征。据估算,我国的总患者数可达 3 亿以上,而且世界范围内所报告的发病率也相差无几,因此抗真菌药物具有不可估量的宽广市场,其研发一直方兴未艾。在抗浅部真菌病领域,新的化合物或新的剂型层出不穷。如日本农药株式会社研制的卢立康唑已完成在国内的临床多中心评价试验并在 2013 年获得生产批号,其对皮肤癣菌的 MIC 甚至优于特比萘芬;中国人民解放军海军军医大学药学院研发的艾迪康唑也已完成 III 期临床试验,准备报批生产。这是我国自主研发的第一个外用抗真菌新药;诺华制药近年在国内进行了特比萘芬涂膜剂的进口临床注册试验。该涂膜剂只需在患者病足涂抹一层膜状物,形成一层薄的封包膜以助特比萘芬向皮损内渗透。涂抹一次可维持 24 小时,而且对一般轻中度的足癣只需外用一次,这可大大提高患者的用药依从性,有望显著提高足癣的治疗率和治愈率。泊沙康唑是一种新型三唑类广谱抗真菌药物,从伊曲康唑结构基础上衍生出来,目前只有口服制剂。其他新型的抗真菌药还有拉诺康唑、氟曲马唑、雷夫康唑等。

在临床上,遵循指南并个体化调整的治疗理念已逐渐形成。医师对各种抗真菌药的适应证的把握已日臻成熟。药物的后效应期已被计算进疗程,联合用药的选择已趋向合理,能否产生协同效应被作为重要考量。口服抗真菌药的使用日渐理性。在儿童、妊娠妇女等特殊人群,不仅要考虑患者安全,还应结合患者利益以权衡利弊。药物间相互作用、用药期注意事项等在处方前就应和患者充分沟通。但这些理念或做法目前仍未普及,全面推行到广大临床医师和患者尚需时日。

近年,脉冲或超脉冲激光治疗甲真菌病的临床观察已在国内多家开展。其临床疗效报道各异,对那些不能服用药物的患者可提供另一种治疗选择。但激光治疗甲真菌病的机制尚不清楚,到底是局部温热作用直接杀灭了真菌,还是因为真菌菌体含水量高于病变的甲板组织,真菌选择性水分吸收而起到治疗作用,这些均需要经过深入研究才能得出正确的结论。

（三）展望

由于浅部真菌病为常见病和多发病,在治疗药物和方案的选择上应遵循已公认的治疗指南或共识,依据感染机制特别是病原菌种类而非感染部位制订治疗方案。复发性或再燃性感染往往是由于疗程不足,病原真菌未被完全清除,过早停药将致真菌死灰复燃,并给患者造成真菌病"不易根除,治也白治"的错觉。今后应重视真菌病的治疗学研究,特别对常见的皮肤真菌病和已上市的抗真菌药物,应开展多中心、双盲、随机研究,早日获取我国自己的循证医学证据。

在抗真菌新药的研制上,预计陆续有新的化合物或新的剂型推出,但是否会有广阔市场、是否会受到医患双方的欢迎,取决于其是否同时具有高效、安全、方便、经济这四大要素。

另外,应不断强调对大众进行健康教育的重要性,如女性的不合理抗生素应用或阴道过度清洗会增加念珠菌性阴道炎的患病机会;在游泳池、足疗店或家庭成员中有癣病患者的居家卫生间,均有接触到分布在地面或足盆、足巾等含有皮肤癣菌菌丝或孢子的皮屑的可能,如再不注意清洗后擦干足部特别是足趾间皮肤,就有感染足癣或其他部位癣病的风险。因此,不仅要在各种学术会议上对各级医师不断进行真菌学基础知识和临床诊治技能的培训,也需要利用多种媒介进行大众的健康教育。

（胡 坚 李厚敏）

# 第二节 皮下组织及深部真菌感染

除浅部真菌病外,真菌性皮肤病还包括皮下组织真菌感染及深部真菌感染。皮下组织真菌感染是指侵犯真皮、皮下组织和骨骼的真菌感染,主要包括孢子丝菌病、着色芽生菌病、暗色丝孢霉病及足菌肿,也可由皮肤癣菌等感染引起。深部真菌感染又称系统性真菌病,是由致病性真菌对人的皮下组织、黏膜乃至内脏造成侵袭,感染器官引发的疾病,是机体、真菌、环境与医源性因素等相互作用的结果。

## 一、皮下组织真菌感染

### （一）孢子丝菌病

孢子丝菌病（sporotrichosis）是由双相真菌孢子丝菌复合体引起的慢性感染性疾病,广泛分布于全球,尤其是热带及亚热带地区。

1. 孢子丝菌新分类及流行病学特点 1898年,Benjamin Schenck首次发现并分离此病原菌。此后近一个世纪,孢子丝菌一直被认为是单一物种。随着分子生物学发展,发现孢子丝菌是由一组系统发生上密切相关的亲缘种组成,可分为"临床致病群"和"环境菌株群"。前者与人类及动物的感染密切相关,主要包括:狭义申克孢子丝菌（Sporothrix schenckii sensu stricto）、球形孢子丝菌（Sporothrix globosa）、巴西孢子丝菌（Sporothrix brasiliensis）及卢艾里孢子丝菌（Sporothrix luriei）。后者包括白孢子丝菌（Sporothrix pallida）,多由环境中分离获得,一般不具有致病性。

球形孢子丝菌分布较广,致病力较弱,通过污染土壤或腐败植物传播。巴西孢子丝菌主要分布于巴西东南部,致病力最强,可通过感染动物的抓咬,在动物之间或动物 – 人之间进行传播。申克孢子丝菌全球分布,致病力中等,两种途径均可传播。卢艾里孢子丝菌仅有少数感染病例报道。我国属于孢子丝菌病高发地区,尤其是东北部。病原菌以球形孢子丝菌为主,其次为申克孢子丝菌,尚未发现其他类型。

2. **发病机制有待深入研究** 病原菌接触人体后是否会导致孢子丝菌病以及临床表现的严重程度,与菌株的致病力、宿主免疫状态、接种部位以及创伤深度有关。其中,耐热性及双相转化能力可能是孢子丝菌适应宿主的表现。研究表明,"临床致病群"中的菌株能够很好的从菌丝相转化为酵母相,而"环境菌株群"中的菌株通常转化不完全,仅能形成少量酵母细胞。此外,黑素作为一种重要的致病因子,在免疫逃逸及耐药机制中发挥重要作用。孢子丝菌侵袭宿主后,主要引起以特异性 T 细胞介导的细胞免疫,活化巨噬细胞启动机体的防御机制。另有研究表明,宿主可以通过体液免疫产生针对孢子丝菌胞壁成分的特异性抗体。目前,孢子丝菌病的发病机制尚未完全阐明。

3. **临床表现及诊断方法最新进展** 根据病变部位,孢子丝菌病分为皮肤型孢子丝菌病(固定型、淋巴管型、皮肤播散型)及皮肤外型孢子丝菌病。我国孢子丝菌病多表现为固定型,美国、欧洲地区淋巴管型较常见。皮肤播散型少见,通常发生于免疫受损或其他慢性疾病患者。皮肤外型孢子丝菌病罕见且较难诊断,偶发于糖尿病、结节病、肿瘤、长期应用糖皮质激素或免疫抑制剂的患者。

根据患者病史、流行区域、典型临床表现,结合实验室检查可对本病做出诊断。由于孢子丝菌不同亲缘种在地理分布、致病力、传播途径及抗真菌药物敏感性上存在明显差异,因此在临床诊断中,有必要对孢子丝菌鉴定至种水平。

(1)真菌学检查:KOH 直接镜检阳性率低,临床应用少。过碘酸希夫(periodic acid Schiff,PAS)或钙荧光白(calcofluor white,CFW)等特殊染色能提高阳性率。皮损处脓性分泌物、病变组织的真菌培养是诊断金标准,获得的病原菌可进一步进行菌种鉴定及药敏试验。孢子丝菌为双相型真菌,不同温度条件下可相互转化,25℃表现为菌丝相,35℃表现为酵母相。

(2)组织病理检查:可见典型"三区病变"。H&E 染色下较难区分孢子,CFW、PAS、六胺银染色(Grocott's sliver stain,GSS)等特殊染色更易观察到孢子,同时 PAS、GSS 可见到"星状体"。

(3)血清学检查:可用于孢子丝菌病的筛查、诊断及随访,抗体滴度可监测复发。孢子丝菌酵母细胞的细胞壁抗原 SsCBF(sporothrix schenckii Con A–Binding Fraction)血清学酶联免疫吸附试验(ELISA)可有效检测患者血清中的特异性 IgG 抗体,阳性率高,交叉反应低。

(4)分子生物学检查:基于核酸检测的分子生物学方法具有快速、准确,灵敏度高及特异性好等优点。主要包括:限制性片段长度多态性分析(fragment length polymorphism,RFLP)、随机引物扩增 DNA 多态性分析(random amplified polymorphic DNA,RAPD)、扩增片段长度多态性分析(amplified fragment length polymorphism,AFLP)、DNA 指纹图谱、靶基因测序分析、巢式 PCR、实时荧光 PCR(real time PCR)以及滚环扩增(rolling circle amplification,RCA)等。上述方法各具优点,部分方法能够直接检测组织标本,鉴定至种水平,具有很高的临床应用价值。此外,基质辅助激光解吸电离飞行时间质谱(matrix–assisted laser desorption ionization–time of flight,MALDI–TOF MS)通过分析微生物的蛋白指纹图谱中的共性峰,区分菌株间亲缘关系,鉴定过程简单、快速,但目前只能鉴定孢子丝菌菌株,不适用于临床标本的直接检测。

4. **治疗进展** 根据美国 2007 版及我国 2016 版孢子丝菌病诊疗指南,孢子丝菌病首选伊曲康唑,推荐剂量成人 200~400mg/d;儿童 5mg/(kg·d),疗程 3~6 个月或更长,定期监测肝功能;碘化钾既往为治疗本病的首选药物,但其不良反应较常见,患者依从性差,因此应用逐渐减少;特比萘芬对皮肤型孢子丝菌有效;两性霉素 B 用于播散型或系统型孢子丝菌病,治疗有效后,改用伊曲康唑维持治疗,总疗程最少 12 个月;泊沙康唑治疗孢子丝菌病的疗效有待进一步积累资料。对于无法接受药物治疗的患者,可给予温热疗法;药物治疗效果不理想、皮损局限周围有纤维组织包裹时,可配合手术治疗。

### (二)着色芽生菌病

着色芽生菌病(chromoblastomycosis,CBM)是由暗色真菌引起皮肤和皮下组织的真菌感染。该病发展缓慢,可达数年或数十年,顽固难治,如不及时治疗会致畸致残,并可在慢性溃疡基础上诱发鳞状细胞癌。

1. **着色芽生菌病的历史命名及统一** 该病命名繁多,主要是因为CBM病原菌自身种类的多样性和人们对其认识的历史局限性,曾出现在文献中的名称有:着色芽生菌病、黑色芽生霉菌病、Figueira、疣状皮炎、着色霉菌性疣状皮炎、芽生霉菌性疣状皮炎、裴德罗索病(Pedroso's disease)、丰赛萨病(Fonseca's disease)、戈梅斯病(Gomes' disease)、裴卡氏病(Pedroso and Carrion's disease)、裴德罗索着色芽生菌病(Hormodendrum pedrosoi)、分枝孢子菌病(cladosporiosis)、暗色孢子丝菌病(phaeo sporotrichosis)、着色寄生性疣状皮炎、着色霉菌病(chromomycosis)和暗色真菌感染等。1992年,ISHAM(the International Society for Human and Animal Mycology)提出将CBM作为官方命名。

2. **病原学的认知及流行病学** 基于分子生物学研究,目前认为CBM的主要病原菌分为三群,包括着色霉(Fonsecaea)、枝孢瓶霉(Cladophialophora)、播水喙枝孢霉(Rhinocladiella aquaspersa)。着色霉主要包括裴氏着色霉(F. pedrosoi)、monophora着色霉(F. monophora)、F. nubica和F. pugnacius;枝孢瓶霉主要包括卡氏支孢霉(C. carrionii)和疣状瓶霉(P. verrucosa)。病原菌广泛存在于土壤、木材和腐烂植物中,分布存在地区性差异:裴氏着色霉是高雨量热带地区的主要病原菌,占全球相关感染的70%~90%,如亚马孙河流域和拉丁美洲的温带地区;卡氏枝孢霉是干燥及沙漠地区的主要病原菌,如澳大利亚、非洲南部和亚洲地区等;疣状瓶霉主要分布在寒冷地带。

CBM呈全球性分布,我国主要发生在广东、山东及河北省,农业、林业及园艺劳动者多见,以20~60岁的中青年男性为主,男女之比为6.7:1,主要侵犯暴露部位的皮肤,手、颜面、躯干亦有同时出现,生殖器及鼻部偶见。

3. **发病机制及宿主免疫研究进展** CBM致病性中最主要的因素包括黑素、黏附性、疏水性。其中黑素与多种病原真菌的毒力相关,是着色真菌的重要毒力因子,它有保护真菌免受环境因素损伤、抗氧化、抗宿主防御系统和耐受抗真菌药物等作用,从而提高菌株在宿主内的存活率,增强对宿主的致病能力及引发真菌耐药性形成的重要因素。

宿主免疫机制仍不清楚,严重程度与机体免疫状况有密切关系。研究表明,细胞免疫发挥重要作用,CD4$^+$ T细胞是杀伤着色芽生菌的主要细胞,巨噬细胞释放NO抑制病原菌生长,中性粒细胞释放髓过氧化物酶起杀伤作用。

4. **临床表现及诊断要点** CBM皮损表现复杂多样,早期皮损常表现为小丘疹,逐渐向周围蔓延,形成结节、斑块、疣状改变等。根据临床表现,将CBM分为鳞屑角化样斑块型、结节样型、疣状增生型、瘤样增生型、瘢痕性皮肤萎缩型。可因搔抓造成自体接种或淋巴管转移产生多个卫星灶,血源性播散少见。病程长,极少数病例可继发鳞状细胞癌。

着色芽生菌病的诊断主要依据典型的临床表现,有外伤史,并结合实验室检查确诊。组织病理学呈肉芽肿改变,也可见小脓肿,在巨细胞或脓肿上常可找到棕黄色厚壁的真菌孢子。真菌直接镜检阳性率高,可发现特征性棕色圆形厚壁的硬壳小体,直径为10~14μm。真菌培养中不同病原体常表现出相似的形态学特征。PCR技术可区分着色霉和卡氏枝孢霉,ELISA也被用于鉴定卡氏枝孢霉,但这两项技术在多数流行地区并未得到广泛使用。

CBM临床表现多样,需与芽生菌病、孢子丝菌病、足菌肿、疣状皮肤结核、念珠菌病、利什曼病、三期梅毒及皮肤肉芽肿等鉴别。

5. **治疗及进展** 着色芽生菌病的治疗棘手,易复发,需达到临床和真菌学双重治愈。成功治疗取决3个关键因素:①致病菌种,卡氏枝孢霉和疣状瓶霉对抗真菌药物的敏感性低于裴氏着色霉。②临床类型及严重性,如病程、皮损及并发症等。③抗真菌药物的选择。

目前该病尚缺乏标准治疗方案。非药物治疗包括手术治疗、温热疗法、冷冻疗法、光动力疗法;

药物治疗中伊曲康唑和特比萘芬是目前公认的着色芽生菌病有效的治疗方案。新型第二代唑类药物如泊沙康唑和伏立康唑，疗效明确，但价格昂贵，临床使用尚少。两性霉素B单一治疗无效，即使与其他抗真菌药物联合应用效果也较差。非药物治疗与药物治疗可联合使用。近年来，抗真菌药物与免疫佐剂如5-葡聚糖和咪喹莫特联合使用也在研究中。最新研究主要是针对免疫发病机制，开发调节免疫宿主反应的新疗法。

## 二、深部真菌感染

分为原发性真菌感染（primary fungal infection）和机会性真菌感染（opportunistic fungal infection）。原发性真菌感染主要发生在正常免疫状态的宿主，如芽生菌病（blastomycosis）、组织胞浆菌病（histoplasmosis）、球孢子菌病（coccidioidomycosis）和副球孢子菌病（paracoccidioidomycosis）等，这些疾病的致病菌都是双相真菌；而机会性真菌感染的致病菌毒力较小，多发生于天然免疫和/或获得性免疫防御机制受损的人群，如念珠菌病（candidiasis）、隐球菌病（cryptococcosis）、曲霉病（aspergillosis）、毛霉病（mucormycosis）、马尔尼菲青霉病（penicilliosis marneffei）及暗色丝孢霉病（phaeohyphomycosis）等。随着广谱抗生素、糖皮质激素、免疫抑制剂的使用，以及器官移植、导管和插管技术的开展、艾滋病感染者的增多，条件致病菌感染不断增加，还会发现新的致病菌种。

### （一）深部真菌感染的现状

深部真菌感染发病率呈逐年增长趋势。呼吸道及肺部为最常见的感染部位，其他常见感染部位依次为泌尿、消化及血液系统。好发年龄为中青年，目前儿童和老年病例增多。深部真菌感染致病菌种增多，念珠菌、曲霉、隐球菌、马尔尼菲青霉、奴卡菌、毛霉、球孢子菌、暗色丝孢霉等均有报道。我国真菌菌种分布中白色念珠菌为占比最多的菌种（占比91%），但近年白色念珠菌所占比例略有下降，而近平滑念珠菌及克柔念珠菌占比有所上升。侵袭性曲霉病是白血病、骨髓和器官移植患者的重要致死病因，其发病率高达50%，死亡率为85%左右。在发达国家，新生隐球菌是仅次于白念珠菌和烟曲霉的第三大病原真菌，艾滋病患者的新生隐球菌感染率为7%~15%。马尔尼菲青霉病主要流行于东南亚国家及我国南方地区，其中广西壮族自治区是高发地区（占比72%），而该病的地区分布与国内艾滋病高发区相符合。近50年病种分布地域发生变迁，鼻孢菌、球孢子菌、帚霉、尖端单孢菌感染区域仍局限，而马尔尼菲青霉、毛霉、暗色丝孢霉、着色芽生菌感染的地域扩大。

### （二）深部真菌病的研究机制进展

真菌感染是病原体与宿主相互作用的结果。真菌侵入机体后能否致病取决于其毒力、数量、入侵途径与机体的适应性，宿主对真菌的抵抗力及其他因素等。

**1. 与真菌致病有关的毒力因子**　主要包括以下几个方面：

（1）黑素：黑素是一种由酚氧化酶催化产生的抗氧化剂，被认为是许多致病真菌的毒力因子。黑素依据分布的不同可分为细胞壁结合黑素和细胞外黑素两种。此外，某些真菌还可产生类黑素样复合物颗粒，其产生能力与真菌致病性有关。新生隐球菌、裴氏着色霉、马尔尼菲青霉、巴西副球孢子菌等真菌黑素在体内、外均具有耐受吞噬细胞吞噬的作用。

（2）黏附性：致病真菌对机体表面的黏附是其穿透机体组织的前奏。真菌的细胞可以在机体不同细胞表面黏附，如白念珠菌发芽孢子向皮肤角质形成细胞、口腔、阴道、尿道、肠黏膜和血管上皮细胞的附着；根霉孢子囊孢子在鼻黏膜表面的嵌入以及烟曲霉孢子向呼吸道黏膜表面的嵌入等。

（3）形态学转化：致病真菌侵犯人体组织时，常常发生形态转换，抵抗宿主特异性和非特异性防御机制，在局部形成侵袭灶，并进一步增殖，然后向靶器官或特异组织播散。比如双相真菌常会由菌丝状转换为酵母样，如孢子丝菌、马尔尼菲青霉及荚膜组织胞质菌等；但有些真菌在组织内常产生芽管、假菌丝或真菌丝，如念珠菌属等，这些改变常与真菌的侵入组织致病密切相关。局部发生增殖的必需因素包括致病真菌对热的耐受性、表达特殊的酶以消化宿主来源的特异底物、利用宿主的营养成分以及与其他微生物竞争必需的食物等。

（4）组织损伤：组织损伤是真菌致病过程中

一个重要的环节，常伴有特征性的炎症反应；组织损伤包括不同程度的中性粒细胞浸润、巨噬细胞和巨细胞浸润、干酪样坏死和纤维化形成等。浅部真菌感染常有轻微的炎症反应；深部感染常见伴有纤维化的慢性炎症；毛霉病可以因血栓形成而产生梗死，并出现微小的急性炎症；组织胞质菌病和隐球菌病脓肿常很轻或无炎症反应。

2. **宿主免疫** 机体抵抗真菌感染的免疫防御包括非特异性免疫和特异性免疫。

（1）抗真菌感染非特异性免疫：非特异性免疫作为免疫应答的始动环节，可通过模式识别受体（pattern recognition receptor, PRR）识别真菌病原体相关分子模式（pathogen associated molecular pattern, PAMP）起到抑制、吞噬和杀灭真菌的作用，启动抵御病原体的非特异性免疫反应。

非特异性免疫主要包括屏障作用、非特异性细胞免疫和体液免疫。机体的外屏障包括皮肤和各类黏膜，内屏障包括血–脑屏障、血–胸屏障和胎盘屏障等，两者的物理屏障作用为机体构筑了抵御真菌感染的重要防线，不仅可以机械性防御病原微生物的入侵，而且可以分泌不同种类的抑菌、杀菌物质。非特异性免疫细胞吞噬微生物及产生非特异性免疫介质，参与细胞主要有巨噬细胞、中性粒细胞、树突状细胞、自然杀伤细胞、$\gamma\delta T$ 细胞及肥大细胞等。吞噬细胞在胞内或胞外均可抑制或杀灭病菌，但不同细胞间的抗菌能力存在差异。体液免疫可通过存在于血液、淋巴及细胞间液中的补体、溶菌酶等发挥作用。补体激活过程中产生的 C3b、C4b、iC3b 等都是重要的调理素，可结合并激活中性粒细胞或巨噬细胞表面相应受体如 CR1 和 CR3，促进对真菌的黏附和吞噬作用。

（2）抗真菌感染特异性免疫：特异性免疫通过抗原呈递细胞（antigen presenting cell, APC）吞噬真菌菌体进行降解，并以 MHC– 抗原肽的形式呈递 CD4$^+$ 或 CD8$^+$Th 细胞来启动特异性免疫应答。

特异性免疫包括细胞免疫和体液免疫。细胞免疫是指 T 细胞介导的免疫反应，是获得性免疫中杀伤真菌的主要形式。T 细胞主要依赖 Th1 细胞介导的迟发型炎症反应而清除致病菌，其特征是产生 IL-12、IFN-$\gamma$、TNF-$\alpha$ 和 / 或粒细胞巨噬细胞集落刺激因子。新发现的调节性 T 细胞也直接影响宿主对真菌的免疫应答。宿主在真菌感染早期，免疫细胞受到病原体刺激后产生 Th1 型细胞因子，包括 IFN-$\gamma$、IL-2 等，激活宿主对病原体产生杀伤作用，此时以 Th1 型应答为主；随着病程进展，Th2 型细胞因子，包括 IL-4、IL-10 等大量产生，从而削弱 Th1 型应答对宿主的炎症作用，使 Th1/Th2 达到相对平衡。因此，体内 Th1 和 Th2 细胞失衡是影响系统性真菌病发病及病情严重程度的重要因素。体液免疫指 B 细胞介导的免疫反应，在抗真菌免疫中起到辅助作用。B 细胞激活后转化为浆细胞，然后产生特异性抗体，在抗真菌免疫中也起着多方面作用：抗体可中和真菌产生的毒素；分泌物中的抗体可在真菌表面沉积和包裹，使真菌不能和黏膜表面接触和黏附；抗体的调理作用可促进巨噬细胞对真菌的吞噬；抗体还可作为中间桥梁介导 NK 细胞以抗体依赖性细胞介导的细胞毒作用（antibody dependent cell mediated cytotoxicity, ADCC）的方式杀伤真菌，发挥抗感染作用。

**（三）深部真菌病临床表现及诊断进展**

深部真菌感染的皮肤表现常是全身症状中最先出现的，可作为早期诊断的有益线索，但往往缺乏特异性，容易引起误诊和漏诊。临床表现归纳起来主要包括皮肤原发或继发的丘疹、斑块、结节及溃疡性损害；血液播散导致的丘疹、结节或囊肿性损害；深部真菌感染所致的反应性皮肤损害如血管炎等。其他表现包括坏疽性脓疱疮样皮损、脓疱、脓肿和出血性损害。

深部真菌感染的常规诊断方法主要包括真菌检查和组织病理学检查，但这些方法灵敏度差、耗时久，难以满足临床需要。真菌感染的非培养诊断方法是目前研究的热点，主要包括血清学检查法和分子生物学方法，由于其利用了先进的生物学技术，立足于简便、快速、准确，深受临床欢迎，具有广泛的发展前景。

1. **真菌检查** 包括直接涂片染色镜检、真菌培养、菌种鉴定和药敏试验，目前仍是确诊真菌病的基础，但操作繁复、灵敏度差，阴性结果不能排除诊断。直接显微镜检结果对于荚膜组织胞浆菌病、皮炎芽生菌、粗球孢子菌、卡氏肺孢菌或马尔尼菲青霉具有确诊意义。临床标本中分离出的真菌大多是暂时性定植菌而非系统性真菌病；血培养分离出念珠菌属、新型隐球菌、组织胞浆菌和镰刀霉具有临床意义。

**2. 真菌感染的组织病理学** 主要表现为炎性肉芽肿改变（H&E 染色），很难直接观察到真菌孢子，无特异性。通过 PAS、GSS、CFW 等特殊染色更易观察真菌孢子，提高阳性率，对诊断有辅助意义。

**3. 血清学检查** 主要包括抗体检测和抗原以及代谢产物检测两大类。其中后者检测敏感性高、特异性好，而且能够反映病情的变化，特别对于免疫功能受损的患者可能更有价值，已应用于隐球菌病、曲霉病、念珠菌病及组织胞浆菌病的诊断。新近开发的有：

（1）半乳甘露聚糖（galactomannan，GM）免疫试验：GM 是曲霉属真菌细胞壁的特异性多糖，有助于侵袭性曲霉病的诊断，灵敏度 80.7%，特异度 89.2%。美国 FDA 已批准该试验可用于造血干细胞移植受者和白血病患者中侵袭性曲霉病的诊断。但本试验结果可受到真菌感染部位、真菌释出 GM 的量、使用抗真菌药和某些抗菌药以及某些食物等因素的影响。

（2）β-D 葡聚糖（β-D-glucan test，BG）试验：BG 是许多致病真菌的细胞壁成分，可在念珠菌属、曲霉属、毛孢子属、镰刀霉、枝顶孢属、酵母属等所致系统性感染患者的血清中存在。美国 FDA 已批准该试验用于有深部真菌感染症状或危险因素的患者血清作定性检测，作为深部真菌感染及真菌血症的辅助诊断，但同时应进行其他确证试验和真菌鉴定。

（3）乳胶凝集试验（latex agglutination test）和胶体金试验（colloid gold test）：乳胶凝集试验可快速检测新型隐球菌荚膜多糖，是目前最成熟的真菌感染血清学诊断方法；相对乳胶凝集试验，胶体金技术则更方便快捷、特异敏感、稳定性强、结果判断直观，但是存在与曲霉菌的交叉反应而呈现假阳性。

**4. 分子生物学方法** 近年研制的核酸探针已广泛用于培养物中双相真菌的鉴定，可于 2h 内得到结果。用于鉴定荚膜组织胞浆菌和粗球孢子菌的特异性均为 100%，皮炎芽生菌的特异性 99.7%，目前 PCR 方法用于系统性真菌病的诊断已获得很大进展，存在的问题是不能区别感染、定植和假阳性。随着实时 PCR 技术（Real-time PCR）的完善和发展，利用这种方法诊断深部条件性真菌感染，可满足快速、灵敏、定量临床诊断和疗效监控的要求。近年来，MALDI-TOF MS 已在细菌、非典型分枝杆菌及酵母菌和少数丝状真菌的鉴定中显示出快速、精确的优势，运用 MALDI-TOF MS 技术建立常见系统性真菌病病原体的检测体系，将对提高系统性真菌病的诊断水平发挥重要作用。

**（四）深部真菌病的治疗进展及困境**

鉴于系统性真菌病的预后差，病死率高，近年来专家学者提出应调整深部真菌感染的治疗策略，对尚无真菌感染的高危患者、已有真菌感染迹象但尚无临床表现的患者、已有临床症状但未确诊为真菌感染的患者及已确诊为系统性真菌病的患者分别给予预防性治疗、抢先治疗、经验治疗和针对性治疗（目标治疗）。

目前临床用于治疗深部真菌病的抗真菌药物主要为以下 5 类：多烯类、吡格类、棘白菌素类、烯丙胺类及氟胞嘧啶类。多烯类代表药物为两性霉素 B，现多使用两性霉素 B 脂质体复合物、两性霉素 B 胶体分散剂及两性霉素 B 脂质体，最主要不良反应是肾毒性。吡咯类包括咪唑类（克霉唑、咪康唑、酮康唑）和三唑类（氟康唑、伊曲康唑、伏立康唑、泊沙康唑），而咪唑类多用于浅部真菌感染，三唑类可用于治疗深部及浅部真菌感染，所有三唑类药物对白色念珠菌均具高度抗菌活性，白色念珠菌对氟康唑耐药率不断上升，同时也造成非白色念珠菌感染风险增加，现不推荐作为首选抗真菌药物，而建议作为后续序贯治疗。克柔念珠菌对伏立康唑较为敏感，故后者常作为克柔念珠菌感染的降阶梯治疗药物，艾沙康唑是近年来新推出的三唑类抗菌药物，对光滑念珠菌、克柔念珠菌、吉利蒙念珠菌具有较高的敏感性，其对曲霉菌及毛霉菌也有很好的抗菌效果。棘白菌素类药物有卡泊芬净、米卡芬净和阿尼芬净等，对包括光滑念珠菌及克柔念珠菌的念珠菌属均有较好的疗效，耐药率低，是念珠菌血症抗感染治疗的首选用药。烯丙胺类主要用于治疗皮肤真菌感染，但对于曲霉、暗色真菌也有效。氟胞嘧啶类主要与两性霉素 B 联合使用，单用易出现耐药，药物对念珠菌（除克柔念珠菌）均有良好抗菌作用，该类药物在体内分布广泛，可有效治疗神经系统及泌尿系统的真菌感染，合并神经及泌尿系统感染患者可考虑联合棘白菌素类药物。除了上述抗真菌药物外，还有研究提出通过γ干扰素及特异性白细胞介素的应用增强患者主动免疫功能的免疫治疗方法。

深部真菌病患病率逐年增加，新的致病真菌层出不穷，真菌耐药情况不可忽视，已成为临床治疗失败的一个重要原因。耐药菌株的各种耐药机制既可以单独起作用，也可以两种或多种机制同时起作用。真菌耐药性的产生机制主要有以下几种：

1. **真菌细胞内药物累积减少** 耐药真菌细胞内药物浓度降低的原因：①真菌膜通透性减低，使可进入胞内的药物减少；②细胞膜上参与药物外排有关的运载蛋白的表达上调，是许多耐药真菌细胞内药物浓度降低的主要原因。目前比较明确的与外排泵有关的运载蛋白有两大类，含 ATP 结合区的 ABC 转运蛋白超家族（ATP-binding cassette transporters，ABCT）及通过电化学势能进行被动转运药物的易化扩散载体超家族（major facilitator superfamily，MFS）。其中 Cdr1p（candida drug resistance protein）和 Cdr2p 是对唑类药物产生耐药最主要的 ABCT，CDR1 为白色念珠菌中最先发现的外排泵基因；与真菌耐药性有关 MFS 蛋白主要是 Mdr1p。

2. **药物靶酶产生增多或靶酶结构改变** 真菌改变抗真菌药物靶位蛋白构型的方式主要为：①改变靶位蛋白与抗真菌药的亲和力。研究表明，唑类药物与 *ERG11* 基因、烯丙胺类药物与 *ERG1* 基因突变与耐药相关。②增加靶蛋白数量，使未结合的靶蛋白仍能维持真菌的正常形态与功能。

3. **靶酶的缺失** 靶酶的缺失导致细胞代谢途径的改变。真菌代谢通路中一些酶的缺失，使真菌代谢不能完全按照原有的途径进行，而采用旁路途径进行代谢，有些抗真菌药会因此缺乏原有的作用位点而失去对真菌的作用。唑类药物通过抑制 14α- 去甲基化酶的活性，阻断麦角固醇的合成。真菌对氟胞嘧啶的天然耐药多是由于编码胞嘧啶脱氨酶（cytosine deaminase，CD）的基因 *FCY1* 的突变，真菌缺失细胞内 CD 或尿嘧啶磷酸核糖转移酶（uracil phosphoribosyl transferase，UPRT）使氟胞嘧啶不能转化为转化成氟尿嘧啶脱氧核苷（floxuridine，FUDR）。

4. **生物被膜形成** 生物被膜通过形成膜屏障、限制细胞营养、表面诱导性耐药基因表达及抵御机体的免疫防御等因素的影响导致真菌耐药，细胞被膜的产生使许多真菌对目前临床应用的抗真菌药，包括两性霉素 B 和唑类药具有高度耐受性。

5. **细胞壁的合成障碍** 在棘白菌素类药物的作用下，耐药真菌的部分受体 Wsc1 和 Mid2 会介导细胞壁出现相应的反应。两性霉素 B 可通过作用于细胞壁，使葡聚糖变化导致念珠菌产生耐药。

6. **细胞应激反应** 抗真菌药通过降低真菌对环境变化的敏感性，来发挥药物的毒性作用。近年研究发现，一些真菌在应激条件下，可产生细胞应激基因，与白色念珠菌氧化应激反应有关的基因有 *YHB1*、*AOX1*、*AOX2*、*CTA1*、*SOD2* 和 *GSH1* 等。真菌在有唑类药物的环境中，可能产生一种非特异的应激反应使电信号通路发生相应的改变导致耐药。真菌的耐药机制除上面提到的外，还与药物的药代动力学、宿主的免疫机能、合并其他感染等诸多因素有关，而且不断有难以解释的现象和新的机制被发现。要全面准确地阐明真菌耐药机制，有待进一步深入细致的研究工作。

（李福秋）

# 参 考 文 献

［1］Bouchara JP, Mignon B, Chaturvedi V. Dermatophytes and dermatophytoses：A thematic overview of state of the art, and the directions for future research and developments. Mycopathologia, 2017, 182（1-2）：1-4.

［2］Bonifaz A, Vázquez-González D, Perusquía-Ortiz AM. Endemic systemic mycoses：coccidioidomycosis, histoplasmosis, paracoccidioidomycosis and blastomycosis. J Dtsch Dermatol Ges, 2011, 9（9）：705-714.

［3］Chen M, Xu Y, Hong N, et al. Epidemiology of fungal infections in China. Front Med, 2018, 12（1）：58-75.

［4］Liao Y, Chen M, Hartmann T, et al. Epidemiology of opportunistic invasive fungal infections in China：review of literature. Chin Med J（Engl）, 2013, 126（2）：361-368.

［5］余进, 万喆, 陈伟, 等. 头癣暴发的分子流行病学调查研究. 中华皮肤科杂志, 2003, 36（8）：427-429.

［6］郑岳臣, 邬炎卿, 徐刚, 等. 武汉地区夏季甲真菌病流行病学及病原菌分析. 临床皮肤科杂志, 2007, 36（1）：18-19.

［7］严道金, 杨海平. 花斑癣两家系发病情况报告. 临床皮肤科杂志, 2001, 30（6）：400.

［8］崔凡, 余晓东, 李筱芳, 等. 马拉色菌在花斑癣色素改变中的作用. 中华皮肤科杂志, 2008, 41（8）：526-530.

［9］Burmester A, Shelest E, Glockner G, et al. Comparative and functional genomics provide insights into the pathogenicity of dermatophytic fungi. Genome Biol, 2011, 12（1）：R7.

［10］张学军, 刘维达, 何春涤. 现代皮肤性病基础（上下册）. 2版. 北京：人民卫生出版社, 2010.

［11］Min Chen, Yuan Xu, Nan Hong, et al. Epidemiology of fungal infections in China. Front Med, 2018, 12（1）：58-75.

［12］Lopes-Bezerra LM, Mora-Montes HM, Zhang Y, et al. Sporotrichosis between 1898 and 2017：The evolution of knowledge on a changeable disease and on emerging etiological agents. Medical Mycology, 2018, 56（suppl_1）：126-143.

［13］中华医学会皮肤性病学分会真菌学组, 中国医师协会皮肤科医师分会医学真菌亚专业委员会, 中西医结合学会皮肤性病专业委员会真菌学组. 孢子丝菌病诊疗指南. 中华皮肤科杂志, 2016, 49（7）：456-459.

［14］Brito AC, Bittencourt MJS. Chromoblastomycosis：an etiological, epidemiological, clinical, diagnostic, andtreatment update. An Bras Dermatol, 2018, 93（4）：495-506.

［15］Queiroz-Telles F, de Hoog S, Santos DW. Chromoblastomycosis. Clin Microbiol Rev, 2017, 30（1）：233-276.

［16］廖万清, 吴绍熙. 现代真菌学. 上海：复旦大学出版社, 2017.

［17］毛琼蕾, 陈小清, 房月. 抗真菌药物耐药机制的研究进展. 中华临床医师杂志（电子版）, 2013, 7（14）：6660-6662.

［18］汪复. 侵袭性真菌感染的诊治现状. 中国感染与化疗杂志, 2007, 7（6）：428-431.

［19］何小羊, 任秋霞, 杨英. 2008—2017年我国深部真菌病原谱及流行特征国内文献系统分析. 中国真菌学杂志, 2018, 13（4）：229-234.

# 第七章 螺旋体及其他感染性皮肤病

性传播疾病（sexually transmitted disease，STD）最初专指梅毒、软下疳和淋病，之后扩大到包括性病性淋巴肉芽肿和腹股沟肉芽肿。后来，STD泛指所有通过性传播的传染病，如非特异性尿道炎、滴虫病、生殖器疱疹、生殖器疣、乙型肝炎等诸多疾病。20世纪70年代，特别是在西方发达国家，人们性观念发生了变化，提倡"性解放"与"性自由"，加上性接触方式多样化以及避孕方法的推广，发生性行为的方式增多，STD病原体种类不断增加，不断出现新的疾病，临床表现各不相同。1975年，世界卫生组织（WHO）决定将这些与性行为有关的传染病统一归类为STD，即凡是通过不同途径性接触，包括婚内、非婚、同性等不同方式的性接触引起的传染性疾病的统称。目前STD包括30多种疾病与10种综合征。

2012年6月29日，卫生部审议通过重新修订的《性传播疾病防治管理办法》，并于2013年1月1日开始实施。该办法规定，我国目前重点防治的STD共有以下5种：梅毒、淋病、生殖道沙眼衣原体感染、尖锐湿疣和生殖器疱疹，其中前2种属于《中华人民共和国传染病防治法》规定管理的乙类传染病，其他3种是需要进行监测和疫情报告的传染病。本章我们将重点介绍梅毒及非淋菌性尿道炎（包括生殖道沙眼衣原体感染和生殖支原体感染）。

（杨 斌）

## 第一节 梅 毒

梅毒是由梅毒螺旋体（*Treponema pallidum*，TP）引起的一种慢性全身性疾病，是经典的性病之一，几乎可引起人体全身所有组织和器官的损害和病变，产生功能障碍、组织破坏乃至死亡。此病主要通过性接触而传播。

数百年来，西方世界对梅毒的起源一直争论不休，主要有两种观点，一是新大陆学说或哥伦布学说；另一种是旧大陆学说或前哥伦布学说。前者认为梅毒在现在的海地一带流行，15世纪被哥伦布和其水手带到欧洲。后者认为梅毒起源于非洲中部，在哥伦布回欧洲之前即已传入欧洲。尽管有这些争论，但目前已清楚的是，到1495年梅毒在全欧洲已广泛流行。1498年传入印度，1505年传入我国。

在对梅毒认识的历史上，一些学者做出了突出的贡献。1530年，意大利医师弗拉卡斯托罗（Girolamo Fracastoro）首先命名梅毒，论述了其病因、病理及防治。Giovanni Lancisi（1654—1720）和 Herman Boerhaave（1668—1738）发现梅毒引起心血管病变。Alfred Fournier（1832—1914）发现梅毒引起神经系统病变。Paul Diday（1812—1894）和 Jonathan Hutchinson（1828—1913）对先天梅毒的认识作了深入研究。1905年，德国动物学家 Fritz Schaudinn 与皮肤病学家霍夫曼（E. Hoffmann）发明了暗视野显微镜，共同发现了梅毒螺旋体。August von Wassermann 在1906年发明了梅毒血清学试验。1998年梅毒螺旋体全基因组测序，标志着对梅毒的研究进入分子学阶段。

关于梅毒的治疗，1497年，欧洲应用汞剂治疗梅毒。直到20世纪40年代，苏联性病防治机构仍采用汞膏擦皮肤治疗梅毒。16世纪梅毒传入我国后，医家亦用汞剂中的轻粉治疗梅毒。1836年，开始用碘化钾治疗梅毒。碘剂并不能直接杀灭螺旋体，但有增强抗梅毒药物渗透力的作用，并能促进肉芽肿的消散吸收。1909年，德国医学家保尔·埃尔利希发明了六〇六（胂凡纳明），对梅毒、雅司疗效甚佳。1943年，美国医师马奥尼发现青霉素有杀螺旋体的作用，用于治疗梅毒。

## 一、病因与发病机制的认识

### （一）梅毒螺旋体的特征

梅毒螺旋体为一种小而纤细的螺旋状微生物，长 6~20μm，直径 0.1~0.18μm，平均有 8~14 个规则的密螺旋。因其透明而不易被染色，在普通显微镜下不易发现，只有在暗视野显微镜下才能观察到。梅毒螺旋体的特征：①螺旋整齐，数目固定。②折光性强，较其他螺旋体亮。③运动缓慢而有规律，有三种运动方式：围绕其长轴旋转运动，或伸缩其螺旋间距离移动，或弯曲扭动如蛇行。

梅毒螺旋体属于螺旋体目、螺旋体科、密螺旋体属，后者含 4 个人类致病种、6 个非人类致病种。致病种为引起梅毒的苍白螺旋体苍白亚种（Treponema pallidum subsp. pallidum）、引起地方性梅毒（bejel）的苍白螺旋体地方亚种（Treponema pallidum subsp. endemicum）、引起雅司的苍白螺旋体 pertenue 亚种（Treponema pallidum subsp. pertenue）、引起品他的 Treponema carateum。以往的研究认为这 4 种螺旋体在形态上难以区分，DNA 同源性大于 95%。新近的研究发现，在 15×103 脂蛋白基因（tpp15）的 5′ 侧翼区具备一基因信号，可将苍白螺旋体苍白亚种与 T. pallidum subsp. pertenue 和 T. pallidum subsp. endemicum 区别开来。

梅毒螺旋体的基因组为环状染色体，大小 1 138 006bp，含有 1 041 个开放读框（ORF）。梅毒螺旋体的生物合成能力有限，需要从宿主获取营养。梅毒螺旋体的基因组研究也证实了这一点，其缺少合成酶辅助因子、脂肪酸、核酸的能力，相反，编码将磷酸烯醇丙酮酸盐或丙酮酸盐转变为天冬氨酸盐的旁路。由于螺旋体的生物合成有限，因此设想其具有完善的转运蛋白，事实也是如此，梅毒螺旋体基因组含 57 个 ORF（占总量的 5%），编码 18 个氨基酸、碳水化合物及阳离子的转运蛋白。其基因组编码所有糖分解途径的酶类，提示其可利用糖作为能源。以往研究发现螺旋体为微需氧微生物，在极低浓度的氧环境下生长良好。基因组研究也证实其缺乏编码超氧化物歧化酶、过氧化氢酶、过氧化酶的基因，这些酶类具有保护微生物免遭氧毒性作用。与运动相关的

基因相当保守，与该活性的重要性相一致。36 个基因编码鞭毛结构蛋白。基因组编码的 22 个脂蛋白参与膜蛋白组成，可能有助于逃避宿主免疫反应。由大量重复基因（tprA 至 tprL）编码的穿孔素和黏附素作为膜蛋白可能为毒力因子。tpr 基因的多拷贝性可能反映了螺旋体抗原的多变性，也可能是疫苗研制的新靶位。既往的研究提示梅毒螺旋体并不产生脂多糖或强力外毒素，但也有研究观察到螺旋体对成神经细胞及其他细胞的细胞毒作用。基因组研究显示，有 5 个基因编码类似细菌溶血素的蛋白。

人是梅毒螺旋体的唯一自然宿主。梅毒螺旋体尚不能在体外培养繁殖。最适生存温度是 37℃，离开人体很快死亡，煮沸、干燥、肥皂水以及一般的消毒剂如过氧化氢溶液、乙醇等很容易将其杀灭。

### （二）梅毒螺旋体的致病过程

梅毒螺旋体的体外人工培养至今尚未成功，对于梅毒螺旋体致病性的研究大多数来自动物实验。确切的致病机制尚不清楚。梅毒螺旋体侵入人体后，经 2~4 周的潜伏期，在此期间，梅毒螺旋体在入侵部位大量繁殖，通过免疫反应引起侵入部位出现破溃，即硬下疳，多见于外生殖器，此为一期梅毒典型表现。此期病灶渗出物中含大量病原体，传染性极强。梅毒初期的组织病理学特征是单核细胞浸润，在感染的第 6 天，即有以 T 细胞为主的浸润，第 13 天达高峰，伴随巨噬细胞和浆细胞出现，小动脉内皮细胞肿胀与增生，细胞浸润呈现围血管倾向。此时，梅毒螺旋体可见于硬下疳中的上皮细胞间隙中，以及位于上皮细胞的内陷或吞噬体内，或成纤维细胞、浆细胞、毛细血管内皮细胞之间及淋巴管和局部淋巴结中。皮肤损害发生后，机体逐渐产生抗体，在细胞免疫的协同下，大量的梅毒螺旋体被杀灭，经 3~8 周硬下疳逐渐愈合，少量梅毒螺旋体经淋巴入血液循环，临床上进入 2~8 周的潜伏期。当患者身体抵抗力减退时，梅毒螺旋体大量增殖而出现活动性的有症状的二期梅毒。二期梅毒主要表现为全身皮肤黏膜出现梅毒疹，全身淋巴结肿大，有时亦累及骨、关节、眼及其他器官。一、二期梅毒归属于早期梅毒，此期传染性强而破坏性小。如未得到及时有效治疗，如此活动期和潜伏期交替反复，并

且可侵犯全身组织和器官,发生梅毒性晚期病变,此期病变可能是对梅毒螺旋体抗原的一种炎症反应所致,发病机制仍不清楚,亦称三期梅毒。三期梅毒归属于晚期梅毒,该期传染性小,病程长而破坏性大,主要表现为皮肤黏膜的溃疡性损害或内脏器官的肉芽肿样病变(梅毒瘤),严重者在经过10~15年后引起心血管及中枢神经系统损害,导致动脉瘤、脊髓痨及全身麻痹等。目前尚未证明梅毒螺旋体释放内毒素或分泌外毒素,其致病机制尚不清楚,尽管早期的皮肤黏膜损害中有大量梅毒螺旋体存在,但是皮损不是由于梅毒螺旋体毒性或炎症物质的释放或者存在于组织中的梅毒螺旋体直接造成的简单炎性反应。在梅毒感染初期阶段,接近血管的细胞外部存在大量的梅毒螺旋体,可能与螺旋体对宿主细胞的直接损害及Ⅲ、Ⅳ型超敏反应有关。原发损伤的细胞浸润、急性炎症反应中单核细胞占主导地位,多核白细胞则占次要地位。

### (三)梅毒螺旋体感染的免疫应答及其调节

梅毒引起的免疫学变化非常复杂,至今尚未完全阐明。先天性免疫和获得性免疫均对梅毒的免疫病理机制起一定作用。先天性免疫反应中,Toll样受体(TLR)家族的作用受到关注。梅毒螺旋体脂蛋白是促炎症物质。有研究发现,脂蛋白及其合成类似物经Toll样受体-2(TLR2)转导信号,从而刺激单核细胞。脂蛋白可以诱导在早期梅毒皮损中的记忆性周围炎症反应,同时,在外周组织中,它还可以募集细胞浸润,从而引发先天性免疫向获得性免疫的过渡。

研究显示,Th1/Th2极化是免疫应答调节中的关键环节,许多感染性疾病、自身免疫性疾病、过敏性疾病以及移植排斥反应等的发生都与Th1/Th2极化异常有关。将梅毒螺旋体接种在兔睾丸上建立的动物模型是研究梅毒免疫反应的良好方法。可通过流式细胞仪检测梅毒进展期和消退期CD4+和CD8+ T细胞水平,以及应用实时逆转录PCR定量和细胞因子mRNA水平等方法来探讨梅毒螺旋体诱导的免疫应答机制。国外学者用芝加哥株梅毒螺旋体接种于兔睾丸建立了动物模型并进行研究发现,在感染后第18天,梅毒螺旋体的mRNA水平达高峰。此时T细胞水平也到达第一个高峰,其中主要是CD4+ T细胞。在睾丸炎消退过程中,T细胞水平重新增加,以CD8+ T细胞比例升高为主。在细胞因子表达方面,IFN-γ、IL-10两者mRNA水平分别在第11天和第18天达到最高峰;IL-4和IL-2的mRNA水平则在整个感染的过程中仅为微量。该结果提示梅毒螺旋体的早期免疫应答以Th1型细胞因子占优势。

近年来,以梅毒患者为研究对象的试验也取得了一定的进展。国内学者通过免疫组化等手段研究早期梅毒皮损的形成机制,发现硬下疳中Th1型细胞因子表达占优势;二期梅毒患者的结节、斑块、丘疹、脓疱等皮损中,Th1/Th2型细胞因子的表达视梅毒螺旋体感染时间长短而不同,Th2型细胞因子的表达主要见于感染较长的皮损。此外,该研究还提示二期梅毒斑疹损害可能因机体的变态反应引起。在探讨梅毒螺旋体诱导的局部免疫应答方面,可通过负压抽吸二期梅毒疹产生水疱,提取疱液中淋巴细胞分析其免疫表型。在此基础上,研究者发现,与外周血相比,疱液中富集了CD4+和CD8+ T细胞、激活的单核细胞/巨噬细胞、CD11c+单核样树突状细胞和CD11c-胞质样树突状细胞。同时,疱液中的单核样树突状细胞几乎均表达HIV协同受体CCR5、树突状细胞特异性经细胞间黏附分子3-结合非整合素(DC-SIGN)、高水平HLA-DR。不仅如此,与正常人血液相比,患者血液中胞质样树突状细胞表达较高水平的DC-SIGN。这提示在二期梅毒中,梅毒螺旋体同时诱发了局部和系统的固有免疫和适应性免疫。研究发现,在神经梅毒患者的脑脊液中B细胞明显增加,用流式细胞术检测了66例神经梅毒和45例非神经梅毒患者脑脊液中B细胞的亚型。研究结果提示:在神经梅毒中枢神经系统中主要是记忆性B细胞显著增加,进一步用体外趋化实验验证神经梅毒主要通过CXCL13/CXCR5轴趋化B细胞进入中枢神经系统。另外,他们用免疫组化的方法证实在神经梅毒中枢神经系统有异位生化中心的存在,这样能导致局部持续的体液免疫反应,从而提示神经梅毒中枢神经系统异常体液免疫反应可能参与了中枢神经系统的损伤。

### (四)TprK抗原与免疫逃逸和免疫耐受

机体强烈的免疫反应虽然可以清除数以百万

计的螺旋体,使一期梅毒和二期梅毒皮损消退,但不能最终清除最具致死性的三期梅毒中的螺旋体。同时,无论是梅毒患者还是实验兔模型,都可再次被异种分离株感染。这些现象引发了大批研究者对部分螺旋体免疫逃逸问题的探讨。其中研究的焦点是梅毒螺旋体重复(tpr)基因家族、梅毒螺旋体重复(tpr)蛋白家族和TprK抗原等。tpr基因家族由12个成员组成,研究显示,tpr基因在梅毒螺旋体感染中存在转录调控机制,在不同分离株间表现为差异表达,提示tpr可能是梅毒螺旋体逃避宿主免疫监视、引起持续性感染的重要因素。Tpr蛋白家族由tpr基因家族编码。I亚科Tpr蛋白(包括C、D、F和I)由一段中心区域(因蛋白种类不同而变化)及位于其N端和C端的保守序列组成。其蛋白N端保守区域在感染中引发强烈的抗体反应和T细胞反应;如果对梅毒螺旋体感染宿主进行该区域的免疫接种可减缓梅毒皮损的发展。TprK蛋白由tprK基因编码,含有一段可切除的信号序列和跨膜结构域。它有7个不连续的可变(V)区,其开放阅读框(ORF)异质性就位于这些V区内;引起异质性的原因有同种碱基的改变、碱基缺失或插入等。由于梅毒螺旋体感染中所产生的抗体反应主要针对TprK V区,所以用TprK抗原诱导免疫可形成对同种菌株感染的保护作用。此外,研究还发现,来自梅毒患者的螺旋体,其TprK序列也存在异质性。因此,研究者们推测TprK多样性可能是某些梅毒螺旋体逃避抗体识别,造成异质保护缺乏的重要原因,与梅毒螺旋体的免疫逃逸、免疫耐受以及梅毒患者再感染和持续性感染有关。

### (五)梅毒合并HIV感染的免疫学机制

梅毒与HIV之间的关系复杂。一方面,梅毒可通过以下途径促进HIV的传播:增加HIV的病毒载量;减少HIV-1基因在单核细胞中表达;增加单核细胞表达趋化因子受体CCR5的表达,后者是HIV传播的协同受体。另一方面,HIV可改变梅毒的病程,影响梅毒的治疗反应。在合并HIV感染的新诊断梅毒患者中,神经梅毒的发生率较高,进一步发现外周血CD4$^+$ T细胞计数<350个/ml可增加神经梅毒的发生。Ghanem等在比较HIV阳性及阴性的梅毒患者治疗反应后发现,HIV阳性的梅毒患者血清失败率较高,推测

HIV通过抑制机体的免疫功能而对梅毒的治疗起负性作用。

## 二、流行病学特征及其变化

### (一)梅毒的流行状况

梅毒在世界广泛流行。在我国,1949年前梅毒是最主要的性病。1949年后,我国政府大力防治性病,到20世纪60年代初基本消灭了梅毒。20世纪80年代以来,随着改革开放和人口流动的增加,梅毒再次流行。1991年,全国报告病例1 892例,发病率为0.16/10万;2005年报告病例113 688例,报告发病率为8.71/10万;2017年报告病例475 860例,报告发病率31.79/10万。2017年,全国梅毒报告病例总数较上年略有增长(8.59%),梅毒疫情快速增长的势头得到一定的遏制,增幅明显降低,由过去的20%以上下降到10%~20%,再下降到10%以内。但梅毒流行局势依然严峻。近年来,先天梅毒和晚期梅毒病例增长显著。此外,一个很有意思的情况是,在梅毒发病持续上升的同时,同为性病的淋病却稳步下降,呈"剪刀差"。对此现象有多种解释,如认为医疗机构对梅毒的筛查力度增加,导致查出的感染者增加;梅毒的传染期长,容易传染给更多的人;梅毒病例多半需要到医院就诊,进行诊断和治疗,因而漏报较少;反之,淋病患者很多自行去药店买药治疗,即使到医院就诊,往往医院未作相关的淋病检查,而导致漏诊、漏报;淋病的病程短,传染期也短,等等。但这些还不能真正解释上述"剪刀差"现象。对梅毒的流行病学研究主要集中在不同地区、不同人群梅毒的流行规律;梅毒发病的影响因素;性网络对梅毒流行的影响;梅毒的分子流行病学;梅毒的疾病负担及卫生经济学研究等。

### (二)传染源和传播途径

梅毒的传染源主要是早期活动性梅毒和潜伏梅毒患者。性接触是最主要的途径。自然病程下(即未治疗的情况),在感染梅毒后第1年,患者具有很强的传染性。随着病期的延长,传染性越来越小;感染后4年,通过性接触基本无传染性。母婴传播也是重要的传播途径。梅毒螺旋体可通过胎盘感染胎儿。一般认为,在妊娠前4个月,由于胎盘细胞滋养层的保护,胎儿不易受感染;

4 个月后,由于细胞滋养层萎缩,梅毒螺旋体易透过胎盘。少数情况下,梅毒可通过输血或某些间接方式如接吻传播。偶有报告医务人员因接触患者引起经手指和手的感染,或与传染性患者同床而受感染。

### 三、临床表现的特点与分类分期上的变化

#### (一)梅毒的分类分期问题

根据传染途径,分为后天梅毒(获得性梅毒)和先天梅毒(胎传梅毒);根据不同病期,分为早期梅毒(一期和二期梅毒)和晚期梅毒(三期梅毒);根据有无临床表现,可分为显发梅毒和潜伏梅毒(隐性梅毒)。关于早期和晚期梅毒的时间划分,国内外的看法并不一致。欧美等国通常以 1 年为界,即病程在 1 年之内为早期梅毒,1 年以上为晚期梅毒。而国内则以 2 年为界。由于不同的病期其螺旋体致病的活动性、组织损伤程度不同,因此治疗方案也有不同。尚无明确证据说明哪种分期更为合理。

#### (二)一期梅毒的硬下疳与生殖器溃疡性疾病

一期梅毒的主要表现为硬下疳与近卫淋巴结肿大。硬下疳发生于性交后 2~4 周,发生于梅毒螺旋体接种部位,如外生殖器部位。男性多见于包皮、冠状沟、包皮系带、阴茎体、龟头;男同性恋者常见于肛周、直肠。女性多见于大阴唇、小阴唇、阴唇系带、会阴、子宫颈、阴道前庭、阴道壁。开始为红色斑疹,迅速变成丘疹,并很快破溃,形成糜烂或浅溃疡,即硬下疳。少数情况下损害也可见于生殖器以外部位,如唇、舌、口咽部,文献报道其发生率少于 2%。典型的硬下疳表现为:①单个溃疡;②溃疡呈圆形或卵圆形,直径 0.3~3cm,境界清楚,边缘稍隆起,呈肉红色,表面清洁,上有少量渗出物;③触诊时软骨样硬度;④无自觉疼痛与触痛(无继发感染时);⑤未经治疗可在 3~8 周内自然消失,不留痕迹或留有浅表瘢痕和色素沉着。硬下疳也可不典型,如多个溃疡、深溃疡、自觉疼痛、境界不清、包皮龟头弥漫性红肿渗液等。如以符合无痛、溃疡、基底清洁这 3 条标准来判断梅毒损害,其敏感度为 31%,特异度为 98%。而浸润性(硬性)溃疡是最为特异的

单一指征,发生于 47%~92% 的患者。

具有生殖器溃疡表现的疾病还有很多,如软下疳、生殖器疱疹、性病性淋巴肉芽肿、糜烂性龟头炎、白塞病、固定型药疹、癌肿、皮肤结核等,且梅毒可与其他生殖器溃疡并存。笔者曾研究发现,11.3% 的梅毒硬下疳合并生殖器疱疹。加之不典型硬下疳较为常见,因此在临床上应该注意鉴别,并注意合并感染的可能。此外,在硬下疳阶段,有 20%~30% 的患者梅毒血清学试验为阴性,应对不能完全排除梅毒感染可能的生殖器溃疡患者,在 1~2 个月后进行梅毒血清学复查。

#### (三)二期梅毒疹与其他皮肤病

二期梅毒(secondary syphilis)一般发生在感染后 7~10 周,或硬下疳出现后 6~8 周。一期和二期梅毒可无明确的分界。多至 1/3 的二期梅毒可同时有一期梅毒的硬下疳表现。一般在一期损害消失后 8 周才出现皮肤或系统性损害表现。多达 60% 的梅毒患者不能回忆起既往有任何生殖器部位损害。二期梅毒也可为隐匿性感染,其皮损可为患者所忽视,也可模拟其他皮肤病。

皮疹以斑丘疹最为常见,亦可表现为斑疹(玫瑰疹)、丘疹、丘疹鳞屑性疹、毛囊疹、丘脓疱疹、脓疱疹、砺壳状疹、溃疡等,多分布于躯干和四肢。掌跖皮损为暗红色或淡褐色环状脱屑性斑疹,具有特征性。扁平湿疣(condyloma lata)好发于肛周、外生殖器等皮肤互相摩擦和潮湿的部位,为扁平丘疹,可融合成斑块状,高出皮面,界限清楚,表面湿润,呈灰白色或暗红色,内含大量梅毒螺旋体,传染性强。多见于口腔、咽、喉等部位的黏膜斑为浅表的糜烂性损害,呈圆形、扁平、发亮、灰白色或粉红色,周围有暗红色晕。此外,还可发生梅毒性脱发、梅毒性甲床炎、甲沟炎等。

二期梅毒疹由于其形态多样,因此与很多皮肤病容易混淆。梅毒性斑疹需与玫瑰糠疹、银屑病、白癜风、花斑癣、药疹、多形红斑、远心性环状红斑等鉴别。梅毒性丘疹、斑丘疹和扁平湿疣需与银屑病、体癣、扁平苔藓、毛发红糠疹、尖锐湿疣等鉴别。梅毒性脓疱疹需与各种脓疱病、脓疱疮、臁疮、雅司、聚合性痤疮等鉴别。黏膜梅毒疹需与传染性单核细胞增多症、地图舌、鹅口疮、扁平苔藓等鉴别。但梅毒疹的一般特点为分布广泛而对称,无自觉症状或自觉症状轻微,皮损颜色多呈

"生火腿"或铜红色。但这些特点尚不足以准确地鉴别诊断。准确地鉴别诊断依赖于：①提高临床警觉性，对可疑病例及时进行梅毒血清学试验，二期梅毒疹患者几乎100%阳性；②掌握各种相关皮肤病的临床特点；③借助其他辅助检查，如真菌和细菌检查、组织病理检查等。

**（四）梅毒的多系统性损害**

梅毒进入二期以后，可侵犯全身各组织器官，引起除皮肤黏膜外的骨、眼、胃肠、肝肾等多系统病变。二期的系统损害包括：①骨关节损害，常见骨膜炎和关节炎，一般无自觉症状，少数可出现疼痛（约12%），一般白天和活动时疼痛减轻，晚间和休息时疼痛加重；②眼梅毒，包括虹膜炎、虹膜睫状体炎、脉络膜炎、巩膜炎、视神经炎和视网膜炎等；③神经梅毒，分为无症状神经梅毒、梅毒性脑膜炎、脑血管梅毒和脑实质梅毒等，其中以无症状神经梅毒居多；④内脏损害，包括肝炎、肾病、脾肿大、胃肠道疾病等，二期的内脏损害虽常见，但病情较为隐匿，及时有效的治疗可以逆转。

三期梅毒（tertiary syphilis）的系统损害则包括：①皮肤黏膜损害，有结节性梅毒疹和树胶肿等；②可发生口腔、舌、上腭、鼻、咽喉部的树胶肿或软骨膜炎，上腭及鼻中隔黏膜树胶肿可侵犯骨质，排出死骨，导致上腭及鼻中隔穿孔和鞍鼻；③可出现梅毒性骨膜炎、骨髓炎和骨炎等，晚期关节梅毒包括关节炎和滑囊炎；④眼梅毒，包括间质性角膜炎、虹膜睫状体炎、视网膜脉络膜炎、视神经炎等；⑤神经梅毒和心血管梅毒；⑥其他，如呼吸道、消化道、肝脾、泌尿生殖系、内分泌腺梅毒等。三期的系统损害对组织的破坏性较大，心血管梅毒甚至有生命危险，虽经治疗，梅毒的活动性可以消除，但器质性组织损伤常难以恢复。

**（五）临床越来越多见的神经梅毒**

在临床上，神经梅毒越来越多见，已经成为临床棘手的问题。与一般的认识不同的是，神经梅毒不光在晚期发生，早期梅毒阶段亦可发生。临床上以无症状性神经梅毒、梅毒性脑膜炎、脑血管梅毒、实质性神经梅毒（包括脊髓痨和麻痹性痴呆）为常见。

尽管许多梅毒患者都可发生脑脊液（CSF）的梅毒螺旋体侵犯，但并非所有患者均发生CSF异常或神经梅毒。CSF梅毒螺旋体侵犯后，如未经治疗或治疗不充分，可发生下列后果：自发消退、无症状性脑膜炎，或急性梅毒性脑膜炎。此后患者可保持无症状，或进一步发展为脑膜血管梅毒、脊髓痨、麻痹性痴呆。尽管神经梅毒可分为5个主要类型，即无症状性、脑膜性、脑膜血管性、脑实质性和树胶肿性，但这些类型可视为连续性病谱中的各部分，并可有重叠。

无症状神经梅毒无任何神经系统症状和体征，但脑脊液有异常变化。在抗生素时代无症状性神经梅毒越来越常见，在临床诊断的神经梅毒中占1/3。脑膜神经梅毒可分为梅毒性脑膜炎和梅毒性硬脊膜炎。梅毒性脑膜炎可出现脑膜刺激症状和脑神经麻痹等。脑膜血管梅毒约占所有神经梅毒病例的10%，常发生于一期感染后的4~7年。梅毒性动脉内膜炎造成动脉梗死，闭塞性脑血管综合征是脑血管梅毒的特征。脑实质梅毒在临床也不少见，主要表现为麻痹性痴呆（为大脑皮层弥漫性的实质性损害而导致进行性精神衰退）及脊髓痨（为脊神经后根及脊髓后索发生变性及萎缩所致）。

**（六）潜伏梅毒的确定**

潜伏梅毒的定义为，有梅毒感染史，无任何临床症状，或临床症状已经消失，梅毒血清反应阳性。可能是患者虽未经治疗但感染轻，或抵抗力强，或治疗剂量不足引起。一般认为感染期在2年以内为早期潜伏梅毒，2年以上为晚期潜伏梅毒。早期潜伏梅毒有25%发生二期梅毒复发，因此具有传染性。在临床诊断时，需要注意：①需要排除早期梅毒治疗后的血清固定现象，即患者既往被诊断为梅毒，经过治疗，目前已经无明显梅毒临床表现，但梅毒血清学试验未转阴性；②患者梅毒血清学试验阳性，现在和既往均无明显梅毒临床表现，或者虽有可疑临床表现但未就医或未得到梅毒诊断者，可考虑为潜伏梅毒；③潜伏梅毒的诊断并不取决于非梅毒螺旋体抗原血清学试验滴度的高低，也就是说，无论滴度的高低，只要其他条件符合，均可做出潜伏梅毒的诊断；④潜伏梅毒的诊断应该排除无症状神经梅毒的可能性，此时需要做CSF检查。但由于CSF检查需一定临床条件，往往不能对所有诊断为潜伏梅毒的患者均做CSF检查。因此，对这类患者应该在治疗后进行密切随访，如怀疑有神经梅毒的可能性应及时做相应的检查以明确诊断。

### （七）妊娠期梅毒和先天梅毒

未经治疗的孕妇发生先天梅毒的危险性,一期梅毒为 70%~100%,早期潜伏梅毒为 40%,晚期潜伏梅毒为 10%。因此,感染事件与妊娠事件相隔时间越长,婴儿的预后越为良性(即 Kassowitz 定律）。先天梅毒的发生是由于母体通过胎盘(血液)传播,加之胎儿的系统发育未完善,因此易发生较严重的内脏损害,发生神经梅毒的危险性大,临床可类似二期梅毒的表现。

早期先天梅毒多在 3 个月内发生。患儿出现营养障碍、发育迟缓;皮肤黏膜出现水疱 – 大疱型皮损及斑丘疹、丘疹鳞屑性损害,可有扁平湿疣和口腔周围放射状皲裂性损害;鼻炎、鼻腔分泌物、鼻塞、喉炎;神经梅毒;发生骨髓炎、骨软骨炎、骨膜炎等;其他损害包括全身性淋巴结肿大、肝脾肿大、贫血及血小板减少,也可有脱发、甲沟炎、甲床炎等。

晚期先天梅毒表现可分为两组:①畸形,为早期或晚期病变对身体发育造成的损害所遗留,损害无活动性,具有特征性,包括骨骼畸形、前额圆凸、方颅、鞍鼻、佩刀胫、锁胸关节骨质肥厚等;哈钦森齿、桑葚齿;口腔周围皮肤放射状瘢痕及视网膜炎等;②炎症损害,损害仍有活动性,包括间质性角膜炎、神经性耳聋、脑脊液异常、肝脾肿大、鼻或腭树胶肿、克勒顿关节、骨膜炎、指炎及皮肤黏膜损害。间质性角膜炎、楔状门齿、第 8 对脑神经性耳聋称为哈钦森三联症。1/4~1/3 的 2 岁以上的患儿发生无症状性神经梅毒。

## 四、实验室检查及结果的解释

### （一）暗视野显微镜检查

取硬下疳、扁平湿疣、皮肤斑丘疹、黏膜斑或羊水作暗视野显微镜检查,找到形态典型和具有特征性运动方式的梅毒螺旋体,即为阳性结果,具有确诊价值。也可应用直接免疫荧光法检测梅毒螺旋体。此法快速、简便,能很快得到结果,做出梅毒诊断,但对实验人员技术要求较高,需要暗视野显微镜,并且如果患者外用过药物或系统用过抗生素,检查可呈假阴性。

### （二）血清学检查的选择

常用的非梅毒螺旋体抗原血清学试验包括性病研究实验室试验( venereal disease research laboratory, VDRL)、快速血浆反应素试验( rapid plasma reagin, RPR)、甲苯胺红不加热血清学试验( toluidine red unheated serum test, TRUST)等,检测血清中的反应素,此类试验操作简便,可用于筛查,还可作定量试验用于疗效评价。

常用的梅毒螺旋体抗原血清学试验包括梅毒螺旋体颗粒凝集试验( treponema pallidum particle agglutination, TPPA)、梅毒螺旋体酶联免疫吸附试验( treponema pallidum enzyme–linked immunosorbent assay, TP-ELISA)、免疫层析 – 快速试验等。其敏感性和特异性均高,可用于确诊,但不能作为观察疗效的指标。

### （三）神经梅毒的实验室诊断

神经梅毒的实验室诊断尚无"金标准",其诊断通常基于下列条件的综合判断:外周血血清学反应阳性,CSF 细胞计数及蛋白水平异常,CSF 的 VDRL 试验阳性。神经梅毒的诊断需要 2 条或以上的 CSF 指标异常。CSF 的 VDRL 试验对神经梅毒的诊断特异性高,但敏感度低( 30%~78% )。只有当 CSF 为血液所污染时才会出现 CSF VDRL 试验假阳性。CSF 的螺旋体试验阳性对诊断的意义不大,因为螺旋体抗体可被动扩散到 CSF,而不代表中枢神经系统的活动性感染。有学者认为,CSF 的荧光螺旋体抗体吸收试验( fluorescent treponemal antibody absorption test, FTA-ABS)、TPPA 对神经梅毒的诊断比 VDRL 试验更为敏感,但未获一致公认。CSF 的其他异常包括白细胞( 主要是淋巴细胞)计数升高,蛋白水平升高。梅毒患者做腰椎穿刺的指征是:出现神经系统或眼的临床表现,三期梅毒( 出现主动脉炎、树胶肿、虹膜炎等),治疗失败,HIV 感染并 RPR>1∶32 或有神经系统表现,先天梅毒。一些专家推荐对所有合并 HIV 感染的梅毒患者均作腰椎穿刺,但未获一致公认。

鉴于 VDRL 及 FTA-ABS 试剂获得的困难,近来提出可以分别以 RPR 及 TPPA 试验代之。对于 RPR 代替 VDRL,不同的研究者意见不一致,有认为两者的敏感性相差不大,可以替代,但另有人认为不能替代。新近也有人提出 CSF 中趋化因子 CXCL13 的测定可以作为 HIV 感染者中神经梅毒的诊断依据之一,但这也有待进一步的研究。

### （四）先天梅毒的实验室诊断

母亲如梅毒血清学阳性，所有出生的婴儿均应在生后数月内进行非螺旋体定量试验，以从新生儿体内取得的血液作检测为宜，而脐带血易出现假阳性。由于母亲的梅毒抗体可被动转移至新生儿，这使得先天梅毒的诊断复杂化，但这些抗体可在生后6~12个月被分解代谢以致检测不到。梅毒母亲所生婴儿应在生后第1个月彻底检查有无先天梅毒的表现。母亲的梅毒血清学结果也应仔细回顾。

最近，我国学者对先天梅毒制订了诊断标准。符合下列任一实验室检查和随访结果可确诊为先天梅毒：①暗视野显微镜检查，或镀银染色在早期先天梅毒皮肤/黏膜损害及组织标本中查到梅毒螺旋体，或梅毒螺旋体核酸检测阳性；②婴儿血清梅毒螺旋体IgM抗体检测阳性；③婴儿出生时非梅毒螺旋体抗原血清学试验滴度大于或等于母亲滴度的4倍，且梅毒螺旋体抗原血清学试验阳性；④婴儿出生时非梅毒螺旋体抗原血清学试验阴性或滴度虽未达到母亲滴度的4倍，但在其后随访中发现由阴性转阳性，或滴度上升且有临床症状，且梅毒螺旋体抗原血清学试验阳性；⑤患梅毒母亲所生婴儿随访至18个月龄时梅毒螺旋体抗原血清学试验仍持续阳性。先天梅毒疑似病例的标准：所有未经有效治疗的患梅毒母亲所生的婴儿，或所发生的死胎、死产、流产病例，证据尚不足以确诊先天梅毒者。

### （五）梅毒血清反应假阳性的问题

非梅毒患者的梅毒血清学试验呈阳性，此现象称为梅毒血清反应假阳性。此现象的原因较为复杂，一般可分为技术性假阳性和生物学假阳性（biologic false positivity，BFP），前者是由于血清标本保存不当（如细菌污染或溶血）、试剂质量差或过期、实验室操作不正确所造成；后者则由于其他疾病或生理状态发生变化所致。

急性生物学假阳性见于多种感染性疾病，如风疹、麻疹、水痘、传染性单核细胞增多症、病毒性肝炎、细菌性肺炎、猩红热、亚急性细菌性心内膜炎、活动性肺结核、斑疹伤寒、丝虫病、锥虫病、疟疾、回归热、钩端螺旋体病等。非梅毒螺旋体抗原血清学试验滴度低，一般不超过1∶8，多在6个月

内转阴，FTA-ABS试验或TPHA试验阴性。

慢性生物学假阳性可持续6个月以上或数年，甚至终身。

1. 非梅毒螺旋体抗原试验假阳性，可见于：①某些结缔组织病及伴有自身抗体的疾病，如系统性及盘状红斑狼疮、类风湿关节炎、风湿性心脏病、麻风、肝硬化、自身免疫性贫血、结节性多动脉炎、桥本甲状腺炎、干燥综合征、慢性肾炎、进行性系统性硬化症等，血清学试验滴度低；②吸毒成瘾者，其中绝大多数为静脉注射海洛因者，其滴度可达1∶64~128；③少数孕妇及老年人，也可出现低滴度假阳性反应，一般人群中假阳性率为1%~2%。

2. 梅毒螺旋体抗原试验假阳性，较少见，可见于系统性及盘状红斑狼疮、药物诱发的红斑狼疮、类风湿关节炎、混合结缔组织病、硬皮病、肝硬化、淋巴瘤、脑膜瘤、自身免疫性溶血性贫血、莱姆病、结肠癌、麻风、糖尿病，还见于静脉注射海洛因者和妊娠妇女。以系统性红斑狼疮多见。

3. 在警惕梅毒血清反应假阳性的问题的同时，也应注意梅毒血清反应假阴性。后者可见于：①硬下疳早期，一般在感染后3~4周后机体才出现反应素，故在硬下疳早期，非梅毒螺旋体抗原血清试验可阴性。②感染后及时治疗和部分晚期梅毒，由于血清反应素浓度低，非梅毒螺旋体抗原血清试验可阴性。③二期梅毒前带现象时，在少于1%的二期梅毒中非梅毒螺旋体抗原血清学试验可阴性，但血清稀释后可出现阳性反应。④技术操作错误或试剂质量问题。

## 五、治疗中存在的问题

### （一）治疗方案的确定

对于早期梅毒（包括一期、二期及病期在2年以内的隐性梅毒），美国CDC等推荐苄星青霉素G 240万U，分两侧臀部肌内注射，单次。而国内则推荐：①苄星青霉素G 240万U，分两侧臀部肌内注射，每周1次，共2次；或②普鲁卡因青霉素G每天80万U，肌内注射，疗程15天。可以看出，国内除推荐普鲁卡因青霉素外，苄星青霉素的疗程也长于国外的单次疗法。对此，一般认为苄星青霉素1次注射即可达到临床治愈；对于包括梅毒在内的性病治疗，单次疗法最为理想。

但存在的问题是,临床研究发现,20%~25% 采用此法的早期梅毒患者血清未能转阴,5%~10% 判断为治疗失败。因此,国内习惯采用的早期梅毒 2 次肌内注射疗法是否更为合理,尚待进一步临床研究来证实。

### (二)青霉素治疗梅毒的问题

应注意青霉素的不同品种其药理作用及适应范围差异较大,青霉素药物包括青霉素(水剂青霉素)、苄星青霉素和普鲁卡因青霉素等。水剂青霉素的半衰期短,需每天多次给药,主要用于神经梅毒和先天梅毒的治疗。苄星青霉素的半衰期长,吸收缓慢,在体内通过水解转变为青霉素而发挥作用。由于可每周给药 1 次,因此推荐为一线治疗。普鲁卡因青霉素比水剂青霉素的半衰期长,可每天给药 1 次。此药对 CSF 的穿透性较好。

单剂苄星青霉素 240 万 U 可使青霉素治疗浓度保持 1 周。研究发现,普鲁卡因青霉素和苄星青霉素的复治率相似,均为 5%~10%。苄星青霉素由于对 CSF 的穿透性差、梅毒螺旋体在 CSF 中持续存在,而导致治疗失败。有人认为,如果梅毒的治疗药物不能保护 CSF 穿透,则不宜作为一线治疗。

尽管复发与再感染有时较难区分,但是血清学失败是常见的。一项回顾性调查发现,15% 的早期梅毒、29% 的二期梅毒患者在治疗后 18 个月非螺旋体试验仍为阳性。

### (三)头孢菌素治疗梅毒的问题

头孢曲松是第三代、长效头孢菌素类药物,兔模型研究对梅毒螺旋体有效。由于半衰期长(4.6 小时),可每天 1 次给药,但需要一定的疗程以保证其杀螺旋体浓度。该药的确切剂量、疗程还未确定。研究发现,头孢曲松治疗早期梅毒有效,与普鲁卡因青霉素相当。文献报道的头孢曲松剂量 0.125~1g,疗程 7~10 天不等,均获得满意疗效。欧洲 2001 年梅毒治疗指南推荐头孢曲松 250~500mg,肌内注射,每天 1 次,共 10 天;美国疾病预防控制中心 2010 年性病治疗指南推荐头孢曲松 1g,肌内注射,每天 1 次,共 10 天。我国的性病治疗指南也推荐类似的方案。头孢曲松对 CSF 的穿透性较好,因此可能降低治疗失败率,减少神经梅毒发生的危险性。但研究也发现,23%

合并 HIV 感染的潜伏梅毒或无症状神经梅毒使用头孢曲松治疗无效。研究显示,我国推荐剂量的头孢曲松治疗早期梅毒有效,但现有资料及临床经验有限,其远期疗效不明确。

### (四)口服药物治疗梅毒的问题

口服疗法主要用于青霉素过敏者的替代治疗,包括多西环素、四环素、红霉素等。多西环素、四环素和红霉素作为替代治疗药物,缺乏可靠的临床资料证实其确切疗效。因需要多次用药,患者的依从性可能是治疗成功与否的关键。对多西环素治疗的 163 例不同病期梅毒患者的疗效进行回顾性研究,多西环素对于不同病期梅毒患者均有良好的治疗效果,其中一期梅毒患者血清学应答率为 100%,二期梅毒为 96.9%,早期潜伏梅毒为 91.3%,晚期潜伏梅毒为 79.2%,证实了多西环素是治疗梅毒的可选择的替代药物之一。红霉素的治疗失败率高于青霉素,对血-脑屏障和胎盘的穿透性差。四环素对梅毒螺旋体的制动能力比青霉素小 1 000 倍。一项研究比较了四环素 3g/d,共 10 天与苄星青霉素 240 万 U 单剂治疗早期梅毒的疗效,12 个月随访时的复治率四环素为 9.2%,而青霉素为 3%~5%。对多西环素的研究也很少,但由于其依从性更好,疗效与四环素相似,因而也被作为替代用药。有必要对这些药物治疗梅毒的疗效、疗程做进一步深入的研究。

### (五)梅毒螺旋体的耐药

尽管目前尚未发现梅毒螺旋体对青霉素产生明确的耐药性,但已发现在使用推荐剂量的青霉素治疗后,患者的体液、CSF、内耳等处仍可发现病原体持续存在。有报道从 1 例青霉素过敏、红霉素治疗失败的患者中分离到 1 株对红霉素体外耐药的梅毒螺旋体。近来连续发现梅毒螺旋体对阿奇霉素耐药的现象。从美国的 1 例阿奇霉素治疗失败的早期梅毒(合并 HIV 感染)患者标本中首次发现 23sRNA 突变,此后从 114 份来自美国和爱尔兰的梅毒样本中发现 32 份(28.1%)有这种突变。以耐药株进行兔动物模型证实阿奇霉素治疗无效。此外,美国对 2000—2004 年收集的梅毒样本进行检测,发现 37.1%(46/124)为阿奇霉素耐药突变,同时有 6 例阿奇霉素治疗失败的报道。所有耐药的病例均为男性,为男性性接触人群(MSM)或双性恋者。其中 31%(16/52)为

HIV感染者。近年来的研究显示，对大环内酯类抗生素耐药的梅毒螺旋体株在世界各地有增长趋势，我国已有阿奇霉素治疗孕妇和阻断胎传梅毒失败的报道，上海和南京地区已有阿奇霉素治疗早期梅毒失败和大环内酯类药物耐药株高达90%以上的报道。因此，已不再推荐大环内酯类作为梅毒的替代治疗。还需进一步研究梅毒螺旋体耐药的发生机制、发展变化。

### （六）晚期梅毒的治疗问题

在晚期感染时螺旋体的分裂更为缓慢，可能青霉素需与其有较长时间的接触才起作用，因此，青霉素的疗程需更长。推荐的治疗方案为：①苄星青霉素240万U，分两侧臀部肌内注射，每周1次，共3次；②普鲁卡因青霉素每天80万U，肌内注射，连续20天为一个疗程，也可考虑给第2个疗程，疗程间停药2周。关于晚期潜伏梅毒的治疗研究资料不多，但基于无症状神经梅毒的治疗研究可供类推。有人报道47例患者采用苄星青霉素240万U单剂治疗，在18个月时累计复发率为21%。该研究提示，苄星青霉素单剂治疗对于无症状神经梅毒是不够的，目前对于晚期潜伏梅毒的苄星青霉素3剂治疗方案虽然是经验性的，但可能是有效的。

尽管一些研究者支持苄星青霉素多次给药的方案，但也有一些人认为该药治疗失败率高，CSF穿透性差，主张每天注射普鲁卡因青霉素作为一线治疗。其他非青霉素方案没有深入的研究，但大多数指南也推荐多西环素100mg，每天2次，连服30天。

自从青霉素应用于梅毒治疗后，很少见到未治的晚期梅毒的并发症。说明青霉素可降低梅毒的远期并发症，包括防止心血管梅毒和树胶肿。

### （七）神经梅毒的治疗问题

神经梅毒的疗效取决于药物在CSF中达到并保持有效的水平。对于无症状神经梅毒的处理尚有争议，尤其是合并HIV的感染者，这是因为早期梅毒的CSF改变在有些人可自行缓解，可能与机体免疫力有关。青霉素治疗可阻止晚期梅毒阶段神经梅毒的进展，但对已发生的组织损害无能为力。

目前推荐的神经梅毒治疗方案为水剂青霉素大剂量、多次给药：水剂青霉素G，1 800万~2 400万U静脉滴注（300万~400万U/次，每4小时1次），连续10~14天。必要时，继以苄星青霉素240万U，每周1次，肌内注射，连续3次。普鲁卡因青霉素240万U，每天1次，同时口服丙磺舒0.5g，每天4次，疗程10~14天。必要时，继以苄星青霉素240万U，每周1次，肌内注射，连续3次。该方案可使青霉素在CSF中达最低杀螺旋体浓度（0.018μg/ml）的数倍。苄星青霉素不能达到有效杀螺旋体浓度，因此不推荐使用。但由于缓慢分裂的螺旋体可在CSF中持续存在，推荐在水剂青霉素完成治疗后继以苄星青霉素（3剂）治疗。头孢曲松治疗神经梅毒也已有研究，有一定疗效，CSF和血清学指标均有改善，但需进一步研究。对青霉素过敏者用以下药物，多西环素100mg，每天2次，连服30天；或四环素500mg，每天4次，连服30天（肝、肾功能不全者禁用）。

### （八）妊娠期梅毒和先天梅毒的治疗问题

妊娠期梅毒的青霉素治疗应根据具体分期情况选择合适的方案。如青霉素过敏，可改为红霉素。红霉素不易通过胎盘，且常耐药，因此胎儿仍可能发生先天梅毒。妊娠期禁止使用四环素。但孕妇产后应该用多西环素复治。

早期筛查孕妇梅毒和有效治疗孕妇梅毒是预防先天性梅毒（cogenital syphilis，CS）的基本方法。从深圳市预防中心获得的数据，分析了不同方案治疗的梅毒血清学阳性妇女或未治疗过的梅毒患者的CS发病率，早期苄星青霉素治疗组与晚期苄星青霉素治疗组患者比较，CS发生率降低1.82%~11.90%，认为妊娠28周前接受1个疗程肌内注射苄星青霉素治疗的梅毒血清学阳性孕妇对于预防CS是至关重要的。

多年来一直用单剂苄星青霉素治疗早期先天梅毒。但近来研究发现，苄星青霉素不能在新生儿CSF中达到或保持有效杀螺旋体浓度。此外，也有单剂苄星青霉素治疗失败的报道。因此，应用单剂苄星青霉素治疗应加强随访和观察。另外也鉴于先天梅毒易侵犯多脏器尤其神经系统，推荐使用水剂青霉素作为一线治疗药物，尤其是怀疑有CSF异常者。

### （九）梅毒治疗后的吉海反应

吉海反应（Jarisch-Herxheimer reaction），又称疗后剧增反应。一项大规模的临床观察发现，青霉素比红霉素或四环素更常发生吉海反应。其原因尚未明确，但死亡的梅毒螺旋体释放的脂蛋白具有较高的炎症反应性，可部分解释之。其常发生于首剂抗梅毒药物治疗后数小时，并在 24 小时内消退。全身反应似流感样，包括发热、怕冷、全身不适、头痛、肌肉骨骼痛、恶心、心悸等，见于早期梅毒时，硬下疳可肿胀，二期梅毒疹可加重。在晚期梅毒中发生率虽不高，但反应较严重，特别是在心血管梅毒和神经梅毒患者中可危及生命。为减轻此反应，可于治疗前口服泼尼松。发作时给予解热镇痛药可缓解部分症状。此反应还可致孕妇早产或胎儿宫内窒息，应给予必要的医疗监护和处理，但不应就此不治疗或推迟治疗。

### （十）随访问题

由于缺少微生物学"判愈试验"，梅毒的疗效只能通过非螺旋体血清学定量试验及临床表现等指标来判断。梅毒经足量规则治疗后，应定期随访观察，包括全身体检和复查非梅毒螺旋体抗原血清学试验滴度，以了解是否治愈或复发。早期梅毒应随访 2~3 年，第 1 年每 3 个月复查一次，以后每半年复查一次。如血清反应由阴性转为阳性或滴度升高 4 倍以上，属血清复发；或有临床症状复发，均应加倍量复治。通常一期梅毒在 1 年内，二期梅毒在 2 年内，血清可阴转。对于血清固定者，如无临床症状复发，是否再治疗可视具体病情而定，但应作神经系统检查及脑脊液检查，以及时发现无症状神经梅毒。合并 HIV 感染者，除了最初 2~3 年的定期随访外，以后每年均需继续随访 1 次。

晚期梅毒需随访 3 年，第 1 年每 3 个月一次，以后每半年一次。对血清固定者，如临床上无复发表现，并除外神经、心血管及其他内脏梅毒，可不必再治疗，但要定期复查血清反应滴度，随访 3 年以上判断是否终止观察。

心血管梅毒及神经梅毒需随访 3 年或更长，除定期做血清学检查外，还应同时由专科医师合作进行终生随访，根据临床症状进行相应处理。

神经梅毒治疗后每 6 个月做 1 次检查，包括血清学及脑脊液检查，直到脑脊液正常。脑脊液中细胞计数是判断疗效的敏感指标。如果最初的脑脊液检查细胞数升高，则应每隔 3 个月复查 1 次脑脊液细胞计数，直到细胞计数正常。如果在治疗后 6 个月脑脊液细胞计数不下降，或者在

2 年后脑脊液仍未完全恢复正常，则应考虑复治。

### （十一）血清固定问题

是指经过抗梅毒治疗后，非梅毒螺旋体抗原试验在一定时期内不转阴（多低于 1∶4）。血清固定的确切机制尚不清楚，微生物学、免疫学、免疫遗传学等因素均可能起作用。早期梅毒的血清固定，可能与治疗剂量不足或治疗不规则、复发、再感染或发生神经梅毒有关。晚期梅毒的血清固定，可能与梅毒的类型及开始治疗早晚有关。晚期梅毒经过正规足量治疗后，即使再予以更多的治疗也不能使血清反应滴度降低。对此类患者进行全面体检，包括 HIV 检测、心血管系统、神经系统和脑脊液检查，以早期发现无症状性神经梅毒、心血管梅毒，在排除了上述系统感染的可能性后，可定期观察，包括全身体检及血清随访。如有滴度上升趋势，应予复治。

（杨　斌）

## 第二节　非淋菌性尿道炎

非淋菌性尿道炎（non-gonococcal urethritis，NGU）是当今充满争议而保留的一个最常见的性传播疾病，多数倾向于被确定的沙眼衣原体泌尿生殖道感染替代。每年全球新诊断的数量都在快速增加，给全世界带来严重的社会经济负担。

### 一、泌尿生殖道沙眼衣原体感染

泌尿生殖道沙眼衣原体（Chlamydia trachomatis，CT）感染已经成为世界范围内最常见的性传播感染，不仅可以引起一系列并发症，而且可以促进艾滋病传播和宫颈癌的发病风险。全球每年的新发病例超过 1 亿，以我国所在的西太平洋区域发病数最高。据部分发达国家的监测系统报告，年报告发病率为 300/10 万 ~450/10 万，我国由于受到主动检测和检测手段的局限，报告发病率低于发达国家，但人群感染率较高，特别是高危人群的感染率高达 5%~17%。

### （一）沙眼衣原体致病性

**1. 沙眼衣原体的致病性**

（1）沙眼：由沙眼衣原体 A、B、C 血清型引起。主要经直接或间接接触传播，即眼 - 眼或眼 - 手 - 眼的途经传播。可致角膜和结膜慢性

炎症,是导致失明的主要原因。

（2）泌尿生殖道感染:由沙眼衣原体 D、E、F、G、H、I、J 和 K 血清型引起,经性接触传播和围产期的母婴传播。男性多表现为尿道炎,不经治疗可缓解,但多数转变成慢性,并可合并附睾炎、前列腺炎、直肠炎等。女性能引起尿道炎、宫颈炎、盆腔炎等,输卵管炎是较严重的并发症。亦可致反应性关节炎、Reiter 综合征和不孕不育等。孕妇沙眼衣原体泌尿生殖道感染可致病理性妊娠,对母婴均造成危险,可能导致流产、早产、胎膜破裂、低出生体重儿、围产期婴儿感染。

（3）性病性淋巴肉芽肿:由沙眼衣原体 L1、L2 和 L3 引起,主要通过性接触传播,男性侵犯腹股沟淋巴结,引起化脓性淋巴结炎和慢性淋巴肉芽肿。女性可侵犯会阴、肛门、直肠,出现会阴 - 肛门 - 直肠组织狭窄。

（4）儿童沙眼衣原体感染:可致结膜炎、咽炎、肺炎、阴道炎、心内膜炎、心肌炎和中耳炎等。结膜炎是新生儿感染最常见的形式,发生于出生后 2 周左右。由沙眼衣原体引起的间质性肺炎也比较常见,主要发生在 2~16 周龄,干咳,逐渐进展为呼吸急促并伴有结膜炎,但一般情况良好,很少伴有发热。

**2. 全球沙眼衣原体泌尿生殖道感染流行状况**　世界卫生组织（WHO）估计,2008 年全球 4 种性传播感染（STI,包括梅毒、淋病、CT 感染和滴虫感染）新发病例共 4.989 亿,其中 CT 病例为 1.057 亿,与 2005 年相比上升 4.1%。不同 WHO 区域的发病数和患病数见表 7-2-1,西太平洋区域（我国所在的区域）的发病数和患病数最高,分别占全球数的 37.8% 和 37.6%。

**表 7-2-1　不同 WHO 区域的发病数和患病数**

| WHO 区域 | 估计发病数 / 万 | | 估计患病数 / 万 | |
| --- | --- | --- | --- | --- |
| | 2008 年 | 2012 年 | 2008 年 | 2012 年 |
| 非洲区域 | 830 | 1 201.6 | 910 | 1 316.1 |
| 美洲区域 | 2 640 | 2 473.5 | 2 520 | 2 325.6 |
| 东南亚区域 | 720 | 1 378.9 | 800 | 1 508.6 |
| 欧洲区域 | 2 060 | 892.9 | 1 730 | 826.2 |
| 东地中海区域 | 320 | 1 052.7 | 300 | 1 005.9 |
| 西太平洋区域 | 4 000 | 6 093.6 | 3 780 | 5 753.6 |
| 合计 | 10 570 | 13 093 | 10 040 | 12 736 |

**（二）生殖沙眼衣原体的临床表现和诊断**

**1. 男性泌尿生殖道沙眼衣原体感染**

（1）尿道炎:CT 感染是男性尿道炎最常见的病因。常见症状为尿道刺痒、刺痛或烧灼感,少数有尿频、尿痛、尿道口轻度红肿,分泌物稀薄,量少,多呈浆液性,白色或微带黄色,常需用力挤压尿道才见分泌物溢出,有时分泌物可呈脓性。通常在晨起时发现尿道口有少量分泌物结成的痂膜封住了尿道口（"糊口"现象）或见污秽裤裆。部分患者可无任何症状或症状不典型,初诊时易被忽略或误诊。尿道炎如果没有得到及时有效的治疗,症状会持续数周以上,而后缓解,但多数会转变成慢性,周期性加重,并可合并附睾炎、前列腺炎、直肠炎等。

（2）附睾炎:附睾炎是男性衣原体性尿道炎最主要的并发症,在 35 岁以下的性活跃男性附睾炎患者中,45%~60% 是由 CT 引起的。较常见者为急性附睾炎,表现为单侧或双侧附睾疼痛及触痛,常伴附睾积液及可触及的肿胀。附睾炎症和水肿常始于附睾尾部,能播散累及附睾的其他部分和睾丸。有的患者并发睾丸炎,出现睾丸肿大、阴囊明显肿胀、潮红、剧痛、输精管变粗等。

（3）前列腺炎:前列腺炎常呈一种急性或亚急性状态,表现为会阴部及其周围轻微疼痛或酸胀感,伴有直肠坠胀感,可伴有排精痛。体检时前列腺呈不对称肿大、变硬或有硬结和压痛,尿中可出现透明丝状物或灰白色块状物。慢性前列腺炎患者可表现为无症状或会阴钝痛、阴茎痛。

（4）精囊炎:已有证据表明沙眼衣原体感染导致的前列腺炎及尿道炎可引起或伴发精囊炎,但临床通常无明显症状,仅可通过直肠超声检出,可发现精囊扩张及囊性改变等。

（5）性功能减退:沙眼衣原体感染导致性功能减退的原因尚不清楚,可能由继发的前列腺炎、附睾炎引起,同时也不能忽略衣原体感染患者的心理障碍对性功能的影响。

（6）不育:沙眼衣原体感染是男性不育的风险因素,但具体机制尚不明确。部分研究表明,沙眼衣原体感染后会出现精子质量及数量下降、活力减弱,可能是造成不育的原因,但目前对于沙眼衣原体感染是否确定会导致不育仍存在争议。

**2. 男性沙眼衣原体泌尿生殖道感染诊断**见表 7-2-2。

表 7-2-2　男性衣原体泌尿生殖道感染诊断

| 相关疾病 | 临床要点 | 实验室要点 | |
|---|---|---|---|
| | | 辅诊 | 确诊 |
| 衣原体尿道炎 | 尿痛、尿道分泌物 | 尿中≥5PMN/1 000 倍视野，首段脓尿 | 细胞培养（+）尿道抗原检测（+） |
| 急性附睾炎 | 发热、附睾或睾丸痛 NGU 症状，附睾疼痛或肿块 | 同上 | 同上，附睾穿刺培养物（+） |
| 急性直肠炎 | 肛门疼、分泌物、出血不正常排便（带脓带黏液，疼痛自发或排便出血） | 肛门分泌物液 >10PMN/1 000 倍视野 | 肛门 DFA 或培养阳性 |
| 急性直肠结肠炎 | 肛门疼痛、分泌物、出血、发热、淋巴结病变 | 同上 | 培养阳性、DFA（+）补体结合试验（+） |

### 3. 女性泌尿生殖道沙眼衣原体感染

（1）子宫颈炎：女性泌尿生殖道沙眼衣原体感染常首发于宫颈，尽管宫颈炎最为普遍，但约70%~80% 子宫颈 CT 感染者无症状或仅有轻微的临床症状，如阴道分泌物增多，月经间期或性交后出血及下腹部不适，妇科检查见子宫颈充血、水肿、黏膜外翻，有黏液脓性分泌物附着甚至从子宫颈管流出，子宫颈管黏膜质脆，容易诱发出血，阴道壁黏膜正常。若未经及时治疗，易发展为持续感染或无症状携带者，更易导致感染传播。感染继续往上移行，可致子宫内膜、输卵管及盆腔炎症。

（2）尿道炎：女性衣原体性尿道炎的特点是症状不明显或无症状。当有症状时，约有 50% 的患者出现尿痛、尿频、尿急，常同时合并宫颈炎。体检可发现尿道口充血潮红，微肿胀或正常，偶有少许黏液脓性分泌物溢出。

（3）子宫内膜炎：常伴有衣原体性宫颈炎，临床表现为腹痛和不正常的阴道出血。

（4）输卵管炎：输卵管炎主要为急性输卵管炎，起病时下腹疼痛、压痛、反跳痛，或有腹部、膀胱刺激症状，常伴发热，病情严重者可有高热、寒战、头痛、食欲缺乏等。约 25% 患者可扪及增粗的输卵管或炎性肿块，慢性输卵管炎表现为下腹疼痛。若输卵管炎反复发作，可导致不孕或宫外孕等严重并发症。

（5）盆腔炎：衣原体性宫颈炎如不治疗或治疗不当，部分患者出现上行感染而发生盆腔炎，表现为下腹痛、腰痛、性交痛、阴道异常出血、阴道分泌物异常等。急性发病时伴有高热、寒战、头痛、食欲缺乏等全身症状。病情较轻时，下腹部轻微疼痛，血沉稍快。体检可发现下腹部压痛、宫颈举痛，可扪及增粗的输卵管或炎性肿块。病程经过通常为慢性迁延。远期后果包括输卵管性不孕、异位妊娠和慢性盆腔痛。

（6）不孕和异位妊娠：CT 感染引起的输卵管炎常使管腔黏膜狭窄，最终导致不孕；即使受孕，受精卵往往难以通过因炎症粘连增厚的输卵管进入宫腔着床，常发生异位妊娠，孕妇可出现流产、早产、死胎或死产等。

4. 女性沙眼衣原体泌尿生殖道感染诊断见表 7-2-3。

### （三）生殖道沙眼衣原体的治疗现状和发展趋势

CT 感染的治疗目的是杀死 CT、消除症状、防止产生并发症、阻断进一步传播。治疗原则是早期诊断、早期治疗，及时、足量、规则用药。根据不同的病情采取相应的治疗方案；性伴应同时接受治疗；治疗后进行随访。目前治疗 GCI 的药物主要有三类：四环素类、大环内酯类和氟喹诺酮类。

根据 2015 年美国 CDC 的性病诊疗指南，推荐治疗是阿奇霉素 1g，单次口服；多西环素 0.1g，每天 2 次，共 7~10 天。替代方案是红霉素碱500mg，每天 4 次，共 7 天；琥乙红霉素 800mg，一天 4 次，共 7 天；氧氟沙星 300mg，一天 2 次，共7 天；左氧氟沙星 500mg，一天 1 次，共 7 天。

表 7-2-3　女性衣原体泌尿生殖道感染诊断

| 相关疾病 | 临床要点 | 实验室检查要点 | |
|---|---|---|---|
| | | 辅诊 | 确诊 |
| 黏液脓性宫颈炎 | 黏液脓性宫颈分泌物<br>宫颈异位妊娠、水肿、自发或极易诱发的出血 | 宫颈≥30PMN/1 000 倍视野（非行经期女性） | 宫颈的阳性培养或 DFA（+） |
| 急性尿道炎 | 年轻性活跃妇女，近期有新性伴，尿频、尿痛综合征，症状常持续 7 天以上 | 脓尿、非细菌性 | 宫颈或尿道阳性培养或 DFA（+） |
| 盆腔炎 | 下腹痛，女阴检查时附件触痛，常有黏液脓性盆腔炎 | 如黏液脓性宫颈炎<br>子宫内膜活检 GS 阳性 | 子宫内膜，输卵管 DFA（+） |
| 肝周炎 | 右上腹痛、恶心、呕吐、发热，年轻性活跃妇女 | 黏液脓性宫颈炎和盆腔炎 | 血中有衣原体特异的高滴定度 IgM，IgG |

然而，临床实践中很多患者的治疗结果并不令人满意，临床治疗中有越来越多的失败现象；一些患者尽管多次或延长疗程也没有获得满意效果。治疗后有病原学随访的治愈率明显降低，经过 3 次病原学随访的三大类抗生素治疗沙眼衣原体的治愈率不足 70%。显然，衣原体感染到前列腺、盆腔与仅感染尿道、宫颈的治疗并不能等同。而目前国内外对于确切的 CT 感染抗生素疗效评价及最适宜治疗方案尚存在争议，需要进一步长期大样本临床观察研究以及相关实验室研究的补充。

目前，许多学者已经把精力投入到衣原体预防性和治疗性疫苗的研究，包括全菌体疫苗和亚单位疫苗。DNA 疫苗代表了疫苗和免疫治疗发展的新方向，注射编码外源目的基因的质粒 DNA，可导致目的外源基因表达，并在宿主体内诱导免疫应答。因此，一方面应该加强耐药性检测以指导临床用药，另一方面，从基因水平研究其耐药机制，为新药研发、临床治疗提供新的靶点。

## 二、生殖道支原体感染

之所以非淋菌性尿道炎的名称备受争议是因为过去认为主要致病菌的解脲脲原体（Ureaplasma urealyticum，Uu）和人型支原体（M. hominis，Mh）趋于不致病。生殖支原体（M. genitalium，Mg）可能与泌尿生殖系统疾病密切相关。

支原体（Mycoplasma）归属于柔膜体纲，支原体目（Mycoplasmatales），支原体科；其下分为支原体属、脲原体属。从人泌尿生殖道分离出的支原体有 6 种，其中人型支原体（M. hominis，Mh）、解脲脲原体（Ureaplasma urealyticum，Uu）、生殖支原体（M. genitalium，Mg）与泌尿生殖系统疾病密切相关。

### （一）生殖道支原体感染的流行病学特征

性活跃程度与泌尿生殖道支原体的感染密切相关。国外研究表明，STD 门诊就诊者中，Mg 感染率为 12%~25%，在人类免疫缺陷病毒（HIV）抗体阳性者中 Mg 感染率甚至更高。因此，性病和泌尿生殖道感染症患者是 Mg 感染症的高危人群，而性生活紊乱和不洁性交等是重要的危险因素。

### （二）生殖道支原体感染的病因和发病机制的研究进展

**支原体感染的致病因素**　引起性传播疾病的支原体如 Mh、Mg 等都具有严格的宿主和组织特异性。引起致病的主要因素包括支原体的侵袭力和支原体的毒素样物质。

（1）侵袭力：侵袭力是支原体突破机体的防御功能，在体内定居、繁殖和扩散的能力，主要包括支原体的表面结构、荚膜和侵袭性酶等。支原体的表面结构包括黏附素和荚膜。

（2）毒素样物质：包括脂聚糖和膜脂蛋白，是支原体主要致病因素之一，统称为脂质相关膜蛋白（LAMPs）。LAMPs 在介导前炎症因子的产生、诱导免疫细胞凋亡以及在 AIDS 病程的发展过程中起重要作用。

### （三）生殖道支原体感染的临床表现和诊断

支原体感染的潜伏期约为 1~3 周，急性期症状与其他非淋病性泌尿生殖道感染相似，主要有尿道刺痛，不同程度的尿频、尿急、排尿刺痛，当尿液较为浓缩时尤为明显。尿道口轻度红肿，用力挤压尿道可见少量稀薄浆液性或脓性分泌物溢出，晨起时尿道口可见少量分泌物污秽或仅有痂膜封口。

男性患者易并发前列腺炎、附睾炎等，出现腰酸、会阴部胀痛、双股内侧不适等症状。

女性患者多见以子宫颈为中心扩散的生殖系统炎症，在感染初期支原体可侵犯阴道和宫颈导致阴道炎和宫颈炎，出现外阴瘙痒、分泌物增多、白带有异味、阴道与宫颈黏膜充血和生殖道轻微不适等症状，但多数患者无明显自觉症状，少数重症患者有阴道坠感。如感染局限在子宫颈，表现为白带增多、混浊、子宫颈水肿、充血或表面糜烂。当感染扩散到尿道时表现为尿道口潮红、充血、有少量分泌物外溢，且可引起尿频、尿急等症状。女性感染支原体后最常见的并发症为急性或亚急性输卵管炎，表现为下腹疼痛、附件区有触痛和恶寒发热等。少数患者可出现子宫内膜炎、盆腔炎、产后热等，有急性盆腔结缔组织炎时，盆腔有肿块，触痛明显，可导致输卵管纤毛肿胀而影响精子进入子宫，导致不孕，即使怀孕也可导致胎儿死亡、自然流产、低体重儿等。

根据非婚性接触史、潜伏期长短、症状和体征、分泌物涂片在 1 000 倍显微镜下每个视野平均中性粒细胞≥5，同时排除淋球菌感染，可以初步诊断为非淋菌性尿道炎。在进一步排除沙眼衣原体感染，找到支原体感染的证据，即可诊断本病。

检测生殖道支原体的实验室方法包括微生物学、血清学、免疫学和分子生物学等。为检测支原体，可从患者尿道、宫颈和阴道分泌物取材，以及从流产和死产的胎儿周围液体或器官取材。

支原体培养一般用液体培养基，很敏感，通过观察培养基中指示剂颜色变化判断有无支原体生长，Uu 和 Mh 均可通过培养基进行分离，但 Mg 需培养数周且分离培养极为困难，因此，诊断这一支原体应用 PCR 法。NAAT 法具有高度特异性和敏感性，而且快速和简便，目前已有商品化试剂。实时定量 PCR 法除能检测 Mg 外，还可监测治疗效果。

由于支原体无细胞壁，缺少足够强的抗原决定簇，抗体形成不够明显。应当指出，只有肺炎支原体病原性活跃，引起的疾病宿主能产生特异性抗体，用血清法诊断才有价值。而 Mg、Mh、Uu 免疫原性弱，确定其特异性抗体不是很适宜，分析血清学结果困难。

**（四）生殖道支原体感染的治疗现状和发展趋势**

**1. 生殖道支原体感染的治疗现状**　首先对怀疑支原体有致病意义的感染者（男性尿道炎、女性盆腔炎、新生儿脑膜炎）做出诊断评价，Mh 和 Uu 培养阳性，特别是不存在其他微生物时可以作为治疗依据，某些疾病，如盆腔炎，患病部位取材不易，以及在一些地区没有支原体诊断条件，可以进行经验性治疗。

支原体对磺胺类、甲氧苄氨嘧啶（TMP）、利福平和所有作用为抑制细胞壁合成的抗生素耐药，可用于治疗支原体感染的抗生素包括四环素类、大环内酯类、喹诺酮类及其他一些抗生素，四环素类是治疗 Uu 和 Mh 的首选药物，多西环素和米诺环素的疗效优于四环素。

根据支原体的培养及药物敏感试验，寻求最敏感的药物。根据炎症过程、临床表现、微生物检测，排除其他原因的不育、妇产科疾病史和妊娠史等，一般疗程 2 周左右。常用药物多西环素，第 1 次 0.2g，以后每次 0.1g，每天 2 次，10~14 天；米诺环素，第 1 次 0.2g，以后每次 0.1g，每天 2 次，10~14 天；红霉素，0.5g，每天 4 次，10~14 天；阿奇霉素，1g，1 次顿服，饭前 1 小时或饭后 2 小时服用；克林霉素，0.15~0.3g，每天 3 次，10~14 天；氧氟沙星，0.3g，每天 2 次，10~14 天；司帕沙星，0.2g，每天 1 次，10~14 天。Mg 感染经多西环素、阿奇霉素治疗失败者，可用莫西沙星 400mg，每天 1 次，共 7 天的治疗方案。

**2. 生殖道支原体感染治疗过程中的问题**　为防止支原体的反复感染及慢性迁延，在治疗由支原体感染引起的性传播疾病的患者时，应同时对其性伴侣进行检查与治疗，以期达到根治。由于反复感染、慢性迁延、滥用抗生素等原因，导致支原体的耐药菌株不断增多，给临床治疗带来很大的困难。如 Mh 对临床沿用的氟喹诺酮类药物有不同程度的耐药性。因此，临床上应对分离到的泌尿生殖道支原体进行药物敏感试验，合理选择敏感抗生素给予治疗。抗生素的给药途径可根据支原体感染情况予以静脉滴注或口服,对于围产期妇女,可使用阴道局部给药,剂量为口服量的一半,疗程不变。Mh 对大环内酯类抗生素天然耐药,在治疗由 Mh 引起的泌尿生殖道感染时,可改用喹诺酮类抗生素或林可霉素类抗生素。

**3. 生殖道支原体感染的发展趋势**　要减少泌尿生殖道支原体的感染,对传染源的管理非常重要,但因多数患者症状不典型,未及时就医,导致很难对传染源进行有效管理。除了进行规范的治疗外,还应加强性道德教育,提倡洁身自爱,坚决取缔卖淫嫖娼,优选安全避孕套。对高危人群及其性伴侣进行定期检查和治疗,是控制泌尿生殖道支原体在人群中传播的重要措施。同时研制出安全有效的泌尿生殖道支原体疫苗是最根本的预防措施。虽然国内外学者在泌生殖道支原体的抗原性与免疫性方面取得了较好的研究进展,对其疫苗也进行了一些研究,但至今没有任何用于临床的疫苗可供使用,对疫苗的研制将是未来各国学者的重要核心。

（刘全忠）

# 参 考 文 献

［1］王千秋,刘全忠,徐金华.性传播疾病临床诊疗与防治指南.上海:上海科学技术出版社,2014.

［2］王晓春,王千秋,郑和义.性传播感染.北京:科学出版社,2010.

［3］刘全忠,王千秋.性传播疾病.北京:人民卫生出版社,2011.

［4］王千秋.性病防治培训手册——诊断与治疗.北京:人民卫生出版社,2011.

［5］赵辨.中国临床皮肤病学.南京:江苏科学技术出版社,2010.

［6］Holmes KK, Sparling PF, Mardh PA, et al. Sexually transmitted diseases. 4th ed. New York: McGraw-Hill, 2008.

［7］郑捷.皮肤性病学进展［2016—2017］.北京:中华医学电子音像出版社,2018.

［8］吴移谋,王千秋.性传播疾病.北京:人民卫生出版社,2016.

［9］Dayan L. Chlamydia detection and management. Australian Family Physician, 2000, 29( 6): 522-526.

［10］Centers for Disease Control and Prevention . Sexually Transmitted Disease Surveillance 2014. Atlanta: U. S. Department of Health and Human Services, 2015.

［11］Workowski KA, Bolan GA. Sexually transmitted diseases treatment guidelines, 2015. MMWR Recomm Rep, 2015, 64( RR-03): 1-137.

［12］吴移谋,王千秋,刘全忠.性传播疾病.北京:人民卫生出版社,2016.

［13］刘全忠.沙眼衣原体泌尿生殖道感染刘全忠2019观点.北京:科学技术文献出版社,2019.

# 第八章 物理性皮肤病

物理性皮肤病是由光线、温度、机械性刺激或放射线等物理因素而导致的疾病，常包括光线性皮肤病、热性皮肤病、冷性皮肤病、机械性皮肤病及放射线引起的皮肤病等。

光线性皮肤病是一组因日光（主要是紫外线等）或其他光线照射而引起的或使原有皮损加剧的皮肤黏膜疾病。光与不同分子、细胞及组织成分之间的相互作用可产生一系列的连锁反应，这些相互作用能产生热力学、机械和化学等效应，这是光线性皮肤病发病的病理生理学基础。光敏反应可分为光毒性反应和光变态反应。光线性皮肤病分类目前尚无统一的意见，按可能的发病机制，可归纳如下：①强烈日光所致皮肤损伤，日晒伤、光老化、光化性弹性纤维病等；②发病机制尚未明确的特发性光敏性皮肤病，多形性日光疹、日光性荨麻疹、慢性光化性皮炎等；③有外源性光敏物参与的化学物诱发的光敏性皮肤病，如光敏性接触性皮炎、光敏性药物反应、植物日光性皮炎等；④光促发或加重的疾病，各种皮肤卟啉病、红斑狼疮、皮肌炎、雀斑、黄褐斑等。

光线性皮肤病的诊断包括病史询问、体格检查及必要时进行光生物学试验，常具有下列特征：①好发于春夏季节，秋冬季可缓解；②皮损好发于面部、前臂伸侧、胸前三角区等光暴露部位，日晒后可加重；③最小红斑量测定、光斑贴试验及光激发试验等光生物学试验常可出现异常。光线性皮肤病的预防措施包括物理避光、使用防光剂、去除可疑光敏物等。系统治疗药物包括烟酰胺、抗疟药、抗组胺药、沙利度胺、β-胡萝卜素、糖皮质激素及免疫抑制剂等。局部治疗可按照湿疹的外用药原则进行。

（陈崑 顾恒）

## 第一节 慢性光化性皮炎

慢性光化性皮炎（chronic actinic dermatitis，CAD）是一种概念发生演化的疾病，已取代了持久性光反应、光化性网状细胞增生症、光敏性皮炎和光化性网状细胞增生症综合征等命名。国内外近30多年来对其病因和发病机制的研究取得了重要进展，发现这组疾病均与某些已知或未知的光敏物质有关，可能是对一种内源性光变应原所致的皮肤迟发型超敏反应。患者常伴多种接触过敏，表现为一般的光敏性皮炎或湿疹直到严重的光化性网状细胞增生病。

### 一、命名的曲折历程

慢性光化性皮炎的命名经历了近30年的时间，其曲折的历程提示临床实践中不同时间段、不同地点发现的不尽相同的临床现象之间可能存在着一定的联系及某些共同的特征，加以细致的研究及归纳后可找寻出其共同固有特征，从而更有利于该类疾病的诊治。

1933年，Haxthausen首先报道了本病的临床表现。20世纪60年代早期，Wilkinson描述了一种主要累及老年男性，因使用含四氯水杨酰苯胺（具有抗真菌和细菌作用）的肥皂引起的光变态反应性皮肤病，部分患者去除接触性变应原，仍无好转，因此将其称之为"持久性光反应"。作用光谱证实为长波紫外线（ultraviolet A，UVA）并扩展到中波紫外线（ultraviolet B，UVB），其他报道的光变应原还有肥皂、防腐剂、化妆品中的其他卤代酚类、剃须液、香料、遮光剂成分等。随着停止使用这些变应原后，发病明显减少。20世纪60年代末，Ive等引入了"光化性网状细胞增生症"（actinic reticuloid，AR）的概念。Ive同样关注了该类疾病的临床表现、致病光谱、可疑的变应原及组织病理，发现 AR 所代表的疾病临床表现与持久性光反应类似，但不同点在于皮损更加浸润肥厚，组织病理具有皮肤淋巴瘤的特征性改变，对 UVB 敏感并扩展到 UVA 和可见光。由于皮损表现类似于严重的光变应性接触性皮炎，Ive 推测皮损加重的原因可能是持久暴露于变应原所致。为了寻求相应的变应原，Ive 进行了光斑贴试验，虽然光斑贴试验的最终结果为阴性，但其开创了光敏性疾病寻找光变应原的新纪元。

进入 20 世纪 70 年代后，陆续报道了大量病例，其临床表现与持久性光反应相同，对光线持续性敏感，变应原不明确，皮肤科学者将其命名为"光敏性湿疹"或"光敏性皮炎"。1973 年，由 Ramsay 和 Kobza-Black 首先报道了光敏性湿疹，表现为暴露区的湿疹性损害而无发病前的光变应性病史。某些病例可类似光化性网状细胞增生症，但其作用光谱只是 UVB。Frain-Bell 于 1974 年首次报道了光敏性皮炎，表现为暴露区的湿疹性损害，但有光敏性，作用光谱从 UVB 常扩展到 UVA。上述疾病由于同时具有湿疹的组织学特征和光化性网状细胞增生症的光生物学异常，而且这些疾病可以相互转变，故称之为光敏性皮炎 / 光化性网状细胞增生症综合征。

20 世纪 60 年代持续至 20 世纪 70 年代初期，临床涌现出大量临床表现类似于"持续性光反应"的病例报道，由于命名较混乱，妨碍了该类疾病的诊治。1979 年，Hawk 和 Magnus 提出慢性光化性皮炎的概念，建议对具有相同的临床和光生物学特征的这一组疾病统一命名，但一直未得到响应。直至 1990 年，Norris 和 Hawk 经《美国皮肤病学杂志》正式提出，以慢性光化性皮炎命名持久性光反应、光敏性湿疹、慢性光敏性皮炎等以往被分别命名的疾病，并确定了诊断标准。至此，统一的命名为此后该疾病的相关基础及临床研究奠定了坚实的基础。

从人们发现"持久性光反应"开始到"慢性光化性皮炎"命名及诊断标准的确立花费了近 30 年，但该病的病因、发病机制及反复复发等问题仍然存在着诸多困惑。明确致病光谱、可疑变应原及合理的防治是减少该类疾病反复发作的关键，解决这些难题尚需要长期探索，但现有的部分研究结果是令人鼓舞的，已显现出令人欣喜的曙光。

## 二、发病机制的假设与展望

慢性光化性皮炎患者对光线敏感的确切机制尚未阐明，但是有证据表明，其病变为内源性抗原诱发的迟发型超敏反应。光敏物质在 UVB 或 UVA 照射后形成短暂的光接触性皮炎，可能少量原发性光敏物质反复刺激，使机体形成光持久性敏感，从而发病。当发展成慢性光化性皮炎时，仅 UVB 的照射即可使机体载体蛋白结构发生变化，成为内源性抗原，不再需要外源性光化学物质的存在。

### （一）迟发型超敏反应的依据

①临床上损害类似于变应性接触性皮炎，属于细胞介导的超敏反应表现；②组织象也符合变应性接触性皮炎，从皮炎期直至光化性网状细胞增生症期，组织象的演变也从慢性接触性皮炎的病理进展到淋巴瘤样接触性皮炎（假性淋巴瘤），并提示是在持续性抗原刺激下的重度病变；③免疫表型研究，慢性光化性皮炎损害中真皮浸润主要由 T 细胞组成，并可见白细胞的亲表皮性，病程早期以 CD4$^+$ 为主，晚期则以 CD8$^+$ 为主，炎症细胞浸润的动力学也与迟发型超敏反应相一致；④其他如黏附分子、细胞因子的研究也支持为迟发型超敏反应。

### （二）内源性抗原产生的几种假说

慢性光化性皮炎中致迟发型超敏反应的变应原尚未阐明，但可肯定它是一种光线诱发的内源性抗原。这种抗原在紫外线作用下自身蛋白质结构发生改变而具有抗原性，其产生有以下几种假设：①在紫外线作用下皮肤细胞的 DNA 受损，结构发生改变，具有抗原性；②继接触性皮炎和光接触性皮炎之后，少量外源性变应原或光变应原持久存在于皮肤，它们与人体白蛋白结合，并促使其组氨酸氧化，从而具有弱抗原性；③由于体内代谢异常等原因，色氨酸代谢产物犬尿喹啉酸的生成增多，犬尿喹啉酸是一种内源性光变应原。

### （三）尚有待于探讨的发病机制

正常情况下机体对于紫外线诱导的损伤存在一定的保护和修复机制，如黑素、UCA、SOD 酶、DNA 切除修复机制等以吸收紫外线或清除光照后的抗原性物质。1999 年，Kolgen 等提出紫外线诱导的免疫抑制为紫外线照射后皮肤发生的生理适应机制之一，它可使皮肤对接受紫外线照射后产生的新抗原发生耐受，避免光暴露部位皮肤光免疫反应的发生。可以设想，光照后机体保护机制的任何环节出现异常均可能会引发或加重光线相关疾病，那么慢性光化性皮炎患者是否也存在紫外线诱导免疫抑制的缺陷，从而导致发病，尚待进一步研究。

紫外线诱导的免疫抑制受多步骤及调节因子控制，其作用机制可能始于照射局部色基（单个或多个）吸收紫外线，继而启动皮肤中级联反应。其中尿刊酸异构化、表皮抗原呈递细胞数目和能力以及细胞因子表达的改变均为紫外线诱导免疫抑制发生的重要环节，其极有可能成为慢性光化性皮炎发病机制新的研究靶点。

### 三、国际诊断标准的共识与国内的实际应用前景

#### （一）国际常用的诊断标准

目前比较公认的诊断标准主要依据临床、光生物学测定及组织学检查：①皮损为持久性，在避免光敏物质后仍持续 3 个月以上，表现为皮炎或湿疹性皮疹（光敏性皮炎相），可伴有浸润性丘疹和斑块（光化性网状细胞增生症相），主要见于曝光区皮肤或可扩展到覆盖区，偶呈红皮病；②光生物学最小红斑量测定，所有患者对 UVB 异常敏感，部分患者对 UVA、可见光敏感，光激发试验和光斑试验可呈阳性；③组织学检查无特异性，呈亚急性或慢性炎症改变，常类似于慢性湿疹改变，或呈假性淋巴瘤组织改变。

#### （二）国际诊断标准中尚待探讨的疑问点

所有诊断慢性光化性皮炎的患者都必须具备对 UVB 异常敏感吗？慢性光化性皮炎诊断标准确定之初，Norris 和 Hawk 等学者认为，UVB 最小红斑量（minimal erythema dose，MED）低于正常是诊断的必备条件，部分患者可同时伴有 UVA 甚至可见光 MED 降低，即患者作用光谱主要为 UVB。他们认为只有 UVB 才能直接诱导载体蛋白形成抗原性光产物，并在机体的所有部位诱发光变态反应；是否对 UVB 敏感可以直接区别短暂性光反应和慢性光化性皮炎中的持久性光反应。据此标准，UVA 在作用光谱中仅处于次要地位，

单一 UVA-MED 降低不符合慢性光化性皮炎的诊断条件。

但在临床实践中不断有学者发现，部分慢性光化性皮炎患者存在单一 UVA-MED 降低。1994 年和 1995 年，Healy 和 Roger 以及 Lim 等多位学者报道，极少数 CAD 患者仅单一对 UVA 敏感，而 UVB-MED 在正常范围，同时提出此类患者有逐渐增加的趋势。1999 年，Hawk 等在论述 CAD 诊断标准时也认可，CAD 患者中存在单一 UVA-MED 下降的情况，但仍将单一 UVA-MED 的下降作为极个别现象。

国内王丽英等在回顾性研究中发现，UVA 可能在慢性光化性皮炎的发病机制中占据更重要的地位：伴有 UVA-MED 降低与单一 UVA-MED 降低的比率均高于 UVB-MED 的相应比率（UVA-MED 降低者 95.3%，UVB-MED 降低者 77.9%；单一 UVA-MED 降低者 22.1%，单一 UVB-MED 降低者 4.7%）。由于被回顾的研究资料所用光源为水冷式金属卤素灯，UVA 中掺杂的 UVB 量相对较大。为进一步确定所得结果，研究者又以氙灯为光源对 CAD 的作用光谱进行了再次测定，氙灯的输出光谱与太阳光谱类似，是诊断性光试验的理想光源，而且在 ZWB 滤光片进一步处理后，输出光线相互掺杂量可进一步降低。结果显示：伴有 UVA-MED 降低以及单一 UVA-MED 降低的比率均明显高于 UVB-MED 的相应比率（UVA-MED 降低者 89.41%，UVB-MED 降低者 69.41%；单一 UVA-MED 降低者 30.58%，单一 UVB-MED 降低者 10.59%），提示 UVA 在 CAD 作用光谱中的地位可能较 UVB 更为重要。

在对慢性光化性皮炎患者的长期随访中，有学者还发现部分患者发病过程中作用光谱具有波动性，光敏感性增高可从一个波段变化至另一波段：对 UVA 和 UVB 均敏感者，再次发病时可仅对 UVA 或 UVB 敏感；而原仅对 UVA 敏感者，可转为仅对 UVB 敏感或对两者均敏感；原仅对 UVB 敏感者，也可转为仅对 UVA 敏感或对两者均敏感。最小红斑量值愈低，病情往往愈重。

对于慢性光化性皮炎致病光谱研究的结果差异可能主要在于：①长期以来 UVB 因其强大的生物学效应备受关注，而 UVA 仅在近十年随着基础研究的深入才逐渐引起人们的重视；②光源的限

制,因 UVA 生物学效应大大低于 UVB,普通光源仅能提供低剂量的 UVA 照射,在合理时间内很难达到红斑量。

综上,1990 年 Norris 和 Hawk 将 CAD 诊断标准中的 UVB-MED 降低为诊断 CAD 必备条件,值得商榷。

此外,临床上在疑诊慢性光化性皮炎患者的筛选中可发现,部分患者额、颧、鼻背、耳郭、手背、前臂伸侧等光暴露部位具备典型的慢性湿疹样皮损,甚至可呈假性淋巴瘤样变化,与遮光部位境界清晰,而最小红斑量测定在正常范围,对此类患者,笔者认为仍应定期随访最小红斑量变化,避免慢性光化性皮炎的漏诊。

### (三)国际诊断标准在国内实际应用前景及改良

**1. 无条件开展光生物学检查时如何进行诊断** 参照 Norris 和 Hawk 1990 年提出的诊断标准,确诊 CAD 应符合临床、光生物学、组织病理3项条件。因临床表现与慢性湿疹和其他光照性疾病相似,较易误诊、漏诊。因此,临床发现老年男性患者,光暴露部位呈湿疹或假性淋巴瘤样皮损,需追问病史中发病是否与日晒相关。疑诊者行光生物学检查,必要时做组织病理及其他相关免疫学检查。然而,在我国部分基层医院尚无条件开展光生物学检查。此时,大部分慢性光化性皮炎的诊断则是由临床表现所提示。

(1)详细的病史询问:患者在明确诊断前往往已有数月到数年的"过敏性皮炎或湿疹"的病史,如常见的接触性皮炎、光敏性接触性皮炎、光敏性药物性皮炎或是类似于晒斑、多形性日光疹等急性光敏反应表现。

(2)皮损的发生发展与日光和其他光线暴露的关系:虽然病情常是由日光暴露后诱发或加剧,但与紫外线的相关性常不能被患者或是医师所重视,特别是在发病早期。皮疹可在日晒之后数小时甚至数天才出现,表现为迟发性。虽然一般在春夏季加剧,但也可持续到冬季。

(3)观察皮损的分布特征:是在光暴露部位而不是所有的暴露部位。典型病例皮损好发于面、颈和手背等处的曝光区域,面部损害以前额和两侧的颧颞部为主,颈前 V 区、颈侧和颈后皮损的下限在衣领边缘显示清楚的界限,手背部外桡

侧虎口处尤甚。有时也可累及男性患者头顶部稀发区。而在头发密集的遮盖区、眉弓下、耳垂后、颏下以及皮肤皱褶和指蹼处则多不累及而可见正常皮肤,这些分布特征是早期识别慢性光化性皮炎的重要线索。反复发作的严重光敏性患者,皮疹可波及到覆盖区,累及全身。

(4)组织病理检查:一般为光敏性皮炎表现,若呈光化性网状细胞增生症变化则有诊断价值。

**2. 我国目前常用的临床诊断标准** 1992 年,上海华山医院针对我国慢性光化性皮炎患者的发病情况,提出了在国内较实用的临床诊断标准,内容如下:①光暴露部位皮损呈皮炎湿疹样和/或浸润丘疹和斑块,偶为红皮病;②皮损持续3个月以上,反复加剧;③好发于中老年男性。具备上述3项条件者,经过对部分符合该标准患者的长期随访之后的光试验及组织学等检查的验证,符合率在95%以上。因此,如果没有条件进行光生物学试验和组织病理检查时,可根据以上3条进行判断。但值得一提的是,该诊断标准始于1992年,至今已20余年,但国内缺乏多中心、大样本的临床研究来进一步验证该诊断标准。当前,在全国范围内进行相关研究对该诊断标准进行进一步的验证及完善具有一定的必要性。

### 四、治疗中的困惑

#### (一)专家推荐的常用治疗方案

一线治疗包括:防光,避免日晒,尽可能减少户外活动;明确和设法避免种种可能存在的致敏原;局部外用糖皮质激素及润肤剂。二线治疗包括系统性应用小剂量糖皮质激素、免疫抑制剂、窄波中波紫外线(narrow-band ultraviolet B,NB-UVB)及应用 8-甲氧基补骨脂素(8-methoxy-psoralen,8-MOP)联合 UVA 照射的 PUVA 疗法;三线治疗包括系统性应用羟氯喹、阿维 A 酯、维 A 酸合并 PUVA。

#### (二)如何解决棘手的复发问题

慢性光化性皮炎患者的病情易反复发作,给患者的日常生活带来了极大的困扰。复发的因素众多,目前认为可能与较多的变应原接触及较高的日光暴露相关。然而,临床上患者常难以提供明确的接触过敏史,医师也易忽略对患者进行接触过敏原的调查。

1. **病程中内源性抗原诱发的迟发型超敏反应得以长期持续存在的原因**　可能为：①长期日积月累的紫外线照射，尤其是户外职业工作者或是有户外活动嗜好者，中老年男性发病居多；②变应原性接触性皮炎和光变应性接触性皮炎，这些外来变应原对慢性光化性皮炎的发病有时可为直接作用，也有可能它们可使内源性蛋白质转变成内源性变应原，而产生持久的迟发型超敏反应；③过敏素质患者，如内源性湿疹和遗传过敏性皮炎，由于长期反复发作的内源性湿疹伴随的持续性 T 细胞刺激，可促使慢性光化性皮炎呈慢性进行性发展。

2. **积极寻找可疑的光变应原**　相关变应原的持续存在是慢性光化性皮炎患者反复发作的一个重要原因，它们可能刺激机体 T 细胞持续增殖，使病情反复发作，并呈慢性进行性进展。因此，积极寻找可疑的光变应原是减少病情反复的关键。

光斑贴试验是早期发现光致敏物的有效手段，国外在此方面已经做了大量工作，国内仍少有问津。

光斑贴变应原通常分为抗菌剂、香料、遮光剂和其他 4 类。目前，北欧、英国、美国等国家都设定了自己的标准光斑贴变应原系列，通常在常见光敏感物质基础上，根据本国特点进行添加或者去除。各个系列中的变应原种类都在不断发生变化。如 20 世纪 60 年代早期发现四氯水杨酰苯胺诱发"持久性光反应"后，许多国家不再使用这种抗菌剂，因此也无对其进行测试的必要。其他四氯水杨酰苯胺类相关化合物的抗菌剂以及部分香料成分如合成麝香等在发现其可诱发光接触性皮炎后，欧洲国家已经禁止使用这些成分制造肥皂、香水等生活用品，故也不再包含于标准光斑贴变应原中。随着遮光剂的应用越来越普遍，对氨基苯甲酸、羟苯甲酮等紫外线吸收剂引起的光接触性皮炎逐渐增多，如今许多国家标准光斑贴变应原系列已经主要由各种遮光成分组成。我国目前尚无适合本国特色的标准光斑贴变应原，尽快建立我们自己的标准变应原系列已迫在眉睫。在未能建立我们自己的标准变应原系列前，可考虑选择 ICDRG 推荐系列，该系列包含了大多数常见光敏感物质。

在不同国家进行的多项研究显示，香料是慢性光化性皮炎患者常见的致敏物，以芳香混合物和 / 或秘鲁香脂居首位。我国学者开展的光斑贴以及斑贴试验中，阳性变应原出现频率依次为芳香混合物、秘鲁香脂、对苯二胺、氯化钴和硫酸镍，与国外研究结果类似。芳香混合物和秘鲁香脂主要存在于化妆品或者调味品中，是日常生活经常接触到的变应原。因此，至少在部分患者需考虑反复接触含香料的物质进而发病的可能性。值得注意的是，患者多为农民、老年男性，较少通过化妆品接触香料的可能。20 世纪 40 年代，Bonnevie 等首次发现，秘鲁香脂和芳香混合物斑贴试验阳性，提示食用含香脂的食物或调料可能会诱发系统性接触性皮炎。此后在欧美等国家进行的许多相关研究进一步证实了这一观点，同时人们发现严格限制香脂饮食可使接触性皮炎明显改善。因此，对斑贴尤其是光斑贴试验中秘鲁香脂和芳香混合物呈阳性反应的患者，如避免直接接触含香料的生活用品不能改善症状时，应考虑限制香脂饮食。Tamara 等调查显示，最常见的含香脂食物过敏原为番茄（33%）、柑橘（30%）、香草（23%）、可乐 / 苏打（17%）和巧克力（17%），可作为参考。

除香料外，光斑贴试验显示盐酸异丙嗪阳性率较高，属吩噻嗪类化合物，可发生交叉反应，主要作为药物广泛应用于临床。有研究显示，在其生产、制剂加工以及使用过程中均可诱发职业性皮炎，包括光毒性、光变态反应和一般的接触性皮炎 3 种类型，后者的发生率明显低于前两者。并有少数光变态反应性皮炎的患者演变成"持久性光反应"。吩噻嗪类化合物可作为杀虫剂用于农业除虫，与异丙嗪存在交叉反应，包括光变态反应皮炎。因此，对盐酸异丙嗪呈阳性反应的患者也应注意避免接触各种杀虫剂。

总之，在临床工作中，应详尽询问病史，强化积极寻找（光）接触性致敏原的意识，条件允许时应常规进行斑贴和光斑贴试验以明确致敏原。告诫患者避免接触和服用各种含有光敏物的食品和药物。严重患者有时需调动工作和生活环境后才能得到控制。

3. **防光过程中存在的问题**　避光是控制病情急性发作和延长缓解期的首选治疗方案，应用防光剂则是其中最有效的手段之一。然而，当前临床上患者多数并不了解如何合理避光,对如何选用恰当的防光剂更是知之甚少,医师也易忽略该类知识点的宣教。

(1)如何合理避光:告知患者避免强烈日晒至关重要。紫外线,尤其是UVB通常在正午最强,患者应尽量避免在这段时间外出,外出应使用宽檐帽、遮阳伞、长袖衣裤和手套。云层仅能减少10%~15%的紫外线辐射量,故阴天也不能例外。严重患者或呈急性发作者往往对室内光线和照明用日光灯均敏感,需要让患者待在只使用普通白炽灯的小室中。对UVA敏感的患者,天气晴热的早晨和夏季午后应限制外出;如果对UVA敏感性很高,可以考虑将房间玻璃和挡风玻璃改为特制玻璃以遮挡UVA;UVA照射量常年无明显改变,因此四季都需避免日光照射。

(2)如何选择恰当的防光剂:研究发现,大多数慢性光化性皮炎患者常对UVA和UVB敏感性同时增强,部分患者还可表现为单一的UVA敏感性增强,因此除防晒指数(sun protection factor,SPF)外,是否具有UVA防护能力以及相应的防护系数高低是选择CAD患者防光剂的重要指标。

临床可根据患者的UVB-MED、UVA-MED,以及实际需要选择不同的防光产品。SPF值可用于评估防光剂对UVB的防护能力,长波紫外线防护指数(protection factor of UVA,PFA)可用于评估防光剂对UVA的防护能力。防光剂对UVA防护能力标注如下:$2 \leqslant PFA < 4$,PA+;$4 \leqslant PFA < 8$,PA=++;$PFA \geqslant 8$,PA+++。如患者UVB-MED为4mJ/cm$^2$,防光剂SPF为20,则其应用防光剂后的实际UVB-MED为80mJ/cm$^2$,已经达到UVB-MED的正常范围,可以满足日常生活基本需要。如患者UVA-MED为10J/cm$^2$,防光剂PA=++,则其应用防光剂后的实际UVA-MED为:$40J/cm^2 \leqslant UVA-MED < 80J/cm^2$,已经达到UVA-MED的正常范围,可以满足日常生活的基本需要。如患者户外停留时间较长,则需使用SPF 30以上及PA+++的产品。在临床中常建议患者准备不同SPF的防光产品,根据具体情况选择使用。

综上所述,对于无条件接受光试验的患者,外用遮光剂应选用遮光谱较宽、无刺激、无敏感性的遮光剂。有条件者,可依据光试验结果选用相应防光剂。

(3)防光剂使用中存在的问题

1)高SPF值给消费者带来的误导:近年来,市面销售的防光剂产品SPF值越来越高,出现了一部分具有超强防护效果的产品。但实际上,SPF值超过30的产品只具备商业竞争意义,缺乏实际使用根据和价值。高SPF防光剂的竞争不但提高了成本和费用,而且由于其使用了大量的紫外线吸收剂和散射剂,故可能会给消费者的使用带来不适感和不安全性。商家对高SPF防光剂的夸大宣扬,导致消费者认为SPF值越高越好,不分场合地全部选用这类产品,其结果是导致接触性皮炎的发生率明显上升,同时造成了极大的浪费。此外,高SPF防光剂的夸大宣扬使消费者认为其是万能的,能够阻挡日光中所有的紫外线,从而大大延长了日光中的活动时间,该行为直接导致使用者接受过度UVA辐射,结果可能增加皮肤癌的发生率。因此,选择产品时应视实际情况而定,不能过度强调使用高SPF产品。

2)使用剂量不足:不少使用者误认为只要使用防光剂就可以起到防光作用,其实不然,防光的效果与防光剂的实际涂抹量密切相关。某研究评估了防光剂的使用总量、防光剂在皮肤的分布、防光剂吸收UVA的功能这3项因素对防光剂防晒效果的影响。结果发现,在防光剂未能达到较好的紫外线防护功能的因素中,75%是由于防光剂使用的剂量不足,25%是由于使用的方法及防光剂本身防护UVA功能不足。防光剂测定方法中规定的涂抹量是2mg/cm$^2$,而有研究调查使用者在实际应用中,当用足量(2mg/cm$^2$)时常有不适感,故实际使用防光剂的量仅为0.5mg/cm$^2$,即人们使用防光剂的量远低于预实验中的用量,所以得到的光防护作用往往达不到说明书中的防晒系数值。有学者通过实验证实,当防光剂的涂抹量减半时,其SPF亦下降50%~60%,可见,同一SPF值防光剂效果还取决于其实际涂抹量。

3)使用频率不足:影响防光剂紫外线防护作用的另一个重要因素是如何重复合理使用防光剂。不同防光剂的耐水性有所不同。有人曾经对3种高SPF值防光剂的耐水性进行实验,结果水浴80分钟后的SPF值均比水浴前下降了15%左右。此外,出汗等因素也可影响防光剂的防光效果。因此,按时按需重复使用防光剂非常重要,而大多数消费者在实际应用中却忽略了这一点。同样，化学吸光剂在一定的时间内其效能逐渐下降，因此，在平时使用防光剂后多主张每 2 小时补用 1 次。

慢性光化性皮炎患者的复发问题一直困扰着医师及患者。临床上，应详细询问患者的可疑光接触过敏史。对于难以提供明确接触过敏史的患者，建议进行光斑贴试验，积极寻找光变应原并予以避免。此外，应加强对患者进行合理避光及合理选用防光剂的宣教。无条件开展光敏试验时，可建议选用同时防护 UVA 和 UVB 的广谱防光剂。有条件接受光敏试验者，可根据 UVA-MED 及 UVB-MED 选用恰当防护指数的防光剂。

（陈崑　顾恒）

## 第二节　多形性日光疹

多形性日光疹（polymorphous light eruption，PLE）是最常见的一种特发性光线性皮肤病。临床特点是日光或人工光源照射后数分钟到数小时出现，皮疹形态多样，可表现为丘疹、丘疱疹、斑块、多形红斑样及昆虫叮咬样，常累及曝光部位，如上胸部、颈部及前臂，停止照射数天后皮损可消退，本病好发于春季或夏初。本病 1900 年首先由 Carl Rasch 描述并命名，1918 年 Haxthausen 再次提及，其后名称一直沿用至今。本病高发于紫外线强度有显著季节性变化的温带地区，在北欧和欧洲的年轻女性中的发病率高达 10%~20%。该病在我国的各地区均有发病，无明显种族差异性，其发病率随纬度增高而递增，其中拉萨市和云南省该病的发病率分别为 4.90%、0.65%。近年来，关于该病的发病机制、致病光谱、诊断要点以及治疗方案的选择一直是临床研究的热点。

### 一、多形性日光疹的病因及发病机制的认知、演变及启迪

本病的病因尚未完全阐明，目前认为日光、免疫反应、内分泌变化、微量元素和代谢改变、氧化损伤及遗传因素都可能参与发病。

#### （一）免疫学变化在 PLE 发病中的核心作用及机制研究

1942 年，Epstein 提出 PLE 免疫发病机制可能是曝光部位皮肤对光诱导产物的迟发型超敏反应，称为 Epstein 假说，该假说目前已被学者普遍接受。其具体是指光能照射皮肤，通过光化学途径改变半抗原的结构，和皮肤中的蛋白结合形成全抗原，这些抗原可以是内源性或外源性的，随后刺激机体产生免疫反应。有研究发现，PLE 患者具有 T 淋巴细胞浸润、中性粒细胞浸润减少、T 辅助细胞优势和 Ⅰa 抗原高水平表达等特征。这表明一种异常免疫反应参与了 PLE 组织损伤。Norris 等报道 PLE 患者的皮肤在紫外线照射下可导致 CD4$^+$T 淋巴细胞和 CD8$^+$T 细胞在发病初期的 72 小时内大量增加。紫外线照 5 小时后，血管周围淋巴细胞浸润明显，并可见巨噬细胞。根据临床反应时间，组织病理变化及以上研究结论，均支持 1942 年由 Epstein 提出的 PLE 的发病是以迟发型超敏反应（DTH）反应为主的光诱导抗原假说。

但是引起 DTH 的抗原是内源性还是外源性，接受照射的光感物质到底是什么，光能作用后产生的光产物是什么，依然是学界的未知之谜。有报道紫外线照射可能通过氧自由基机制诱导角质形成细胞表达热休克蛋白（heat shock protein，HSP）。McFadden 等利用单克隆抗体 ML-30 在多形性日光疹皮损中发现，接受人工模拟日光照射 1 小时后，角质形成细胞和内皮细胞胞质内 HSP65 水平开始升高，真皮树突细胞在接受照射 5 小时后 HSP65 水平开始升高，并均持续至第 6 天。对照组未发现类似变化。他们提出 HSP 可能作为紫外线照射后诱导的新抗原，使易感个体的光暴露部位皮肤发生迟发型超敏反应。

近些年，也有研究者认为 PLE 的发生与 UV 不能有效诱导免疫抑制有关，抗 UV 诱导免疫抑制是发病的关键因素之一。一般情况下，UV 辐射可抑制 DTH 的致敏和诱导阶段，而 PLE 的紫外线辐射反应具有时间延迟特性。因此，UV 可能改变了皮肤分子的遗传特性，促使免疫原性的表达，致使 UVB 诱导的免疫抑制作用减弱，产生了一些新抗原，导致 DTH 反应，从而引发 PLE。因此，Gruber-Wackernagel 等发现抗 UV 诱导的免疫抑制（健康受试者的生理现象）和刺激机体发生 DTH 的光敏性抗原在 PLE 发生中起重要作用。那么，影响其 UV 介导的免疫抑制的可能因

素是什么呢？在正常人中，UV 照射后，表皮中的朗格汉斯细胞消失，研究发现，细胞迁移是导致正常个体朗格汉斯细胞消失的主要机制。当皮肤受到紫外线照射后，CD11b$^+$ 的巨噬样细胞，包括巨噬细胞和中性粒细胞，可以渗透入真皮和表皮，并释放免疫抑制因子 IL-10。目前的理论认为，PLE 患者的皮肤在受到紫外线照射后，其细胞迁移与正常个体不同，这些细胞迁移模式的改变对免疫抑制可能有重要的影响。

细胞黏附分子（CAM）是一类调节细胞与细胞外基质相互结合且起黏附作用的膜表面糖蛋白。PLE 发病可能与 CAM 介导的免疫反应有关，Marini 等发现，PLE 患者皮损中细胞间黏附分子（ICAM-1）表达明显升高，经补充番茄红素、β-胡萝卜素和约氏乳杆菌等抗氧化剂、营养补充剂后，可显著降低 PLE 临床评分，同时 ICAM-1 明显降低。还有研究显示 UV 诱导 PLE 皮损与内皮细胞-白细胞黏附分子-1（ELAM-1）及血管细胞黏附分子-1（VCAM-1）等的表达也相关。VCAM-1 和 ELAM-1 介导炎症细胞黏附在内皮细胞上，局部炎症发生时效应白细胞通过细胞因子或受体配体作用使 CAM 表达于内皮细胞上，从而上调具有与其受体表面结构互补的白细胞向炎症灶迁移、浸润。

总之，PLE 发病与免疫反应有关，同时是多因素的，PLE 患者与正常个体之间所体现的差异以及形成这些途径等问题有待进一步研究。明确抗原、光化产物以及整个致病过程亦是本病防治的重要切入点。

### （二）致病光谱的研究进展

日光是多形性日光疹最重要的诱发因素，但目前起主要作用的致病光谱仍存在争论。Epstein 认为 PLE 的主要作用光谱为中波紫外线（ultraviolet B, UVB），短波紫外线（ultraviolet C, UVC）以及 α 粒子在某些患者也可诱发 PLE 的发作。目前研究发现，PLE 的发病率在温带地区较热带地区高，这可能与温带地区的 UVA 相对于 UVB 有更高的比例有关，提示 UVA 在 PLE 发病中有重要作用。有多项研究致力于 PLE 致病光谱的研究，Schornagel 等对 61 例 PLE 患者进行的光激发试验中，57 例（93%）发生典型的皮损。在这 57 名患者中，23% 单独对 UVA 照射出现反应，21% 单独对 UVB 照射出现反应，56% 对 UVA 和 UVB 照射均出现。Leroy 等发现，用多色光源比用 UVA 更容易诱发皮疹，提示 UVB 在 PLE 发病中起了重要作用。而 Janssens 等研究发现，UVA 能激发 78.3% 的 PLE 患者出现皮疹，而 UVB 只能激发 46.7% 的 PLE 患者出现皮疹，但这两者均与 PLE 皮疹的严重程度无明显相关性，其中 UVB 与患者每年的发作次数相关，而 UVA 与面部的皮疹发作相关，提示 UVA 和 UVB 在 PLE 发病中均有一定作用，其中 UVA 更为重要。国内陆洁等的研究也显示，有 52.8% 的病例 UVA-MED 和 UVB-MED 阴性，故不能排除其他波长电磁波的作用。

综上所述，人们对 PLE 致病光谱的认知是不断发展的，最初由于光试验条件的局限性，认为作用光谱仅为 UVB。但随着新型光试验技术的不断发展，越来越多的学者发现 UVA、UVB 在发病中都起着一定的作用。近年来，研究表明，致病光谱除 UVA 和 UVB 外，可见光、红外线等也可引起患者出现异常反应。因此，相信随着科学技术的发展，人们对于该病致病光谱的认知将会不断深入。

### （三）其他因素在 PLE 发病中的研究进展

1. **遗传因素** 既往研究表明，PLE 有家族群集现象，3%~45% 的患者有遗传体质，15%~56% 有阳性家族史。先前报道 PLE 高发于北美洲及拉丁美洲的印第安人和芬兰人，并提示可能是由于显性基因遗传的缺陷所致。甚至推测 PLE 可能为常染色体显性基因遗传，而 McGregor 和 Millard 的研究结果提示 PLE 是多基因遗传模式。Millard 等对 420 对成年女性双胞胎（包括 119 对单卵孪生子和 301 对双卵孪生子）调查发现，单卵孪生子和双卵孪生子 PLE 的发病一致率分别为 0.72% 和 0.30%，并可用多基因遗传模式来解释。但也有学者认为 PLE 遗传率为 84%~87%，同时可用多基因遗传模式和显性单基因遗传模式来解释。而 McGregor 等对 23 例 PLE 患者先证者进行家系调查发现，一级直系亲属患病率为 21%，认为 PLE 可能为多基因遗传模式，并提出一种显性混合基因模式来解释其发病，但这一结论的精确性可能会受家系样本量较小的影响。

2. **内分泌改变** 本病女性发病约是男性

的 2~5 倍，部分患者发病与口服避孕药有关。Mentens 等发现，长期口服避孕药的妇女相比未服药或短期服药的妇女的患病风险增高 4 倍，提示本病的发生可能和雌激素受体的信号转导机制及生活方式有关。此外，妊娠似可影响疾病的过程，Neuman 等报道，14 例患者在第一次分娩后发病，4 例在第二次分娩后发病，另外 3 例虽然在第一次妊娠期间有过度暴晒，但未发病。因此，性激素在该病发病机制中的作用有待进一步阐明。

3. **微量元素和代谢改变** 某些微量元素参与 DNA 损伤后的修复，部分报道显示 PLE 患者血锌下降，血锰增高。血锌含量下降可能会影响紫外线照射后 DNA 损伤的修复，而锰作为致敏因素可能会使 DNA 修复过程发生基因的突变和复制错误，导致皮疹发生。同时，既往有报道 PLE 患者体内存在花生四烯酸、前列腺素、色氨酸代谢异常。

4. **氧化损伤** 氧化损伤一方面可能是由于活性氧簇（ROS）过度产生，直接导致细胞的坏死和凋亡；另一方面可能是由于抗氧化防御系统受损所致。张雯雯等用 UVB 照射豚鼠皮肤，血清和皮下组织中氧化物丙二醛和 ROS 含量均显著高于对照组，并存在一定的剂量 – 效应关系。李白等用 UVA 照射永久化人皮肤角质形成细胞后 8- 异构前列腺素及 ROS 的生成量与未经 UVA 照射的细胞相比均显著上升，而超氧化物歧化酶（SOD）、谷胱甘肽过氧化物酶及过氧化氢酶（PHD）活力则显著下降。同时，Guarrera 和 Rebora 的研究表明，PLE 患者血清抗氧化能力明显降低，表皮中 PHD、SOD 及血液中的维生素 E 等抗氧化剂缺乏。因此，过多产生的 ROS 与抗氧化防御系统间的失衡最终可导致细胞的氧化损伤。

## 二、PLE 的诊断要点及应思考的问题

本病的诊断主要依据病史及临床表现，需要排除其他光相关性皮肤病，此外，光生物学试验在皮损消退时或冬季时对确诊有意义，有助于寻找病因和指导特异性防治措施。目前，我国临床实践中基层医疗机构开展光生物学试验依然受限，但是了解如何合理地应用光生物学试验也是非常必要的。

### （一）临床表现及病史要点

1. **临床表现**

（1）皮损好发部位：损害多见于光暴露部位皮肤，受累部位按发生频次高低，依次为胸前的"V"区、前臂伸侧和手背、上肢、面部、肩胛、股和下肢。在冬季得到保护的区域如前臂伸侧特别容易发病，而终年受日照的部位（面和手指）却可能相对发病很轻微。

（2）皮损形态：皮疹表现多形性，通常患者的皮疹以某一型为主。根据皮损临床分 5 型，分别为：①丘疱疹型，皮疹以丘疱疹和水疱为主，成簇分布，伴有糜烂、渗液、结痂或呈苔藓样变，故又称湿疹型；②丘疹型，皮疹为密集分布的针尖至粟粒大小的丘疹；③痒疹型，皮疹为米粒至豆大的丘疹或小结节；④红斑水肿型，皮疹为浸润不明显、境界清的鲜红或暗红色、片状、水肿性红斑；⑤混合型表现为同时或先后出现两种或两种以上类型的皮疹（图 8-2-1）。常见为丘疹型和丘疱疹型（各约占 1/3），其次为痒疹型、红斑水肿型。对每一位患者而言，一般以单一形态为主，且在每次发作中于同一部位保持同样损害类型。可见有损害类型的混合，但罕见有转型者。此外，颇有特征的是，在皮损邻近处同样暴露的皮肤区域常完全正常而不受累，故多呈小片状而不融合。

2. **病史要点** 包括发病年龄、发病季节、皮疹与日光照射的间隔时间和持续时间以及自觉症状等。病史在 PLE 诊断中具有重要价值，尤其是无条件开展光试验时。

（1）发病年龄：初次发病年龄主要在 30 岁以下，女性发病率高于男性 2~3 倍。

（2）发病季节：有明显的季节性，好发于春季或夏初，秋冬缓解，冬天罕见发病，除非雪地反射日光。反复发作数年乃至数十年后，季节性可变得不显著。

（3）皮疹与日光照射的间隔时间和持续时间：日晒后发生皮疹的潜伏期为 2 小时到 5 天，最常见为数小时到 1 天。若不再暴露则皮疹在 1 周左右渐消退不留瘢痕。随着夏季延长日照增多，皮疹常减少或消失。

（4）自觉症状：大部分患者瘙痒明显。

（5）家族史：10%~50% 的患者有家族史。

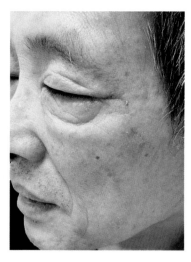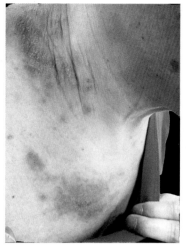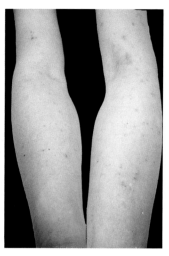

**图 8-2-1 多形性日光疹**
皮损好发于曝光部位（面部、颈后、颈前 V 形区、前臂伸侧等），形态多样，常见小丘疹、丘疱疹，也可表现为水肿性红斑、大丘疹或斑块

（6）其他：患者的职业、休闲活动、可能的化学接触物、局部和口服药物以及化妆品使用情况对于诊断以及查找病因很有帮助。

**（二）PLE 诊断及鉴别诊断路径**

目前，PLE 的病因以及机制并未完全明确，因而诊断并不具备特异性及排他性。除了和临床表现类似的疾病例如日光性荨麻疹、种痘样水疱病、慢性光化性皮炎等鉴别，PLE 还有可能是其他光相关性皮肤病或系统性疾病的部分症状。在临床工作中发现确有一些原先诊断为 PLE 的"典型"患者，在以后的随访过程发现有免疫学异常、光敏物的存在、卟啉阳性以及特征性的病理象等，因而分别诊断为亚急性皮肤型红斑狼疮、外源性光敏性皮炎、慢性光化性皮炎和卟啉病等。根据对患者的长期随访和临床类型分析、光生物学研究等，表明本病患者中还可能包含着几组发病机制不同的光敏性皮肤病。PLE 和慢性光化性皮炎等联系亦未完全明确，长期随访是必须的。因而临床中需要积极寻找其背后的病因以及潜在疾病，全面询问病史和体检，加强随访，合理选择光敏性试验以及其他实验室检查，逐步排查其他疾病（图 8-2-2）。

**（三）光生物学试验在诊断中的作用**

光生物学试验在诊断中的作用包括：证明光敏性的存在；了解光敏感的程度；确定外源性化学光敏物；确定致病光谱，便于疾病分类和特定光保护方法的改进。对于那些就诊时无皮损的患者，进行光生物学试验非常有必要。

**1. 紫外线红斑反应试验** 主要表现为：①红斑反应高峰出现时间较晚，正常人一般在 12~24 小时达高峰，患者常为 48 小时以后；②红斑反应强度常高于同样剂量照射的正常人；③红斑反应持续时间长，正常人 3~5 天，患者常持续至 8 天以上；④红斑反应消退后常无明显的色素沉着；⑤红斑反应开始消退时，红斑表面会出现丘疹。

**2. 光斑贴试验** 对有化学性光敏物敏感的患者可证明其致敏物种类。部分 PLE 患者光斑贴试验对多种变应原均阳性。李俞晓等对 59 例 PLE 患者的研究结果显示，32.69% 光斑贴试验阳性，其中 18.6% 的患者同时对多种变应原呈现阳性反应。

PLE 患者往往难以提供明确的致敏原，光斑贴试验则是寻找光变应原安全有效的方法，通过光斑贴试验及早发现光变应原，并尽可能避免接触包含阳性反应的光变应原及其可能引起交叉反应的相关化合物，对缩短病程和预防发病均有重要意义。

**3. 光激发试验** 光激发试验是一种在实验室中再现光线性皮肤病的方法，它能够确定疾病的作用光谱，对于诊断多形性日光疹有重要价值，尤其是对就诊时无皮疹的患者，进行光激发试验非常有必要。该实验常以 2~3 倍最小红斑量或更大剂量照射，以激发皮损的出现。亦可用延长照

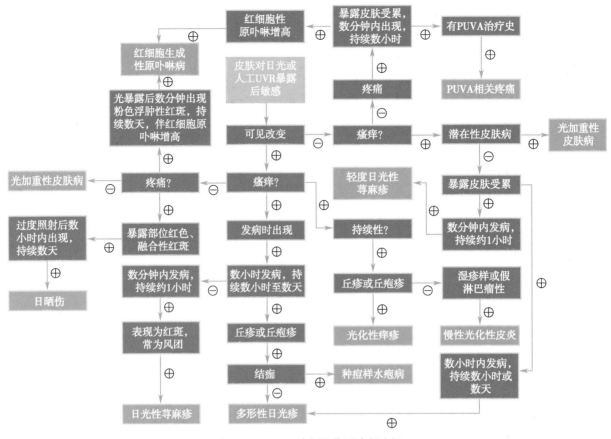

图 8-2-2　PLE 诊断及鉴别诊断路径

射时间或在同一部位甚至在以前病变的皮肤上反复多次照射,以达到激发皮损出现的目的(UVB 多用 2~3 倍最小红斑量,UVA 用 60~100J/cm² )。本试验有助于确定疾病的作用光谱,对确诊多形性日光疹有重要价值,并为今后的治疗提供客观的依据。临床报道的 PLE 光激发试验的致病光谱显示,受检患者光激发试验总体阳性率为48%~100%,50% UVA 阳性,25% UVB 阳性,25% UVA+UVB 阳性。大部分患者在受累部位反应更剧烈,而有些患者则仅在受累部位有反应。

造成光诊断试验结果差异的原因:①调查者选用的照射光源不同,同一患者改变照射光源后其敏感光谱可发生转变;②光激发试验过程未标准化,曝光次数不足可能会使阳性率降低;③患者入选的选择性偏差,到医院就诊的多为病情较重的患者,病情轻者常未就诊;④对患者可能存在不同的入选标准,例如对病情严重、迁延的 PLE 是否可归于慢性光化性皮炎,各家学者尚存争议。

因此,确立国际标准化的光源、标准化的光学试验方法是确立 PLE 作用光谱及明确 PLE 诊断的重要前提,也是 PLE 后续研究的重要方向。

## 三、治疗及预防的现状及思考

### (一)治疗的基本原则

PLE 的治疗主要分为急性加重期的治疗和日光照射前的预防性治疗。PLE 发作的季节、持续时间、病情严重程度,以及对患者生活质量的影响程度等因素决定了治疗方案的选择。

急性加重期的治疗根据病情的严重程度选择治疗方案。Patel 等提出阶梯治疗策略。对于大部分轻度患者可采用避光、使用物理防晒方法或是宽谱遮光剂的方法。当避光措施不能起效时,局部可考虑外用糖皮质激素,一般以单纯糖皮质激素制剂较好,也可使用氟芬那酸丁酯软膏、他克莫司软膏等非激素类制剂,需注意避免使用焦油类等潜在光敏物质。中、重度患者除上述治疗方法外,可给予预防性光疗,疗效欠佳者可考虑系统治疗。短期系统应用皮质激素常可有效地控制病情,其他系统治疗包括抗疟药氯喹和羟氯喹、沙利度胺、烟酰胺、硫唑嘌呤及环孢素等免疫抑制剂。另外,已有报道采用 β- 胡萝卜素、烟酰胺、ω- 多不饱和脂肪酸,全身用抗氧化剂亦可用于 PLE,但是有效率仍有争议。

预防性治疗一方面可以通过减少日光照射，另一方面可以通过预防性光（化学）疗法提高机体的光耐受性。前者包括物理防晒和采用遮光剂，后者包括窄波 UVB 和 PUVA 预防性光疗，又称硬化疗法。

### （二）如何根据病情选择恰当的系统用药

**1. 糖皮质激素** 大部分轻中度患者采用避光、使用屏障物及宽谱遮光剂、联合使用局部皮质类固醇制剂，瘙痒剧烈者加用抗组胺药，常可有效控制病情。对于用上述方法仍未控制病情的患者，可短期系统应用糖皮质激素控制病情。一项随机双盲研究表明，与安慰剂相比，短期应用泼尼松龙可显著控制多形性日光疹发作。

**2. 抗疟药** 一般不作为多形性日光疹治疗的首选药物，主张在严重致残病例、防光剂与局部糖皮质激素治疗失败，及预防性 UVB 光疗法或 PUVA 治疗失败或不适宜应用的病例使用。硫酸羟氯喹起效缓慢，最好在晚冬时使用，以防春季发病，也可在增加日光照射量前几天开始使用。一项安慰剂对照试验中发现硫酸羟氯喹的预防性治疗能明显减少皮疹，但不能减轻瘙痒。硫酸羟氯喹开始剂量一般为 400mg/d，一个月后减少至 200mg/d 维持一段时间。但总的来说，氯喹用于羟氯喹无效时，抗疟药不及光疗法。此外，有研究显示，羟氯喹和氟芬那酸丁酯联合使用显著提高疗效，而不增加不良反应的发生。值得注意的是，抗疟药在服药前及服药后每 6~12 个月应进行眼部详细检查，防止视力损害。

**3. 沙利度胺** 有较好疗效，适用于对上述药物无效的患者。成人剂量为 100~200mg/d，儿童 50~100mg/d。通常 1~3 周后出现疗效，但停药易反复，宜减量维持治疗。

**4. 免疫抑制剂** 对于极严重的病例，且对 PUVA 及其他治疗无效时可服小剂量硫唑嘌呤、环孢素等免疫抑制剂。硫唑嘌呤 1~3mg/（kg·d）常用剂量 50~100mg/d 分 1~2 次口服，其作用较缓慢，用药 4~8 周起效，有效后 2~4 周递减至每天 25~50mg 维持。Norris 报道短期小剂量应用硫唑嘌呤治疗 2 例顽固性患者，取得良好效果。

### （三）预防性光疗的推广应用

较严重的患者可预防性的使用 PUVA 或 UVB，通过促进角质层的增厚、皮肤晒黑以及免疫学的作用，提高机体对紫外线的耐受，称为硬化治疗。该疗法的目的是在不激发多形性日光疹发作的条件下，诱导患者发生光耐受。在欧美等国，光硬化疗法已广泛推广，成为防治 PLE 的一线疗法之一。

进行光疗和 PUVA 治疗以前，首先要确定光疗的类型和个体化的起始剂量以及增加剂量的方案。近年来，大部分学者主张首选窄谱 UVB 或 UVA1，疗效欠佳者可考虑选用 PUVA。国外一个中心的标准治疗方案为，以患者 UVB 最小红斑量或 UVA 最小光毒性剂量的 70% 作为起始剂量；依据红斑反应以 10%~20% 递增；住院患者每天 1 次，门诊患者每 3 天 1 次，照射总次数为 10~15 次。在对 1986—1995 年间其治疗中心进行"硬化治疗"的 170 例多形性日光疹患者的回顾性研究中，照射总次数 UVB 为 330 次（窄谱 325 次，宽谱 5 次），PUVA 为 109 次。大多数患者于照射后获得明显缓解（UVB 63%，PUVA 58%）或中等程度改善（UVB 26%，PUVA 30%），部分患者治疗失败（UVB 11%，PUVA 12%）。研究者认为，窄谱 UVB 可能会逐渐取代其他光疗法成为多形性日光疹"硬化治疗"的首选，而 PUVA 仅作为窄谱 UVB 治疗失败后的选择。

光疗应于预计病情发作前 1 个月进行，而且事前应告知患者，治疗期间可能会诱发 PLE 发作。对光线极度敏感的患者照射后立即外用或小剂量口服皮质激素可有效抑制 PLE 发作。光疗后患者应继续进行适量日光照射以维持疗效，否则 4~6 周内即会失效。

### （四）PLE 治疗难点及对策

部分 PLE 患者复发率高，久治不愈是临床难点，应积极查找原因，并寻求相应的对策。导致本病久治不愈的常见原因包括以下几个方面：

**1. 未有效避光** 光照在本病的发生、发展过程中起着关键作用，避光或加强光防护是其主要治疗手段之一。但由于患者对相关知识缺乏了解或存在认识误区，在疾病治疗过程中常常存在未避光或避光不足的情况，导致疾病经久难愈或病情反复。戴太阳镜、戴宽檐帽、穿长衣长裤等物理遮光均是有效的措施。然而，不同的织物材料对紫外线的透过率并不相同。专家对日常所用的上百种织物进行测定,发现近一半织物的防晒指数(sun protection factor, SPF)低于20,浸湿后衣物的SPF值更低。提示在阳光强烈的天气,即使穿着衣服也会被阳光晒伤,单薄的衣物已不能提供有效的防护作用。部分患者缺乏这方面的知识,认为进行了遮盖就不会受照射而未注意适当防护,就反而会比不遮盖时受到更多的紫外线照射。因此,建议患者在阳光强烈的天气最好穿戴防晒织物,告知患者衣物的防晒能力一般为双层优于单层,聚酯纤维吸收紫外线最好,其次是毛、丝、尼龙和棉麻。细密深色的要优于粗织浅色的。

2. **未明确潜在病因** 临床上50%有光敏性的红斑狼疮患者症状与多形性日光疹相似,部分红斑狼疮在多形性日光疹之后或同时发生。对于久治不愈的患者应排除红斑狼疮。两者的鉴别点包括:虽然红斑狼疮皮疹可被日光加重,但皮疹不依赖于日光的存在,并可累及非暴露部位,相反,PLE患者皮疹几乎均分布在日光暴露部位。另外,红斑狼疮皮疹可持续数周至数月,而在没有日光暴露的情况下,PLE皮疹通常在数天内消退。红斑狼疮患者通常无瘙痒,伴有特征性的系统和皮肤免疫异常。

3. **对心理因素的忽视** 心理因素对疾病发生、发展以及治疗、转归等多个方面均有影响。部分PLE患者过分夸大了光线的影响作用,甚至造成阳光恐惧,不愿意接受预防性光疗。对于该类患者应关注其心理变化,给予正确的健康教育。

4. **预防性光法应用不足** 在我国,预防性光疗应用得并不理想。一方面部分患者对光疗充满畏惧心理拒绝接受相关治疗;另一方面,由于光疗设备缺乏等客观因素导致医务工作者对该疗法临床应用缺乏经验。因此,在患者及医务人员中应加强相关知识的推广。随着基层医疗光疗设备的普及可能逐渐会改善此现象,对于缺乏光疗条件的患者,可指导患者利用自然光进行"预防性光疗",即在避免强烈日晒的同时,逐渐延长日晒时间,从而提高机体的光线耐受,这可能是推广该疗法的有效途径。

总之,PLE患者预防大于治疗,宣教多于药物。

## 四、小结

多形性日光疹目前仍以病史和体格检查诊断为主,光生物学试验应用推广依然不足,日后,随着光学技术以及分子生物学技术的发展,PLE的病因及诊断将进一步细化并明确。此外,新型有效的预防性药物及手段还有待开发。

（王秀丽）

# 第三节 皮肤光老化

皮肤是一个动态的器官,可维持体内平衡状态,并为人体提供对环境刺激物和病原体的防护。然而随着时间的推移(内源性老化)或通过不断的外界刺激(光老化),可引起不可逆的结构损伤、慢性炎症,甚至致癌。光老化是环境中的光线(紫外线为主,近年来还有可见光中的蓝光,400~420nm的一段光线,以及红外线)作用在正常皮肤上引起的一系列形态结构、功能、生理生化异常。光老化可以有多种临床表现,如曝光部位皮肤干燥、粗糙、粗大皱纹产生、皮肤松弛、脆性增加、皱纹形成、颜色不均、毛细血管扩张及皮革样外观等。光老化与多种皮肤病发生密切相关,如日光性角化、光线性类网织细胞增生症等,与皮肤肿瘤(如基底细胞癌、恶性黑素瘤、鳞癌)发生率增高也有关系。

皮肤光老化的组织学改变包括:①细胞外基质结构改变,真皮层胶原纤维减少、排列紊乱;对皮肤的弹性和顺应性起着重要作用的弹力纤维变性并异常堆积。②细胞学方面,角质形成细胞的有序分化受影响,排列失去极性;黑素细胞和黑素颗粒增多,沿基底膜分布不规则,其大小、树突和色素变化差异变大;成纤维细胞增生,肥大异型的成纤维细胞增多。③炎症反应,毛细血管扩张、增生,血管周围炎症细胞激活、浸润。

## 一、皮肤光老化的机制

尽管光老化的机制至今未完全清楚,但近年来已经有了很多的进展,主要包括如下几个方面:

1. **活性氧簇**(reactive oxygen species, ROS)的产生和聚集在皮肤光老化发生机制中起重要作用。皮肤中存在大量天然色基(chromophore),

色基分子吸收 UV 光子能量后呈激发态,随即与皮肤中的分子氧发生 I 型或 II 型光动力学反应,并在多种酶和过渡金属离子参与下生成活性氧簇 ROS。这些过多的 ROS 如不能被皮肤中的抗氧化系统及时清除,会损害皮肤中的核酸、脂质、蛋白质,使皮肤出现慢性光损伤(光老化)的改变。

2. 基质金属蛋白酶(matrix metalloproteinase,MMP)及组织蛋白酶(cathepsin)表达与活性改变是引起皮肤光老化病理改变的 2 个重要酶类。MMP 是一个锌依赖性的酶家族,能够特异性地降解结缔组织中的多种蛋白质,引起光老化皮肤中正常胶原成分及弹性纤维显著减少。目前研究较多的与皮肤光损伤相关的 MMP 亚型主要为:MMP-1(又称胶原酶),可降解 I、III、VII、X 型胶原;MMP-2(又称明胶酶),可降解 IV、V 型胶原、变性胶原和弹性蛋白;MMP-3(又称基质溶解素 -1 或蛋白多糖酶),能降解 III、IV、V、X 型胶原、蛋白多糖、纤黏连蛋白、变性胶原等。近两年我国学者的研究发现,组织蛋白酶 cathepsin 家族与皮肤光老化密切相关,其中 cathepsin B、D、K 蛋白及 mRNA 表达下调,而 cathepsin G 表达上调。

3. 细胞信号通路激活与皮肤光老化机制密切相关。MAPK 途径是生物体内重要的信号传导通路之一,参与介导生长、发育、分裂、分化、死亡以及细胞间的功能同步等多种细胞过程。紫外线辐射可通过激活小 G 蛋白,Rac1 及 Cdc42,激活 JNK 通路。在皮肤慢性光损伤过程中活化的 MAP、ERK、JNK 及 p38,可进一步上调 c-Jun 的表达,c-Jun 和 c-Fos 结合后形成高转录活性的 AP-1(activator protein-1)蛋白。AP-1 是 MMP 的重要转录因子,可通过与 MMP-1、3、7、9、12 及 13 基因启动子结合,启动 MMP 蛋白表达。

4. 细胞自噬(autophagy)在皮肤光老化机制中的作用是近年来研究的热点之一。以往的多个学科的研究发现,自噬在细胞衰老过程中起重要作用。近年来的研究发现,在 UVB 诱导的人皮肤成纤维细胞光老化模型中,成纤维细胞提前衰老程度越高,增殖越慢,自噬越低。中波紫外线诱导的提前衰老成纤维细胞的条件培养液可通过旁观者效应,降低成纤维细胞的自噬及增殖,并加速其

老化。在皮肤光老化细胞中,自噬可直接引起光老化皮肤晚期糖基化终产物(AGE)异常堆积,晚期糖基化终末产物又可以通过 ERK/p38 MAPK 和 Akt/mTOR 信号通路反馈调节细胞自噬水平。

5. 晚期糖基化终末产物(advanced glycation end products,AGE)是指蛋白质、脂类、核酸等大分子物质游离氨基与还原糖发生的缓慢非酶糖化反应,最终形成不可逆、结构稳定、不易降解的大分子棕色产物。AGE 在光老化皮肤大量堆积,可促进角质形成细胞和成纤维细胞凋亡,并可通过抑制超氧化歧化酶活性、上调基质金属蛋白酶表达等机制,使胶原纤维和弹性纤维变性,引起皮肤松弛、粗大皱纹等皮肤外观改变。

6. 炎症小体(inflammasome)参与人类多种病理生理过程,在调节促炎信号和宿主防御中起着重要作用,与人类多种重大疾病的发病机制密切相关。它们的表达、装配和激活的调节在皮肤疾病的炎症过程中具有重要意义,包括细胞因子调节癌症进展和侵袭性的癌症。因此炎症小体可作为皮肤慢性光损伤(光老化)的早期生物标志物,对皮肤的光损伤和炎症过程的启动具有提示作用。以炎症小体为靶向,对其进行干预,也可能是改善皮肤炎症、慢性光损伤,降低光线性皮肤病和皮肤癌变风险的重要途径。

7. 非编码 RNA(non-coding RNA,ncRNA)参与皮肤光老化的多个过程的调控。近年来的研究结果发现,UV 能通过改变长链非编码(LncRNA)表达谱,引起一系列下游生物学效应。如 2016 年美国北卡罗来纳州立大学研究团队的研究发现,20mJ/cm²UVB 照射人黑素细胞引发 ROS 聚集后,长非编码 RNA 的 Lnc-GKN2-1:1,Lnc-CD1D-2:1 及 Lnc-SGCG-5:4 表达上调。用 siRNA 下调 Lnc-cd1d-2:1 可抑制 UVB 诱导的 TYR mRNA 的表达,并抑制酪氨酸酶激活;lnc-cd1d-2:1 siRNA 可抑制 UVB 诱导的 p38 磷酸化。2015 年,Hall 等的研究发现,LincRNA-p21 在单剂量 UVB 引起的角质形成细胞的凋亡中起关键触发作用,UVB 在转录水平诱导人皮肤角质形成细胞 LncRNA-p21 表达上调,敲除 LncRNA-p21 可抑制 UVB 诱导的 p53 依赖的细胞凋亡途径。近两年我国学者的研究发现,光老化人真皮成纤维细胞(HDFs)差异表达的环状 RNA(circRNA)

有 29 种，其中 13 种与胶原相关，2 种与弹性蛋白相关，其中 circCOL3A1-859267 在光老化真皮成纤维细胞中下调最显著。体外研究表明，外源性上调 circCOL3A1-859267，可对抗慢性 UVA 照射所引起的 I 型胶原蛋白合成减少；通过海绵吸附作用，microRNA-29 可直接结合于 circCOL3A1-859267，调控光老化皮肤的胶原蛋白表达。

## 二、皮肤光老化的诊断

皮肤光老化可以根据日晒史、临床表现以及特征性的组织病理改变进行诊断。但皮肤光老化是一个长期慢性的过程，并存在个体差异性，因此在不同的阶段、不同的人群，光老化的程度和临床表现可以有所不同。除了常规的诊断方法，根据光老化的发病机制，我们可以尝试找到一些有助于诊断的分子标记，如血液循环（血清）中或皮损中差异表达的 LncRNA、miRNA、circRNA 等。

## 三、光老化预防和治疗

尽管光老化的机制至今未完全明了，但近年来对于光老化的干预手段和方法的研究和应用取得了很大的进步。如维甲酸类药物、各种清除活性氧自由基（ROS）的抗氧化剂、化学剥脱术、强脉冲光、射频、点阵激光、局部注射神经阻断剂、软组织填充、化学成分、物理治疗手段的开发和应用等，都已经被用于皮肤光老化的防治。从植物的不同部位（包括根、叶、花、种子等）提取的大量提取物或分离/纯化的物质（如多酚类化合物、原花青素、葡萄籽油、白藜芦醇等），主要作为抗氧化剂在光老化防治中发挥作用，但也有研究表明，其具有抗炎和免疫调节活性，并可作用于皮肤细胞外基质重塑过程。近年来的研究表明，外源性调控组织蛋白酶 D（Cathepsin D）可以降低紫外线引起的细胞凋亡，并可修复紫外线辐射引起的皮肤屏障损伤。外用防晒剂以及含有抗氧化剂、维生素 C、羟基酸以及植物化学衍生物的护肤品，也有助于光老化的预防。

## 四、展望

虽然目前已有很多关于皮肤光老化的研究，但其机制尚不明确，目前也尚缺乏特异而简便的诊断手段，光老化在什么人群、什么发展阶段可能出现皮肤病包括皮肤肿瘤发生，也缺乏相关的分子或基因标记。鉴于目前已有 microRNA、miRNA、siRNA 成功研制出皮肤病治疗药物的例子，部分已经完成了 I 期和 II 期药物临床研究，通过进一步寻找引起皮肤光老化不同病理生理改变的关键小 RNA 分子，并进一步提升小 RNA 制剂的性能、靶向性和稳定性，小 RNA 制剂将有望用于皮肤光老化的个性化诊断和防治。

（赖　维）

# 参 考 文 献

［1］顾恒，常宝珠，陈崑．光皮肤病学．北京：人民军医出版社，2009.

［2］中国医师协会皮肤科医师分会过敏与临床免疫亚专业委员会，中华医学会皮肤性病学分会皮肤免疫学组．光斑贴试验临床应用专家共识．中华皮肤科杂志，2015，48（7）：447-450.

［3］Udompanich S, Chanprapaph K, Rajatanavin N. Phototoxic reaction induced by Pazopanib. Case Rep Dermatol, 2018, 10（3）：251-256.

［4］Ferrer Guillén B, Giácaman MM, Valenzuela Oñate C, et al. Pirfenidone-induced photosensitivity confirmed by pathological phototest. Photodiagnosis Photodyn Ther, 2019, 25：103-105.

［5］Josse G, Le Digabel J, Questel E. Protection against summer solar lentigo over-pigmentation with a SPF30 daily cream. Skin Res Technol, 2018, 24（3）：485-489.

［6］Wolverton JE, Soter NA, Cohen DE. The natural history of chronic actinic dermatitis：an analysis at a single institution in the United States. Dermatitis, 2014, 25（1）：27-31.

［7］Paek SY, Lim HW. Chronic actinic dermatitis. Dermatol Clin, 2014, 32（3）：355-361.

［8］王丽英，常宝珠，陈崑，等．慢性光线性皮炎的光斑贴试验和斑贴试验．中华皮肤科杂志，2005，38（6）：335-337.

［9］Goncalo M, Ferguson J, Bonevalle A, et al. Photopatch

testing: recommendations for a European photopatch test baseline series. Contact Dermatitis, 2013, 68（4）: 239–243.

［10］ Ma L, Zhang Q, Hu Y, et al. Evaluation of narrow band ultraviolet B phototherapy in the treatment of chronic actinic dermatitis in Chinese patients. Dermatol Ther, 2017, 30（6）.

［11］ Hönigsmann, Herbert. Polymorphous light eruption. Photodermatology Photoimmunology & Photomedicine, 2010, 24（3）: 155–161.

［12］ Schornagel IJ, Guikers K, Weelden HV, et al. The polymorphous light eruption–severity assessment score does not reliably predict the results of phototesting. Journal of the European Academy of Dermatology and Venereology, 2008, 22（6）: 6.

［13］ Boonstra HE, Van WH, Toonstra J, et al. Polymorphous light eruption: A clinical, photobiologic, and follow–up study of 110 patients. Journal of the American Academy of Dermatology, 2000, 42（2）: 199–207.

［14］ Fesq H, Ring J, Abeck D. Management of polymorphous light eruption: clinical course, pathogenesis, diagnosis and intervention. Differentiation and carcinogenesis in liver cell cultures. New York: New York Academy of Sciences, 2012.

［15］ 李俞晓, 农祥, 何黎, 等. 慢性光化性皮炎及多形性日光疹102例光斑贴试验分析. 临床皮肤科杂志, 2014, 43（10）: 598–600.

［16］ Wolf P, Byrne SN, Gruber–Wackernagel A. New insights into the mechanisms of polymorphic light eruption: resistance to ultraviolet radiation–induced immune suppression as an aetiological factor. Exp Dermatol, 2009, 18（4）: 350–356.

［17］ Gruber–wackernagel A, Byrne SN, Wolf P. Polymorphous Light Eruption: Clinic Aspects and Pathogenesis. Dermatologic Clinics, 2014, 32（3）: 315–334.

［18］ Schwarz A, Schwarz T. UVR–Induced Regulatory T Cells Switch Antigen–Presenting Cells from a Stimulatory to a Regulatory Phenotype. Journal of Investigative Dermatology, 2010, 130（7）: 1914–1921.

［19］ Schweintzger N, Gruber–Wackernagel A, Reginato E, et al. Levels and function of regulatory T cells in patients with polymorphic light eruption: relation to photohardening. British Journal of Dermatology, 2015, 173（2）: 519–526.

［20］ 彭丽倩, 江娜, 刘清, 等. 多形性日光疹发病机制及治疗进展. 皮肤性病诊疗学杂志, 2016, 23（02）: 133–135.

［21］ Balasubramanian P, Jagadeesan S, Sekar L, et al. An interesting observation of polymorphous light eruption occurring on hypopigmented scars. Indian Dermatol Online J, 2015, 6（4）: 294–296.

［22］ Mcgregor JM, Grabczynska S, Vaughan R, et al. Genetic modeling of abnormal photosensitivity in families with polymorphic light eruption and actinic prurigo. Journal of Investigative Dermatology, 2000, 115（3）: 471–476.

［23］ Han A, Chien A L, Kang S. Photoaging. Journal of Investigative Dermatology, 2014, 32（3）: 291.

［24］ Poon F, Kang S, Chien AL. Mechanisms and treatments of photoaging. Photodermatol Photoimmunol Photomed, 2015, 31（2）: 65–74.

［25］ Awad F, Assrawi E, Louvrier C, et al. Photoaging and skin cancer: Is the inflammasome the missing link？ Mech Ageing Dev, 2018, 172: 131–137.

［26］ Zheng Y, Xu Q, Chen H, et al. Transcriptome analysis of ultraviolet A–induced photoaging cells with deep sequencing. J Dermatol, 2018, 45（2）: 175–181.

［27］ Zheng Y, Xu Q, Peng Y, et al. Expression profiles of long noncoding RNAs in UVA–induced human skin fibroblasts. Skin Pharmacol Physiol, 2017, 30（6）: 315–323.

［28］ Peng Y, Song X, Zheng Y, et al. Circular RNA profiling reveals that circCOL3A1–859267 regulate type I collagen expression in photoaged human dermal fibroblasts. Biochem Biophys Res Commun, 2017, 486（2）: 277–284.

［29］ Peng Y, Song X, Zheng Y, et al. circCOL3A1–859267 regulates type I collagen expression by sponging miR–29c in human dermal fibroblasts. Eur J Dermatol, 2018, 28（5）: 613–620.

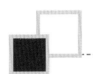

# 第九章　变态反应性皮肤病

变态反应性疾病也称过敏性疾病,包括特应性皮炎、荨麻疹、过敏性鼻炎、哮喘、食物过敏、药物过敏等,变态反应性疾病的患病率很高,估计已达全球人口的20%~30%,是一个全球性的公共卫生问题。世界卫生组织(WHO)倡导每年7月8日为全球过敏日,目的是引起全社会对过敏性疾病的认识,积极行动起来预防与控制过敏性疾病,提高患者的生活质量。

变态反应性皮肤病是皮肤科最常见的一大类疾病,其中以特应性皮炎(湿疹)与荨麻疹最为多见,其他还包括药疹、接触性皮炎等常见疾病。其中特应性皮炎患病率最高,在全球范围内,6~7岁儿童特应性皮炎的患病率为3%~22.3%,13~14岁儿童为3.4~15.6%,成人特应性皮炎的患病率约为4.3~17.6%。关于荨麻疹,2010年德国一项研究显示,荨麻疹终生患病率为8.8%。慢性荨麻疹的终生患病率为1.8%。韩国一项研究报告显示,2010—2014年慢性荨麻疹的患病率约为2%。在我国,2015年南京市对13 061例2~6岁儿童进行了荨麻疹流行病学调查,发现荨麻疹终身患病率为8.54%。另一项针对四川凉山地区青少年的流行病学调查显示,荨麻疹终生患病率为6.60%。

特应性皮炎和荨麻疹严重影响患者甚至家庭的生活质量,患者常常有剧烈瘙痒,严重时常常影响睡眠、学习、工作和社交,部分患者出现焦虑、抑郁等症状。过敏性皮肤病占用了大量的公共卫生资源,WHO一项全球疾病负担(global burden of disease,GBD)分析表明,2010年、2013年皮肤疾病在非致命性疾病负担中位列第四;2017年调查显示,全球至少有2.3亿人患有特应性皮炎,每个特应性皮炎(atopic dermatitis,AD)患者每年的花费约为600美元。在我国,以特应性皮炎为代表的皮炎湿疹类疾病在皮肤疾病病残调整寿命年(DALY)排名居首位,对个人、家庭和社会确实是一个不小的负担。

变态反应性皮肤病的发病机制虽未完全阐明,但也取得了不少进步。特应性皮炎的发生与遗传易感性、皮肤屏障破坏以及免疫功能异常等因素有关,其中Th2型免疫反应是AD的重要发病机制,IgE、IL-4、IL-5、IL-13、IL-31、TSLP等细胞因子在AD的发生中发挥了重要作用。荨麻疹与遗传、食物、吸入物、物理因素、自身免疫、药物、精神及内分泌等多种因素有关,淋巴细胞、肥大细胞、嗜碱性粒细胞、IgE等免疫细胞和分子在荨麻疹发生中的作用不断得到揭示。个体的HLA遗传易感性、编码药物代谢酶的基因多态性以及药物作用靶受体的基因多态性等在药疹的发生中的作用也不断得到阐明。

对于特应性皮炎的认识、特应性皮炎与湿疹的关系等目前还存在不同观点。有人认为特应性皮炎与湿疹是不同疾病,不过目前国际上主流观点是特应性皮炎等同于湿疹,不仅如此,还认为神经性皮炎、结节性痒疹等也属于特应性皮炎。这些观点对于我们既往教科书中的疾病分类是一个很大的挑战,不过,没有突破就没有进步,既往教科书一些不合适的分类可以修正。实际上,特应性皮炎是一个非常异质性的疾病,表现多种多样,如何通过不同的表现,做出正确的诊断十分重要。此外,特应性皮炎不仅是皮肤病,而且是一个系统病,这一点特别重要,及时的治疗不但能治疗皮肤损害,而且还有利于减少和减轻其他系统疾病(如过敏性鼻炎、哮喘)的发生。

关于特应性皮炎的诊断目前仍是一个重要问题。目前国际上有十几个AD诊断标准,但是有一个趋势,即AD的诊断标准越来越趋向简化而不是复杂,有利于临床应用。我国学者通过对我国AD患者的研究,提出了中国成人AD诊断标准和中国儿童AD诊断标准,这些标准都非常简要,易于在临床应用。中国标准在临床的广泛应用显著提高了我国医生对 AD 的认识,也提高了 AD 的诊断率。关于荨麻疹,目前在皮肤科领域,我们对血管性水肿的研究还有待提高。

在治疗方面,随着对变态反应性皮肤病免疫机制认识的深入,本领域新药开发也取得了飞速进展,一系列生物制剂和靶向治疗药物相继得到开发,有一些已上市,有些即将上市。奥马珠单抗(Omalizumab)是一种抗 IgE 单克隆抗体,对 IgE 介导的难治性慢性荨麻疹有确切疗效,目前已在我国上市,可用于难治性荨麻疹的治疗。Dupilumab 是针对 IL-4Rα 的单克隆抗体,2017 年被美国 FDA 批准用于中重度特应性皮炎的治疗,近期也将在我国上市。Nemolizumab 是针对 IL-31 的单克隆抗体,对特应性皮炎瘙痒和炎症有良好治疗作用。Mepolizumab 针对 IL-5 的单克隆抗体,对特应性皮炎伴有嗜酸性粒细胞增多有较好疗效。还有一些新型靶向药物如芳香烃受体激动剂(如本维莫德)、PDE4 抑制剂(如阿普斯特)、JAK 抑制剂(如托法替尼)等也被证实对特应性皮炎治疗有较好疗效,这些药物大部分处于临床研究阶段,可以期待在不远的将来,特应性皮炎的治疗将会发生很大的变化。在药疹治疗方面,TNF-α 拮抗剂如英夫利昔单抗、依那西普等可能为重症药疹的治疗带来新的希望。

(张建中)

# 第一节　特应性皮炎与湿疹

特应性皮炎(atopic dermatitis, AD)是一种常见的慢性、复发性、炎症性、瘙痒性皮肤病,也称为特应性湿疹、异位性皮炎、遗传过敏性皮炎等,严重影响患者及其家庭成员的生活质量。本病与患者的遗传过敏体质有关,为世界范围内的常见疾病,约 45% AD 患者在出生后 6 个月内发病,60% 在第 1 年内发病,85% 在出生后 5 年内发病。典型表现可分为三期:婴儿期、儿童期及青少年与成人期。有渗出的急性炎症通常见于婴儿期,面部及伸侧常易受累。随着年龄增长,苔藓化及鳞屑性的慢性炎症增多,皮损常局限于屈侧。AD 患者常伴有皮肤屏障功能障碍,对刺激物和蛋白变应原易感,以及特应性体质如伴有哮喘和 / 或过敏性鼻炎等呼吸系统疾病,并可能出现血清总 IgE 升高、外周血嗜酸性粒细胞升高以及过敏原特异性 IgE 阳性等表现。有学者提出特应性进程(atopic march)的概念,即所谓的"过敏进行曲",是指 AD、哮喘和过敏性鼻炎三种特应性疾病可随年龄增长相继出现,在婴幼儿期多表现为 AD,在儿童期可出现哮喘,在成人期可出现过敏性鼻炎;AD 常为该进程中的第一种表现,AD 的严重程度可能与其他呼吸道过敏性疾病发生的风险相关,而早期成功地治疗 AD 可能会减少或避免其他后续特应性疾病的发生。

## 一、命名的演变历史

公元 543 年,Aetius 首次使用"eczema"一词,是希腊语"水沸腾"的意思,为皮疹的形态描述。AD 有着非常悠久的历史,但该病正式得以描述是从 18 世纪开始的。皮肤病的临床革命是由 Plenck 提出,由 Willan 和 Bateman 二人发展起来的。他们强调根据原发皮损来对皮肤疾病进行客观的描述和命名,认为湿疹是一种水疱性疾病,头癣是一种头皮脓疱性疾病,而头癣的一个类型——头皮脓疱性湿疹(porrigo larvalis)非常类似于现在的特应性皮炎 / 湿疹的概念。之后 Pierre Rayer 研究了急性和慢性湿疹之间的区别,并且详细描述了儿童头部和身体其他部位的慢性湿疹。Hebra 提出的"体质性痒疹(constitutional prurigo)"的概念成为 19 世纪中期的一个转折点,Hebra 将其描述为以躯干四肢部位剧烈瘙痒性丘疹和结节为特点的慢性、复发性皮肤病,通常婴儿期起病。

AD 发展的另一个重要的里程碑是基于一些法国学者对慢性复发性苔藓化皮损进行的描述。1892 年,著名的法国皮肤病专家 Besnier 提出了 Besnier 痒疹的概念,他认为瘙痒是瘙痒性体质的主要症状,可能合并一些内在表现如哮喘、枯草热等。此外,Besnier 摒弃了 Willan 在婴儿湿疹方面提出的分类学方法,提出了对于 AD 的现代描述性研究方法,但缺乏与婴儿湿疹的联系。Brocq 等学者首次提出了苔藓样变的概念,建立了 Hebra 痒疹与湿疹之间的联系,认为 Besnier 痒疹介于两者之间。

到了 20 世纪逐渐出现了现代化的特应性皮

炎/湿疹的概念。1920年，Perry创造了"atopy"这一术语，来源于希腊语"atopos"，意为"奇怪"或"不寻常"，后被Coca和Cooke引用，用以描述特应性皮炎、过敏性鼻炎及哮喘的三联症。1933年，Wise和Sulzberger首次提出"atopic dermatitis"（特应性皮炎）这一名称，将其定义为以皮肤干燥和剧烈瘙痒为特征的慢性复发性皮肤红斑性疾病。1966年，日本学者Ishizaka发现了IgE，命名为反应素。1980年，Hanifin和Rajka两位学者总结了AD的一系列特征性临床表现，提出了关于AD最早的诊断标准。1994年，Williams等人在Hanifin & Rajka标准的基础上进行了简化，提出了更为简明的适用于临床和流行病学调查的诊断标准。欧洲特应性皮炎小组在1993年提出了评价临床效果的基于证据的最早的评分系统SCORAD评分。2001年，Hanifin等提出了另一评分系统——EASI评分。此后，这一疾病的概念和诊断逐渐统一，治疗方法也得以发展。

## 二、AD与湿疹的关系

临床上AD与湿疹的概念常被混淆，本来皮炎湿疹的概念在临床上一直也没有明确，因而有观点认为它们是同一个病。由于命名的混乱就产生了概念上的分歧，不同国家对湿疹和AD之间的关系问题仍存在一定争议。2001年，欧洲过敏与临床免疫学会（European Academy of Allergy and Clinical Immunology，EAACI）发布的命名法将常用的"AD"一词命名为"特应性湿疹/皮炎综合征（atopic eczema/dermatitis syndrome，AEDS）"；2004年世界变态反应组织（World Allergy Organization，WAO）于提出用"湿疹"代替"AEDS"这一概念；美国AD指南认为特应性湿疹（atopic eczema，AE）与AD是同义词；日本AD指南认为AD属于皮炎湿疹类疾病中的一种。

一直以来，AD和湿疹两个名词均在被不同程度地使用，两者的区别在很大程度上是由于没有规范命名而造成的。Kantor等对1945—2016年间发表的相关文章进行了总结，结果表明，AD仍是目前在各类文献中使用最为广泛的名词，尤其是在高影响因子的杂志中，其次为湿疹，而AE的使用率最低。该文章认为，湿疹是一种描述性

的形态学和/或组织学术语，而并非特定的疾病，很多皮肤疾病都可以以湿疹样皮损为表现，包括AD和接触性皮炎等，而AD/AE是湿疹中的一种特定亚型。

由于AD的临床表现多种多样，国际上并没有完全统一的诊断标准，因此可能导致一部分AD患者被诊断为湿疹。但毋庸置疑的是，从AD的发展历史及它的临床特征来看，AD和湿疹应该是两个不同的概念。目前普遍接受的观点认为AD属于湿疹范畴，是一种特殊类型的湿疹，而"湿疹"则是一个相对宽泛的概念。我们认为，湿疹与AD是一种包含与被包含的关系，其区别如下：首先，湿疹是一种描述性诊断，泛指临床上表现为多形性皮损伴渗出及瘙痒的皮肤病，因此在病因不明之前均可被初诊为"湿疹"，而AD是一种精确诊断，即符合一定条件（如有特应性体质或有特应性遗传背景的个体，并伴有其他特征性临床及实验室特征）的以湿疹样皮损为表现的患者可确诊为AD；其次，湿疹可仅局限于皮肤的改变，而无其他器官特应性表现及血液学异常，而AD除皮肤表现外，通常伴有过敏性鼻炎、哮喘等其他器官系统表现，同时也常伴有血液学异常，因此AD本质上是一种综合征；此外，从病程上来看，湿疹具有急性、亚急性和慢性等多种病程表现，而AD通常以慢性及慢性复发性为特点。但在临床工作中，由于病史询问的不仔细，或有些AD患者早期"特应性"病史不明确，因此部分AD患者被漏诊的现象仍然屡见不鲜。

## 三、流行病学现状

自第二次世界大战以来，AD的患病率逐年上升，在过去的30~40年间，AD在发达国家的患病率增长了2~3倍。在过去10年间，美国、欧洲西北部、澳大利亚以及亚洲和南美洲的部分区域进行的研究显示，学生中AD的患病率为10%~20%，而在地中海国家、东欧、非洲调查的患病率则较低。大多数在学生中进行的群体研究显示女孩患病率稍高。我国1998年流行病学调查显示，学龄期青少年（6~20岁）的总患病率为0.7%；2002年城市学龄前儿童（1~7岁）的患病率为2.78%；2010年上海市社区儿童（3~6岁）患病率为8.3%，上海市长宁区新泾地区儿童

（0~6 岁）患病率为 13.0%，其中以 1~2 岁儿童患病率最高，已接近发达国家的患病率水平。虽然流行病学调查方法、采用的 AD 诊断标准、流行病学调查的人群等因素会影响 AD 的流行病学调查结果，但全球 AD 患病率的总趋势是逐渐上升的，尤其是发达国家以及快速城市化、西方化的地区。流行病学调查结果表明，除遗传因素外，环境因素和其他社会经济因素在 AD 的发病中已起了越来越重要的作用。研究表明，AD 的发病率存在较大的人种差异，但也有研究表明，日本人 AD 发病率与欧美等发达国家十分接近，远高于亚洲同属黄种人的其他国家，说明环境因素具有更加重要的作用。我国上海地区的流行病学数据也验证了这一理论，上海中心城区、城郊结合区及郊区 8 个社区儿童 AD 的患病率调查结果发现，中心城区的患病率显著高于城郊结合区的患病率，而城郊结合区的患病率又显著高于郊区的患病率，与同期这些城区的经济发展水平和环境因素有关。

一般认为，AD 是因环境因素和遗传因素相互作用而发病。研究发现，父母（尤其是母亲）的特应性病史是发生特应性疾病最强的危险因素之一，很多研究表明，相同种族在每个国家不同地区或不同国家之间的患病率差异很大，推测是环境因素引起了 AD 患病率的上升，并可能加重 AD 的病情。对 AD 患病率地域变化的研究显示，气候及都市化程度可能是对患病率有影响的环境因素。David Strachan 在 1989 年提出的"卫生假说"认为："在儿童早期因为与哥哥姐姐的不卫生接触而获得的感染"可能会预防特应性疾病（包括 AD）的发生，特应性疾病似乎在高度工业化的社会及在社会经济上占优势的阶层中患病率更高。流行病学调查显示，与患病率升高相关的危险因素包括高度发达的社会经济程度、高水平的家庭教育、家庭人数变少以及城市环境污染等。在过去的十年中，越来越多的研究关注于其他一些环境因素对于特应性疾病可能的影响，如胎儿生长、早期感染、早期暴露于变应原、室外和室内污染以及饮食等。

## 四、发病机制的假设与展望

AD 的病因及发病机制比较复杂，至今尚未完全阐明，研究表明其发病主要与遗传因素、皮肤屏障功能障碍、免疫异常以及环境因素相关。父母亲有遗传过敏病史者，其子女患本病的概率显著增加，但遗传并非唯一决定因素。环境因素特别是工业化程度、生活水平和生活方式的改变是 AD 发病的重要危险因素。变应性因素中如奶、蛋和海产品等饮食对 AD 发病有一定的影响，特别是婴幼儿期病情较重者。粉尘螨、屋尘螨和花粉等可能是重要的空气变应原。非变应性因素如破坏皮肤屏障的刺激或洗涤剂、搔抓、微生物定植（如金黄色葡萄球菌和糠秕马拉色菌）以及心理因素（如精神紧张、焦虑、抑郁等）也在发病中起重要作用。

### （一）遗传易感性

对于特应性疾病遗传性的认识由来已久，但它的遗传模式至今仍不明确。父母一方患 AD，子女 AD 发病率增加 1 倍；父母双方均患病时，子女发病率增加 2 倍。同卵双生的共同发病率明显高于异卵双生（发病率 72%~77%：15%~23%）。与父亲有特应性病史相比，母亲有特应性病史更增加子女患病风险。特应性疾病家庭聚集情况在兄弟姐妹间比在父母与子女间更明显。

目前报道与 AD 有关的连锁基因达 100 多个，多数为天然免疫及获得性免疫系统有关基因，以及与皮肤屏障功能有关的基因。这些基因所处的染色体分别为 20p、3p、4p、18q、16q、3q、5q、13q、14q、15q、17q、18q。全基因组扫描已确定 5 个 AD 易感区域，存在于染色体 3p26–22、3q13–21、15q14–21、17q21–25 和 18q11–12。基因的多态性，如 IL-4RA（白介素 -4 受体 α 基因）、SPINK5（丝氨酸蛋白酶抑制剂 Kazal-5 基因）、FLG（丝聚蛋白基因）、IL-13（白介素 -13 基因）、TLR2（Toll 样受体 2 基因）、IFN-γ 基因以及 DEFB1（防御素基因），均与 AD 发病密切相关；其中 FLG 基因突变与 AD 的发病相关性较高，也是目前的研究焦点之一。现有的研究结果表明，AD 是一个多基因遗传性复杂疾病，但这些基因中间可能只有少数与 AD 的发病有直接的关系，这需要进一步对这些基因开展相关的功能研究。明确基因改变的临床意义，寻找与 AD 主要症状关系最密切的基因，这对 AD 将来的诊断、预防和治疗都十分重要。

### (二)皮肤屏障破坏

AD患者的皮肤屏障功能受损导致皮肤通透性增加,使得皮肤的经皮水分丢失(transepidermal water loss,TEWL)增加,引起皮肤明显干燥甚至脱屑。受损的皮肤屏障也会使得一些环境因子如刺激物、变应原及微生物等更容易经皮肤进入体内,导致AD患者对环境刺激高度易感。环境变应原容易进入有缺陷的皮肤表面,从而诱导Th2占优势的免疫反应。表皮屏障的物理性或微生物性损伤,若被Toll样受体识别或引起TNF-α的释放,则能导致一系列趋化因子的释放,如角质形成细胞释放CCL27(皮肤T细胞趋化因子)以及TSLP(胸腺基质淋巴细胞生成素),导致Th2型炎症反应,加重AD的症状。

神经酰胺在皮肤保湿中起重要作用,AD患者表皮中神经鞘磷脂脱酰基酶活性显著增强,致神经鞘磷脂代谢增加,从而引起神经酰胺缺乏。FLG(丝聚蛋白)缺乏引起的皮肤屏障功能异常也参与了AD的发展。FLG是表皮分化复合物基因簇的成员之一,与细胞膜形成及表皮终末分化密切相关,对于维持皮肤屏障功能有重要作用,FLG功能缺失突变与AD发病密切关联。FLG位于1q21上的表皮分化复合体内,目前报道约有40个突变位点。20%~50%的欧洲AD患儿中存在FLG突变,而普通人群中出现的频率≤10%。与FLG缺陷相关的AD是以半显性的方式进行遗传,在纯合子及复合杂合子中有较高外显率,而在杂合子中外显率较低,并且会伴有血清IgE水平升高。FLG突变的纯合子AD患者皮肤屏障功能差,皮损多为中重度且易发展为哮喘。FLG功能丧失突变增加了早期发病的危险,并与AD病程及严重程度相伴,包括哮喘和过敏性鼻炎等其他过敏性疾病的发展。FLG突变被认为是AD最强的遗传危险因素。

### (三)免疫学机制

AD的免疫学机制十分复杂。许多免疫细胞、细胞因子、趋化因子及前炎症分子均参与发病。致敏的肥大细胞再次暴露于过敏原后,肥大细胞活化脱颗粒释放炎症因子,如组胺、IL-8、IL-13等。这些细胞因子诱导Th2及嗜酸性粒细胞迁移至表皮。同时,表皮受损时分泌趋化因子

CCL5、CCL11、CCL17与Th2细胞上的趋化因子受体CCR3、CCR4结合,Th2细胞由真皮迁移至表皮。Th2细胞分泌IL-4、IL-5及IL-13诱导B细胞分化,产生更多的IgE。IL-4、IL-5、IL-13等细胞因子,还可以刺激嗜酸性粒细胞分泌IL-25,IL-25进一步增加Th2细胞活化。在AD的急性期,嗜酸性粒细胞产生IL-6、IL-1β、TGF-β,可诱导Th17细胞极化。Th17细胞与Th2细胞及角质形成细胞相互作用,加重AD的皮损。随后,嗜酸性粒细胞、真皮树突状细胞及炎症性表皮树突状细胞分泌IL-12,使AD以Th2为主的急性期转为Th1型的慢性期免疫反应。慢性期时肥大细胞产生的细胞因子、Th1细胞分泌的IFN-γ及各种蛋白酶、自由基参与表皮细胞的破坏、组织的修复及纤维化。AD的免疫学发病机制存在Th1/Th2型细胞不平衡现象,目前还提出Th9、Th7及Th22细胞亚群与AD发病有关。Th9细胞分泌的IL-9属于Th2型细胞因子,可加强炎症反应,促进嗜酸性粒细胞和肥大细胞的迁移和表皮纤维化。Th17细胞主要与Th2细胞共同参与AD急性期反应。Th22细胞可通过产生IL-22和TNF-α诱导前炎症反应。也有学者提出,AD患者的自身变态反应假说,研究发现,在重度AD患者中,除了与外源性变应原结合发生即刻型超敏反应外,IgE自身抗体还会结合皮肤表达的自身抗原(内源性蛋白)。AD中IgE自身免疫的出现可能与疾病的活动有关。

AD患者皮肤上定植或感染的微生物,其某些成分如蛋白质、碳水化合物和糖脂可作为外源性抗原呈递至MHCⅡ类及Ⅰ类样分子,且其外毒素(如葡萄球菌肠毒素)可作为超抗原发挥作用,这些均可能导致皮炎加重。除了刺激大量多克隆T细胞,超抗原还能抑制CD4+CD25+调节性T细胞的活性,这类细胞有阻止自身免疫的作用;AD患者存在调节性T细胞功能缺陷。IgE介导的对葡萄球菌超抗原和微生物,如马拉色菌的反应,在AD发病中可能也起到一定作用。

AD患者中丝氨酸蛋白酶水平升高,致感觉神经元、角质形成细胞、肥大细胞及内皮细胞上蛋白酶活化受体-2过度活化,使CGRP(降钙素基因相关肽)及SP(P物质)释放增加,并引起瘙

痒,这种瘙痒与组胺释放无关。这与临床上用抗组胺药治疗瘙痒疗效差可能相关。

JAK-STAT 通路是皮肤炎症反应中诸多细胞因子及生长因子相关的信号传导通路。近年来研究发现,其在 AD 炎症反应异常调节中发挥着重要作用,包括刺激 Th2 细胞反应、激活嗜酸性粒细胞以及抑制 Treg 细胞功能等。目前已有研究表明,JAK 抑制剂对于 AD 治疗有一定作用,有望成为一种有效的 AD 治疗药物,但具体剂量及安全性等方面仍有待进一步大规模临床研究支持。

磷酸二酯酶 4(phosphodiesterase 4, PDE4)在 AD 中有着更高的活性,可通过减弱环磷酸腺苷的作用调节炎性细胞因子的产生,在 AD 的发病中也发挥着重要作用,已有研究表明,PDE4 抑制剂对于 AD 治疗有一定疗效。

芳香烃受体(aryl hydrocarbon receptor, AhR)是近年来发现的一种受配体调控的胞质转录因子,可影响多种基因的转录及表达,在细胞增殖、分化、免疫调节和炎症反应等多环节中发挥作用。活化后的 AhR 可通过多种途径抑制 AD 的炎症反应,如促进角质形成细胞中 FLG 的表达、抑制 Th2 相关细胞因子的产生等,AhR 激动剂在 AD 的治疗中也发挥一定作用,目前处于研究阶段。

## 五、AD 的临床表现

AD 的临床表现多样,主要特征为皮肤干燥、慢性湿疹样皮损和剧烈瘙痒。通常分为婴儿期、儿童期以及青少年与成人期三个时期,不同年龄阶段的皮损特征有所不同。

婴儿期(出生后至 2 岁):也称为婴儿湿疹,主要分布于面颊、额部、头皮、颈部、躯干等部位,而尿布区域和鼻部常不受累,皮损形态常为红斑、丘疹、丘疱疹、水疱、渗液、结痂等改变,苔藓样变罕见,伴皮肤干燥。患儿常因阵发性剧烈瘙痒而出现哭闹及睡眠不安,多数患儿在 2 年内逐渐缓解,少数可持续进展至儿童期甚至成人期。

儿童期(2~12 岁):多由婴儿期发展而来,也可直接起病,皮损常累及肘窝、腘窝、腕屈侧、颈前、颈侧、面部及眼睑等部位。这一时期的皮损表现主要有 2 种类型——湿疹型和痒疹型。湿疹型多表现为针尖大小丘疹、丘疱疹和小水疱,可融合,皮肤常较干燥,部分呈苔藓化,多见于肘窝、膝窝、颈部、腕部及踝部等部位,也可见于小腿伸侧;痒疹型表现为散在发痒性丘疹,多见于四肢伸侧及背部,可伴有抓痕及血痂。部分患儿可出现在耳郭下、鼻下或口角皲裂,或伴有毛周角化、睑周黑晕及面色苍白等。此期可迁延至成人期或暂时痊愈,但可复发。

青少年与成人期(12 岁以上):该时期的皮损与儿童期类似,可由儿童期发展而来,或直接发病,皮损多为亚急性和慢性改变,表现为局限性干燥性红斑或丘疹,可发生融合而呈苔藓化改变,伴抓痕、血痂、鳞屑及色素沉着等。主要发生于肘窝、膝窝、颈前及侧部,也可见于口周及眼周等特定区域,手足常受累。严重者可泛发,甚至出现红皮病样表现。

AD 患者在各个阶段均有明显瘙痒,可因冷热刺激、出汗、情绪变化、羊毛衣物等因素而诱发或加重,夜间可发生阵发性剧痒。患者除了具有一般湿疹样皮损的改变外,还有一些特征性改变,有助于临床识别和诊断,包括鱼鳞病、面色苍白、皮肤白色划痕、掌纹征、Dennie-Morgan 睑下褶痕、睑周黑晕、白色糠疹、毛周角化、手足皮炎、盘状湿疹、耳周湿疹、乳头湿疹及唇炎等。

## 六、AD 诊断标准的共识与争议

恰当的诊断标准对于 AD 诊断非常重要,目前国际上尚无关于 AD 的统一诊断标准。Hanifin & Rajka 标准和 Williams 标准是目前应用较多的诊断标准,而新提出的中国标准目前也在全国范围内逐渐推广。

### (一) Hanifin & Rajka 标准

Hanifin 和 Rajka 两位学者于 1980 年总结了奥斯陆 AD 国际研讨会的会议成果,首次提出了 AD 的诊断标准,即 Hanifin & Rajka 标准。该标准给出了 AD 明确的定义,是关于 AD 最早的规范化诊断标准,也是被欧洲和美国指南推荐使用的诊断标准,奠定了 AD 规范诊疗的基础。Hanifin & Rajka 标准包括 4 条基本特征和 23 条次要特征,符合基本特征中的 3 条或 3 条以上,加次要特征中 3 条或 3 条以上即可诊断(表 9-1-1)。

表 9-1-1　Hanifin & Rajka 标准

**基本特征**

1. 瘙痒

2. 典型的皮损形态和分布：成人屈侧苔藓化或条状表现，婴儿和儿童面部及伸侧受累

3. 慢性或慢性复发性皮炎

4. 个人或家族遗传过敏史（哮喘，过敏性鼻炎，特应性皮炎）

**次要特征**

1. 皮肤干燥

2. 鱼鳞病 / 掌纹症 / 毛周角化症

3. 即刻型（I 型）皮试反应

4. 血清 IgE 增高

5. 早年发病

6. 皮肤感染倾向（特别是金黄色葡萄球菌和单纯疱疹）

7. 非特异性手足皮炎倾向

8. 乳头湿疹

9. 唇炎

10. 复发性结合膜炎

11. Dennie-Morgan 眶下褶痕

12. 圆锥形角膜

13. 前囊下白内障

14. 眶周黑晕

15. 面色皮肤粗糙无光泽 / 面部红斑

16. 白色糠疹

17. 颈前褶皱

18. 出汗时瘙痒

19. 对羊毛及脂类溶剂不耐受

20. 毛周隆起

21. 食物过敏

22. 病程受环境或情绪因素影响

23. 白色划痕

**（二）康 - 田标准**

我国康克非和田润梅两位学者于 1986 年在 Hanifin & Rajka 标准的基础上进行了修改，提出了我国最早的 AD 诊断标准——康 - 田标准（表 9-1-2）。尽管康 - 田标准大大简化了 Hanifin & Rajka 标准的诸多内容，但项目依旧繁多，临床应用并不多。

表 9-1-2　康 - 田标准

凡有基本特征者或基本特征中第 1 项加次要特征中任何 3 项者（每 1 项中任何一点）可诊断为特应性皮炎

**基本特征**

1. 瘙痒性、慢性、复发性皮炎，在婴儿、孩童期主要分布于面部及四肢伸屈侧，表现为炎性、渗出性、湿疹性皮损，青少年后主要分布于四肢屈面和 / 或伸面，表现为苔藓化

2. 个人或家族中的遗传过敏史（哮喘、过敏性鼻炎、特应性皮炎）

| 次要特征 | |
|---|---|
| 遗传相关 | （1）早年发病 |
| | （2）干皮病 / 鱼鳞病 / 掌纹征 |
| 免疫异常相关 | （3）I 型反应有关的：过敏性结合膜炎 / 食物敏感 / 外周血嗜酸性粒细胞增高 / 血清 IgE 增高 /I 型皮试反应 |
| | （4）免疫缺陷有关的：皮肤感染倾向（金黄色葡萄球菌和单纯疱疹）/ 损伤的细胞免疫 |
| 生理和 / 或药理学异常相关 | （5）面部苍白 / 白色划痕 / 乙酰胆碱延迟发白 |
| | （6）毛周隆起 / 非特异性手足皮炎 / 眶周黑晕 |

**（三）Williams 标准**

1994 年，英国特应性皮炎诊断标准工作小组成员 Williams 等人在 Hanifin & Rajka 标准的基础上提出了 Williams 标准（表 9-1-3），该标准仅6 条，便于记忆，目前已广泛应用于皮肤科门诊以及普通人群流行病学调查等方面。由于该标准简便易行，且敏感性与特异性均较高，因此我国 AD 指南推荐将其用于临床实践中，也是欧洲指南提及的 AD 诊断标准。

**（四）JDA 标准**

日本标准是由日本皮肤病学会（Japanese Dermatological Association，JDA）于 1994 年提出的，内容仅包括以下 3 条：瘙痒、典型的皮疹和分布，以及慢性或慢性复发性病程（表 9-1-4）。这3 条诊断指标是 Hanifin & Rajka 标准 4 条基本特征的前 3 条，不同的是缺少"个人或家族的过敏性疾病病史"。关于 Hanifin & Rajka 标准中 23 项次要指标，日本指南认为其发生率不一且并非特异，因此未采用次要指标作为诊断标准的内容。

##### 表 9-1-3　Williams 诊断标准

1. 皮肤瘙痒史

2. 加上以下 5 条中 3 条或 3 条以上可诊断

（1）屈侧皮肤皮炎史，包括肘窝、膝窝、踝前或围绕颈周（10 岁以下儿童包括面颊部）

（2）个人哮喘或过敏性鼻炎史（或一级亲属 4 岁以下儿童发生特应性疾病病史，包括哮喘、过敏性鼻炎及特应性皮炎）

（3）皮肤干燥（史）

（4）屈侧可见湿疹（或 4 岁以下儿童面颊部 / 前额和肢体远端湿疹）

（5）2 岁前发病（4 岁以下不适用）

##### 表 9-1-4　JDA 诊断标准

1. 瘙痒

2. 皮损的典型形态和分布

（1）湿疹性皮炎

急性期皮损：红斑、渗出、丘疹、丘疱疹、鳞屑、结痂

慢性期皮损：浸润性红斑、苔藓样变、痒疹、鳞屑、结痂

（2）分布

对称

好发部位：前额、眼周、口周、唇部、耳周、颈部、四肢关节、躯干

年龄相关的特征：

A. 婴儿期初发于头皮和面部，常蔓延到躯干和四肢

B. 儿童期：颈部、手臂和腿的屈侧面

C. 青春期和成人期：身体的上半部常较严重，包括面部、颈部、前胸及后背

3. 慢性或慢性复发性病程（常见新老皮损并存）

婴儿期病程超过 2 个月

儿童期、青春期及成人期病程超过 6 个月

以上 3 条全部符合可诊断

#### （五）中国标准

北京大学人民医院张建中教授团队基于 2 662 人的临床研究结果，总结了我国 AD 患者的临床特征，于 2016 年提出了针对我国国情的 AD 中国标准（表 9-1-5），仅 3 条，简便易记，且加入了实验室检查项目，使得 AD 的诊断更方便且具有客观性。该标准在诊断时需除外一些其他疾病，如结缔组织病、高 IgE 综合征、药疹、恶性嗜酸性粒细胞增多、淋巴瘤等，暂时仅适用于青少年及成人患者。

##### 表 9-1-5　AD 中国标准

病程 >6 个月的对称性湿疹患者如符合以下 2 条中的 1 条或 1 条以上即可诊断为 AD

1. 特应性个人史和 / 或家族史

2. 血清总 IgE 升高和 / 或外周血嗜酸性粒细胞升高和 / 或一种以上特异性 IgE 阳性

A. 特应性个人史是指曾经或现在患有过敏性鼻炎、哮喘或过敏性结膜炎等特应性疾病

B. 特应性家族史是指三级亲属中有湿疹 /AD、过敏性鼻炎、过敏性哮喘或过敏性结膜炎等病史

#### （六）AD 诊断标准的应用现状与前景

AD 的诊断目前仍是我们临床面临的一个重要问题，诊断标准的不统一，以及很多学者对于 AD 的不同认识，都是影响 AD 规范诊疗的因素。只有规范了 AD 的诊断，才能使 AD 的治疗更加有效。我们在临床工作及流行病学研究中发现，Hanifin & Rajka 标准项目繁多，不易记忆；康 - 田标准是 Hanifin & Rajka 标准的简化，但临床工作中使用仍较困难，目前未广泛应用；Williams 标准比较精简，应用广泛，但其过于强调"屈侧皮炎"，对非屈侧皮炎为表现的 AD 患者诊断上有一定局限性；日本诊断标准内容最简单，但该标准未包含"特应性"相关特征，因此特异性相对较低。

中国标准的提出是基于 AD "特应性"的定义，同时结合了我国的大型多中心临床研究数据，仅 3 条，便于临床工作使用，推荐将其用于 AD 的诊断。中国标准可被简化为"123 步骤"："1 看"有没有对称性湿疹；"2 问"病史是否超过 6 个月，有没有个人 / 家族特应性疾病史；"3 化验"总 IgE、特异性 IgE 以及外周血嗜酸性粒细胞。将中国标准应用于临床，可显著提高我国 AD 的诊断率。

### 七、AD 的鉴别诊断及病情评估

需要与 AD 鉴别的疾病很多，包括其他的慢性皮肤病、感染、恶性疾病以及代谢性、遗传性及自身免疫性疾病。另外，某些原发性免疫缺陷病也可出现湿疹样皮疹。在作出 AD 的诊断之前，应根据患者的年龄及临床表现与相关疾病作鉴别，尤其是病史或皮损形态、分布不典型时。

婴儿期，需注意排除有潜在生命危险的原发性免疫缺陷病，如高 IgE 综合征。高 IgE 综合

征是一种常染色体显性遗传性疾病,特点为血清IgE水平明显升高、Th1反应缺陷、反复的鼻窦、肺和皮肤感染及湿疹样皮损(常在生后1个月出现毛囊性丘疹脓疱性皮疹)。如果对疑患AD的婴儿治疗效果不好,尤其当尿布区出现皮炎或腹股沟区出现糜烂时,应注意排除朗格汉斯细胞组织细胞增生症。此外,婴儿期AD还需要与婴儿脂溢性皮炎相鉴别,后者多见于出生后不久的婴儿,头皮局部或全部被覆灰黄色或棕黄色油腻状鳞屑,有时亦累及眉区、鼻唇沟、耳后等处,轻度瘙痒。

没有个人或家族特应性病史的成人,如果出现湿疹样皮损应详细询问病史,以评价是否有变应性接触性皮炎的可能性。青少年或成人的慢性皮炎,如果外用糖皮质激素治疗效果差,须除外T细胞淋巴瘤,如蕈样肉芽肿及Sézary综合征。由于糖皮质激素可使非典型性的亲表皮T细胞从表皮消失,而海绵水肿依然存在,所以应当从未治疗部位取活检,最好能在多个部位取皮肤活检,免疫组化及基因重排研究有助于诊断。

根据病情严重程度选择用药非常重要。日本指南有关疾病严重性评分法较为具体,主要评估3种皮疹(红斑/急性丘疹、抓痕/结痂、慢性丘疹/结节)在5个部位(头颈、前躯干、后躯干、上肢和下肢)的程度和面积,总分60分。日本指南另一种较简单的方法是评估每个部位的严重性再累加积分,将病情分为4级:轻度为仅有轻度皮疹,累及皮肤;中度为严重皮疹,累及皮肤面积<10%;重度为严重皮疹,累及皮肤面积10%~30%;更重度为严重皮疹,累及皮肤面积>30%。皮疹的严重性决定了局部治疗的强弱,比如皮疹很轻即使广泛也不必使用强效疗法,皮疹虽少但严重也需要用强效的治疗。我国指南未述及病情评估的方法。欧洲指南和美国指南使用世界范围通常使用的SCORAD评分方法,最高分103分。根据评分疾病分级为:轻度为<15分/暂时湿疹样皮损;中度为15~40分/复发发作的湿疹样皮损;重度为>40分/持久的皮损。

## 八、治疗的困惑与挑战

由于AD病程长、易反复、且发病机制不清,目前尚无针对具体病因的治疗方法,因此其治疗原则是以恢复皮肤的正常屏障功能,寻找并去除诱发和/或加重因素、减轻或缓解症状,使用合适的手段尽量减少复发次数、减少发作期的持续时间,从而提高患者的生活质量为主要目的。在进行必要的药物治疗的同时,对患者和家属的健康教育非常重要。良好有效的患者教育可以使患者对疾病本身、治疗方法及治疗过程有清晰的认识,通过生活中的各种注意事项尽量避免或减少接触诱发因素,了解相关药物的作用和不良反应以及润肤剂等辅助治疗的重要性和使用方法,了解各种治疗的利益和风险,尽量避免或减少寻求所谓"特效"疗法。我们的目标是通过医患共同配合,尽可能获得更好的疗效。

### (一)患者教育

患者教育为什么对AD的治疗尤为重要?由于AD慢性反复发作、患者信息缺乏及过重的压力,往往导致患者及家庭丧失信心并使治疗结果不理想。在传统治疗基础上,着眼于医学以及心理学问题的健康教育在AD处理中的作用尤为重要。对AD患者的教育不仅可增强患者对自身皮肤疾病及其治疗的认识,改善对疾病的心理认知、矫正搔抓行为,而且有助于促进患者积极参与治疗,从而达到更好的皮肤屏障功能恢复。另外,患者教育也可在一定程度上减少医疗费用,有助于建立一种良好的医患关系。

正确的患者教育应该涵盖哪些方面?规范化的AD患者教育涉及到多个学科,需要由皮肤科医师、儿科医师、护士、营养咨询师、心理咨询师等共同完成。患者教育内容主要包括:AD相关医学信息(AD症状和病程特点、皮肤护理要点、环境中的触发因子及治疗方法等)、营养问题及心理咨询等。值得注意的是,在满足群体对AD认知普遍需求的同时,也要根据患者个体的情况进行指导。在接受教育时,参与者根据兴趣在某些特殊的问题上进行深入讨论或者互相分享成功的处理经验,往往能够丰富患者教育的内容,达到更好的成效。

具体来说,医生应当向AD患者讲解疾病的性质、临床特点和注意事项,避免诱发和加重因素,指导患者正规就医以及正确的用药方法,告诉患者生活中的各个注意事项,可从"衣食住行洗"等各方面对患者进行告知。应尽量穿着纯棉、宽松、透气性好的衣物,尤其是贴身衣物应避免羊毛、化纤、金属等容易过敏的材质,而且应注意经常清洗,保持衣物的干爽;尽量避免饮酒和进食辛辣刺激性食物,避免食入致敏食物,但无需过分忌口,可以采取"试探性"饮食方式,记录食物日记,观察 1~2 天以判断进食特定蛋白类食物后是否有皮疹或瘙痒加重的情况;生活方面应注意尽量避免对皮疹的暴力搔抓和摩擦,避免皮肤过度清洁,尽量减少热水烫洗、搓洗以及使用碱性清洁用品;尽量不要养猫、狗、禽类等动物以及花草植物;房间需要经常打扫通风,保持环境卫生清洁,避免使用地毯、羽绒被等可能存在潜在过敏原的生活用品。

### (二)皮肤护理

皮肤护理为什么对 AD 治疗如此重要? 应如何正确进行皮肤护理? AD 患者皮肤屏障功能下降,表皮中神经酰胺缺乏,导致经皮水分丢失增加、皮肤干燥,而皮肤干燥可进一步导致表皮微裂隙产生,使得微生物和变应原入侵概率增加,进而加重 AD 症状,在冬季干燥季节和某些特定工作环境中更为严重。因此对于 AD 患者来说,良好的皮肤护理是非常重要的基础治疗环节。建议 AD 患者不宜频繁过度清洁,以避免对皮肤屏障功能的进一步破坏,洗澡水温不宜过高(32~40℃为宜),每天一次或两天一次,每次 10~15 分钟,尽量避免搓洗,应不用或尽量少用沐浴液进行清洁,避免使用碱性较强的香皂、有泡沫的浴液及有香味的浴盐或油。建议患者洗澡结束擦干皮肤后即刻使用保湿作用较强的润肤乳或润肤霜,以增加皮肤的水化,改善皮肤屏障功能,同时缓解皮肤干燥及瘙痒等症状,此外,持续使用保湿剂可明显减少外用糖皮质激素的使用频率。

### (三)避免过敏原和加重因素

去除或避免过敏原和加重因素是治疗 AD 的关键,但如何指导患者及其家属去发现和有效避免过敏原和加重因素却是临床治疗最难之处。如何在种类繁多的过敏原中,寻找出患者 AD 发病的原因犹如大海捞针。正因如此,临床上有很多过敏原检测方法,如血清特异性 IgE 检测、斑贴试验和点刺试验等。临床应用应考虑这些检查方法的适用范围以及特异性和敏感性,医师应根据病史、皮肤科查体以及实验室检查结果等进行综合考虑,不能一味依靠检测结果做出判断。对明确过敏原的患者,避免接触或脱敏治疗有一定疗效,治疗证据最多的过敏原是尘螨。常见的接触性过敏原包括金属、香水、新霉素和羊毛脂等,应减少接触含有上述成分的物品和避免接触斑贴试验阳性的成分。AD 患者应避免从事对皮肤有损害或接触强致敏原的工作,如理发师、清洁人员、金属从业者和护士等职业。

### (四)饮食调节对 AD 的影响

**1. 妊娠期与哺乳期的饮食调节** 妊娠期进行饮食干预对 AD 母亲有益吗? 对于妊娠期进行饮食干预是否有益于 AD 仍存争议。母亲在孕期的饮食是 AD 患儿最早期的营养来源,可能也是营养素对患儿最早期的影响。母亲饮食中的过敏原,包括花生、牛奶、鸡蛋均通过脐带输送给胎儿,可能由此影响胎儿的黏膜免疫系统。美国儿科学会认为尚无证据证实孕妇饮食结构的调整或限制有助于预防或延迟患儿 AD 的发生和发展。高危妇女孕期内限制摄入食物抗原并不会降低孩子的发病风险,且这种做法也不利于母亲和儿童的营养补充。在孕期限制饮食的研究大多只证实了新生儿对所限制食物的过敏发生率有所下降,但并未证实其对 AD 发生率的影响,且限制饮食对孕妇及胎儿发育都不利,因此不建议孕妇为了预防AD 而限制饮食。

出生后至少 3~4 个月单独母乳喂养有助于减少新生儿 AD 的发生率。母乳起到保护作用的机制包括母乳中含有免疫调节因子,可增强胎儿的免疫系统,母乳喂养可避免胎儿接触外源性抗原,母乳中所含抗体可增强胎儿抵抗力及促进胎儿胃肠功能成熟,这些均有利于预防过敏。对于高危儿童来说,单独母乳喂养至少 4 个月能降低 AD 患病风险,但还需要更多相关试验来证实。婴儿期食物不耐受或过敏的比例较高,但到儿童期和成人期以环境因素的影响更为明显,有关这方面的差异还需要更多的研究,这些研究结果也必然对 AD 的诊断、预防和治疗带来新的启发。

**2. 各类营养元素的影响** 美国儿科学会不建议对牛奶过敏的儿童使用部分水解配方食品,因为其可能会含有牛奶蛋白成分,完全水解配方食品与牛奶相比有利于降低 AD 的发病率。对于固体食物的添加时间,传统观点认为推迟添加固体食物的时间可通过减少食物性抗原的数量而降低过敏性疾病的风险,但美国儿科学会则认为,尽管不宜早于4~6个月时添加固体食物,但目前并没有确实证据证实,超过这个时间段后添加固体食物可起到一个显著的保护性作用,即使这类食物是高致敏的,例如鱼类、蛋类及花生类食物。Zutavern等进行的一系列研究也表明,推迟添加固体食物的时间对于AD的发生没有预防作用。

AD患儿因必需脂肪酸摄入不足,引起血清中花生四烯酸水平降低,从而认为必需脂肪酸可能对AD的发病有重要意义。研究证实,对高风险的儿童和成人补充ω-3和ω-6脂肪酸并不能对AD起到预防作用,但可减轻疾病的严重程度。饮食中的抗氧化剂,如维生素C、维生素E、硒及富含抗氧化剂的水果均对AD有改善作用,其机制主要是防止氧化物所介导的炎症过程,氧化物可介导促炎介质的释放,激活一系列炎症因子,引起组织损伤。

益生菌为一类活微生物群,具有维护肠道屏障的完整性、降低系统性抗原渗透的能力,也具有肠道免疫调节活性。研究表明,益生菌对AD无预防性作用,但可改善疾病严重性,因为益生菌种类多,作用机制复杂,因此需要更多大型、严格控制且明确某种菌株或几种菌株混合治疗、观察期长的实验研究。值得注意的是,尽管这类产品是安全的,但可能会含有乳制品,对乳类过敏的小儿服用后会出现过敏,因此需要格外小心。

3. **食物过敏与忌口** 尽管AD与食物过敏相关,但饮食在AD治疗中的作用目前尚未达到共识。关于食物过敏,很多患者及家属都可能存在一种广泛的误解,他们会认为AD是由食物过敏引起的,限制饮食对AD的治疗有很大作用。毋庸置疑的是,食物过敏在儿童患者中的发生率的确较高,约40%的婴幼儿中重度AD患者以及8%的普通人群儿童均有IgE相关的食物过敏,但这种食物过敏在成人中的发生率很低。AD指南建议对5岁以下难治性AD患儿或有明确的食物过敏反应的患儿进行食物过敏测试。对于儿童AD患者来说,并不推荐严格的食物忌口,只需要避免接触已经被证实的食物过敏原即可,而成人AD患者由于真正的食物过敏发生率很低,因此大多数没必要忌口。

**(五)外用治疗药物的选择**

1. **糖皮质激素** 国内外AD指南均推荐外用糖皮质激素为AD的一线治疗,但患者应当在医生的指导下进行使用,避免乱用及滥用。使用低强度的糖皮质激素可以减少发生不良反应的风险,使用强效制剂则可以尽快控制症状,必须在这两者之间找到一种平衡,需要根据患者年龄、体重、皮损部位及病情选择不同类型和强度的制剂。一般初治皮损或慢性肥厚性皮损可先用强效或超强效激素,待缓解后逐渐过渡为中弱效激素;儿童患者及皮肤薄嫩处如面颈部、生殖器部位及褶皱部位只能使用中弱效激素。外用激素一般可分为四级:如氢化可的松乳膏为弱效激素,丁酸氢化可的松乳膏、曲安奈德乳膏为中效激素,糠酸莫米松乳膏为强效激素,卤米松和氯倍他索乳膏为超强效激素。对重度或治疗抵抗的AD患者,急性渗出期先用糖皮质激素湿敷是安全有效的方法。急性期每天局部外用糖皮质激素1~2次,炎症控制后逐渐减量。瘙痒是判断疗效最重要的指标,如果瘙痒明显则应维持治疗。对于中重度儿童患者,先用稍低于成人对应等级的糖皮质激素,如果效果不佳再用更强等级的。局部外用糖皮质激素的副作用有萎缩纹、毛细血管扩张和痤疮等,但炎症后色素沉着并非不良反应。外用激素的皮肤吸收率非常低,一般来讲,规范外用激素是不会产生系统不良反应的。

对于拒绝外用激素的患者如何沟通?临床上常常会遇到对外用激素存在"偏见"的患者,这类患者往往会夸大激素的不良反应,甚至拒绝医生开具的外用激素处方,遇到这类患者,首先应当进行合理耐心的解释,告诉患者外用激素的安全性及有效性,不要道听途说,让患者了解到外用激素经皮肤的吸收量非常低(1%~2%),系统吸收量更低,不会引起"发胖",只要在医生的正确指导下使用,就会有很好的疗效,不会出现严重不良反应的,而且随着病情的好转,激素是会由强到弱地进行调整,最终停用激素。

2. **钙调神经磷酸酶抑制剂(TCIs)** TCIs类药物可选择性抑制T淋巴细胞,具有较强的抗炎作用,对AD治疗效果较好。1%的吡美莫司乳膏和0.03%的他克莫司软膏批准用于2岁以上儿童,0.1%的他克莫司软膏只批准用于成人。目前

TCIs 可作为免疫系统未受损的轻中度或中重度成人和儿童 AD 的"短期和长期间断治疗的二线用药"。对于糖皮质激素依赖、病情持续和 / 或炎症频繁复发以致需要持续局部外用糖皮质激素的患者来说,使用 TCIs 类药物治疗获益最大。0.1%的他克莫司软膏相当于中效糖皮质激素,而吡美莫司乳膏稍弱。皮疹广泛时应联合糖皮质激素使用。他克莫司软膏推荐用于主动疗法,病情缓解时每周使用 2 次可有效预防复发。TCIs 类药物的优点是用药部位无皮肤萎缩,特别适用于皱褶和薄嫩部位,且可长期使用。部分患者可出现短暂的灼热感和刺激感等不良反应。另外,欧洲指南提示,尚无证据表明局部外用 TCIs 有增加恶性肿瘤和病毒感染的风险,但 FDA 曾给予黑框警告,称该类药物缺乏长期安全性的证据。

外用 TCIs 和糖皮质激素应如何正确定位?目前认为外用糖皮质激素仍是 AD 治疗的一线用药,交替外用糖皮质激素及 TCIs 可能是最佳选择。

### (六)系统治疗

如何正确选用合适的系统性药物治疗?对于皮损广泛和局部外用药物治疗无效的 AD 患者需要系统药物治疗。在选择系统药物治疗时,应考虑其治疗收益、安全性和不良反应,针对不同的患者制订个性化的治疗方案。个性化的治疗方案取决于患者年龄、皮损的形态和分期、累及的部位和范围、有无感染以及既往治疗情况等。

**1. 抗组胺药** 抗组胺药在 AD 患者的治疗价值目前仍存在一定争议,尽管大部分临床医师已将抗组胺药物作为 AD 的标准治疗方案之一,但几乎没有随机、双盲、安慰剂对照的临床试验证实其有效性。对于瘙痒明显或伴有睡眠障碍、荨麻疹、过敏性鼻炎等合并症的 AD 患者,可选用第一代或第二代抗组胺药,从而减轻瘙痒症状。如一种抗组胺药无效,可在与患者充分沟通的基础上考虑加量、更换品种或两种抗组胺药联合使用。第一代抗组胺药由于可通过血 – 脑屏障,有助于患者改善瘙痒和睡眠。第二代抗组胺药对 AD 的治疗效果甚微,但对某些物质过敏的患者长期服用,可减少其他过敏性疾病的发生,阻止变态反应的进程。近年来对 AD 瘙痒的机制研究显示,除了组胺,炎症因子在 AD 瘙痒中可能起着更为重要的作用,部分抗组胺药的体内外研究显示,具有一定的抗炎症特性,但要取得真正的症状缓解需要超常规剂量使用。

**2. 系统抗感染药物** 研究表明,金黄色葡萄球菌在 AD 患者的皮损或非皮损部位均有较多定植,可能成为 AD 皮损的加重因素,因此对于病情严重(特别是有渗出者)或已证实有继发细菌感染的患者,可短期(1 周左右)给予系统抗感染药物从而控制感染,红霉素族、四环素族或喹诺酮类抗菌素均为常用抗生素,而青霉素类、磺胺类等药物由于其可能致敏,因此尽量避免使用。合并疱疹病毒感染时,可加用相应抗病毒药物。

**3. 系统用糖皮质激素** 系统使用糖皮质激素治疗 AD 依然是临床上的主要问题,什么情况下用、用多少剂量、用多少时间是临床医师应该掌握的技能。因其不良反应较多,一般来讲不推荐 AD 患者系统应用糖皮质激素,但对于严重的急性发作期或其他药物治疗效果不佳者可短期应用,但必需避免长期、大剂量糖皮质激素的治疗,以免出现系统性不良反应,但也不能因为激素的不良反应而忌用激素。

**4. 免疫抑制剂** 除激素外还有哪些免疫抑制剂可用于 AD 的治疗?如何正确选用?怎样预防严重不良反应的发生?对于治疗抵抗的严重 AD 患者,可酌情选用免疫抑制剂。最常用的免疫抑制剂为环孢素,起始剂量一般为 2.5~3.5mg/(kg·d),最大剂量为 5mg/(kg·d),可有效减轻 AD 的严重度,缓解瘙痒,从而改善患者生活质量。环孢素起效较快,一般在治疗 6~8 周可使患者的疾病严重程度减轻 55%,停药后易复发。环孢素用药期间应监测血压及肾功能,最好定期监测血药浓度。

环孢素无效时,可试用硫唑嘌呤、吗替麦考酚酯和氨甲蝶呤。硫唑嘌呤是一种嘌呤类似物,具有抗炎症、免疫抑制和抗增生作用,低剂量时主要抑制 T 细胞,对 B 细胞的抑制则需较大剂量。硫唑嘌呤对治疗抵抗严重的 AD 可能有效,用药前测硫代嘌呤甲基转移酶,除外此酶缺陷者才能使用。硫唑嘌呤起效慢,2~3 个月起效,推荐剂量 1~3mg/(kg·d),由于在治疗的早期阶段具有潜在的骨髓抑制,可以低于上述剂量开始,然后逐渐增加剂量,用药期间需定期查血常规。硫唑嘌呤起效慢,且具有不可预测的骨髓抑制作用,加之临床上未常规开展硫代嘌呤甲基转移酶的检测,因此一般不推荐作为 AD 的一线治疗,而是用于接受环孢素治疗、但在减药过程出现复发病例的二线治疗。吗替麦考酚酯可抑制鸟嘌呤的合成,选择性地抑制 T、B 淋巴细胞,能有效地稳定严重的 AD 病情,较安全的治疗剂量是每天 2g。但有报道使用吗替麦考酚酯治疗 AD 后出现葡萄球菌败血症,而且部分 AD 患者对其治疗反应不佳。氨甲蝶呤通过抑制二氢叶酸还原酶从而抑制 DNA 合成和细胞增殖,对 T 细胞有明显抑制作用,治疗 AD 时可采用逐步增加剂量的方案,大多数患儿可以每周 10mg 作为起始剂量,与环孢素和硫唑嘌呤相比,氨甲蝶呤在控制重症 AD 上效果稍差,但其免疫抑制作用较少,儿童长期应用在安全性上可能更好。氨甲蝶呤的不良反应通常对停止治疗和药物减量反应良好,较严重的全血细胞减少通常出现在治疗的最初 4~6 个月,同时给予叶酸口服可减轻这些不良反应。美国指南指出对硫唑嘌呤和吗替麦考酚酯的有效性存在反对的证据,欧洲指南认为硫唑嘌呤缺乏满意的临床证据,尚无吗替麦考酚酯和氨甲蝶呤在儿童及青少年中使用的临床数据。因此,在使用免疫抑制剂时,临床证据相对较多的环孢素仍为首选,而对于硫唑嘌呤、吗替麦考酚酯和氨甲蝶呤要谨慎使用。

5. **静脉注射免疫球蛋白(IVIg)** IVIg 作为免疫调节剂越来越多地被用于治疗免疫功能紊乱相关的疾病,但在 AD 治疗中的应用价值仍存在争议。静脉注射大剂量免疫球蛋白可直接作用于与发病相关的微生物或毒素,体外试验显示静脉注射免疫球蛋白含有高浓度的金葡菌毒素特异性抗体,可抑制金葡菌毒素激活 T 细胞免疫反应。成人 AD 患者在其他治疗无效的情况下可加用 IVIg,作为辅助疗法对激素抵抗的成人 AD 患者可提高疗效;对于儿童 AD,考虑到激素及其不良反应,可单独使用 IVIg。但 IVIg 仍需要随机、双盲、对照的临床试验来进一步验证其在 AD 治疗中的疗效和安全性。

6. **生物制剂** 生物制剂可用于 AD 的治疗吗?哪些患者适合生物制剂治疗?由于传统的 AD 治疗方法有一定局限性,对中重度 AD 的治疗效果并不十分理想,且不同治疗方法均在不同程度上有不良反应,随着 AD 发病机制的逐渐深入研究,一些生物制剂的临床试验已逐渐在国内外开展,主要的生物制剂药物包括 IL-4/IL-13/IL-31 单抗以及抗 IgE 单抗等。

在诸多生物制剂中,Dupilumab 是目前公认的对 AD 治疗效果较好的生物制剂,其为 IL-4Rα 的人源化单克隆抗体,阻断了 IL-4 和 IL-13 与受体 IL-4Rα 的结合,从而抑制了 Th2 相关的炎症反应,达到治疗 AD 的作用。已经完成的 I、Ⅱ 期临床试验均表明,Dupilumab 对 AD 的治疗有确切疗效,且于 2017 年被美国 FDA 批准用于中重度 AD 的治疗。Dupilumab 在 AD 的治疗上不仅疗效显著,且未表现出严重不良反应,安全有效。Th2 细胞释放的 IL-31 是 AD 发病过程中一种重要的细胞因子,与 Th2 炎症反应相关,同时也可能参与了瘙痒机制的形成,Nemolizumab 是一种抗 IL-31a 受体的人源化单克隆抗体,Ⅱ 期临床试验数据表明,Nemolizumab 治疗组患者的瘙痒程度及病情严重度均比安慰剂对照组有更加明显的改善,且无严重副作用,因此可能成为 AD 治疗的一种有效的生物制剂。Lebrikizumab 是一种抗 IL-13 的单克隆抗体,一项关于 Lebrikizumab 的随机对照双盲临床研究结果显示,每 4 周 1 次 125mg Lebrikizumab 联合局部外用糖皮质激素的患者病情改善状况显著优于对照组,且无严重不良反应,但其疗效是否与局部外用糖皮质相关还有待进一步研究。Omalizumab 是一种抗 IgE 单克隆抗体,目前已获批用于哮喘、荨麻疹的治疗,但在 AD 治疗方面的证据还需要进一步的试验验证。

7. **其他新型靶向治疗药物** Crisaborole 是一种新型的 PDE4 抑制剂,可通过抑制 PDE4 以及降低细胞内环腺苷酸的作用,影响对下游信号传导通路,从而抑制炎症细胞因子的释放,进而减弱 AD 的炎症反应。外用 Crisaborole 软膏的 Ⅲ 期临床试验结果显示,1 016 名外用 Crisaborole 软膏的 2 岁以上轻中度 AD 患者在 ISGA 评分以及瘙痒改善等方面均显著优于对照组,常见不良反应为使用部位的疼痛感,无严重不良反应发生。JAK 抑制剂是近年来新发现的可能对 AD 治疗有效的药物,研究表明 JAK 抑制剂在银屑病、斑秃等疾病中已经研究较为深入,而在 AD 中也有一些初步研究，其主要副作用是感染，包括鼻咽炎和上呼吸道感染。Tofacitinib是一种小分子JAK抑制剂，已被证实可直接抑制IL-4的作用，迅速减弱角质形成细胞中的JAK-STAT信号传导通路。一项关于外用Tofacitinib治疗AD的Ⅱa期随机对照试验结果显示，外用Tofacitinib软膏治疗AD的疗效显著优于对照组，且安全性良好，说明外用JAK抑制剂也可能成为一种有效的AD治疗药物。苯烯莫德是一种具有抗炎效应的芳香烃受体激动剂。近年来的研究表明，苯烯莫德可通过激活芳香烃受体从而抑制炎症细胞因子的表达，目前国外已有相关临床试验证实了苯烯莫德对AD治疗的有效性，我国相关临床试验也正在进行中。

8. **光疗** 光疗是否能用于AD治疗？疗效如何？紫外线光疗是治疗AD有效的二线治疗方案，包括NB-UVB（311~313nm）、PUVA和UVA1（340~400nm）等。除UVA1外，一般UV治疗用于慢性苔藓样皮疹，急性期不宜使用。中剂量UVA1相当于NB-UVB，高剂量UVA1用于严重患者。NB-UVB和UVA1疗效更好。一项开放性研究显示，中至重度AD患者接受3次/周，连续12周NB-UVB治疗后，所有患者的SCORAD评分下降50%以上。治疗前后的皮损与非皮损区相关基因表达及免疫组化研究显示，疾病活动度下降与炎症因子清除、Th2/Th22相关细胞因子与趋化因子下调及屏障蛋白表达上调相关。UVA1光疗对AD急性发作期更有效，一项系统综述也显示UVA1适用于控制AD急性发作期，而NB-UVB适用于慢性AD的治疗。PUVA适用于重度AD，较UVA1有更好的短期和长期疗效，但不是第一选择，PUVA治疗后要戴防光眼镜。光疗前先局部应用糖皮质激素和润肤剂。一般治疗为3~5次/周，连续6~12周。UV对于有毛发和皱褶部位的疗效差。UV一般用于12岁以上儿童。夏季加重的患者不宜使用UV。与系统免疫抑制剂相比，光疗的不良反应较轻，但有引起"日晒伤"及长期治疗引起光老化及皮肤恶性肿瘤的潜在风险。

9. **特异性免疫治疗** 什么是特异性免疫治疗？特异性免疫治疗（specific immunotherapy，SIT）俗称脱敏治疗，是在确定患者的变应原后，通过重复给予一定剂量的变应原，降低患者对变应原敏感性的方法。SIT基于AD的发病机制，过敏原被连接有IgE受体的表皮树突状细胞摄取，接着归巢呈递给皮肤T淋巴细胞，启动炎症反应，初始过敏原在启动皮肤炎性反应过程中起到至关重要的作用。SIT的主要机制是成功诱导机体对特异性过敏原的耐受性。

特异性免疫治疗如何正确实施？是否可单用特异性免疫治疗？目前临床上应用较多的是皮下注射免疫疗法和舌下含化疗法。疗程一般分为起始治疗阶段和维持治疗阶段。SIT是唯一可改变变应性疾病自然病程的治疗方法。对外源性AD患者进行SIT在理论上可有效降低患者对相关变应原的敏感性，改善临床症状。目前临床应用最广泛的是粉尘螨变应原。尽管SIT在AD治疗中的应用价值存在争论，但近年来越来越多的临床研究证实，SIT可显著改善AD患者的临床症状、减少药物使用量、防止新的致敏产生以及改变特应性进程。由于SIT治疗起效较慢且疗程较长（不少于2年），在治疗过程中应联合环境变应原控制、局部及系统的药物治疗，特别是在剂量递增期和变应原暴露增加季节。对不伴有过敏性鼻炎和哮喘的AD患者不主张进行SIT，否则可加重AD或使其复发。SIT的治疗剂量增加是一个缓慢的过程，过快增加剂量有可能诱发皮炎加重、哮喘发作甚至过敏性休克。

**（七）治疗的注意事项**

AD是慢性病，需要长期治疗管理，注重医患沟通及医患配合，因此在治疗过程中，最重要的是建立一种慢病管理的理念。医生在接诊时一定要注意患者教育，应对患者的病史、病程、严重程度和受累范围等进行详细评估，根据不同的病情给予相应的个体化综合治疗，尽可能在短时间内控制症状，增强患者的依从性，不断寻找病因和诱因，根据病情变化及时调整治疗方案。患者也要积极配合医生，从"衣食住行洗"等各方面进行自我防护，定期复诊，长期随访。病情控制后需进行维持治疗，推荐每周2~3次外用激素或TCIs类药物。对于难治性AD或常规治疗无效的AD患者，必要时可考虑免疫抑制剂或生物制剂进行治疗。

（张建中）

## 第二节 荨麻疹与血管性水肿

### 一、荨麻疹

荨麻疹（urticaria）俗称"风疹块"，是由于皮肤、黏膜小血管扩张及渗透性增加出现的一种局限性水肿反应。临床上表现为大小不等的风团伴瘙痒，约20%的患者伴有血管性水肿。

（一）荨麻疹的病因和发病机制的研究进展

荨麻疹的病因较为复杂，通常急性荨麻疹常可找到原因，而慢性荨麻疹的病因多难以明确。常见病因包括食物（动物蛋白、植物、食物添加剂等）、感染（肝炎病毒、柯萨奇病毒、链球菌、真菌、寄生虫、幽门螺杆菌等）、药物（青霉素、血清制剂、各种疫苗等）、呼吸道吸入物及皮肤接触物（花粉、动物皮屑和毛发、尘螨等），而物理因素（冷、热、日光、摩擦及压力等）、精神及内分泌因素、遗传因素等原因也可导致荨麻疹的发生。另外，一些系统性疾病（系统性红斑狼疮、恶性肿瘤、代谢障碍、内分泌紊乱、自身免疫性甲状腺炎、溃疡性结肠炎等）亦可伴发本病。

肥大细胞是荨麻疹发病中关键的效应细胞，通过免疫和非免疫机制诱导肥大细胞活化。免疫机制包括针对IgE或高亲和力IgE受体的自身免疫、IgE依赖的Ⅰ型变态反应、抗原抗体复合物以及补体系统活化等途径；非免疫性机制包括直接由肥大细胞释放剂引起的或食物中小分子化合物诱导的假变应原反应，或非甾体抗炎药改变花生烯酸代谢等。肥大细胞脱颗粒后，导致组胺和TNF-α、IL-2、IL-3、IL-5、IL-13等众多炎症因子以及白三烯C4、D4和E4等产生，影响荨麻疹发生、发展、预后和治疗反应。嗜碱性粒细胞、嗜酸性粒细胞、B细胞和T细胞参与使得荨麻疹的炎症反应更加复杂，其中存在的组胺非依赖性炎症反应是抗组胺药治疗抵抗的基础。少数荨麻疹患者的肥大细胞活化机制并不清楚，甚至其症状发生可能不依赖于肥大细胞。近年来的研究还表明，凝血功能的异常和维生素 $D_3$ 的缺乏在慢性荨麻疹的发病中起到重要作用，但具体机制仍需进一步研究。

（二）荨麻疹的临床表现

荨麻疹临床表现为风团和/或血管性水肿，其发作形式多样，风团的大小和形态不一，多伴有瘙痒（图9-2-1）。病情严重的急性荨麻疹还可伴有发热、恶心、呕吐、腹痛、腹泻、胸闷及喉头梗阻等全身症状。

（三）荨麻疹分类的变迁

急性荨麻疹根据发病时间发病由原来的<6周改为≤6周，而慢性荨麻疹由发病持续≥6周目前已经改为>6周。

按照发病模式并结合临床表现，可将荨麻疹进行临床分类。不同类型荨麻疹其临床表现有一定的差异，运动诱导性荨麻疹由于较难明确诊断，故在国内外最新的指南中已经将其移除，其他分类详见表9-2-1。

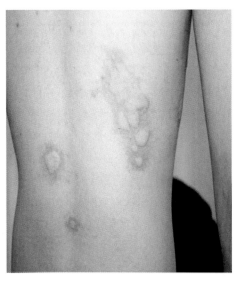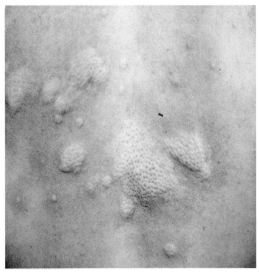

图9-2-1 荨麻疹

表 9-2-1 荨麻疹的分类及其定义

| 类别 | 类型 | 定义 |
| --- | --- | --- |
| 自发性 | 急性自发性荨麻疹 | 自发性风团和/或血管性水肿发作≤6周 |
| | 慢性自发性荨麻疹 | 自发性风团和/或血管性水肿发作>6周 |
| 诱导性（物理性） | 人工荨麻疹（皮肤划痕症）（symptomatic dermographism/urticaria facilitia/dermographic urticaria） | 机械性切力后1~5min内局部形成条状风团 |
| | 冷接触性荨麻疹（cold urticaria） | 遇到冷的物体、风、液体、空气等在接触部位形成风团 |
| | 延迟压力性荨麻疹（delayed pressure urticaria） | 垂直受压后30min~24h局部形成红斑样深在性水肿，可持续数天 |
| | 热接触性荨麻疹（heat urticaria） | 皮肤局部受热后形成风团 |
| | 日光性荨麻疹（solar urticaria） | 暴露于紫外线或可见光后诱发风团 |
| | 振动性血管性水肿（vibratory angioedema） | 皮肤被震动刺激后数分钟出现局部红斑和水肿 |
| 诱导性（非物理性） | 胆碱能性荨麻疹（cholinergic urticaria） | 皮肤受产热刺激如运动、进食辛辣食物、情绪激动时诱发的直径2~3mm风团，周边有红晕 |
| | 水源性荨麻疹（aquagenic urticaria） | 接触水后诱发风团 |
| | 接触性荨麻疹（contact urticaria） | 皮肤接触一定物质后诱发瘙痒、红斑或风团 |

### （四）荨麻疹的诊断与鉴别诊断

1. **病史及体检** 应详尽采集病史及进行全面体检，包括可能的诱发和缓解因素、病程、发作频率、皮损持续时间、昼夜发作规律、风团大小及数目、风团形状及分布、是否合并血管性水肿、是否伴随瘙痒、是否伴有恶心、呕吐、腹痛、腹泻、胸闷及喉头梗阻等全身症状、既往个人或家族中的过敏史、感染病史、内脏疾病史、外伤史、手术史、用药史、心理及精神状况、月经史、生活习惯、工作及生活环境以及既往治疗反应等。

2. **实验室检查** 通常荨麻疹不需要做更多的检查。慢性患者如病情严重、病程较长或对常规剂量的抗组胺药治疗反应差时，可考虑行相关的检查，如血常规、粪虫卵、肝肾功能、免疫球蛋白、红细胞沉降率、C反应蛋白、补体、相关自身抗体和D-二聚体等。必要时可以进行变应原筛查、食物日记、自体血清皮肤试验（ASST）、幽门螺杆菌感染鉴定、甲状腺自身抗体的测定等，以分析相关因素在发病中的作用。诱导性荨麻疹还可根据其诱因不同，做相关划痕试验、光敏测试、冷热临界阈值等检测，以对病情严重程度进行评估。IgE介导的食物变态反应在荨麻疹发病中的作用是有限的，对变应原检测结果应该正确分析。

3. **分类诊断** 结合病史和体检，将荨麻疹分为自发性和诱导性。前者根据病程是否>6周分为急性与慢性，后者根据发病是否与物理因素有关，分为物理性和非物理性荨麻疹，并按表9-2-1定义进一步分类。可以有两种或两种以上类型荨麻疹在同一患者中存在，如慢性自发性荨麻疹合并人工荨麻疹。

4. **鉴别诊断** 主要与荨麻疹性血管炎、荨麻疹型药疹、血清病样反应、丘疹性荨麻疹、败血症、成人Still病、遗传性血管性水肿、大疱性类天疱疮、肥大细胞增生症、全身炎症反应综合征、严重过敏反应等鉴别。

5. **病情评估** 荨麻疹对患者的生活、工作、心理都会产生一定的影响，常用CU-Q2oL（chronic urticaria quality of Life questionnaire）、

AE-QoL（angioedema quality of life questionnaire）来评估疾病的影响程度。荨麻疹的活动度常用UAS7（urticaria activity score7）以及AAS（angioedema activity score）评分表来评价。而治疗对患者疾病的控制程度常用UCT（urticaria control test）来衡量。

### （五）荨麻疹的治疗现状与发展趋势

荨麻疹的治疗原则为去除病因、抗过敏和对症治疗。

**1. 病因治疗**　消除诱因或可疑病因有利于荨麻疹自然消退。治疗上主要从以下几方面考虑：①详细询问病史是发现可能病因或诱因的最重要方法；②对于诱导性荨麻疹，避免相应刺激或诱发因素可改善临床症状，甚至自愈；③对于疑似药物诱导的荨麻疹，可考虑避免药物使用（包括化学结构相似的药物）或用其他药物替代；④对于临床上怀疑与各种感染和/或慢性炎症相关的慢性荨麻疹，在其他治疗抵抗或无效时可酌情考虑抗感染或控制炎症等治疗；⑤对于疑似与食物相关的荨麻疹患者，鼓励患者记录食物日记，寻找可能诱发症状的食物并加以避免；⑥对于ASST阳性或证实体内存在针对Fcε RIa链或IgE自身抗体的患者，常规治疗无效且病情严重时可酌情考虑加用免疫抑制剂、自体血清注射治疗或血浆置换等。

**2. 抗过敏和对症治疗**

**（1）急性荨麻疹的治疗：**去除病因，治疗上首选第二代非镇静抗组胺药，常用的第二代抗组胺药包括西替利嗪、左西替利嗪、氯雷他定、地氯雷他定、非索非那定、阿伐斯汀、依巴斯汀、依匹斯汀、咪唑斯汀、苯磺贝他斯汀、奥洛他定及卢帕他定等。在明确并祛除病因以及口服抗组胺药不能有效控制症状时，特别是重症或伴有喉头水肿的荨麻疹可选择糖皮质激素，急性荨麻疹伴发休克或严重的荨麻疹伴发血管性水肿可用1∶1 000肾上腺素溶液0.2~0.4ml皮下或肌内注射。

**（2）慢性荨麻疹的治疗：**首选第二代非镇静抗组胺药，治疗有效后逐渐减少剂量，以达到有效控制风团发作为标准，以最小的剂量维持治疗。慢性荨麻疹疗程一般不少于1个月，必要时可延长至3~6个月，或更长时间。第一代抗组胺药因中枢镇静、抗胆碱能作用等不良反应限制其临床应用目前已不作为一线选择。第二代抗组胺药物常规剂量使用1~2周后若不能有效控制症状，考虑到不同个体或荨麻疹类型对治疗反应的差异，可选择更换抗组胺药品种或联合其他第二代抗组胺药以提高抗炎作用；或联合第一代抗组胺药，可以睡前服用以延长患者睡眠时间；或在获得患者知情同意情况下增加2~4倍剂量（图9-2-2）。对上述治疗无效的患者，可考虑选择以下治疗：

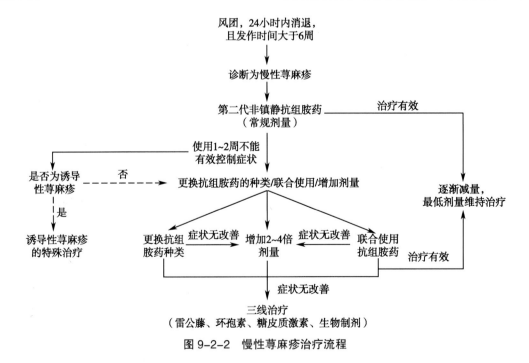

图 9-2-2　慢性荨麻疹治疗流程

①雷公藤多苷片，每天 1~1.5mg/kg，分 3 次口服，使用时需注意对造血系统的抑制、肝脏的损伤及生殖毒性等不良反应；②环孢素，每天 3~5mg/kg，分 2~3 次口服，因其不良反应发生率高，只用于严重的、对任何剂量抗组胺药均无效的患者；③糖皮质激素，适用于上述治疗效果不佳的患者，一般建议予泼尼松每天 0.3~0.5mg/kg（或相当剂量的其他糖皮质激素）口服，好转后逐渐减量，通常疗程不超过 2 周，不主张常规使用；④光疗，国外有研究显示，部分难治性慢性荨麻疹采用 PUVA 或 UVB 均有一定治疗作用，并以 PUVA 疗效更佳。诱导性荨麻疹的基本治疗原则同自发性荨麻疹，首选第二代非镇静抗组胺药，效果不佳酌情剂量加倍。但部分诱导性荨麻疹对常规的抗组胺药治疗相对较差，治疗无效的情况下，要选择一些特殊的治疗方法，见表 9-2-2。

表 9-2-2 部分诱导性荨麻疹的治疗选择

| 类型 | 特殊治疗方法 |
| --- | --- |
| 人工荨麻疹 | ①减少搔抓；②联合酮替芬（1mg，每天 1~2 次）；③窄谱 UVB 或 UVA 或 PUVA |
| 冷接触性荨麻疹 | ①联合赛庚啶（2mg，每天 3 次）；②联合多塞平（25mg，每天 2 次）；③冷水适应性脱敏 |
| 胆碱能性荨麻疹 | ①联合达那唑，0.6g/d，以后逐渐减为 0.2~0.3g/d；②联合酮替芬（1mg，每天 1~2 次）；③逐渐增加水温和运动量；④汗液脱敏治疗 |
| 延迟压力性荨麻疹 | 通常抗组胺药无效，可选择：①联合孟鲁司特，每天 10mg；②糖皮质激素，如泼尼松 30~40mg；③难治患者可选择氨苯砜，每天 50mg 口服；④柳氮磺胺吡啶，每天 2~3g，口服 |
| 日光性荨麻疹 | ①羟氯喹，每次 0.2g，每天 2 次；②UVA 或 UVB 脱敏治疗；③16mg 阿法诺肽皮下单次注射 |

（3）特殊人群的治疗

1）妊娠及哺乳期人群：原则上妊娠期间应尽量避免使用抗组胺药物。但如症状反复发作并严重影响患者的生活和工作，必须采用抗组胺药治疗时，应告知患者目前无绝对安全可靠的药物。虽然现有的研究仅为西替利嗪的小样本研究和氯雷他定的荟萃分析，但尚无由于怀孕期间使用第二代抗组胺药而导致婴儿出生缺陷的报道，因此在权衡利弊情况下可选择相对安全可靠的第二代抗组胺药物，如氯雷他定、西替利嗪和左西替利嗪。此外，所有抗组胺药都可能分泌到乳汁中，因第一代抗组胺药可能引起婴儿食欲降低和嗜睡等反应，故应避免使用。因此哺乳期也首选非镇静作用的二代抗组胺药。近年来，现有的临床试验也证实在孕期使用奥马珠单抗具有安全性，并无致畸性，可在抗组胺药治疗效果不佳时酌情使用。

2）儿童：非镇静作用的第二代抗组胺药也是治疗儿童荨麻疹的一线选择。同样，在治疗无效的患儿中，建议在获得患者监护人知情同意的情况下酌情增加剂量（根据体重调整）。但要关注镇静类抗组胺药给患儿学习等带来的影响。

3）老年人：老年人应优先选用二代抗组胺药，以避免一代抗组胺药可能导致的中枢抑制作用和抗胆碱作用，防止由此引起的跌倒风险及青光眼、排尿困难、心律失常等不良反应的出现。

4）肝肾功能异常者：对于合并肝肾功能异常的荨麻疹患者，应在充分阅读药物使用说明书后，根据肝肾受损的严重程度合理调整抗组胺药物的种类和剂量。如依巴斯汀、氯雷他定等主要通过肝脏代谢，西替利嗪等则经由肾脏代谢，在出现肝肾功能不全时可依据临床实际，酌情减量或换用其他种类的抗组胺药物。

（六）荨麻疹治疗的难点和研究进展

关于慢性荨麻疹正规治疗的具体时长和停药或药物减量的具体规范，目前尚无非常统一的意见，患者个体差异较大也在一定程度上为慢性荨麻疹的治疗带来了困难。近年来生物制剂在荨麻疹治疗中开始发挥重要作用，如奥马珠单抗（Omalizumab，抗 IgE 单抗）对 IgE 介导的难治性慢性荨麻疹有效，但对非 IgE 介导的荨麻疹疗效不详。此外，奥马珠单抗已经成功用于寒冷性荨麻疹、延迟压力性荨麻疹、热接触性荨麻疹、日光性荨麻疹及人工荨麻疹等的治疗中，但需注意其罕见的过敏反应。

## 二、血管性水肿

血管性水肿（angioedema），又称"巨大荨麻疹""血管神经性水肿""Quincke 病"，是一种发生于皮下疏松组织或黏膜的局限性水肿，分为获得性和遗传性,后者罕见。

### (一)血管性水肿的病因和发病机制

**1. 获得性血管性水肿** 获得性血管性水肿常发生在有过敏素质的个体。药物、食物、粉尘、吸入物及日光、冷热等物理因素为最常见诱因。其发病机制与荨麻疹相似。常见的致病药物有造影剂、阿司匹林、消炎痛、可待因及血管紧张素转换酶抑制剂如卡托普利(Captopril)等。常见的致病食物为时鲜水果特别是草莓及鲜鱼。由日光和寒冷引起的血管性水肿其皮损往往是迟缓发作。

**2. 遗传性血管性水肿** 遗传性血管性水肿是常染色体显性遗传,发病是由于 *C1-INH*、*F XII*、*ANGPTI*、*PLG* 基因突变,导致相应的蛋白质水平和/或功能异常,进而引起缓激肽等水平增高,毛细血管扩张,最终导致水肿的发生。根据致病机制不同,目前国际上将 HAE 分为 C1-INH 缺乏型(HAE-C1-INH)和非 C1-INH 缺乏型(HAE-nC1-INH)。HAE-C1-INH 型是由于 *C1-INH* 基因突变导致 C1-INH 水平降低或者功能缺陷,临床上分为 1 型和 2 型。HAE 1 型患者 C1-INH 浓度及功能均降低,约占 85%;HAE 2 型患者 C1-INH 浓度正常或增高,但功能降低,约占 15%。2000 年,德国学者 Bork 等发现了 C1-INH 浓度和功能均正常的 HAE 患者,此类患者绝大多数发生于女性,称为 HAE-nC1-INH,其中部分患者是由于 *F XII* 基因突变所致的 HAE-F XII。最近又发现血管生成素 -1 基因(ANGPT1)突变和纤溶酶原基因(PLG)突变导致的 HAE,而且发现 HAE-PLG 患者以面部和舌体肿胀为多见。此外,还有些患者致病基因不明。

### (二)血管性水肿的临床表现

**1. 获得性血管性水肿** 常见于皮肤比较松弛的部位如眼睑、口唇及外阴,亦可见于非松弛部位的皮肤如手足肢端。皮损为局限性肿胀,边界不清,呈肤色或淡红色,表面光亮,触之有弹性感,多为单发,偶见多发。痒感不明显,偶有轻度麻木感或肿胀不适。一般持续数小时至数天,消退后不留痕迹,但也可在同一部位反复发作。常并发荨麻疹,如伴发喉头水肿可造成呼吸困难,甚至窒息死亡;消化道受累时可有腹痛、腹泻等表现。

**2. 遗传性血管性水肿** 多数患者在儿童或少年期开始发作,往往反复发作至中年甚至终生,但中年后发作的频率与严重程度会减轻,外伤或感染可诱发本病。主要发生在 3 个部位:①皮下组织,常累及面部(图 9-2-3)、手部、上肢、下肢、生殖器,皮损为局限性、非凹陷性皮下水肿,常为单发,自觉不痒,需 1~5 天消退;②腹腔脏器,如胃、肠道、膀胱,发病时表现类似急腹症,表现为剧烈腹痛,伴恶心呕吐,一般 12~24 小时消失;③上呼吸道,发病可致喉头水肿,甚至呼吸困难或窒息。

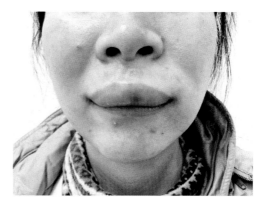

**图 9-2-3 血管性水肿**

### (三)血管性水肿的诊断与鉴别诊断

本病根据典型临床表现一般诊断不难;若患者发病年龄较早且家族中有近半成员发病,则应考虑为遗传性血管性水肿,抗组胺药、糖皮质激素和肾上腺素均无效,发病期间 C2 和 C4 水平显著降低、血清 C1INH 水平降低有助于诊断,必要时需要进行相关基因(HAE-F XII ANGPTI PLG)的检测,以明确诊断。

本病有时需与皮肤其他性质的水肿相鉴别,如接触性皮炎,由于昆虫叮咬、刺蜇引起的蜂窝织炎等。

### (四)血管性水肿的治疗与发展趋势

**1. 获得性血管性水肿** 治疗与一般荨麻疹相同,应尽量去除病因。部分患者对抗组胺药及系统的糖皮质激素治疗有效。严重者出现喉头水肿等呼吸道症状时,可皮下或肌内注射肾上腺素,同时使用糖皮质激素或氨茶碱等,治疗无效且危及生命时可采用气管切开术急救。

**2. 遗传性血管性水肿** 治疗比较困难,急性期治疗主要药物包括:①C1-INH 替代疗法,包括血源性 C1-INH（pd-C1-INH）和重组人 C1-INH（rhC1-INH）；②缓激肽受体拮抗剂艾替班特（Icatibant）和血浆激肽释放酶抑制剂艾卡拉肽（Ecallantide）；③冻干新鲜血浆，水肿急性发作后，给予 2~3U 新鲜血浆，约 30min 到数小时后，水肿逐渐消退，不良反应主要为输血反应。目前还推荐长期使用弱雄性激素达那唑，抗纤溶制剂或 C1 酯酶抑制剂可使症状缓解和预防发病。

（徐金华）

# 第三节 药 疹

药物是人类历史上最伟大的发明之一，它能帮助患者缓解病痛，为人类健康做出了巨大贡献。然而，药物是一把双刃剑，在治病的同时，亦存在致病的风险。正常剂量的药物用于预防、诊断、治疗疾病或调节生理机能时出现的有害的和与用药目的无关的反应，被称为药物不良反应（adverse drug reaction, ADR）。药疹也称药物性皮炎，即皮肤药物不良反应（cutaneous adverse drug reaction, cADR），指药物进入人体后引起的皮肤和黏膜反应，发生于约 2% 的药物暴露个体。

## 一、药疹的分类及历史

目前习惯将药疹分为两类，即普通药疹和重症药疹。普通药疹包括发疹型药疹、荨麻疹型药疹、固定型药疹、扁平苔藓样药疹等。重症药疹指皮损广泛、伴有系统损害的 cADR，包括 Stevens-Johnson 综合征（Stevens-Johnson syndrome, SJS）、中毒性表皮坏死松解症（toxic epidermal necrolysis, TEN）、药物超敏综合征（drug induced hypersensitivity syndrome, DIHS）/伴嗜酸性粒细胞增多和系统症状的药疹（drug reaction with eosinophilia and systemic symptoms, DRESS）、剥脱性皮炎（exfoliative dermatitis, ED）及急性泛发性发疹性脓疱病（acute generalized exanthematous pustulosis, AGEP）。重症药疹的记载最早见于 1866 年，由 Von Hebra 首次报道；1922 年，Stevens 和 Johnson 首次报告了 SJS；TEN 则由 Lyell 于 1956 年首次报告。

## 二、药疹的遗传易感性：转化医学的经典范例

应用同一种药物，为何药疹只发生于特定个体？研究表明，药疹存在较强的遗传易感性。药物反应与个体的人淋巴细胞抗原（human lymphocyte antigen, HLA）遗传易感性、编码药物代谢酶的基因多态性以及药物作用靶受体的基因多态性具有重要关联。自 2002 年至今，已相继发现多个 HLA 等位基因与特定药物诱发药疹有强关联性。东南亚人群中，HLA-B*1502 等位基因是卡马西平导致 SJS/TEN 发生的遗传标记分子，二者 100% 相关。日本及欧洲人群中 HLA-A*3101 与卡马西平所致重症药疹的发病率较高有关。白种人阿巴卡韦超敏反应与 HLA-B*5701 等位基因强烈相关。汉族人群 HLA-B*5801 等位基因是别嘌呤醇导致重症药疹的主要易感基因。2% 的中国麻风患者发生氨苯砜综合征，而 HLA-B*1301 等位基因是氨苯砜导致氨苯砜超敏综合征发生的遗传标记分子。HLA-DQA1*0201 和 *060101/0602 为三氯乙烯药疹的易感等位基因，HLA-DQA1*0103 和 *050101/0503/0505 为耐受等位基因。HLA-DRB1*1302 和 HLA-DQB1*0609 等位基因的同时存在与阿司匹林导致荨麻疹或血管性水肿具有相关性。目前，HLA 等位基因频率检测已应用于临床，用于预测药疹的发生，多个国家及地区均推荐在应用卡马西平、奥卡西平、阿巴卡韦和别嘌醇之前对患者进行特定等位基因的筛查，对减少重型药疹的发生具有重要意义。

## 三、药物诱发免疫应答的不同学说

大多数药物是小分子，无免疫原性，那么药物如何诱发机体的免疫应答？最早，学者提出了半抗原/前半抗原模式，即药物与载体蛋白如自体膜蛋白、血清白蛋白共价结合后而具有免疫原性，这种共价结合物可作为半抗原，经抗原提呈细胞（antigen presenting cell, APC）修饰成抗原肽后提呈给主要组织相容性复合体（major histocompatibility complex, MHC）分子，之后半抗原-肽-MHC 复合物被 T 细胞表面的 T 细胞受体（T cell receptor, TCR）识别，从而激活 T 细胞。

2006 年, Pichler 等学者发现, 特定环境下一些化学惰性药物(即不能共价结合到肽或蛋白质的药物)若有足够的亲和力与 TCR 或 APC 表面的 MHC 分子结合, 也可激活某些 T 细胞。这种结合是非共价结合, 易被机械力分离。Pichler 等将这种相互作用命名为药理学作用理论(pharmacologic interactions of drugs with immune receptor, P-I concept)。在经典的半抗原理论中, 机体受半抗原致敏后, 记忆性 T 细胞可以依靠 TCR 的特异性识别 APC 提呈的抗原, 然而在独特的 P-I 理论中并不需要药物致敏 T 细胞。只要药物和 APC 存在, 表达 TCR 的 T 细胞与特定的药物即有一种强关联性, 即便它们未被该药物致敏。个体先前是否被感染可影响记忆性 T 细胞 TCR 的大小, 因此, 在 P-I 理论中, 经历感染越多的个体发生药疹的风险更高。

## 四、免疫反应决定临床多样性

同一种药物致敏, 为何不同患者的药疹类型及临床表现差异较大? 药疹的发生涉及 I~Ⅳ型变态反应, 绝大部分药疹是 T 淋巴细胞介导的迟发型免疫反应(Ⅳ型变态反应)。CD4[+] T 辅助细胞 1(T helper cell type 1, Th1)、CD4[+] Th2、CD8[+] T 细胞、巨噬细胞是主要的效应细胞, 根据产生的细胞因子和参与其中的其他细胞类型(如嗜中性粒细胞、嗜酸性粒细胞), 出现不同炎症反应, 从而导致 4 种不同类型的Ⅳ型变态反应(Ⅳa~Ⅳd), 这解释了药疹临床表现的多样性。SJS/TEN 中 Th1

和 Th2 同时发生反应, 除了通过 CD-40L 与 CD40 以及凋亡相关因子配体(factor-related apoptosis ligand, FasL)-Fas 介导的两条途径外, 还可通过 CD8[+] T 细胞释放穿孔素、颗粒酶、颗粒溶素、TNF-α 等因子引起细胞毒作用, 导致角质形成细胞凋亡。CD8[+] T 细胞浸润皮肤的严重程度与表皮细胞坏死的程度相关, 可作为预示药疹严重程度的因素。此外, 患者的共存疾病可能通过改变药物代谢途径或诱导免疫应答改变而导致药疹的发生, 病毒(EB 病毒、巨细胞病毒、人疱疹病毒 6 型/7 型)感染、免疫缺陷及自身免疫性疾病患者发生药疹的风险增高。

## 五、药疹: 模拟大师

药疹的表现复杂多样, 可出现猩红热样、麻疹样、荨麻疹样、紫癜样、血管炎样、红斑狼疮样、自身免疫性疱病样、扁平苔藓样、痤疮样、肿瘤样、银屑病样、湿疹样、光敏性皮炎样、多形红斑样皮疹, 是皮肤病中不折不扣的"模拟大师"。

**1. 以弥漫性斑疹、斑丘疹为主要表现** 发疹型药疹的特点为弥漫性、鲜红色斑疹或半米粒大至豆大红色斑丘疹, 密集对称分布(图 9-3-1), 类似猩红热样或麻疹样皮疹。主要累及躯干及四肢近端, 黏膜通常不受累。全身症状包括瘙痒、低热、急性期蛋白增加及轻度嗜酸性粒细胞增多。此型药疹最为常见, 进展迅速, 停用诱发药物后 2 天左右最为严重, 并在 5~14 天内消退。对称性药物相关性间擦部和屈侧疹(symmetrical

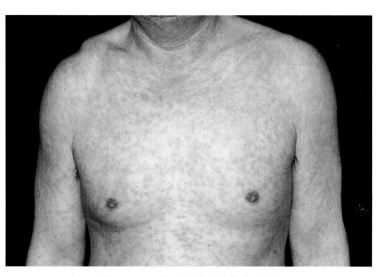

图 9-3-1 发疹型药疹的临床表现

drug-related intertriginous and flexural exanthem，SDRIFE），旧称狒狒综合征，是发疹型药疹的少见变异型，皮疹表现为臀/肛周或腹股沟/生殖器周围区域界限清楚的V形红斑，通常至少还有另外一处间擦部位受累，如腋下、肘窝或腘窝。

2. **以风团、瘀斑、紫癜为主要表现** 荨麻疹型药疹表现为大小不等的风团，较一般荨麻疹颜色更红、消退更慢，可伴有血清病样综合征、血管性水肿。血管炎样药疹通常表现为可触及的紫癜和/或瘀点，可伴随发热、荨麻疹、关节痛、淋巴结肿大、血清补体低及血沉升高。抗凝剂如华法林可引起皮肤坏死，好于四肢、乳房、躯干和生殖器，发展较快，皮肤活检示血管内纤维蛋白栓塞伴间质出血。

3. **以紫红色多角形扁平丘疹为主要表现** 扁平苔藓样药疹的特点为伴有瘙痒的紫红色扁平丘疹，通常起病隐匿，可累及任何部位。口腔苔藓样药疹罕见，与口腔扁平苔藓的临床特征相同。

4. **以固定位置红斑、水疱、色沉为主要表现** 固定型药疹是一种独特的药疹，其特点为急性期出现水肿性红斑，中心浅灰色或有明显大疱，慢性期出现炎症后色素沉着，好发于口唇、面部、生殖器及肢端，再次药物暴露后恰好在相同部位皮损复发。泛发性固定型药疹（generalized fixed drug eruption，GFDG）的患者可能被误诊为重症多形红斑型药疹，但GFDG通常不累及黏膜或仅轻度受累，停药后7~14天内即迅速缓解。

5. **以泛发性红斑、水疱、皮肤剥脱为主要表现** SJS和TEN表现为泛发性红斑、水疱、皮肤剥脱松解及黏膜出血性糜烂，常伴发热等全身症状，内脏损害的发生率较高。SJS起病急，皮损以水肿性红斑、水疱、大疱为主，泛发紫癜性斑疹或扁平的非典型靶样皮疹，可有血疱、瘀斑，皮肤剥脱面积小于10%体表面积（图9-3-2）。黏膜损害广泛且严重，口、鼻、咽、眼、生殖器、呼吸道黏膜均可受累。眼损害较重，可发生角膜炎、角膜溃疡、虹膜炎、结膜炎。TEN多以SJS样皮疹开始，少数以大片红斑开始，而后均发展为大面积表皮剥脱，尼科利斯基征（Nikolsky sign）阳性，皮肤剥脱面

积大于30%体表面积（图9-3-3）。系统症状及黏膜受累更严重，可出现消化道出血、心肌炎、心包炎、脑水肿、肝肾损害等系统症状。若皮疹及黏膜损害符合TEN及SJS的特征，皮肤剥脱面积为10%~30%体表面积，则称为SJS/TEN重叠综合征。重症多形红斑、SJS、TEN可能是一病谱性疾病，仅严重程度不同，鉴别主要基于皮肤剥脱的面积。TEN、SJS还需与泛发性大疱性固定型药疹、自身免疫性大疱性皮肤病及葡萄球菌性烫伤样皮肤综合征（SSSS）相鉴别，可通过直接或间接免疫荧光进行鉴别。

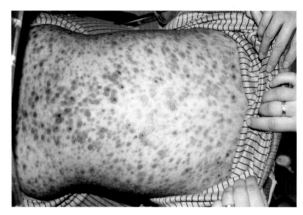

图9-3-2 SJS的临床表现

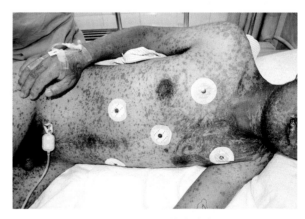

图9-3-3 TEN的临床表现

6. **以红皮病为主要表现** 红皮病型药疹，起病急骤，首先表现为发疹型药疹，之后红斑迅速泛发全身，皮损颜色鲜艳，面部常受累，伴水肿、发热等全身症状。

DIHS又称为DRESS，是一种严重的药物超敏反应，可出现皮疹、发热（38~40℃）、嗜酸性粒细胞增高和多脏器功能受累。皮疹表现为全身泛发红斑，伴脱屑、水肿，尤其面部较为明显。目前对这一综合征的准确命名仍有争论，因为仅有约

70% 的病例出现外周嗜酸性粒细胞增多（如由阿巴卡韦或拉莫三嗪引起者往往没有嗜酸性粒细胞增多）。存在非典型淋巴细胞（激活的 CD8$^+$ 淋巴细胞）是更一致的表现，这些细胞在停药后仍可能持续存在数月。

**7. 以泛发性红斑、脓疱为主要表现**　AGEP 起病急，常在应用致敏药物后 24 小时内即出现，表现为全身泛发的针尖至粟粒大小浅表性毛囊性无菌性脓疱，可伴发热、寒战、白细胞增高、嗜酸性粒细胞增多、低钙血症、肾衰等系统症状，停药几天后皮疹逐渐消退并大片脱屑。

## 六、形形色色的致敏药物

所有药物都会引起药疹吗？总结发现，普通药疹最常见的致敏药物为阿莫西林、头孢菌素、解热镇痛药、别嘌呤醇、中药等。重症药疹最常见的致敏药物为抗癫痫药、别嘌呤醇、解热镇痛药、头孢菌素、青霉素。各种类型药疹的常见致敏药物见表 9-3-1。大多数药物的潜伏期在 1 周内，有些药物潜伏期可长达 1 个月甚至数月。普通药疹的平均潜伏期为（6.9 ± 7.7）天，重症药疹为（12.4 ± 10.5）天。

表 9-3-1　各种类型药疹的常见致敏药物

| 药疹类型 | 常见致敏药物 |
| --- | --- |
| 固定型药疹 | 解热镇痛药、抗生素、巴比妥类、抗疟药 |
| 发疹型药疹 | 抗生素、解热镇痛药、中药 |
| 狒狒综合征 | 氨基青霉素类、镍、汞 |
| 荨麻疹型药疹 | 解热镇痛药、血管紧张素转化酶抑制剂 |
| 血管炎样药疹 | 肼屈嗪、米诺环素、丙硫氧嘧啶以及掺杂左旋咪唑的可卡因 |
| 狼疮样药疹 | 普鲁卡因胺、肼屈嗪 |
| 药物性天疱疮 | 青霉胺、硫醇化合物（包括卡托普利或代谢产物为硫醇的药物如吡罗昔康） |
| 药物性大疱性类天疱疮 | 青霉胺、呋塞米 |
| 线状 IgA 大疱性皮病 | 万古霉素 |
| 扁平苔藓样药疹 | β 受体阻滞剂、甲基多巴、青霉胺、奎尼丁、解热镇痛药 |
| 银屑病样药疹 | β 受体阻滞剂、抗疟药（氯喹、羟氯喹）、抗抑郁药（碳酸锂、枸橼酸锂） |
| 痤疮样药疹 | 表皮生长因子受体抑制剂、酪氨酸激酶抑制剂等新型抗肿瘤药 |
| SJS/TEN | 芳香族抗癫痫药（卡马西平、苯妥英、拉莫三嗪、奥卡西平、苯巴比妥）、别嘌呤醇 |
| DIHS | 芳香族抗癫痫药、米诺环素、别嘌醇、氯苯砜、阿巴卡韦、奈韦拉平 |
| 红皮病型药疹 | 磺胺、解热镇痛药、苯巴比妥 |
| AGEP | 抗生素、抗疟药、钙离子通道阻滞剂 |

## 七、新技术在药疹诊断中的应用

药疹的诊断需从用药史、潜伏期、伴发症状、实验室检查、组织病理等方面综合考虑。待临床症状完全缓解后 1~6 个月，可实施基于免疫学的特异性检查以评估迟发药物反应，从而确定病因。近年来药疹的实验室诊断技术不断丰富，目前可分为两类：一是体内试验，包括皮内试验、斑贴试验和激发试验等；二是体外试验，包括放射变应原吸附试验、特异性淋巴细胞转化试验、γ 干扰素释放试验等。

近年发现，皮内试验可用于迟发型变态反应及药疹的诊断，对青霉素类、头孢菌素类和金盐制剂引起的药疹诊断阳性率高。斑贴试验可用于检测有接触过敏史而又口服药物出现药疹的患者，是诊断 IV 型变态反应导致的药疹的确认方法，各种药物斑贴试验的适宜浓度正在探索中。激发试验指药疹消退一段时间后，内服试验剂量（首次剂量一般为治疗量的 1/8~1/4 或更小量，此后每 24 小时倍量递增达到常规量后终止试验）药物后观察其反应,如再次出现既往皮疹即为阳性,当受试者未达常规剂量就出现阳性反应时应立即终止试验,适用于病情较轻且疾病本身必须使用该药治疗时,禁用于速发型变态反应性药疹和重症药疹。

特异性淋巴细胞转化试验是用药物在体外培养环境下刺激患者的T淋巴细胞,使之转化成淋巴母细胞而发生增殖分裂的一种方法。其诊断药疹的阳性率低,但特异性高、应用范围广、安全性高,对迟发型及速发型药疹均可获阳性结果。γ干扰素释放试验是将药疹患者致敏的淋巴细胞在体外与可疑致敏药物共同培养,检测释放的γ干扰素。放射变应原吸附剂试验是定量测定药疹患者血清中特异性IgE抗体的方法,该方法为青霉素引起的药疹的检测提供了一种安全、准确的体外检测途径,也为进一步研究青霉素变态反应的机制、预防和进行脱敏治疗等提供了更好的手段。嗜碱性粒细胞脱颗粒试验是利用患者的嗜碱性粒细胞与致敏药物(直接法)或利用兔嗜碱性粒细胞与患者血清加致敏药物(间接法)使嗜碱性粒细胞发生脱颗粒现象,以检查药物过敏原,可作为I型药物过敏反应的检查方法。

## 八、药疹的治疗现状与争议

普通药疹主要采用对症治疗,立即停用可疑致敏药物,同时予系统性抗组胺药联合外用糖皮质激素缓解症状。病情严重者可短期应用系统性糖皮质激素治疗,如泼尼松 $0.5 \sim 1 mg/(kg \cdot d)$,持续 $5 \sim 7$ 天。值得注意的是,普通药疹偶尔可能是重症药疹的前驱征象,若患者出现高热、面部水肿、黏膜受累、皮肤触痛和水疱、向红皮病进展等表现时,应高度警惕。重症药疹的治疗原则包括:停用可疑致敏药物,评估病情,系统治疗,支持疗法,皮肤护理,预防并发症。重症药疹的系统治疗现状详见下文。

**1. 系统性糖皮质激素的利与弊** 目前,国内将系统性糖皮质激素作为重症药疹的首选治疗方案。及早应用大剂量糖皮质激素有助于迅速控制病情、促进皮损愈合、缩短病程及降低死亡率,通常采用相当于泼尼松 $1 \sim 2 mg/(kg \cdot d)$ 剂量的甲泼尼龙琥珀酸钠或氢化泼尼松或地塞米松,待病情稳定后逐渐减量。然而,系统性糖皮质激素亦可

导致免疫抑制、增加感染的发生率,对于大面积皮肤创面的患者可能带来致命风险。因缺乏大样本随机对照临床试验结果,系统性糖皮质激素的应用尚存在争议,具体给药方式、治疗时机、持续时间及是否应联合其他药物尚有待探索。

**2. 静脉注射免疫球蛋白(intravenous immunoglobulin,IVIG)的优势** IVIG可通过IgG的Fc片段或抗原结合位点、抗体分子可变区进行免疫调节,阻断FasL-Fas介导的角质形成细胞凋亡。此外,IVIG可导致Th细胞减少,自身IgG、IgM合成减少,在治疗重症药疹中发挥一定作用。目前国内多采用IVIG联合系统性糖皮质激素治疗重症药疹,早期联用二者比单用糖皮质激素疗效显著且有利于缩短病程、减少单用大剂量糖皮质激素的不良反应。治疗剂量目前尚无定论,视病情、体重及经济状况而定,国内一般采用 $0.4g/(kg \cdot d)$,最大可用至40g/d,连用 $3 \sim 7$ 天。但由于证据不足,目前应用IVIG是否绝对获益仍存在争议。使用时应注意IVIG的肾毒性及血栓形成性心血管系统并发症。

**3. 环孢素的疗效与崛起** 环孢素治疗重症药疹的机制为抑制T细胞活化,从而防止细胞毒性T细胞和自然杀伤细胞产生并释放细胞因子。越来越多的证据表明,采用环孢素 $3 \sim 5 mg/(kg \cdot d)$ 可减慢SJS/TEN的进展,且无显著毒性作用。2018年的一篇系统综述纳入了9项观察性研究共255例TEN患者,发现环孢素治疗可使总死亡风险降低约70%,证明SJS/TEN患者尽早接受环孢素治疗。目前国内应用环孢素治疗重症药疹的报道不多。肾功能不全、严重高血压、感染、除皮肤外的恶性肿瘤者应禁用。

**4. 血浆置换的应用时机** 血浆置换疗法是将患者血液分离成血浆和血细胞成分,将血浆中的致敏药物及其代谢产物、细胞因子等炎症介质清除,再把血细胞成分和等量的血浆及代用品置换液回输至体内。其治疗重症药疹的适应证包括:对糖皮质激素或免疫抑制剂禁忌者;应用大剂量糖皮质激素或免疫抑制剂疗效不佳,或已出现明显不良反应者;病情凶险、伴有内脏损害、欲快速控制病情者。剂量40ml/kg,补充 $1 \sim 2$ 支白蛋白,注意静脉插管相关的不良反应。由于目前应用较少、缺乏足够临床证据,其有效性和安全性尚

待进一步验证。

5. **肿瘤坏死因子( tumor necrosis factor, TNF )-α 拮抗剂——药疹治疗的新希望** 多项研究发现，SJS/TEN 患者皮肤组织中 TNF-α 明显增高，故 TNF-α 拮抗剂为重症药疹的治疗带来新的希望。研究证明，单次输注 5mg/kg 英夫利昔单抗阻止了皮肤剥脱的进展，并诱导皮肤剥脱处快速再上皮化。一项纳入 91 例患者的随机开放性试验评估了依那西普对 SJS/TEN 的疗效，依那西普组患者接受依那西普 25mg 或 50mg 每周两次，糖皮质激素组患者接受泼尼松龙 1~1.5mg/( kg·d)，结果显示，依那西普组患者康复的中位时间短于糖皮质激素组( 14 vs 19 )，依那西普组严重不良事件的发生率低于糖皮质激素组( 13% vs 27% )。虽然这些研究支持应用 TNF-α 拮抗剂治疗 SJS/TEN 有益，但仍需进一步研究以确定最佳剂量和治疗时长，尤其对于病情严重且快速进展的患者。然而，亦有因使用 TNF-α 拮抗剂而引起重症药疹的病例报道，故 TNF-α 拮抗剂治疗药疹的疗效尚存在较大争议。

6. **重症药疹的禁用药** 沙利度胺是一种强效的 TNF-α 抑制剂，故有学者提出沙利度胺是否可作为重症药疹的一种潜在疗法。其疗效曾在一项对 TEN 患者的随机安慰剂对照试验中进行了研究，但由于沙利度胺治疗组患者的死亡率增加，该试验被终止。目前沙利度胺加重 TEN 的机制尚不明确，但其已被明确禁止应用于重症药疹的治疗。

## 九、重症药疹：不仅累及皮肤

重症药疹治疗的挑战在于其不仅广泛累及皮肤黏膜，患者常同时伴有系统症状，如发热、感染、电解质紊乱、白细胞升高、肝肾功能异常等。支持治疗对于提高生存率、缩短病程具有至关重要的意义，包括：创面护理、黏膜护理、液体和电解质管理、营养支持、尽早开始的眼部治疗、体温管理、疼痛控制以及二重感染的监测或治疗。尽早进入烧伤治疗单元有利于控制大面积皮肤损伤、明显提高存活率。创面护理的最佳方法尚存在争议，对剥脱皮肤反复清创和"抗剪切"创面治疗（将坏死皮肤保留于原处充当生物敷料）均有成功应用的报道。发热及感染患者应避免盲目应用解热镇痛药及抗生素，尽量采用物理降温。密切监测血象，有明确感染指征者可加用不易致敏的抗生素。发热大于 38.5℃时行血培养，警惕败血症及感染性休克。水肿患者应密切监测血浆白蛋白水平，低蛋白血症者可通过饮食或静脉补充白蛋白，注意监测电解质水平及肾功能，必要时予利尿药。若出现休克，立即皮下或肌内注射 1∶1 000 肾上腺素 0.5~1ml。

SCORTEN 评分用于评价 TEN 或 TEN/SJS 的严重程度及预测其死亡率，首次评分应在患者入院后 24 小时内完成，入院第三天应再次评分。SCORTEN 评分标准共 7 项，每项 1 分：①年龄 >40 岁；②心率 >120 次 /min；③存在恶性肿瘤（包括血液系统）；④入院第一天表皮剥脱面积占体表面积 >10%；⑤血尿素氮 >10mmol/L；⑥血糖 >14mmol/L；⑦血 $CO_2$ <20mmol/L。随分值增加，死亡率迅速增加。评分 0~1 分、2 分、3 分、4 分、大于 5 分所对应的死亡率分别为 3.2%、12.1%、35.8%、58.3%、90%。患者院内死亡的最常见原因为脓毒症、急性呼吸窘迫综合征及多器官衰竭。累及眼部的远期后遗症在存活者中常见。

## 十、关于药疹的挑战与思考

目前，药疹仍存在较多悬而未解的问题有待进一步研究。

（1）发病机制方面：可进行扩大药物种类的遗传学研究以进一步发掘药疹更多的易感等位基因位点，何种因素决定了药物在特定个体中引起不同类型的免疫效应分子尚不明确，固定型药疹及药物诱发自身免疫性疾病的发生机制仍有待阐明。

（2）诊断方面：如何帮患者确定致敏药物是当前面临的棘手问题，目前推测致敏药物仍主要依据病史，存在较大不确定性，兼具敏感性、特异性和安全性的药疹实验室诊断方法尚较为缺乏。

（3）治疗方面：重症药疹的治疗仍存在较多争议，系统性糖皮质激素、IVIG 或二者联合应用的剂量、持续时间仍需更高等级的循证医学证据支持，生物制剂的应用时机如何抉择，应用环孢素治疗重症药疹在国内开展较少、经验不足，这些都有待我们进一步探索。

（吴 超 晋红中）

## 第四节 接触性皮炎

接触性皮炎（contact dermatitis, CD）是一种常见的皮肤炎症，成年人群患病率约为20%。CD也是一种重要的职业性皮肤疾病，在职业性皮肤疾病中CD占70%~90%。

### 一、定义及分类

CD是皮肤与外界物质接触后发生的炎症性反应。CD可以分成以下6种类型：刺激性接触性皮炎（irritant contact dermatitis, ICD）、变态反应性接触性皮炎（allergic contact dermatitis, ACD）、速发型接触性反应、光接触性皮炎、系统性接触性皮炎、非湿疹样接触性反应。ICD是皮肤直接接触刺激性物质（刺激原）后引起的直接细胞毒作用介导的皮肤炎症性反应，其反应具有剂量依赖性，任何人均可患ICD，ICD约占职业性CD的80%。ACD是与特异性过敏物质（变应原）接触后引起的皮肤迟发型超敏反应，其反应无剂量依赖性。速发型接触性反应是接触外界某些物质后在数分钟至数小时内发生的皮肤炎症性反应，一般可在数小时内消退。光接触性皮炎是皮肤接触某些物质后经过日光或人工光源（紫外线）照射后发生，根据是否由免疫反应介导分为光变态反应接触性皮炎和光毒性接触性皮炎；系统性接触性皮炎是对某种变应原接触性致敏的个体，再次全身吸收同一变应原或交叉反应分子后产生的变态反应介导的炎症疾病。非湿疹样接触性反应是表现为荨麻疹样、扁平苔藓样、痤疮样、紫癜样、多形红斑样等的接触性皮炎，不同于以瘙痒、红斑、水肿、渗出、结痂为特征的湿疹样接触性皮炎。CD最主要的两种类型为ICD和ACD。

### 二、病因及发病机制

CD的病因分为原发性刺激和变态反应。ICD和ACD都与免疫细胞相关，但是ICD遵循非抗原特异性激活的先天免疫，因此不需要预先暴露和致敏过程。

ICD的发病机制：ICD是由有细胞毒性和炎症相关作用的物理或化学皮肤损伤刺激物造成的。ICD的发病机制始于刺激物穿透不同皮肤层，皮肤屏障破坏，产生活性氧、透明质酸碎片等内源性"危险"信号。角质形成细胞作为表皮中的主要细胞，是第一个暴露于刺激物的皮肤细胞，它在ICD的发展中发挥重要作用，刺激物可促进角质形成细胞在体内和体外增加IL-1β、IL-6、TNF-α、IL-8等炎性细胞因子的分泌。除了它们在表皮中的作用外，角质形成细胞释放的炎性细胞因子也能够影响真皮细胞，如成纤维细胞产生胶原酶和前列腺素E，进一步恶化细胞损伤和局部炎症。这些炎性分子也能够激活朗格汉斯细胞和真皮免疫细胞，活化的免疫细胞分泌更多的细胞因子和趋化因子，同时上调角质形成细胞、成纤维细胞和内皮细胞黏附分子的表达。趋化因子和黏附分子吸引更多的免疫细胞，进一步加重皮肤损伤和炎症。IL-1β和TNF-α在刺激暴露下也会导致朗格汉斯细胞从表皮向真皮迁移。在真皮中，朗格汉斯细胞转变为巨噬细胞样细胞清除受损细胞，这种表型转换需要皮肤成纤维细胞、上皮细胞钙黏蛋白和IL-10。

ACD发病机制：ACD是一种IVa及IVc亚型迟发型超敏反应，发生在先前致敏的个体中。ACD在其发病机制中涉及两个阶段，能将其与ICD区分开来，首先ACD需要致敏过程，在间歇性或连续暴露于致敏化学品一段可变时间后，免疫系统对特异性抗原变得敏感，常见致敏剂来源、变应原分类、皮疹位置见表9-4-1；接着是诱导期，免疫系统在再次暴露于该特异性抗原时触发抗原特异性免疫应答。ACD的完全抗原是由作为半抗原的简单化学物质和载体蛋白结合后形成的。当皮肤暴露于致敏化学物质时，这些化学蛋白复合物在表皮形成，然后被表皮朗格汉斯细胞或真皮树突细胞吞噬，抗原呈递细胞经过处理抗原后，可诱导致敏期产生的致敏特异性淋巴细胞增殖。暴露于变应原后，炎性细胞因子和趋化因子的释放也将进一步促进局部树突细胞的成熟和活化，这些细胞随后迁移到局部淋巴结并将接触过敏原呈递给幼稚T细胞，从而促进幼稚T细胞克隆扩增和分化为CD8+和CD4+细胞。致敏后，诱导期可能在再次暴露于致敏物质24小时至数天内发生。致敏阶段产生的记忆T细胞在重新暴露于致敏物质时产生免疫反应，新活化的细胞毒性T淋巴细胞从局部引流淋巴结迁移到血液中，到达再次暴露的皮肤部位，在接触变应原后数小时可出现湿疹样反应，一般在48小时后达到高峰。

表 9-4-1　变态反应性接触性皮炎皮疹的位置、来源和变应原

| 位置 | 致敏剂来源 | 变应原 |
|---|---|---|
| 面部 | 化妆品、植物、外用药物、异位转移导致眼睑和眶周皮炎（镍，指甲油） | 植物成分、空气中花粉（菊科）、香料、秘鲁香脂、新霉素、甲基丙烯酸甲酯（人造指甲）、托西胺 / 甲醛（指甲油） |
| 唇炎 | 唇部及口腔卫生用品（如润唇膏及牙膏） | |
| 头皮和颈部 | 化妆品、发制品和珠宝 | 头发产品：对苯二胺、甘油巯基乙酸盐（烫发产品）；椰油酰胺丙基甜菜碱（洗发水表面活性剂）化妆品：香水、秘鲁香脂和防腐剂 Quaternium-15 |
| 手部 | 化妆品、橡胶手套 | 秘鲁香脂、防腐剂 Quaternium-15、镍、香料混合物、局部抗生素（如新霉素）、橡胶化学品（秋兰姆、氨基甲酸酯、巯基苯） |
| 腋窝 | 除臭剂、服装染料 | 芳香化学品：羟基异己基 -3- 环己烯、肉桂醛；分散蓝染料 |
| 肛门与生殖器 | 局部用药，尿布 | 外用皮质类固醇、芳香剂、新霉素；婴儿湿巾中的甲基异噻唑啉酮防腐剂 |
| 足或足跖 | 鞋材或化学品，包括黏合剂、铬酸盐和橡胶化学品 | 二烷基硫脲、氨基甲酸酯、硫脲、铬酸盐 |
| 腿部 | 常用于治疗腿部溃疡的局部制剂 | 香料、秘鲁香脂、抗生素、局部皮质类固醇、羊毛脂 |
| 暴露在日光下的部位 | 防晒霜中的光敏剂 | 对氨基苯甲酸（PABA） |

## 三、临床表现

CD 的临床症状主要取决于是急性还是慢性，以及所涉及的刺激物或变应原、接触类型、病理机制和位置等因素，常见以下表现：

（1）ICD：局限于刺激物暴露部位的病变，表现取决于急慢性程度和刺激物，一般无扩散。临床上根据接触时间和接触刺激物可以分为以下几种类型：急性 ICD、延迟性记性刺激性皮炎、刺激性反应、慢性累积性刺激性皮炎、主观性或感觉性 ICD、物理性刺激性接触性皮炎、脓疱性刺激性皮炎等。其中，急性刺激性接触性皮炎的特征在于易于识别、发病及消退快。轻度急性 ICD 表现为在接触刺激物的部位可能有红斑、接触痕迹和瘙痒，严重的急性 ICD 表现从丘疹到水疱，通常引起强烈瘙痒，可能会出现皮肤紧绷感甚至疼痛感，水疱破裂之后渗出、结痂形成，之后脱屑，通常最终能够恢复原状；而慢性 ICD 的症状通常先出现皮肤干燥、红斑和水肿，其次是干燥、角化过度、皲裂、苔藓化、渗出较少。有些患者也可能出现溃疡、毛囊炎、粟丘疹、色素增加、色素减少等症状。

（2）ACD：对接触性变应原的特异性免疫致敏作用，通常界限不清，典型的表现是从接触的主要部位向外扩散。皮炎主要表现为接触部位的湿疹，患者一般感到瘙痒、烧灼感或痛感。轻度可见水肿、淡红斑、丘疹（图 9-4-1、图 9-4-2），重度可见肿胀、红斑、水疱（图 9-4-3），之后出现渗出结痂以及脱屑。在口唇、眼睑、阴部等组织疏松部位有边界不清的弥漫性肿胀、皮纹消失。若不接触变应原，数天内就能痊愈，如果持续接触则反复发作转变为慢性肥厚性损害，则较难恢复。

（3）气源性接触性皮炎：由空气中变应原引起的身体暴露部位的皮炎（如墙壁涂料、植物等）。其临床表现可分为 3 类：由挥发性化学物质或粉尘引起，多见于皮肤外露部位的气源性刺激性皮炎；由纤维性物质机械性摩擦引起的机械性气源性接触性皮炎；由挥发性化学物质容易存留在皮肤引起的变应性气源性接触性皮炎。

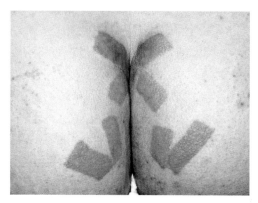

图 9-4-1 变态反应性接触性皮炎
贴胶布引起,可见境界清楚的红丘疹,融合成红斑块

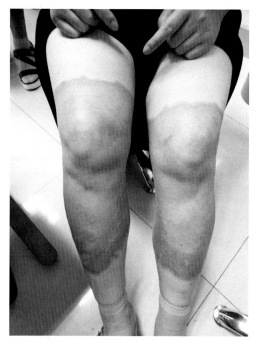

图 9-4-2 变态反应性接触性皮炎
接触苍耳一周后发生,双下肢出现境界清楚的红斑、肿胀

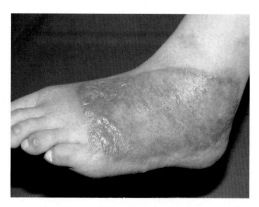

图 9-4-3 变态反应性接触性皮炎
贴风湿膏引起,足背部境界清楚的红斑、明显肿胀,多数水疱,融合成大疱,渗出

(4)系统性接触性皮炎:患者主要感到瘙痒,其皮疹主要分为以下几种,汗疱疹样发疹、泛发性非特异性斑丘疹、狒狒综合征(在臀部、生殖器、腋窝、肘部、眼睑及颈侧出现的对称湿疹样改变)、血管炎(非特异性斑丘疹、紫癜样丘疹)。

(5)光接触性皮炎:在鼻唇沟、眉弓、耳后等有遮盖部位没有皮损,皮疹主要出现在面部、耳、颈部、四肢、足背等暴露于日光照射的部位。光毒性接触性皮炎的表现为红斑、脱屑、色素沉着,和严重日晒伤相似。光变态反应性接触性皮炎和ACD的临床表现相同。

(6)季节性接触性皮炎:随季节性变化而出现,主要由于花粉引起,多发于春秋,女性常见。皮疹一般局限于面颈部,表现为红斑、丘疹、水肿、苔藓化、鳞屑、湿疹样改变,患者自觉瘙痒,可自行消退。

(7)速发型接触性反应:在接触外源物质后数分钟至数小时内发生,并可在24小时内消退,患者感到瘙痒,起疼痛性红斑、丘疹、风团。根据其临床表现可分为接触性荨麻疹、蛋白质接触性皮炎、特应性接触性皮炎、接触性荨麻疹综合征。

## 四、组织病理

在组织病理学检查中显示海绵水肿性皮炎。表皮内海绵形成的程度从轻微到严重不等,并伴有不同程度的真皮水肿。单个角质形成细胞的坏死可以存在于ICD中,在ACD中可以看到嗜酸性粒细胞。ICD和ACD可能在病理学上有类似表现,因此在显微镜下区分ICD和ACD是很困难的。

ICD的组织病理学改变分为急性和慢性,急性ICD最常见的组织病理学特征包括细胞内空泡化、核固缩、细胞坏死和表皮中不常见的海绵状血管,真皮可能有胶原的变性或破坏,单核细胞、中性粒细胞等白细胞浸润表皮和真皮。在慢性ICD中,表皮通常表现为典型的增生,伴有中度角化过度、角化不全和棘层增生,炎性细胞浸润程度较轻,然而真皮可能被单核细胞明显浸润。ICD中的表皮变性,是由于对角质形成细胞的直接细胞损伤所导致的。急性病变可表现为不同程度的浅表血管周围炎症、表皮溃疡和坏死。

ACD组织病理学中的某些改变可能是非特异性的,例如炎性浸润,一些主要是淋巴细胞性的,而另一些主要是中性粒细胞性的。ACD的组织病理学也分为急性和慢性模式。在急性ACD中,最常见的特征是海绵样水肿和水肿伴乳头状血管扩张。在慢性ACD中,表皮增生伴有一定程度的角化不全。

## 五、诊断及鉴别诊断

CD的诊断因其复杂的发病机制、与其他皮肤炎症疾病相似的临床模式、复杂多变的组织病理学表现以及缺乏充分有效的诊断试验而变得复杂。因此,诊断通常是基于一系列参数的组合,包括患者的病史、症状、体格检查、组织病理学检查、排除鉴别诊断以及斑贴试验等。获得完整的病史对诊断CD至关重要,相关信息包括临床演变、发病时间、接触刺激物/变应原的潜在来源(包括人类职业性接触)和以往发生CD的情况。应该获得的额外信息包括家庭中受影响的人数、最近环境的变化和新的局部治疗方法。ICD的诱发因素通常是皮肤接触刺激性物质,如频繁或长期接触水、溶剂、清洁剂和灰尘等,这些物质主要引起刺激性反应。ACD通过斑贴试验诊断。

CD的鉴别诊断取决于患者是否表现出急性、亚急性或慢性湿疹性皮炎的症状,包括多形红斑、荨麻疹样丘疹斑块、苔藓样疹、紫癜性瘀斑反应、肉芽肿和脓疱、药疹、银屑病和特应性皮炎。CD易于与其他皮炎鉴别,可以根据接触过敏史、在身体的暴露部位或接触部位突然发生急性皮炎、出现境界清晰并且多为单一形态的皮疹、除去病因后皮损很快消退等特点来诊断。

斑贴试验被认为是ACD诊断的金标准。在开放斑贴试验中,将试验变应原滴在皮肤上使其不受保护,在接下来的5~15天对皮肤进行检查,阳性结果特征是在试验点出现皮肤红斑反应。开放斑贴试验很少使用,因为自我损伤是一个常见的问题。在封闭斑贴试验中,测试区域被包扎起来以防止贴片移动和自我损伤,现通用直径8mm铝制小碟粘贴在无致敏性多孔胶带纸上,将可疑

致敏物配成适当浓度后加少量于铝制小碟内,再敷在手背部两侧或前臂内侧。对于这两种方法,重要的是不要使用过高的过敏原浓度,因为致敏剂也可能是刺激物。48小时后取下贴片进行检查,一般连续观察2~3天。在取出贴片30分钟后,根据病变的程度(红斑、丘疹、水疱)对皮肤进行检查,并从1+分级至4+(表9-4-2)。目前使用局部皮质类固醇、抗组胺药物,甚至低水平的免疫抑制治疗,都不是斑贴试验的禁忌证。对于有以下情况的患者,应考虑推迟7天进行斑贴试验:严重或泛发的活动性皮炎;全身免疫抑制治疗;用于斑贴试验的上背部或其他部位有皮炎;最近使用局部皮质类固醇治疗的试验点;最近受紫外线照射的区域。在怀孕或哺乳期间进行斑贴试验是没有害处的,但大多数皮肤科医生推迟在怀孕和哺乳期间进行测试,作为一般预防措施。

表9-4-2 国际接触性皮炎研究小组
斑贴试验结果记录方法

| 结果判读代号 | 皮肤临床表现 |
| --- | --- |
| IR | 刺激反应 |
| – | 阴性反应 |
| +/- | 可疑反应,仅见轻微红斑 |
| + | 弱阳性,红斑,浸润,丘疹,无水疱 |
| ++ | 强阳性,红斑,浸润,丘疹及水疱 |
| +++ | 扩展性大疱 |
| NT | 未试验 |

在美国,通常采用FDA批准的有36种变应原的Thin-Layer Rapid Use Epicutaneous skin patch test(TRUE Test®)(表9-4-3)。此外,还有北美接触性皮炎协作组(The North American Contact Dermatitis Group, NACDG)筛选变应原系列及欧洲标准变应原系列,以及一些特殊变应原系列,例如牙医系列、美发系列、花匠系列等。我国临床应用的最早的标准筛查系列变应原和斑贴试验铝制小碟是由南京医科大学附属第一医院皮肤科根据我国临床情况所制定的。

表 9-4-3　TRUE Test® 变应原系列所包含的变应原

| TRUE Test® 变应原系列 | | |
|---|---|---|
| 硫酸镍 | 对叔丁基酚醛树脂 | 重氮烷基脲 |
| 羊毛脂醇 | 环氧树脂 | 喹啉混合物 |
| 硫酸新霉素 | 卡巴混合物 | 替可的松 -21- 戊酸酯 |
| 重铬酸钾 | 黑色橡胶混合物 | 金硫代硫酸钠 |
| 卡因混合物 | 甲基异噻唑啉酮 / 甲基氯异噻唑啉酮 | 咪唑烷基脲 |
| 复合香精 | 季铵盐 | 布地奈德 |
| 树脂松香 | 甲基二溴戊二腈 | 氢化可的松 -17 丁酸盐 |
| 尼泊金混合物 | 对苯二胺 | 巯基苯并噻唑 |
| 阴性对照 | 甲醛 | 杆菌肽 |
| 秘鲁香胶 | 巯基混合物 | 欧苷菊 |
| 二盐酸乙二胺 | 硫酸汞 | 分散蓝 106 |
| 二盐酸钴 | 秋兰姆混合物 | 溴硝丙二醇 |

## 六、预防及治疗

CD 治疗中最重要的是识别和去除刺激物 / 变应原,没有任何形式的对症治疗可以替代这种方法。迄今为止,通过免疫疗法诱导对接触性变应原产生耐受的尝试均未成功。如果无法完全消除或避免在个人直接环境中引发接触的物质(变应原或刺激物),应采取保护措施,防止皮肤再次接触。这些包括:个人防护服(在危险活动中通常主要是防护手套),与工作相关的预防措施(修改工作流程,避免潮湿的工作条件,使用萃取系统),以及一致的阶段相关治疗。这些措施需要根据具体情况(有毒物质、接触的类型)进行调整。由于手套的遮挡作用,应该避免长时间使用手套,辅助使用合适的皮肤屏障霜是有帮助的。如果诊断为接触性皮炎的全身血源性播散,且对口服的接触性变应原高度敏感,饮食措施可以起到帮助作用,如患者病史、斑贴试验、排除饮食和诊断性刺激。

(1)对症治疗:接触性皮炎一般采用局部治疗,急性皮炎通常需要用亲水制剂(凝胶、乳液、乳霜)治疗,而慢性皮炎更可能需要以水为基础的制剂(软膏),这个基础不应包含任何可能与患者相关的过敏原。局部治疗还包括用水洗澡,使用或不使用无刺激性洗发水,以消除刺激和舒缓皮肤。

(2)全身治疗:如果局部治疗效果不佳,可能需要全身治疗。广泛接触性皮炎的急性、严重和 / 或治疗难治性病例,如全身性接触性皮炎(血源性接触性皮炎),考虑采用短期的全身性皮质类固醇治疗 3 天至 2 周。系统性应用阿利维甲酸可能有助于治疗慢性手部接触性皮炎。环孢素目前是治疗成人严重、耐药的特应性皮炎的首选药物,长期口服环孢素也可有助于治疗耐药性手部皮炎患者。其他免疫调节剂,如硫唑嘌呤、吗替麦考酚酯或氨甲蝶呤除了用于特应性皮炎外,也可以考虑用于接触性皮炎。此外,当病灶较深和 / 或广泛传播时,需要使用适当的局部或全身抗菌药物和抗真菌药物预防和 / 或治疗继发性感染。

(3)皮质激素:在 ICD 和 ACD 中,局部或全身应用 II 类或 III 类皮质激素治疗急性 ACD 可有助于缓解一些临床症状,只有在特殊情况下才需要加强。在考虑治疗指标的同时,应根据皮损的部位、皮炎的严重程度和尖锐程度,选择合适有效的皮质激素。局部皮质类固醇可用于局部病变以控制局部炎症,如果病变是全身性的,全身皮质类固醇在抗炎剂量下可能有助于减轻瘙痒以及与炎症相关的疼痛。皮质类固醇有许多副作用,局部皮质类固醇可导致角质层屏障功能萎缩和损害,外用皮质类固醇最常见的副作用是面部痤疮、纹状体和施罗德障碍,全身性皮质激素可引起多食、多饮和多尿,此外还有多毛症、高血压、糖尿病和医源性高皮质激素症。此外,据报道,长期使用局部和全身皮质类固醇的反应似乎随着时间的推移而减少。如果需要长期治疗，首选低萎缩风险的制剂，如糠酸莫米松、丙酸甲泼尼龙、丁酸氢化可的松。

（4）钙调磷酸酶抑制剂：如他克莫司、吡美莫司、环孢素，但关于其对 CD 患者疗效的信息较少。它们已用于 CD 的非适应证治疗，通常用于对皮质类固醇治疗没有反应的患者或需要节省皮质类固醇的患者。一般一天服用 1~2 次，疗程为 4~6 周，需要注意轻中度灼烧、刺痛红斑、皮肤感染等副作用。

（5）紫外线治疗：中波紫外线治疗（UVB）和补骨脂素光化学疗法（PUVA）对慢性皮炎有效，尤其是手部皮炎。在某些类型的手部皮炎中，PUVA 治疗可以增强治疗效果。

（6）其他：非甾体类药物不适用于接触性皮炎的治疗。目前尚无抗组胺药物治疗 CD 的临床试验报道，但是有研究表明，局部使用抗组胺药物可能会减少炎症、改善屏障功能。然而，局部抗组胺药物如多塞平，已被证明可导致 CD，因此不推荐作为治疗选择。低敏化变应原特异性免疫治疗（ASIT）治疗 ACD 患者存在争议，迄今发表的 94 124 项数据不允许对口服或注射 ASIT 在 ACD 患者中的有效性作出任何明确声明，而且在动物试验中也很少有基于证据的 ASIT 治疗 ACD 的研究；由于煤焦油具有消炎和抗增殖的功效，在其他外源性药物无效或患者病情恶化的情况下，煤焦油作为后续治疗手段仍然是合理的，目前暂无证据表明煤焦油局部处理致癌，然而，需要注意煤焦油治疗的已知副作用，如皮肤刺激和变色、痤疮、光过敏等。

（7）后续基础治疗和皮肤保护：对患者进行教育，学会意识到自己对哪些物质过敏，并进一步避免接触这些物质以及可能产生交叉反应的相关化学物质，确定刺激物或致敏物后，应采取相应措施，以减少未来的风险暴露。后续治疗使用基础保湿剂并结合使用护肤霜可以促进皮肤屏障再生和防止复发，直到接触性皮炎的临床恢复后几周，屏障功能才有望完全恢复。如果含有不适当的水、脂肪或致敏成分的制剂，可能会延迟皮炎的消退。

## 七、发展趋势与展望

先天免疫在 ACD 致敏和激发阶段中有综合作用，NK 细胞通过形成 T 细胞簇来调节致敏性并刺激接触超敏反应。ACD 的炎性环境最终导致 M1 和 M2 巨噬细胞的活化，通过 T 细胞簇形成、NAAA 分泌和 MMP-12 释放从而促成接触超敏反应。由基础或临床试验数据得出，先天免疫治疗 ACD 的潜在治疗靶点有：①MMP-12：IL-4 和 STAT6 介导细胞外基质降解酶参与组织重塑和创伤修复，使接触超敏反应加剧，提示治疗方法为抑制 MMP-12。②SOCS3：IL-6、IL-10、IFN-γ 介导抑制细胞因子信号蛋白，减少 MMP-12，降低接触超敏反应的恶化程度，提示治疗方法为诱导 SOCS3。③Arg1：地塞米松能够促进分泌减少氮合酶相关炎症的酶（氮合酶编码诱导型一氧化氮合酶），从而抑制接触超敏反应，提示治疗方法为诱导 Arg1。④iSALT：TLR2 和 TLR4 介导刺激趋化因子信号传导的皮肤相关淋巴样组织，树突状细胞、角质形成细胞、肥大细胞释放介质（趋化因子、IL-1a、IL-1b、IL-18）通过 CXCL2 释放 M2 巨噬细胞刺激簇形成，提示治疗方法为抑制 iSALT。⑤γδT 细胞：γδ 受体诱导 T 细胞亚型产生调节炎症和组织稳态的细胞因子，介导促炎细胞因子 IFN-γ、TNF-α 和 IL-12 的生成，提示治疗方法为抑制 γδT 细胞。⑥NAAA：PEA 是人类先天免疫的重要调节因子，降低 PEA 可以促进 DNFB 引起的瘙痒、水肿和红斑症状，NAAA 在巨噬细胞和 T 淋巴细胞中参与生成一种催化 PEA 降解的酶，提示治疗方法为抑制 NAAA。⑦NLRP3：NF-κβ、pro-IL-1β、pro-IL-18 介导先天性免疫细胞中的炎性小体激活半胱天冬酶 1，产生促炎细胞因子 IL-1β 和 IL-18，提示治疗方法为抑制 ASC、IL-18、IL-1β。⑧NK 细胞群 CD56$^{high}$CD16$^-$CD62L$^-$：当无法识别 MHC Ⅰ类或 MHC Ⅱ类分子时，激发 NK 细胞群 CD56$^{high}$CD16$^-$CD62L$^-$，先天免疫淋巴细胞、趋化因子、CCXCR3、CCR5、CCR6、IFN-g 释放和角质形成细胞凋亡的表达增加，从而引起 ACD，提示治疗方法为通过 CXCL10 抑制 NK 细胞群 CD56$^{high}$CD16$^-$CD62L$^-$ 表达。

（严可心　肖　汀）

# 参 考 文 献

［1］ 中华医学会皮肤性病学分会免疫学组,特应性皮炎协作研究中心.中国特应性皮炎诊疗指南(2014版).中华皮肤科杂志,2014,47(7):511-514.

［2］ Kantor R, Thyssen JP, Paller AS, et al. Atopic dermatitis, atopic eczema, or eczema? A systematic review, meta-analysis, and recommendation for uniform use of 'atopic dermatitis'. Allergy, 2016, 71(10):1480-1485.

［3］ Liu P, Zhao Y, Mu ZL, et al. Clinical Features of Adult/Adolescent Atopic Dermatitis and Chinese Criteria for Atopic Dermatitis. Chinese Medical Journal, 2016, 129(7):757-762.

［4］ Thaci D, Simpson EL, Beck LA, et al. Efficacy and safety of dupilumab in adults with moderate-to-severe atopic dermatitis in adequately controlled by topical treatments: a randomised, placebo-controlled, dose-ranging phase 2b trial. Lancet, 2016, 387(10013):40-52.

［5］ 中华医学会皮肤性病学分会荨麻疹研究中心.中国荨麻疹诊疗指南(2018版).中华皮肤科杂志,2019,52(1):1-5.

［6］ Zuberbier T, Aberer W, Asero R, et al. The EAACI/GA$^2$LEN/EDF/WAO guideline for the definition, classification, diagnosis and management of urticaria. Allergy, 2018, 73(7):1393-1414.

［7］ Radonjic-Hoesli S, Hofmeier KS, Micaletto S, et al. Urticaria and Angioedema: an Update on Classification and Pathogenesis. Clin Rev Allergy Immunol, 2018, 54(1):88-101.

［8］ 支玉香,安利新,赖荷,等.遗传性血管性水肿的诊断和治疗专家共识.中华临床免疫和变态反应杂志,2019,13(1):1-4.

［9］ Finkelstein Y, Macdonald EM, Li P, et al. Recurrence and mortality following severe cutaneous adverse reactions. JAMA, 2014, 311:2231.

［10］ Zhang FR, Liu H, Irwanto A, et al. HLA-B*13:01 and the dapsone hypersensitivity syndrome. N Engl J Med, 2013, 369:1620.

［11］ Wang CW, Yang LY, Chen CB, et al. Randomized, controlled trial of TNF-α antagonist in CTL-mediated severe cutaneous adverse reactions. J Clin Invest, 2018, 128:985.

［12］ Zimmermann S, Sekula P, Venhoff M, et al. Systemic immunomodulating therapies for Stevens-Johnson syndrome and toxic epidermal necrolysis: a systematic review and meta-analysis. JAMA Dermatol, 2017, 153:514.

［13］ Lee HY, Fook-Chong S, Koh HY, et al. Cyclosporine treatment for Stevens-Johnson syndrome/toxic epidermal necrolysis: Retrospective analysis of a cohort treated in a specialized referral center. J Am Acad Dermatol, 2017, 76:106.

［14］ Roujeau JC, Mockenhaupt M, Guillaume JC, et al. New evidence supporting cyclosporine efficacy in epidermal necrolysis. J Invest Dermatol, 2017, 137:2047.

［15］ Papo M, Valeyrie-Allanore L, Razazi K, et al. Renal replacement therapy during Stevens-Johnson syndrome and toxic epidermal necrolysis: a retrospective observational study of 238 patients. Br J Dermatol, 2017, 176:1370.

［16］ Hsu DY, Brieva J, Silverberg NB, et al. Morbidity and mortality of Stevens-Johnson syndrome and toxic epidermal necrolysis in United States adults. J Invest Dermatol, 2016, 136:1387.

［17］ Creamer D, Walsh SA, Dziewulski P, et al. U. K. guidelines for the management of Stevens-Johnson syndrome/toxic epidermal necrolysis in adults 2016. Br J Dermatol, 2016, 174:1194.

［18］ Ingen-Housz-Oro S, Hotz C, Valeyrie-Allanore L, et al. Acute generalized exanthematous pustulosis: a retrospective audit of practice between 1994 and 2011 at a single centre. Br J Dermatol, 2015, 172:1455.

［19］ Bernstein DI. Contact dermatitis for the practicing allergist. J Allergy Clin Immunol: In Practice, 2015, 3(5):652-658.

［20］ Ho KK, Campbell KL, Lavergne SN. Contact dermatitis: a comparative and translational review of the literature. Vet Dermatol, 2015, 26:314-327, e66-e67.

［21］ Brasch J, Becker D, Aberer W, et al. Guideline contact dermatitis: S1-Guidelines of the German Contact Allergy Group(DKG) of the German Dermatology Society(DDG), the Information Network of Dermatological Clinics(IVDK), the German Society for Allergology and Clinical Immunology(DGAKI), the Working Group for Occupational and Environmental Dermatology(ABD) of the DDG, the Medical Association of German Allergologists(AeDA), the Professional Association of German Dermatologists(BVDD) and the DDG. Allergo J Int, 2014, 23(4):

126-138.

[22] Johansen JD, Aalto-Korte K, Agner T, et al. European Society of Contact Dermatitis guideline for diagnostic patch testing-recommendations on best practice. Contact Dermatitis, 2015, 73(4): 195-221.

[23] Tan CH, Rasool S, Johnston GA. Contact dermatitis: Allergic and irritant. Clin Dermatol, 2014, 32(1): 116-124.

[24] Bangash HK, Petronic-Rosic V. Acral manifestations of contact dermatitis. Clin Dermatol, 2017, 35(1): 9-18.

[25] 李邻峰. 湿疹皮炎与皮肤过敏反应诊断与治疗. 北京: 北京大学医学出版社, 2010.

[26] Rietschel RL, Fowler JF. 费舍尔接触性皮炎. 晋红中, 译. 北京: 人民卫生出版社, 2010.

[27] 赵辨. 中国临床皮肤病学. 南京: 江苏科学技术出版社, 2010.

[28] Odhiambo JA, Williams HC, Clayton TO, et al. Global variations in prevalence of eczema symptoms in children from ISAAC Phase Three. J Allergy Clin Immunol, 2009, 124(6): 1251-1258.

[29] ZUBERBIER T, BALKE M, WORM M, et al. Epidemiology of urticaria: a representative cross-sectional population survey. Clinical and Experimental Dermatology, 2010, 35(8): 869-873.

[30] Weidinger S, Beck LA, Bieber T, et al. Atopic dermatitis. Nat Rev Dis Primers. 2018; 4(1): 1.

[31] Seth D, Cheldize K, Brown D, et al. Global Burden of Skin Disease: Inequities and Innovations. Curr Dermatol Rep, 2017, 6(3): 204-210.

[32] Lee N, Lee J-D, Lee HY, et al. Epidemiology of Chronic Urticaria in Korea Using the Korean Health Insurance Database, 2010—2014. Allergy, Asthma & Immunology Research, 2017, 9(5): 438.

[33] 盛楠, 余美文, 许昌春, 等. 南京市2~6岁儿童荨麻疹现况调查. 中华皮肤科杂志, 2015, 48(2): 125-127.

[34] 王仁利, 曹力生, 周城, 等. 四川凉山地区青少年15种皮肤病患病率调查. 中华皮肤科杂志, 2012, 45(4): 270-272.

[35] Adamson AS. The Economics Burden of Atopic Dermatitis. Adv Exp Med Biol, 2017, 1027: 79-92.

[36] Liu P, Zhao Y, Mu ZL, et al. Clinical Features of Adult/Adolescent Atopic Dermatitis and Chinese Criteria for Atopic Dermatitis. Chin Med J(Engl), 2016, 129(7): 757-762.

[37] Cheng R, Zhang H, Zong W, et al. Development and validation of new diagnostic criteria for atopic dermatitis in children of China. J Eur Acad Dermatol Venereol, 2020, 34(3): 542-548.

# 第十章 红斑鳞屑性皮肤病

红斑鳞屑性皮肤病是以红斑或红斑鳞屑性皮损为临床特征的一组疾病，少数可出现水疱、脓疱、糜烂或结痂，自觉瘙痒、灼痛或无自觉症状，包括银屑病、副银屑病、红皮病、玫瑰糠疹、多形红斑、扁平苔藓等。其组织病理学改变主要位于表皮及真皮浅、中层。目前大部分红斑鳞屑性疾病的病因及发病机制尚未完全明确。

（孙 青）

## 第一节 多形红斑

### 一、概述

多形红斑（erythema multiforme，EM）是一种临床常见的急性自限性炎症性皮肤病，重症患者常伴发黏膜损害。皮疹呈多形性，典型损害为靶形或虹膜状红斑。本病春秋季节好发，多见于青少年，男性多于女性，国内尚无发病率的统计资料。

### 二、对本病的认识与演变

本病最早由奥地利皮肤病学家 Ferdinand von Hebra 于 1860 年首先报道，称为渗出性多形红斑（erythema multiforme exudativum），即现在的轻型 EM，他发现本病可复发，并提出一种"typus annuus"的春季复发型疾病。1922 年，两位美国医师 Stevens 和 Johnson 描述了一种发生于两名男孩的急性的皮肤黏膜综合征，特征为严重的化脓性结膜炎、严重广泛黏膜坏死的胃炎及 EM 样皮损，指出该病是一种病程长、有时可危及生命的严重皮肤黏膜疾病，称之为 Stevens-Johnson 综合征（Stevens-Johnson syndrome，SJS）；1950 年，Dernard Thomas 将 EM 分为轻型 EM 及重型 EM，其认为 von Hebra 描述的是轻型 EM，重型 EM 有

严重的黏膜坏死及多形红斑样皮损，将 Stevens-Johnson 综合征命名为重型多形红斑。1950 年以后 EM 的定义更加混乱，部分原因是一些美国学者认为重型 EM 即是 SJS，而轻型 EM、重症 EM/SJS、中毒性表皮坏死松解症（toxic epidermal necrolysis，TEN）为由轻到重的单一疾病谱系；直至 1993 年重型多形红斑因其病因与发病机制不同，被从 SJS 和 TEN 病谱中分离出来。随着研究的不断深入，越来越多的证据表明多形红斑在病因、临床及预后等多个层面均与 SJS 不同，目前的研究证实重型多形红斑具有多形红斑样皮损伴黏膜受累及全身症状，与 SJS/TEN 不是同一种疾病。

### 三、病因及发病机制的研究现状与思索

#### （一）感染是 EM 的主要病因

EM 的病因尚未完全明确，目前已知感染，特别是单纯病毒感染（HSV），是引起 EM 的主要原因，药物及系统疾病引起 EM 的情况较罕见。HSV 是最常见的相关感染病原体，大约 70% 的多形红斑病例与 HSV 感染有关，其中 20%~25% 有复发性。在大多数儿童及成人的 EM 患者中，HSV-1 型和 2 型参与了发病，但大多数病例由 HSV-1 型引起，HSV-2 型引起的 EM 报道较少。前驱性口唇疱疹可见于近半数的 EM 患者。目前研究发现，不仅在 HSV 感染引起的 EM 的表皮中发现 HSV 编码蛋白，而且在早期皮损及 80% 的 EM 患者靶形皮损外周带区可检测出 HSV DNA。皮损内可见到 HSV DNA 片段，还可见到表达病毒编码抗原的角质形成细胞，上述结果为皮损部位存在 HSV 复制提供了证据。目前很难从 EM 皮损中培养出 HSV，可能与皮损处的病毒复制处于低水平有关。其他病毒如副病毒、腺病毒、EB

病毒及巨细胞病毒等感染也与 EM 的发生有关，但目前 EB 病毒是 EM 的病因证据不足；其他微生物感染如肺炎支原体、衣原体、组织胞浆菌、真菌也可导致 EM，肺炎支原体在儿童多形红斑中较常见，其他微生物致病较少见。

### （二）药物、系统疾病、接触物在 EM 发病中的作用

以往认为药物是引起 EM 的原因之一，仅次于 HSV 感染，尤其是重型 EM 应首先考虑药物因素；这是因为某些学者将重型 EM 与 SJS 视为同一疾病，引起后者的主要原因是药物。目前已明确 EM 与药物的相关性极少见，比例 <10%；主要的药物是非甾体抗炎药、磺胺类、抗癫痫药及抗生素等。如果怀疑是药物引起的 EM，应进一步考虑与 SJS、泛发性固定性药疹、多形性发疹性药疹及荨麻疹等诊断相鉴别。

胶原性疾病、血管炎、非霍奇金淋巴瘤、白血病、多发性骨髓瘤、髓样化生、红细胞增多症、新生儿暂时性选择性 C4 缺乏症等系统疾病被认为与 EM 的发生有关。目前认为系统疾病与 EM 的相关性很小，仅炎症性肠病及白塞病与 EM 的发生相关，红斑狼疮可能是疾病的皮损方式而非病因。

接触常春藤等有毒物质也可引起 EM。

应当注意的是，外伤、寒冷、紫外线、矫形电压辐射可为感染、药物及系统疾病相关的 EM 的激发因素。

### （三）遗传易感因素在 EM 发病中的作用

目前尚无明确的关于 EM 发生的遗传易感因素报道，HLA 抗原相关性的小规模研究发现了不同的相关性：HLA-DQB1（特别是 DQB1*0301 片段与单纯疱疹病毒所致多形红斑强相关）、DQw3、DQw53 和 Aw33。HSV 感染与 EM 的发生密切相关，为何某些复发性单纯疱疹的患者从未发生 EM？目前 SJS 与等位基因的相关性已较为明确，重型 EM 与 SJS 临床表现具有较高的相似性，是否明确存在与 EM 密切相关的等位基因？而 EM 和 SJS 的相关等位基因是否存在交叉或相关性？这些问题均需要进一步深入探讨，明确遗传易感因素在 EM 发病中的作用。

### （四）EM 发病机制的探讨

关于 EM 的发病机制目前认为很可能是易感个体在感染时发生的独特的直接免疫反应，目前推测其发病机制为淋巴细胞介导的针对角质形成细胞的直接细胞毒反应。患者外周血中的巨噬细胞或组织内的朗格汉斯细胞摄取 HSV 后进行处理，形成 HSV DNA 片段，提呈于角质形成细胞表面，介导了 HSV 特异性 CD4+ Th1 反应，活化的 T 淋巴细胞产生 IFN-γ，引起炎症级联反应，释放多种细胞因子，如 CCL-2、CCL-5、CXCL-9 和 CXCL-10，产生皮肤炎症反应；IFN-γ 同时激活 NK 细胞，上调 MHC Ⅰ 和 MHC Ⅱ 类分子表达，加强抗原提呈，放大 HSV 所致特异性免疫反应。表达 HSV 抗原的角质形成细胞周围的 CD8+ 效应 T 细胞介导了角质形成细胞凋亡，穿孔素、颗粒酶等细胞因子进一步介导了细胞凋亡。药物导致的 EM 发病机制与单纯疱疹病毒所致 EM 有所不同，参与的细胞因子类似 TEN，以 TNF-α 为主。此外，EM 的发病过程中还存在包括免疫复合物介导的免疫反应等多种发病机制，有待于深入探索。

## 四、临床、病理表现基本特点与新变化

### （一）临床表现

EM 通常突然发病，无或有轻微前驱症状。大多数皮损在 24 小时内出现，72 小时内达到高峰。大部分患者病程为 1~4 周，痊愈后无后遗症；罕见的眼部后遗症见于重型 EM。

（1）特征性的 EM 基本皮损呈典型靶样或虹膜样，规则的圆形，边界清楚，直径 <3mm，典型的靶样损害由 3 个带呈同心环状构成，最中央略微凹陷，颜色呈暗红色或紫红色，有时为紫癜或水疱；中间带为色淡的水肿性隆起，最外层为界限清楚的淡红色斑。自觉瘙痒及烧灼感（图 10-1-1）。

（2）皮损的多形性：以红斑、丘疹、斑丘疹为主，亦可见水疱、大疱、紫癜、荨麻疹样水肿性红斑或风团等。

（3）好发部位：面部和四肢是常见的好发部位，其中手背及前臂是最易受累部位，掌跖、躯干、颈部受累也常见。肢端皮损常对称分布，约 10% 患者躯干部可广泛受累。皮损也可出现在光敏部位（光敏现象），可出现同形反应（皮损出现在之前的损伤部位）。

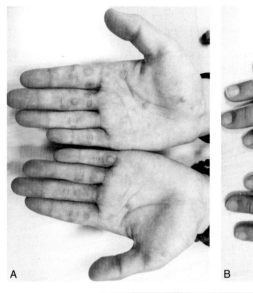
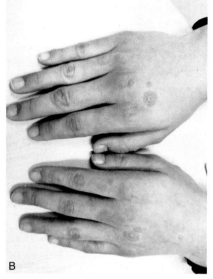
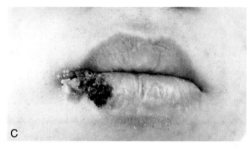

图 10-1-1　多形红斑临床表现

A、B 示多形红斑典型皮损的靶形损害；C 示患者同时患有口唇部的单纯疱疹

（4）黏膜损害：轻型 EM 无或较轻，很快可自愈；重型 EM 的特征是严重的黏膜受累。常发生在颊、唇、眼睑及外生殖器黏膜，表现为黏膜糜烂，疼痛明显；唇部常覆疼痛性痂皮，外生殖器黏膜常形成较大溃疡面。

（5）系统表现：重型 EM 可发生系统症状，如发热、乏力，偶见关节肿痛及类似不典型肺炎的肺部表现。肝肾及血液系统异常少见。

近几年，国外文献中还报道了 EM 的几种少见特殊类型，例如：

1）持久性 EM：红斑一直保持初发状态，发展缓慢、治疗抵抗，病程数月不愈。

2）复发性 EM：与 HSV 病毒感染高度相关，皮损反复发作，持续数年不愈。

3）慢性口腔性 EM：皮损仅局限于口腔内，或以口腔内损害为主。

（二）**组织病理表现**

EM 组织病理学具有特点但无特异性。早期表现为个别角质形成细胞凋亡，常在表皮真皮交界处，也可在表皮全层，但常散在。随着病情进展，可出现海绵形成及基底层灶状空泡变性；真皮浅层水肿、血管周围单一核细胞浸润。无血管炎性改变，真皮可有嗜酸性粒细胞浸润。免疫荧光无特异性，IgM、C3 颗粒状沉积在浅表血管周围及表皮真皮交界处。角质形成细胞内可检测到特异性 HSV 抗原，皮肤活检组织用 PCR 方法可检测到 HSV 基因组 DNA。

## 五、诊断面临的难点与应思考的问题

EM 具有特征性靶样损害时诊断不难，但是目前尚无诊断标准，明确诊断有时需要结合组织病理。病因诊断非常重要，关系到治疗方案选择的正确与否。但是临床工作中病因诊断有时被忽略，如筛查 HSV、EB 病毒、肺炎支原体等感染，寻找可能的致病药物或接触物，系统查体发现内脏疾病或伴发疾病等。轻型 EM 有时需要与系统性红斑狼疮、类天疱疮、冻疮（皮损局限于手足部位）等疾病的皮损相鉴别：SLE 患者偶发的单个或多个皮损类似靶样，但同时存在 SLE 的其他临床特征如蝶形红斑、脱发、关节疼痛、甲周血管炎改变等;某些类天疱疮患者早期皮损表现为 EM 样改变,但皮损常无典型靶样损害,患者多见于老年人,瘙痒剧烈,组织病理及免疫荧光检查可明确诊断;冻疮发生于冬季,春秋季不发病,局部皮温较低,愈后可遗留瘢痕。有严重黏膜损害的重型 EM 需与副肿瘤天疱疮鉴别,后者组织学上有时表现为空泡界面性皮炎,与 EM 相似,但直接免疫荧光检查可排除 EM,临床过程为慢性,口唇黏膜糜烂更严重。重型 EM 需要与 SJS 相鉴别,见表 10-1-1。

表 10-1-1 轻型多形红斑、重型多形红斑和 SJS 比较

| 类型 | 皮损类型 | 分布 | 黏膜受累 | 系统症状 | 进展 TEN | 病因 |
| --- | --- | --- | --- | --- | --- | --- |
| 轻型 EM | 典型靶形为主 | 四肢面部 | (−) | 无 | 无 | 感染,尤其 HSV |
| 重型 EM | 典型靶形为主 | 四肢面部 | (+) | 有 | 无 | 感染:HSV,肺炎支原体等;药物罕见 |
| SJS | 非典型靶形斑疹;表皮松解;大疱(<10%BSA) | 躯干面部 | (+) | 有 | 可能 | 药物 |

### 六、治疗选择与评价

EM 的治疗取决于其病因及范围,包括急性发疹期的局部治疗及系统治疗、复发型的预防治疗。

大多数轻型 EM 具有自限性,常采用对症治疗,可短期口服抗组胺药物。对于 HSV 感染所致的 EM,采用抗病毒治疗,包括阿昔洛韦(证据等级 A)、伐昔洛韦(证据等级 B)及泛昔洛韦。尽管目前对系统应用糖皮质激素是否增加 HSV 感染仍然存在争议,但对于重型患者可早期、短程、系统应用糖皮质激素,可及时控制疾病的发展,减轻症状及缩短病程,如泼尼松 0.5~1mg/(kg·d)。

局部治疗可采用清洁、保护、止痒的温和消炎剂,如植物油、锌淀粉洗剂、氧化锌油剂、糖皮质激素乳膏等;口腔有损害者应用漱口剂,保持口腔清洁;注意眼部病变的处理,预防后遗症的发生。局部有细菌感染时应用抗生素制剂。

对于反复发作的 HSV 相关的 EM 患者,预防是治疗的基础。可预防性应用阿昔洛韦至少 6 个月,[200~400mg/d 或 10mg/(kg·d)],伐昔洛韦 500~1 000mg/d,泛昔洛韦 250mg,每天 2 次。这种方法可有效预防 90% 以上与 HSV 相关的病例复发。Tatnall 等对 20 例复发性 EM(每年复发 4 次以上)病例进行双盲对照试验,治疗组服用阿昔洛韦 400mg,每天 2 次,连续 6 个月,治疗期间无复发,与安慰剂组比较,差异有显著的统计学意义。该研究提示连续应用阿昔洛韦可以完全控制疾病复发,有些病例可以达到病情完全缓解。应当注意的是:间断系统或局部应用抗病毒药物治疗,无益于预防 HSV 诱发的 EM。

每天应用遮光剂于面部及口唇,可预防 UVB 诱发的 HSV 感染发作。对于应用足量某种抗病毒药物治疗失败的患者,可考虑更换其他抗病毒药物或应用沙利度胺、羟氯喹等药物,对某些患者可能有效;免疫抑制剂:硫唑嘌呤、环孢素及霉酚酸酯可用于上述方法失败的病例,但停药后复发。

近年来静脉应用人免疫球蛋白治疗重型 EM 取得良好的疗效,0.4g/(kg·d),连续 4~5 天。该方法适用于糖皮质激素治疗效果不佳或不适用糖皮质激素的患者。

(李颖 孙青)

## 第二节 银屑病

银屑病是一种免疫介导的多基因慢性炎症性疾病。典型的临床表现为边界清楚的红色斑块上附着白色鳞屑。组织病理表现为角化过度、角化不全、Munro 微脓疡,颗粒层减少,棘层肥厚,钉突延长,真皮迂曲扩张的血管及淋巴细胞血管旁浸润。银屑病不只累及皮肤,约 20%~30% 的患者合并关节炎,且代谢综合征、冠心病的风险也较健康人群增加。虽然近些年兴起的生物制剂及小分子药物对大部分银屑病患者有效,但能提供长期缓解的治疗手段仍极为有限。

## 一、银屑病的认识历程

希波克拉底（公元前460—公元前377年）把皮损表现为干燥的鳞屑和皮疹归为一类皮肤病，用"lopoi"表示，主要包括银屑病和麻风。Galen在公元前129—99年最早用"psora"（表示脱屑）代表一类眼周、阴囊脱屑伴瘙痒的疾病，虽然这可能是对银屑病的描述，但其实更可能是指湿疹。Robert Willan最早于1809年给出银屑病的准确描述，但直到1841年，Hebra才把银屑病和麻风区分开来。Heinrich Koebner于1879年描述了在皮肤损伤的基础上出现的银屑病斑块（同形反应）。

我国关于"银屑病"最早的记载见于隋朝（公元581—618年）巢元方所著的《诸病源候论》，当时银屑病尚未与其他"癣病"鉴别开来，书中所述"干癣者，但有框郭，皮枯索痒，搔之白屑起"，与银屑病的临床表现十分类似。在中国古代曾以"牛皮癣"来描述红斑增厚脱屑性的银屑病。

随着现代医学的发展，人们逐渐认识到银屑病是一种有遗传背景、与免疫异常有关的慢性炎症性皮肤病，有多种临床表现，分为不同亚型，且可伴有多系统受累，如心血管疾病、胰岛素抵抗、精神疾病、炎症性肠病等。

人类对于银屑病的认知是从无到有的。从最开始的不能与麻风、湿疹或体癣等相鉴别，到认识银屑病的不同亚型，再到认知银屑病是一种多系统的疾病，经历了漫长而曲折的过程。银屑病慢性病程，反复发作，罹患终生，对患者的生活质量影响显著，关节疼痛和变形影响患者的正常活动和工作社交。泛发性脓疱型，关节毁损型银屑病性关节炎和红皮病是银屑病中的重症，可继发全身的严重代谢紊乱和感染，严重时甚至危及生命。在年龄匹配的研究中，男性和女性分别因患银屑病而平均减寿3.5年和4.4年。

## 二、流行病学

大多数的研究表明，银屑病患者人数占世界总人口约2%。美国和加拿大的患病率较高，分别为4.6%和4.7%，欧洲的患病率为1%~2%，北欧较高，南欧较低，非洲地区的患病率极低。我国的大规模银屑病患病率调查较少，1976年在上海、南京和吉林延边的调查显示，银屑病患病率分别为0.3%、0.28%和3.47%，与欧洲的调查结果相似，表现为高纬度患病率高于低纬度地区。1984年全国较大规模的调查显示，患病率为0.123%。2008年，我国6省市的调查显示，患病率为0.47%。2017年对西南成都、昆明、贵阳和重庆市的大规模抽样调查显示，患病率为0.5%，与全国平均水平持平。尽管我国的患病率较高加索人群低，但我国的人口基数大，推算全国的银屑病患者可能超过600万。银屑病患者中，皮损累及范围大小不等，受累部位不同，复发频率不同，疾病的严重程度差异也较大。

国内外的研究显示，约2/3的患者为轻度银屑病，另1/3的患者患中重度银屑病，主要是泛发性寻常型银屑病，而红皮病型、脓疱型、关节病型银屑病患者占少数。一组大规模的银屑病患者调查发现，79%的患者存在甲改变。银屑病性关节炎在有皮肤银屑病的患者中患病率为5%~30%。一般来说，皮损先于关节症状，然而，也有10%~15%的银屑病性关节炎患者以关节症状为首发症状。

银屑病可在任何年龄起病，从婴儿到老人均可发病。其发病有两个高峰期，分别为20~30岁和50~60岁。约75%的患者首次发病在40岁以前。

## 三、银屑病的发病机制

虽然银屑病的确切病因迄今尚未完全阐明，但大量研究证实，银屑病是在多基因遗传背景及环境影响下，由T细胞介导的复杂的自身免疫性炎症反应。固有免疫和适应性免疫在疾病的发病过程中均发挥了重要作用。多种细胞包括角质形成细胞（keratinocyte，KC）、成纤维细胞（fibroblast，FB）、树突状细胞（dendritic cell，DC）、血管内皮细胞（endothelial cell，EC）、肥大细胞（mast cell）、中性粒细胞等，及各种免疫分子（包括细胞因子、黏附分子和趋化因子）等相互作用，最终促成了角质形成细胞异常增殖和分化，真皮血管异常增生和炎症细胞激活和浸润。这种因皮肤屏障作用障碍而诱发的异常免疫炎症反应不断持续放大并自我循环（图10-2-1）。

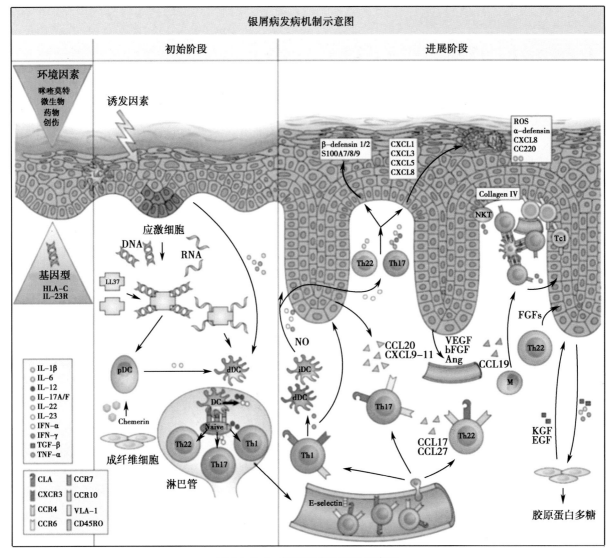

图 10-2-1 银屑病发病机制示意图

## （一）遗传因素

某些家庭中银屑病的患病率较其他家庭明显升高，即部分银屑病患者呈现家族中聚集发病的特点。约 35%~90% 银屑病患者，家族中有人亦患银屑病。若父母双方均患银屑病，则其子女患银屑病的风险为 41%；而父母一方患银屑病，则其子女患银屑病的风险则为 14%；若其同胞受累，则患病风险为 6%，均明显高于普通人群的患病率。

同卵双生子的银屑病的共患病率为 35%~73%，异卵双生子的共患病率为 12%~20%。但是，并未达到 100% 的同卵双生子共患病率，同时在家系中未呈现明确的传统孟德尔遗传模式，提示银屑病是一种多基因遗传病。Farber 等总结已发表的银屑病双生子研究数据发现，在 141 对单卵双生子中，有 82 对银屑病发病情况一致；155 对异卵双生子中，只有 31 对银屑病发病情况一致。在同卵双生子中，皮损的分布情况、严重程度和发病年龄都类似，而这些特征在异卵双生子之间则有所区别。这些结果表明遗传因素在银屑病的发病过程中起到非常重要的作用。

人类白细胞抗原（HLA）对应的染色体区域被称为主要组织相容性复合体（MHC）。早在 20 世纪 70 年代，PSORS1（6 号染色体 p21.3）就被确定为是银屑病发病的一个主要易感位点。HLA-C，特别是其中的 HLA-Cw6 是 PSORS1 中的易感基因。高达 50%~60% 的银屑病患者携带 HLA-Cw6 等位基因，携带 HLA-Cw6 的人发生银屑病的风险较普通人群增加 13~25 倍。

90% 携带 HLA-Cw6 的银屑病患者早年发

病。有的学者主张将发病年龄较早（小于 30 岁）、有家族史、携带 HLA-Cw6 的银屑病称为 I 型银屑病；而发病年龄较晚（大于 40 岁）、没有家族史、不携带 HLA-Cw6 的银屑病称为 II 型银屑病。HLA-Cw6 在 I 型银屑病患者中的单倍型携带率达 90%，在 II 型银屑病中约为 50%，而对照人群中表达率只有 7.4%。

全基因组关联分析（GWAS）已经在不同染色体发现了至少 9 个银屑病易感区域（PSORS1-9）。诸多与免疫、角质形成细胞分化等相关的 IL-23/Th17、NF-κB 等信号通路中的重要组分的编码基因与银屑病有关（表 10-2-1）。

表 10-2-1 银屑病易感基因

| 分类 | 基因 | 通路 | 蛋白功能 |
| --- | --- | --- | --- |
| 固有免疫 | IL-28RA | IFN 信号通路 | IL-29 受体亚单位 |
| | IFIHI | IFN 信号通路 | 固有免疫抗病毒受体 |
| | RNF114 | IFN 信号通路 | E3 泛素连接酶 |
| | ELMOI | IFN 信号通路 | Toll 样受体介导的干扰素 α 信号通路 |
| | DDX58 | IFN 信号通路 | 固有免疫抗病毒受体 |
| | NOS2 | 炎症 | 诱导一氧化氮合成酶 |
| | REL | NF-κB 信号通路 | NF-κB 亚单位 |
| | TNIP1 | NF-κB 信号通路 | 抑制 TNF 诱导的 NF-κB 活化 |
| | TNFAIP3 | NF-κB 信号通路 | 抑制 TNF 诱导的 NF-κB 活化 |
| | NFKBIA | NF-κB 信号通路 | 抑制 NF-κB 活化 |
| | FBXL19 | NF-κB 信号通路 | 抑制 NF-κB 活化 |
| | CARD14 | NF-κB 信号通路 | NF-κB 信号通路激动剂 |
| | CARMI | NF-κB 信号通路 | NF-κB 转录辅助因子 |
| | UBE2L3 | NF-κB 信号通路 | 泛素化接合酶 |
| 固有免疫及获得性免疫交界 | TRAF31P3 | IL-23/IL-17 轴 NF-κB 信号通路 | 介导 IL-17 诱导的 NF-κB 激活中继分子 |
| | IL-12B | IL-23/IL-17 轴 | IL-12/IL-23 亚单位 |
| | IL-23A | IL-23/IL-17 轴 | IL-23 亚单位 |
| | TYK2 | IL-23/IL-17 轴 IFN 信号通路 | 酪氨酸激酶相关细胞因子受体 |
| | HLA-C | 抗原呈递 | MHC I 抗原 |
| | ERAPI | 抗原呈递 | 参与 MHC I 接合的酶 |
| 获得性免疫 | STAT3 | IL-23/IL-17 轴 | 转录因子 |
| | IRF4 | IL-17 信号通路 | 转录因子 |
| | RUNX3 | T-bet 信号通路 | 转录因子 |
| | IL-4/IL-13 | IL-4/IL-13 通路 | IL-4/IL-13 细胞因子 |
| | TNFRSF9 | T 细胞分化 | 中继分子 |
| | TAGAP | T 细胞激活 | Rho GTP 酶激活蛋白 |
| | ZMIZI | TGF-β 信号通路 | STAT 家族蛋白激活抑制剂 |
| | SOCSI | II 型 IFN 信号通路 | 细胞因子信号抑制剂 |
| | PRDX5 | 细胞内氧化还原信号通路 | 抗氧化酶 |

续表

| 分类 | 基因 | 通路 | 蛋白功能 |
|------|------|------|----------|
| 其他 | B3GNT2 | 糖代谢 | 糖代谢相关酶 |
| | MBD2 | 未知 | 抑制转录 |
| | ZC3H12C | 未知 | 锌指蛋白,抑制 RNA 酶 |
| | LCE3B/3C/3D | 皮肤屏障 | 角质形成细胞结构蛋白 |
| 皮肤特异 | KLF4 | 皮肤屏障,Il-17 信号通路 | 转录因子 |
| | ETSI | 未知 | 转录因子 |
| | SPRY1 | 未知 | 抑制增殖分化 |
| 脓疱型银屑病 | IL-36RN | NF-κB 信号通路 | 抑制 NF-κB 激活 |
| | AP1S3 | AP-1 亚单位 | 高尔基体内质网囊泡传输 |
| | CARD14 | NF-κB 信号通路 | NF-κB 信号通路激动剂 |
| | IL-23R | IL-23/IL-17 轴 | IL-23 受体亚单位 |

通过对 9 个突尼斯家庭常染色体隐性遗传的泛发性脓疱型银屑病的纯合子定位和直接测序,Slaheddine Marrakchi 等发现 2q13-q14.1 染色体上 120 万碱基间隔和 IL-36RN 纯合子错义突变的显著关系。IL-36RN 编码白介素 -36- 受体拮抗剂(IL-36Ra),是一种抗炎细胞因子。该突变使氨基酸位点 27 处亮氨酸残基替代为脯氨酸(L27P),影响 IL-36Ra 结构的稳定性及其与受体(IL-1 受体相关蛋白 2)的相互作用。L27P 变异使得 IL-36Ra 在抑制 IL-8 受体激活时的表达和抗炎功能降低,使炎症细胞因子 IL-8 蓄积,造成泛发性脓疱型银屑病样表型。

**(二)免疫系统异常**

银屑病表皮角质形成细胞的过度增殖和异常分化,曾被认为是表皮角质形成细胞异常导致的疾病,其主要缺陷存在于角质形成细胞。随着免疫学研究的进展,人们发现银屑病与免疫系统异常有关。但直到环孢素被发现可使银屑病皮损显著改善,人们对银屑病发病机制的认识才开始发生了根本性的转变。通过对淋巴细胞各亚群和参与趋化、归巢和炎性细胞活化的细胞组分和细胞因子组分的研究发现,银屑病可能是 T 细胞介导细胞免疫异常的疾病。

虽然目前支持 T 细胞异常活化为银屑病发病机制的关键,但新近的研究还是不断发现银屑病患者有关皮肤屏障缺陷以及天然免疫系统受体基因家族和微生物菌群失调引发炎症作用的新证据,再次将银屑病发病机制的关注焦点从 T 细胞移向角质形成细胞。人们发现:银屑病相关天然免疫系统受体基因家族的功能是为天然免疫系统的重要炎症介质编码而设置的,并且与维持表皮屏障的功能以及触发对环境中病原微生物病理性炎症反应密切相关。NLR 基因产物和 Nod1、Nod2、IPAF 蛋白一样,参与细胞内识别细菌成分和调节趋化因子的分泌和防御素释放。

尽管一些学者认为银屑病是一种自身免疫性疾病,但迄今为止尚未权威性地证实银屑病相关的自身抗原和分子标记。随着系统生物学研究的发展,以及对银屑病的系统性损害的认识不断加深,人们试图利用基因组学、转录组学、蛋白质组学、代谢组学、生物信息学等手段,从遗传、免疫、代谢等环节入手,进行更为深入细致的探索,从而认识银屑病的发病机制。动物模型、RNA 干扰技术、基因工程皮肤等新技术的应用也为银屑病的研究提供了有效手段。虽然对银屑病发病机制的研究不断深入,但依然任重而道远。

**1. 细胞方面** 在银屑病的发病机制中,多种细胞对银屑病皮损的发生和维持发挥作用。

**(1)表皮角质形成细胞:** 角质形成细胞是表皮的主要结构细胞。人体的表皮除了发挥屏障作用外,还在炎症反应的起始、维持和调节中发挥极为重要的作用。尽管角质形成细胞不是经典的抗原呈递细胞,但它也能发挥抗原处理和呈递作用,且可与 T 细胞、朗格汉斯细胞等相互作用。正常情况下,只有基底层角质形成细胞具有增殖和自我更新的能力,进而在棘层和颗粒层中不断分化。在银屑病皮损中,角质形成细胞的增殖异常,分化不完全,表达转录因子 STAT-3 异常。STAT-3 可被许多细胞因子如 IL-6、IL-20、IL-22 和 IFN-γ 激活,所以这可能是银屑病皮损发展过程中角质形成细胞与免疫细胞之间相互作用的结果。

（2）T 淋巴细胞:银屑病皮损的表皮和真皮血管周围有特定的 T 细胞亚型存在。银屑病的动物模型也证明了 T 细胞的重要性。在一个异种移植模型中,移植银屑病患者未受累的皮肤至免疫缺陷的小鼠,供者的免疫细胞(特别是常驻 T 细胞)及依赖于来自浆细胞样树突状细胞(pDC)的 TNF-α 和 IFN-α,可诱导小鼠产生银屑病皮损表型。表皮中的 T 细胞主要是 CD8+ 细胞毒 T 细胞,而在真皮中浸润的细胞包括 CD4+ 和 CD8+ 两组亚群。这些细胞的主体是记忆性的 T 细胞,表达皮肤归巢受体(CLA)和趋化因子受体(CCR4)。自然杀伤(NK)T 细胞代表一种新的细胞亚型,可与角质形成细胞上的 CD1d 相互作用,产生 IFN-γ,刺激进一步的免疫应答。银屑病皮损中调节性 T 细胞(Treg)的数量减少,功能缺陷,但其在银屑病中的作用尚未可知。

（3）朗格汉斯细胞(LC)和树突状细胞(DC):朗格汉斯细胞和树突状细胞是皮肤中重要的抗原呈递细胞,树突状细胞还包括浆细胞样树突状细胞(pDC)和髓样树突状细胞(mDC)。LC 和 DC 具有 Toll 样受体,作为介导固有免疫和获得性免疫之间相互联系的重要细胞组分,两者可出现在未受累的和受累的银屑病皮损中,发挥其免疫刺激作用。银屑病皮肤中的 DC 数量增多,并在激活 T 细胞方面的功能增强。根据异种移植模型,发现浆细胞样树突状细胞可通过产生 IFN-α 促进银屑病样皮损的发生。

（4）中性粒细胞:表皮中角质形成细胞和真皮中的成纤维细胞可通过产生多种细胞因子和趋化因子,趋化毛细血管内的中性粒细胞通过内皮细胞裂隙,迁移到表皮中。表皮中出现中性粒细胞,无论是在 Kogoj 海绵状脓疱或是 Munro 微脓疡中,都被认为与银屑病有特异性的联系。尽管激活的中性粒细胞可与发病机制有关,但它们可能不是银屑病发病的主要起始原因。

（5）成纤维细胞:皮肤成纤维细胞不仅作为真皮组织的重要结构性细胞组分在皮肤组织创伤修复等方面发挥作用,而且通过合成和降解细胞外基质为角质形成细胞的分化和成熟提供合适的微环境。成纤维细胞还通过表达某些黏附分子、受体或表面标记,与淋巴细胞、肥大细胞等黏着。成纤维细胞还作为 KGF、TNF-α、IL-6 等细胞因子的重要来源,通过旁分泌作用,借细胞因子或细胞外基质成分影响其他细胞的功能,从而在银屑病发展中扮演了重要的角色。

（6）血管内皮细胞和巨噬细胞:银屑病患者血管内皮细胞在 T 细胞、角质形成细胞和成纤维细胞等产生的细胞因子作用下分裂增殖,同时有血管新生增加,并出现扩张和扭曲;血管内皮细胞表达黏附分子增加,如 ICAM-1 和 E- 选择素,还可促进中性粒细胞的迁移。巨噬细胞通过产生 TNF-α,调节成纤维细胞和内皮细胞的功能,参与银屑病皮损的形成。

2. 细胞因子和趋化因子 尽管细胞组分在银屑病发病机制中深受关注,然而银屑病整个发病机制研究中更微妙和复杂的是这些细胞所产生的细胞因子之间的相互作用。趋化因子和细胞因子是募集和趋化白细胞的重要介质。CCL2、CCL5、CCL20、CCL27 和 CXCL9 等都具有趋化免疫细胞向炎症部位聚集的能力,其中 CXCL8 的作用尤为显著。

（1）IFN-γ/TNF-Th1 途径:活化的 Th1 细胞以产生 IFN-γ、IL-18、IL-1 和 TNF-α 为特征。IFN-γ 由 NK、NK-T 细胞、CD4+ Th 细胞(辅助性 T 细胞)和 CD8+ Tc 细胞(细胞毒 T 细胞)产生。IFN-γ 可激活 STAT 转录因子家族成员,上调趋化因子和黏附分子的表达,刺激 DC 产生 IL-1 和 IL-23,促使 Th 细胞向 Th17 和 Th22 转化。IFN-γ 通路活化是银屑病的主要特征,并可解释一些表型改变,如血管舒张(通过激活可诱导的一氧化氮合酶)和 T 细胞浸润。TNF-α 可由多种细胞产生,包括巨噬细胞和肥大细胞。TNF-α 可与 IFN-γ 协同作用,TNF-α 的受体广泛分布于有核细胞,受体的活化可导致 NF-κB 信号通路的激活,并与 MAPK 和死亡信号通路有关,影响细胞的生长、存活和凋亡。TNF-α 的拮抗剂治疗银屑病效果显著。

（2）IL-23/IL-17A-Th17 途径：IL-23 是一种促炎因子，在银屑病皮损中表达增高。在患者外周血中，IL-23R 阳性的 Th 细胞也增加。皮内注射 IL-23 和 IL-12/23p40 的转基因小鼠出现银屑病样皮损。临床上使用针对 IL-12/23p40 亚单位的单克隆抗体（Ustekinumab）可有效治疗银屑病，说明 IL-23 在银屑病发病中发挥了重要作用。IL-23 还可促使 Th17 细胞产生 IL-17A，后者可使中性粒细胞迁移和活化，促使 KC 生成 CCL20，持续增殖。然而，真皮中的 DC 和过度增殖的 KC 可诱导 Th17 细胞产生更多的 IL-17，从而级联放大和维持炎症反应，形成银屑病的慢性炎症过程。

（3）IL-22-Th22/Tc22/NK22 途径：IL-22 属于 IL-10 家族，可由 Th17 细胞和 Th22 细胞产生，具有促炎和抗炎的双重作用。在银屑病皮损中 IL-22 高表达，促进 KC 增殖，抑制其分化，从而促进棘层增厚。IL-22 还可诱导抗菌肽的产生，上调 FGF 和趋化因子的表达，促进血管新生。在银屑病的皮损中，Tc17 和 Tc22 较 Th17 和 Th22 多，是皮肤中产生 IL-17 的专一性细胞。

3. **固有免疫** 角质形成细胞的另一个重要作用是产生抗菌肽，从而发挥先天性免疫作用。抗菌肽在银屑病皮损处显著增多并在抗银屑病治疗后减少。最主要的抗菌肽包括 LL37、防御素（defensin, hBD）、S100 蛋白等。上皮细胞损伤时可释放 IL-1α、IL-1β、IFN-γ 和 IL-18 等，这些细胞因子可促进角质形成细胞产生抗菌肽。这些抗菌肽可趋化和诱导中性粒细胞和巨噬细胞，还可包括 DC、NK T 细胞等参与到免疫反应过程中。除了这些效应性分子，DC 还表达 Toll 样受体（TLRs）和分泌性信号分子如 IL-1、IL-8 和 TNF-α 等，参与皮肤的先天免疫。此外，抗菌肽 hBD2 可通过 CCR6 途径和 TLR4 结合而发挥趋化作用。IL-17A 和 IL-22 亦可诱导抗菌肽的产生，可见获得性免疫和先天免疫之间的密切而又复杂的相互联系。抗菌肽在银屑病发病和皮损维持过程中的具体机制还有待于深入研究。

**（三）环境诱发因素**

银屑病的诱发因素较多，无论是体外的（直接作用于皮肤）或全身的，如感染、应激、创伤、内分泌改变、气候季节变换、吸烟和酗酒，以及某些药物，都可引发遗传易感个体银屑病发病或原有银屑病加重。

1. **感染** 感染，尤其是细菌感染，可诱发或加重银屑病。高达 45% 的银屑病患者曾有感染病史，最常见是链球菌性咽炎。银屑病患者，特别是点滴状银屑病患者，存在较高的抗链球菌溶血素 O。链球菌感染通过超抗原活化 T 细胞，也可突发脓疱型银屑病或加剧慢性斑块型银屑病。HIV 阳性的患者中银屑病的发病率没有增加，但其病情较普通人群更为严重。

2. **损伤** 一些机械性损伤会诱发银屑病皮损，如文身、外科手术等。Koebner 现象，即同形反应，指皮肤损伤后诱发银屑病皮损，可在 25%~47% 的银屑病患者中出现。从外伤至出现皮损之间的潜伏期通常为 2~6 周。银屑病皮损也可在原先存在的皮肤病，如接触性皮炎和麻风的部位出现。

3. **内分泌因素** 低钙血症可诱发脓疱型银屑病。怀孕可改变银屑病的活动度。在一项研究中，50% 的母亲称怀孕期间银屑病有不同程度改善。但孕妇也可在产后出现银屑病复发加重，发生脓疱型银屑病，这大部分集中在分娩后 4 个月内，提示妊娠期间的雌激素和孕激素水平改变可影响机体免疫系统功能。

4. **精神应激** 在应激状态下，机体分泌高水平皮质醇应对，可系统性诱发银屑病。焦虑和搔抓这种意识和行为改变，都是增加银屑病严重程度的因素。

5. **药物** 已经证实一些药物可诱发银屑病，包括锂剂、干扰素、β 受体阻滞剂和抗疟药。类固醇激素的快速减量可导致脓疱型银屑病、红皮病型银屑病或斑块型银屑病加重。其他可能影响银屑病病情的药物有：血管紧张素转换酶抑制剂、钙通道阻滞剂、抗真菌药特比萘芬、四环素族抗菌药、抗惊厥药（卡马西平、氟西汀）、降脂药（洛伐他汀、辛伐他汀）等。有些个别报道称非甾体抗炎药，如吲哚美辛、保泰松等也可加剧银屑病。一些生物制剂如粒细胞集落刺激因子、白介素等亦可加重银屑病。

6. **吸烟、饮酒及肥胖** 肥胖、酗酒和吸烟都被认为是银屑病的危险因素。酗酒与银屑病的联系则可能是由于银屑病对患者造成的精神方面的影响造成的。饮酒可增加肝脏代谢负担，导致脂肪肝,促使皮肤毛细血管的扩张,其中 Kuppfer 细胞还可产生更多的细胞因子,使皮肤组织中的炎症反应更为明显。银屑病患者中吸烟、酗酒的人数更多,从而推测"银屑病 - 吸烟和酗酒 - 银屑病的加重和持续"。但是,孰因孰果还是值得观察和探讨的问题。肥胖曾被认为是患银屑病的后果,但越来越多的证据表明,体重增加是在银屑病发病之前就有的,可能跟过多的皮下脂肪分泌一些炎症介质,使机体处于轻度的炎症状态有关。

### (四)常用银屑病小鼠动物模型

通过使用小鼠模型在体内模拟银屑病是进一步研究银屑病免疫和遗传机制的强大、不可或缺的工具。过去的 40 年间,科学家们建立了 40 余种独特的小鼠银屑病模型,主要包括急性(诱导性)、基因编辑(转基因)和异种移植(人源性)三大类,每种小鼠模型都有其各自的特点和不足,具体见表 10-2-2。

表 10-2-2　小鼠模型的特点和不足

| 类型 | 举例 | 优点 | 缺点 |
|---|---|---|---|
| 急性 / 诱导性<br>外用药或皮内注射或物理干扰皮肤诱导银屑病样表型 | ①外用咪喹莫特;<br>②外用十四烷酰法波(醇)醋酸酯;<br>③细胞因子(如 IL-23)局部注射;<br>④表皮胶带粘贴;<br>⑤噁唑酮迟发超敏反应 | ①方便,易用,经济;<br>②不太需要特殊基因背景的小鼠;<br>③不需太多专门技术训练;<br>④可在特殊年龄和时间点诱导疾病表型 | ①外用药或载体诱导意外结果;<br>②用法错误;<br>③缺乏标准流程;<br>④模型不适宜长期使用;<br>⑤受小鼠遗传背景影响 |
| 转基因<br>全敲除 / 选择性敲除特定基因,或过表达特定基因使小鼠表现为银屑病样皮炎 | ①全敲除:$CD18^{-/-}$;$IL-1\,rn^{-/-}$;<br>②条件性敲除:$K5-CreERT2$ $JunB^{fl/fl}\,c-Jun^{fl/fl}$;<br>③过表达:$K14-AREG$,$K14-VEGF$,$K5-Stat3C$;<br>④可抑制性过表达:$K5-IL-17C$,$KC-Tie2$ | ①全敲或过表达:全部基因改变。提供体内研究特定基因功能的有利工具;<br>②可在特定时间诱导特定组织 / 细胞的基因表达或敲除(时间空间特异性);<br>③避免胚胎致死;<br>④能控制疾病早期显现 | ①常胚胎致死;<br>②基因的改变可能不能真实反映人体疾病;<br>③全基因改变不能说明单独细胞种类或组织特异性效应;<br>④单基因改变不能反映银屑病多基因疾病的特点;<br>⑤转基因可能影响其他基因,工作量大,非特异的基因表达,基因的表达可能受到药物的应用及剂量,饲养行为的影响 |
| 异种移植<br>移植银屑病患者皮肤或免疫细胞至免疫缺陷小鼠 | ①银屑病皮损移植给 $AGR129$($IFN\alpha/\beta/\gamma R^{-/-}$)小鼠;<br>②$CD4^+CD45RB^{hi}$ 细胞移植给 $C.\,B-17/Prkdc^{scid}$ 小鼠 | 最能模拟人类疾病细胞,表型和遗传特点的小鼠模型 | ①技术难掌握,工作量大;<br>②移植物表型取决于已经在皮肤内的免疫细胞;<br>③不同的供体组织和质量会引起表型改变;<br>④人类组织受受体小鼠影响 |

## 四、临床表现——共性与特性

银屑病可被认为是一类有不同皮肤表现的疾病谱,不同时间、不同部位,同一位患者身上可共同存在几种不同类型的皮损,但这些皮损都有一个共同的标志:红斑、浸润和鳞屑。

### (一)共性——银屑病的分类和常见类型

**1. 寻常型银屑病** 寻常型银屑病占所有银屑病患者的 90% 以上。原发性皮损为红色丘疹融合成斑块,表面覆有多层较厚而疏松的银白色鳞屑(图 10-2-2A),用指甲或玻片可轻松刮除鳞屑(蜡滴现象),可见薄膜现象和点状出血(图 10-2-2B)(Auspitz 征)。皮损好发于头皮、躯干和四肢关节伸侧。在不同个体间皮损范围可存在较大差异,轻者可局限,重者可累及全身。患者自觉不同程度的瘙痒。病情常呈现出冬重夏轻的特点。

（1）斑块状银屑病：慢性斑块状银屑病是寻常型银屑病中最常见的一种类型，以边界清楚的红斑丘疹斑块鳞屑性皮损为特征，皮损可从针尖大小的丘疹到直径超过 20cm 的大斑块。Koebner 现象（同形反应），指银屑病患者看似正常的皮肤上由于外伤、注射、摩擦等导致银屑病样的皮损（图 10-2-2C）。Koebner 现象的发生具有"全或无"的特点。近来有学者描述了另一种现象，称为"反向 Koebner 现象"，即在银屑病患者皮损削除后（包括真皮上层），皮损可被外观正常的皮肤修复。该现象一般是在 Koebner 阴性的患者中发现。银屑病皮损有时可被苍白的环包绕，这被称为 Woronoff 环，常见于退行期皮损。银屑病皮损处通常会瘙痒，但程度不一，大多为轻度瘙痒。皮损的消退通常从中间开始，造成了环状的银屑病皮损。最终皮损消退可留下炎症后色素沉着或色素减退。长期外用激素类药物治疗后，可遗留色素减退，毛细血管扩张，皮肤萎缩等。

（2）点滴状银屑病：点滴状银屑病多见于儿童和青少年，是寻常型银屑病中较少见的类型，约占 2%。皮损表现为广泛或散在的、小的红色鳞屑性丘疹和斑块伴脱屑（图 10-2-2D）。感染，尤其是链球菌感染是诱发该类型的重要因素。儿童点滴状银屑病预后相对较好，数周或数月后皮损可自动消失。而成人的点滴状银屑病可转化为慢性斑块状银屑病。

（3）反向性银屑病：反向性银屑病也称为屈侧银屑病，以发亮的、粉红至红色、边界清楚的薄斑块及鳞屑较少为特征。最常受累的部位是腋窝、乳房下、腹股沟、外阴、臀沟和耳后褶等间擦部位（图 10-2-2E）。因屈侧皱褶部位的皮肤较为薄嫩，角质层较薄，加之摩擦和浸渍，其鳞屑较身体其他部位的慢性斑块性皮损要少得多。局限性的皮肤真菌、念珠菌或细菌感染可为屈侧银屑病的诱因，也可与之并存。

2. **脓疱型银屑病**　脓疱型银屑病的主要病理基础是角质层中的中性粒细胞聚集形成微脓疡、融合形成肉眼可见的脓疱，甚至脓湖。

（1）泛发性脓疱型银屑病（GPP）：在泛发性脓疱型银屑病中，中性粒细胞的浸润是其组织学的主要表现，而红斑和可见的无菌性脓疱是临床的主要表现（图 10-2-3A、B）。该类型患者常有寻常型银屑病的病史，在某些诱因下，如怀孕、系统用类固醇皮质激素后（或其他系统性疗法）快速减量、低钙血症、感染等情况下，出现泛发的无

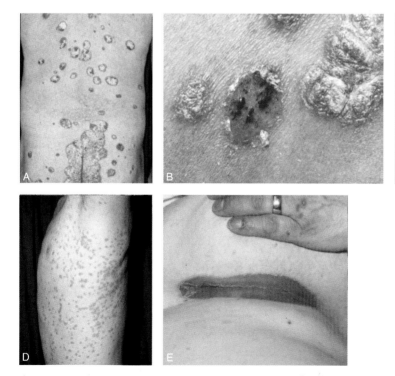

图 10-2-2　寻常型银屑病的临床表现

A. 慢性斑块型银屑病；B. 蜡滴现象和点状出血；C. 同形反应；D. 点滴型银屑病；E. 反向银屑病

菌性脓疱。患者自觉皮肤疼痛和发热中毒等全身症状。因广泛的创面渗出，可继发严重的营养不良、水电解质紊乱和感染，严重时危及生命。Baker 和 Ryan 提出了 GPP 的 4 种不同亚型，即 von Zumbusch 型、环状型（图 10-2-3C）、发疹型、局限型。也有其他学者将 GPP 分为急性泛发性、妊娠期泛发性、婴幼儿及环状脓疱型银屑病、泛发性脓疱型银屑病和局限型 5 种临床亚型。这其中有所雷同，有所差异。因此，具体的详细分型和描述存在困难，有待于皮肤病专家进一步观察和达成共识。

（2）掌跖脓疱型银屑病：掌跖脓疱型银屑病以手掌、脚掌表面无菌性脓疱混有黄褐色的斑片为特征，也可见到覆着鳞屑的红斑，常对称分布（图 10-2-3D、E）。脓疱壁不易破裂，经 1~2 周后可自行干涸，结褐色痂，脱痂后可出现小片鳞屑。掌跖部位可存在脓疱、结痂、脱屑等不同形态的皮损，严重者可伴有甲下积脓。患者自觉疼痛和瘙痒。少数患者可伴发或不伴发其他部位典型的银屑病。与 GPP 的自然病程相比，脓疱局限于掌跖表面，且此病的病程慢性，对一般治疗奏效不佳，反复发作。据报道，局部的感染和紧张可为其诱因，吸烟可加剧疾病。

（3）Hallopeau 连续性肢端皮炎：对于该症是否是脓疱型银屑病中少见的一种类型，目前仍存争议，但大多数学者持肯定意见。临床上可见指 / 趾端局限性脓疱或脓湖，脓疱干涸后可见到鳞屑

和痂皮。甲床也可有脓疱，甲板亦可受累而脱落（图 10-2-3F），甚至引起甲下骨质的损伤。该类型可转变为其他类型的银屑病。

**3. 红皮病型银屑病**　红皮病型银屑病可从斑块状银屑病或脓疱型银屑病发展而来，以泛发性的潮红斑和大量鳞屑为特征，皮损累及整个体表面积的 90% 以上（图 10-2-3G）。其起病可为渐进的也可为急性的。该类型患者皮肤广泛的毛细血管扩张和充血，加之大量鳞屑剥脱，可导致高输出量的心力衰竭、低蛋白血症、营养不良和水电解质紊乱、肝功能和肾功能损害等。许多原因可引起红皮病，要诊断红皮病型银屑病需结合病史和典型位置的皮损、特征性的甲改变和面部少受累等情况。

**4. 关节病型银屑病**　又称银屑病性关节炎，5%~30% 的银屑病患者可发生银屑病性关节炎，主要发病年龄段是 35~45 岁，少部分（10%~15%）患者的银屑病性关节炎症状可在皮肤受累之前出现。银屑病性关节炎的一个重要标志是侵蚀性关节改变，可在关节破坏变形之前数年就出现。银屑病性关节炎受累关节可较为广泛，从脊柱到外周指趾关节均可受累，出现受累关节滑膜和邻近结缔组织的炎症，如肌腱和肌腱附着点炎，严重时出现骨质溶解和关节畸形（图 10-2-4A、B）。关节受累多为非对称性，可先后累及多个关节（图 10-2-4C、D）。皮损严重程度和关节症状具有相关性，但不一定完全相平行。在长期慢性病

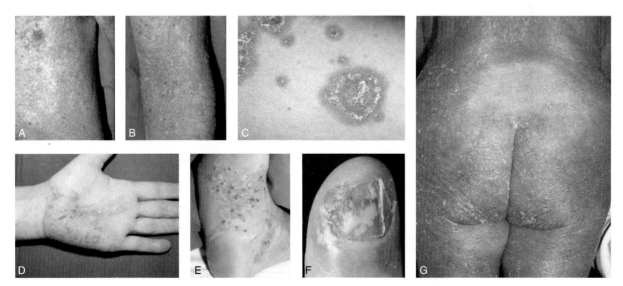

**图 10-2-3　脓疱型及红皮病型银屑病的临床表现**
A、B. 泛发性脓疱型银屑病；C. 环状脓疱型银屑病；D、E. 掌跖脓疱病；F. 连续性肢端皮炎；G. 红皮病型银屑病

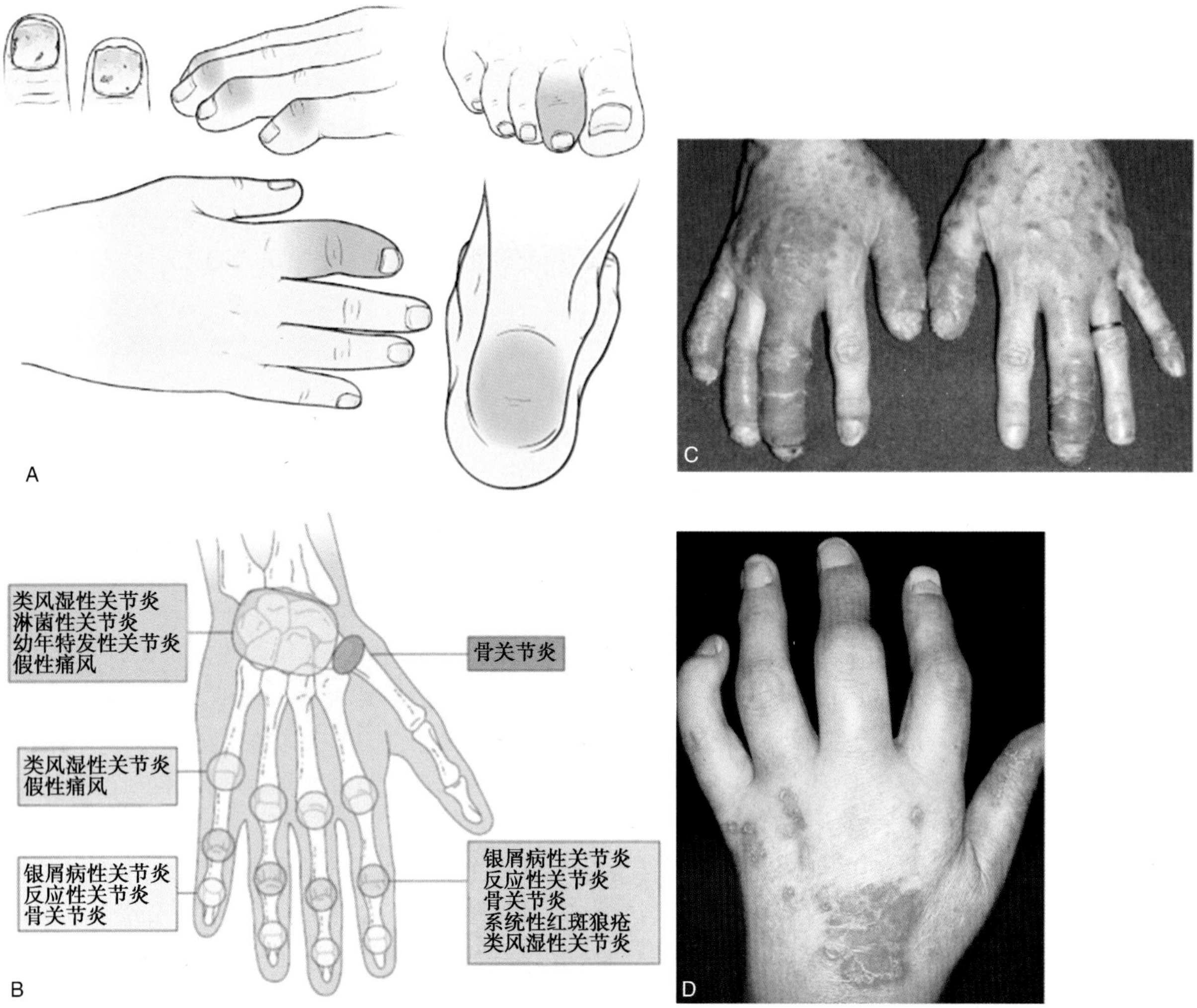

图 10-2-4 关节病型银屑病的模式图及临床表现
A、B. 银屑病性关节炎模式图；C、D. 银屑病性关节炎，腊肠指和关节畸形

程中，病情加重和缓解可交替出现，久而久之出现不可逆的关节畸形和功能受限。根据受累关节的部位和寡众，Moll 介绍了以下的分类：

（1）单关节或非对称性的寡关节炎：指（趾）间关节的受累，包括指（趾）远端（DIPs）和近端（PIPs）关节，是银屑病性关节炎最常见的表现。指（趾）关节受累可导致典型的"腊肠样"指（趾），即整个指（趾）均匀弥漫性肿胀，而不是以指趾间关节为中心的梭形肿胀。类风湿关节炎则以掌指关节受累多见，而银屑病性关节炎掌指关节受累则很少见。

（2）远端指（趾）间关节炎：只有 DIPs 关节受累，是银屑病性关节炎典型但少见的表现。这种类型可并发邻近的甲受累，关节可变形固定在屈曲位。

（3）类风湿性关节炎样表现：表现为对称性多关节炎症，包括小和中等大小的关节，尤以 PIP、MCP、腕关节、踝关节和肘关节为主。类风湿因子常阴性，但少数患者也可阳性。这种类型的银屑病性关节炎与类风湿性关节炎很难区分。目前对类风湿因子阳性的患者是否是两种疾病的重叠还有争论。

（4）残毁型关节炎：关节炎症严重且快速进展，导致关节破坏和永久性的畸形，关节变短、变宽和变软，这是由于骨质溶解破坏造成的，幸好这是银屑病性关节炎最少见也最为严重的一种类型。

（5）脊柱炎和骶髂关节炎：银屑病性脊柱炎类似强直性脊柱炎，伴有中轴关节炎和膝盖、骶髂关节受累，许多患者外周关节也可受累。一些患者伴有炎症性肠病和眼葡萄膜炎。HLA-B27 常呈阳性，因此需要与强直性脊柱炎相鉴别。

**（二）特性——特殊类型**

**1. 头皮银屑病**　头皮是最常发生银屑病的部位之一。皮损可单独发生于头皮，但绝大多数情况下同时伴有其他部位的皮损。双侧耳后和前额发际是头皮区域的好发部位。皮损表现为突出发际线、边界清楚、覆有增厚鳞屑的红色斑块，散在或融合成片，由于皮脂及灰尘相互混杂而呈现污秽外观（图10-2-5A）。皮损处毛发根部由于厚积的鳞屑干燥和皱缩而使发梢聚拢呈簇，成束状，又称束状发。毛发无折断和脱落迹象，拉发试验阴性。头皮脂溢性皮炎与银屑病较难区分，且可同时存在，但银屑病皮损较少累及面部。

**2. 黏膜银屑病**　银屑病可累及黏膜，在脓疱型银屑病患者中可见有沟纹舌和地图舌，但地图舌不只见于银屑病，不是银屑病的特征性表现。极少数患者还可出现眼结膜、外阴部黏膜和外耳道等的受累。

**3. 甲银屑病**　各型银屑病均可累及甲。79%的银屑病患者可有甲受累，指甲比趾甲受累更常见。银屑病性关节炎的患者甲受累率增加，而脓疱型银屑病患者几乎均伴有不同程度的甲损害。银屑病可影响甲母质、甲床和甲下皮。近端甲母质微小的、局限性角化不全最终导致甲板的顶针样凹点。白甲、甲板浑浊和透明度降低（不常见）是由甲母质中部受累造成的。如果整个甲母质都受累，则甲板增厚、质地变脆，易碎裂和剥脱。银屑病造成的指（趾）甲改变可有甲下"油滴"样外观，还可出现点状出血、甲下的过度角化和远端甲分离（图10-2-5B~D）。

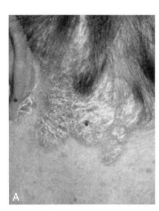
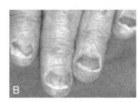

**图 10-2-5　寻常型银屑病的临床表现**
A. 头皮银屑病；B. 甲油滴样改变；C. 不规则凹点；D. 甲溶解

**（三）银屑病共存疾病——从皮肤疾病到系统性疾病的认识转变**

**1. 银屑病与其他皮肤疾病的关系**　研究显示，与年龄匹配的非银屑病对照组相比银屑病患者过敏性皮炎、特应性皮炎、哮喘、荨麻疹等的发生率低得多。银屑病患者特应性皮炎的发病率为非银屑病患者的1/50。与特应性皮炎不同，银屑病皮损很少会继发细菌感染，这可能与这两种疾病的免疫机制不同有关，银屑病以Th1细胞活化异常占主导，抗菌肽产生增多，而特应性皮炎以Th2细胞活化异常占主导。银屑病皮损可伴发慢性单纯性苔藓或脂溢性皮炎。慢性单纯性苔藓可引起剧烈持久的瘙痒，患者的搔抓可诱发和加重银屑病（Koebner现象）。银屑病指（趾）甲损害较正常甲中更易罹患念珠菌感染。长期光化学疗法（PUVA）治疗的银屑病患者发生皮肤癌的患病率比对照组高3倍。

**2. 银屑病与其他系统性疾病的关系**　银屑病不仅仅是一种皮肤疾病，而且是一种系统性疾病。已知的银屑病共存疾病较多，主要包括以下几类：

（1）自身免疫性疾病：如节段性肠炎、溃疡性结肠炎、强直性脊柱炎和多发性硬化症等。

（2）代谢综合征与心血管疾病：银屑病伴发代谢综合征的发生率较高，如脂质代谢异常、胰岛素抵抗、肥胖、糖尿病等。银屑病现已被认为是心血管疾病的危险因素，尤其在年轻、重症的银屑病患者，心血管疾病的患病率和死亡率明显增高。但也有一些调查显示，银屑病不是心血管疾病的独立危险因素，高发的心血管疾病可能与患者的药物治疗、生活方式等因素有关。例如维A酸类药物的治疗可影响脂质代谢；患者迫于皮损外观的影响而减少了体育锻炼和社交活动等。因此，该领域的研究还需深入，以期明确银屑病潜在的代谢异常和疾病风险，整体改善银屑病患者的治疗和预后。

（3）淋巴瘤和皮肤恶性肿瘤：有研究显示，银屑病患者发生淋巴瘤的相对危险性较对照人群增加3倍，尤其是重症银屑病患者。但是，肿瘤的发生于银屑病本身还是与相关的治疗药物和手段（如PUVA治疗可能增加皮肤鳞状细胞癌的风险）有关，有待于进一步深入研究。

（4）心理精神疾病：银屑病患者存在自尊心缺乏和情绪障碍，抑郁和自杀倾向等较普通人群更为普遍。正如银屑病的诱发因素中所描述的那样，精神心理因素影响多种激素水平和免疫系统的稳定性。反过来，银屑病病情也成为心理精神疾病的消极影响因素。

### 五、鉴别诊断

银屑病的诊断与其他疾病一样，临床医师都试图用"一元论"来解释和把握疾病的诊断。但需要注意的是，银屑病患者作为一个完整的个体，确实可以伴发某种或某些其他皮肤疾病。

1. **寻常型银屑病需注意鉴别的疾病** 脂溢性皮炎、慢性湿疹、慢性单纯性苔藓、痒疹、药物性皮炎、真菌感染（体癣、甲癣）、亚急性皮肤型红斑狼疮、扁平苔藓、二期梅毒疹、毛发红糠疹、副银屑病、玫瑰糠疹等。反向银屑病应与间擦疹、念珠菌感染、Hailey-Hailey 病（家族性慢性良性天疱疮）、乳房外 Paget 病、Bowen 样丘疹病和接触性皮炎等相鉴别。尽管对皮损处鳞屑真菌涂片检查可作为鉴别诊断的一种方法，但银屑病和念珠菌病是可以共存的。炎性线状疣状表皮痣（ILVEN）是以沿着 Blaschko 线分布的线性银屑病样皮损（如鳞屑和红斑）为特征。如皮损呈慢性病程，且对常规银屑病治疗方案无效，需考虑 ILVEN。也有学者提出该病是一种特殊类型的银屑病。至于该症是否为某一个或多个"银屑病基因"造成的镶嵌现象还有待于鉴别。当只有位置固定的单个或少数几个红斑时，尤其是经充分治疗后收效甚微或无效时，需完善组织学检查以排除原位细胞癌（如 Bowen 病、Queyrat 增殖性红斑）。慢性斑块型银屑病还需与蕈样肉芽肿相鉴别。尽管后者亦可进展为浸润性斑片，组织学检查可资鉴别。

2. **指（趾）甲改变** 需与甲真菌病、甲营养不良、甲扁平苔藓、斑秃所致甲改变等相鉴别。

3. **银屑病的头皮改变** 应与头癣、脂溢性皮炎、石棉状糠疹、头皮部位局限性皮肤型红斑狼疮等相鉴别。

4. **关节病型银屑病** 应与类风湿关节炎、骨关节病、强直性脊柱炎、关节损伤、Reiter 病等相鉴别。实验室检查和影像学检查有助于关节症状的鉴别。Reiter 病，也称为反应性关节炎，主要与

HLA-B27 密切相关，是由尿道炎、关节炎、眼部表现、口腔溃疡和银屑病样皮损组成的综合征。沙眼衣原体感染可能是其诱因。结膜炎是患者眼部的一种常见损害；多关节炎和骶髂关节炎是最常见的表现；5% 的患者有银屑病样皮损，好发于足部、下肢伸侧面、阴茎、手背、手指、甲和头皮。阴茎龟头部位的银屑病样皮损称为环状龟头炎。尽管多数患者经过数周或数月的病程后逐渐恢复，但少数患者的病程慢性，而且关节功能可逐渐丧失。至于 Reiter 病与银屑病的确切关系还有待于观察。

5. **红皮病型银屑病** 应与其他各种原因引起的红皮病，如特应性皮炎、毛发红糠疹、药物性皮炎、泛发性湿疹、皮肤淋巴瘤等相鉴别。

6. **脓疱型银屑病** 应与角层下脓疱病、急性泛发性发疹性脓疱病（AGEP）、脓疱疮、葡萄球菌性烫伤样皮肤综合征、天疱疮、线性 IgA 大疱病、坏死松解性游走性红斑等相鉴别。

7. **掌跖银屑病** 易与掌跖的角化性湿疹和皲裂型真菌感染相混淆，尤其是仅局限于掌跖部位的银屑病与上述疾病确实颇难鉴别。翔实的病史、实验室检查和组织病理学检查有助于鉴别。

### 六、病理改变

典型的银屑病皮损是边界清楚、增厚的鳞屑性红色斑块。其对应的主要病理学改变为角化过度、角化不全、棘层肥厚、表皮突延伸、真皮毛细血管的增生迂曲扩张、淋巴细胞在真皮乳头层血管旁浸润。

#### （一）丘疹鳞屑性皮损

1. **原发性皮损** 针尖大小的红色丘疹在组织学上的特征常不具有诊断学意义。在真皮浅层可见血管周围淋巴细胞和单核细胞浸润、真皮乳头水肿和毛细血管扩张。表皮表现为轻微的棘层肥厚不伴有角化不全。局部表皮和真皮网状层内可见巨噬细胞（CD68 染色标记）和淋巴细胞。

2. **活动性皮损** 成熟的点滴状皮损或是银屑病斑块边缘进展的皮损可称为"活动性皮损"，这也是皮肤活检最常采样的部位。活动性皮损的组织病理学检查是诊断银屑病的依据。在真皮中，毛细血管在数量和长度上有所增加，而且表现出扭曲的外观。真皮乳头上部可见到标志性的水肿。真皮血管周围可见淋巴细胞、巨噬细胞和

中性粒细胞等细胞浸润,而且淋巴细胞(大多为CD8$^+$ T细胞)和中性粒细胞可迁移到表皮中。表皮棘层肥厚,局部聚集有中性粒细胞和淋巴细胞。在这些部位,表皮可表现出各种各样的海绵状水肿。在表皮上层,颗粒层消失而角质层仍包含有肥大的细胞核。在海绵状脓疱内的中性粒细胞聚集被称为"Kogoj海绵状脓疱",而角质层内中性粒细胞及其残留物聚集并被角化不全的角质形成细胞包绕则称为"Munro微脓疡"。

3. 稳定性皮损　在真皮内,由于促血管新生因素的作用,如VEGF,毛细血管呈现出延伸、扭曲和螺旋,向上扩展到真皮乳头内。这种形态学改变解释了Auspitz征的成因。血管周围可见淋巴细胞浸润。表皮的角化过度更加明显,棘层肥厚。表皮突延长而且具有棒状外观,有些表皮突可在基底部融合(图10-2-6A、B)。少数患者可有Kogoj海绵状脓疱和Munro微脓疡。

**(二)脓疱型皮损**

在脓疱型银屑病患者皮损中,中性粒细胞的大量聚集是其最主要的特征。在角质层中可见大量聚集的中性粒细胞(图10-2-6C、D)。因此,在脓疱型银屑病中可见明显的Kogoj海绵状脓疱和Munro微脓疡,这也构成了银屑病的标志性组织学表现。

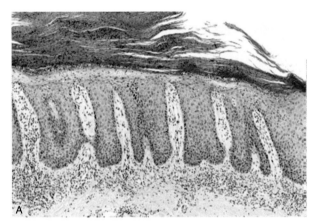
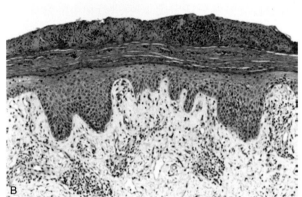
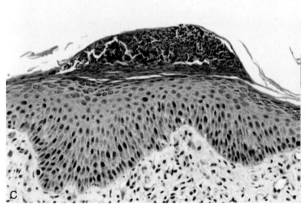
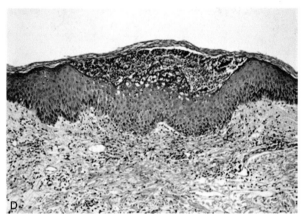

图10-2-6　银屑病的病理表现
A、B. 斑块型银屑病H&E染色;C、D. 脓疱型银屑病H&E染色

## 七、诊断与病情评估

### (一)临床特征

银屑病的最主要特征是边界清楚的鳞屑性红斑。最常受累的部位是头皮、躯干和四肢伸侧。寻常型银屑病是最为常见的类型,其可表现为慢性斑块型和点滴型。少数患者可出现脓疱型、红皮病型和关节病型银屑病。指(趾)甲常受累。

### (二)检查

1. 病理检查　典型的组织学表现包括角化过度和角化不全,颗粒层变薄,棘层肥厚,钉突下沿,真皮血管扩张和表皮内、血管周围单个或聚集状淋巴、中性粒细胞浸润。

2. 皮肤镜及皮肤CT检查　寻常型银屑病

的斑块皮肤镜下表现为均匀分布的点状血管和鳞屑（图10-2-7A、B）。有时皮肤镜可以协助鉴别诊断，如对于难于和银屑病鉴别的玫瑰糠疹，其皮肤镜表现为不见血管结构的领圈样脱屑（图10-2-7C、D）。皮肤CT不但可以协助鉴别诊断斑块型银屑病，而且可以实时监测银屑病是否好转（图10-2-8）。

3. **影像学检查** X线、CT和磁共振检查可用于关节病型银屑病的诊断和评估，尤其是磁共振可较早诊断关节周围软组织的病变。

4. **实验室检查** HLA分型、类风湿因子检测常用于关节病型银屑病的诊断和鉴别诊断。在重症银屑病，如泛发性脓疱型银屑病和红皮病型银屑病时，可伴发全身症状，需要进行相应的常规和生化检查。同时，在治疗过程中为避免药物的不良反应，需要相应的实验室检查以作定期的跟踪和随访。

**（三）银屑病严重程度的评估**

银屑病面积和严重程度指数（PASI），是一种通过计算身体受累面积和红斑、浸润及鳞屑情况加权后评分的系统，用于评估银屑病的严重程度，在临床实践中并不常规使用，但PASI评分常用于银屑病的临床研究。FDA将与安慰剂或其他方法相比并以75%的PASI改善率作为疗效有效的标准。Psoriasis Area Severity Index（PASI）Calculator网站可免费帮助研究者快速评分，并保存为PDF格式，以供接下来的对照分析。除PASI外，银屑病严重程度指数（psoriasis severity index，PSI）主

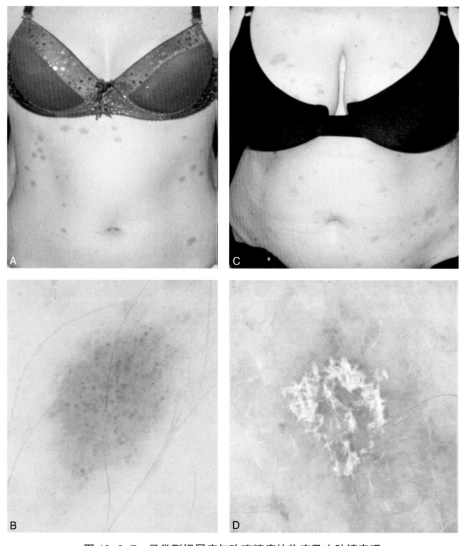

图10-2-7 寻常型银屑病与玫瑰糠疹的临床及皮肤镜表现

A.银屑病；B.银屑病皮肤镜表现，可见均匀分布的点状血管；C.玫瑰糠疹；D.玫瑰糠疹皮肤镜表现，缺乏可见血管，可见领圈样脱屑

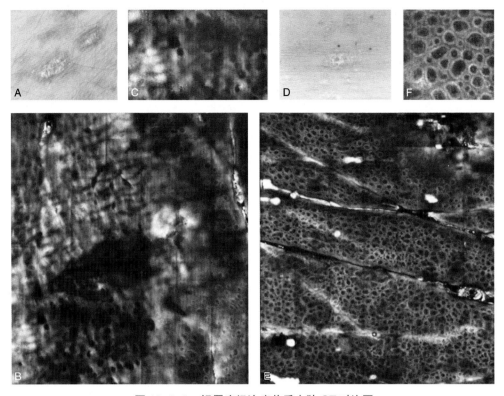

**图 10-2-8 银屑病经治疗前后皮肤 CT 对比图**

A. 斑块型银屑病；B. 皮肤 CT 示角化过度，缺乏明亮边缘的浅表真皮乳头扩张及血管扩张；C. 真皮乳头放大图；D. 局部治疗 12 周后；E. 表皮及其角质层经治疗后恢复正常；F. 经治疗后角质层放大图

要以皮损的脱屑和厚度以及皮损累及的面积为基础，但未将红斑计算在内。银屑病严重程度评价指数（PASS），其特点是将银屑病皮损的红斑、浸润、鳞屑分别分级，皮损累及面积不分部位，具有简捷省时的特点。SPI 指数（salford psoriasis index），是将 PASI 和患者的心理障碍及治疗后复发病史等结合起来综合评价，该方法能一定程度上反映患者的身心状态和疾病活动程度，对治疗具有指导意义，但较为繁琐。此外，有学者还提出了对指（趾）甲受累情况的评分，被称为甲银屑病严重度指数（NAPSI）。NAPSI 被广泛应用但在对患者的整体临床管理上指导性不强。整体评价法（physician's global assessment，PGA）是一种完全不同的整体性评估银屑病严重程度的方法，不以个别症状和体征为基础，而是以 0~4 分大体评价银屑病的严重程度。

考虑到银屑病生活质量的改变，结合皮损形态及受累面积和主观感受（如瘙痒），遂将上述因素作为重要的参数，因此发展出了生活质量评分，即皮肤病生活质量指数（DLQI）和患者生活质量（QOL）。除 DLQI 外，36 项短期健康调查（SF-36）评分主要用于评价健康相关生命质量，该评价方法也被应用于银屑病的观察性研究。在确定患者的治疗方案前，临床医师应对患者的严重程度进行全面的评估。正如前面所述，目前评价患者病情的指标较多，其中最为常用的方法有 BSA（体表受累面积）、PASI（银屑病面积和严重程度指数）、DLQI（皮肤病生活质量指数）和 QOL（患者生活质量）等，前两种主要侧重于从皮损的客观方面评价疾病的严重程度，后两种则相对重视患者的主观评价。

目前常用的定义重度银屑病的一个简单方法称为 10 分制规则，即 BSA>10%（相当于成人 10 只手掌的面积），或 PASI>10 分，或 DLQI>10 分定义为重度银屑病。

**（四）银屑病预后的初步判断**

准确的判断银屑病患者的预后是非常困难的。患者的疾病活动度在不同的时期内会有所改变，如下一些临床特点可能与预后较差有关：疾病早发（早于 10 岁发病）、疾病受累广泛、治疗抵抗、面部和躯干受累、红皮病型银屑病和泛发性脓疱型银屑病等。预后相对较好的特征是：25岁后起病、点滴状银屑病（尤其是儿童的点滴状银屑病）。

## 八、治疗的选择及管理

### （一）治疗原则

银屑病的治疗目标在于控制和稳定病情，减缓发展进程，避免复发，减轻红斑、鳞屑等，在治疗过程中尽量避免不良反应，提高患者的生活质量。因此，病情的定期评价和医患沟通在银屑病的治疗过程中显得极为重要。需结合患者的病情评价采用合理的方法，不能试图"一劳永逸"地采用某种或某些方法。目前银屑病有多种治疗方法，如外用药物治疗、光疗、系统药物治疗等。不管选择何种治疗方法，临床医师均应权衡利弊，与患者充分沟通。根据患者的临床类型、严重程度，及患者的诉求和实际情况，选择合理的治疗方案。因此，正规、安全和个体化是目前应该倡导的原则（图10-2-9）。

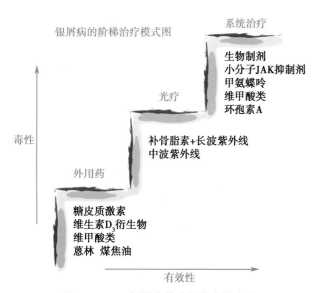

图 10-2-9 银屑病的阶梯治疗模式图

1. **正规** 指选择当前较为公认的治疗药物和方法，或者尽可能采用循证医学倡导的治疗方法。

2. **安全** 要求各种治疗方法首先应该确保患者的安全，避免盲目追求近期疗效而忽视潜在的严重不良反应。

3. **个体化** 选择治疗方案时，不但要全面考

虑患者的病情、诉求、依从性、既往治疗史及药物的不良反应，而且需考虑药物的成本效益（即考虑患者的经济承受能力和给患者带来的疾病改善之间的关系），合理制订治疗方案。

### （二）常用治疗方法

1. **外用药物治疗** 外用药物治疗仍然是治疗银屑病的主要方法之一，小面积的局限性银屑病可单独使用外用药物治疗，大面积泛发性银屑病除外用药物治疗外，还可加以光疗及系统性药物治疗等。外用药物种类繁多，包括维生素$D_3$衍生物、糖皮质激素、钙调神经磷酸酶抑制剂、维甲酸类等。

（1）维生素$D_3$衍生物：维生素$D_3$衍生物包括卡泊三醇、他卡西醇、骨化三醇等。其主要的作用机制是活性维生素$D_3$与体内的维生素$D_3$受体相结合，控制角质形成细胞的异常增生，促进角化性包膜形成和激活转谷氨酰胺酶来诱导正常分化，同时抑制中性粒细胞和淋巴细胞的活化，达到治疗银屑病的目的。由于疗效确切、低毒性且无激素的副作用，卡泊三醇和其他维生素$D_3$衍生物已成为银屑病治疗的一线药物。该类药物的使用方法类似，总体评价较为有效和安全，但少数患者可出现局部的刺激症状，过量长期使用有增高血钙的可能，需注意监测。该类药物还可与UVB和PUVA联合使用。因该类药物起效较糖皮质激素慢，缓解期也较长。因此，可采用与外用糖皮质激素的序贯疗法。

（2）类固醇皮质激素：该类药物具有抗表皮增生、抑制免疫、收缩血管、降低毛细血管通透性、抗炎和止痒的作用。该类药物疗效较好，也相对安全。糖皮质激素制剂根据其效能可分为低效、中效、强效和超强效（特强效）四类。一种药物的不同浓度和剂型以及赋形剂的影响，可使其呈现出不同的效能。对轻微至中度的银屑病来说是一线治疗药物。对于银屑病皮损，一般使用中效和强效制剂，面部和皱襞等皮肤较为薄嫩的部位（其他外用药可有刺激感）可使用弱效和中效制剂。

类固醇皮质激素被制成各种剂型，如软膏、乳膏、洗剂、凝胶和泡沫。近年来，外用类固醇皮质激素的抗炎特性已通过增加亲油性基质得到增强，包括使用羟基基团或引入缩酮基、戊酸盐和丙

酸盐等。使用部位封包或利用水胶体也显著增强了剂型的穿透性。可根据患者的皮损部位和制剂的效能,制订详细的治疗方法。每天 1 次的疗效与两天 1 次的疗效相似,而且长效制剂隔天使用也能发挥同样的疗效。至少 80% 的银屑病患者在接受强效外用类固醇皮质激素治疗后皮损可消失,并在 2 周左右就可以达到理想的改善。维持性治疗包括 12 周间断性外用二丙酸倍他米松软膏,74% 的患者没有重新出现皮损。但对超过 3 个月的长疗程治疗中,其后期对病情的改善有限,这可能与糖皮质激素的快速耐受有关。因此,对需要延长治疗时间的病例可建议用间断的治疗周期(如每 2~3 天或每数周)来治疗。联合或序贯外用药物疗法既可获得外用类固醇皮质激素的快速有效的特性,又可获得外用维生素 $D_3$ 衍生物、蒽林或维 A 酸类药物的长期有效的优点。

外用类固醇皮质激素治疗时,需要注意其不良反应,包括局部皮肤毛细血管扩张、皮肤萎缩、继发感染、痤疮样皮损、毛囊炎、停药的反跳现象等。大面积或长期大量使用,尤其是婴幼儿,可引起全身性不良反应。

(3)蒽林:又名地蒽酚,尽管从 1916 年就开始应用蒽林(地蒽酚、蒽三酚、1,8- 二羟基 -9- 蒽酮),直到现在已有近百年的历史,其仍是治疗银屑病的一种重要方法。它对表皮角质形成细胞具有显著的抗增殖作用。蒽林也可以阻止丝裂原诱导的 T 细胞的增殖和中性粒细胞的趋化作用。该药具有一定的刺激性,蒽林制剂(包括软膏、乳膏、糊剂等)严格限用于银屑病皮损,不能用于正常的皮肤,面部和皱褶部位亦不能使用,且在治疗过程中,宜从低浓度开始,根据患者用药后的耐受性,剂量逐渐递增,直至理想的治疗效果。随着近年来其他种类的外用药物更为安全有效,使得该药的使用逐渐减少。

(4)维 A 酸类药物:维 A 酸类药物是一组与天然维生素 A 结构类似的化合物,包括全反式维 A 酸、13- 顺维 A 酸、阿达帕林和他扎罗汀。他扎罗汀是一种乙炔维 A 酸类,它可选择性结合维 A 酸受体(RAR)-β 和 RAR-γ,调节角质形成细胞的异常分化,抑制和降低表皮的过度增殖,改变靶细胞之间的黏附,适用于治疗轻、中度斑块型银屑病。该药还可与糖皮质激素、UVB、PUVA 联用,安全有效。

由于单一用药时他扎罗汀的疗效中等,通常被归为银屑病治疗的二线外用药。他扎罗汀对皮肤有刺激,限制其广泛应用;患者出现瘙痒、灼烧感、刺激和红斑的发生率分别高达 23%、18%、9% 和 8%,其还可降低紫外线的红斑阈值。联合外用类固醇皮质激素可降低上述不良反应的发生。他扎罗汀凝胶在体表涂抹的最大面积不可超过总体表面积的 10%~20%,乳膏不超过 35%,面部不宜使用或避光,眼周和生殖器周围也避免使用。他扎罗汀作为维 A 酸类药物,具有致畸性,尽管外用吸收量极少,但是仍需建议妊娠妇女避免使用,育龄女性患者在治疗前后必须采取有效的避孕措施。

(5)其他局部治疗方法

1)润肤剂:润肤剂具有润泽、去屑、改善皮肤水合程度和外观,同时可减轻皮肤粗糙不适感,减少其他外用药物的使用量和副作用。如凡士林、尿素等,可用于急性期、进行期的寻常型银屑病和红皮病型银屑病。

2)角质促成剂:主要是促进表皮的正常角化,还可减轻炎症浸润,能使皮损变薄,鳞屑减少。常用的有低浓度的水杨酸和硫黄、煤焦油、黑豆馏油等,主要用于银屑病的急性期。传统的 Goeckerman 疗法就是焦油与 UVB 的联合使用,该方法被认为安全有效,甚至对于生物制剂治疗无效的患者,也能得到满意的疗效。煤焦油(5%~20%)溶液常被用于头皮银屑病的治疗,并常联合外用类固醇皮质激素和 / 或水杨酸。煤焦油对治疗有瘙痒的银屑病患者尤其有效。但是,焦油的使用不如其他凝胶和乳膏方便,且联合光疗后部分患者会产生“焦油性刺痛”,在一定程度上限制了该方法的广泛使用。鉴于其致畸性,不可用于怀孕期和哺乳期的妇女。然而,各国指南对焦油产物的用法评价不同。

3)角质松解剂:寻常型斑块状银屑病的肥厚性皮损,利用角质松解剂可使过度角化的角质层细胞松解脱落。常用的药物有尿素、乳酸、维 A 酸类药物、较高浓度的水杨酸和硫黄等。该类药物的使用可使糖皮质激素等其他药物和 UVB 光疗有更好的穿透性,有助于提高疗效。

4)钙调磷酸酶抑制剂:钙调磷酸酶抑制剂

是一种新型的非激素类抗炎药物,它通过对钙调磷酸酶的抑制从而抑制 T 细胞的功能,还可抑制肥大细胞的功能。T 细胞的异常活化在银屑病皮损的形成过程中发挥重要作用,钙调磷酸酶抑制剂局部外用,经皮渗透后能够快速有效地缓解局部炎症,改善症状。随机双盲对照研究证明了它对其适应证的安全性和有效性。因该类药物主要抑制炎症浸润细胞,对成纤维细胞的影响较小,在发挥与糖皮质激素相媲美的治疗效果的同时,却不会造成局部皮肤萎缩和色素沉着等副作用。常用的药物有他克莫司和吡美莫司。前者的抗炎效果略强于后者,但局部刺激反应(如烧灼感、瘙痒和红斑)也较强,局部吸收较多。而后者局部刺激反应也较轻,局部吸收较少。该类药物的长期使用可能会增加感染和肿瘤的风险,因此不能用于伴有急性病毒感染的部位,避免日光暴晒和 UVB、PVUA 治疗等。妊娠期和哺乳期禁止使用。

5)吡硫翁锌:该药除了具有强效和广谱的抗菌活性外,还具有抗炎和抗角质增生作用。该药可短时显著改善银屑病的皮损。由于该药不易经皮吸收,不良反应少,可用于孕期及哺乳期妇女。此外,该药的特殊剂型(气雾剂)更是银屑病头皮损害的良好治疗药物。但国内外多个实验室均报道在西班牙产吡硫翁锌气雾剂中检出激素成分,主要是曲安奈德或丙酸氯倍他索。2019 年 1 月 29 日,国家药监局发布文件,因检查发现该药变更辅料未向中国申报,部分批次产品长期稳定性试验结果不符合相关标准,暂停销售和使用西班牙国际新化学药厂生产的吡硫翁锌气雾剂。

6)本维莫德:该药是我国自主研发的,具有完全自主知识产权的非激素类小分子芪类化合物,首个治疗性芳香烃受体调节剂,与以往大多数的外用药作用机制不同(有报道煤焦油也可能存在激活芳香烃受体的作用),对外周血白介素(如 IL-2、IL-17 等)和炎症因子分泌及蛋白激酶有广谱作用,系统给药半衰期短,而因脂溶性好、分子量小,外用对于银屑病、湿疹等都有较好疗效。国内 III 期临床试验表明,该药安全性好,疗效确切,停药后复发率低,缓解期长。

**2. 光疗法**

(1)NB-UVB(窄谱 - 中波紫外线)和 BB-UVB(宽谱 - 中波紫外线):NB-UVB 波长范围为 310~315nm,主要起作用的波长为 311nm,目前已成为治疗银屑病的主要光疗法之一。NB-UVB 不但可以诱导表皮内的 T 细胞凋亡,抑制角质形成细胞增殖,而且可以使调节性 T 细胞数量增多,甚至改变表皮微生态。NB-UVB 可单独使用,也可与其他外用制剂(如糖皮质激素、维生素 $D_3$ 衍生物)或系统治疗药物(如维 A 酸类、生物制剂等)联合应用。因紫外线可激发皮肤红斑,因此红皮病型和脓疱型银屑病患者慎用。为确保安全有效的治疗银屑病,常需确定起始量,应根据皮肤分型和 / 或最小红斑量决定,逐渐增加辐照剂量,在避免光毒性的前提下达到理想的治疗效果,并在皮疹明显消退时,逐渐减少辐照频率。

BB-UVB 的波长为 290~320nm 的中波紫外线。其适应证和治疗方法与 NB-UVB 基本相似。UVB 的主要不良反应包括红斑、晒伤、色素沉着,眼部和生殖器部位需严格避光,长期照射可导致光老化和致癌。尽管临床应用中并未发现明确的相关性,但是银屑病患者的长期紫外线治疗还需提高警惕。

(2)308nm 准分子(光)激光:目前用于皮肤科临床治疗的 308nm 准分子激光是一种脉冲气体激光,穿透力强,对银屑病皮损处浸润的淋巴细胞具有直接的细胞毒作用,抑制细胞因子产生并诱导其凋亡。由于 308nm 准分子激光仪器的治疗模式为光斑输出,可更为灵活和针对性的治疗银屑病的局限性斑块,相较 UVB,其输出能量大,可缩短治疗所需的次数和总时间,累积辐照的剂量也减少,可能减少潜在的致癌效应。

(3)UVA1:UVA1 的波长范围为 340~400nm,与 UVB 相近,因比 UVB 波长长,可以穿透至更深层的组织,所以不仅可使表皮淋巴细胞凋亡、抑制角质形成细胞增殖,而且可以作用于真皮浅层的血管,使血管周围的 T 细胞凋亡,减少朗格汉斯细胞和肥大细胞的数量。UVA1 可作为 PUVA 的替代疗法。它的主要缺点是需要更高的辐照剂量,所以需要耗费更多的时间,对光源的花费也更多,所以目前大部分 UVA1 的研究都是在欧洲开展的。

(4)光化学疗法——PUVA:长波紫外线(UVA)的波长为 320~400nm,一般不单独应用于治疗银屑病,但可以作为光化学疗法的重要组成部分。光化学疗法是目前治疗银屑病的有效方法之一,该方法是利用补骨脂素(8-MOP、5-MOP或TMP)口服或外用联合UVA照射,从而发挥对银屑病皮损的治疗作用。

(5)激光和强脉冲光:染料激光、长脉冲铷钇铝石榴石激光及强脉冲光滤片550nm,因可以破坏真皮血管,减少病灶血供、VEGFR-2、VEGFR-3、E-选择素、TNF-α、IL-23p19亚单位及HBD-2的表达,Th细胞的活化以及TGF和PDGF的生成,刺激金属蛋白酶和IL-6的降解等,可用于治疗斑块型和甲银屑病。主要的不良反应是疼痛和色素沉着。点阵激光可增加药物的透皮吸收,增加局部外用药物的疗效。也有利用反向同形反应的特点,用二氧化碳激光直接热消融皮损的报道。

(6)其他物理治疗:矿泉浴、药浴、海水浴等疗法有一定的疗效,可以作为银屑病的辅助治疗方法,主要用于静止期和消退期的银屑病患者。在患者条件可及的情况下可酌情选用。光动力疗法因为临床反应不一,治疗过程中疼痛,耐受性差,目前还不能推荐用于治疗银屑病。但新的光敏剂,如Verteprofin等,使治疗过程中的疼痛减轻,未来可能作为治疗银屑病的方法之一。

(7)选择UVB还是PUVA治疗:PUVA需要系统或外用光敏剂,光疗后需避光一段时间。NB-UVB是慢性斑块型银屑病光疗的一线治疗方案。用NB-UVB治疗失败,不代表用PUVA治疗也会失败,PUVA可用于经NB-UVB充分治疗后效果不佳或停用后快速复发的治疗。如果斑块非常厚或较前次评估时明显加重,可以优先考虑PUVA。对于儿童来说,NB-UVB疗效好,而PUVA是相对禁忌的,因为PUVA稍增加皮肤癌(基底细胞癌、鳞状细胞癌、黑素瘤)患病率。虽然目前的研究还存在争议,但有限的研究表明,长期NB-UVB相对于短期NB-UVB光疗,并不增加皮肤癌发生的概率。

**3. 系统药物治疗**

(1)氨甲蝶呤(MTX):20世纪50年代,人们发现叶酸拮抗药氨基蝶呤对银屑病治疗有效。1971年,MTX被FDA批准用于银屑病的治疗,其作用原理主要可能是通过抑制血液循环和皮肤中的淋巴细胞发挥作用。目前MTX被视为银屑病治疗的一线系统性药物,用于治疗中重度斑块型银屑病、关节病型银屑病、脓疱型银屑病及红皮病型银屑病。MTX的治疗方案可采用每周单次(不超过30mg)或间隔12小时分3次口服、肌内注射或静脉滴注(减少消化道不良反应)。但该药起效相对较慢(7~14天开始起效),在慢性斑块状银屑病患者中,4~8周后达到最明显的稳定疗效。

MTX是系统治疗银屑病的标准用药,但其治疗量和中毒量较为接近,潜在的副作用需要注意防范和监测,如消化道症状、肝酶升高、肝纤维化、骨髓抑制等,上述不良反应也限制了MTX的适用范围,因此必须严格按照MTX的指南用药。其中肝脏毒性备受关注,以往的临床指导中曾建议定期肝脏活检来发现肝纤维化和肝硬化,临床诊疗中一直都在探索,采用何种方便、简捷、高效的监测指标来观察MTX的肝脏毒性。近年来,开始采用PⅢNP(Ⅲ型前溶胶原蛋白的氨基末端肽)检查来监测早期肝硬化,必要时再进行肝脏活检以明确诊断。MTX与叶酸的联合应用可降低其副作用,建议在每周1次应用MTX,并在24小时后即服用叶酸5mg。MTX可与UVB和PUVA等物理疗法联合应用,增加MTX的疗效。至于上述联用是否会增加银屑病患者的皮肤癌发病风险,还有待于大样本的前瞻性观察。

(2)环孢素:1990年起被用于治疗寻常型银屑病。其主要通过阻止T细胞活化而发挥作用。环孢素对各种类型的银屑病有效,但该药主要用于治疗顽固性斑块型银屑病和病情严重的脓疱型、关节病型、红皮病型银屑病。应用剂量小于5mg/(kg·d),环孢素是相对安全的。一般于服药后1周内见效,4~8周后大部分病例可临床治愈,鉴于环孢素的肾毒性,它只能服用数个月(不宜超过1年)后,更换其他治疗方案,间隔一定时期后可重复疗程。另一种服用方法是多个短疗程(数周)间断进行。也可采用阿维A与环孢素的序贯疗法,即先用环孢素,待奏效及病情稳定后,加用阿维A,并逐渐将环孢素减量直至停用,仅使用阿维A治疗。鉴于该药的不良反应,对于儿童和青少年,只能在严重的病例和其他药物治疗抵抗的情况下谨慎使用。老年患者和有高血压病史的患者发生肾损伤和高血压的概率增高。环孢素的应用可增加淋巴瘤和其他肿瘤的风险,这可能与环孢素使患者皮肤的免疫监视功能下降。尤其是暴露在高 UV 蓄积剂量下的银屑病患者，有发生皮肤恶性肿瘤的风险。因此，应用环孢素的患者需密切注意皮肤肿瘤的发生，必要时行病理检查以便早期诊断。尽管环孢素也是一种免疫抑制剂，但尚未有单一服用环孢素导致重度感染的报道。其他副作用包括：高血压、胃肠不适、消化性溃疡、多毛、感觉异常、牙龈增生、头痛、眩晕、肌肉痉挛和震颤。代谢方面的副作用包括高血糖、高钾血症、低镁血症、高尿酸血症（由尿酸清除率降低造成）、高胆固醇和三酰甘油。

（3）维 A 酸类药物：维 A 酸类药物治疗银屑病的机制主要是调节表皮增殖和分化，此外还具有免疫调节功能。主要应用于泛发性脓疱型银屑病、红皮病型银屑病、严重的寻常型银屑病。可单独使用或与其他疗法联合使用，总体疗效满意，还可作为有效的维持性治疗药物。阿维 A 较阿维 A 酯半衰期短，体内蓄积量较少，从而使副作用降低，是治疗中重度银屑病较好的药物。芳香维 A 酸乙酯（Arotinoid）是第三代维 A 酸类药物，也可用于严重顽固的银屑病治疗。单独使用阿维 A 治疗慢性斑块状银屑病可使大约 70% 的患者有较好的反应。联合光（化学）疗法和 / 或维生素 D₃ 衍生物可使临床疗效显著提升。目前，维 A 酸类药物被推荐为一线药物应用于银屑病的系统性治疗，2~3 个月后可达到最大疗效，对指（趾）甲损害的疗效中等。系统性应用维 A 酸类药物的主要问题是它的致畸性，阿维 A 酯的体内半衰期为 80~160 天，停服该药 2 年内仍可从尿液中检测到此药。因此，育龄妇女在停药后的 2 年内仍需避孕。此外，服药期间可出现口唇、眼结膜、鼻黏膜干燥，皮肤弥漫性脱屑，甚至出现毛发脱落。同时，口唇脱屑程度也可作为观察药物起效和耐受性的一项简单指标。长期较大剂量服用该类药物需注意定期复查血脂、肝功能，避免饮酒和使用其他增加肝脏负担的药物。少数患者可出现血脂升高和肝功能异常，多在停药后恢复正常。

（4）生物制剂疗法：生物制剂疗法始于 2000 年，被用来治疗银屑病性关节炎和中重度斑块型银屑病。目前上市的药物中，其主要的 2 个作用靶点是 T 细胞和 TNF-α。因其价格昂贵，且有增加感染及肿瘤的风险，现有的一些指南限制

了它在其他银屑病患者中的使用。目前，美国的临床研究人员更倾向于生物制剂应成为所有适宜使用系统性治疗的患者的一个用药选择；然而，欧洲的研究人员则倾向于在对当前的其他治疗方法奏效不佳时的中重度银屑病患者中使用。

1）细胞因子阻断剂：TNF-α 是由多种细胞产生的致炎细胞因子，在银屑病的发病中发挥了重要的作用。目前针对 TNF-α 的生物制剂主要包括 2 种，抗 TNF-α 单克隆抗体（阿达木和英夫利昔单抗）和 TNF-α 融合蛋白（依那西普）。针对 IL-12 和 IL-23 的共有 p40 亚基的单克隆抗体（Ustekinumab，乌司奴单抗）。

英夫利昔单抗（Infliximab）是人 - 鼠嵌合单克隆抗体，静脉输注给药，通过结合可溶性及跨膜形式的 TNF-α 并阻断 TNF-α 与其受体结合，发挥拮抗 TNF-α 的效应。美国和加拿大的一项随机临床试验（n=835）中，50 周后相对于间歇给药，英利昔单抗连续治疗组银屑病 PASI 得到了更明显的改善。在德国和希腊的类似研究中，都取得了满意的疗效，且关节病型银屑病患者也在治疗中有所改善。其常见的不良反应为上呼吸道感染、头痛、肝酶升高和感染（如结核）。

阿达木单抗（Adalimumab）是第一个全人型的抗 TNF-α 单克隆抗体，在一项为期 52 周的大规模随机对照试验（RCT）（n=1 212）表明，71% 的患者达到 PASI 75 的改善标准。另一研究也表明，该药可明显改善中重度银屑病患者的健康相关生命质量。在临床研究中还发现，该药能够有效改善银屑病性关节炎症状。

依那西普（Etanercept）是融合 IgG1 的 Fc 段的人源性 TNF-α 受体蛋白，注射治疗，能阻断 TNF-α 的生物学效应。它具有剂量依赖性，在高剂量组更能显著改善银屑病患者的 PASI 评分，还可减轻关节症状，并具有良好的耐受性。

抗药抗体的产生，可能会改变生物制剂的效果。对 7 969 名使用生物制剂的银屑病患者的研究表明，英夫利昔单抗、阿达木单抗、依那西普、乌司奴单抗抗药抗体产生的概率分别为 5.4%~43.6%、6%~45%、0~18.3% 和 3.3%~6%。抗英夫利昔、阿达木、乌司奴单抗抗体是中和性的，使得血清中英夫利昔单抗浓度下降，治疗效果亦下降。抗依那西普抗体是非中和性的，与治疗

疗效无关。为了对抗因产生抗药抗体而引起的药效下降，可以增加剂量或缩短两次给药的间隔时间，但维持疗效的同时，其潜在的感染和肿瘤风险可能相应增加。另一种方法是给药的同时使用低剂量氨甲蝶呤，减少抗药抗体的生成。

目前关于生物制剂的使用，绝大部分的数据来源于短期的临床试验，在实际的临床应用中发现，部分使用TNF-α的患者，6个月后会有不同程度的血脂升高，而临床试验并未发现这一潜在的副作用，临床医生在使用生物制剂的同时，应保持相关知识不断更新，使用生物制剂半年以上时最好监测各项指标包括血脂水平。

此外，IL-12和IL-23在银屑病的发病和维持中具有重要作用，它们具有共同的p40亚基。Ustekinumab是一种人源性单克隆抗体，对p40亚基具有很强的亲和力，从而阻断IL-12和IL-23的生物学功能。超过80%的中重度银屑病患者明显改善。在随后的多项观察中发现，Ustekinumab的治疗效果优于高剂量的依那西普。

抗IL-17疗法：IL-17是一种促炎细胞因子，在银屑病发病机制中起重要作用。治疗银屑病的热门生物制剂，已经从TNF-α转移到疾病特异性和发病机制上游的靶目标上来，预期能够收获更好的疗效且减少严重副作用。目前有两种抗IL-17A单克隆抗体（Secukinumab、Ixekizumab）和一种抗IL-17受体（Brodalumab）被FDA批准用于治疗中重度斑块型银屑病和银屑病性关节炎。抗IL-17疗法能使更多的患者更快地达到PASI 75或PASI 90，且停药后缓解期长。

Secukinumab是一种选择性结合和抑制IL-17A的全人源IgG1-κ单克隆抗体，通过选择性阻断IL-17A与其受体结合，抑制角质形成细胞增殖，减轻促炎症细胞因子释放，抑制中性粒细胞活化，抑制新生血管生成。分别于2015年和2016年被FDA批准用于治疗中重度斑块型银屑病和银屑病性关节炎。推荐剂量为150~300mg，第0、1、2、3、4周皮下注射1次，继以300mg每4周皮下注射1次。两项52周Ⅲ期随机双盲对照研究（ERASURE和FIXTURE）认为其疗效优于依那西普和对照剂。在ERASURE研究中，150mg和300mg组Secukinumab 12周时达到PASI 75/90/100的比例（150mg组Secukinumab 71.6%、39.1%、12.8%，300mg组Secukinumab 81.6%、59.2%、28.6%）优于安慰剂，患者主诉的瘙痒、疼痛、脱屑等也较前明显改善。在FIXTURE研究中，Secukinumab直接与依那西普和安慰剂比较，Secukinumab组12周达到时PASI 75/90/100、DLQI 0/1的比率明显优于益赛普和安慰剂，且达到PASI 75的效果在52周试验结束时仍持续存在。Secukinumab比依那西普更快的发挥作用（300mg组Secukinumab 3周达到PASI下降50%，150mg组Secukinumab 3.9周达到PASI下降50%，而依那西普组需7周）。从未使用过生物制剂的患者临床疗效好于已经使用过生物制剂的患者。在另一项Ⅲ期临床试验中（SCILPTURE），Secukinumab固定剂量按时治疗的疗效优于按需治疗的疗效。在CLEAR研究中，Secukinumab被认为比乌司奴更有效，起效更快。Secukinumab治疗头皮、甲银屑病、泛发性脓疱型银屑病、掌跖脓疱病、银屑病性关节炎（TRANSFIGURE、GESTURE、FUTURE-1、FUTURE-2）也能起到较好的效果。鼻咽炎、腹泻、上呼吸道感染是最常见的副作用。感染念珠菌的概率大于安慰剂和依那西普。严重的不良反应，包括重症感染、心脑血管事件、癌症等，与安慰剂相似。使用Secukinumab后，克罗恩病和溃疡性结肠炎的患者发病或反跳的概率增加，所以对于患炎性肠病的患者，慎用Secukinumab。

Ixekizumab是一种重组高亲和性人源单克隆IgG4-κ抗体，通过选择性与IL-17A结合发挥抗炎作用。通过中和IL-17A，Ixekizumab干扰IL-17细胞因子促炎症循环，分别于2016年和2017年被FDA批准用于治疗中重度斑块型银屑病和银屑病性关节炎。推荐剂量为首剂加倍，即第0周160mg，之后每2周80mg至第12周，第16周起，每4周80mg皮下注射。对于银屑病性关节炎，不需要首剂加倍。在三项大型随机双盲对照研究中（UNCOVER-1、UNCOVER-2、UNCOVER-3），Ixekizumab疗效优于安慰剂和依那西普。与Secukinumab一样，使用Ixekizumab后起效快、疗效高、缓解期长，特殊部位（头皮、甲）和特殊类型的银屑病（脓疱型银屑病、关节病性银屑病、红皮病型银屑病）也有较好的效果。在IXORA-S三期RCT研究中，Ixekizumab被证实疗效优于乌司奴单抗。副作用与 Secukinumab 相似，常见的包括鼻咽炎、上呼吸道感染、注射部位反应、头痛及关节痛，对于炎性肠病患者，使用 Ixekizumab 也需谨慎。

Brodalumab 是一种全人源 IgG2 单克隆抗体，能特异性地与 IL-17 受体结合，阻断 IL-17A、IL-17E 及 IL-17F 亚单位与其受体结合，抑制炎症反应。2017 年被 FDA 批准用于治疗中重度斑块型银屑病，目前尚未被 FDA 批准用于治疗银屑病性关节炎，但相关研究正在开展。推荐剂量为第 0、1、2 周 210mg 皮下注射，之后每 2 周皮下注射 210mg。在 AMAGINE1-3 三项 III 期 RCT 研究中发现，Brodalumab 与其他 IL-17 抑制剂效果相似，快速起效，疗效确切（优于乌司奴单抗），缓解期长，且对之前使用过其他生物制剂（主要是 TNF-α 抑制剂）失败的患者也可能有效。副作用也与其他 IL-17 抑制剂效果相似。

Bimekizumab 是一种新型抗 IL-17A 和 IL-17F 单克隆抗体，在 II 期临床试验中（BE ABLE-1）显示出对斑块型银屑病和关节病性银屑病的卓越疗效，目前正在进行 III 期临床试验。因起作用靶点包括 IL-17A 和 IL-17F，具有良好的前景，前期的试验显示患者只需要 2 周就能迅速缓解症状。

抗 IL-23 疗法：IL-23 是一种异二聚体细胞因子，包括 p19 和 p40 亚单位，主要由巨噬细胞和树突细胞分泌。IL-23 的受体也是一种异二聚体，包括 IL-23R 和 IL-12Rβ1 亚单位，激活 IL-23 通路需要这两种亚单位的共同参与，IL-12Rβ1 和 IL-12 受体共用。IL-23 受体表达在淋巴细胞、固有免疫淋巴细胞、髓系淋巴细胞上。IL-23 与其受体结合，能刺激 Th17 细胞增殖并延长 IL-17 异常表达，激活 JaK2 介导的络氨酸酶残基磷酸化，继而使 STAT3 磷酸化，转位入核。STAT3 调节 RORγt、STAT3 和 RORγt 都可以结合 IL-17 基因启动子，促使 Th17 细胞分化，IL-17A、IL-17F、IL-23R 表达上调。IL-23 与其受体结合，还可激活 Tyk2 介导的 IL-12Rβ1 跨膜结构域磷酸化，STAT4 磷酸化，形成 STAT3 和 STAT4 异二聚体，NF-κBα 抑制性亚单位的降解，导致 NF-κB 激活。

Ustekinumab 是一种全人源 IgG1κ 单克隆抗体，通过结合 IL-12 和 IL-23 共用的 p40 亚单位，阻滞炎症细胞因子相互作用。2009 年被 FDA 批准用于治疗中重度斑块型银屑病，2013 年被 FDA 批准用于治疗银屑病性关节炎。用法为分别在第 0、4 和每间隔 12 周时，患者体重小于 100kg 时皮下注射 45mg，体重大于 100kg 时，皮下注射 90mg。在 PHOENIX-1 和 PHOENIX-2 大型 RCT 中，Ustekinumab 治疗斑块型银屑病效果确切，12 周时达到 PASI 75 比例为 66.7%~75.7%。在 ACCEPT 试验中，Ustekinumab 疗效要优于益赛普。PSUMMIT1 和 2 试验中，24 周时，Ustekinumab 组达到 ACR20、ACR50、ACR70 比率较安慰剂高，52 周时疗效仍持续。

Briakinumab 是另一种全人源，特异性结合 IL-12 及 IL-23 共用 p40 亚单位的单克隆抗体。但 2011 年，Abbott 公司因该药潜在的心梗、心脑血管事件而停止了临床研究。

Guselkumab 是一种全人源 IgG1κ，特异性与 IL-23 p19 亚单位结合的单克隆抗体。在 II 期 X-PLORE 大型 RCT 研究中，Guselkumab 疗效优于安慰剂和阿达木单抗。在 III 期 VOYAGE1 和 VOYAGE2 大型 RCT 研究中，Guselkumab 100mg（第 0，4，然后每 12 周）皮下注射疗效明显优于安慰剂和阿达木单抗。另一项 Guselkumab 治疗银屑病性关节炎的 II 期临床试验正在开展（NCT02319759）。

Tildrakizumab 是另一种全人源 IgG1κIL-23 p19 亚单位的单克隆抗体。在两项 III 期大型 RCT 临床研究 reSURFACE 1 和 2 中，第 12 周和 28 周时，Tildrakizumab 疗效优于安慰剂和依那西普。

Risankizumab 是一种高亲和性全人源 IgG1 单克隆抗体，作用于 IL-23 p19 亚单位，阻断 IL-23 生物学活性。在 I 期概念验证试验中，单次静脉或皮下予 Risankizumab 治疗后（剂量 0.01~5mg/kg），2~66 周后达到 PASI 75，PASI 90，PASI 100 的比率分别为 87%、58% 和 16%。II 期 RCT 研究表明，Risankizumab 疗效优于乌司奴单抗。

2）抗 T 细胞治疗：T 细胞活化并从真皮迁移到表皮，分泌 IFN-γ、IL-17 和 IL-22，并与其他的细胞相互作用，抑制其功能可阻断银屑病的发展。

阿法赛特（Alefacept）是美国第一个批准上市的用于银屑病治疗的生物制剂。它可选择性的与记忆型效应 T 细胞的 LFA-3 结合，干扰抗原呈递功能。多项研究表明,该药可以有效治疗中重度银屑病。

依法利珠(Efalizumab)也是一种人源性IgG单克隆抗体,可与淋巴细胞的CD11A(LFA-1的组分)结合,阻断T细胞与内皮细胞的黏附,从而阻断T细胞自血液向真皮和表皮的迁移。与阿法赛特相比,依法利珠更是选择性的阻断T细胞的活化。多项临床研究显示,该药可使27%~39%的患者在治疗后12周达到PASI 75改善,57%的患者达到PASI 50改善。但是在此后的几年中,该药因诱发致死性的多病灶性脑白质病而被撤市。

其他生物制剂,如IL-10和IL-4,本身就是细胞因子,也曾被用于银屑病的治疗。IL-10对Th1细胞具有抑制作用,可使Th1效应向Th2转化。有报道显示可使部分患者获得PASI改善。IL-4是Th2免疫效应的代表性细胞因子,与过敏性疾病有关,可下调IFN-γ,从而起到改善银屑病的效果。

(5)其他系统性治疗方法:小分子抑制剂,如磷酸二酯酶-4抑制剂(Apremilast)的作用机制为抑制AMP降解,抑制T细胞释放炎症介质,如TNF-α、IFN-γ、IL-12、IL-23、趋化因子CXCL9、CXCL10等。在数个多中心、随机、双盲、安慰剂对照的Ⅱ期临床试验中发现,该药单独应用可使41%的患者可获得PASI 75的改善(30mg,每天2次)。治疗期间观察到的副作用主要是头痛、恶心、上呼吸道感染和腹泻,但并未出现严重的不良反应。目前该药正在进行Ⅲ期临床试验,主要观察它在中重度银屑病治疗中的疗效和安全性。该药是一种口服制剂,服用方便,副作用较少。因此,该类药物有望成为银屑病系统治疗的另一个口服的一线治疗方案。

托法替尼(Tofacitinib)是一种口服Janus激酶抑制剂,主要抑制JAK1和JAK3,下调CXCL10和上调IL-10,调节免疫反应。托法替尼已经用于治疗类风湿性关节炎等免疫介导的炎症性疾病。研究表明,银屑病皮损中JAK3 mRNA上调,JAK/STAT通路异常活化。动物实验表明,抑制JAK1/JAK3信号通路可减轻银屑病样炎症性皮炎,说明托法替尼可能用于治疗银屑病。4个大型随机双盲安慰剂涉及2 724名参与者的研究表明,口服5mg b.i.d.和10mg b.i.d.托法替尼治疗慢性斑块型银屑病均有效,10mg b.i.d.治疗效果更佳,且不亚于依那西普皮下注射治疗。12~16周时,约1/3 5mg b.i.d.患者和1/2 10mg b.i.d.患者能达到PASI 75和PGA0/1,约1/5 5mg b.i.d.患者和1/3 10mg b.i.d.患者能达到PASI 90和PGA0/1,约1/4 5mg b.i.d.患者和1/3 10mg b.i.d.患者能达到DLQI 0/1,基本对日常生活质量无影响。另有两项RCT托法替尼治疗银屑病甲病的研究正在开展。大部分患者对托法替尼耐受良好,5mg b.i.d.和10mg b.i.d.组均与严重的不良反应无关,常见的不良反应主要包括鼻咽炎、上呼吸道感染、高胆固醇血症等。在两项Ⅲ期临床试验(OPAL BROADEN和OPAL BEYOND)及一项开放标签扩展试验(OPAL BALANCE)中,每天2次口服5mg或10mg托法替尼3个月时改善ACR20的同时,也明显改善起止点炎、指炎及皮疹。一项涉及435名慢性斑块型银屑病的多中心、双盲、随机临床试验表明,与安慰剂比较,外用1%或2%托法替尼软膏在8周时对斑块有改善,但12周时却对斑块没有改善,没有明显的不良反应。故目前还不能认为局部外用托法替尼治疗慢性斑块型银屑病效果优于安慰剂。

感染是银屑病发病的重要诱因,尤其是儿童点滴型及急性发作性银屑病,通过应用抗生素控制感染,可以达到治疗银屑病的目的。常选用针对链球菌有效的青霉素类、头孢菌素类抗生素消除潜在的链球菌感染。

此外,其他一些调节机体免疫功能的药物,如他克莫司、霉酚酸酯、硫唑嘌呤、左旋咪唑、卡介菌多糖核酸、转移因子、胸腺肽、柳氮磺胺吡啶等,对部分患者有效,但它们的疗效和安全性有待于进一步评价和观察。

**(三)各型银屑病治疗方案的合理选择**

在不同程度的各型银屑病治疗过程中,需要在正规、安全、个体化的基本原则前提下,合理制订治疗方案。同时为了安全有效的治疗患者,常采用联合、交替和序贯的治疗模式开展银屑病的治疗。我国从事银屑病临床和研究的学者于2018年制定了中国银屑病治疗指南,对于银屑病的治疗发挥了重要的指导作用。随着银屑病基础研究和治疗药物的研发,对银屑病发病机制更新更深入的认识,将为我国银屑病的治疗提供更完善的指导。联合治疗是将不同作用机制的药物联合使用,利用协同或累加效应,以各自最小的药物剂量达到最好的治疗效果,而使不良反应最小化。若银屑病皮损消退,则逐渐减少联合治疗药物的数量,尽可能以其中某一种药物维持治疗。常用的联合治疗包括:传统中药治疗加外用药/光疗;阿维A加UVB/PUVA/环孢素/生物制剂;环孢素+MTX+光疗/生物制剂;霉酚酸酯+环孢素;外用药物+阿维A/光疗等。

交替治疗,即轮换治疗,其主要目的是将药物的累积毒性最小化,在一种药物治疗一段时间或达到毒性水平前,转换为另一种治疗方法,或是最初的治疗药物疗效降低时转换成另一种药物。如外用药、系统用药和光疗之间的交替使用。

序贯治疗,是将特定的治疗方案加以排序,根据患者的病情和改善情况,确定不同的治疗方案,使最初的治疗达到最好的疗效并降低长期不良反应的发生。序贯治疗常由三个阶段组成:①清除阶段,选用快速有效的药物控制和缓解病情,但可能会带来较大副作用;②过渡阶段,患者病情得到改善后,采用维持治疗药物,并在治疗过程中逐渐减少药物的剂量;③维持阶段,病情控制良好的前提下,适当使用维持治疗药物,防止复发,获得持续的治疗效果。

**1. 轻度银屑病的治疗** 以外用药为主,可考虑联合、交替、序贯的策略选择和使用外用药物。此外还可选择光疗,如NB-UVB、PUVA等。必要时可在辨证论治的基础上采用中西药物结合治疗,但是必须考虑药物可能的不良反应和相互作用。

**2. 中重度银屑病的治疗** 可采用中药、光疗(NB-UVB)、光化学疗法(PUVA)、MTX、环孢素、维A酸类、生物制剂等,或联合应用上述治疗手段。

**3. 脓疱型银屑病的治疗** 可采用维A酸类、MTX、环孢素、生物制剂、中药,同时加强支持治疗(尤其是脓疱损害累及范围较大,渗出明显,继发水电解质酸碱失衡患者),为获得更佳的疗效,可采用上述其中几种方法的联合治疗。

**4. 红皮病型银屑病的治疗** 可采用维A酸类、环孢素、MTX、生物制剂、中药,因红皮病型银屑病存在高代谢和高消耗状态,以及潜在的肝肾功能影响,需注意加强支持治疗并警惕药物的不良反应。为更快更有效的控制病情,常联合治疗。

**5. 关节病型银屑病的治疗** 为减轻关节症状,可使用非甾体抗炎药(NSAID)、MTX、来氟米特、环孢素、硫唑嘌呤和柳氮磺胺吡啶等药物。此外,生物制剂对改善关节症状有良好效果。中药也可酌情采用。加强支持治疗,必要时联合治疗,可较快缓解关节症状。同时注意关节功能的保护和科学的康复性训练,动静结合,保持和恢复关节功能。

**(四)治疗管理**

**1. 基本思路** 在为每个患者制订个体化治疗方案之前,首先要去除诱发因素,如感染、药物等。此外,从各个方面评估疾病的严重程度也极为重要,尤其是以下几个方面:

(1)受累面积和皮损程度:如红斑、浸润、鳞屑的程度,受累的部位和面积。可通过PASI或BSA来评估病情。

(2)生活质量降低程度:皮损的客观程度,以及全身症状如瘙痒、关节疼痛和功能受限等主观感受,另外还有精神状态,自我、家人和朋友对银屑病的认知和态度。银屑病生活质量方面的情况可用调查问卷(如DLQI、QOL、SF-36等)加以评估。

(3)对各种治疗的反应:每个患者对各种治疗措施的反应都有很大差异。某种药物在一些患者有效和安全,但在另一些患者中也许不一定有效或难于耐受。此外,各种治疗方法的禁忌证都要兼顾,特别是需要同时采用光(化学)疗法和口服药物的患者,需考虑是否增加光敏性或皮肤癌发病风险等。银屑病是一种慢性疾病,因此,患者常常需要接受长时间的治疗。例如,个人的生活环境和工作压力可能不允许患者做密集的光疗。

**2. 外用药物治疗的管理** 对轻中度受累的患者,局部治疗是首选方案。对皮损分布较广泛的患者也可使用外用药物治疗,但需要指导患者高度配合。正如前面所述,多种外用药物可根据皮损程度和部位等选择使用。高效的外用类固醇皮质激素比用维生素$D_3$衍生物效果更佳。卡泊三醇比蒽林、煤焦油、他卡西醇和维A酸类药物(如他扎罗汀)有效。外用药物治疗对于住院治疗的患者可能更容易接受，因为这些患者可以更好地应对副作用如染色、刺激感，能够获得更多的皮肤护理。

对大多数患者来说建议使用联合治疗，这既可以增加疗效又可减少各自的副作用。例如，联合卡泊三醇和二丙酸倍他米松较卡泊三醇或二丙酸倍他米松单一疗法疗效更为满意。有学者提出如下建议：开始时使用卡泊三醇乳剂或软膏，若该方法无效或患者要求皮损尽快清除可联合使用卡泊三醇和高效外用类固醇皮质激素。若前述方法疗效不佳或有刺激感而难于耐受，可尝试单一使用另一种维生素 $D_3$ 衍生物或他扎罗汀，或是与外用类固醇皮质激素联用。另外，对一些顽固性增厚斑块可以外用类固醇皮质激素水胶体封包，增加水合程度，提高治疗。

而对于银屑病的维持治疗来说，一些患者更乐于接受间断性的快速有效的清除性治疗，间歇期并没有其他治疗；而另一些患者乐于接受持续性治疗，如持续外用维生素 $D_3$ 衍生物可产生安全而长效的维持性作用。如果患者对治疗的反应不佳，可联合采用间断性（每周 1~2 次）的外用类固醇皮质激素治疗，以提高疗效。

对敏感部位和头皮银屑病的治疗较为困难。超强效的类固醇皮质激素不建议使用于生殖器、肛周等屈侧部位。对于敏感部位，他卡西醇和骨化三醇比卡泊三醇更少导致瘙痒，从而更容易被接受。应用钙调磷酸酶抑制剂可明显改善面部和屈侧的银屑病皮损。对于头皮银屑病，需尽量剪短头发从而方便用药，首先应用包含有 10%~20% 水杨酸的溶液去除鳞屑，继而采用间断性强效和超强效的类固醇皮质激素，同时可联合卡泊三醇治疗。吡硫翁锌的特殊剂型（气雾剂）能有效治疗头皮银屑病。

若患者对各种外用药物治疗反应不佳，可联合或替换为光（化学）疗法或系统性药物治疗。

**3. 光（化学）疗法和系统性疗法的管理**　对中重度的银屑病患者来说，外用疗法可能难于奏效或者难于实施。PUVA 治疗具有最高的清除率（70%），其次是 UVB（67.9%）和环孢素（64%）。此外，有研究人员制订了临床实践指南并建议按照如下顺序安排治疗方法：UVB → PUVA → MTX → 维 A 酸类 → 环孢素。但

是，在具体临床治疗过程中，还需考虑患者的相对和绝对禁忌证，并合理选择。

若患者对外用药物疗效不佳，需考虑的第一个治疗方法是 NB-UVB。如果经过几个疗程的 NB-UVB 治疗仍然未能取得满意疗效而且无法进行长期治疗时，可选择一种其他的治疗方案。是否需要和是否愿意接受维持治疗对于银屑病患者来说是一个重要的问题。MTX、维 A 酸类药物适用于银屑病的长期控制。然而，这些系统性治疗的长期应用仍然受到潜在的蓄积毒性的限制。若中重度银屑病患者经光疗以及经典的系统性药物治疗疗效不佳时，可建议使用生物制剂。

**4. 生物制剂**　在银屑病治疗中，除了外用药物和系统性治疗以及光（化学）疗法是否有效之外，其安全性、便捷性、可及性都是重要的限制因素，特别是对长期治疗来说。一部分中重度银屑病患者使用光疗及经典的系统性治疗均效果不佳，这些患者可采用生物制剂来治疗。目前推广使用的生物制剂主要针对 T 细胞、TNF-α 以及 IL-12、IL-23，包括阿达木、英夫利昔单抗、依那西普和 Ustekinumab（乌司奴）。这些药物在银屑病的治疗中都不同程度地显示了良好的治疗效果，其中 TNF-α 的抑制剂和 IL-12、IL-23 抑制剂还能有效控制和减缓银屑病性关节炎的进展，这些都是目前传统的银屑病治疗药物所不具备的特点。但是，因生物制剂作用的靶细胞和细胞因子在体内的生物作用的多效性和广泛性，生物制剂的副作用与经典疗法的副作用也有所不同，如长期使用可能增加感染风险，其长期的潜在副作用更需要密切观察和随访。此外，其治疗费用也非常昂贵。

**5. 联合治疗**　联合治疗的目的是加强临床疗效并尽可能降低副作用。但出于安全性的考虑，有些联合疗法是不恰当，甚至是被禁止的。

（1）有益联合方案：卡泊三醇和外用类固醇皮质激素联合治疗较其中任一种药物单独治疗疗效更好，类固醇皮质激素可缓解由卡泊三醇引起的刺激感。与单一药物治疗相比，卡泊三醇与环孢素联用、卡泊三醇与维 A 酸类联用疗效均得以提高。另一个优点是上述联用过程中，治疗药物可采用较单独使用更低的剂量，从而使副作用的发生率也降低。同样，卡泊三醇和 PUVA 的联合

治疗，UVA 也可采用较低剂量。联合使用 UVB 和卡泊三醇是否有益尚不能确定，有待于进一步观察。外用类固醇皮质激素有时也与其他治疗方法联用。

（2）需禁止和限制的联合疗法：维 A 酸类药物和环孢素联合使用可增加环孢素蓄积的风险。环孢素和 MTX 联合使用一般不被采用，因为两者都是免疫抑制剂，同时两者联合亦可增加 UVB 和 PUVA 诱导的皮肤恶性肿瘤的风险。环孢素和 PUVA 联用可增加皮肤鳞状细胞癌的发生率。联合应用煤焦油和 PUVA 也是被禁止的，因为这可诱导显著性的光毒性。对传统的系统治疗均无效的银屑病患者可采用 MTX 和维 A 酸类药物的联合治疗。尽管这种联合用药疗效显著，但有报道称有严重的肝毒性，因此这种联合用药必须谨慎采取。

**6. 展望** 目前生物治疗对中重度银屑病的良好疗效使人们看到了银屑病治疗的新希望，它的临床应用也从另一个方面加深了人们对银屑病分子免疫学机制的认识。针对 TNF-α、IL-17、IL-12、IL-23、IL-22 等的单克隆抗体层出不穷，有的已经在临床治疗中使用，有的还在 Ⅱ 期或 Ⅲ 期临床试验。然而，生物制剂所针对的细胞因子或细胞并不是特定的银屑病致病因素，它们可能还具有其他重要的生物学功能。对银屑病有效的生物制剂对其他的一些免疫相关疾病，如类风湿关节炎、强直性脊柱炎、Crohn 病等疾病也有效，新近研发的部分抗 IL-17、抗 IL-12/IL-23 的生物制剂甚至能加重炎性肠病。另外，对于一些细胞因子或细胞的功能抑制，会影响到机体的免疫监视功能，其长期安全性是个悬而未决的问题，尤其是依法利珠的撤药事件敲响了警钟。人们必须对新上市的生物制剂给出最佳指导使用剂量且给予密切的售后药物监测。同时，生物制剂的长期疗效、安全性、适用的银屑病类型、人群，以及药物费用和用药的方便性等问题，都有待于进一步研究。

此外，新的生物制剂不断涌现，如蛋白激酶 C 抑制剂（AEB071）、MAPK 抑制剂（BMS-582949）等都在临床试验中呈现出一定的疗效。Rambazole 是一种口服的维 A 酸代谢阻滞剂，可提高内源性维 A 酸水平，曾一度用于痤疮的治疗，在 Ⅱ 期临床试验中，其显示了对银屑病具有一

定的治疗效果。

脓疱型银屑病一直是银屑病治疗的难点，可用的治疗方案常常效果有限，副作用明显。最近，Hervé Bachelez 等开展的一项涉及 7 例泛发性脓疱型银屑病患者的 Ⅰ 期概念验证研究表明（ClinicalTrials. gov number，NCT02978690），单次予 BI 655130（一种抗 IL-36 受体单克隆抗体）10mg/kg 静滴，未发现严重不良反应。4 周后，5 例患者达到泛发性脓疱型银屑病整体评分（GPPGA）0 或 1 分。3 例患者用药 48 小时内脓疱完全消退，5 例患者用药 1 周内脓疱完全消退，6 例患者用药 2 周内脓疱完全消退。2 周后，原来升高的 C 反应蛋白也下降，且停药后 4 周仍保持在较低水平。这项研究的特别之处在于，不管患者是否存在 IL-36RN 突变，BI 655130，一种抗 IL-36RN 单克隆抗体均有效，提示 IL-36 通路在泛发性脓疱型银屑病的发病机制中起重要且广泛的作用。

（李欣欣　郑　敏）

# 第三节　副银屑病

## 一、需要明确的几个概念和疾病分类进展

**1. 副银屑病（parapsoriasis）** 是一组以红斑、丘疹、斑块为特征的慢性鳞屑性皮肤病，临床表现与银屑病相似，故称副银屑病。

**2. 斑块型副银屑病（plaque parapsoriasis）** 最早由 Brocq 命名，包括小斑块型副银屑病（small plaque parapsoriasis，SPP）和大斑块型副银屑病（large plaque parapsoriasis，LPP），属于副银屑病的 2 个主要表现类型，现在普遍认为 SPP 和 LPP 是本质不同的两种疾病，LPP 及其变型与 MF 斑块期紧密相关。

**3. 苔藓样糠疹（pityriasis lichenoides）** 也属于副银屑病的范畴，又分为急性痘疮样苔藓样糠疹（pityriasis lichenoides et varioliformis acuta，PLEVA）、慢性苔藓样糠疹（pityriasis lichenoides chronica，PLC）和淋巴瘤样丘疹病（lymphomatoid papulosis，LyP）。有些学者认为 LyP 是苔藓样糠疹的变型，也有学者认为它是一独立性疾病。

副银屑病的分类意见不统一,并且不断有新的观点提出。目前普遍的认为副银屑病分为:大斑块型副银屑病、小斑块型副银屑病和苔藓样糠疹。苔藓样糠疹包括急性痘疮样苔藓样糠疹(PLEVA)、慢性苔藓样糠疹(PLC)和淋巴瘤样丘疹病(LyP)。本章节重点描述大斑块型和小斑块型副银屑病。

## 二、病因和发病机制研究进展

**1. 克隆性皮炎学说** 副银屑病以真皮浅层CD4 T细胞为主的淋巴细胞浸润为特点,除此之外还有许多疾病可以出现T细胞显性克隆增生,包括毛囊性黏蛋白病、pagetoid网状细胞增多症,这些疾病大部分呈良性临床经过,有些病例还能完全缓解,不同于临床恶性疾病的发生发展过程;同时还有一些其他慢性皮肤T细胞浸润包括特发性红皮病和非特异性慢性海绵水肿性皮炎等也会出现克隆增生。有学者提出了克隆性皮炎的概念,用来描述T细胞性淋巴增生性疾病,该皮炎构成了从慢性皮炎(多克隆性皮炎)到皮肤T细胞性淋巴瘤(MF)的中间或过渡阶段——克隆性皮炎。在克隆性皮炎模式中,每一种不同的前期疾病中,存在着多克隆性T细胞群体,有可能演变为单克隆性肿瘤性T细胞,最终发展成为MF。有报道克隆性皮炎约20%可能发展为T细胞性淋巴瘤。小斑块型副银屑病和大斑块型副银屑病都属于克隆性皮炎,但只有大斑块型副银屑病可进展为淋巴瘤。

**2. 感染学说** 有学者报道副银屑病与病毒感染相关,由于病毒的活化增殖刺激T细胞过度增生浸润,形成慢性皮炎改变。但也有研究显示,在副银屑病的皮损内没有发现人类疱疹病毒-8(Human herpes virus-8,HHV-8)的增殖与活化。同时也有学者排除了葡萄球菌和链球菌参与副银屑病的发生发展过程。

## 三、临床表现与组织病理

**1. 小斑块型副银屑病**(small plaque parapsoriasis,SPP) 小斑块型副银屑病的皮损通常为淡红色或淡黄色或色素减退性圆形、卵圆形或长条状散在的斑片或很薄的斑块,边界清楚,质地软,有蜡样光泽。表面覆盖少量黏着性"烟卷纸"状细薄鳞屑,斑片直径为1~5cm,对称分布于躯干和四肢,沿着皮肤张力线排列如图10-3-1所示。很少累及面部、掌跖。皮损冬重夏轻。无自觉症状或微痒,全身健康情况不受影响。部分患者位于躯干部长条形的斑片沿皮肤张力线排列呈手指样,长轴直径可超过5cm,称指状皮病(digitate dermatosis)。病程慢性,有少数患者皮疹可消退愈合,大多数患者皮疹持久存在甚至终生不愈。本病不会转变成为淋巴瘤。

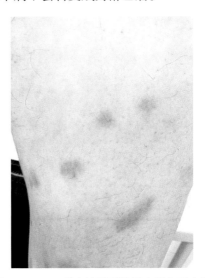

图 10-3-1 小斑块型副银屑病长条形斑片

组织病理为非特异性改变。病理模式为真皮浅层血管周围炎如图10-3-2所示。血管周围浸润的淋巴细胞致密程度不一,通常稀疏分布。无细胞异型性。其上方表皮有轻度棘层肥厚,常有灶状海绵形成,融合性角化不全带横跨多个皮突是其特征性改变。浸润的细胞主要为T细胞,免疫组化CD4$^+$为主,可有少量CD8$^+$细胞。CD2、CD3和CD5多为阳性,CD7的表达不确定、有可能缺如。

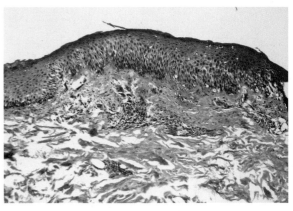

图 10-3-2 小斑块型副银屑病的组织病理改变

2. **大斑块型副银屑病**（large plaque para-psoriasis，LPP） 大斑块型副银屑病皮疹以慢性大的萎缩性红色斑片为特征。通常位于躯干，为椭圆形或不规则形的斑片或很薄的斑块，浅棕红色或橙红色，表面覆盖少量细小鳞屑，呈卷烟纸样细小皱纹，可伴有程度不等的表皮萎缩，边缘清楚，大小不等。通常直径在5~10cm或更大如图10-3-3所示。无自觉症状或轻度瘙痒。部分可发展成为蕈样肉芽肿，因此认为本病是蕈样肉芽肿的前驱期，或斑片、斑块期。本病预后通常良好，皮损大小较稳定，数目可逐渐增多，少数病例慢性进行性发展，发展为蕈样肉芽肿肿瘤期或恶性网状细胞增多症，尤其是斑片状损害中形成硬化浸润性斑块的预后较差。

组织病理早期皮损可见轻度角化过度伴灶状角化不全，轻度棘层肥厚，真皮浅层散在的淋巴细胞浸润。典型皮损为苔藓样界面皮炎模式，可见亲表皮性浸润，进入表皮的淋巴细胞为单个散在

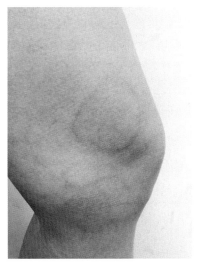

图 10-3-3 大斑块型副银屑病
大斑片状皮疹

或成群分布，多数是小的、形态学上基本正常，如图10-3-4。免疫组化以CD4 T细胞为主，CD7表达常缺失。

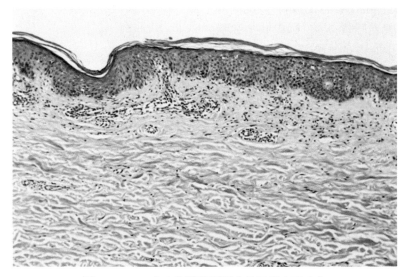

图 10-3-4 大斑块型副银屑病的组织病理改变

### 四、诊断与鉴别诊断

诊断主要依靠临床表现结合组织病理检查确定。

SPP主要的鉴别诊断有玫瑰糠疹、药疹、慢性苔藓样糠疹、银屑病、蕈样肉芽肿、钱币状湿疹和二期梅毒等。LPP主要的鉴别诊断有玫瑰糠疹、蕈样肉芽肿、药疹、银屑病、皮肤异色病样皮炎、慢性放射性皮炎等。

### 五、治疗进展

1. **观察随访** 小斑块型副银屑病不会发展为蕈样肉芽肿，患者同意可以观察随访，除了外用润肤剂外，不予治疗。

2. **物理疗法** 光化学疗法（PUVA）、窄谱UVB照射，治疗常常有效，但需要维持治疗，停止治疗后皮疹常常复发。

3. **外用药物疗法** 在外用润肤剂的基础上，配合外用药物是有效的，如低浓度的维A酸软

膏,每天 1 次,有文献报道,贝沙罗汀软膏的疗效优于维 A 酸软膏;卡泊三醇软膏、糖皮质激素外用制剂单独、联合或交替使用,每天 1~2 次,也有一定疗效。

**4. 内用药物疗法** 一般不建议口服药物。皮疹面积广泛者可口服维 A 酸类药物,如阿维 A 或异维 A 酸,并配合 UVB 光治疗可以提高疗效,但注意不良反应。

5. 如果发展成皮肤 T 细胞淋巴瘤,则按不同型的 T 细胞淋巴瘤的治疗方案处理。

**6. 随访** 斑块型副银屑病患者对治疗反应不一,必须进行定期随访,观察其皮损变化,必要时重复病理与免疫组化检查,以早期诊断皮肤 T 细胞淋巴瘤。

(程 波)

# 第四节 扁平苔藓

## 一、需要明确的几个概念

**1. 扁平苔藓(lichen planus,LP)** 是一种累及皮肤和黏膜的慢性炎症性皮肤病,典型皮疹为紫红色多角形扁平丘疹,组织病理表现为苔藓样皮炎。

**2. 红色苔藓(lichen ruber)** 是 Hebra 最早使用的名称,1869 年 Wilson 将其更正为扁平苔藓并沿用至今。

**3. 苔藓样疹(lichenoid eruption)** 指一组临床表现和病理变化与扁平苔藓相似的炎症性皮肤病,包括苔藓样药疹、苔藓样糠疹、移植物抗宿主病等。

## 二、免疫发病机制研究进展

扁平苔藓的病因和发病机制尚不完全清楚,越来越多的证据表明扁平苔藓是 T 淋巴细胞介导的自身免疫病。

(1)靶抗原:本病的发生与一些外源性的抗原及自身抗原相关。近期研究发现,扁平苔藓和丙型肝炎病毒(hepatitis C virus,HCV)之间关系密切,扁平苔藓患者 HCV 抗体检测阳性率可以超过 50%,HCV 可以活化 T 淋巴细胞并产生细胞因子和趋化因子,参与扁平苔藓的发病过程。某些疱疹病毒也可能与扁平苔藓有关,如人疱疹病毒 6(human herpes virus-6,HHV-6)、人疱疹病毒 7(HHV-7)等。多种药物包括 β 受体阻断剂、非甾体抗炎药、甲基多巴、青霉胺和抗疟药可参与 LP 的发病。自身抗原是扁平苔藓发病机制研究的热点,有学者认为一些外源性因素如感染可以改变角质形成细胞的抗原性成为自身抗原;体内肿瘤释放抗原物质也可能参与扁平苔藓的发病。

(2)效应细胞:研究发现扁平苔藓皮损处浸润的细胞以 CD8+ T 淋巴细胞占优势,这些细胞在真皮表皮交界处造成自身免疫损伤发挥了核心作用。在外源性抗原及自身抗原的作用下,CD8+ T 淋巴细胞被激活并招募至真皮表皮交界处,T 细胞产生的细胞因子如干扰素 -γ 和肿瘤坏死因子 -α(tumor necrosis factor-α,TNF-α)一方面可以激活 Fas-FasL 信号通路,诱发角质形成细胞凋亡,同时还能促进基底细胞表达细胞间黏附分子(intercellular cell adhesion molecule 1,ICAM-1),从而增强了致病 T 淋巴细胞和基底细胞之间的相互作用形成界面皮炎。早期扁平苔藓皮损处的基底细胞还能产生一些炎症趋化因子,包括 CXCL10、MCP-1、ICAM-1 等,可以促使 T 细胞在真皮表皮交界处聚集,放大炎症效应。

(3)角质形成细胞凋亡:活化的 T 细胞触发角质形成细胞凋亡的可能机制包括:①T 细胞分泌的 TNF-α 与角质形成细胞表面的 TNF-αR1 受体结合;②角质形成细胞的 CD95(Fas)与 T 细胞表面的 CD95L(Fas 配体)结合;③T 细胞分泌颗粒酶 B 并通过穿孔素诱导的膜孔进入角质形成细胞;这 3 个信号通路都可以激活角质形成细胞 Caspase 级联反应,最终导致角质形成细胞凋亡。

## 三、临床表现与鉴别诊断

### (一)经典皮损

扁平苔藓的经典表现为多角形的平顶紫红色丘疹(图 10-4-1)和斑块(图 10-4-2),皮疹表面可见白色网状纹(Wickham 纹),表面涂擦水或油后观察更清楚。LP 最常累及四肢,特别是在手腕与脚踝屈侧,瘙痒明显。LP 病变也可出现外伤后的同形反应。

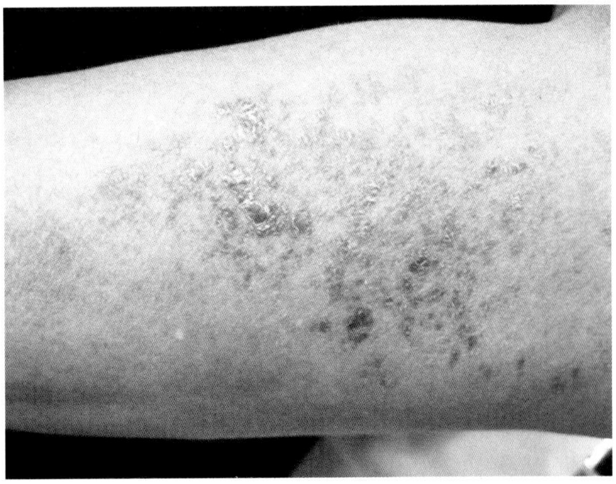

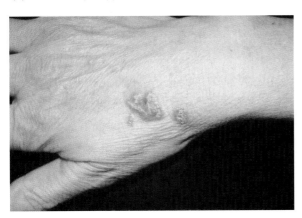

图 10-4-1 扁平苔藓的经典表现为多角形紫红色丘疹

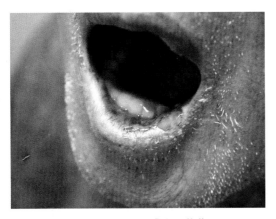

图 10-4-2 扁平苔藓的紫红色小斑块

## （二）黏膜损害

扁平苔藓患者约有 30%~70% 累及黏膜，通常表现为无症状的白色网状斑片或疼痛性糜烂和溃疡。口腔常见于颊黏膜，其次为牙槽处黏膜和舌头（图 10-4-3）。生殖器部位常表现为瘙痒或疼痛性糜烂和溃疡，女性可导致阴道分泌物增多或出血。

图 10-4-3 黏膜扁平苔藓

## （三）特殊亚型：根据皮损形态、结构或部位分为不同亚型

1. **环状扁平苔藓** 常由单个丘疹发展为环状或中央消退向外延伸的丛状丘疹，日光性扁平苔藓通常呈环状。

2. **线状扁平苔藓** 可以是继发于创伤（同形反应）的线性模式或者为自发、孤立的皮疹，通常在四肢沿着 Blaschko 线分布。

3. **肥厚型扁平苔藓（疣状扁平苔藓）** 常发生于四肢，特别是小腿和指间关节，常常是剧烈瘙痒反复搔抓引起皮损增厚、隆起，角化过度。严重者出现疣状斑块。

4. **萎缩性扁平苔藓** 边界清楚的蓝白色丘疹、斑块、红斑，中央浅表萎缩。皮损直径为几毫米，可融合形成较大斑块。

5. **水疱大疱型扁平苔藓** 扁平苔藓皮损形成水疱大疱较少见，大疱常在四肢已经存在的扁平苔藓丘疹的基础上发生，很少直接发生在正常皮肤。皮损通常会在几个月内消退。

6. **糜烂、溃疡型扁平苔藓** 为慢性、疼痛性糜烂和溃疡，愈后常有瘢痕形成。除了皮损之外，患者通常有指甲和黏膜受累。永久性指（趾）甲脱失和瘢痕性脱发常见。溃疡性扁平苔藓可继发鳞状细胞癌。

7. **毛发扁平苔藓** 可见单个毛囊角化和铆钉样斑块。好发于躯干和四肢近端。毛发扁平苔藓累及头皮并形成瘢痕性脱发。

8. **色素性扁平苔藓** 好发于曝光部位及皱褶部位，表现为深棕色斑片。

9. **黏膜扁平苔藓** 可累及口腔、阴道、食管、结膜、尿道、肛门、鼻和喉部的黏膜。口腔扁平苔藓可表现为网状、斑块状、萎缩性、丘疹性、糜烂性/溃疡性和大疱性损害。食管扁平苔藓很少见，主要影响食管上段，表现为进行性吞咽困难和吞咽痛，内镜检查可见花边样白色丘疹、针尖样糜烂、假膜和狭窄。约有 25% 的病例累及男性生殖器，阴茎龟头最常见，常为环状皮损。肛门病变为白色角化过度、裂隙和糜烂。女性外阴和阴道扁平苔藓通常无症状，少数有灼热、瘙痒、疼痛和异常分泌物等症状，可见白色网状斑块、糜烂。

10. **甲扁平苔藓** 约 10% 的患者甲受累，甲扁平苔藓在多数情况下是由典型病变发展所致。

甲板变薄、甲纵脊和远端甲板分离（甲分离）是最常见的临床表现如图10-4-4。还可表现为甲剥离、纵向条纹（脆甲症）、甲下角化过度，甚至甲缺失（无甲症）、甲营养不良。翼状胬肉或附着于近端甲板的向前生长是甲扁平苔藓的特殊表现。由于甲床受累导致甲板升高并引起纵向甲分离，表现为"顶起的帐篷"征。

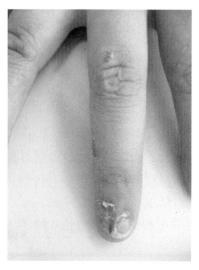

图10-4-4 甲扁平苔藓

**（四）伴发疾病**

1. **恶性肿瘤** 虽然皮肤鳞状细胞癌与扁平苔藓相关的病例报道较多，但一个大样本的流行病学研究表明，皮肤扁平苔藓继发恶性肿瘤的风险并没有明显增加。口腔扁平苔藓是否继发恶性肿瘤的观点有争议。外阴、阴道扁平苔藓恶性肿瘤患病风险增加。多数专家建议常规随访，早期发现继发恶性肿瘤。

2. **免疫性疾病** 扁平苔藓患者常伴发斑秃、白癜风、盘状红斑狼疮、溃疡性结肠炎等免疫性疾病。

3. **丙型肝炎** 扁平苔藓与丙型肝炎之间的联系一直受到关注，有专家认为丙型肝炎是扁平苔藓可能的病因之一。建议扁平苔藓患者常规进行肝炎筛检，尤其是在患者持续口腔损害或位于丙型肝炎病毒感染率高的地区。

**（五）病理学特征**

皮肤黏膜活检可明确诊断。扁平苔藓的皮肤组织病理学特征为界面皮炎如图10-4-5，真表皮交界处带状淋巴细胞和组织细胞浸润，伴海绵形成和基底层液化变性。表皮下和真皮上部可见胶样小体（Civatte小体），为凋亡坏死的角质形成细胞。界面皮炎可引起真表皮分离导致表皮下裂隙。表皮突呈锯齿形外观，颗粒层增厚是产生Wickham纹的病理基础，角化过度也可存在。

直接免疫荧光显示有免疫球蛋白在基底膜沉积，主要为IgM和纤维蛋白。

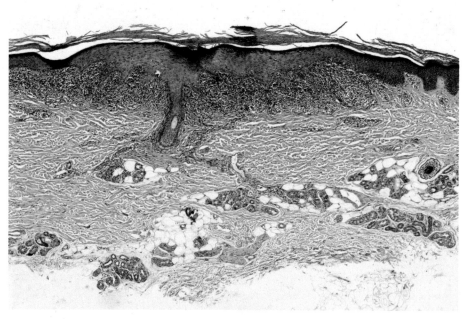

图10-4-5 扁平苔藓组织病理

### （六）诊断与鉴别诊断

扁平苔藓 4P 临床特征：丘疹（papule）、紫色（purple）、多角形（polygonal）、瘙痒（pruritic）。鉴别诊断见表 10-4-1 和表 10-4-2。

表 10-4-1　皮肤扁平苔藓的鉴别诊断

| 疾病 | 鉴别特征 |
| --- | --- |
| 湿疹 | 屈侧皮肤的苔藓样变及干燥脱屑 |
| 慢性单纯性苔藓 | 容易摩擦及受伤的部位单发或多发苔藓样斑块 |
| 玫瑰糠疹 | 母斑及领圈样脱屑环状斑块 |
| 结节性痒疹 | 常表现为肢端瘙痒性结节 |
| 银屑病 | 伸侧厚鳞屑斑块 |

诊断依据病史和临床表现；诊断不确定时，应进行皮肤活检。

表 10-4-2　口腔扁平苔藓的鉴别诊断

| 疾病 | 鉴别特征 | 诊断方法 |
| --- | --- | --- |
| 咬合创伤 | 牙齿咬合处颊黏膜白色创面 | 根据临床表现 |
| 黏膜白斑 | 口腔黏膜上的白色黏着性斑片或斑块，不易擦除 | 环钻或削除活检术 |
| 鹅口疮 | 口腔黏膜上的白色黏着性斑片或斑块，可擦除 | 临床表现及氢氧化钾（KOH）涂片检查 |

## 四、扁平苔藓治疗的循证医学证据

扁平苔藓的治疗方法很多，但该病的病程有自限性，并且发生在皮肤和口腔黏膜的扁平苔藓自然消退的时间有差异，约 2/3 的皮肤扁平苔藓患者在 1 年后消退，口腔黏膜扁平苔藓则需要更长，因此治疗方案的循证医学证据十分重要。

通过随机对照临床试验的治疗方法有：外用强效糖皮质激素治疗口腔扁平苔藓、外用钙调磷酸酶抑制剂治疗口腔扁平苔藓、口服阿维 A 和糖皮质激素。

回顾性研究或大样本研究的治疗方法有：外用强效糖皮质激素治疗皮肤扁平苔藓、外用钙调磷酸酶抑制剂治疗外阴扁平苔藓、皮损内注射糖皮质激素、窄波 UVB、口服甲硝唑、口服抗疟药、口服灰黄霉素、PUVA、UVA1、308 准分子激光治疗口腔扁平苔藓、小剂量 MTX、口服沙利度胺。

小样本或个案报道的治疗方法有：外用钙调磷酸酶抑制剂治疗其他部位扁平苔藓、肌注曲安奈德、口服环孢素、生物制剂。

## 五、扁平苔藓阶梯治疗方法

### （一）皮肤扁平苔藓（表 10-4-3）

一线治疗：外用中强效糖皮质激素，包括曲安奈德、氟轻松、丙酸倍他米松和丙酸氯倍他索。皮损内注射糖皮质激素常用于散在增生性皮损。外用钙调磷酸酶抑制剂，包括 0.1% 他克莫司软膏、1% 吡美莫司乳膏。

二线治疗：口服糖皮质激素，如泼尼松 15~20mg/d，通常使用 2~6 周。口服维 A 酸类药物也是二线治疗方法。常用口服阿维 A 30mg/d、持续 8 周；异维 A 酸也用于治疗皮肤扁平苔藓。窄谱 UVB 是一个有效的治疗方法，2~3 次/周。PUVA 也有应用，起效更快一些，但有潜在副作用。

三线治疗：包括氨苯砜、麦考酚酸酯、羟氯喹、硫唑嘌呤、沙利度胺、柳氮磺胺吡啶、甲硝唑、依法利珠单抗等，这些治疗方法多为单个病例报道或小样本研究。环孢素在小样本研究中治疗严重顽固的皮肤扁平苔藓有较好的疗效。在选择治疗三线方法时，应权衡疗效与可能出现的风险，因为皮肤扁平苔藓是一种自限性疾病，很少有严重并发症。

表 10-4-3　皮肤扁平苔藓的治疗

| | 局部治疗 | 系统性治疗 | 物理治疗 |
| --- | --- | --- | --- |
| 一线或二线治疗 | 外用糖皮质激素、皮损内注射糖皮质激素、他克莫司软膏或吡美莫司乳膏 | 口服糖皮质激素<br>口服阿维 A 或异维 A 酸 | NB-UVB<br>PUVA |
| 三线治疗 | | 环孢素、氨苯砜、羟氯喹、硫唑嘌呤、霉酚酸酯、沙利度胺、柳氮磺胺吡啶、甲硝唑、依法利珠单抗 | |

## （二）黏膜扁平苔藓（表 10-4-4）

黏膜扁平苔藓相对难治一些，尤其是溃疡、糜烂性扁平苔藓。外用糖皮质激素是治疗口腔和生殖器部位扁平苔藓最常用的方法。几个随机对照试验研究显示，外用糖皮质激素，如戊酸倍他米松、醋酸氟轻松、氯倍他索，每天 3 次，激素组疗效皆超过安慰剂。强效糖皮质激素的疗效比中效更佳。因此，建议开始使用强效糖皮质激素，症状控制后改为中效。长期口腔使用强效糖皮质激素，可增加口咽念珠菌感染的风险。皮损内注射曲安西龙也是一种有效的治疗方法。系统应用糖皮质激素通常用于短期治疗口腔扁平苔藓。一项比较使用口服泼尼松联合外用糖皮质激素与单纯外用糖皮质激素研究的结果显示两组间无显著差异。

表 10-4-4 口腔扁平苔藓的治疗

| | 局部 | 系统性 | 物理治疗 |
|---|---|---|---|
| 一线治疗 | 外用类固醇、他克莫司软膏、吡美莫司乳膏、异维 A 酸凝胶、利多卡因凝胶、皮损内注射糖皮质激素 | 口服糖皮质激素、阿维 A、异维 A 酸 | |
| 二线治疗 | 环孢素漱口、雷帕霉素软膏 | 羟氯喹、阿法 D3、依法利珠 TNF 单抗、环孢素、沙利度胺、硫唑嘌呤 | 光动力 |

外用钙调磷酸酶抑制剂治疗口腔扁平苔藓疗效显著，目前认为 0.1% 的他克莫司软膏是最有效且可广泛使用的治疗方法。0.1% 他克莫司软膏与 0.05% 氯倍他索软膏对比研究显示他克莫司可达到激素一样的疗效，甚至比激素更有效。最近一项使用 1% 吡美莫司乳膏安慰剂对照的双盲随机研究中，治疗口腔糜烂型扁平苔藓有效，且耐受性好。

外用和口服维 A 酸类药物是黏膜扁平苔藓的二线治疗。羟氯喹治疗黏膜扁平苔藓有效，可作为二线治疗。有数据显示，系统应用免疫抑制剂如硫唑嘌呤、霉酚酸酯对顽固口腔扁平苔藓有效，但只能在一线疗法抵抗的情况下考虑应用。

光化学疗法、沙利度胺、依那西普、依法利珠单抗、低剂量的准分子激光等都有不同疗效。

### （三）毛发和甲扁平苔藓

毛发和甲扁平苔藓十分顽固，治疗困难。一线治疗方案包括超强效类固醇皮质激素或皮损内注射糖皮质激素。口服糖皮质激素、异维 A 酸可作二线治疗。其他药物如环孢素、霉酚酸酯、沙利度胺等有成功治疗的个例报道。

### 六、研究前沿与展望

新的炎症信号通路：近几年的研究成果推测扁平苔藓的发病可能是一种体内外刺激所致的由 T 细胞介导的对角质形成细胞自身抗原的应答改变。扁平苔藓患者皮损中，IL-36γ 与 p-p38 和 IL-17A 的表达水平均存在显著正相关，证明 IL-36 在该病中与 p38MAPK 通路及 Th17 细胞因子密切相关，三者可能在局部免疫应答网络中存在相互诱导的关系。口腔扁平苔藓患者血清中 TNF-α、IL-1、IL-2、IL-6 等多种细胞因子分泌水平增高，高度提示细胞因子紊乱在口腔扁平苔藓的发生发展中起着重要的作用。CXCL12/CXCR4 生物轴可通过核转录因子 -κB（NF-κB）等相关通路诱导 MMP-9 分泌而在口腔扁平苔藓发生发展中发挥作用。

（程 波）

# 第五节 红 皮 病

## 一、概述

红皮病（erythroderma）又称剥脱性皮炎（exfoliative dermatitis），是一种皮损超过 90% 表皮面积的脱屑红斑性皮炎。红皮病与剥脱性皮炎是同义词，但略有差别，前者（红皮病）特点是广泛显著的红斑，伴有可见的脱屑，后者（剥脱性皮炎）是广泛的红斑和明显的脱屑。目前红皮病为通用病名。该病可导致代谢并发症，因此可出现严重的全身症状甚至死亡。红皮病并不是一种特定的疾病,而是许多疾病的临床表现。红皮病可发生于任何年龄,成人以 40 岁以上多见,男性多于女性(2~4:1),儿童平均发病年龄为 3.3 岁,男女比例为 0.89:1,无种族差异。目前报道的红皮病的年发病率差异很大,为 1~70/10 万。

## 二、对红皮病的病因及发病机制的认识

### (一)病因

关于红皮病的病因可包含或由之前存在的皮肤病、药物反应、恶性肿瘤、多方面的或特发性的疾病引起。研究显示成人红皮病的常见病因是先前存在的局限性皮肤病(特别是银屑病、湿疹)、药物反应和恶性肿瘤;婴幼儿常见的病因是鱼鳞病、免疫缺陷、皮炎、银屑病、感染如葡萄球菌性烫伤样皮肤综合征以及药物等。调查显示,皮炎(24%,其中特应性皮炎 9%,接触性皮炎 6%)、银屑病(20%)、药物反应(19%)和 CTCL(8%)是红皮病最常见的病因;约 6%~25% 的红皮病虽然经过皮肤活检细致的临床检查及病史询问,仍病因不明,称之为特发性红皮病。

1. **银屑病及特应性皮炎**　银屑病发生红皮病的原因是突然停用某些药物,如糖皮质激素(长期外用强效激素或系统应用激素)免疫抑制剂(环孢素、氨甲蝶呤等)及某些生物制剂,或局部外用刺激性强的药物;光毒、全身感染、服用抗疟药物及锂制剂也可导致银屑病发生红皮病。中重度特应性皮炎及其他海绵水肿性皮炎可发生红皮病。

2. **药物**　局部和全身的药物治疗都能导致红皮病,引起红皮病的药物包括别嘌醇、抗癫痫药、抗高血压药、抗生素(如 β- 内酰胺类)、磺胺药、钙通道阻滞剂、巴比妥类及解热镇痛类和一些外用制剂。

3. **恶性肿瘤**　红皮病可能是网状内皮肿瘤和内脏血管恶性肿瘤的最终临床表现之一。后者往往发生在老年人,红皮病被认为是内脏肿瘤明显的皮肤标记。蕈样肉芽肿(MF)和 Sezary 综合征常表现为红皮病,占恶性肿瘤相关的红皮病的 25%~40%。红皮病可以先于、伴随或后于 T 淋巴细胞瘤出现。

4. **其他皮肤病**　成人红皮病少见的病因包括鱼鳞病、大疱性皮肤病(落叶型天疱疮常见)、毛发红糠疹、Ofuji 丘疹性红皮病、结缔组织病、职业性药疹样皮炎等。

5. **其他方面 / 特发性疾病**　肝炎、辐射、职业接触三氯乙烯等化学物质、获得性免疫缺陷综合征(AIDS)、移植物抗宿主病和 Omenns 综合征也可引起红皮病。病因不明的红皮病归类为特发性红皮病,其病因尚待进一步研究。应当引起注意的是,某些被忽略的药物反应与早期 T 细胞淋巴瘤可能是特发性红皮病的常见病因。

### (二)红皮病发病机制及需要思索的问题

目前红皮病的发病机制尚不完全明确,被认为是继发于复杂的细胞因子和细胞黏附分子间的相互作用,包括白细胞介素 –1(IL-1)、白细胞介素 –2(IL-2)、白细胞介素 –8(IL-8)、细胞间黏附分子 –1(ICAM-1)及肿瘤坏死因子(TNF)。相互作用的结果是使基底层细胞的数量、有丝分裂速度及比例增加,从而使表皮更新率增加,表皮通过时间缩短。

目前对红皮病发病机制研究的广度及深度仍然不够。机制研究的结果需要再回到临床中接受检验,看其能否很好解释疾病表现,能否指导临床治疗。引起红皮病的某些皮肤病发病发病机制是不同的,如银屑病是 Treg/Th17 细胞失衡所致的免疫性炎症疾病,而特应性皮炎是 Th2 细胞占优势的免疫炎症性疾病,Th17 细胞也参与疾病的发生,两者均可发生红皮病,发生红皮病的机制有何不同?之前存在的皮肤病发生了红皮病,原有皮损特点消失,治疗后可重新出现原有皮损的特征,该过程中参与反应的免疫细胞是否会发生变化?近年来已有学者对此进行了研究与探索,如 Abel 等学者研究了良性(银屑病、皮炎,药物诱导)和恶性(Sezary 综合征、MF)的红皮病免疫表型,发现它们具有相似性。Sigurdsson 等对 Sezary 综合征患者进行免疫组化研究显示:真皮浸润的淋巴细胞主要是 Th2 细胞,而良性的红皮病以 Th1 淋巴细胞浸润为主。但是,以上研究并不能完全解释红皮病的发病机制,尚需进行深入探讨。

## 三、临床及病理表现基本特点与新变化

以前曾将红皮病分为慢性复发型、慢性持续

型及流行自限型,现在这种分类方法已不再应用。目前根据红皮病的自然病史可分为原发型和继发型;根据病情及预后红皮病可分为急性红皮病和慢性红皮病。

#### (一) 皮肤表现

原发型红皮病的红斑始于躯干,在数天至数周内发展至全身,最终几乎或全部覆盖皮肤表面,2~6 天后出现脱屑;继发型红皮病常源于原有的局限性皮肤病,在某种情况下(如突然停用某些药物或应用刺激性药物后)发生。

**1. 急性期** 全身皮肤潮红、肿胀、渗出,皱褶部位渗出明显;鳞屑常为大片状。

**2. 慢性期** 皮肤弥漫性浸润性增厚,潮红较急性期减轻,鳞屑细小干燥,掌跖部鳞屑可呈手套、袜子形脱落。可出现色素沉着或减退,前者较后者常见。有时鳞屑的特征对红皮病的病因有提示作用:如特应性皮炎和皮肤癣菌病的鳞屑较细小,脂溢性皮炎的呈糠麸状,落叶型天疱疮的鳞屑呈痂皮状,药物反应的鳞屑是剥脱性的。

**3. 黏膜损害** 口腔黏膜损害最常见,表现为黏膜充血、肿胀、糜烂甚至溃疡。外阴、尿道口及肛周可出现糜烂,继发细菌感染时有脓性分泌物。

**4. 甲损害** 约 40% 的患者出现甲损害。一些以前存在银屑病、特应性皮炎、毛发红糠疹等皮肤病的患者,甲损害可发生在红皮病之前,一般情况下甲损害发生在红皮病之后,甲改变有助于识别原有的皮肤病。临床表现为甲增厚、失去光泽、脆性增加、颜色异常、Beau 线、甲下过度角化、甲板萎缩甚至脱落等。

**5. 脱发** 20% 的慢性红皮病患者出现弥漫性非瘢痕性脱发,CTCL 患者既可出现非瘢痕性脱发也可出现瘢痕性脱发(如毛囊性 MF)。

各种原因所致的红皮病患者均可发生多发性脂溢性角化病;红皮病患者金黄色葡萄球菌定植增加,易继发皮肤细菌感染。

各型红皮病临床上的共同点是:90% 患者有瘙痒症状,这是最常见的主诉,程度与原发疾病相关。皮炎及 Sezary 综合征的患者瘙痒最剧烈,皮肤可增厚出现苔藓样变。

约 30% 的红皮病患者伴有弥漫性掌跖角化症,可成为毛发红糠疹红皮病的早期表现;挪威疥表现为结痂性掌跖角化症,Sezary 综合征表现为疼痛性皲裂性掌跖角化症。

#### (二) 系统性表现

**1. 淋巴结及肝脾肿大** 红皮病最常见的皮肤外表现是淋巴结肿大,以颈部、腋下及腹股沟淋巴结肿大最常见。单核 – 吞噬细胞系统肿瘤患者可侵犯胸腔及腹腔淋巴结。如果患者全身淋巴结肿大,即使以前无淋巴细胞增殖性疾病,建议行淋巴结活检及 TCR 基因重排,以区分淋巴瘤与皮病性反应性淋巴结肿大。约 20% 的患者出现肝脾肿大,常见于单核 – 吞噬细胞系统肿瘤及药物反应所致的红皮病患者;药物性肝损害可出现黄疸,甚至导致肝衰竭。

**2. 肾损害** 可出现蛋白尿、血尿,药物引起的红皮病可导致肾小管坏死,发生急性肾衰竭。

**3. 心功能障碍** 由于脱水、电解质紊乱和血管通透性增高,引起血流动力学改变,出现心律失常、高输出性心力衰竭等,尤其是老年患者。

**4. 消化道病变** 小肠绒毛萎缩,影响食物吸收,出现菌群失调,发生脂肪痢等。

**5. 内分泌功能障碍** 男性可发生睾丸萎缩、精子减少、乳房女性化发育等;女性患者可发生月经失调、乳腺组织增生等。

**6. 血流动力学改变 / 代谢紊乱** 红皮病可导致机体的代谢发生很大改变。患者由于皮肤出现广泛炎症充血,导致基础代谢率增高;大量鳞屑脱落,导致大量蛋白质丢失,每天脱屑造成的蛋白质丢失从 500~1 000mg 增加到 20~30g。同时由于肠道病变影响蛋白质吸收与利用,使血浆总蛋白降低,尤其是白蛋白下降更明显,出现低蛋白血症;通常情况下,低蛋白血症相对增加了免疫球蛋白,尤其是 γ- 球蛋白。皮肤血管扩张、血流增加及皮肤屏障受损可引起体温过低和热量的丢失,体内水分蒸发过多,导致脱水,从而出现体温调节失调及体液失衡问题。约 50% 患者有足部或胫前水肿,可能与体液转移到细胞外有关;药物导致的红皮病,可出现面部水肿。

#### (三) 各型红皮病的病程特点

**1. 药物引起的红皮病** 起病急,发展迅速,常伴有发热等全身症状。及时停用致敏药物,尽早足量系统应用糖皮质激素,病情常在停药后 2~6 周得到缓解,皮疹消退后可遗留暂时性色素沉着,多数患者预后良好。部分患者合并嗜酸性粒细胞明显增多及系统症状的患者诊断为药物超敏综合征，该病病程常迁延反复，预后较差，死亡率大约为 10%。

2. **皮炎、银屑病引起的红皮病** 银屑病性红皮病与特应性皮炎性红皮病发生前常有原发疾病的病史，突然停药或继发于刺激反应、感染等因素后发展为红皮病，此时原有的典型皮损消失。但银屑病性红皮病中甲病变较皮肤慢，油滴状甲、甲凹点等特征可以为诊断银屑病性红皮病提供线索和依据，红皮病治疗后，可重新出现特征性银屑病皮损。特应性皮炎性红皮病患者常瘙痒剧烈，可见到痒疹样皮损，有时有明显的苔藓样变，IgE 和嗜酸性粒细胞增加明显。以上特征有助于甄别病因。

3. **淋巴瘤等恶性肿瘤引起的红皮病** 淋巴瘤引起的红皮病包括 Sezary 综合征及红皮病型 MF。皮疹常骤然发生，伴剧烈瘙痒，患者常具有泛发性淋巴结肿大，皮肤浸润感明显，常需要组织病理、血细胞计数、骨髓穿刺细胞学检查、影像学检查结合淋巴结活检进一步明确诊断。若肿瘤得不到积极治疗，红皮病的皮疹难以控制，病程长。

4. **特发性红皮病** 约 1/3 红皮病患者找不到潜在的疾病，这些患者以老年男性为主，病程慢性，为复发性瘙痒性红皮病，常伴有淋巴结病，同时外周水肿的发生率较其他类型的红皮病更高，常常要警惕潜在的 CTCL 可能性，应加强随访和排查。

**（四）组织病理学**

约 2/3 的红皮病可有原有疾病的组织学特征。Zip 等报道，尽管红皮病临床表现一致，但多数患者基础疾病的具有诊断价值的组织病理学特点仍然保留。特征性的临床皮损的皮肤活检可以确诊银屑病、毛发红糠疹、红皮病样鱼鳞病、天疱疮；药物导致的红皮病常表现为界面苔藓样皮肤病的组织病理学改变；典型的红皮病性 CTCL 组织学表现可见到脑回状细胞（Sezary 综合征）及 pautrier 微脓肿（MF），但 pautrier 微脓肿只在少部分红皮病患者的皮损组织学图像中可以见到。与局限性 MF 不同，红皮病型 MF 及 Sezary 综合征的亲表皮性低，且肿瘤细胞形态较单一。免疫组化检查并不能区别 CTCL 和非 CTCL 红皮病，因为皮损内浸润的细胞一般由成熟 $CD4^+$ 和 $CD8^+$ T

细胞组成。红皮病的组织病理学常常没有特异性，可出现角化异常（角化过度、角化不全），棘层肥厚，伴或不伴有嗜酸性粒细胞浸润的慢性血管周围炎。疾病的不同阶段有不同的组织病理学图像，急性期海绵水肿和角化不全是主要表现；慢性期则以棘层肥厚和表皮突延长为主要表现。

## 四、诊断面临的难点及应思考的问题

临床上很容易识别红皮病，但有时明确病因很困难，这是皮肤病学最具挑战性的难题之一。首先应判断是什么原因引起或导致，是原发型还是继发型红皮病。患者之前存在的皮肤病和对该病的处理非常重要。患者的年龄也是寻找病因的重要因素，如特发性红皮病以老年男性为主，其发生淋巴结病及外周水肿的概率较其他类型的红皮病多见。必须进行认真仔细的体格检查及辅助检查以发现潜在疾病的微细迹象。许多患者有淋巴结肿大，通常是反应性的或皮病性的，可能提示存在潜在的淋巴瘤。如果诊断不明确，可以考虑淋巴结活检。

明确红皮病的病因通常应当行多点活检，但红皮病的组织学改变可以无特异性，因此有时尽管多点活检也不能明确诊断。具有诊断意义的组织学改变在银屑病最常见，药物反应及皮炎次之，毛发红糠疹及 CTCL 较低。一项调查结果显示：银屑病、药物反应、皮炎、毛发红糠疹及 CTCL 所致的红皮病，组织病理改变具有诊断意义的比例分别是 81%、67%、64% 及 50%。活检对排除 CTCL 很重要，但药物导致的红皮病如氨苯砜/抗麻风药物引起的过敏反应常与 CTCL 的临床特点和组织病理学特点非常相似。应当仔细评估患者潜在的疾病，如果怀疑淋巴瘤，可取淋巴结活检。有助于明确病因的检查包括胸部 X 线，腹部、盆腔、胸部的 CT，血常规，铁和叶酸水平，免疫电泳和骨髓穿刺细胞学检查。

## 五、红皮病的管理、治疗与评价

红皮病是皮肤科的急重症疾病，所有患者均应住院治疗。各种原因所致红皮病的初始治疗是一致的，首要的处理包括营养支持，纠正体液和电解质紊乱，纠正、预防低体温和治疗继发感染。

处理还包括保持皮肤水分、避免诱发因素及

搔抓、局部应用糖皮质激素及治疗基础疾病和并发症。应当给患者调整环境温度,避免过冷或过热。除了一般处理,应避免一些不必要的药物治疗。应选择作用温和舒缓的外用药,如弱效糖皮质激素/润肤剂,能减轻皮肤瘙痒;强效糖皮质激素制剂可用于发生苔藓化的部位,但避免大面积长期使用;具有镇静作用的抗组胺药(H1受体拮抗剂)可缓解剧烈的皮肤瘙痒。一旦皮肤急性炎症状态好转,可以进一步根据病因进行治疗。应用抗生素控制继发感染;妥善处理血流动力学或代谢异常。患者需要定期监测蛋白质、电解质及体液平衡、循环状态和体温,对新生儿及儿童红皮病维持水、电解质平衡以预防高渗性脱水尤为关键。

甄别病因、个体化治疗对于红皮病的治疗疗效具有重要意义,积极治疗原发疾病(对原有疾病的治疗在各自章节论述),可控制红皮病的病情,反之红皮病常对治疗产生抵抗。对于银屑病导致的红皮病,应禁用糖皮质激素,可应用维A酸、氨甲蝶呤、环孢素,必要时选用生物制剂。因为银屑病性红皮病和淋巴瘤性红皮病鉴别诊断困难,应用TNF-α拮抗剂时应当慎重,在没有确诊银屑病时,在任何情况下不能应用TNF-α拮抗剂治疗红皮病患者。低剂量的氨甲蝶呤和环孢素可以安全地用于银屑病性红皮病,但较大剂量[氨甲蝶呤每周15mg或环孢素5mg/(kg·d)]效果好于低剂量。国外学者Smith和Skelton发现卡马西平治疗银屑病性红皮病有效;然而,同样的药物在一些研究中可导致红皮病,临床应慎重应用;也有氨甲蝶呤治疗银屑病导致红皮病的报道。药物性红皮病应及时停用致敏药物,系统应用糖皮质激素1~2mg/(kg·d)或静脉应用人免疫球蛋白。对于皮肤淋巴瘤所致红皮病的治疗较困难,可系统应用糖皮质激素、PUVA、全身电子束照射、外用氮芥、系统化疗、血浆置换等,疗效不一致。特发性红皮病,具有病程中多次加重的特点,治疗结果常无法预测,在细致排查了潜在疾病可能后,可给予系统性糖皮质激素治疗,疗程往往需要较长时间;泼尼松的初始剂量为1~2mg/(kg·d),维持剂量为0.5mg/(kg·d),皮损通常会迅速而持久的缓解。但因激素减量过程中病情可能会发生反弹,故减量要慎重。

## 六、红皮病预后的评估

红皮病的预后取决于其发病原因。药物导致的红皮病病情改善迅速,预后最好,如果最初治疗合理,病情可完全恢复。有基础皮肤病的继发红皮病患者数周后趋于改善,2/3的患者进入缓解期。继发于CTCL和体内恶性肿瘤的红皮病病程迁延。

尽管采取积极的治疗措施,但有时红皮病仍是致命的,特别是老年患者。继发感染、脱水、电解质紊乱、体温失调和高心输出量是所有患者可能出现的并发症;炎症后色素沉着或色素减退可能发生,尤其是黑色皮肤人群。白癜风和化脓性肉芽肿也可在红皮病后出现,痣、瘢痕疙瘩、脱发、甲营养不良是少见的良性后遗症。红皮病在最初的研究中报道的死亡率为18%~64%,由于诊断和治疗的进步,目前的死亡率已经明显降低。

(李颖 孙青)

## 第六节 毛发红糠疹

毛发红糠疹(pityriasis rubra pilaris,PRP)是一种少见的特发性丘疹鳞屑性、炎症性皮肤病,且有相当大的临床异质性。主要临床特征是毛囊角化性丘疹、橘红色鳞屑性斑块和掌跖角化,全身受累者可见"正常皮岛",严重者可出现红皮病表现。

### 一、疾病名称的由来

毛发红糠疹最初于1835年由Claudius Tarral作为银屑病的变异型来描述。"pityriasis pilaris"一词是后来由Alphonse Devergie于1856年提出,故而PRP又称"Devergie disease"。1889年Besnier将其正式命名为毛发红糠疹(pityriasis rubra pilaris,PRP),并沿用至今。

### 二、发病机制的假设与展望

PRP的病因和发病机制尚不清楚。已有报道PRP与自身免疫性疾病相关,包括甲状腺炎、关节炎、肌炎、重症肌无力和白癜风。免疫功能失调可能在PRP发病机制中起作用。目前存在着几种可能的假说机制。①遗传学:大多数患者是散发性的;但也有家族发病,尤其在 V 型 PRP 中最常见。家族性 PRP 通常表现为常染色体显性遗传和可变外显率。常染色体显性 PRP 与天冬氨酸蛋白水解酶募集活性域家族成员 14,即染色体 17q25 上的成员 14(CARD14)基因的功能突变增益有关。CARD14 编码一种 1004 氨基酸蛋白,激活活化 B 细胞(NF-κB)中的核因子 κ- 轻链增强子,进而调节参与免疫和炎症反应的基因活性。CARD14 基因对应银屑病易感位点 2(PSORS2),在家族性寻常型银屑病中也有突变。②维生素 A 代谢异常:基于中国患者和乌干达囚犯的皮肤表现之间的相似性,有学者提出了维生素 A 缺乏引起 PRP 的早期理论学说,但 PRP 患者的血清维生素 A 水平通常是正常的。虽然有报道 11 例 PRP 患者及其亲属血清视黄醇结合蛋白(retinol-binding protein,RBP)(维生素 a 载体蛋白)水平较低,但大多数其他研究显示 PRP 患者的 RBP 水平正常。此外,服用高剂量维生素 A 并不总能缓解 PRP。因此认为,PRP 发病机制可能与维生素 A 代谢异常有关,而非真正的维生素 A 缺乏。这可能是对某些抗原的异常免疫反应干扰了表皮维甲酸醇信号通路并破坏了角质形成细胞的分化。但维生素 A 缺乏和 / 或代谢异常的确切作用目前尚不清楚。③感染:病毒和细菌感染在 PRP 发展中所起的作用已在 HIV 感染患者中得到证实。在部分病例,PRP 皮损可能是潜在艾滋病的初始表现。金黄色葡萄球菌和化脓性链球菌引起的感染在幼年型 PRP 的患者中可见,适当使用抗生素后皮损好转,由此提出细菌超抗原触发 PRP 的理论,但目前为止还没有确凿的研究证据。另外其他已报道的感染性诱因包括巨细胞病毒、EB 病毒、甲型肝炎病毒和水痘带状疱疹病毒等。④尚有待于探讨的发病机制:有研究从患者的皮损中发现肿瘤坏死因子 -α(Tumor necrosis factor,TNF-α)表达上调,并发现 TNF-α 抑制剂能够改善 PRP,因此认为 TNF-α 在 PRP 的发病中起关键作用。也有人提出 IL-23-Th17 轴在 PRP 的发病中起到一定作用;在 1 例使用优特克单抗(Ustekinumab,一种以 IL-12 和 IL-23 为靶点的人单克隆抗体)治疗的患者中,发现 Th17 细胞因子的表达水平与临床和组织学改善有关,提示生物制剂可能对改善 PRP 有效。

## 三、诊断标准的分类与进展

PRP 有多种分类体系,但最常用的是 Griffiths 分类法。1980 年,Griffiths 根据发病年龄、形态学、临床病程和预后将 PRP 分为 5 个亚型,典型成人型(Ⅰ型)、非典型成人型(Ⅱ型)、典型幼年型(Ⅲ型)、幼年局限型(Ⅳ型)、非典型幼年型(Ⅴ型)。Mirales 等人提出了 HIV 感染相关型(Ⅵ型)。PRP 各亚型都有的共同特征包括毛囊角化过度、表面覆盖细小鳞屑的橙红色斑块和掌跖角化,但其发生率存在差异。当皮肤大面积受累时,其间常见明显的未受累皮肤(也称为“正常皮岛”)。常有瘙痒,掌跖角化可导致皮肤皲裂伴疼痛。典型组织病理学表现包括:表皮角化过度,毛囊角质栓和灶性角化不全;在垂直和水平方向交替出现角化过度和角化不全,使角质层呈现棋盘样外观;棘层肥厚;颗粒层稍增厚;真皮内轻度血管周围淋巴组织细胞浸润。

第Ⅰ型为典型成人型(图 10-6-1),为最常见类型,占所有病例的 55%,患者为成人,40~60 岁占多数。通常急性起病,皮损常始于头、颈及躯干上部,表现为红斑伴毛囊角化性丘疹,表现为自上而下进展,在几周内发展成泛发性红斑。此外,还可有头皮弥漫性糠秕状鳞屑、掌跖角化和甲损害。在 2~3 个月内常发展成红皮病。预后较好,约 80% 的患者会在 3 年内自行缓解。

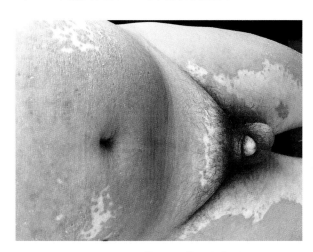

图 10-6-1 第Ⅰ型,典型成人型

第Ⅱ型为不典型成人型,较少见,占所有病例的 5%,预后较Ⅰ型差,病程可能迁延超过 20 年,在 3 年内临床缓解的不到 20%。无Ⅰ型 PRP 中所见的自上而下进展,最突出的特征是鱼鳞病样皮炎,下肢易累及(图 10-6-2)。表现为显著的毛囊角化性丘疹,小腿可见较多的片状鳞屑,常可见到湿疹样改变。此型很少发展成红皮病。偶有头发稀疏和脱发。

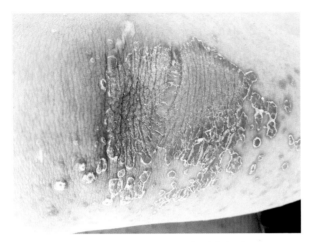

图 10-6-2　第Ⅱ型,不典型成人型

第Ⅲ型为典型幼年型(图 10-6-3),占所有病例的 10%。患者为 5~10 岁之间的儿童。临床表现与第Ⅰ型相似,可发展为红皮病。有的患者有急性感染史。通常在 1 年内自愈。

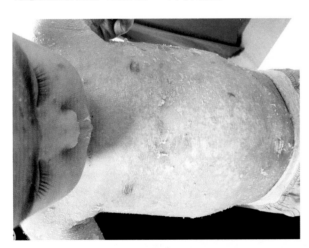

图 10-6-3　第Ⅲ型,典型幼年型

第Ⅳ型为幼年局限型,约占所有病例的 1/4,青春期前儿童发病。皮疹主要限于肘、膝部,为境界清楚的由毛囊角化性丘疹组成的红色斑块,躯干或头皮常见散在鳞屑性红斑。可呈复发-缓解交替出现的慢性病程,此型仅 1/3 的患者在 3 年内获得缓解。

第Ⅴ型为非典型幼年型,大多数家族性 PRP 都属于此型,约占病例的 5%。患者起病早,病程

长,表现为红斑角化过度及毛囊角栓,本型可发展成红皮病。此型可能与毛囊性鱼鳞病和红斑皮肤角化病症重叠。少数病例伴有肢端硬皮病样变化(图 10-6-4),常有家族史,很少能自愈。

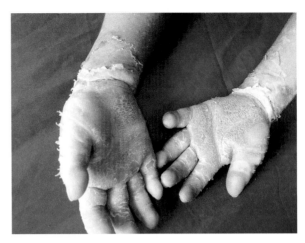

图 10-6-4　第Ⅴ型,非典型幼年型

第Ⅵ型为合并 HIV 感染相关性毛发红糠疹。患者有 HIV 感染,皮损类似毛发红糠疹,可伴发严重的聚合性痤疮、小棘苔癣(图 10-6-5)。少数病例有免疫缺陷和低丙种球蛋白血症。有正常皮岛的红皮病是常见的并发症。

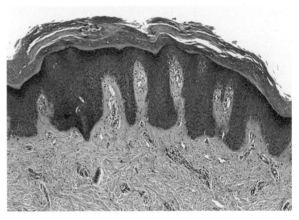

图 10-6-5　毛发红糠疹典型病理改变

## 四、治疗中的困惑

该病治疗棘手,缺乏对 PRP 治疗的大规模临床试验,大部分证据主要来自于小型回顾性病例系列研究和个案报告。

### (一)专家推荐的常用治疗方案

一线治疗药物是口服维 A 酸、外用糖皮质激素和保湿剂。其他疗法包括光疗、免疫抑制剂、生物制剂、维生素 $D_3$ 衍生物、钙调磷酸酶抑制剂等。

目前尚没有 PRP 的治疗共识,临床上可遵循治疗证据等级表(表 10-6-1)。

1. 维A酸类药物 最常用于治疗 PRP 的维A酸类为异维A酸、阿维A和阿利维A酸(Alitretinion)。异维A酸开始剂量为 0.5~1mg/(kg·d),分次口服,以后可隔 2~3 周适当增加剂量。通常为 0.5~1mg/(kg·d),连服 4 个月为一疗程,停药 2 个月以后,还可进行另一个疗程,剂量同上。阿维A酯 0.5mg/(kg·d),以后加至 1mg/(kg·d),一般不超过 75mg/d,分 2~3 次口服或阿维A 25~50mg/d 治疗。阿利维A酸是两种细胞核内维A酸受体 RAR 和 RXR 的泛激动剂,体外研究显示,该药物与 RAR 的亲和力高于 RXR,可以抑制一氧化氮和前炎症细胞因子如 TNF-α、IL-1β 和 IL-12P40 的合成,可以使用阿利维A酸外用制剂。

表 10-6-1 毛发红糠疹治疗方案选择和证据水平

| 治疗 | 指示 | 证据水平 |
| --- | --- | --- |
| 外用糖皮质激素 | 可能足以诱导疾病的缓解,但限于部分病例(例如Ⅳ型 PRP)<br>替代性外用药物:卡泊三醇、钙调磷酸酶抑制剂、维A酸类 | 4 |
| 口服维A酸类 | 治疗 PRP 的一线系统用药<br>可与光疗结合使用,适用于成人<br>异维A酸:最大可 1mg/(kg·d)(停药后避孕 1 个月)<br>阿维A:最高可 0.5mg/(kg·d)(停药后避孕 3 年) | 4 |
| 氨甲蝶呤(MTX) | 如果对维A酸类治疗有禁忌或治疗抵抗,可选择 MTX<br>MTX 也可与口服类维甲酸同时使用(注意监测肝毒性)<br>成人典型剂量:5~25mg/周<br>青少年和儿童使用的数据非常有限 | 4 |
| 生物制剂 | 多数用于顽固性 PRP,很少用于一线治疗。<br>英夫利昔单抗使用有大样本数据支持。<br>用一种生物制剂治疗失败并不排除对同一种类别的其他生物制剂的有效<br>治疗剂量与银屑病治疗剂量相当<br>可与氨甲蝶呤或维A酸类联合用药:<br>(a)在第 0、2、6 周和之后每 8 周静脉注射英夫利昔单抗 5mg/kg<br>(b)皮下注射依那西普 50mg,每周<br>(c)皮下注射阿达木单抗,第 0 天 80mg,第 7 天 40mg,此后每 2 周皮下注射 1 次<br>(d)皮下注射乌斯特金努马<br>体重≤100kg:45mg,第 0 周和第 4 周皮下注射,然后每 12 周 1 次<br>体重>100kg:90mg,第 0 周和第 4 周皮下注射,然后每 12 周 1 次<br>(e)在第 0、1、2、3 和 4 周时,皮下注射苏金单抗 150 或 300mg,之后每 4 周 1 次 | 4 |
| 光疗 | 为了减少系统用药,可广泛使用光疗<br>治疗前需要进行光疗检测,以排除光加重的 PRP<br>NBUVB 和 PUVA 单独使用或与系统性药物一起使用。UVA 可与系统性使用维A酸合用 | 5 |
| 其他 | 考虑第六类 PRP 的高活性抗逆转录病毒治疗(HAART) | 5 |
| | 环孢菌素:疗效证据不足且不一致 | 4 |
| | 硫唑嘌呤:在 3~8 名患者的早期病例系列中成功使用;自 1990 年以来没有成功使用的报告 | 4 |

2. 免疫抑制剂

(1)氨甲蝶呤(MTX):MTX 是治疗顽固性毛发红糠疹的替代方法,每周剂量为 10~25mg,静脉滴注或分 3 次口服,每隔 12 小时 1 次。也有推荐 2.5mg 和 5mg 隔日交替口服。

(2)硫唑嘌呤:开始剂量为 50mg,每天 2~

3 次或 100mg，每天 1 次，直至停药。

（3）其他免疫制剂：环孢素和雷公藤多苷。

**3. 外用药治疗**　包括润肤剂、维生素 A 类制剂、卡泊三醇、角质松解剂、糖皮质激素软膏。

**4. 物理治疗**　常用的有光化学疗法和光疗。

**（二）前景光明的生物制剂的靶向治疗**

如 TNF-α 拮抗剂在 PRP 的发病机制中起重要作用，临床上对于病情顽固难治的 PRP 或不能耐受系统使用维 A 酸或免疫抑制剂的患者推荐使用该类药物。TNF-α 拮抗剂包括依那西普、英夫利昔单抗、阿达木单抗等。病例报告显示，优特克单抗（针对 IL-12 和 IL-23 共同亚单位 P40 的单克隆抗体）对 Ⅰ 型 PRP 和家族性 PRP 患者有改善作用。但现有数据不足以推荐常规使用优特克单抗来治疗 PRP，有研究者建议仅将其作为常规全身性治疗及抗 TNF-α 治疗无效的患者。苏金单抗是一种抗 IL-17A 抗体，据报道，一例经阿维 A 治疗无效的 Ⅰ 型 PRP 患者接受苏金单抗治疗后病情改善，尚需更多研究证实其有效性（表 10-6-1）。

**五、总结**

PRP 是一种罕见的炎症性皮肤病，儿童和成人均可累及。尽管其确切的发病机制尚不清楚，但在家族病例中发现的 CARD14 突变可能为深入了解本病的炎症通路紊乱提供了一个线索。

PRP 的治疗具有挑战性，目前还没有达成共识。系统性维 A 酸、氨甲蝶呤、环孢素、光疗以及最近的生物制剂在文献中都被报道是有效的。然而，需要更多的研究来进一步验证当前治疗方式的有效性和安全性。

（陈　佳　刘业强）

# 参 考 文 献

［1］William D James, Timothy G Berger, Dirk M Elston. 安德鲁斯临床皮肤病学 . 10 版 . 徐世正，译 . 北京：科学出版社，2008.

［2］Jean L Bolognia, Joseph L Jorizzo, Ronald P Rapini. 皮肤病学 . 2 版 . 朱学骏，王宝玺，孙建方，等，译 . 北京：北京大学医学出版社，2010.

［3］赵辨 . 中国临床皮肤病学 . 南京：江苏科技出版社，2010.

［4］Bastuji-Garin S, Rzany B, Stern RS, et al. Clinical classification of cases of toxic epidermal necrolysis, Stevens-Johnson syndrome, and erythema multiforme. Arch Dermatol, 1993, 129（1）: 92-96.

［5］Yager JA. Erythema multiforme, Stevens-Johnson syndrome and toxic epidermal necrolysis: a comparative review. Vet Dermatol, 2014, 25（5）: 406-e64.

［6］Khalil I, Lepage V, Douay C, et al. HLA DQB1*0301 allele is involved in the susceptibility to erythema multiforme. J Invest Dermatol, 1991, 97（4）: 697-700.

［7］Di Meglio P, Villanova F, Nestle FO. Psoriasis. Cold Spring Harb Perspect Med, 2014; 4（8）: a015354.

［8］D. J. Veale, U. Fearon. The pathogenesis of psoriatic arthritis. Lancet, 2018, 391（10136）: 2273-2284.

［9］Hawkes JE, Adalsteinsson JA, Gudjonsson JE, et al. Research Techniques Made Simple: Murine Models of Human Psoriasis. J Invest Dermatol, 2018, 138（1）: e1-e8.

［10］M. Agozzino, C. Noal, F. Lacarrubba, et al. Monitoring treatment response in psoriasis: current perspectives on the clinical utility of reflectance confocal microscopy. Psoriasis Targets Ther, 2017, 7: 27-34.

［11］Hsu L, Snodgrass BT, Armstrong AW. Antidrug antibodies in psoriasis: A systematic review. Br J Dermatol, 2014, 170（2）: 261-273.

［12］Farhangian ME, Feldman SR. Immunogenicity of Biologic Treatments for Psoriasis: Therapeutic Consequences and the Potential Value of Concomitant Methotrexate. Am J Clin Dermatol, 2015, 16（4）: 285-294.

［13］F. Van den Bosch, L. Coates. Clinical management of psoriatic arthritis. Lancet, 2018, 391（10136）: 2285-2294.

［14］A. Silfvast-kaiser, S. Y. Paek, A. Menter. Expert Opinion on Biological Therapy Anti-IL17 therapies for psoriasis. Expert Opin Biol Ther, 2019, 19（1）: 45-54.

［15］T. Torres, L. Puig. Apremilast: A Novel Oral Treatment for Psoriasis and Psoriatic Arthritis. Am J Clin Dermatol, 2017, 19（1）: 23-32.

［16］Olisova OY, Grekova EV, Varshavsky VA, et al. Current possibilities of the differential diagnosis of plaque parapsoriasis and the early stages of mycosis fungoides.

Arkh Patol, 2019, 81（1）: 9-17.

［17］Salava A, Pereira P, Aho V, et al. Skin Microbiome in Small-and Large-plaque Parapsoriasis. Acta Derm Venereol, 2017, 97（6）: 685-691.

［18］Sibbald C, Pope E. Systematic review of cases of cutaneous T-cell lymphoma transformation in pityriasis lichenoides and small plaque parapsoriasis. Br J Dermatol, 2016, 175（4）: 807-809.

［19］Greenberg MS. AAOM Clinical Practice Statement: Subject: Oral lichen planus and oral cancer. Oral Surg Oral Med Oral Pathol Oral Radiol, 2016, 122（4）: 440-441.

［20］García-García B, Munguía-Calzada P, Aubán-Pariente J, et al. Dermoscopy of lichen planus: Vascular and Wickham striae variations in the skin of colour. Australas J Dermatol, 2019, 60（4）: 301-304.

［21］Sehgal VN, Srivastava G, Sardana K, et al. Erythroderma/exfoliative dermatitis: a synopsis. Int J Dermatol, 2004, 43: 39-47.

［22］Zattra E, Belloni Fortina A, Peserico A, et al. Erythroderma in the era of biological therapies. Eur J Dermatol, 2012, 22（2）: 167-171.

［23］Višnja Milavec-Puretić, Zdenka Zorić, Martina Zidanić, et al. Exfoliative Erythroderma. Acta Dermatovenerol Croat, 2007, 15（2）: 103-107.

［24］赵辨. 中国临床皮肤病学. 南京: 江苏科技出版社, 2010.

［25］de Risi-Pugliese T, Sbidian E, Ingen-Housz-Oro S, et al. Interventions for erythema multiforme: a systematic review. J Eur Acad Dermatol Venereol, 2019, 33（5）: 842-849.

［26］Yacoub MR, Berti A, Campochiaro C, et al. Drug induced exfoliative dermatitis: state of the art. Clin Mol Allergy, 2016, 22: 14: 9.

［27］Kromer C, Sabat R, Celis D, et al. Systemic therapies of pityriasis rubra pilaris: a systematic review. J Dtsch Dermatol Ges, 2019, 17（3）: 243-259.

［28］Klein A, Landthaler M, Karrer S. Pityriasis rubra pilaris: a review of diagnosis and treatment. Am J Clin Dermatol, 2010, 11（3）: 157-170.

# 第十一章 自身免疫性结缔组织病

狭义的结缔组织指的是固有结缔组织，包括疏松结缔组织、致密结缔组织、网状组织和脂肪组织；广义的结缔组织则还包括血液、淋巴液、软骨和骨组织。结缔组织病（connective tissue disease，CTD）同样有广义和狭义之分。广义上的 CTD 是指发生于体内结缔组织的各种疾病的总称，而狭义上的 CTD 则是指由于免疫反应和炎症反应而导致的发生于疏松结缔组织的一大类疾病。一般而言，人们所说的 CTD 都是指狭义的 CTD。大多数 CTD 都属于自身免疫性疾病，被称为自身免疫性结缔组织病（autoimmune connective tissue disease，AICTD）。这些疾病有很多共同的特点，导致疾病的早期常难以鉴别，但同样，有些临床表现只在某种 CTD 中出现，或某些临床表现在某种 CTD 中会尤为突出，某些自身抗体亦具有较高的临床特异性，这些为 CTD 的诊断和鉴别诊断提供了重要依据。

CTD 是一类谱系性疾病。这些疾病严格来说，并不是独立性的疾病，而是综合征。其在诊断上没有金标准，往往采用疾病分类标准，即列出一系列临床特征和检验标准作为诊断标准，若符合其中的几条，则可诊断为某种 CTD。因自身免疫性结缔组织病发病机制复杂，诊治难度大，一直是研究的热点。未来的主要工作是阐明其发病机制，开发特异性的诊断方法和标志物及研发新的治疗药物。

（陆前进）

## 第一节 红斑狼疮

### 一、对红斑狼疮认识的演变

红斑狼疮（lupus erythematosus，LE）是一种经典的可累及多系统、多器官的自身免疫性疾病。早在 13 世纪，Rogerius 医师描述狼咬后面部的一种侵袭性损害为狼疮（lupus），从此有了狼疮一词。1851 年，Cazenave 首次描述红斑狼疮皮肤损害。1872 年，Kaposi 首次认识到红斑狼疮除了皮肤损害以外，还有其他内脏器官受累，并将红斑狼疮分为盘状和播散两型。其中播散型为多器官、多系统受累。20 世纪 20 到 30 年代，系统性红斑狼疮（systemic lupus erythematosus，SLE）被认定为一种独立的疾病。SLE 除具有典型的皮肤损害外，还有全身各种脏器和各个系统的损害，如肾、心、肝、脑、肺等。尽管目前红斑狼疮的病因、发病机制尚未完全明了，治疗尚无彻底根治的药物，但过去的一个多世纪，随着医学的不断发展，对红斑狼疮的认识在逐步地拓展与深入。1894 年，Payne 应用抗疟药治疗皮肤型红斑狼疮；20 世纪中期，类固醇皮质激素和免疫抑制剂开始被应用于红斑狼疮的治疗；1949 年，Hargraves 在 SLE 患者骨髓中首次发现狼疮细胞（LE cell）；1958 年开始用间接免疫荧光技术检测抗核抗体及 1963 年 Burnham、Neblett 和 Fine 将狼疮带试验应用于红斑狼疮的诊断与鉴别诊断；1971 年，美国风湿病学会首次制定了 SLE 的初步分类标准，并先后于 1982 年、1997 年进行了修订。2012 年，系统性红斑狼疮国际临床合作组（Systemic Lupus International Collaborating Clinic，SLICC）再次对 SLE 分类标准进行了修订。2011 年 3 月，FDA 批准 Benlysta（贝利木单抗）用于 SLE 的治疗，为 56 年来 FDA 批准的首个治疗 SLE 的新药。

### 二、病因和发病机制研究的逐步拓展与深入

尽管红斑狼疮确切的病因和发病机制尚不十分清楚，但目前认为红斑狼疮的发生发展可能为

多因素、多机制共同作用的结果。

## （一）遗传学机制

红斑狼疮为何具有家族聚集性及同卵双生子较高的发病一致率？虽然 SLE 并不是经典的遗传性疾病，但 SLE 的发病具有家族聚集性，其同胞患病率是一般人患病率的 20 倍左右，同卵双生子发病一致率为 24%~65%，而异卵双生子发病一致率仅 2%~9%，表明遗传因素在 SLE 发病中发挥重要作用。已证实了 MHC Ⅱ、Ⅲ类等位基因、TCR 基因、Ig 基因以及 C1q 遗传缺陷均与 SLE 发病相关。

关于 SLE 的基因学研究先后经历了三个时期：候选基因为基础的连锁研究、家族为基础的连锁研究和全基因组关联分析（genome-wide association studies，GWAS）。在过去的几年中，GWAS 技术的应用加深了对常见变异（common variants）在复杂人类疾病中作用的认识。目前已明确的与系统性红斑狼疮相关的易感基因包括 HLA-DR3、IRF5、STAT4、ITGAM、BLK、PTTG1、ATG5、TNFSF4、PTPN22、IRAK1、TNFAIP3、KIAA1542、UBE2L3、PXK、HLA-DR2、BANK1、ITGAM、FcγR2A、FcγR3A 和 PD1。红斑狼疮发病机制中遗传危险因素在不同的人种间具有相同或不同的易感基因。张学军等用 GWAS 技术发现 5 个与汉族人群发病密切相关的易感基因 ETS1、IKZF1、RASGRP3、SLC15A4 和 TNIP1，并确定了 4 个新的易感位点：7q11.23、10q11.22、11q23.3 和 16p11.2。

## （二）表观遗传机制

红斑狼疮为何多为散发病例且同卵双生子仍存在发病不一致？尽管 SLE 的发病具有家族聚集性，但大多数为散发病例。而且，同卵双生子存在一个发病而另一个不发病。这些现象都不能用经典的遗传机制来解释。随着表观遗传学研究的深入，认为环境因素如感染、药物、紫外线等通过表观遗传机制在红斑狼疮的发生发展中起十分重要的作用。表观遗传机制是通过转录后修饰来调控基因表达的机制，主要包括 DNA 甲基化、组蛋白修饰和 microRNAs 等。环境因素如感染，包括一些病毒和细菌感染，可能通过分子模拟诱发特异性免疫反应，并且可能通过刺激病原识别受体如 Toll 样受体（Toll-like receptor，TLR），诱导前炎症因子的释放和自身免疫的产生；一些药物，如肼屈嗪、普鲁卡因胺、甲基多巴、异烟肼、苯妥英钠、青霉素，可影响细胞性免疫应答和自身抗原的免疫原性，诱发药物性红斑狼疮；理化因素，如紫外线可改变皮肤组织中 DNA 的化学结构，诱导细胞凋亡和组织损伤；这些环境因素都有可能通过表观遗传学机制来参与 SLE 的发病。普鲁卡因胺、肼屈嗪可通过降低 DNA 甲基转移酶（DNMT）水平，抑制 DNA 甲基化，诱导药物性狼疮。SLE 患者 T 细胞中一些自身免疫相关的基因调控序列甲基化水平低下，导致其基因过度表达，这些基因包括：CD11a（ITGAL）、perforin（PRF1）、CD70（TNFSF7）、IgE FcRr1、CD40 Ligand（TNFSF5）等。CD11a 低甲基化使 SLE 患者 T 细胞具有自身反应性，perforin 低甲基化使 SLE T 细胞杀伤自身巨噬细胞，CD70 低甲基化使 SLE T 细胞过度辅助自身 B 细胞产生自身抗体，IgE FcRr1 低甲基化使 SLE T 细胞 TCR 信号传导异常，诱导或加重 SLE 的发生与发展，CD40L 低甲基化刺激 B 细胞产生大量自身抗体。那么红斑狼疮 T 细胞为什么会出现病理性 DNA 低甲基化呢？近年来的研究发现，SLE 患者 CD4$^+$ T 细胞 Gadd45a（生长停滞与 DNA 损伤修复蛋白）表达增加，通过促进 DNA 修复，去除甲基化标记，使 SLE T 细胞 DNA 低甲基化。MicroRNA-126 在 SLE CD4$^+$ T 细胞中表达异常增高，它通过抑制甲基转移酶 1（DNMT1）表达，导致 T 细胞低甲基化。此外，RFX1 基因在 SLE 患者的 CD4$^+$ T 细胞中表达显著降低，招募到基因调控序列的 HDAC1 及 DNMT1 减少。这些分子的异常表达都在 SLE T 细胞 DNA 低甲基化中起重要作用。

此外，组蛋白修饰的异常可以协同 DNA 甲基化，引起某些 T 细胞基因的异常活化，导致狼疮自身免疫的发生。例如，SLE 患者 CD4$^+$ T 细胞 CD70 启动子区组蛋白 H3 乙酰化（H3ac）和 H3K4 二甲基化（H3K4me2）的水平（二者均可导致基因转录活化）显著升高，从而促进了 CD70 的过表达。microRNA 也参与 SLE 的发病过程。SLE 外周血 miR-196a、miR-17-5p、miR-409-3p、miR-141、miR-383、miR-112 和 miR-184 表达下调。miR-189、miR-61、miR-78、miR-21、miR-142-3p、miR-342、miR-299-3p、miR-198 和 miR-

298 表达上调。miR-146a 与 IFN 通路持续过度活化相关, miR-155 与树突状细胞活化相关, miR-21 以及 miR-148、miR-126 参与狼疮 T 细胞 DNA 低甲基化。miR-125a、miR-21 参与 SLE 异常的细胞因子分泌, 而且 microRNA 也可能通过调控 Treg 细胞参与 SLE 的发病。

### （三）性激素与 DNA 甲基化

红斑狼疮为何发病以女性为主? 红斑狼疮发病以生育期女性多见, 成年人 SLE 患病的男女比例为 1:9, 青春期前为 1:6, 绝经期后为 1:4。而对于同一女性 SLE 患者, 其病情也往往随着月经周期、妊娠以及口服避孕药等过程所伴随的性激素水平波动而变化。另一方面, 雄激素水平的下降也与 SLE 发病有关。雌激素升高和雄激素减少在 SLE 发病中的作用经过一系列动物体内实验得到了证实。体外实验发现, SLE 患者外周血单个核细胞 (PBMC) 可在雌二醇刺激下产生、分泌大量免疫球蛋白, 其中包括抗双链 DNA 抗体; 同时, 雌二醇可增强 T 淋巴细胞的活性, 促进单核细胞产生白细胞介素 -10 (IL-10)。因此, 异常升高的雌激素水平与降低的雄激素水平可能通过共同促进免疫球蛋白 (特别是自身抗体) 的合成, 从而参与 SLE 自身免疫的诱发和加重。此外, 雌激素与受体结合后, 可能通过激活 Fas 配体 (FasL) 基因表达而诱导凋亡。过量的凋亡细胞残余物质则可能引发自身抗体的产生及自身免疫耐受的破坏。

以上研究表明, 性激素在 SLE 的发病中起重要作用。然而, 仅用雌激素因素不能完全解释为什么在青春期前和绝经期后 SLE 发病仍然以女性发病为主。众所周知, 女性有两条 X 染色体, 而男性只有一条。正常情况下, 男女之间 X 染色体上编码的基因处于平衡状态。因此, 女性两条 X 染色体中的一条必须灭活, DNA 甲基化是 X 染色体灭活的主要机制之一。近年来研究表明, 由于 SLE T 细胞 DNA 低甲基化使原来已经灭活的 X 染色体又重新被激活, 从而 X 染色体上编码的 CD40 配体基因过度表达, 进而过度辅助自身 B 细胞产生大量的自身抗体, 导致组织器官损伤, 这可能为红斑狼疮女性易感的另一重要分子机制。

### （四）免疫学机制

红斑狼疮为何会产生自身免疫反应? SLE 是经典的自身免疫性疾病, 特点是对核抗原免疫耐受的缺失和各种免疫异常, 包括 T 和 B 淋巴细胞活化异常、抑制性 T 细胞功能受损、循环 B 淋巴细胞多克隆活化产生大量自身抗体和自身抗原形成免疫复合物, 同时单核 - 吞噬细胞系统清除免疫复合物功能减弱, 补体系统缺陷和 NK 细胞功能失常, 导致组织和器官损伤。这一复杂的过程包括免疫途径中的各种细胞因子、趋化因子、信号分子和模式识别受体的相互作用。SLE 中 Th 细胞被自身抗原活化后, 可大量克隆扩增, 并产生细胞因子, 从而发挥其致病作用。SLE 患者及动物模型体内存在 Th1/Th2 细胞偏移, 细胞因子网络失调。SLE T 淋巴细胞信号传递及基因表达出现多种特异性缺陷。调节性 T 细胞 (regulatory T cell, Treg) 特别是 $CD4^+CD25^+$Treg 的数量和 / 或功能在 SLE 小鼠或患者中都存在缺陷或异常, 与 SLE 活动性评分呈明显负相关。$CD4^+CD25^+$Treg 细胞对 SLE 的免疫抑制可能是通过其产生抑制性细胞因子如 TGF-β 而起作用, 也可能是其直接影响自身反应性 B 细胞产生抗体或抑制天然免疫细胞上的共刺激分子表达, 从而降低免疫反应程度。近年来, 在 $CD4^+$ T 细胞中又发现了一种新的亚群, 即滤泡辅助性 T 细胞 (T follicular helper cells, Tfh 细胞)。研究发现, SLE 患者外周血循环中的 Tfh 细胞 (cTfh 细胞) 比例明显升高, 且与 SLE 患者浆细胞数量、血清抗 dsDNA 抗体和 ANA 水平以及 SLE 疾病活动指数 (SLEDAI) 呈正相关, 与补体 C3 水平呈负相关。其在 SLE 中的作用可能在于它能促进生发中心 (GC) 的形成、维持及抗体亲和力的成熟, 诱导 B 细胞增殖、分化为产生抗体的浆细胞, 并促使记忆型 B 细胞的生成。T 细胞分泌的各种细胞因子异常, 包括 IL-2、IL-6、IL-10、IL-17、TNF、I 型干扰素及干扰素 γ 等, 均在狼疮的发生、发展中起重要作用。过度活化的 T 细胞通过 TLR 配体激活 B 细胞, 使 SLE 患者的 B 细胞处于高度活化状态, 产生大量自身抗体, 与自身抗原形成免疫复合物。这些自身抗体与相应抗原通过 II 型超敏反应可致血细胞减少; 抗原抗体复合物沉积于肾小球基底膜、浆膜、关节滑膜、血管基底膜等, 激活补体导致炎症, 通过 III 型超敏反应引起肾小球肾炎、浆膜炎、关节炎、血管炎等; 此外, 内脏和皮肤损伤及病程慢性化可能与Ⅳ型超敏反应有关。

## 三、红斑狼疮的分类与诊断的变迁

### （一）皮肤型红斑狼疮的分类与诊断

LE系一病谱性疾病。70%~85%的患者有皮肤受累，一端为皮肤型红斑狼疮（cutaneous lupus erythematosus，CLE），病变限于皮肤，即使有其他脏器的损害也相对较轻微；另一端为系统性红斑狼疮（systemic lupus erythematosus，SLE），病变累及多系统和多脏器。中间有很多亚型，亚急性皮肤型红斑狼疮、深在性红斑狼疮、抗核抗体阴性的系统性红斑狼疮。根据Gilliam和Sontheimer分类标准，将CLE按照皮损形态和组织病理学表现分为仅见于狼疮的特异性皮损和不限于狼疮的非特异性皮损。将CLE患者的特异性皮肤损害又分为三类：急性皮肤型红斑狼疮（acute cutaneous lupus erythematosus，ACLE）、亚急性皮肤型红斑狼疮（subacute cutaneous lupus erythematosus，SCLE）和慢性皮肤型红斑狼疮（chronic cutaneous lupus erythematosus，CCLE）。此外，还有一些特殊类型的皮肤型红斑狼疮如疣状LE（verrucous lupus erythematosus，VLE）、肿胀型LE（tumid lupus erythematosus，TLE）、深在性LE（lupus erythematosus profundus，LEP）和冻疮样LE（chilblain lupus erythematosus，CHLE）。最近又发现了一种皮疹沿人体Blaschko线分布的CLE，命名为Blaschko线状红斑狼疮（Blaschko linear lupus erythematosus）。皮肤型红斑狼疮除特异性皮肤损害外，还可有一些非狼疮特异性的皮肤损害，包括光敏感、皮肤血管炎、瘢痕性和非瘢痕性脱发、甲襞毛细血管扩张和红斑、灶状出血、指硬皮病、雷诺现象、大疱、网状青斑、手足发绀、白色萎缩等。

皮肤型红斑狼疮的诊断主要依据临床表现、皮损活检及直接免疫荧光检查。各种皮肤型LE的组织病理学改变相似，而直接免疫荧光检查对确定临床亚型有指导意义。

### （二）系统性红斑狼疮分类标准的变迁

由于SLE临床异质性大，至今尚无公认的诊断标准。SLE的诊断主要根据病史、临床表现和实验室检查综合判断。诊断标准参照美国风湿病学会（American College of Rheumatology，

ACR）SLE分类标准，该标准于1979年首次提出，1982年进行第一次修订，1997年再次修订（表11-1-1）。2009年，系统性红斑狼疮国际临床合作组（Systemic Lupus International Collaborating Clinic，SLICC）对1997年ACR的SLE分类标准进行了修订，并在随后的三年通过大样本进行了验证，于2012年正式提出（表11-1-2），包括临床标准和免疫学标准。在临床标准中，1997年分类标准中未包括的慢性皮肤型狼疮的多种不同类型（如肥大型/疣状狼疮、肿胀型红斑狼疮、狼疮性脂膜炎、黏膜狼疮、冻疮样狼疮和盘状狼疮/扁平苔藓重叠）均被纳入，而颊部红斑和光敏感不再是两项独立的指标，因为这两条很多情况下可能重叠。因此，为更好地运用新的分类标准，一些临床怀疑SLE的患者应要求皮肤科会诊，必要时进行皮肤活检。新标准增加了非瘢痕性脱发，强调了关节的肿痛需伴有至少30分钟的晨僵，范围局限在关节。关节炎不再需要影像学的证实是否为侵蚀性关节炎。新标准纳入了随机尿的尿蛋白/肌酐比值来确定患者尿蛋白情况。新标准中神经精神性红斑狼疮包括19组症状。血液学异常被分为溶血性贫血、白细胞减少、血小板减少三个独立的部分。总之，对于各系统的病变进行了更详细的说明。免疫学标准将抗ds-DNA抗体、抗Sm抗体、抗磷脂抗体分成了独立的免疫学指标，并增加了抗β$_2$糖蛋白1抗体。因为SLE是一种自身抗体诱导的疾病，如果仅满足临床标准或仅满足免疫学标准均不能诊断SLE，确诊需满足的四项指标中至少包含一项临床标准和一项免疫学标准。SLICC最重要的改进是活检证实的狼疮肾炎，且伴有ANA阳性或抗ds-DNA阳性即可确诊SLE，这一点对于临床诊治和招募参加临床试验的患者都非常重要。

总之，与1997年ACR的SLE分类标准比较，SLICC分类标准细化了狼疮的诊断指标，有效减少了SLE病例的误诊，提高了SLE诊断的敏感性，有利于SLE的早期诊断。但特异性较1997年ACR分类标准相对较低。在我国该分类标准仍需进一步验证。

### （三）不完全型红斑狼疮（ILE）概念的提出

SLE是一种复杂的疾病，ACR的分类标准中仅仅包含了SLE的部分症状。各种SLE疾病活

表 11-1-1　SLE 分类标准（1997 年 ACR 修订）

1. 蝶形红斑

2. 盘状红斑

3. 光敏感

4. 口腔溃疡

5. 非侵袭性关节炎

6. 浆膜炎（胸膜炎或心包炎）

7. 肾损害：持续蛋白尿（尿蛋白 >0.5g/d 或尿蛋白 >+++）或有细胞管型

8. 神经病变：癫痫发作或精神症状（除外由药物、代谢病引起）

9. 血液学异常：溶血性贫血伴网织红细胞增多，或两次或两次以上白细胞 <4 000/mm$^3$、淋巴细胞 <1 500/mm$^3$ 或血小板 <100 000/mm$^3$

10. 免疫学异常：抗 dsDNA 抗体（+），或抗 Sm 抗体（+），或抗心磷脂抗体（+）（包括抗心磷脂抗体或狼疮抗凝物或持续至少 6 个月的梅毒血清假阳性反应，三者中具备 1 项）

11. ANA 阳性

*11 项中具备 4 项或 4 项以上即可诊断 SLE。

表 11-1-2　SLE 分类标准（2012 年 SLICC 修订）

**临床标准**

1. 急性皮肤狼疮，包括狼疮颊部红斑（不包括颊部盘状红斑），大疱性狼疮，中毒性表皮坏死松解型 SLE，狼疮斑丘疹性皮疹，狼疮光敏性皮疹（排除皮肌炎）或亚急性皮肤狼疮（非持久性银屑病样和 / 或环形、多环形皮损，消退后不留瘢痕，偶尔伴有炎症后色素异常或毛细血管扩张）

2. 慢性皮肤狼疮，包括经典的局限性（颈部以上）或泛发性盘状红斑，肥大型（疣状）狼疮，狼疮性脂膜炎（深在性），黏膜狼疮，肿胀型红斑狼疮，冻疮样狼疮，盘状狼疮 / 扁平苔藓重叠

3. 口腔溃疡，包括上颚、颊黏膜、舌部溃疡，或鼻部溃疡排除其他病因，如血管炎、Behcet 病、疱疹病毒感染、炎性肠病、反应性关节炎和进食酸性食物

4. 非瘢痕性脱发（头发弥漫性变薄或变脆伴断发），需排除其他病因，如斑秃、药物、铁缺乏和雄激素源性脱发

5. 滑膜炎　累积到两个或两个以上的关节，肿胀或积液或关节压痛，伴 30 分钟以上的晨僵

6. 浆膜炎　典型的胸膜炎持续一天以上，或胸腔积液，或胸膜摩擦音，或心电图证实有心包炎，排除其他病因，如感染、尿毒症和 Dressler 心包炎

7. 肾脏病变　尿蛋白 / 肌酐（或 24 小时尿蛋白）显示 >500mg 蛋白 /24 小时，或出现红细胞管型

8. 神经系统病变：癫痫发作，精神病，多发性单神经炎（排除其他已知病因，如原发性血管炎），脊髓炎，外周或脑神经病变（排除其他已知病因，如原发性血管炎、感染和 1 型糖尿病），急性精神混乱状态（排除其他病因，包括中毒 / 代谢性、尿毒症和药物）

9. 溶血性贫血

10. 白细胞减少（至少一次 <4 000/mm$^3$），排除其他已知病因，如 Felty 综合征、药物和门静脉高压，或淋巴细胞减少（至少一次 <1 000/mm$^3$），排除其他已知病因，如糖皮质激素、药物和感染

11. 血小板减少（至少一次 <100 000/mm$^3$），排除其他已知病因，如药物、门静脉高压和血栓性血小板减少性紫癜

**免疫学标准**

1. ANA 水平高于实验室参考值范围

2. 抗 ds-DNA 抗体水平高于实验室参考值范围（ELISA 法检测需高于实验室参考值两倍以上）

3. 抗 Sm 抗体阳性：有抗 Sm 核抗原的抗体

4. 抗磷脂抗体阳性：狼疮抗凝物阳性，或快速血浆反应素试验假阳性，或中高滴度抗心磷脂抗体（IgA、IgG 或 IgM），或抗 β$_2$ 糖蛋白 1 阳性（IgA、IgG 或 IgM）

5. 低补体：低 C$_3$，或低 C$_4$，或低 CH$_{50}$

6. 无溶血性贫血者，直接 Coombs 试验阳性

* 患者如果满足下列条件至少一条，则归类于 SLE：1. 有活检证实的狼疮肾炎，伴有 ANA 阳性或抗 ds-DNA 阳性；2. 患者满足分类标准中的 4 条，其中包括至少一条临床标准和一条免疫学标准。

动性评判系统如 SLEDAI、BILAG 和 ECLAM 等囊括了一系列对于个体化治疗非常重要的临床表现（如血管炎、发热），但这些症状并未包含在 ACR 分类标准中。为了弥补 ACR 分类标准灵活性不足的缺点，有人提出对 ACR 分类标准进行权重。但这种方法并未考虑到不同 SLE 症状之间的共存性问题。严格执行 ACR 分类标准的另一个缺点是忽略了 SLE 症状之间的相互依赖性。例如，ANA 阳性可能与抗双链 DNA 抗体阳性有关；若一个患者满足了 3 项 ACR 分类标准，则可能由于抗双链 DNA 抗体和 ANA 之间的关系导致其最终达到了 4 项标准，从而被诊断为 SLE 患者。此外，SLE 是一种缓慢进展的疾病，临床上只有一小部分患者表现为急性多系统性器官损害，从而可以依据 ACR 标准快速诊断。LUMINA 研究显示，15% 患者表现为急性多器官、多系统性损害，首发症状只有 1 项 ACR 标准的患者发展至满足 4 项标准的平均时间是 3 年，而具备 2 项或 3 项 ACR 分类标准的患者所需时间分别为 2.5 年和 1 年。由此可以得出，LUMINA 研究中绝大多数 SLE 患者经历了一个漫长的时期，即不完全型红斑狼疮。ILE 初发至 SLE 明确诊断的最长间隔是 328 个月。由此可见，ACR 分类标准虽被视为 SLE 诊断的"金标准"，但它也具有很多自身的局限性。ILE 概念的提出弥补了 ACR 分类标准的缺陷。

那么 ILE 的概念究竟为何呢？ILE 是指患者具有 SLE 样临床表现和自身免疫的迹象，但目前尚未到达 4 项或 4 项以上 SLE 诊断标准的一种疾病状态，又称为异型红斑狼疮（variant lupus）、亚临床红斑狼疮（subclinical lupus）、非典型性红斑狼疮（nonclassical lupus）或者潜伏型红斑狼疮（latent lupus）。ILE 发病以生育年龄阶段女性为主。皮疹、关节受累及血细胞减少是最常见的临床症状，肾脏受累发生率较低，最常见的血清学异常为 ANA 抗体阳性，且常单独出现。57% 的 ILE 患者最终可发展为 SLE，经过保守治疗，仍有 10%~50% 的 ILE 患者最终进展为 SLE。

ILE 与未分化结缔组织病有何异同？未分化结缔组织病（undifferentiated connective tissue diseases，UCTD）是指具有与系统性自身免疫性疾病相似的临床表现并且 ANA 阳性的一类患者。但它并非是一个独立的疾病名称，UCTD 仅仅代表具有自身免疫性疾病但无法确定具体类型的疾病状态。由于 ILE 和 UCTD 具有诸多相同的特征，因此两者之间的界限并不十分清晰。

## 四、红斑狼疮的治疗

### （一）常用治疗方案

1. CLE 的治疗方案 基本治疗和阶梯式治疗：正确防晒，低盐饮食，避免不良刺激和定期随访；一线治疗包括局部外用糖皮质激素或钙调磷酸酶抑制剂。严重或广泛的 CLE 可口服抗疟药。二线治疗包括系统性应用小剂量糖皮质激素、免疫抑制剂；三线治疗包括 IVIG 和利妥昔单抗等生物制剂。

2. SLE 的治疗方案 轻型 SLE 药物治疗包括非甾体消炎药、抗疟药、沙利度胺、外用糖皮质激素制剂、系统小剂量激素（泼尼松 ≤10mg/d），必要时可用免疫抑制剂。中度活动型 SLE 的治疗包括个体化糖皮质激素治疗，通常剂量为泼尼松 0.5~1mg/（kg·d），需要联用其他免疫抑制剂。重型 SLE 的治疗分为 2 个阶段，诱导缓解和巩固治疗。常用药物包括 1~2mg/（kg·d）泼尼松及联用免疫抑制剂。各种药物和治疗手段的选择见表 11-1-3。

表 11-1-3 SLE 的临床治疗选择

| 治疗方案 | 非内脏累及 | 内脏累及 | 肾炎诱导治疗 | 肾炎维持治疗 | 顽固性病症 |
|---|---|---|---|---|---|
| 抗疟疾药 | + | + | + | + | + |
| 糖皮质激素 | + | + | + | + | + |
| 霉酚酸酯 | | + | + | + | + |
| 硫唑嘌呤 | | + | | + | + |
| 氨甲蝶呤 | | + | | | |
| 来氟米特 | | + | | | |
| 环磷酰胺 | | | + | | + |
| 环孢素/他克莫司 | | | | | + |
| Belimumab | | | | | + |
| 利妥昔单抗 | | | | | + |
| IVIG/血浆置换 | | | | | + |
| 干细胞移植 | | | | | + |

## （二）羟氯喹对于各型红斑狼疮的治疗作用不容忽视

羟氯喹具有免疫抑制、抗炎、增加患者紫外线耐受性、抗血栓形成、抗高脂血症、促进胰岛素分泌和对外周胰岛素的敏感性、抗病原微生物及抗增生等作用。目前的研究已证实羟氯喹对各型红斑狼疮治疗有效，并具有良好的安全性，与免疫抑制剂、糖皮质激素等合用有协同作用，可降低后者的不良反应等优点，多个治疗指南将其作为各型红斑狼疮的一线药物。

研究发现，对尚未完全满足 SLE 诊断标准的患者早期使用羟氯喹可延迟其随后的 SLE 的发生。持续服用羟氯喹的 SLE 患者停药后，SLE 病情加重的风险显著增加。最新版国内外狼疮肾炎的治疗指南均认为若无禁忌证，不论哪一型狼疮肾炎患者均应加用羟氯喹作为基础治疗。

羟氯喹能穿过胎盘，其在脐血中的浓度与在母体血中的基本一致，说明在孕期母亲和胎儿对羟氯喹的暴露水平是相同的。现在已有多方面的证据表明羟氯喹在孕期使用并不会增加先天性缺陷（包括视觉、听觉、生长发育及其他方面的畸形）、自然流产、死胎、早产的风险。同时妊娠期间停用本品可增加狼疮的活动度，表明羟氯喹可能是 SLE 患者妊娠可选的安全药物。羟氯喹可进入乳汁。有报道称，新生儿从服用羟氯喹的产妇的乳汁中摄入的羟氯喹为 0.11~0.2mg/（kg·d），远远低于治疗剂量［成人为 6.5mg/（kg·d）］。此外，因为羟氯喹在乳汁中的浓度较脐血中的更低，所以在孕期持续服用羟氯喹的患者产后可继续哺乳。因此，在治疗需要的情况下，羟氯喹应在孕期和哺乳期继续使用。羟氯喹常见不良反应为眼底视网膜损害，长期使用应定期进行眼、血液检查，一旦出现不良反应应及时停药。

## （三）如何看待生物制剂治疗红斑狼疮的疗效与风险

针对新靶点的研究目标在于特异性干扰发病机制中的具体环节，因此避免了传统的免疫抑制剂在发挥治疗效应的同时，也导致了其他的非治疗效应。在 SLE 和其他自身免疫性疾病中，最新研究的药物直接阻断各种细胞靶点，包括 B 细胞表面分子（CD20、CD22、CD19）和共刺激分子（CTLA-4、CD40/CD40L、ICOS/B7-H2），以及细胞外（细胞因子、趋化因子）和细胞内分子。

Benlysta（贝利木单抗）是可溶性 B 淋巴细胞刺激因子的单克隆抗体，能抑制 TNF 家族 B 细胞活化因子（B cell activation factor，BAFF），可阻断 B 细胞活化，减少抗体产生。2011 年 3 月 Benlysta 已被 FDA 批准用于 SLE 的治疗，是批准治疗红斑狼疮的首个生物制剂，只适用于治疗自身抗体阳性、活动性并且正在接受标准治疗的 SLE 成人患者。目前 Benlysta 在严重活动性狼疮肾炎或严重活动性中枢神经系统狼疮患者的疗效不明确，也未曾研究其与其他生物制品或静脉环磷酰胺的联用，所以在这些情况中不建议使用。利妥昔单抗是 B 细胞配体 CD20 的单克隆抗体，2006 年批准治疗类风湿关节炎，虽然近年的一些小样本非对照试验显示治疗 SLE 可能有效，但最近两项中等样本量的随机双盲对照的三期临床实验结果表明，利妥昔单抗的效果和对照组无明显差异。依帕珠单抗是一种人源化抗 CD22 的 IgG1 型抗体，曾有随机双盲对照二期临床实验表明其治疗有效。此外，Th17 途径参与 LE 的发病，Ustekinumab 可阻断 IL-17 途径，IFN-α 中和重组单克隆抗体 MEDI-545、依法利珠单抗（CD11a 重组单克隆抗体）都可能应用于 LE 的治疗，但均缺乏大样本平行对照临床试验。有些生物制剂如 TNF-α 单抗英夫利昔单抗和阿达木单抗、TNF-α 拮抗剂依那西普（二聚体融合蛋白，通过结合 TNF-α 抑制 TNF-α 介导的细胞信号途径）虽然在理论上可治疗 SLE，但是这些药物可能诱导药物性狼疮，因此，不推荐应用于 LE 的治疗。抗 CD79 和抗 CD19 单克隆抗体也可能治疗 SLE，但均缺乏人类狼疮临床试验。

## （四）不同器官受累的 SLE 治疗方案的选择

### 1. 不同类型狼疮性肾炎治疗方案的选择

狼疮性肾炎的治疗必须以组织学改变为基础，而治疗目标是为了获得临床完全缓解。蛋白尿/肌酐比值 <50mg/mmol（蛋白尿 <0.5g/24h）和肾功能正常或接近正常为完全肾性缓解；若不能达到，最好能达到部分肾性缓解，即蛋白尿降低 ≥50% 和肾功能正常或接近正常。

2012 年，ACR 指南不建议对 I 型或 II 型狼疮肾炎患者的肾脏损害使用免疫抑制疗法。2012 年，改善全球肾脏病预后组织（KDIGO）指南建议，

Ⅰ型狼疮性肾炎或Ⅱ型狼疮性肾炎伴尿蛋白 <1g/d 的患者主要是根据狼疮的肾外临床表现决定糖皮质激素和免疫抑制剂的治疗，而对Ⅱ型狼疮肾炎伴尿蛋白 >3g/d 的患者，应使用糖皮质激素或钙调神经磷酸酶抑制剂治疗。

对于Ⅲ/Ⅳ型的狼疮肾炎患者，两指南均推荐予以糖皮质激素联合静脉注射环磷酰胺或者口服吗替麦考酚酯的积极诱导治疗。糖皮质激素应先使用甲泼尼龙静脉冲击（500mg/d）3 天后再改用泼尼松 0.5~1mg/（kg·d）治疗。若治疗 6 个月后，病情改善则改用维持治疗；若无效则换用另一种诱导治疗，6 个月后若有效改用维持治疗，如仍无效，予以利妥昔单抗或钙调神经磷酸酶抑制剂加糖皮质激素治疗。维持缓解治疗应在使用泼尼松 ≤10mg/d 基础上联合使用吗替麦考酚酯。伴增殖性病变的Ⅴ型狼疮肾炎患者的治疗方案同Ⅲ型或Ⅳ型；单纯Ⅴ型狼疮肾炎且表现为正常肾功能和非肾病水平蛋白尿的患者，应主要使用降蛋白尿及抗高血压药物治疗，根据 SLE 肾外表现的程度来决定糖皮质激素和免疫抑制剂的治疗；单纯Ⅴ型狼疮肾炎并表现为肾病水平蛋白尿的患者，应联合使用糖皮质激素及免疫抑制剂。

**2. SLE 血液系统损害的治疗方案的选择**

（1）SLE 自身免疫性溶血性贫血（AIHA）：一线用药为糖皮质激素，可予以大剂量甲泼尼龙冲击治疗，也可加用免疫抑制剂治疗。达那唑对部分难治性 AIHA 有效，常用剂量为 600mg/d。对于致命性贫血、复发及合并严重血小板减少的溶血性贫血可采用 IVIG。其他药物治疗疗效不佳时可选用利妥昔单抗。

（2）SLE 白细胞减少：如系由药物所致，应停用可疑药物并对症处理；若系疾病活动所致，应积极给予激素及免疫抑制剂控制病情活动。

（3）SLE 合并严重自身免疫性血小板减少：大剂量糖皮质激素是其一线治疗方案，对激素治疗效果欠佳或在激素减量过程中复发者，加用免疫抑制剂治疗。达那唑常作为激素减量后维持用药。而大剂量 IVIG 多用于血小板 <30×10⁹/L 或其他治疗无效时。重组人白介素 -11、利妥昔单抗可用于难治性血小板减少。

**3. 神经精神狼疮（NPSLE）** 治疗的原则与方案首先应去除可能的诱因，如感染、高血压、代谢异常等。糖皮质激素和免疫抑制剂是其主要的治疗药物。

（1）对狼疮本身的治疗：甲泼尼龙冲击治疗，一般用甲泼尼龙 500~1 000mg/d 静脉注射治疗，每天 1 次，3 天后减少剂量或改为口服，剂量为 1~2mg/（kg·d）。

有颅外感染不宜用大剂量激素者，或有甲泼尼龙冲击治疗禁忌以及其他脏器损害不明显的 NPSLE 患者，可考虑使用鞘内注射氨甲蝶呤（MTX），将 MTX 10~20mg 加地塞米松 10~20mg 加入生理盐水 3ml 溶解稀释缓慢注射，每周 1 次，一般不超过 3 次。有研究表明，包括原来接受过鞘内注射治疗的复发患者再次给予鞘内注射治疗，仍可获得重新缓解。其副作用有轻微而短暂的下肢痒感、头痛、大小便失禁等；严重并发症少见，包括化学刺激性蛛网膜炎、急性运动性麻痹、慢性脱髓鞘综合征等。

大剂量丙种球蛋白静脉输注可以清除自身抗体，但不能阻止患者的自身抗体形成，因此仅能暂时控制患者病情，远期疗效较差，可作为激素和免疫抑制剂的辅助治疗。用法：400mg/（kg·d），静脉输注，用药 3~5 天，一般 2 周左右出现效果。

有临床研究显示利妥昔单抗（Rituximab，抗 CD20 单克隆抗体）可迅速改善难治性 NPSLE 临床、影像学和实验室指标，因此利妥昔单抗可用于难治性 NPSLE 的治疗。

（2）抗凝和抗血小板聚集治疗：短暂缺血性发作（TIA）和缺血性脑卒中是 NPSLE 最常见的局部中枢神经系统病变，抗磷脂抗体在狼疮脑病的发病机制中占有重要地位，因此，抗凝与抗血小板聚集治疗也是 NPSLE 的重要方面。治疗前需排除脑出血，测定凝血功能，临床常用药物有肝素、华法林。肝素用于急性期的治疗，12 500~25 000U 肝素加入 5% GS 溶液缓慢滴注，以 10~20 滴 /min 维持治疗 24~48 小时，同时口服华法林 2.5~7.5mg/d。抗血小板聚集一般首选阿司匹林 75~100mg/d 治疗。

（3）对症治疗：癫痫大发作或持续状态时需积极抗癫痫治疗，加强护理；对癫痫持续状态首选地西泮 10~20mg 静脉缓慢注射，抽搐停止后用苯巴比妥 0.2g 肌内注射，每 8 小时 1 次至每

12 小时 1 次, 清醒后改为口服药。颅内高压者可使用甘油果糖或甘露醇脱水降压, 但肾功能受损严重者不能使用甘露醇, 可采用呋塞米加 50% 葡萄糖静脉推注, 每 6 小时 1 次至每 8 小时 1 次。因地塞米松缓解脑水肿作用更强, 可使用地塞米松代替甲泼尼龙冲击治疗。对伴有精神症状的患者应该根据具体表现选用抗抑郁或躁狂的药物, 对认知功能不良和痴呆的患者可选用脑神经营养治疗。

### (五) 妊娠期 SLE 药物的选择

妊娠常导致 SLE 的复发, 甚至恶化并危及生命, SLE 妊娠后易出现高血压、肾炎、先兆子痫、血栓等并发症。而用于治疗 SLE 及其妊娠并发症的药物可能会通过胎盘而引起胎儿损伤。因此, 在治疗时必须反复权衡治疗的风险、利益和 SLE 病情活动危险之间的利弊。

美国 FDA 将妊娠期用药分为 A、B、C、D、X 5 类。妊娠期前 3 个月以不用 C、D、X 类药物为好; 确需用药时, 可选用 A、B 类药物。糖皮质激素系 B 类药物, 但由于泼尼松剂量 ≥20mg/d 可增加子痫和妊娠糖尿病的危险, 因此怀孕期间尽可能激素剂量小于 20mg/d, 最好在 10mg/d 以下。妊娠后根据 SLE 疾病活动度需及时调整剂量。氟化糖皮质激素地塞米松和倍他米松能通过胎盘屏障作用于胎儿, 在妊娠期不宜使用, 但在妊娠晚期可加用地塞米松, 能促胎儿肺成熟。产后病情活动还可加用免疫抑制剂 (用免疫抑制剂最好不哺乳喂养)。

对于抗磷脂抗体阳性患者, 因肝素与低分子肝素既不能通过胎盘也不能从乳汁分泌, 故在孕期和哺乳期均能安全使用, 还可在整个孕期联合使用小剂量阿司匹林 (25~50mg/d)。但华法林有致畸作用, 在妊娠期应避免使用。伴有高血压的患者, 适当选用如钙通道阻滞剂等抗高血压药物, 使血压控制在 140/90mmHg (1mmHg=133.322Pa) 以下。因利尿剂可使胎儿灌注减少、代谢紊乱, 血管紧张素转换酶抑制剂可能与婴儿肾功能不全相关, 应慎用; β 受体阻滞剂可能引起胎儿宫内发育延迟、新生儿呼吸减少, 应避免使用。

合并严重感染、抗磷脂抗体综合征及血液系统损害者可静脉输入免疫球蛋白。

(陆前进)

## 第二节 皮 肌 炎

皮肌炎 (dermatomyositis) 是一组主要累及皮肤和 / 或横纹肌的自身免疫性结缔组织病, 临床以炎症性皮肤损害和肌痛、肌无力为主要特征。本病可发生于任何年龄, 有儿童期和 40~60 岁两个发病高峰, 男女患者之比约为 1:2。传统上将皮肌炎分为 6 种类型: ①多发性肌炎 (polymyositis, PM); ②皮肌炎 (dermatomyositis, DM); ③合并恶性肿瘤的皮肌炎或多肌炎 (PM or DM with malignancy); ④儿童皮肌炎 (juvenile DM); ⑤合并其他结缔组织病的皮肌炎或多肌炎 (PM or DM with associated collagen vascular diseases); ⑥临床无肌病性皮肌炎 (clinical amyopathic DM, CADM)。目前国际文献中倾向于用特发性炎症性肌病 (idiopathic inflammatory myopathies, IIM) 来涵盖皮肌炎和多发性肌炎这两个主要概念。

### 一、发病机制的新发现与思考

尽管一些研究发现皮肌炎的发病与自身免疫、病毒感染、肿瘤、遗传等因素相关, 但其确切的病因和发病机制还不清楚, 免疫学紊乱在本病发病中的作用是近年研究的热点。

#### (一) 免疫机制

患者血清中存在多种自身抗体, 病变部位表皮真皮交界处有抗体和补体的沉积, 受累肌肉和血管周发现 B 细胞、浆细胞浸润, 以及抗 CD20 抗体治疗有效, 这些信息都说明体液免疫异常在皮肌炎的发病中起着非常重要的作用。致病性自身抗体与肌肉或内皮细胞抗原结合, 激活补体系统进而造成膜攻击复合物的形成, 导致内皮细胞炎性肿胀、毛细血管坏死、血管周围炎症, 最终发生肌肉缺血坏死。

然而, 迄今为止还没发现明确的与发病相关的自身抗原, 免疫学研究中细胞免疫机制的作用受到越来越多的关注。利用基因表达芯片对皮肌炎患者的皮损、肌肉组织和血液细胞进行分析发现, 干扰素 (IFN) 相关的信号分子呈明显高表达。主要来源于 CD4[+] T 细胞和浆细胞样树突状细胞的 I 型干扰素 (IFNα, β) 诱导产生某些蛋白成分,可能直接杀伤血管内皮细胞和肌纤维细胞。此外,皮肌炎患者血液或受累组织中还有一些其他细胞因子、趋化因子或免疫表型的高表达,包括 TNF-α、IL-1、IL-6、IL-27、CXCL9、CXCL10、CCL2、CCL3、CCL4、CCL19、CCL21、MHC Ⅰ类分子等;浸润的 T 细胞除 CD4$^+$ 外,还发现有 CD8$^+$ T 细胞的参与,可能通过释放穿孔素等造成肌纤维溶解;皮肌炎发病早期阶段可能还有肥大细胞的参与;调节性 T 细胞(Treg)数量和功能的缺陷可能是自身免疫发生的一个重要上游环节。

目前有一种观点认为,PM 的发生多与细胞免疫紊乱相关,而 DM 则主要由体液免疫介导。无论是细胞免疫还是体液免疫,以下的问题都需要在今后的研究中逐一回答:免疫耐受是怎样被打破的?对自身物质的识别是如何发生的?是否存在致病相关的特异性抗原?自身反应性 T/B 细胞是怎样被活化的?

**(二)感染因素**

许多皮肌炎患者发病前常有上呼吸道感染病史,血清中抗柯萨奇病毒抗体滴度较高;多发性肌炎患者常检出鼠弓浆虫 IgM 抗体,且抗弓浆虫治疗有效;部分患者可能与 EB 病毒等感染有关。这些现象提示某些微生物的感染可能是皮肌炎免疫学紊乱的启动因素,有待于深入研究。

**(三)与肿瘤的相关性**

皮肌炎常合并恶性肿瘤,如鼻咽癌、乳腺癌、卵巢癌、肺癌、胃癌等,肿瘤得到有效治疗后,部分患者皮肌炎症状可缓解,而肿瘤复发则皮肌炎症状又加重,提示肿瘤的存在可能影响了免疫系统,造成自身免疫紊乱。

**(四)遗传因素**

皮肌炎患者 HLA-B*08、HLA-DRB1*03、HLA-DQA1*05、DQB1*02、HLA-DR52、HLA-DR6、HLA-DR7 等阳性率高,提示其发生具有一定的遗传易感性。遗传基因单核苷酸多态性研究也发现某些基因位点(如 TNF-308A 等)的多态性是皮肌炎发病的高危因素。但有关皮肌炎的遗传学研究还比较局限,缺乏大样本的系统资料。利用 GWAS、外显子测序等手段进行皮肌炎遗传学筛查,找出与发病相关的重要基因变异并进而进行功能和机制研究,将是一个值得探索的方向。

## 二、临床表现及重要临床特征的意义评估

皮肌炎的主要临床表现包括皮肤损害和肌肉受累的症状。特征性皮损有:Gottron 丘疹或 Gottron 征、眼睑紫红色斑(Heliotrope 征)、曝光部位红斑和皮肤异色症(poikiloderma)。Gottron 丘疹是指指(趾)关节、掌指关节伸侧的扁平紫红色丘疹,多对称分布,部分丘疹表面可附着少量糠状鳞屑,有时也可见于肘、膝、踝等关节部位。若上述部位出现红色或紫红色斑片而不是典型的 Gottron 丘疹,则称为 Gottron 征。Gottron 丘疹和 Gottron 征对皮肌炎具有重要诊断价值。Heliotrope 征即眼睑紫红色斑,表现为双上眼睑水肿性紫红色斑片,可伴眶周组织肿胀,也是皮肌炎的特征性皮疹。皮肌炎患者常在曝光部位皮肤发生暗红或紫红色斑片,在颈前和上胸部位常呈 V 型分布,并有明显的日晒后加重的现象。皮肤异色症则主要发生在皮肌炎患者的慢性阶段,在面、颈、上胸背部等处的红斑鳞屑基础上逐渐出现褐色色素沉着、点状色素脱失、轻度皮肤萎缩、毛细血管扩张等,又称异色性皮肌炎(poikilodermatomyositis)。其他皮肤表现尚有红斑鳞屑样皮损、甲周红斑、甲皱襞毛细血管扩张、甲小皮角化、雷诺现象、血管炎性损害、溃疡、脱发等,部分患者(特别是儿童)可在皮肤、皮下组织、关节周围及病变肌肉处发生钙沉着症。

肌炎表现主要累及横纹肌,亦可累及平滑肌,表现为受累肌群的无力、疼痛和压痛。最常侵犯的肌群是四肢近端肌群、肩胛带肌群、颈部和咽喉部肌群,出现相应临床表现如举手、抬头、上楼、下蹲、吞咽困难及声音嘶哑等,严重时可累及呼吸肌和心肌,出现呼吸困难、心悸、心率不齐甚至心力衰竭。急性期由于肌肉炎症、变性,受累肌群还可出现肿胀、自发痛和压痛。少数严重患者可卧床不起,自主运动完全丧失。

皮肌炎的临床表现非常复杂,除上述皮肤和肌肉损害外,还可能累及多个系统,其中最受关注的有间质性肺病(interstitial lung disease,ILD)和伴发恶性肿瘤。患者血清自身抗体的检测对于皮肌炎的诊断、病情严重程度和预后的评估也具有重要意义。

## （一）间质性肺病

间质性肺病（ILD）是皮肌炎患者死亡的主要原因之一，临床分为三个类型：急性重症型、缓慢进展型和无症状型。

据估计，在皮肌炎的整个病程中，ILD 的发生率约为 35%~40%，而在抗合成酶自身抗体阳性的患者则高达 75%。另一项研究发现，尽管抗合成酶自身抗体阳性的皮肌炎患者 ILD 的发生率高，但其中 Jo-1 抗体阳性似乎是预后良好的标志。临床无肌病性皮肌炎患者也可能发生 ILD，而且快速进展的急性重症型更常见。

近年来研究发现，抗黑素瘤分化相关基因 5 抗体（anti-melanoma differentiation-associated gene 5，MDA5）是重症皮肌炎的重要标志。据目前大量的文献报道，MDA-5 阳性皮肌炎患者 ILD 的发生率为 42%~100%，其中亚洲皮肤流行病学研究发现，ILD 的发生率为 92%~100%。目前 MDA5 已经被公认为判断皮肌炎病情和预后的重要指标。

除了进行皮肌炎特异性自身抗体谱筛查外，皮肌炎患者应当高度重视间质性肺病的筛查，肺功能检查和高分辨率 CT 检查是主要手段，早期发现、早期治疗可以极大地改善患者的预后。

## （二）伴发恶性肿瘤

多数研究证明了皮肌炎伴发恶性肿瘤的现象。皮肌炎患者恶性肿瘤的发生率从 9%~42% 不等，大多在出现皮肌炎的同时或之后，高危时间点是皮肌炎诊断时及诊断后一年内。有人统计了 618 例皮肌炎患者伴发的 198 例恶性肿瘤中，最常见的肿瘤分别是：卵巢癌、肺癌、胰腺癌、胃癌、大肠癌和非霍奇金淋巴瘤。

一些研究试图揭示皮肌炎患者伴发恶性肿瘤的危险因素，初步发现以下现象可能预示着肿瘤高发可能：全身症状明显、不伴雷诺现象、血沉高、老年起病、伴有皮肤坏死溃疡的严重皮损、有明显肌无力的重症肌肉损害、吞咽困难和呼吸肌受累等。近年的研究发现了一种识别 155KD 和 140KD 核蛋白的自身抗体，称为抗 p155/140 自身抗体，皮肌炎患者该抗体阳性与发生恶性肿瘤具有高度相关性——阳性患者发生恶性肿瘤的风险比阴性患者高 18 倍，总体特异性为 89%，敏感度为 70%，阴性预期值为 93%。

皮肌炎伴发恶性肿瘤的机制和因果关系尚不清楚，是肿瘤细胞产生了启动自身免疫的物质，还是皮肌炎的免疫紊乱状态或免疫抑制治疗造成免疫监视功能缺陷而导致肿瘤发生，值得深入思考和探索。

## （三）临床无肌病性皮肌炎

无肌病性皮肌炎是指患者具有典型的皮肌炎皮肤损害并持续 6 个月以上，而在临床、实验室和其他肌肉检查方面没有任何肌肉受累的发现。有一部分患者虽然临床和实验室检查无肌肉受累证据，但其他肌肉检查包括肌电图、MRI 或肌肉活检可能提示有异常，这种情况被称作"轻微肌病性皮肌炎（Hypomyopathic DM）"。目前用"临床无肌病性皮肌炎（CADM）"涵盖无肌病性皮肌炎和轻微肌病性皮肌炎。

无肌病性皮肌炎的发生率在不同的报告中差异很大，从 10%~20% 到 67% 不等。来自美国的一个较大样本的统计发现，成年发病、女性、白种人出现 CADM 的比例较高。由于相当部分皮肌炎患者其肌肉症状发生在皮肤损害之后，有些甚至间隔数月或数年，因此存在这样的可能，即 CADM 患者其肌肉损害的有或无只是程度不同或时间问题，值得在临床工作中长期动态观察研究。近年研究发现，MDA-5 阳性皮肌炎出现肌肉损害的比例较低。

## （四）皮肌炎自身抗体的临床意义探讨

皮肌炎患者的血液循环中可以检测到两类自身抗体：肌炎特异性抗体（MSA）和肌炎相关性抗体（MAA），前者几乎总是见于有肌炎的患者，后者则在其他结缔组织病中也可能出现。

MSA 是一组针对核抗原或胞质抗原的自身抗体，在所有皮肌炎患者中的阳性率高达 30%~50%。抗合成酶自身抗体是其中的一大类，包括 Jo-1、PL-7、PL-12、EJ、OJ、KS 和 Zo。抗 Jo-1 是针对组胺酰 tRNA 合成酶的自身抗体，在肌炎患者中最常见，并与"抗合成酶抗体综合征"具有相关性，后者表现为发热、炎症性关节炎、雷诺现象和间质性肺病。尽管抗合成酶自身抗体具有"肌炎特异性"，但在一般的皮肌炎患者中阳性率并不高，低于 15%。

其他 MSA 主要与典型的皮肌炎（DM）相关，最早发现的是针对核解螺旋酶蛋白 Mi-2 的自身抗体,阳性率 20%~30%。有意思的是,该抗体的出现常意味着相对较好的预后:间质性肺病和恶性肿瘤的发生率低,而且对激素治疗反应好。抗 Mi-2 抗体阳性的成年患者常具有典型的皮肌炎皮肤表现,包括眼睑水肿性红斑、Gottron 丘疹、V 区红斑、披肩征(披肩区域红斑)等。

另一种 MSA 是抗 TIF 1-γ/α 和 β 抗体(抗 p155/140 抗体),见于 7%~30% 的皮肌炎患者,具有很高的特异性。该抗体的阳性意味着更严重的皮肤损害和更高的恶性肿瘤发生风险。其中,肿瘤相关皮肌炎 MSA 检测中,抗 TIF 1-γ/α 抗体敏感性和特异性分别为 78% 和 79%。此外,抗 TIF 1-γ/α 和 β 抗体提示发热、关节炎及 ILD 发生率较低。

日本学者在发生快速进展型 ILD 的临床无肌病性皮肌炎(CADM)患者血清中发现一种抗 140KD 蛋白的自身抗体,命名为 CADM140,后经证实该抗体识别的抗原是一种称为"黑素瘤分化相关基因 5(MDA-5)"的胞质蛋白。这部分病例的特点是无肌病或肌病轻微,快速进展型 ILD 的发生率高,可伴发皮肤溃疡、掌跖丘疹、斑秃、关节炎等。

抗 NXP-2 抗体是最初在儿童皮肌炎患者中发现的,在成人皮肌炎中的阳性率为 1.6%~30%。该抗体阳性提示典型皮疹、钙质沉积、吞咽困难和肌肉损害发生率增高,而间质性肺炎发生率降低。

总之,自身抗体与皮肌炎的相关性值得深入研究,一方面,自身抗体在疾病发生中的意义尚不清楚,需要进一步阐明其是否具有致病性或只是疾病发生后的"marker";另一方面,不同的自身抗体与疾病严重程度和预后的关系迥异,有些抗体的出现是疾病严重或预后不良的信号,而有些抗体反倒是预后良好的提示,其深层次的意义需要进一步探讨。

### 三、治疗难点与对策

皮肌炎患者急性期应卧床休息,积极排查恶性肿瘤。对于皮肤损害,避免日晒非常重要,外用糖皮质激素、钙调磷酸酶抑制剂、润肤剂,亦可口服氯喹或羟氯喹。肌炎等系统损害的治疗主要依靠系统应用糖皮质激素和免疫抑制剂。成功治疗皮肌炎的重点和难点包括:糖皮质激素的合理应用、免疫抑制剂的使用时机与选择、皮肤钙化的治疗、重症或顽固复发病例的治疗等。

#### (一)糖皮质激素的合理应用

无论皮肌炎还是多发性肌炎,糖皮质激素都是首选的治疗手段,并应注意尽量选用不含氟的激素。初始剂量取决于病情的严重程度,以泼尼松为例一般为 0.5~1.5mg/(kg·d),危重患者在治疗开始时可试用大剂量冲击疗法。初始治疗阶段通常需要 6~8 周的时间,在这期间每 2~4 周要根据肌力和肌酶情况对治疗反应进行一次评估。有时患者的肌力、功能和肌酶的改变并不平行,可能会出现肌酶下降而肌力无改善或肌力明显改善后肌酶仍持续在高位不下降的现象,此时肌力与患者肌肉功能的表现更具参考价值。

经过成功的 6~8 周的初始治疗后,可开始对糖皮质激素进行缓慢减量,目标是在 9~12 个月的时间内将激素减至最小维持量或者停用。

关于糖皮质激素在皮肌炎治疗中的应用,有几个问题值得深入研究:①多数学者同意在激素减至维持量时应长期巩固维持,但维持多久为宜尚没有统一的认识。此时肌酶多已明显下降或恢复正常,但缺乏其他检测疾病活动度或判断复发的指标,今后需要在较大的样本中进行维持效果和复发规律的研究,以得出相对可靠的结论,指导临床判断治疗的终点;②糖皮质激素的大剂量冲击疗法有时被用于重症患者的治疗起始阶段,虽然不同例数的经验报告提示其可能是有益的,但其有效性尚未得到循证医学证据的支持,迄今对冲击疗法的应用仍存在很大争议;③糖皮质激素联合治疗的必要性存在争议,什么情况下适合激素单独治疗、何种情况需要联合其他治疗手段、与哪些治疗手段联合更合理,这一系列的问题都有待于深入探讨。

#### (二)免疫抑制剂的应用时机与选择

免疫抑制剂在皮肌炎治疗中既有重要地位,也存在明显争议,主要的争议点是应用的必要性和应用时机的选择。对于肌肉损害较轻或无肌病性皮肌炎患者,一般单独使用糖皮质激素即可收到满意的效果,而肌肉损害重的患者则大多需要激素联合免疫抑制剂治疗。应用免疫抑制剂的时机观点也不一致,有人主张对重症患者在治疗的早期应及时联合免疫抑制剂,以尽快收到满意的效果;但也有人认为免疫抑制剂应留在激素治疗效果不满意、顽固或复发的病例,以及激素减量过程中必要时使用。

皮肌炎最常用的免疫抑制剂是硫唑嘌呤和氨甲蝶呤。硫唑嘌呤的常规用法是 1.5~3mg/(kg·d),口服,该药物起效比较慢,一般需要长期应用数月才能判断是否有效。主要不良反应有恶心、呕吐、骨髓抑制、肝功损害等,应定期进行血细胞计数和肝功能检测。氨甲蝶呤可口服、皮下注射或肌注给药,每周 1 次,剂量为 10~40mg,该药起效较快,是最常用的二线用药。主要不良反应有骨髓移植和肝功损害,应用过程中也需要定期检测血细胞和肝肾功。2016 年,欧洲免疫专家共识提出,治疗儿童皮肌炎尽早使用激素联合氨甲蝶呤。

其他免疫抑制剂还有环磷酰胺、环孢素 A、吗替麦考酚酯等。中药雷公藤多苷也有一定疗效。

### (三)皮肤钙沉积的治疗

皮肤钙沉积是皮肌炎的常见并发症,尤其常见于儿童患者,治疗比较困难。文献中报告的经验提示以下治疗方法有可能有效:氢氧化铝、地尔硫䓬、秋水仙碱、丙磺舒、米诺环素、皮损内激素注射、英夫利西单抗、骨髓基质干细胞移植、肝素、静脉注射免疫球蛋白等。对于孤立、顽固或疼痛性的钙沉积病变,必要时可手术切除。

### (四)间质性肺炎的治疗

抗 MDA-5 抗体阳性患者常常合并间质性肺病。目前相关治疗仍处于探索阶段。其中慢性间质性肺病疗效相对较好,单用激素改善率可达到89%,但是联合环磷酰胺或吗替麦考酚酯对改善肺间质病的疗效更佳,这两种药物对间质性肺病的改善疗效无明显差异,但是吗替麦考酚酯的副作用相对较低。对于快速进展性间质性肺病,除了激素联合环磷酰胺或吗替麦考酚酯外,还需要酌情使用 IVIG 或者生物制剂控制急性炎症反应。尽管如此,目前关于抗 MDA-5 抗体阳性患者的治疗仍处于探索阶段,文献报道主要以个案病例报道和专家建议为主,尚缺乏随机双盲临床研究数据和循证医学证据等支持。

### (五)顽固或复发病例的治疗

部分皮肌炎病例对传统治疗反应不佳或治疗后病情反复,此时一些新的治疗方法值得尝试。

1. **其他免疫抑制剂**　常用的有吗替麦考酚酯,每天最高剂量 3g,口服。通常耐受性良好,主要副作用有胃肠反应和白细胞减少;环孢素 A 一般也是口服给药,最高剂量可 150mg 每天 2 次,安全性方面主要是要注意高血压和肾功能损害;环磷酰胺对 T 细胞和 B 细胞均有显著地抑制作用,因其造血系统和膀胱毒性明显,一般仅用于多种治疗尝试失败的患者,尤其是合并间质性肺疾病的多发性肌炎患者。标准用法是每月每平方米体表面积 0.8~1.0g,静脉点滴,一般认为每天小剂量口服的用法不可取。

2. **静脉注射免疫球蛋白(IVIG)**　对于激素抵抗特别是进展迅速危及生命的患者,IVIG 因起效较快而成为理想的选择。推荐用法是 0.1~0.4g/(kg·d),连续应用 3~5 天,必要时可每周重复,通常在数天内可见到肌力改善,以后每间隔5~8 周重复注射有助于维持疗效。还有人报告用超大剂量疗法,每月 2g/kg 分为 2 天注射。

3. **生物制剂**　Rituximab(RTX)是抗 CD20 的人鼠嵌合抗体,可有效清除产生自身抗体的 B 细胞而起到治疗作用。肿瘤坏死因子 α(TNF-α)拮抗剂如益赛普(Etanercept)、英夫利西单抗(Infliximab)、阿达木单抗(Adalimumab)也有被用于皮肌炎治疗的报告,多数能收到满意的效果,但也有治疗后加重甚至发生因 TNF-α 拮抗剂治疗而诱发皮肌炎的情况。其他被尝试用于皮肌炎治疗的生物制剂还有:Tocilizumab(抗白介素 6 单抗)、Abatacept(CTLA-4 与 CD80/86 受体融合蛋白)等。

目前,生物制剂在皮肌炎治疗方面的经验还不充分,多为病例报告和小样本研究,其有效性和安全性还有待于大样本循证医学研究。现阶段生物制剂应仅限于重症且顽固、对多种治疗抵抗的病例。

4. **血浆置换和血液透析疗法**　少数文献报道,对血浆置换疗法在皮肌炎治疗中的价值评价不一。有人认为对于顽固复发性病例值得尝试,但也有学者提出不应把血浆置换作为皮肌炎的治疗选项之一,理由是在单独应用或联合治疗中均未发现增加疗效,即使有肌酶方面的改善但也与肌力和功能恢复情况不平行。

重症肌炎患者有大量肌红蛋白释放入血时,

应及时给予血液透析以最大程度地防止或减轻肾功能衰竭的发生。

5. 干细胞移植 骨髓基质干细胞移植（SCT）对包括皮肌炎在内的多种自身免疫病有效。已报告的病例均为重症或顽固病例，多数在SCT治疗后取得满意疗效，包括肌酶、肌力和功能均有明显改善，部分患者的皮肤钙沉积等顽固皮肤损害也有好转。

皮肌炎的研究，无论在发病机制还是临床诊疗方面，进展都比较缓慢。缺乏大规模的遗传学研究是制约对其深入认识的重要"源头"因素；自身免疫的启动机制是免疫学研究中面对的最主要的也是最需要揭示的问题，而自身免疫紊乱为何能够同时识别、损伤皮肤和肌肉这两种组织也是一个令人十分感兴趣的问题；皮肌炎患者发生恶性肿瘤和间质性肺疾病是影响其预后的主要因素，对其发生机制和规律的研究无疑将很大程度地改变治疗现状；在临床实践中，皮肌炎的治疗难度差异很大，部分患者发病急、病情重、进展迅速、死亡率高，因此，恰当判断疾病的严重程度，制订合理的个体化治疗方案，对一些新兴的治疗方法进行大样本循证医学研究都具有重要的意义。

（李 冰 王 刚）

# 第三节 硬 皮 病

硬皮病是一种原因不明的、慢性自身免疫性结缔组织疾病，其特征表现为局限性或弥漫性的皮肤及内脏器官结缔组织纤维化或硬化，最后可发生萎缩。硬皮病按照临床表现分为两大类型：局限性硬皮病（localized scleroderma, LSc）和系统性硬皮病（systemic scleroderma, SSc）。硬皮病的发病机制十分复杂，至今尚未明确。

## 一、对硬皮病的认知及其演变

### （一）硬皮病的命名及其演变

类似于硬皮病的皮肤硬化早在公元前460到公元前370年在希波克拉底的著作中就有记载。1753年，Carlo Curzio在一本公开发表的著作中首次详细描述了硬皮病的临床特征以及改善本疾病皮肤硬化症状的一些方法。1838年，Fantonetti正式命名了此病为"sclerodermia"。1847年后，有关硬皮病的报道逐渐增多，1854年，Alibert报道了除LSc外的其他类型。1857年，Wilson等人首次描述了"刀砍状"硬皮病。1863年，Raynaud发现硬皮病患者存在血管收缩异常，并且发现了雷诺现象与硬皮病密切相关。以后，硬皮病的研究越来越受到关注。

### （二）对硬皮病发病机制认识的演变

人们对硬皮病发病机制的研究进展十分缓慢。1895年，Lewin和Heller认为硬皮病是由于神经系统功能失调导致血管神经水肿造成的；1898年，Osler认为该病与甲状腺功能的失调密切相关；1900—1930年又陆续出现了多种假说，主要包括交感神经功能增强、肾上腺素分泌过多、淋巴血管收缩、胶原组织过度增生以及小血管功能失调等。1942年，Klemperer提出硬皮病是一种结缔组织疾病。1950—1960年，硬皮病开始被认为是一种自身免疫性疾病，而环境因素是其诱发因素之一；1970年，有学者认为硬皮病的发生与感染有关（如巨细胞病毒）；20世纪末，有学者提出了微嵌合体学说，认为女性妊娠时胎儿的细胞成分通过胎盘屏障进入母体，是许多自身免疫性疾病如硬皮病发生的一个因素。直到21世纪，随着各种分子生物学研究手段的飞速发展，陆续发现了许多细胞因子以及分子之间的信号传导与硬皮病的发生发展相关，如TGF-β、结缔组织生长因子（CTGF）等。另外，还有硬皮病相关基因以及蛋白组学的研究也取得了一定的成果。现在，认为其发病的主要机制是：基因以及外界环境的多种因素引起血管内皮细胞损伤，导致细胞黏附分子（VCAM、ICAM、E-selectin）和趋化因子（CCL2、5、7、17、22、27及CXCL8）表达上调。升高的黏附分子和趋化因子引起大量炎症细胞（主要以Th细胞为主）浸润，从而产生各种炎症细胞因子（IL-1、IL-2、IL-4、IL-6、IL-8、IL-12、IL-13、IL-17、TNF-α、IFN-α以及IFn-γ）。这些炎症因子又导致成纤维细胞以及肌成纤维细胞的募集，最终促使纤维化的发生。

临床上硬皮病分LSc和SSc，两型的发病机制大部分相同，但是存在一些细微的差别：LSc患者血清中存在更高的IL-2以及IL-6，而来自SSc患者外周血的单核细胞培养后，成纤维细胞产生的基质金属蛋白激酶 1 较 LSc 患者显著减少,但 PAF、TNF-α、IL-13 以及内皮生长因子水平则高于 LSc。在两种不同的硬皮病类型中自身抗体的产生也各不相同,95% 的 SSc 患者存在 ANA 阳性,而在 LSc 患者中只有 20%~80%。抗着丝点抗体、抗拓扑异构酶抗体 I 以及抗 RNA 聚合酶抗体 III 也被发现几乎只存在于 SSc 中。而 LSc 中更多地存在抗单链 DNA 抗体、抗组蛋白抗体以及抗拓扑异构酶抗体 II α。最近也已经有大量的微矩阵研究揭示了在各型硬皮病中基因表达的不同。临床上,SSc 累及的组织范围更广,危害更大。相比较而言,SSc 的发病机制更为复杂,研究进展也更为迅速。

**1. 遗传和环境因素** 与硬皮病遗传易感性有关的基因包括 HLA 基因和非 HLA 基因。前者包括 HLA-A、HLA-B、HLA-C、HLA-DR、HLA-DP、HLA-DQ,其中与 HLA-DR、HLA-DQ 最为相关;非 HLA 基因包括 CTGF、STAT4、IRF5、BANK1、FAM167A、TBX21、TNFSF4、HGF、C8orf13-BLK、KCNA5、PTPN22、NLRP1、CD226、CD247 等。环境因素如长期接触硅尘、有机溶剂、杀虫剂、减肥药以及物理因素(如震动)等均能诱发硬皮病。这些环境因素引起有遗传易感性的个体中一些重要的调节基因(CD70、CD40L、Fli-1 等)发生表观遗传学修饰改变,从而参与疾病的发生。

**2. 血管功能失调** 血管功能的异常是硬皮病最早期的发生机制之一。血管痉挛的发生可以出现在 SSc 发生之前或者同时。SSc 的早期常出现的“雷诺现象”就是小动静脉病变的表现,晚期可出现坏疽。硬皮病的病理特征也支持血管病变是 SSc 的主要病理改变和发病机制。对于硬皮病中血管病变机制的深入研究,将进一步促进有效的治疗方法的发现。

(1)内皮细胞损伤和血管失衡:在 SSc 中,血管的损伤是逐步进展的,包括内皮细胞持续激活和损伤、血管内膜增厚以及最后血管的狭窄和闭塞,这些改变最终将导致组织缺血、纤维化和器官功能的丧失。大量的病理征象都表明内皮细胞损伤是硬皮病的主要发病机制之一,早期 SSc 皮损处的组织病理即表现为内皮细胞损伤,如细胞凋亡,这些改变均先于纤维化的发生几个月至几年。在疾病的早期,特征性的血管病理改变为血管通透性增加,大量单核细胞通过,从而导致管周的炎症细胞浸润,临床上表现为指尖水肿。血管狭窄导致缺血再灌注损伤的反复发生,血管失去弹性,血管外膜纤维化。另外,促进血小板激活事件的发生使得小动脉易发生闭塞,而后者又进一步促进血小板激活,形成恶性循环,最终导致终末器官的损伤。

大量的研究数据均支持内皮细胞损伤为 SSc 发生机制中的重要事件。目前抗内皮细胞抗体(anti-endothelial cell antibodies,AECAs)被认为是内皮细胞损伤的关键因素之一。AECAs 与存在多个器官受损的严重 SSc 密切相关。有研究发现,激活的细胞毒型 T 淋巴细胞释放的粒酶蛋白可能是导致内皮细胞损伤和抑制内皮细胞再生的关键因素。SSc 患者中外周血的可溶性黏附分子、血小板反应蛋白、血小板调节因子、血管内皮生长因子以及血清酶原激活物等因子水平的升高,均表明存在内皮细胞的损伤。

血管内皮细胞调节正常的血流以及白细胞穿透内皮,同时也作为一个隔离层对抗血栓的形成以及调节血液凝固和纤维溶解。内皮细胞受损后细胞黏附分子上调,导致白细胞的迁移和透过血管,形成 SSc 病理上管周炎症细胞浸润的特征性表现。内皮损伤后,增加的血管收缩因子如内皮素 1(endothelin 1,ET-1),血管舒张因子如一氧化氮以及前列环素等的释放都能促使血管失衡。

(2)血管再生的损伤:SSc 患者皮肤组织病理中发现真皮血管的数量较正常对照人群明显减少,这个现象表明血管的再生受到了损伤。正常人的内皮细胞加入 SSc 患者血浆培养后其迁徙能力和血管腔的形成能力均有所下降,表明 SSc 患者血浆中存在一种可溶性的血管再生抑制剂。另外,SSc 患者外周血的单核细胞对血管再生的促进作用也明显减弱。但也有不同的研究结果发现:尽管 SSc 患者中血管再生能力明显降低,但许多血管再生因子前体的水平有所上调。这些血管再生因子前体也是血管平滑肌细胞和成纤维细胞的激活因子,参与了 SSc 患者中血管病理性的增殖和纤维化的发生。Dor 等学者在转基因小鼠研究中发现 VEGF 的过度表达能导致毛细血管连接的紊乱,而不是形成具有功能的毛细血管网。

更有趣的是,这些紊乱的毛细血管网结构类似于SSc患者中病变的甲周毛细血管襻。在SSc患者中,发现存在许多抗血管再生的调节物质,如血管抑制素、内皮抑制素、血小板因子-4和血小板反应蛋白等。以上各种因子的参与打破了血管再生的平衡体系。

SSc患者中有血管再生的缺陷。造血干细胞的移植可以逆转SSc患者中血管再生障碍,这可能是因为间叶干细胞和祖细胞的更新以及基质中细胞因子的改变而使免疫系统恢复平衡所致。SSc患者经过阿托伐他汀治疗后EPCs水平增加,这个现象表明,他汀类药物通过增加祖细胞的水平而改善SSc患者的血管病变。

(3)趋化因子:许多不同的趋化因子和SSc的发病机制密切相关,这些异常的趋化因子可以促进外周血管炎症和纤维化反应的发生。CCL2与硬皮病发病的关系已被广泛关注,它在多种细胞中均有表达,如成纤维细胞、上皮细胞、单核细胞、内皮细胞以及平滑肌细胞。CCL2在SSc患者皮肤以及外周血中的表达均有不同程度的升高。CCL2受体(CCR2)在弥散型皮肤受累的早期SSc患者内皮细胞、周细胞、肌纤维细胞、淋巴细胞以及吞噬细胞中的表达均有所上调,但晚期患者中则未发现此现象。这个现象表明CCL2和CCR2形成的一个连锁反应体系在SSc的早期能促进纤维化的进展。

**3. 免疫功能失调** 在硬皮病的各种不同亚型中,发现了多种不同的自身抗体,如抗着丝点抗体、抗RNA多聚酶Ⅲ抗体、抗拓扑异构酶抗体Ⅰ(Scl-70),这些均表明了自身免疫对硬皮病发生发展的影响。SSc和主要组织相容性抗原复合物Ⅱ以及CD247(T细胞受体的轻链)基因多态性之间存在很大的关联,也进一步为硬皮病的免疫学发病机制提供了证据。目前运用比较广泛的SSc动物模型为博来霉素注射诱导的小鼠硬皮病模型,但至今尚无一个SSc的动物模型能准确地模拟出硬皮病,也不能通过一种疫苗、自身抗原,或者抗体、T淋巴细胞、B淋巴细胞的被动转移等途径在动物上模拟SSc。因此,自身免疫失调和SSc发生发展的相互关系仍然是个存在争论的话题。

(1)T细胞及其相关细胞因子:许多Th2细胞分泌的细胞因子如IL-4、IL-5和IL-13等均与组织纤维化的发生相关。在SSc患者外周血和皮损中显示了Th2细胞占据主导的相关免疫反应。微矩阵研究分析表明,患者外周血白细胞中的GATA-3表达上升,而GATA-3能诱导T细胞向Th2细胞分化。SSc患者外周血中Th2细胞占据优势,在伴随间质型肺炎的患者中尤为明显,同时伴随着明显的肺活量降低。在SSc患者外周血中,效应CD8$^+$T细胞产生的IL-13水平明显增加,且与患者器官纤维化程度相关。更有趣的是,如果患者肺泡中出现以上现象,表明肺功能已受到巨大损害。

血清中IL-13升高的SSc患者同时伴有甲周毛细血管扩张。IL-13通过依赖或非依赖巨噬细胞产生的TGF-β导致纤维化的发生。体外研究发现,IL-13刺激成纤维细胞的增殖和胶原的产生。IL-4是一个潜在的促进纤维化的细胞因子,能促进成纤维细胞增殖和细胞外基质(ECM)蛋白(胶原蛋白和黏蛋白)合成,并刺激TGF-β的产生,同时能上调黏附分子的表达从而促使单核细胞在血管管周浸润。SSc患者的成纤维细胞在接受IL-4刺激后,不仅能表达大量的IL-4受体,还能产生更多的胶原。

其他的T细胞亚群在SSc发病机制中的作用还未完全明了。CD4$^+$T细胞的亚群Th17细胞在介导类风湿关节炎、炎性肠病、银屑病以及多发性硬化等自身免疫性疾病中起关键作用。SSc患者外周血和支气管肺泡灌洗液中发现了大量的IL-17,并且认为其和SSc发病早期阶段相关。IL-17、IFN-γ以及TGF-β等不同的T细胞细胞因子对于SSc临床分型可能有一定的帮助。另外,调节型T淋巴细胞在抑制自身免疫方面发挥一定的作用。调节型T淋巴细胞(CD4$^+$CD25$^+$CD127$^-$)在SSc患者的外周血中水平有所增加,但活性却有所减低。

(2)B细胞及其细胞因子:B淋巴细胞作为浆细胞的前体细胞,能产生大量的抗体。然而,微矩阵研究发现,SSc患者的皮损中出现了各不相同的B细胞的印迹。针对各种特异性细胞和受体的不同抗体介导了SSc的发生发展。SSc患者肺组织病理分析表明存在B细胞的淋巴样聚集,说明其可能参与了SSc肺组织病变的发生。在 SSc 患者的 B 淋巴细胞中,有 20% 存在 CD19 的过度表达,认为这是 B 细胞功能丧失的原因之一。一项随机对照研究利用 B 细胞表面抗原 CD20 的抗体利妥昔单抗治疗了 14 例 SSc 患者,发现皮损评分以及肺功能都得到了显著改善,进一步证明了 B 细胞在 SSc 发病中的重要作用。

另外,对一种联合免疫缺陷的小鼠注射博来霉素后发现,该小鼠皮肤纤维化程度和野生型没有差别,但是肺部纤维化的程度却较野生型小鼠有所减轻。这表明 SSc 中某些免疫反应和肺纤维化的相关性更密切。

(3)干扰素与硬皮病发病机制的相关性:干扰素在 SSc 发病机制中的作用与其在红斑狼疮中的作用相似。Ⅰ型干扰素(IFN-α 和 IFN-β)能通过树突状细胞、淋巴细胞以及自然杀伤细胞的直接或者间接反应影响天然免疫应答。干扰素基因分析首先发现外周血干扰素反应基因的上调与红斑狼疮的严重程度相关。SLE 血清包含了作为核酸敏感 TLRs 的配体的 DNA 免疫复合物、RNA 以及自身抗体。这些免疫复合物都可以刺激树突状细胞、单核细胞、巨噬细胞以及 B 细胞从而导致炎症型细胞因子的产生,抗原的表达以及合适的免疫应答。当胞质内的 TLRs 被激活后,刺激浆细胞样树突状细胞产生大量的Ⅰ型 IFN,主要为 IFN-α,从而产生一系列的后续效应。许多研究都发现了硬皮病患者皮损中的Ⅰ型 IFN 基因的表达。早期对于 SSc 外周血单核细胞的研究中发现:IFN-α 和 IFN-γ 表达增高。从 SSc 患者中分离的离体培养的单核细胞和 CD4$^+$ T 细胞基因表达和对照组健康人群相比存在显著差异,尤其是Ⅰ型 IFN 相关基因。在 SSc 患者的血管以及管周细胞中存在高表达的 IFN-α mRNA 水平,这也进一步证实了该处脉管系统存在炎症细胞的激活事件。

**4. 纤维化与硬皮病的发生** SSc 患者各器官最显著的病理改变是广泛的纤维化,特别是皮肤、肺、胃肠道以及心脏组织,另外还有肌腱和系带,以上改变均能导致明显的器官功能的丧失。广泛的管周纤维化也是 SSc 特征性的病理表现之一。纤维化是细胞外基质蛋白如胶原蛋白沉积的结果。在 SSc 病程中,过度纤维化的具体机制目前

尚不清楚,以下机制可能与 SSc 纤维化相关:

(1)细胞外基质与系统型硬化:正常情况下,成纤维细胞产生少量的 ECM。组织损伤后诱导局部炎症细胞、血小板、内皮细胞以及上皮细胞释放相关的细胞因子和生长因子。这个程序促进成纤维细胞向肌成纤维细胞分化,同时产生胶原和其他的 ECM 蛋白,并刺激这些蛋白产生更多的活性生长因子和细胞因子,从而形成一个循环。在 SSc 中,纤维化的发生被认为和以上修复失调有关,例如不能下调正常的组织修复程序,从而导致凋亡程序的紊乱,进而促使纤维化的发生和瘢痕的形成。研究还发现,在 SSc 患者中存在 ECM 蛋白的降解和转移功能损伤。

也有许多关于本病基因易感性和成纤维细胞功能方面的研究,但体内外结果差异很大。因此,必须慎重评估离体研究的实验结果,毕竟离体的环境和在体的环境存在很大的差异。Gardner 等学者也有同样的结论,他们认为微环境,包括内皮细胞、炎症细胞以及 ECM 蛋白和可溶性的介质等都对 SSc 皮损的发生发展以及不同的基因转录和表达起到关键作用。

(2)TGF-β:在 SSc 患者中存在 TGF-β 信号通路的传导异常。TGF-β 在 SSc 患者成纤维细胞中的表达明显上调,与 SSc 皮肤以及器官纤维化有关。Sargent 等发现了 TGF-β 特定基因的表达和硬皮病的一些亚型存在特殊的相关性。令人惊讶的是,在 LSc 的患者中并未发现此基因的改变,表明 LSc 纤维化的机制和 SSc 存在差异。尽管 TGF-β 被认为是许多硬化性疾病的调节因子,如 SSc,但是它的特异性抑制剂却不能有效逆转硬皮病中纤维化的进展,因此,调节纤维化的因子除 TGF-β 外,还有许多值得探索的地方。

(3)CTGF、ET-1 和 PDGF:CTGF 和 ET-1 都能被 TGF-β 诱导产生,有证据表明它们之间存在着一个环形的循环,使得 SSc 的纤维化不断进展。ET-1 正常情况下由内皮细胞产生,但在 SSc 患者的成纤维细胞中大量产生。内皮素受体(ET-A/B)被波生坦(一种内皮素受体阻滞剂)阻断后,显著减少了 SSc 患者成纤维细胞中 α-SMA 的过表达,并降低了 ECM 的收缩功能。波生坦目前已被成功地应用于治疗 SSc 的肺动脉高压。另外,在 SSc 患者血清中出现 CTGF 水平的升高以及成纤

维细胞中出现 CTGF 过表达。CTGF 蛋白的过度产生能够诱导成纤维细胞胶原合成以及纤维连接素和整合素的表达增多。目前研究认为，以上现象和 TGF-β 所致的成纤维细胞增殖以及 ECM 产生过多的机制相似。

PDGF 参与了 SSc 的纤维化进程，并且具有导致间叶细胞有丝分裂的能力，能够调节 ECM 的代谢、趋化炎症细胞、促进血管生成以及刺激炎症细胞因子产生。抑制 PDGF 的信号通路能使博来霉素注射后的小鼠免于肺纤维化的发生。

最近，SSc 患者中的 PDGF 受体备受研究者关注，一种抗 PDGF 受体的激动抗体能激活 Ras-Erk（胞外的信号相关激酶通路）导致成纤维细胞活性氧簇（reactive oxygen species, ROS）的产生。这种自身抗体在慢性移植物抗宿主反应中也被发现。然而，在 SLE、雷诺病、类风湿关节炎以及肺间质性疾病中没有发现该抗体。由于后续的报道又没有证明在 SSc 血清中存在 PDGF 受体自身激动抗体，因此这些矛盾的现象需要进一步研究。

（4）活性氧簇（ROS）与血管功能失调和纤维化：SSc 患者中反复发生的血管收缩能导致组织缺氧和大量 ROS 的产生。内皮细胞缺氧后能启动一系列的基因转录，生成缩血管物质，并可产生平滑肌丝裂原直接损伤内皮细胞。ROS 能刺激成纤维细胞和血管细胞释放 TGF-β 和 PDGF。SSc 患者血清中存在许多自身抗原的残余碎片，这表明由慢性缺氧和缺血再灌注导致的氧化应激可以产生一些既没有活性又没有功能的自身抗原。皮下注射过亚硝酸盐（一种慢性氧化剂）的小鼠模型可以发展成硬皮病，并产生抗着丝点抗体（与 SSc 患者中发现的抗着丝点抗体相一致），这更加证明了 ROS 在 SSc 发病机制中起着关键作用。此外，在氧化应激的小鼠模型血清和 SSc 患者血清中均发现了高水平的氧化蛋白，这种蛋白能促使内皮细胞产生过氧化氢以及成纤维细胞的增殖。这个发现也使硬皮病小鼠模型有了新的造模方法。同时，这个模型可以重现硬皮病的许多特征，包括 DNA 拓扑异构酶 I 以及抗着丝点抗体的产生。

但是目前依然存在许多问题，如：为什么 SSc 而非其他的结缔组织疾病表现出血清中大量升高

的 ROS？ROS 升高与系统器官的纤维化有什么因果关系？究竟是 ROS 始发促进血管损伤而导致血管功能失调和雷诺现象的发生，最终产生组织纤维化，还是雷诺现象导致缺血再灌注以致产生 ROS，并进一步促进下游的纤维化？这种"蛋和鸡"之间的关系还需要进一步研究。

如上所述，硬皮病的发病机制复杂，至今仍不十分明了。许多综合因素共同参与了硬皮病的发生，即炎症、感染、环境和基因等共同促进其发生和发展。从现有的情况看，血管、免疫和纤维化仍然是需要研究的重点。从硬皮病的发现到现在，人们对硬皮病的认识不断深入。可以说，认识硬皮病的过程是一个从临床现象到机制本质的揭示过程，是一个从组织到分子及基因水平的深入过程，也就是由浅入深、从片面到全面的认识过程。

## 二、硬皮病临床研究的现状及困惑

尽管硬皮病的研究越来越深入，但是仍然存在许多问题：①现在还没有一个完美的能够模拟人类硬皮病发展进程的动物模型；②在硬皮病的纤维化进程中始发因素是什么，维持纤维化的作用机制如何，血管、免疫以及纤维化 3 个机制中究竟谁是主角；③基因和环境因素在硬皮病的发病机制中地位如何，硬皮病的致病基因是什么；④硬皮病的发病机制间存在的差异和临床转归是何关系。这些未知正是需要不断探索的课题。

### （一）硬皮病的分类

如前所述，硬皮病通常被分为 LSc 和 SSc 两大类。LSc 又称硬斑病，分类方法多种多样，使用最广泛的是 Peterson 等根据皮损形态和累及范围将 LSc 分为 5 种：斑块状硬斑病、泛发性硬斑病、大疱性硬斑病、线状硬斑病及深部硬斑病。LSc 的纤维化往往局限于皮肤或邻近组织，无系统器官受累，部分可自行缓解，预后良好。

SSc 可累及全身多个器官系统，有多种亚型，它们的临床表现和预后各不相同，分类也多种多样。目前按皮肤受累范围，其分类及定义如下：①局限皮肤型系统性硬皮病（limited cutaneous systemic sclerosis, lcSSc），雷诺现象发生数年后出现皮肤改变；皮肤病变限于双手、双足、面部、肘、膝关节远端肢体；后期出现系统受累；抗着

丝点抗体阳性率达 70%~80%；甲襞毛细血管扩张，无缺失。②弥漫皮肤型系统性硬皮病（diffuse cutaneous systemic sclerosis，dcSSc），雷诺现象发生 1~2 年内出现皮肤改变；除肢体、面部皮肤受累外，躯干皮肤也可受累；早期即出现内脏系统受累；抗 Scl-70 抗体阳性率达 30%，少有抗着丝点抗体；甲皱襞毛细血管环扩张和缺失。③无硬皮病型 SSc，文献报道有 <5% SSc 患者有典型雷诺现象、指端溃疡、肺动脉高压和特异性 SSc 血清学抗体阳性，但无皮肤损害。

SSc 可累及的内脏包括食管、肺、心脏、肾及肌肉骨骼系统等。食管远端运动障碍是内脏受累最常见的症状，可表现为不同程度的吞咽困难，进食固体食物尤为明显；肺部受累可表现为肺间质性病变、肺动脉高压、支气管扩张、肺气肿、胸膜炎等，其中以前两者最为常见，患者典型症状为进行性呼吸困难；心血管系统受累出现心律失常、心包积液、充血性心力衰竭；肾病变可导致高血压、硬皮病性肾危象、尿毒症；肌肉骨骼系统受累表现为对称性关节肿胀、酸痛、有晨僵感、关节挛缩、功能受限，运动时可出现摩擦感，有指端骨溶解和骨质疏松。

此外，较常见的 SSc 重叠综合征是指具有 SSc 的三个亚型之一，同时伴有另一种自身免疫性风湿疾病的临床和实验室特征。

还有一些疾病有硬皮病样皮肤表现，如嗜酸性筋膜炎以及某些疾病或博来霉素等药物导致的硬皮病样改变，少数学者将其划入硬皮病的范畴。但这些疾病或有明确病因，或有相似但不完全相同的发病机制，有人建议，为了便于临床分辨和深入研究，不应将其归为硬皮病。

**（二）硬皮病的诊断**

LSc 的诊断主要依靠特征性的临床表现：局限性皮肤象牙色水肿硬化，病变活动期其周围有淡红色色晕可初步诊断为局灶性硬皮病。皮肤组织病理显示胶原纤维水肿或纤维化时可确诊。但通常皮肤活检不是必需的，主要用于与其他引起皮肤硬化的疾病相鉴别。LSc 与 SSc 的鉴别点在于是否存在系统受累。如果有系统受累，不管其皮肤表现如何均应诊断为 SSc。

与 LSc 相比，SSc 临床表现的异质性导致诊断上存在许多困难。至今最广泛用于临床且影响最久的 SSc 诊断标准是 1980 年由美国风湿病学会（ACR）制定的。主要标准：对称性手指及掌指关节或跖趾关节近端皮肤增厚、绷紧及硬化；3 个次要标准：手指硬化；指端凹陷性瘢痕或指垫实质丧失；双侧肺底纤维化。患者满足以上主要标准或 2 个及 2 个以上次要标准，诊断即可成立。

随着对疾病的认识逐渐增加，Medsger 和 Poormoghim 等对上述标准提出了质疑，指出这些诊断标准在临床实践中有时并不适用，亦非所有患者都符合此标准，如早期系统性硬皮病的患者和一大部分局限型系统性硬皮病的患者不符合此诊断标准。该标准的敏感性及特异性均不理想。

2001 年，Lonzetti 等对 ACR 标准进行了评估，需要特别提出的是，甲皱襞毛细血管显微镜和自身抗体的检测作为次要标准的存在可显著提高诊断敏感性，且对预测整个病情的演变是非常有价值的。2001 年，LeRoy 和 Medsger 对其标准进行了补充，提出局限型系统性硬皮病（limited systemic sclerosis，lSSc）这一亚型。该型诊断标准为：①雷诺现象；②甲皱襞毛细血管袢异常（血管扩张或缺失）或 SSc 自身抗体的检测（抗着丝点抗体、抗 Scl-70 抗体、抗原纤维蛋白抗体、抗 PM-Scl 抗体、抗 RNA 多聚酶 I 或 III 抗体）阳性。lcSSc 标准：符合 lSSc 标准并有远端皮肤受累；dcSSc 标准：符合 lSSc 标准并有近端皮肤受累。多项临床研究表明，LeRoy 和 Medsger 制定的诊断标准与 1980 年 ACR 标准相比，敏感性较高，但由于新提出的局限型 SSc 这一亚型，该标准未被广泛采用。

为了更好地研究硬皮病，一项高灵敏性及高特异性的诊断标准必不可少。虽然在硬皮病的病程后期较容易获得统一诊断，但早期诊断却难以达成共识。目前认为疾病最佳治疗时机通常是在疾病的早期，因此疾病的早期诊断十分重要。为此自 2004 年起欧洲风湿病联盟硬皮病试验研究组（EUSTAR）启动了一个数据库，前瞻性收集硬皮病患者的数据，旨在为硬皮病重新合理分类，以寻找更具体的治疗建议。

2009 年，EUSTAR 提出了"早期硬皮病"的定义：雷诺现象、手指肿胀、疾病特异性自身抗体、诊断性甲皱襞微血管改变，以上 4 项具备 2 项以上即可定义为"早期硬皮病",并提出了早期 SSc 的诊断标准。主要标准:①雷诺现象;②自身抗体;③诊断性甲皱襞微血管改变;次要标准:①钙质沉着;②手指肿胀;③指端溃疡;④食管括约肌功能低下;⑤毛细血管扩张;⑥胸部高分辨率 CT 为毛玻璃状。符合以上 3 条主要标准或 2 条主要标准 +1 条次要标准即可诊断"早期硬皮病"。该标准将甲皱襞毛细血管检查列入,对硬皮病的早期诊断有重要价值。甲褶电子毛细血管镜(NVC)作为一种无创性常规微血管检查方法

已经越来越受到重视,尤其是欧洲已广泛应用于 SSc 的诊断与分类,对病情检测及疗效评估均具有重要意义。

2012 年以来,美国风湿病学会(ACR)和欧洲抗风湿病联盟(EULAR)组织将与 SSc 相关的 168 项评分条目利用德尔菲法和群体决策法,选出对诊断最有帮助的 23 项指标,之后又经过多次验证、筛选、合并及评估列出了 7 项。最终,2013 年 11 月该组织发布了最新的 SSc 诊断标准(表 11-3-1)。

表 11-3-1 2013 年 ACR/EULAR 制定的 SSc 诊断标准

| 项目 | 子项 | 重量/得分 |
| --- | --- | --- |
| 双手手指皮肤增厚延伸至掌指关节近端(充分条件) | – | 9 |
| 手指皮肤增厚(只计算高分) | 手指浮肿 | 2 |
| | 指端硬化(离掌指关节较远但离指间关节较近) | 4 |
| 指尖病变(只计算高分) | 指尖溃疡 | 2 |
| | 指尖点蚀的瘢痕 | 3 |
| 毛细血管扩张 | – | 2 |
| 甲皱襞微血管异常 | – | 2 |
| 肺动脉高压和/或间质性肺疾病(最高分是 2) | 间质性肺疾病 | 2 |
| | 肺动脉高压 | 2 |
| 雷诺现象 | | 3 |
| 硬皮病相关自身抗体(抗着丝点抗体,抗拓扑异构酶 I[抗 Scl-70]抗体,抗 RNA 聚合酶 III 抗体)(最高分为 3) | 抗着丝点抗体 抗拓扑异构酶 I 抗体 抗 RNA 聚合酶 III 抗体 | 3 |

注:该标准不适用于除了手指以外的皮肤增厚或可用其他疾病(如嗜酸性筋膜炎、硬肿病、移植物抗宿主病等)解释的有硬皮病样损害的患者。

若患者有延伸到掌指关节的双手皮肤增厚,则分类体系给此条目单独记 9 分,并且无需满足其他条目即可诊断为 SSc,否则需将临床表现的得分相加。条目包括手指皮肤增厚、指尖病变、毛细血管扩张、甲皱襞微血管异常、肺动脉高压和/或间质性肺疾病、雷诺现象及 SSc 相关自身抗体共 7 项。当总分≥9 分时,SSc 的诊断成立。

新标准包含了 SSc 三个特征性的临床表现:皮肤和/或内脏纤维化、特定自身抗体的产生及血管病变。此标准的制定应用了患者数据进行了量化确认,并利用新的验证方法以避免标准制定过程中的偏倚,与 1980 年及 2001 年标准相比,

具有较高的敏感性和特异性,适用于任何可能患有 SSc 的患者,且能够使更多患者在早期即确诊为 SSc。

从以上演变可以看出,分类和诊断标准是一个逐渐完善的过程。从时间上来看,它们和发病机制的研究进展基本同步或稍后,这也是临床紧跟基础研究的一个佐证,或者说是转化医学的典型案例。不同硬皮病的临床分类及诊断标准同时沿用,说明各自都有存在的合理性,但也有很多不足。随着人们对硬皮病的进一步观察和研究,一定会形成更合理且更完善的分类和诊断标准,达到早诊断早治疗的目的,从而控制疾病的进程,改

善预后。

所有医学研究的最终目的是为了解决临床诊断和治疗问题。目前临床治疗效果不明显的主要原因是对该病的机制认识不清。现有诊断及治疗的基础都是基于对该病的病因及机制的认识。

不同科室的医师在诊治硬皮病患者时,其"角度"是不同的。这种角度包括:医师积累的经验来自不同的患者群、医师接受继续教育内容的重点和方向不同、医师工作环境的差异。这些不同和差异造成了医师对硬皮病认识上的差异,但时间又给了彼此交流和重新整合的机会,形成了不少的共识。虽然现有的诊断及分类都不够完美,或有不少缺陷,但随着时间的推移,将不断完善。

## 三、治疗的过去、现状及未来

由于硬皮病起病隐匿、病程迁延、晚期严重影响患者的外观及功能,部分SSc患者进展迅速、死亡率高,以及对目前多种治疗方法反应较差,使得硬皮病的治疗一直是临床工作中的难题。同时,该疾病发病率较低,临床表现及病程多变,个体差异大,目前尚缺乏全面而客观的病情评估方法,这也为硬皮病治疗方法的准确评价设置了重重障碍。

20世纪80年代以前,硬皮病的治疗主要采用青霉胺、谷氨酰胺、肼屈嗪、左旋多巴、氯丙嗪、苯妥英以及糖皮质激素等药物,当时这些药物被认为具有抑制结缔组织合成的功效。中医认为硬皮病属于"皮痹"范畴,按寒湿痹阻证、脾肾阳虚证、淤血阻络证分型,综合运用汤剂、浸浴、熏洗、针刺等疗法,改善微循环及结缔组织代谢,也取得了一定的疗效。

### (一)血管活性药物

包括血管扩张剂(丹参注射液、参芎葡萄糖等)、钙离子通道阻滞剂(硝苯地平30~60mg/d,可改善雷诺现象)、内皮素(ET)受体阻滞剂(波生坦、安贝生坦、马西替坦)、磷酸二酯酶5抑制剂(西地那非、他达那非)、注射型前列腺素类药物(依前列醇、伊洛前列素、曲前列环素)、可溶性鸟苷酸环化酶激活剂(利奥西呱)等。

### (二)抗纤维化药物

1. **积雪苷(asiaticoside)** 为中药积雪草中提取的有效成分,能抑制成纤维细胞的活性,软化结缔组织。片剂,每次3~4片,每天3次;针剂,每次2ml,肌内注射,每周2~3次。

2. **维A酸类药物** 此类药物包括异维A酸和阿维A酯,均对成纤维细胞的分化、增殖和胶原纤维的合成有明显抑制作用。目前,第二代维A酸类药物——阿维A在临床上已取得良好治疗效果,推荐剂量为0.5~0.6mg/(kg·d)。

3. **秋水仙碱(colchicine)** 可抑制前胶原转化为胶原,或抑制胶原的堆积,对肢端动脉痉挛和皮肤硬化有一定疗效。用量为0.2~1.5mg/d,一般疗程为2~3个月。

4. **抗酪氨酸激酶类药物** 伊马替尼(研究表明200mg/d,连续使用6个月可有效改善SSc患者间质性肺病)、抗IL-13抗体、抗IL-6抗体、TNF-α抑制剂、阿巴西普等。

### (三)糖皮质激素

对于病情进展的SSc患者,以及伴关节、肌肉和肺部等器官系统受累者,可谨慎使用。一般常先用泼尼松30mg/d,连用数周,渐减为维持量5~10mg/d。

### (四)免疫抑制剂

对早期肺纤维化、肺动脉高压以及关节和肾病变有一定疗效,若与糖皮质激素联用,可提高疗效并减少激素用量。常用药物有环磷酰胺50~200mg/d,特别在硬皮病相关间质性肺病中已取得良好疗效;环孢素3~5mg/(kg·d)。

### (五)中药治疗

主要用活血化瘀药,可改善微循环及结缔组织代谢。

### (六)其他

其他的治疗药物或方式还包括麦考酚酸吗乙酯、甲磺酸伊马替尼、硫唑嘌呤、利妥昔单抗、造血干细胞移植和肺移植等。

硬皮病是由血管损伤、自身免疫炎症和广泛组织纤维化三个因素相互作用所介导的,这一观点被多数学者接受。目前所采用的治疗也与此相关,治疗方法主要包括扩张及保护血管、调节免疫及抗纤维化。另外,抗氧化等其他治疗方法也为控制这一难治性疾病提供了更多的选择。随着研究的不断深入,硬皮病发病机制中更多重要的环节和介质也得以揭示,这将使治疗方法的选择更具针对性。

一般情况下,治疗方法及药物的选择源于人们对疾病机制的认识。应该说,目前对硬皮病的认识还不全面,确切的发病机制还不清楚,所以治疗的针对性也不强。总体而言,硬皮病治疗方法不少,但疗效确切的不多。这些方法或药物都是针对发病机制中的某个环节,由于每个患者的病因及发病机制不同,所以患者的最终疗效在治疗前评估比较困难,有时需要医师不断地摸索,为患者寻找最合适的治疗手段,但更多的时候仍然是效果不佳。

### 四、展望

从最终的治疗目标看,硬皮病的研究重点应该放在病因及机制的研究上,这样有望从根本上解决问题。在目前还没有特别有效的治疗问世之前,一方面要继续寻找新的特异性治疗,另一方面,也有必要对现有治疗方法展开进一步研究,包括疗效和安全性的再评价及联合治疗的探讨等。

(湛 意 陆前进)

## 第四节 移植物抗宿主病

移植物抗宿主病(graft-versus-host disease,GVHD)是同种移植物中所含免疫活性细胞识别受者组织相容抗原并发动免疫攻击所致的疾病,是异基因造血干细胞移植(hematopoietic stem cell transplantation,HSCT)或实体器官移植后的主要并发症,可影响 40%~60% 的患者,占 HSCT 后死亡率的 15%。GVHD 是一种累及多器官的自身免疫性疾病,而皮肤是最常受累且最易发现的器官。

### 一、对移植物抗宿主病认识历程

1916 年,Murphy 等第一次观察到移植物抗宿主现象,他发现把成年动物的细胞植入小鸡胚胎后,小鸡胚胎会形成许多结节,随后我们对GVHD 的认识也逐渐深入。1970 年,组织相容性分型和免疫抑制预处理,使配对同胞移植的移植失败率降至 10% 以下,也减少了严重 GVHD 的发生率和骨髓移植相关的死亡率。最初,临床上

根据发生时间将 GVHD 分为急性 GVHD 和慢性GVHD,急性 GVHD 通常指发生在移植后 100 天以内的 GVHD,主要累及皮肤、肝脏和胃肠道,慢性 GVHD 指发生于 100 天之后的 GVHD,主要累及皮肤和肝脏,还可以累及口、咽、肺、眼等多个器官,这种分类虽简单易行,但也给我们带来了许多困惑。近年来趋向于根据临床表现和病理特征,而不单纯根据发生时间来定义急性 GVHD 和慢性 GVHD。广义的急性 GVHD 指急性炎症反应阶段,除了典型急性 GVHD 以外,症状可以在 100 天后持续存在,称为持续性急性 GVHD,症状还可以在 100 天后又出现,称为复发性急性GVHD,如果在 100 天以后症状第一次出现,称为延迟性急性 GVHD;而慢性 GVHD 除了经典慢性GVHD 以外,症状也可以在 100 天之内发生,有时一个患者可以同时具有急性 GVHD 症状和慢性GVHD 症状,称为重叠综合征,也属于慢性 GVHD的范畴。

### 二、发病机制的研究进展与思索

1966 年,Billingham 总结了发生 GVHD 的 3 个必要条件:首先,移植物包含足够数量的免疫活性细胞;其次,受者的免疫系统不能够清除移植物中的这些免疫细胞,使后者得以表现出其免疫活性;最后,受者表达供者所不具备的主要组织相容性抗原。受者被作为"外来者"而被供者来源的免疫细胞攻击,产生 GVHD。

急性 GVHD 的致病机制可概括为以下 3 个阶段:①受者抗原呈递细胞(antigen presenting cell,APC)的活化;②供者效应 T 细胞的活化、增殖、分化以及迁移;③效应阶段。第一阶段主要由基础疾病及移植物预处理所致。组织的损伤和炎性因子的释放使 APC 活化、成熟,并加速供者 T 细胞的扩增。GVHD 的核心阶段是第二阶段,即供者 T 细胞在受者 APC 作用下增殖和分化。与受者 APC(主要是树突细胞)发生作用后的 T 细胞可以分化为辅助性 T 细胞(helper T cell,Th)1,主要分泌 IFN-γ、IL-2、TNF-α;Th2 细胞,主要分泌 IL-4、IL-5、IL-13;Th17 细胞,主要分泌 IL-17A、IL-22。第三阶段是较为复杂的细胞,比如细胞毒性 T 淋巴细胞和自然杀伤细胞介导的可溶性炎性因子(TNF-α、IFN-γ、IL-1 及氮

氧化物）参与的瀑布式反应。这一阶段加重了组织损伤,使炎性反应进一步恶化并最终造成组织破坏。

慢性 GVHD 较急性 GVHD 具有更多的器官受累和复杂的临床表现,通常被认为是一种由供体免疫细胞介导的自身免疫性疾病,其具体的发病机制尚未十分清楚。基于小鼠模型和临床的相关数据,将慢性 GVHD 的病理生理过程分为 3 个阶段:组织损伤引起的早期炎症,慢性炎症引起胸腺损伤及 T 细胞和 B 细胞免疫失调,最终导致组织纤维化。预处理、急性 GVHD 及包含免疫抑制剂的预防治疗均会造成胸腺的损伤,导致移植后免疫重建过程中中枢耐受机制异常,自身反应性 T 细胞不能被克隆性清除,从而发生慢性 GVHD。有研究发现 T 细胞分化成 Th2 细胞和生成 IFN-γ 的 Th1 细胞可能与慢性 GVHD 相关。虽然人类记忆调节性 T 细胞（Treg）在同种异体移植后增殖良好,但它们不能弥补由于端粒短和凋亡增加而导致原始 Treg 的缺乏。慢性 GVHD 患者循环中活化的滤泡辅助性 T 细胞能够促进 B 细胞免疫的分化和成熟,因此 B 细胞是参与慢性 GVHD 的关键调节因素。研究发现调节性 B 细胞（Breg）的水平与慢性 GVHD 的严重程度存在相关性,B 细胞活化因子 BAFF 水平升高可能促进慢性 GVHD 患者 B 细胞向浆细胞分化及活化。B 细胞也能作为抗原提呈细胞,提成自身抗原给 T 细胞,进而促进 T 细胞的活化,导致其增殖与分化。异基因抗体与巨噬细胞相互作用,促进巨噬细胞的激活和异常分化。活化的巨噬细胞产生 TGF-β 和血小板衍生生长因子 α（platelet-derived growth factor, PDGF-α）,它们与成纤维母细胞上的相应受体结合,诱导纤维母细胞活化及增殖。研究发现,Th17 细胞分泌的 IL-17、IL-21 等可促进纤维母细胞的活化和增殖,进而分泌细胞外间质胶原蛋白和双融酶蛋白,它们与胶原蛋白相交联,从而导致组织纤维化和功能丧失。另外,B 细胞中的 BAFF 促进 B 细胞向浆细胞分化,产生大量的自身抗体,这些抗体定植于慢性 GVHD 的靶器官,进而导致靶器官的功能受损或纤维化;Treg 可抑制成纤维母细胞的活化及增殖,所以慢性 GVHD 中 Treg 的减少可以促进靶器官的纤维化进程。

慢性 GVHD 可模仿多种慢性炎症或自身免疫性疾病,发病机制非常复杂。皮肤作为慢性 GVHD 最常受累的器官,临床表现也是多种多样,但是目前针对不同皮肤表现类型的慢性 GVHD 的发病机制是否存在差异的相关研究非常少,我们作为一名皮肤科医生未来可更多地关注这方面的研究。

## 三、移植物抗宿主病的皮肤表现

**1. 急性 GVHD 的临床表现**　急性 GVHD 皮疹常首发于掌跖、耳郭、面颊、颈部、上背部等部位,早期皮疹常以毛囊为中心,具有一定的特征性,可以作为诊断的重要线索。皮疹以红斑、斑丘疹为主,可融合并延及全身皮肤,皮疹消退后可遗留炎症后色素沉着,也可以表现为麻疹样红斑,伴轻度瘙痒或烧灼感,还可以表现为湿疹样、猩红热样、水痘样、红皮病样皮疹等。约 2% 的患者可出现重症皮疹,主要为红皮病样皮疹或出现全身水疱、大疱、棘层松解征（尼科利斯基征）阳性,类似中毒性表皮坏死松解症（TEN）的表现。个别 HLA 不匹配或未使用免疫抑制剂的患者可能在移植后 2 周内出现皮疹,表现为散在或弥漫性的红斑丘疹,常伴发热、肝炎、肠道损害、液体潴留、休克等,称为超急性 GVHD,是急性 GVHD 中的特殊类型。

除皮肤表现外,急性 GVHD 还可累及消化道和肝脏等器官。消化道症状主要为恶心、呕吐、厌食、腹泻,严重者可出现腹痛、肠梗阻、腹水等。肝脏受累主要特征性表现为肝酶和结合胆红素水平升高,也可出现肝大、黄疸等症状和体征。一旦确诊,需评估皮疹类型、程度,胆红素水平,腹泻量定义总体急性 GVHD 的分级,可以提示预后（表 11-4-1）。研究报道,急性 GVHD 的Ⅲ级患者存活率 <30%,Ⅳ级患者存活率 <10%。

**2. 慢性 GVHD 的临床表现**

（1）扁平苔藓样皮疹:通常表现为紫红色或红色丘疹或斑块,顶端有细小鳞屑,可融合,伴轻度瘙痒,常累及头面部、手足背部、上肢、躯干、甲和生殖器等部位,也可泛发,单个皮疹较扁平苔藓缺少多角性,少数患者可伴有水疱、出汗不良。

（2）硬皮病样皮疹:多在病程晚期,主要表

表 11-4-1 急性 GVHD 分级

| | 皮肤 | 肝脏 | 肠道 |
|---|---|---|---|
| 分期 | | | |
| 1 | 斑丘疹 <25% 体表面积 | 胆红素 2~3mg/dl | 腹泻 500~1 000ml/d，或持续恶心 |
| 2 | 斑丘疹 25%~50% 体表面积 | 胆红素 3~6mg/dl | 腹泻 >1 000ml/d |
| 3 | 斑丘疹或弥漫性红斑，体表面积 >50% | 胆红素 6~15mg/dl | 腹泻 >1 500ml/d |
| 4 | 弥漫性红斑伴水疱或表皮松解，体表面积 >50% | 胆红素 >15mg/dl | 严重腹痛和 / 或肠梗阻 |
| 分级 | | | |
| Ⅰ | 1~2 | 0 | 0 |
| Ⅱ | 3 | 或1 | 或1 |
| Ⅲ | 3 | 或2~3 | 或2~4 |
| Ⅳ | 4 | 或4 | - |

注：如果证实有导致胆红素升高的另一因素，下降一个级别；腹泻的量适于成人，儿童患者根据体表面积计算每平方米的腹泻量。

现为皮肤光滑、发亮、变硬，边界不清的黄白色斑片，可形成深层组织粘连，或继发机械性溃疡，位于关节部位时可累及韧带，导致关节挛缩，少数可表现为弥漫性黑皮病，可出现在损伤部位，如静脉置管处、多次采血部位、带状疱疹以及局部放疗处，类似"同形反应"。硬斑病样改变是累及浅层组织的局灶性硬化改变，皮肤光滑可活动或发亮，常伴随色素脱失；硬化性苔藓样皮疹为灰白色的丘疹、斑块，可伴毛囊角栓，皮肤表面发亮，呈羊皮纸样外观；筋膜炎样皮疹主要累及深层筋膜组织，可造成关节僵硬、活动受限、肢端水肿、关节挛缩等。

（3）皮肤异色病样皮疹：表现为萎缩性色素改变，如卷烟纸样改变，伴红斑、色素沉着、毛细血管扩张等，通常见于面部、颈部两侧以及躯干。

（4）特应性皮炎样皮疹：表现为皮肤干燥、瘙痒，湿疹样皮炎，常可见毛周角化或毛周隆起，常伴有嗜酸性粒细胞和 / 或 IgE 水平的升高。

（5）银屑病样皮疹：表现为界限清楚的红色丘疹或斑块，上覆白色鳞屑，与银屑病的皮疹非常相似。

（6）白癜风样皮疹：表现为数片或弥漫的色素减退斑，界限多清楚，白斑上毛发可变白。

（7）其他特殊表现：慢性 GVHD 还可以表现为类似亚急性皮肤型红斑狼疮的皮疹、皮肌炎样皮疹、干燥综合征样皮疹、毛囊角化病样皮疹、获得性鱼鳞病样皮疹、玫瑰糠疹样皮疹等。

（8）皮肤附属器及黏膜表现：指甲受累可表现为甲萎缩、纵向隆起、纵裂、甲脆性增加，严重者可出现甲分离、甲翼状胬肉、甲缺失等。毛发受累可表现为非化疗或放疗引起的瘢痕性或非瘢痕性脱发，其他特征包括过早变灰、稀疏和脆性增加等。口腔的诊断特征是颊黏膜、舌、腭、唇等部位出现扁平苔藓样改变，其特征表现为过度角化的白线和口腔黏膜上出现花边的病变，还可以表现为黏膜萎缩、假膜、溃疡、黏液囊肿、口干症等，但必须排除酵母菌或疱疹病毒等病原体感染和继发恶性肿瘤。眼部受累可表现为眼干、沙粒感、眼痛、瘢痕性结膜炎、干燥性角膜结膜炎、畏光、眶周色素沉着等。生殖器部位诊断特征为扁平苔藓样、硬化性苔藓样以及阴道瘢痕狭窄，女性阴蒂阴唇融合，男性出现包茎和尿道及尿道口的瘢痕或狭窄，其显著特征包括糜烂、裂隙和溃疡。

除了皮肤表现外，经常累及全身其他器官。消化道症状主要有厌食、恶心、呕吐、腹泻、体重下降等一般表现及食管蹼、食管上段环形狭窄等特殊表现，伴或不伴胰腺分泌物功能不足。肺脏受累唯一确诊表现是经活检证实的闭塞性支气管炎，以新出现的阻塞性肺功能障碍为特征，表现为劳力性呼吸困难、咳嗽、喘息，偶见气胸、纵隔气肿和皮下气肿及限制性呼吸困难。肌肉受累可有多发性肌炎等，还有浆膜炎如心包积液、胸腔积液，周围神经病，重症肌无力，肾病综合征，心脏传导异常或心肌病等。在血液和免疫系统方面,常有血小板减少、嗜酸性粒细胞增多、淋巴细胞减少、低/高丙种球蛋白血症以及自身免疫性溶血性贫血和免疫相关性血小板减少性紫癜等。

**3. 诊断中的重点、难点和应思考的问题** 像湿疹样、银屑病样、大疱性类天疱疮样等多种皮疹类型在急性或慢性GVHD中均可出现,如何判断是急性GVHD还是慢性GVHD是一个非常困惑的问题。2014年,美国国立卫生研究院发布的慢性GVHD共识中指出急性GVHD广泛分类包括:①移植后100天以内的典型急性GVHD特征(红斑、斑丘疹、恶心、呕吐、厌食、严重的腹泻、肠梗阻或者胆汁淤积性肝病)或者不符合慢性GVHD诊断标准的患者;②持续性、复发性或迟发性急性GVHD,移植后超过100天的典型急性GVHD特征或不符合慢性GVHD诊断标准的患者(通常发生在免疫抑制剂减量或停药时)。慢性GVHD广泛分类包括:①没有急性GVHD特征的经典慢性GVHD;②重叠综合征。重叠是指在诊断慢性GVHD患者中存在一种或多种急性GVHD表现,可以发生在慢性GVHD诊断之初,也可以在慢性GVHD诊断后出现。工作组建议,慢性GVHD的诊断需要至少一种慢性GVHD的诊断表现或者至少一种独特的表现,加上相关的活检、实验室或其他检查。慢性GVHD具有诊断表现的皮疹包括皮肤异色症、扁平苔藓、硬斑病、硬皮病、硬化性苔藓;独特表现包括色素脱失、丘疹鳞屑性皮疹;其他特征或未分类的表现包括出汗减少、鱼鳞病、毛囊角化病、色素增加和色素减退;急性和慢性GVHD均有红斑、斑丘疹、瘙痒的表现。

急性GVHD和慢性GVHD在病理上是否可以区分。慢性GVHD的皮肤组织学改变是随时间演变的,并在一定程度上与急性GVHD的皮肤组织学改变重叠。急性或活动性GVHD组织学改变的最小标准是表皮的基底层、棘层下方或毛囊、汗管的下部生发层、漏斗/外根鞘部位的细胞凋亡、液化变性、卫星样角化坏死(是特征性改变,即毗邻淋巴细胞的角质形成细胞凋亡)、苔藓样浸润;慢性GVHD组织学特征性改变是根据其皮疹特点描述的,扁平苔藓样皮疹的特征性组织学改变包括角化过度、角化不全、颗粒层增厚、棘层肥厚、苔藓样炎性细胞浸润和/或外分泌腺的

液化变性;特应性皮炎样皮疹的组织学改变为表皮呈海绵水肿,可见散在的角质形成细胞坏死,真皮层有淋巴细胞和嗜酸性粒细胞浸润;硬皮病样皮疹的特征性组织学改变包括真皮层胶原束的增厚、均质化、硬化或筋膜间隔增厚、炎症细胞浸润,最近研究发现一特异性改变,即在硬化区域可见血管增生。

急性GVHD需要与皮疹类似的药疹、病毒疹、淋巴细胞恢复期皮疹、放化疗引起的皮肤改变相鉴别,例如与药疹相比,急性GVHD患者的面部、手足受累更频繁。慢性GVHD需要与类似皮疹的各种自身免疫性疾病相鉴别,由于其相似的临床表现,使得鉴别诊断非常困难,需要我们详尽的病史采集、特殊的检查,结合临床表现作出一个合理的诊断。希望在今后的研究工作中可以发现特异性高和灵敏性高的生物标记协助诊断及鉴别诊断。

## 四、移植物抗宿主病的治疗

**1. 预防措施** 2014年,美国国立卫生研究院发布的慢性GVHD共识中指出要注意光保护,阻断UVA和UVB的照射,避免上午10点到下午4点无防护的长时间待在室外,可以使用SPF>20的广谱抗UVA和UVB的防晒霜、防护服,避免使用光敏剂。

**2. 局部治疗** 对于Ⅰ级急性GVHD的患者,除了优化钙调磷酸酶抑制剂的系统水平外,还包括局部治疗,推荐的一线治疗为局部应用不同强度糖皮质激素(激素)。如果皮损呈广泛的麻疹样或红皮病样时,除系统治疗外也要联合局部治疗,必要时可给予湿包疗法,湿包和强效激素的应用应限制在2周以内。需要注意的是,长期应用激素或应用强效激素时,尤其是皮疹广泛时,可以导致局部甚至全身的副作用。对于不能应用激素或不能长期使用激素的面部、间擦部位,可以应用钙调磷酸酶抑制剂,外用初期可有皮肤烧灼感,可以与激素合用提高耐受性,钙调磷酸酶抑制剂是后期长期维持治疗的优选方案。已有研究报道局部外用他克莫司可有系统吸收,所以在同时应用系统用药时需特别注意。

对于有皮肤受累的轻度慢性GVHD(评分不超过1分的1或2个器官受累,且肺部评分为

0),局部外用激素缓解症状通常是优先考虑的。激素选择的强度与部位有关,面部、腋窝、腹股沟等部位一般选择弱效激素,手掌、足底等角质层较厚的部位可以选择强效、超强效激素,一般1天1~2次,由于长期使用激素存在皮肤萎缩的风险,所以钙调磷酸酶抑制剂也是后期长期维持治疗的优选方案。

**3. 系统治疗**　对于急性GVHD（Ⅱ～Ⅳ级）患者,应该优化钙调酸酶抑制剂的系统水平和从其他系统免疫抑制剂治疗上获益,系统应用激素治疗是初始的标准化治疗方案。对于Ⅱ级急性GVHD,甲强龙剂量为1mg/（kg·d）,对于Ⅲ～Ⅳ级急性GVHD,甲强龙剂量为2mg/（kg·d）,一旦疾病得到控制,激素剂量应迅速减量以减少药物的副作用。如何减量和停药尚无统一意见,一般可在疾病得到很好控制后,每3~5天按照0.2mg/（kg·d）递减,当剂量低于20~30mg/d时,激素减量速度应更慢。报道显示,有30%~60%的患者得到完全缓解。一线治疗3天以上病情进展,7天以上病情未改善,14天没有完全控制,属于激素难治性急性GVHD。目前没有统一的治疗方案,倾向于联合用药,选择免疫抑制剂更强的新型药物作为二线治疗:①霉酚酸酯,研究发现与仅有肝脏、肠道、皮肤和肝脏或皮肤和肠道受累的急性GVHD相比,皮肤激素难治性急性GVHD对霉酚酸酯反应更好。②TNF拮抗剂（英夫利昔单抗、依那西普）主要用于伴有肠道受累的激素难治性急性GVHD,一项小型回顾性研究发现,所有皮肤激素难治性急性GVHD对英夫利昔单抗有反应,但是应用TNF拮抗剂后严重感染的比率升高。③IL-2受体的拮抗剂（达利珠单抗）可以用于治疗激素难治性急性GVHD,但在文献中的反应率存在差异。④抗胸腺细胞免疫球蛋白（ATG）已被用于急性GVHD的二线治疗,主要是由于T淋巴细胞耗竭活性。一项研究显示,ATG治疗的激素难治性急性GVHD,皮肤受累者反应更高。

根据2014年美国国立卫生研究院发布的慢性GVHD共识指出,凡是符合中至重度慢性GVHD的患者[中度:评分不超过1分的3个或3个以上器官受累,或者至少1个评分2分的器官（不包括肺部）受累,或者肺部评分为1;重度:至少1个评分3分的器官受累,或者肺部评分为2或3]均应接受系统治疗,从初次明确诊断后即需要应用免疫抑制剂。目前激素加钙调磷酸酶抑制剂（如环孢素）作为临床一线治疗标准用药,钙调磷酸酶抑制剂不会增加治疗效果,但可以减少激素剂量,从而减少长期激素治疗带来的不良反应。目前比较推荐的激素剂量是泼尼松1mg/（kg·d）,连续治疗2周后开始逐渐减量,每周减量25%,目标是6~8周后剂量减至隔天1次。对于重度慢性GVHD,泼尼松1mg/（kg·d）需要维持2~3个月,然后每月减少10%~20%。激素减量完成后,环孢素从10mg/（kg·d）开始每周减少25%直至10mg/（kg·d）,隔天1次。如果慢性GVHD完全缓解,随后9个月内药物逐渐减量并最终停药,如果部分缓解,则维持原药物剂量3个月,并重新评价。对3个月后依然无效或过程中病情进展的患者或激素难治性慢性GVHD（激素治疗2个月后无部分缓解,或1个月后仍持续进展）患者需要考虑二线治疗方案:①霉酚酸酯已成功用于激素难治性慢性GVHD,除了改善症状外,还可以降低其他免疫抑制剂的剂量。研究发现,霉酚酸酯对苔藓样和硬皮病样慢性GVHD治疗均有效。②研究发现,酪氨酸激酶抑制剂（伊马替尼）和抗CD20单克隆抗体（利妥昔单抗）对激素难治性硬化性GVHD有效,但不同研究的结果存在差异。③雷帕霉素对于皮肤受累的激素难治性慢性GVHD反应良好。④低剂量的氨甲蝶呤对于皮肤受累或单一器官受累的慢性GVHD有效。

**4. 体外光化学治疗（ECP）**　ECP是一种耐受性良好的免疫调节疗法,通常可以避免全身免疫抑制,并且与感染和免疫抑制增加无关。治疗方法是抽取已口服光敏物质如甲氧沙林（8-MOP）患者的全血,提取单一核细胞,经UVA照射后回输入患者体内。ECP可能通过调节细胞因子的产生和提高Treg细胞水平促进免疫耐受,可以应用于Ⅱ级及以上的急性GVHD和慢性GVHD,尤其是对皮疹的改善效果明显。建议每2周1次,连续2天,3个月后改为每4周1次直至疾病消退。

**5. 紫外线照射治疗**　光疗（PUVA、UVA、UVB等）是临床治疗GVHD非常有效的一种物理方法,每周给予2~3次。与PUVA相比,UVA-1和UVB不需要口服补骨脂素且与皮肤癌相关性较小,因此优先应用于急性GVHD和慢性GVHD,因GVHD患者的炎症细胞浸润于真皮上层,UVA-1较UVB更适合作为首选方案。光疗可以单一应用,也可以联合其他治疗方法,可减少全身免疫抑制剂剂量,从而最大限度减少其副作用。

**6. 辅助治疗** 润肤剂滋润干燥的皮肤可以减少瘙痒的症状。软膏和霜剂比乳剂能更好的软化皮肤,且对红斑性皮疹刺激更小。应用激素后再使用润肤剂,可以增加激素的效果。患者平时要穿宽松棉质衣服,勿用力搔抓皮肤,积极配合药物治疗。

**7. 前沿性治疗** 依鲁替尼是小分子布鲁顿酪氨酸激酶(BKT)抑制剂,通过选择性地共价结合靶蛋白BTK活性位点半胱氨酸残基(Cys-481),不可逆地抑制BTK。该药通常用于治疗HSCT后的复发性慢性淋巴细胞白血病。Schutt等人发现依鲁替尼可有效预防慢性GVHD的发生;Dubovsky等人发现依鲁替尼在治疗硬皮病样小鼠和非硬皮病样小鼠时疗效显著。

鲁索替尼(JAK1/2抑制剂)和托法替尼(JAK3抑制剂)通过抑制JAK磷酸化,从而阻止STAT磷酸化,使下游炎性细胞因子合成减少,进而抑制CD4$^+$ T细胞增殖,阻断多种炎性细胞因子的合成和分泌,达到抗炎、免疫调节的作用。Zeiser等人对鲁索替尼治疗95例激素难治性GVHD患者进行了一项回顾性多中心调查,发现急性GVHD的总体和完全缓解率分别是81.5%和46.3%、慢性GVHD分别是85.4%和7.3%。Okiyama等人发现,托法替尼可能是黏膜皮肤GVHD的治疗选择。

随着对GVHD病理生理学理解的深入,针对免疫学机制的新的治疗方案正在进一步研究,部分方案也在早期临床试验中显示出防治GVHD的疗效,然而患者的最佳治疗方案仍然不明确,精准医疗是未来发展的方向。有效方案需要更多的大规模、随机、双盲、多中心、前瞻性的临床研究,帮助患者进行科学的预后分级以及确定治疗的有效性和安全性。

(张建中)

# 第五节 成人 Still 病

成人Still病(adult onset Still's disease, AOSD),又称成人斯蒂尔病,是一组病因和发病机制不明的临床综合征,以长时间发热、外周血白细胞升高、一过性多形性皮疹、关节炎、咽痛、内脏器官损害、淋巴结和脾脏肿大为主要表现。发病年龄14~83岁,多见于16~35岁,女性稍多于男性,分布无明显的种族和地域差异。

## 一、成人 Still 病命名的演变历史

1896年,Still首先描述了具有本病上述临床特征的一组儿童病例,1934年,Wissler描述了一组有类似败血症临床表现,但没有血中病原学证据的急性发热性疾病,而且临床上具有一些变态反应的特点,之后Fanconi进一步详细描述了该病,即后来的变应性亚败血症(subsepsis allergica),又称Wissler-Fanconi综合征。1971年,Bywaters开始在全身型幼年特发性关节炎(即Still病)患者有相似临床表现及实验室特征的成人中使用成人Still病这一名称。国内过去的教材、文章长时间使用"变应性亚败血症",目前,国家自然科学名词审定委员会公布的医学名词认定Still病,成人患者称为成人Still病。

## 二、成人 Still 病的病因和发病机制研究进展

成人Still病的发病机制不明,多半认为与感染、遗传因素、细胞因子介导的炎症反应和细胞凋亡导致的免疫调节异常有关。研究表明,感染因素如细小病毒B-19、埃可病毒7、风疹病毒、巨细胞病毒、柯萨奇病毒B4及衣原体等微生物与该病无确切关系。总之,AOSD不是一种感染性疾病,而是一种炎症性疾病,感染只是可能参与了诱发其发生和发展。研究认为,AOSD与人类白细胞抗原HLA-B17、HLA-B18、HLA-B35、HLA-DR2、HLA-Bw35及HLA-DR7的等位基因变化有关。

以往细胞因子研究主要集中在TNF-α、IFN-γ、IL-1β及IL-18。IL-18可以活化巨噬细胞,进一步诱导γ干扰素(IFN-γ),IL-17及肿

瘤坏死因子α（TNF-α）的产生，而这些细胞因子在很大程度上决定了 AOSD 的临床表现。其中 IL-1β 和 IL-18 是最核心的炎症因子，IL-1β 与疾病活动性、严重性和巨噬细胞活化综合征（macrophage activation syndrome，MAS）密切相关。

IL-6 和 TNF-α 也被认为与 AOSD 的发病机制相关。IL-6 和 TNF-α 在患者皮肤病理组织及血浆中明显升高，是导致关节炎临床症状及炎症性疾病的原因之一，使用 IL-6 受体拮抗剂能显著缓解患者的临床症状。虽然在 AOSD 患者血浆及皮肤组织中也有 TNF-α 水平升高，但与疾病的活动性无明显关系，使用 TNF-α 拮抗剂治疗后患者症状缓解不明显，因此该炎症介质在 AOSD 发病机制中的作用还有待进一步探索。

Toll 样受体（TLR）的活化伴大量炎症介质的产生也有诱导 AOSD 的作用。在 Still 病患者中，存在 TLR 的负转录调控机制，通过 TLR7-MyD88 途径使中性粒细胞与辅助性 T 细胞 17（Th17）增加，而 Th17 的不断循环会刺激 AOSD 进一步发展。研究显示，血浆 IL-1β、IL-6、IL-21 及 IL-23 水平与 Th17 细胞循环呈正相关，共同加剧了 AOSD 的发生发展。

由中性粒细胞及单核细胞过度表达和分泌的内源性炎症因子钙黏蛋白 S100 经 TLR4 识别，进一步促进了 AOSD 的发病。钙黏蛋白 S100-A8/S100-A9 复合体触发 TLR4 途径，可产生更多的炎症因子 IL-1β。NLRP3，一种使 IL-1β 和 IL-18 大量增加的炎症小体，也被认为参与 AOSD 的发病机制。Antoniou 等证明 NLRP3 介导的 IL-1β 产生能促进该病的发生。

总之，以上关于 AOSD 发病机制的描述大多是基于单基因自身炎症性疾病的研究，因此该病的发病原因及病理机制尚需进一步探索。另外，还有淋巴细胞过度增生学说、免疫调节异常学说及高血清铁蛋白综合征学说等机制。不可否认的是，AOSD 的发病机制异常复杂，很有可能是许多因素共参与而导致的。

### 三、成人 Still 病的临床表现、实验室检查与影像学检查

#### （一）成人 Still 病的临床表现

主要表现包括不明原因的发热、关节炎及皮疹：①发热，通常每天均可发热，体温可超过 39℃，每天有 2 次体温高峰，一般在数小时内缓解。②关节炎，几乎所有患者会出现关节痛，其中 72% 有关节炎表现。开始时关节炎一般较轻且涉及单个关节，随病情进展，症状逐渐加重并发展到多个关节。膝关节、腕关节最常受累，其次是踝关节、肘关节、近端指间关节、肩关节等。③皮疹，较常见的为全身散在分布的红色、橙红色斑疹及斑丘疹，主要集中于躯干和四肢，可累及面部，偶尔会出现在手掌及足底，一般随着发热的加重而更加鲜艳、明显，热退时皮疹可自行消退或颜色变淡。亦有部分患者的皮疹表现为持久性瘙痒性红斑，该类患者的皮损可呈不规则的红色、暗红色斑片，常伴有数量不等的鞭打样或抓痕状红斑，瘙痒明显，皮损无论发热期间还是退热期间均持续存在。

此外还可见轻微的转氨酶升高，50%~70% 的患者可出现肝肿大，部分发展为急性肝衰竭；30%~65% 的患者可出现脾肿大；轻微的淋巴结肿大及咽炎也较常见；心脏及肺部可出现心包炎、胸膜炎、胸腔积液及肺部浸润性改变，偶有发生胸部疼痛及呼吸困难。严重并发症如 MAS 病死率达 10%~22%，也有少部分患者发生弥散性血管内凝血。若实验室检查显示血清铁蛋白水平异常升高、凝血功能障碍、血小板减少及肝功能严重受损时，应作出 MAS 的诊断，积极进行治疗。一般患者不合并严重并发症的情况下，大多预后良好。当白细胞升高明显及血沉和 C 反应蛋白居高不下时，患者更易复发且预后不良。

#### （二）成人 Still 病的实验室检查与影像学检查

AOSD 的实验室检查无特异性，主要有中性粒细胞、血沉及 C 反应蛋白升高，以及由于慢性消耗导致的贫血及血小板增多等表现。一旦出现全血细胞减少，很有可能发生 MAS，应及早使用免疫抑制剂。有 62% 的患者肝功能检查会发现不同程度的转氨酶升高，由于胆汁淤积导致的占 40%；胆红素升高者高达 88%；部分患者发生肝功能不全，出现白蛋白/球蛋白倒置的现象。凝血功能异常较罕见，主要为凝血酶原时间及部分凝血酶原时间的延长。

近年来，许多学者把血清铁蛋白和糖基化铁

蛋白作为 AOSD 活动期的重要标志物,高水平的血清铁蛋白是 AOSD 的一个显著特征,约 99% 的患者铁蛋白会升高,51% 的患者血清铁蛋白可高达 $1 \times 10^6 \sim 1.5 \times 10^6 ng/L$,32% 的患者可超过 $1.5 \times 10^6 ng/L$,少数报道最高可达 $2.5 \times 10^6 ng/L$,但它是否是该病急性期特异性的标志物或是充当发病机制的一种介质目前仍不太清楚。另一指标糖基化铁蛋白,敏感度为 43%,而特异度高达 93%,具有更好的诊断价值。由于糖基化机制的饱和作用,在免疫系统疾病中,糖基化铁蛋白会降低到原来的 20%~50%,而在 AOSD 中糖基化铁蛋白甚至会低于 20%。敏感性及特异性更好的实验室检查还需进一步探索发现,目前还是采用上述检查结果结合患者的临床症状进行诊断。

在 AOSD 的急性加重期,影像学检查缺乏特异性,可表现为正常、软组织肿胀及关节腔积液。晚期约有 41% 的患者会出现腕掌关节及腕骨间关节的非侵蚀性狭窄,最终约 25% 的患者发展为关节僵硬。相反,距下关节、颈椎及远端指间关节的改变很少能从影像学检查发现。髋关节及膝关节的破坏是最严重但比较少见的并发症,一般需行关节置换。CT 检查一般用于排除其他疾病引起的淋巴结肿大、肝脾肿大及渗出性病变。

### (三)成人 Still 病的皮肤组织病理检查

既往认为成人 Still 病皮疹无特异性的组织病理学改变,因此活检的临床意义不大。近年来有学者发现,皮肤活检对于皮疹类型为"持久性瘙痒性红斑"的这类成人 Still 病患者可能具有重要意义。该类皮损的皮肤组织病理学改变同时具备以下两大特征:①表皮可见角化不良细胞,后者主要位于表皮上 1/3 层;②真皮浅层血管周围数量不等的中性粒细胞浸润。该特征提示,对于表现为"持久性瘙痒性红斑"的成人 Still 病患者或疑似病例,皮肤活检有望提供有力的诊断依据。当然,这一观点还有待更大样本临床研究数据的证实。

### 四、成人 Still 病的诊断标准

因成人 Still 病临床表现、影像学及实验室检查指标均无特异性,故临床误诊率高。本病先后提出过至少五种主要诊断标准:1986 年 Calabro 标准、1987 年美国风湿病协会(ARA)标准、1987 年 Cush 标准、1992 年日本 Yamaguchi 标准、2002 年 Bruno 标准。目前认为 Yamaguchi 标准敏感度及特异度均最高,可达 90% 以上,是最常用的标准。而 Bruno 标准方法简单,诊断敏感度、特异度、准确度较高,值得在基层医院进一步推广。

Yamaguchi 标准由日本成人 Still 病研究委员会于 1992 提出,包括主要标准:①发热 >39℃,间歇 >1 周;②关节痛 >2 周;③典型皮疹;④白细胞 $>10 \times 10^9/L$(中性粒细胞百分比 >80%)。次要标准:①咽痛;②淋巴结和 / 或肝脾肿大;③肝功能异常;④ANA 和 RF 阴性。符合 5 条标准(至少 2 条主要标准),排除感染、肿瘤及其他风湿免疫性疾病,可诊断为 AOSD。

Bruno 标准由 Fautrel 等于 2002 年提出,包括主要标准:①高热 ≥39℃;②关节痛;③一过性皮肤红斑;④咽炎;⑤多形核白细胞 ≥80%;⑥糖基化铁蛋白 ≤20%。次要标准:①皮肤斑丘疹;②血白细胞 $\geq 10 \times 10^9/L$。同时具备 4 条及以上主要标准或 3 条主要标准加 2 条次要标准即可确诊。

### 五、成人 Still 病的治疗现状和发展趋势

AOSD 的治疗目标包括:控制症状、改善实验室指标、防止器官损伤、最大程度降低治疗的不良反应。病情轻微的 AOSD 患者多采用非甾体抗炎药(NSAID)控制症状及炎症,若效果不理想可加用小剂量糖皮质激素。中度病情的 AOSD 患者以高热、关节炎、皮疹症状为主,无严重的脏器累及,可使用小到中等量的糖皮质激素及缓解病情抗风湿药(DMARD)治疗。对于危及生命、重要器官受累的重度 AOSD 患者,有时即使用大剂量糖皮质激素冲击仍然无法控制病情,是 AOSD 治疗中的难题。

### (一)成人 Still 病的治疗现状

**1. 非甾体类抗炎药(NSAID)** 多数病情较轻的患者可首选 NSAID,效果显著提示预后良好。其中阿司匹林服药后血中水杨酸盐水平可达 150~250mg/L,远高于其他风湿性疾病。NSAID 需连续服用 1~3 个月才可能使病情得到控制,且单一用药效果不佳,大部分需要加用糖皮质激素,因此目前逐渐被其他药物取代。

**2. 糖皮质激素** 糖皮质激素目前仍作为治疗 AOSD 的一线药物,尤其在合并严重并发症时。也有报道长期服药产生耐药性或得不到完全缓解的患者。通常使用泼尼松 0.5~1.0mg/(kg·d),症状一旦得到控制,即要开始缓慢减量。当出现严重致命的并发症如肝衰竭、急性心包填塞、弥散性血管内凝血及心肌炎时使用大剂量甲泼尼龙甚至冲击治疗,大多可取得较好的效果。

**3. 缓解病情的抗风湿药(DMARD)** 当患者对糖皮质激素无反应或者应用后不良反应较大时,可选用 DMARD,包括柳氮磺砒啶、氨甲蝶呤、青霉胺及羟氯喹等。作用不佳时还可加用硫唑嘌呤、环磷酰胺、环孢素 A 等。DMARD 可能会导致诱发感染、增加肿瘤患病率、骨髓抑制、肝肾损害、黏膜损伤等较严重的不良反应,使其应用受到一定限制。

**(二)成人 Still 病的治疗进展**

近年来不少研究证实生物制剂对难治性患者有一定疗效,已报道的主要有以下几种:

**1. IL-1 受体拮抗剂** 阿那白滞素(Anakinra),通过抑制 IL-1β 或 IL-1α 与 IL-1R 结合而阻止 AOSD 的发生发展。相关研究报道,注射阿那白滞素后,患者的发热皮疹等症状得到迅速缓解,实验室指标很快趋于正常。阿那白滞素最早用于治疗类风湿性关节炎,后来在 AOSD 的治疗中取得了良好的效果,对于难治性患者可以单一用药或联合非生物型 DMARD 进行治疗。临床一般采用皮下注射 100mg/d。对于使用糖皮质激素效果较差的患者,阿那白滞素同样能快速缓解症状。但该药半衰期短,约为 4~6 小时,若要维持有效的血药浓度,需频繁给药,因此使用受到限制。

卡那单抗(Canakinumab)是新型的重组人源抗 IL-1β 单克隆抗体,比阿那白滞素疗效更优,推荐使用皮下注射 150mg/8 周。该药作用时间长,注射一次疗效可维持长达 1 个月;实验室指标在使用该药后明显下降;对于长期依赖糖皮质激素的 Still 病患者,可以显著减少激素使用带来

的不良反应。利纳西普(Rilonacept)为可以同时阻断 IL-1α 与 IL-1β 受体的新型 IL 受体拮抗剂,首次剂量 220mg,维持剂量为 160mg/ 周,用药后患者皮疹、关节炎及实验室检查指标得到长期缓解。

**2. IL-6 受体拮抗剂** 塔西单抗(Tocilizumab)不仅可以改善 AOSD 患者关节炎的病情发展,还可以阻止类风湿患者关节破坏的进一步进展,但需要强调的是,即使是普通感染性疾病,塔西单抗同样能降低疾病活动期的实验室指标。推荐静脉注射每 4 周按 8mg/kg 使用,在 MAS 及难治性 AOSD 的患者中同样有效,且能明显减少糖皮质激素的用量。

**3. 肿瘤坏死因子拮抗剂** 肿瘤坏死因子受体拮抗剂是第一类用于难治性 AOSD 的生物制剂,一般需加用糖皮质激素或氨甲蝶呤,但疗效有很大差异。总体来看,疗效比 IL-1 及 IL-6 受体拮抗剂差。依那西普用量为 25mg 皮下注射 2 次 / 周,可使患者的关节肿胀迅速减轻,关节功能明显恢复。英夫利昔单抗为人鼠嵌合型单克隆抗体,于第 0、2、6 周各进行 1 次 3~10mg/kg 的静脉注射,此后每 6~8 周 1 次,持续 50 周,部分患者首次用药后关节炎症状即迅速缓解且疗效可维持 28 个月。阿达木单抗是一种完全来源于人类的单克隆抗体,推荐使用皮下注射 40mg/1~2 周,在 AOSD 的严重并发症 MAS 的治疗中具有较好疗效。

## 六、小结

AOSD 发病率低,临床表现缺乏特异性,且累及全身多个系统,临床上常常容易误诊或漏诊而延误诊治。一旦确诊,需根据病情严重程度,尽快选择合理有效的治疗。但传统的激素和 DMARD 治疗疗效差且不良反应较大,因此人们在不断研发新的靶向生物制剂。最理想的治疗方法应该能特异性针对发病机制中的关键环节或分子,而对发病机制之外的通路没有影响。

(曹文婷　邓丹琪)

# 参 考 文 献

［1］赵辨. 中国临床皮肤病学. 南京:江苏科学技术出版社, 2010.

［2］Hughes T, Sawalha AH. The role of epigenetic variation in the pathogenesis of systemic lupus erythematosus. Arthritis Res Ther, 2011, 13: 245.

［3］叶霜,陈小青. 系统性红斑狼疮发病机制的研究现状和趋势. 内科理论与实践, 2008, 3(3): 162-167.

［4］Zhou Y, Yuan J, Pan Y, et al. T cell CD40LG gene expression and the production of IgG by autologous B cells in systemic lupus erythematosus. Clin Immunol, 2009, 32: 362-370.

［5］Lu Q. The critical importance of epigenetics in autoimmunity. J Autoimmun, 2013, 41: 1-5.

［6］Yu SL, Kuan WP, Wong CK, et al. Immunopathological roles of cytokines, chemokines, signaling molecules, and pattern-recognition receptors in systemic lupus erythematosus. Clin Dev Immunol, 2012, 2012: 715190.

［7］中华医学会风湿病学分会. 系统性红斑狼疮诊断及治疗指南. 中华风湿病学杂志, 2010, 14(5): 342-346.

［8］Hanly JG. The neuropsychiatric SLE SLICC inception cohort study. Lupus, 2008, 17: 1059-1063.

［9］Merrill JT. Treatment of systemic lupus erythematosus: a 2012 update. Bull NYU Hosp Jt Dis, 2012, 70: 172-176.

［10］Dall'Era M, Wofsy D. Biologic therapy for systemic lupus erythematosus. Discov Med, 2010, 9: 20-23.

［11］Sifuentes Giraldo WA, García Villanueva MJ, Boteanu AL, et al. New therapeutic targets in systemic lupus. Reumatol Clin, 2012, 8: 201-207.

［12］Swaak AJ, van de Brink H, Smeenk RJ, et al. Incomplete lupus erythematosus: results of a multicentre study under the supervision of the EULAR Standing Committee on International Clinical Studies Including Therapeutic Trials (ESCISIT). Rheumatology (Oxford), 2001, 40: 89-94.

［13］陆前进,张建中,邓丹琪. 红斑狼疮:从基础到临床. 北京:北京大学医学出版社, 2013.

［14］Linklater H, Pipitone N, Rose MR, et al. Classifying idiopathic inflammatory myopathies: comparing the performance of six existing criteria. Clin Exp Rheumatol, 2013, 31(5): 767-769.

［15］Ghirardello A, Bassi N, Palma L, et al. Autoantibodies in polymyositis and dermatomyositis. Curr Rheumatol Rep, 2013, 15(6): 335.

［16］Inoue K, Jinnin M, Yamane K, et al. Down-regulation of miR-223 contributes to the formation of Gottron's papules in dermatomyositis via the induction of PKCε. Eur J Dermatol, 2013, 23(2): 160-167.

［17］Rider LG, Shah M, Mamyrova G, et al. The Myositis Autoantibody Phenotypes of the Juvenile Idiopathic Inflammatory Myopathies. Medicine (Baltimore), 2013, 92(4): 223-243.

［18］Tansley S, McHugh NJ, Wedderburn LR. Adult and juvenile dermatomyositis: are the distinct clinical features explained by our current understanding of serological subgroups and pathogenic mechanisms? Arthritis Research & Therapy, 2013, 15: 211-220.

［19］Shinjo SK, de Souza FH, de Moraes JC. Dermatomyositis and polymyositis: from immunopathology to immunotherapy (immunobiologics). Rev Bras Reumatol, 2013, 53(1): 101-110.

［20］Lazarou IN, Guerne PA. Classification, diagnosis, and management of idiopathic inflammatory myopathies. J Rheumatol, 2013, 40(5): 550-564.

［21］Raychaudhuri SP, Mitra A. Polymyositis and dermatomyositis: Disease spectrum and classification. Indian J Dermatol, 2012, 57(5): 366-370.

［22］Shen H, Xia L, Lu J. Pilot study of interleukin-27 in pathogenesis of dermatomyositis and polymyositis: Associated with interstitial lung diseases. Cytokine, 2012, 60: 334-337.

［23］Marvi U, Chung L, Fiorentino DF. Clinical presentation and evaluation of dermatomyositis. Indian J Dermatol, 2012, 57(5): 375-381.

［24］Wu H, Geng D, Xu J. An approach to the development of interstitial lung disease in dermatomyositis: A study of 230 cases in China. J Int Med Res, 2013, 41(2): 93-501.

［25］Zaba LC and Fiorentino DF. Skin disease in dermatomyositis. Curr Opin Rheumatol, 2012, 24(6): 597-601.

［26］Lam C and Vleugels RA. Management of cutaneous dermatomyositis. Dermatologic Therapy, 2012, 25: 112-134.

［27］Femia AN, Vleugels RA, Callen JP. Cutaneous dermatomyositis: an updated review of treatment options and internal associations. Am J Clin Dermatol, 2013, 14(4): 291-313.

［28］Hunter K, Lyon MG. Evaluation and management of polymyositis. Indian J Dermatol, 2012, 57 ( 5 ) : 371–374.

［29］Click JW, Qureshi AA, Vleugels RA. Methotrexate for the treatment of cutaneous dermatomyositis. J Am Acad Dermatol, 2013, 68 ( 6 ) : 1043–1045.

［30］Nagappa M, Taly AB, Sinha S, et al. Efficacy and limitations of pulse cyclophosphamide therapy in polymyositis and dermatomyositis. J Clin Neuromuscul Dis, 2013, 14 ( 4 ) : 161–168.

［31］Bounfour T, Bouaziz JD, Bézier M, et al. Clinical efficacy of intravenous immunoglobulins for the treatment of dermatomyositis skin lesions without muscle disease. J Eur Acad Dermatol Venereol, 2014, 28 ( 9 ) : 1150–1157.

［32］Clottu A, Laffitte E, Prins C, et al. Response of mucocutaneous lesions to rituximab in a case of melanoma differentiation antigen 5–related dermatomyositis. Dermatology, 2012, 225 ( 4 ) : 376–380.

［33］Chen D, Wang XB, Zhou Y, et al. Efficacy of infliximab in the treatment for dermatomyositis with acute interstitial pneumonia: a study of fourteen cases and literature review. Rheumatol Int, 2013, 33 ( 10 ) : 2455–2458.

［34］Mira-Avendano IC, Parambil JG, Yadav R, et al. A retrospective review of clinical features and treatment outcomes in steroid–resistant interstitial lung disease from polymyositis/dermatomyositis. Respir Med, 2013, 107 ( 6 ) : 890–896.

［35］Charles Cassius, Hélène Le Buanec, Jean-David Bouaziz, et al. Biomarkers in Adult Dermatomyositis: Tools to Help the Diagnosis and Predict the Clinical Outcome. Journal of Immunology Research, 2019: 9141420.

［36］Drew JB. Kurtzman, Ruth Ann Vleugels. Anti-melanoma differentiation–associated gene 5 ( MDA5 ) dermatomyositis: a concise review with an emphasis on distinctive clinical features. Journal of the American Academy of Dermatology, 2017, 78 ( 4 ) : 776–785.

［37］Felicitas Bellutti Enders, Brigitte Bader–Meunier, Eileen Baildam, et al. Consensus–based recommendations for the management of juvenile dermatomyositis. Ann Rheum Dis, 2017, 76: 329–340.

［38］Thomas Barba, Romain Fort, Vincent Cottin, et al. Treatment of idiopathic inflammatory myositis associated interstitial lung disease: A systematic review and meta-analysis. Autoimmun Rev, 2019, 18 ( 2 ) : 113–122.

［39］Katsumoto TR, Whitfield ML, Connolly MK. The pathogenesis of systemic sclerosis. Annu Rev Pathol, 2011, 6: 509–537.

［40］Badea I, Taylor M, Rosenberg A, et al. Pathogenesis and therapeutic approaches for improved topical treatment in localized scleroderma and systemic sclerosis. Rheumatology ( Oxford ), 2009, 48: 213–221.

［41］Brown M, Postlethwaite AE, Myers LK, et al. Supernatants from culture of type Ⅰ collagen–stimulated PBMC from patients with cutaneous systemic sclerosis versus localized scleroderma demonstrate suppression of MMP–1 by fibroblasts. Clin Rheumatol, 2012, 31: 973–981.

［42］Manetti M, Guiducci S, Ibba–Manneschi L, et al. Mechanisms in the loss of capillaries in systemic sclerosis: angiogenesis versus vasculogenesis. J Cell Mol Med, 2010, 14: 1241–1254.

［43］Fett N. Scleroderma: nomenclature, etiology, pathogenesis, prognosis, and treatments: facts and controversies. Clin Dermatol, 2013, 31 ( 4 ) : 432–437.

［44］Matucci–Cerinic M, Allanore Y, Czirjak L, et al. The challenge of early systemic sclerosis for the EULAR Scleroderma Trial and Research group ( EUSTAR ) community. It is time to cut the Gordian knot and develop a prevention or rescue strategy. Ann Rheum Dis, 2009, 68: 1377–1380.

［45］Rossi D, Russo A, Manna E, et al. The role of nail–videocapillaroscopy in early diagnosis of scleroderma. Autoimmun Rev, 2013, 12 ( 8 ) : 821–825.

［46］Frank van den Hoogen, Dinesh Khanna, Jaap Fransen, et al. classification criteria for systemic sclerosis: an American college of rheumatology/European league against rheumatism collaborative initiative. Ann Rheum Dis, 2013, 72: 1747–1755.

［47］EUSTAR Coauthors. European League Against Rheumatism ( EULAR ) Scleroderma Trial and Research group ( EUSTAR ) recommendations for the treatment of systemic sclerosis: methods of elaboration and results of systematic literature research. Ann Rheum Dis, 2009, 68 ( 5 ) : 629–634.

［48］Antoine Néel, Anaïs Wahbi, Tessoulin B, et al. Diagnostic and management of life–threatening Adult–Onset Still Disease: A French nationwide multicenter study and systematic literature review. Critical Care, 2018, 22 ( 1 ) : 88–98.

［49］张吕丹, 乔永杰, 薛庆亮, 等. 成人 still 病研究进展. 国际呼吸杂志, 2016, 36 ( 17 ) : 1347–1352.

［50］Aghaabbaslou M, Bensaci AM, Dike O, et al. Adult-onset Still's Disease: Still a Serious Health Problem ( a Case Report and Literature Review ). American Journal of Case Reports, 2017, 18: 119–124.

［51］Ruscitti P, Ursini F, Cipriani P, et al. Biologic Drugs in Adult Onset Still's Disease: a Systematic Review and

Meta-analysis of Observational Studies. Expert Review of Clinical Immunology, 2017, 13（11）: 1089.

[52] Mimura T, Kondo Y, Ohta A, et al. Evidence-based Clinical Practice Guideline for Adult Still's Disease. Modern Rheumatology, 2018, 28（5）: 736–757.

[53] Castañeda Santos, Blanco Ricardo, González-Gay Miguel A. Adult-onset Still's Disease: Advances in the Treatment. Best Pract Res Clin Rheumatol, 2016, 30（2）: 222–238.

[54] Cozzi A, Papagrigoraki A, Biasi D, et al. Cutaneous Manifestations of Adult-onset Still's Disease: a Case Report and Review of Literature. Clinical Rheumatology, 2016, 35（5）: 1–6.

[55] Qiao J, Zhou S, Li S, et al. Histopathological diagnosis of persistent pruritic eruptions associated with adult-onset Still's disease. Histopathology, 2019, 74（5）: 759–765.

[56] Li S, Zheng S, Tang S, et al. Autoinflammatory pathogenesis and targeted therapy for adult-onset Still's disease. Clinical Reviews in Allergy and Immunology, 2020, 58（1）: 71–81.

[57] Jagasia MH, Greinix HT, Arora M, et al. National Institutes of Health Consensus Development Project on Criteria for Clinical Trials in Chronic Graft-versus-Host Disease: I. The 2014 Diagnosis and Staging Working Group Report. Biol Blood Marrow Transplant, 2015, 21（3）: 389–401.

[58] Shulman HM, Cardona DM, Greenson JK, et al. NIH Consensus development project on criteria for clinical trials in chronic graft-versus-host disease: II. The 2014 Pathology Working Group Report. Biol Blood Marrow Transplant, 2015, 21（4）: 589–603.

[59] Carpenter PA, Kitko CL, Elad S, et al. National Institutes of Health Consensus Development Project on Criteria for Clinical Trials in Chronic Graft-versus-Host Disease: V. The 2014 Ancillary Therapy and Supportive Care Working Group Report. Biol Blood Marrow Transplant, 2015, 21（7）: 1167–1187.

[60] Strong Rodrigues K, Oliveira-Ribeiro C, de Abreu Fiuza Gomes S, et al. Cutaneous Graft-Versus-Host Disease: Diagnosis and Treatment. Am J Clin Dermatol, 2018, 19（1）: 33–50.

[61] 刘萍, 张建中. 皮肤移植物抗宿主病. 中华皮肤科杂志, 2013, 46（10）: 764–767.

# 第十二章 皮肤血管病、血管炎及脂膜炎

血管病（vasculopathy）是指由遗传、炎症、肿瘤等因素引起的血管疾病。血管炎（vasculitis）是指以血管及其周围炎细胞浸润伴/或不伴管壁变性、坏死为主要病理改变的一组疾病，可累及各种类型的血管。人类对血管炎的研究始于19世纪中期，虽历时久远，血管炎的病因及发病机制仍然未完全明确。血管炎累及的血管类型、大小、支配器官不同，临床表现各异。病理表现是该组疾病的重要诊断依据。血管炎的治疗依据受累器官及严重程度而定，具有免疫抑制作用的药物对治疗有效，其预后随临床表现及受累血管特点相异。皮肤是血管炎最常累及的器官之一。皮肤血管炎（cutaneous vasculitis）可能是患者唯一的表现，也可能伴有其他器官病变，作为系统性血管炎的一部分。

## 一、命名及分类的曲折历程

### （一）无统一命名及分类的原因

清晰而有条理的命名和分类对于疾病的研究、诊治至关重要。尽管很多学者以及研究组织在血管炎的命名和分类上做了大量工作，至今仍无法统一意见。其主要原因可能有以下几点：

1. **病因不明** 感染、药物、肿瘤等都可能是发病原因，但有时又是伴发疾病。发病机制尚不明确。人们对该疾病本质不了解，不能明确地通过病因及发病机制进行分类。

2. **临床表现复杂** 不同血管受累，皮损形态不同；同一血管受累，不同时期的皮损形态也可能不同。皮肤以外器官受累的患者由于累及血管的大小、支配器官不同，临床表现也不同。命名分类不能完全通过临床表现进行。

3. **病理改变复杂** 受累血管大小、种类及病程不同，病理改变不同。仅从病理改变角度很难区分这一类疾病。

4. 血管炎常累及皮肤，也可累及其他器官，有时皮肤改变可能是患者的唯一表现，而有时是系统改变的一部分。同一疾病受累器官也可能不同，患者的表现及程度各异。仅根据受累部位也很难明确分类。

### （二）曲折的命名分类历程及目前国际上常用的命名分类方法

19世纪中期，临床医师Kussmaul和病理医师Maier发现了1例患者发热伴肌无力、肌痛，其病理表现为全身中到小动脉的结节性炎性损害，他们称之为结节性动脉周围炎。而后，人们开始关注血管炎这种疾病。在之后的几十年里，大多数血管炎性疾病均被称为结节性动脉周围炎。至20世纪，随着显微镜的应用及普及，人们对血管炎逐步有了新的认识，各种血管炎性疾病相继被发现，例如1936年和1951年，韦格纳肉芽肿以及变应性肉芽肿性血管炎先后被发现。1952年，Zeek等人在综述结节性动脉周围炎时，基于受累血管的大小制定了血管炎的命名分类方法，首次提出坏死性血管炎的概念，用以区分5类系统性血管炎：超敏性血管炎、变应性肉芽肿性血管炎、风湿性动脉炎（其他结缔组织疾病性血管炎）、结节性动脉周围炎及颞动脉炎。这种方法为以后的各种命名分类方法奠定了基础。1969年，Ryan等人在研究皮肤血管疾病时，根据血流情况将受累血管分为小血管和大血管两类。1976年，Gilliam等人在研究血管炎相关的皮损变化时发现既往命名分类方法不够全面，又对前人按照血管受累的分类方法进行了细化，主要从皮损角度对血管炎进行了分类命名。1978年，Fauci等人综述血管炎性疾病、修订前人分类命名的同时，加入了皮肤黏膜淋巴结综合征这一命名。这些命名分类方法都建立在Zeek的命名分类基础之上。

1990年，美国风湿病学会（ACR）在临床表现及病理学改变的基础上，主要就7种明确的血

管炎进行了定义,包括结节性多动脉炎、韦格纳肉芽肿、Churg-Strauss 综合征、超敏性血管炎、过敏性紫癜、颞动脉炎以及大动脉炎等。这种方法当时被广泛认可。由于这项研究是在 ANCA 能被可靠检测之前完成的,故 ANCA 未纳入分类标准中。随着知识的更新,这种分类方法的应用越来越少。1994 年,学者们在教堂山专家共识会议(Chapel Hill Consensus Conference, CHCC)上

基于血管炎组织病理学特点,根据受累血管管径大小,更新了前人的分类方法,并对主要的血管炎类疾病进行了标准化命名,确定了 10 种血管炎的定义,并且强调了 ANCA 在几种血管炎诊断中的重要性。现被广泛认可,是目前国际上最常用的命名分类方法。2012 年,CHCC 的工作人员对该法进行了进一步的修订,细化了原有的分类(表 12-0-1),规范了很多疾病的命名,例如用更

表 12-0-1 2012 年国际教堂山专家共识会议(CHCC)关于血管炎的分类及命名

大血管的血管炎(large vessel vasculitis, LVV)
　　大动脉炎(Takayasu arteritis, TAK)
　　巨细胞动脉炎(giant cell arteritis, GCA)

中等血管的血管炎(medium vessel vasculitis, MVV)
　　结节性多动脉炎(polyarteritis nodosa, PAN)
　　川崎病(Kawasaki disease, KD)

小血管的血管炎(small vessel vasculitis, SVV)
　　抗中性粒细胞浆抗体相关性血管炎(Antineutrophil cytoplasmic antibody-associated vasculitis, AAV)

显微镜下多血管炎(microscopic polyangiitis, MPA)

肉芽肿伴多动脉炎[granulomatosis with polyangiitis(韦格纳肉芽肿,Wegener)]

嗜酸细胞肉芽肿伴多动脉炎[eosinophilic granulomatosis with polyangiitis(Churg-Strauss)]
　　免疫复合物介导的血管炎(immune-complex vasculitis)

抗肾小球基底膜病(anti-glomerular basement membrane disease)

冷球蛋白血症性血管炎(cryoglobulinemic vasculitis)

IgA 血管炎(Henoch-Schönlein 紫癜)

低补体血症性荨麻疹样血管炎[hypocomplementemic urticarial vasculitis(anti-C1q vasculitis)]

不同大小血管的血管炎(variable vessel vasculitis, VVV)
　　白塞病(Behcet's disease, BD)
　　Cogan 综合征(Cogan's syndrome, CS)

单一器官受累血管炎(single-organ vasculitis, SOV)
　　皮肤白细胞碎裂性血管炎(cutaneous leukocytoclastic angiitis)
　　皮肤动脉炎(cutaneous arteritis)
　　原发性中枢神经系统血管炎(primary central nervous system vasculitis)
　　孤立性主动脉炎(isolated aortitis)
　　其他

系统性疾病相关的血管炎(vasculitis associated with systemic disease)
　　狼疮性血管炎(lupus vasculitis)
　　类风湿性血管炎(rheumatoid vasculitis)
　　结节病样血管炎(sarcoid vasculitis)
　　其他

其他可能病因导致的血管炎
　　丙型肝炎病毒相关性冷球蛋白血症性血管炎(hepatitis C virus-associated cryoglobulinemic vasculitis)
　　乙型肝炎病毒相关性血管炎(hepatitis B virus-associated vasculitis)
　　梅毒相关性主动脉炎(syphilis-associated aortitis)
　　药物相关性免疫复合物介导的血管炎(drug-associated immune complex vasculitis)
　　药物相关性 ANCA 相关的血管炎(drug-associated ANCA-associated vasculitis)
　　肿瘤相关性血管炎(cancer-associated vasculitis)
　　其他

标准的术语命名取代了用人名或临床表现命名的疾病，如韦格纳肉芽肿替换成肉芽肿伴多动脉炎、Churg-Strauss 综合征替换成嗜酸细胞肉芽肿伴多动脉炎、Henoch-Schönlein 紫癜替换成 IgA 血管炎、颞动脉炎替换成巨细胞动脉炎等。但是，无论 1994 年还是 2012 年的会议，都没有皮肤科医生参加，分类标准中也没有变应性皮肤血管炎，虽然我们皮肤科医生临床上经常诊断该病。

大血管指主动脉及走向身体主要部位（如肢体、头颈）的最大分支。中等动脉指主要脏器动脉（如肾、肝、冠状动脉、肠系膜动脉）。小血管指毛细血管、小动脉或小静脉和与微小动脉相连的远端动脉分支。有些小血管的血管炎和大血管的血管炎可累及中等动脉，但大及中等血管的血管炎不累及较小的动脉。2012 年 CHCC 对各种血管炎的定义：

**1. 大血管的血管炎（LVV）**　大血管指主动脉及其主要分支，皮肤、肌肉、神经及肾脏中没有大血管。LVV 是病变累及大血管为主，中小血管也可能受累。

（1）巨细胞动脉炎是主动脉及其主要分支的肉芽肿性动脉炎，好发于颈动脉的颅外分支，常累及颞动脉，多发生于 50 岁以上患者，并常伴有风湿性多肌痛。

（2）Takayasu 动脉炎是主动脉及其主要分支的肉芽肿性炎症，多发于 50 岁以下患者。

**2. 中等血管的血管炎**　可以累及各种血管，以中等大小血管为主，中等大小血管主要指内脏动脉及其分支。常见炎症性动脉瘤及狭窄。

（1）结节性多动脉炎：是中等大小或小动脉的坏死性炎症，不伴有肾小球肾炎或细动脉、毛细血管或细静脉的血管炎，发病与 ANCA 无关。

（2）川崎病：是主要累及中等和小动脉的血管炎，伴有皮肤黏膜淋巴结综合征。冠状动脉常受累，主动脉和大动脉受累，主要见于婴幼儿。

**3. 小血管的血管炎**　主要累及小血管，如颅内动脉、小动脉、毛细血管及静脉，中等动静脉也可受累。

（1）ANCA 相关性血管炎：是一类坏死性血管炎，很少或没有免疫复合物沉积，主要累及小血管（如毛细血管、静脉、小动脉），与 MPO-ANCA 或 PR3-ANCA 相关，但不是所有患者都 ANCA 阳性。

1）显微镜下多血管炎没有或很少有免疫复合物沉积，累及小血管（毛细血管、小动脉或小静脉）的坏死性血管炎，也可累及小到中等大小动脉。坏死性肾小球肾炎很常见，常出现肺毛细血管炎。

2）肉芽肿伴多血管炎累及上下呼吸道的坏死性肉芽肿性炎症，主要累及中小血管（毛细血管、小动脉或小静脉）。常见坏死性肾小球肾炎。

3）嗜酸细胞肉芽肿伴多动脉炎累及呼吸道，大量嗜酸性粒细胞浸润的坏死性肉芽肿性炎症，主要累及小到中等大小血管，伴有哮喘和嗜酸性粒细胞增多症。肾小球肾炎患者更常见 ANCA 阳性。

（2）免疫复合物相关性血管炎：主要累及小血管（毛细血管、小动脉或静脉），血管炎伴有血管壁中度到显著免疫球蛋白和／或补体沉积。常见肾小球肾炎。

1）IgA 血管炎累及小血管（毛细血管、小动脉或静脉），管壁及周围 IgA1 沉积。常有胃肠道症状、关节炎及肾小球肾炎，后者与 IgA 肾病难以区别。

2）冷球蛋白血症性血管炎累及小血管（毛细血管、小动脉或小静脉）伴冷球蛋白免疫沉积，有冷球蛋白血症，常累及皮肤、肾小球和周围神经。

3）低补体血症性荨麻疹样血管炎累及小血管（毛细血管、小动脉或小静脉），伴荨麻疹、低补体血症、抗 C1q 抗体阳性。常出现汉森小球肾炎、关节炎、阻塞性肺病、肺炎及眼部炎症。

多数血管炎都有皮肤改变，这些改变比较直观，例如，在 Zeek 等人的分类方法中，超敏性血管炎属于皮肤血管炎，其病理改变为白细胞破碎性血管炎。因此，很多学者对皮肤血管炎进行单独分类命名。2006 年，Sunderkotter 等人主要对比了 ACR 及 CHCC 的分类方法，分析了各自的优缺点，从皮肤血管炎的角度对血管炎进行了阐述。同年，Carlson 等人在综述皮肤血管炎时，在前人分类的基础上，根据皮肤血管炎的临床特点、组织病理学及实验室改变等，提出了皮肤血管炎新的分类框架。

200多年来,多位学者为了研究或者更系统的治疗,从不同角度进行命名分类,极大方便了临床工作。血管炎不同命名分类标准的制定,反映了人们对血管炎本质认识的发展。

## 二、病因及发病机制研究现状

### (一)对病因的认识与启示

从19世纪60年代起,很多学者的研究均发现感染与血管炎密切相关。细菌、病毒及真菌、立克次体、螺旋体等均可能与血管炎相关。抗生素、非甾体抗炎药、利尿药、硫唑嘌呤等药物治疗也可诱发血管炎。但实质上,很多血管炎在发病前找不到明确的感染证据或者诱因。

血管炎可与其他炎症性及自身免疫性疾病伴发,常见的伴发疾病包括溃疡性结肠炎、克罗恩病等。血管炎患者也常伴发肿瘤,伴发血液系统肿瘤如白血病及淋巴瘤等比较常见,伴发实体性肿瘤并不常见,Lacour等人曾报道过肾癌合并血管炎的病例。

感染、药物等均可导致血管炎;部分药物既可以导致血管炎,同时又可用于治疗血管炎;自身免疫性疾病与肿瘤可导致血管炎又可与其伴发,这种现状直接向人们展示了血管炎复杂的一面。不同的病因可能会有不同发病机制及临床表现甚至预后。

### (二)发病机制的研究现状及新发现

血管炎具体发病机制尚不明确。目前已知其共同的病理生理基础是各种原因所致的大小不等的动脉、静脉、微血管的管壁及其周围发生变性、坏死等炎症性改变,导致血管内皮破坏、血栓形成、管腔闭塞等血流动力学改变以及受累器官的功能障碍。其发病机制复杂,涉及炎症细胞、细胞因子、黏附分子、内皮细胞、抗体及补体等多种成分。目前关于其发病机制的学说主要包含以下几个方面:

**1. 免疫复合物介导学说** 20世纪70年代,人们对血管炎为免疫复合物介导的疾病已经有了明确的认识。目前,多数研究者认为免疫复合物在血管壁的异常沉积在大部分血管炎的发病机制中起重要作用。潜在的抗原如药物、感染的细菌或病毒等形成的免疫复合物在血管壁沉积后,可激活补体级联反应,产生过敏毒素 C3a、C5a,引起肥大细胞和嗜碱性粒细胞释放组胺等化学介质,导致内皮细胞受损,血管壁通透性增强,同时还可释放趋化因子趋化和激活中性粒细胞。中性粒细胞在血管壁周围浸润会释放大量溶酶体破坏血管壁结构,导致血管壁坏死及血栓形成。免疫复合物沉积还可诱导血小板聚集,导致血栓形成。

**2. 抗中性粒细胞胞质抗体介导学说** 抗中性粒细胞胞质抗体(antineutrophil cytopl-asmic antibody, ANCA)是针对中性粒细胞及单核细胞胞质成分的抗体。如针对蛋白水解酶-3(PR-3-ANCA)、髓过氧化酶(MPO-ANCA)、乳铁蛋白及组织蛋白酶G等的抗体。动物实验及体外研究证明,在血管炎的发病过程中,这些抗体可直接与这两种细胞的靶点相结合,激活并刺激其释放炎症介质而诱发血管炎;同时,ANCA还可促使内皮细胞表达黏附分子,产生 IL-6 和 IL-8 等,趋化中性粒细胞,进而导致血管内皮细胞损伤。有人认为 ANCA 只在某些血管炎中具有致病作用,它并非血管炎致病的必要条件。

**3. 其他学说** 抗内皮细胞抗体(anti-endothelial cell antibodies, AECA)在血管炎的发病机制中的作用尚不清楚,它可通过补体或不经补体介导的抗体依赖的细胞毒作用引起血管内皮损伤。这种抗体在其他自身免疫性疾病中也可见到。很多学者也认为血管炎与遗传多态性相关,例如人白细胞抗原 A2、A11 及 B35 等位基因可能与过敏性紫癜相关,CD18 基因可能与显微镜下多血管炎、变应性肉芽肿性血管炎相关。IgE 介导的速发型变态反应可直接造成血管周围嗜酸性粒细胞浸润及血管壁损伤,也可能参与血管炎的发病。

在血管炎的发病过程中,上述发病机制可能单独存在,也可能以某种机制为主,与其他机制同时存在。

## 三、皮肤血管炎常见的临床改变

血管炎的临床表现与受累血管大小、种类、解剖部位及病程相关。起病可急可缓,程度轻重不一。各种表现可相互重叠。皮肤血管炎以中、小血管受累为主,临床表现复杂多样,皮损可表现为红斑、丘疹、紫癜、水疱、血疱、结节、坏死、溃疡及肉芽肿等。不同形态的皮损出现可能提示受累血管类型不同。最常见的原发性皮损为紫癜性斑丘疹，多见于皮肤细小血管受损。这些皮损出现多见于下肢，也可能与血流动力学因素有关。非下肢部位的皮肤受累，如表现为结节、网状青斑或者溃疡等，多提示有真皮深层或皮下血管受累。

患者发病时多伴有低热、乏力或关节痛等全身症状。当患者有系统受累时可出现头痛、鼻窦炎、咯血、血尿等症状。这些症状往往没有特异性。

### 四、皮肤血管炎诊断指标的应用价值

#### （一）常规检查

皮肤血管炎的实验室检查多是非特异性的改变。根据发病原因不同，患者可有白细胞升高、贫血、血小板升高、红细胞沉降率增快、CRP 升高等改变。部分患者可出现低补体血症。有消化道受累的患者粪便潜血可能阳性，肾脏受累可见尿蛋白、潜血或管型。过敏性紫癜患者毛细血管脆性试验（束臂试验）阳性。这些非特异性的改变不能作为血管炎诊断的主要指标，但能提示病情活动度。

#### （二）ANCA 检测

ANCA 是诊断系统性小血管炎较为特异的实验室检查。1982 年，ANCA 的概念被首次提出，1985 年即有学者提出 ANCA 与韦格纳肉芽肿有关。数年后，人们关于 ANCA 的研究表明，其与韦格纳肉芽肿（肉芽肿伴多动脉炎）、显微镜下多动脉炎（显微镜下多血管炎）、变应性肉芽肿性血管炎（嗜酸细胞肉芽肿伴多动脉炎）三种主要血管炎密切相关。利用间接免疫荧光试验（indirect immunofluorescence assay，IFA）常将 ANCA 分为胞质型（cANCA）、核周型（pANCA）。运用 ELISA 法检测，cANCA 对应的靶抗原为 PR3，pANCA 对应的靶抗原为 MPO。尽管有些其他血管炎及结缔组织病也可检测出 ANCA 阳性，但其靶抗原多为非 PR3 或 MPO 型，因此在诊断显微镜下多血管炎（microscopic polyangiitis，MPA）、肉芽肿伴多动脉炎、嗜酸细胞肉芽肿伴多动脉炎及显微镜下多血管炎时，ANCA 检测尤其是使用间接免疫荧光试验法联合 PR3 和 MPO 抗原检测时具有高度

特异性及诊断价值。也有研究表明，ANCA 类型及其滴度与多种血管炎的临床表现都有相关性，例如两种抗体在不同血管炎中的阳性率有差别，有人发现 PR3 阳性患者多与肉芽肿伴多动脉炎相关，MPO 阳性患者多与显微镜下多血管炎相关。而 PR3 阳性患者多有肾脏外表现、肉芽肿改变以及复发。

ANCA 在诊断血管炎时具有特异性，但其应用也有局限性。因为很多患者疾病早期 ANCA 可表现为阴性，部分患者持续阴性，此时不能排除血管炎诊断。很多 ANCA 滴度升高的患者，并没有出现疾病复发的情况，而 ANCA 不升高的患者复发情况罕见，因此这一指标在监测疾病活动性中的价值，目前仍存在争议。米诺环素等药物可导致 ANCA 假阳性。

#### （三）组织病理改变及新发现

血管炎的病因及临床表现复杂多样，其他实验室检查多缺乏特异性，而显微镜下血管大小及其病态改变相对较容易辨别，因此组织病理学改变在诊断血管炎类疾病的过程中发挥着重要的作用。特别是对于 ANCA 阴性的系统性血管炎患者尤为重要。

对于皮肤血管炎而言，其特征性组织病理学表现有中性粒细胞或淋巴细胞等炎症细胞浸润，血管壁增厚，纤维蛋白样变性。有时可见内皮细胞肿胀，真皮血管内血栓形成或红细胞外渗。

皮肤血管炎改变以中、小血管受累为主，受累血管类型及浸润细胞的类型对于诊断非常重要，中性粒细胞浸润在感染、药物、食物、IgA 介导的及结缔组织病相关的血管炎中多见。中性粒细胞碎裂可导致出现大量核尘。在某些血管炎中，也可见到淋巴细胞和单核细胞浸润。浸润的细胞不同可能与活检时间有关，因为随着病程进展，多形核白细胞可能逐渐被淋巴细胞和单核细胞取代。

部分患者皮损部位直接免疫荧光检测示 IgM、IgG、IgA 或补体沉积。免疫荧光检查结果因皮损病程不同而异。有学者发现，皮肤坏死性血管炎早期皮损直接免疫荧光检测可发现血管壁 IgM 以及 C3 沉积；充分发展的皮损可见 IgG 和纤维蛋白原沉积；晚期皮损则以纤维蛋白原和 C3 为主。

## 五、皮肤血管炎诊疗经验及治疗评价

### （一）诊断及评估是治疗的前提

血管炎的诊断不能仅凭单一的病史、临床表现、实验室检查甚至病理活检确定，必须将它们结合起来。单纯的皮肤受累患者多数预后较好，当有皮肤以外的系统受累时，病程一般较长，预后相对较差，治疗前应做各种检查明确受累器官的种类，并评估其损伤程度。

皮损部位的活检可为血管炎的诊断提供客观证据。对于确定皮损为血管炎改变的患者，应详询患者的发病情况、药物治疗情况等，以获得较完备的病史资料。同时应进行详细的体格检查，观察皮损形态，对皮损、心脏、肾脏、关节、呼吸道、消化道和神经系统进行评估。这些评估可通过心电图检查、血尿常规化验、胸部 X 线等进行，当疾病反复发作或伴有其他系统症状时，还应检查抗核抗体、ANCA、类风湿因子以及冷球蛋白、补体以及血清蛋白免疫电泳等免疫指标。

只有诊断明确、评估充分才能因病施治、有的放矢。对于皮肤血管炎尤其是伴有其他系统受累的患者而言，诊断及评估是治疗的前提。

### （二）治疗经验

除去病因或治疗潜在疾病对于血管炎性疾病的治疗有重要作用。如除去感染灶、停止使用可疑过敏药物等可减少导致免疫复合物形成的抗原。血管炎患者应避免处于寒冷环境中，穿宽松衣物改善局部循环。病变局限于下肢或者下肢皮损较严重的患者应卧床休息，适当抬高下肢降低静脉压对病变的影响，促进恢复。

**1. 皮肤损害的局部治疗**　未破溃的皮损可不予特殊处理，伴有瘙痒可局部外用糖皮质激素。皮损破溃处应予定期消毒，防治局部感染。溃疡部位可使用重组人表皮生长因子凝胶、康复新液等外用药物促进皮肤生长及愈合。

**2. 系统治疗方案选择及评价**　皮损伴有瘙痒或疾病伴有疼痛的患者，可常规应用抗组胺药物或非甾体抗炎药治疗。但这些药物并不能缩短病程或预防复发。早期局限于皮肤的较轻改变，可单独使用秋水仙碱或氨苯砜治疗，也可联合应用，部分患者皮损可完全消退。皮损严重、合并胃肠道炎症、肾脏受累者以系统用糖皮质激素或联合免疫抑制剂治疗为主。

（1）糖皮质激素：糖皮质激素可降低炎症调节因子的产生，减少炎症细胞的聚集，抑制炎症细胞活化。对有坏死性皮损改变或系统受累表现的患者，首选糖皮质激素治疗。糖皮质激素使用剂量因人而异，可根据病情选择口服给药或静脉给药，可中等剂量口服，小剂量维持，也可冲击治疗。一般情况下，患者可应用醋酸泼尼松 $0.5\sim1mg/（kg\cdot d）$ 治疗，好转后逐渐减量维持。冲击治疗用甲泼尼龙 0.5g/d 连用 3~6 天，冲击后可按常规用量口服，逐渐减量维持。冲击治疗过程中应监测患者生命体征。

多数患者使用糖皮质激素治疗 3 个月左右后病情逐渐缓解，药物可减量维持。单纯皮肤受累的血管炎治疗时间较系统受累者短，肾脏受累患者用药通常需要 1 年甚至更长时间。长期应用糖皮质激素可出现消化道溃疡、内分泌及代谢异常、感染机会增加、骨质疏松、股骨头坏死等不良反应，用药期间应定期监测这些不良反应相关指标，必要时给予预防性用药。

单纯应用糖皮质激素治疗过敏性紫癜是否能预防肾脏损害的发生尚存争议。多数人认为糖皮质激素不能预防肾损害的发生，也不能改变病程及预后，但一项关于儿童过敏性紫癜早期应用糖皮质激素预防肾损害的荟萃分析结果显示，糖皮质激素早期应用有能够预防儿童过敏性紫癜肾损害的趋势。过敏性紫癜一经诊断，或最迟不超过出现症状后 3 周内，口服泼尼松 $1\sim2mg/（kg\cdot d）$，2~3 周，能够减少肾损害的发生率。

（2）免疫抑制剂：糖皮质激素长期应用可导致严重的不良反应。有效的控制炎症反应同时还应尽可能减少药物治疗所致的不良反应。大剂量激素不能控制病情或有严重不良反应时，可以考虑应用免疫抑制剂。过敏性紫癜患者肾脏受累时也通常需要应用免疫抑制剂。常用的免疫抑制剂有如下几种：

1）环磷酰胺：可抑制 DNA、RNA 合成及功能，是系统性血管炎传统治疗药物，通常可使用 $2mg/（kg\cdot d）$ 口服或 7.5~15mg/kg，2~4 周 1 次间断静脉冲击治疗，间断静脉冲击治疗可降低药物总累积量。环磷酰胺可导致出血性膀胱炎、膀胱癌、骨髓抑制、感染及生殖毒性等不良反应，应监测预防。

2）氨甲蝶呤：是一种叶酸类似物，可使二氢叶酸还原酶失活，影响 DNA 合成。起始剂量每周 5~10mg，可逐渐增加至每周 15mg，最多不超过 25mg，用药期间应补充叶酸降低不良反应。常见的不良反应有肝毒性、骨髓毒性、黏膜受累及肺间质性改变等。使用氨甲蝶呤的患者肝硬化发生率与药物累积总量有关，连续用药总量大于 1.5g 是危险因素，为避免严重的不可逆的后果，累积剂量超过 1.5g 应定期进行肝脏检查。

3）硫唑嘌呤：进入体内代谢后的产物可干扰嘌呤合成，抑制细胞增生。硫唑嘌呤 50~100mg/d 联合糖皮质激素应用在维持治疗方面效果与环磷酰胺相当。主要有白细胞降低和肝毒性等不良反应。

4）环孢素、他克莫司：属于钙调磷酸酶抑制剂，有时也用于血管炎的治疗，但经验尚不丰富。

5）雷公藤多苷：是多种化合物的复合制剂，具有免疫抑制作用。对于多种皮肤血管炎有效。常用剂量为 20mg 每天 3 次。有肝肾损害及白细胞降低、生殖毒性等不良反应。

（3）生物靶向治疗：是针对疾病发生发展中的某一机制或靶点进行的治疗，最大的优点在于能够选择性地抑制自身的淋巴细胞，降低不良反应，对机体正常的免疫功能基本没有损害。在血管炎的治疗中，暂没有大样本的随机对照研究说明该药物有良好的疗效。英夫利昔单抗和依那西普个案或多样本病例报道显示该药物有效。一项针对英夫利昔单抗、依那西普和阿达木单抗的统计学分析显示，英夫利昔单抗对于韦格纳肉芽肿的推荐应用等级虽为 3C，但治疗效果可达 90%，提示效果良好。2011 年，利妥昔单抗已被美国 FDA 批准用于 ANCA 相关血管炎的治疗，该药物对于不能应用环磷酰胺等免疫抑制剂的患者来说是有效的选择。

（4）传统中医中药：对于部分患者疗效颇佳，基本治疗以活血化瘀、清热解毒、抗炎消肿及益气养血为主，需根据病情辨证施治。

## 六、展望

CHCC 的命名分类方法已被广泛认可，但皮肤血管炎命名分类尚未统一。随着免疫学、病理学的进一步发展，可探知的因素逐步增多，人们对血管炎的认识也会日渐清晰。血管炎的治疗方法多样，对于顽固和容易复发的病例，尚缺乏临床经验。长期治疗需要权衡药物的治疗作用及可能出现的不良反应，针对患者自身情况制订个性化的方案，同时也需要科研及临床工作者进一步探寻有疗效且能最大程度降低不良反应的新型药物。

（徐宏慧　高兴华）

# 第一节　过敏性紫癜

## 一、概述

过敏性紫癜（anaphylactoid purpura），又称为 Henoch–Schönlein purpura（HSP）、IgA 血管炎，是儿童血管炎最常见的类型。90% 以上的患者是 10 岁以下儿童，平均年龄约 6 岁，成人也可以发病。HSP 是一种发生于毛细血管和毛细血管后静脉的白细胞碎裂性血管炎，血管壁 IgA1 沉积。皮肤表现为可触及性的紫癜，好发于下肢，患者可出现关节痛、肾炎、腹痛及胃肠道出血。大多数患者在寒冷季节发病，可能的诱发因素包括上呼吸道感染、药物、疫苗；恶性肿瘤也可能与本病有关。HSP 的病理生理机制还不是很清楚，但 IgA 免疫复合物的沉积起重要作用。通常 HSP 发病数周至数月内消退，但发生肾炎者可能导致严重并发症。据文献报道，肾脏受累发生率为 20%~90%，约有 7% 的 HSP 患者发生肾病综合征，仅 1% 的患者发展到终末期肾衰竭。HSP 肾炎（HSP nephritis, HSPN）通常在 HSP 发病 1~2 个月内发生。治疗取决于受累器官及严重程度，如无肾脏受累，通常减轻疼痛、控制症状即可，但 HSPN 通常需要糖皮质激素和 / 或免疫抑制剂治疗。

## 二、病因及发病机制

多数（60%~75%）HSP 患者发病前有上呼吸道感染病史，A 组溶血性链球菌、副流感病毒是最常见的病原体，人细小病毒 B19 常与儿童 HSP 发病有关。血管内皮损伤、血管周围白细胞浸润、趋化因子及细胞因子参与 HSP 的发病。IgA1 免疫复合物在血管壁沉积在 HSP 发病中起重要作用,IgA 沉积活化补体,从而损伤细胞,导致血管炎,但无肉芽肿形成。多种抗体、细胞因子(如肿瘤坏死因子 -α、IL-6、IL-8)、趋化因子、受体及跨膜蛋白参与了炎症反应的发生。研究发现,儿童 HSP 表达升高。遗传易感性也可能与 HSP 的发生有关。以色列的一项研究发现,10% 的 HSP 患者 MEFV 编码基因(与家族性地中海热相关的基因)纯合性突变,另外 17% 患者存在杂合性突变,而随机选择的以色列人群中仅有 1%~2% 携带有 2 个突变的等位基因。HLA-A2、A11 与 B35 型儿童更易患 HSP,而 HLA-A1、B49 与 B50 型儿童更少发生 HSP。

### 三、临床表现

发病早期出现皮肤及黏膜紫癜,可伴有低热、头痛等不适,部分患者以腹痛、关节痛为首发表现,继而皮肤出现针尖至黄豆大小的瘀点或瘀斑,部分有融合倾向。过敏性紫癜皮损好发于下肢,以小腿伸侧为主,对称分布,重者可波及上肢、躯干,有时有出血性大疱。该疾病病程长短不一,一般持续 4~6 周,易复发。除合并严重并发症者外,多预后良好。

HSP 的典型症状有可触及性紫癜、关节痛、胃肠道症状及肾脏受累,通常先出现紫癜及关节痛,也有患者以腹痛为首发症状。都出现可触及性紫癜,约 75% 的患者出现关节症状,约 60% 患者出现胃肠道症状,肾脏受累发生率 30%~90%。其他少见症状有脑血管炎、睾丸出血及肺间质出血,后者可能导致患者死亡。成年人也可患 HSP,但肾脏损害常比儿童严重。有报道儿童 HSP 较成人更多出现关节痛和腹痛,而成人更易发生下肢水肿。

仅累及皮肤者称为单纯型 HSP,并发关节症状者称为关节型(Schönlein 型),并发消化道症状者称为腹型(Henoch 型),并发肾脏损害称为肾型,上述各型有时可合并存在,称为混合型 HSP。

#### (一)皮肤表现

皮损通常表现为瘀点和可触及性紫癜,直径 2~10mm(图 12-1-1),少数患者可出现红斑、丘疹及荨麻疹样风团,可融合成片,也可出现水疱、大疱或坏死。常累及下肢、臀部及其他受压部位,原因不清楚,可能是由于重力的作用使免疫复合物

沉积,引起炎症反应,约 1/3 的患者躯干和上肢出现皮损。紫癜持续数周后逐渐消退,但活动后反复出现紫癜。紫癜消退后由于含铁血黄素沉积,出现皮肤色素沉着。

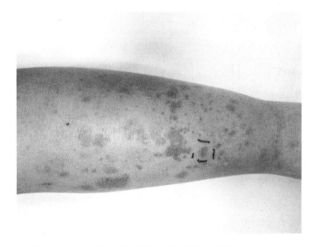

**图 12-1-1　过敏性紫癜皮损表现为下肢瘀点、瘀斑**

约有 15% 的男性儿童 HSP 发生急性阴囊水肿,是由于血管炎累及阴囊造成的,而临床上很像睾丸扭转或嵌顿性腹股沟疝,超声显示附睾变大变圆、阴囊皮肤增厚、睾丸积液,但血流正常。阴囊超声检查能够将 HSP 阴囊水肿与睾丸扭转区别开来,可以让患者免遭不必要的手术。

#### (二)关节症状

约 15% 的 HSP 患者以关节痛为首发症状,通常表现为膝、踝关节一过性、非损毁性多关节痛,也可出现手足关节受累。受累关节疼痛、肿胀,功能障碍。患者关节疼痛通常是由于关节局部水肿所致,而不是炎症性关节病。

#### (三)胃肠道症状

主要表现为腹痛、恶心、呕吐等,大多数是自限性的。10%~40% 的 HSP 患者出现胃肠道症状早于皮肤紫癜,在典型皮损出现前,患者可能被诊断为其他炎症性肠病,有的患者甚至在外科诊断阑尾炎,进行手术。极少数严重者可出现便血、肠套叠甚至肠穿孔,出现急性剧烈腹痛、呕吐、腹肌紧张等急腹症表现,如不及时手术,可能导致死亡。如果患者出现低蛋白血症,而没出现蛋白尿,即使患者没有腹痛症状,也应怀疑胃肠道受累。

#### (四)肾脏表现(紫癜性肾炎,HSPN)

急性肾炎可能在紫癜后 1~12 天即发生,

HSPN症状多发生在皮损出现后1~3个月内,严重腹痛可能预示紫癜性肾炎的发生,近期感染史、发热、紫癜波及躯干也可提示肾脏受累。损害程度不一,轻者表现为镜下血尿、轻度蛋白尿,多数患者能恢复正常。当肾实质受累时,可引起严重并发症,可发生肾炎、肾病综合征,重者可发生肾衰竭。HSP的预后与肾脏受累程度密切相关。HSP发病过程中或恢复后可发生高血压。儿童紫癜型肾炎需要长期观察,尤其是妊娠期,有报道儿童时曾患HSP的患者群,44次妊娠有16次出现蛋白尿和/或高血压,即使没有发现急性肾病的表现。

有一项多中心的研究,共纳入152例HSP肾炎患者,儿童及成人严重度没有显著差别,15.8%成人和7%儿童分别发生终末期肾病,儿童没有死亡病例,成人5年生存率97%。如果成年人发病时有大量蛋白尿(>1.5g/d)或伴有高血压,可能提示预后不良。

### (五)中枢神经系统受累表现

HSP发病2~4周后偶尔可以出现神经症状,表现为头痛、癫痫及其他非特异性神经症状,如情绪波动、易怒、头晕及行为异常,其他更少见症状有共济失调、颅内出血、单神经病等。

## 四、实验室检查

实验室检查外周血白细胞计数、抗链球菌溶血素O、C反应蛋白水平可能升高,血清IgA水平一般高于正常,血沉加快,蛋白尿、血尿、管型尿、大便潜血可能阳性。凝血功能正常。还应检验血清补体、自身免疫抗体,以除外红斑狼疮。腹部症状严重或持续不缓解者,可以做超声、胃镜,如可疑肠穿孔,应做腹部X线检查。

## 五、组织病理

典型病理改变是真皮上部毛细血管和毛细血管后静脉的白细胞碎裂性血管炎,新发的早期皮损可见血管周围中性粒细胞浸润、核尘,血管壁纤维素样变性,内皮细胞肿胀。晚期损害浸润细胞以淋巴细胞、单核细胞为主。直接免疫荧光检查发现,皮损及正常皮肤均有IgA、C3及纤维素沉积,48小时以内的皮损可能检测到免疫复合物,由于沉积的免疫复合物很快降解,时间长的皮损检测不到,因此直接免疫荧光检查阴性也不能排除血管炎的诊断。如果患者没有皮损,而腹部症状怀疑是HSP所致,可以在患者皮肤上注射组胺,4小时后活检,这种"组胺捕获试验"可能发现血管壁IgA沉积,有助于确诊HSP。

如果患者没有典型皮损,出现胃肠道症状,可以行胃镜检查,必要时胃镜取病变黏膜行组织病理及直接免疫荧光,可见到毛细血管IgA沉积。患者有大量蛋白尿、血尿或血压高,应行肾穿刺活检,肾脏病理改变局灶性肾小球肾炎、坏死性或增殖性肾小球肾炎,伴有系膜增殖。免疫荧光可见肾小球内IgA沉积。

## 六、诊断及鉴别诊断

根据典型的临床表现,如血小板计数正常、凝血功能正常无其他血液系统疾病的患者,出现皮肤可触及性紫癜、以双下肢为主、对称分布、伴或不伴腹痛、有关节或肾脏改变,多数可确诊。一般不需要做皮肤病理,如果皮损不典型(如播散性皮损),病理有助于排除其他疾病,要取新发的皮损活检才能看到典型的白细胞碎裂性血管炎改变。真皮浅层血管白细胞碎裂性血管炎及血管壁IgA沉积有助于诊断HSP,但IgA阴性也不能排除该病。

过敏性紫癜首先应与血小板减少性紫癜相鉴别。后者血小板显著减少,皮损表现为不可触及的紫癜,瘀斑明显,患者有出血倾向。该疾病也应与进行性色素性紫癜性皮病相鉴别,后者多见于成年男性,双小腿密集性针尖大小瘀点如撒辣椒粉样,慢性病程,反复发作。

严重的过敏性紫癜应与变应性皮肤血管炎相鉴别,两者均可出现斑疹、丘疹、紫癜等改变,均好发于双小腿及踝部,都可出现关节症状、肾脏受累蛋白尿和血尿、胃肠道疼痛、溃疡、出血,且两者病理改变均表现为白细胞碎裂性血管炎。但变应性皮肤血管炎,皮疹形态更多样,同一时期可见不同形态的皮损,且病变范围较过敏性紫癜广,组织病理学改变较深,可累及真皮浅层、深层甚至皮下组织。二者的鉴别可以参见表12-1-1。

部分以腹痛为首发症状的过敏性紫癜应与外科急腹症进行鉴别;肾型或混合型应与系统性红斑狼疮进行鉴别。

表 12-1-1 过敏性紫癜与变应性皮肤血管炎的鉴别要点

| 类别 | 年龄、性别 | 发疹特点 | 瘢痕 | 受累血管分布 | IgA 沉积 |
|------|-----------|---------|------|-------------|---------|
| 过敏性紫癜 | 儿童,男性为主 | 一批一批 | 不留瘢痕 | 真皮的上部 | 是 |
| 变应性皮肤血管炎 | 青壮年,男女皆有 | 可见各期皮损(紫癜、血疱、溃疡) | 可遗留萎缩性瘢痕 | 真皮的上部和中部,也可累及下部 | 否 |

## 七、治疗

首选应找到并去除诱因,如感染、肿瘤、药物和食物等。轻症者,尤其仅有轻度紫癜损害者,患者需卧床休息,可以不给予特殊治疗,大多数患者在数周至数月内痊愈。如果皮损持续或反复出现,或出现皮肤坏死、溃疡者,可以口服秋水仙碱或氨苯砜,重者口服小剂量糖皮质激素,局部可以外用糖皮质激素,防止继发感染。

腹痛者,H2 受体拮抗剂有一定效果,但腹痛明显者或便血者,需要系统用糖皮质激素[1mg/(kg·d)],一般 1~2 周症状缓解后即减量。糖皮质激素有助于加快胃肠道症状缓解,但不应该长期应用。发生肠套叠者应尽早外科手术。也应避免用非甾体抗炎药来止痛,减少药物引起胃肠道并发症。有鲜血便患者应禁食水,静脉补液,腹痛缓解后可以逐渐进水、进食。

HSP 肾炎患者是否应用糖皮质激素尚存在争议。相对公认的是患者已经出现肾炎者,应用糖皮质激素可以加快肾炎恢复,但不能预防迟发性肾炎的发生,不建议所有没有肾炎的患者预防性应用激素。严重肾炎者建议激素联合免疫抑制剂如环磷酰胺、环孢素、吗替麦考酚酯。HSPN 患者应该联合或转至肾病科治疗。

其他治疗可以口服维生素 C、芦丁片、钙剂、中药等。对于皮损顽固、腹痛持续或快速进展的肾小球肾炎可考虑用免疫球蛋白静脉治疗。

(徐宏慧 高兴华)

# 第二节 变应性皮肤血管炎

## 一、概述

变应性皮肤血管炎(allergic cutaneous vasculitis,ACV)是累及皮肤小血管(微静脉、毛细血管、微动脉)的一种白细胞碎裂性血管炎(leukocytoclastic vasculitis,LCV),是最常见的小血管坏死性血管炎。变应性皮肤血管炎病名在英文中也用 hypersensitivity vasculitis,我们常常将本病称为白细胞碎裂性血管炎,实际上 LCV 是病理改变模式,不能用来指某种疾病。本病可仅局限于皮肤,也可累及其他器官,除皮肤外,最常累及关节、胃肠道及肾脏。组织病理表现为真皮小血管管壁纤维素样坏死、内皮细胞肿胀、白细胞浸润及红细胞外移。

ACV 发生率没有性别差异,任何年龄人都可发生。大多数 ACV 患者在急性感染或用药后发病,但约一半的患者找不到明确诱因。典型改变是可触及性紫癜,皮损直径从针帽大至数厘米大不等,也可以出现环形红斑、水疱、大疱及脓疱、小溃疡,如果溃疡明显,应考虑稍大(小 – 中等大)的血管受累,发生血管炎,也可能由高凝状态导致血栓形成。ACV 皮损主要发生在踝部及下肢等受压部位。踝关节常发生水肿,如果患者卧床,臀部及大腿受压处皮损更明显。皮损可轻度瘙痒,患者可发热、乏力、关节痛;虽发生系统损害较少,但要应密切注意 LCV 的患者有无严重系统损伤。变应性皮肤血管炎可能急性发作,皮损通常 3~4 周消退,留有炎症后色素沉着。约 10% 的患者皮损复发,对于反复发作的患者,应尽可能找出诱因,可以减少复发。

## 二、病因及发病机制

ACV 被认为是由免疫复合物沉积引起的,机体由于药物、感染及肿瘤产生的循环抗原诱导产生抗体,抗原与抗体结合形成复合物沉积在血管壁,激活补体,使体内产生炎症介质。这些炎症介质、黏附分子及血管局部因素相互作用,影响内皮细胞,从而诱发 ACV 的临床改变。但确切机制还有待明确。

抗生素(尤其是β-内酰胺类)是最常见的引起 ACV 的药物,其次为非甾体抗炎药和利尿剂。肼苯哒嗪、米诺环素、丙硫氧嘧啶可能与ANCA相关血管炎有关。

多种感染如上呼吸道感染（尤其是β-溶血性链球菌）和肝炎病毒感染（尤其是丙型肝炎病毒）常常可能引起ACV。丙型肝炎病毒常认为是血管炎的病因，可能是继发于冷球蛋白，但是有一项关于感染丙型肝炎病毒的1 614例患者的研究，发现仅有12例发生血管炎（9例患冷球蛋白血症，另3例无冷球蛋白血症）。乙型肝炎病毒及HIV感染也可能与某些皮肤血管炎有关。有时候很难明确药物（如抗生素）或感染（如上呼吸道感染）与疾病的发生是否有关，因为血管炎在感染及感染用药治疗后发生。10%~15%的皮肤血管炎患者合并结缔组织病，如类风湿性关节炎、干燥综合征及红斑狼疮，这类患者出现血管炎提示疾病活动，预后不好。炎症性肠病（溃疡性结肠炎或克罗恩病）也与皮肤血管炎有关。约1%~5%变应性皮肤血管炎患者合并恶性肿瘤，任何部位任何肿瘤都可能与皮肤肿瘤有关，其中淋巴增殖性疾病最常见（尤其是毛细胞白血病），有效治疗肿瘤后血管炎随之改善。

### 三、临床表现

变应性皮肤血管炎儿童和成人均可受累，多见于中青年，女性多于男性。患者常急性起病，接触致病因素后迅速出现多形性皮损，好发于下肢和臀部，以小腿为多，也可见于上肢和躯干，常对称分布，还可累及黏膜。患者可伴有乏力、发热、肌痛和关节酸痛等全身症状。多形性皮损可表现为红斑、丘疹、风团、紫癜、水疱、血疱、糜烂、溃疡、坏死和浅表小结节等，其中紫癜性斑丘疹，即可触及的紫癜是该疾病的特征性损害（图12-2-1）。皮损大小数毫米至数厘米不等，自觉轻度瘙痒或有烧灼感，在溃疡和结节处皮损伴有疼痛，极少数无自觉症状。皮损消退处留有色素沉着或萎缩性瘢痕。本病病程较长，皮损持续2~4周，但可反复发作，迁延至数月甚至数年。

变应性皮肤血管炎除皮损外，还可累及胃肠道、肾脏、肺及中枢神经系统，可出现相应系统症状。肾脏受累最常见（约50%），通常比较轻，表现为镜下血尿、蛋白尿，但坏死性肾小球肾炎或弥漫性肾小球肾炎可能导致慢性肾功能不全及死

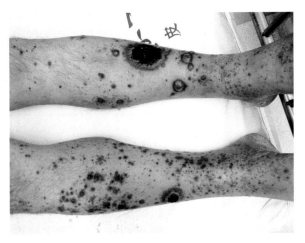

图 12-2-1　变应性皮肤血管炎皮损表现为下肢
紫癜、瘀斑、水疱、溃疡

亡。侵犯胃肠道可发生腹痛、恶心、呕吐、腹泻或黑便，严重者有鲜血便。侵犯神经系统可表现为头痛、复视、吞咽困难、感觉障碍等。肺血管炎可能没有症状，仅是胸部影像检查发现结节性或弥漫性浸润，可出现咳嗽、气短及咯血。心肌血管炎可能引起心律失常及充血性心力衰竭。患者可由于关节处红肿自觉疼痛。

### 四、实验室检查

实验室检查一般无特异性，外周血白细胞计数可能升高，C反应蛋白升高，血沉加快，尿中可发现少量红细胞及蛋白，大便可能发现潜血。还应检验血清补体、自身免疫抗体。如果怀疑合并系统性血管炎，还应检测ANCA。

### 五、组织病理

如果患者临床表现典型，通常不需要活检，对于可疑诊断的患者，可在早期活动性、非溃疡性的损害处取活检。镜下改变与HSP相似，有血管壁纤维素样坏死、血管周围及管壁内有淋巴细胞及中性粒细胞浸润，可见到核碎屑（称为白细胞碎裂）（图12-2-2）。如果血管炎深达网状层下部，提示临床症状重，可能伴有系统损害。

如果临床表现及病理改变还不能确诊，可行直接免疫荧光检查，由于免疫复合物在血管壁沉积后很快被吞噬，所以应该选取新出现不到24小时的皮损做检查，可以看到血管周IgG、IgM、C3和纤维蛋白沉积。如果患者是儿童，并且血管壁IgA沉积，则诊断HSP。

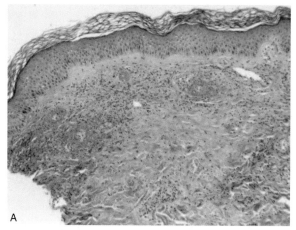

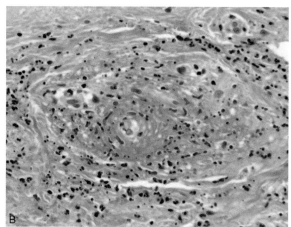

图 12-2-2 应性皮肤血管炎病理改变为白细胞碎裂性血管炎（H&E 染色，A×200，B×400）

## 六、诊断及鉴别诊断

变应性皮肤血管炎根据病史及临床表现一般可以确诊，必要时结合组织病理及免疫荧光改变。一旦诊断，还应明确患者有无内脏器官受累。

变应性血管炎临床上与过敏性紫癜（HSP）表现相似。虽然 HSP 常见于儿童，但成人也可发生，皮损主要为紫癜，形态相对较单一。二者常规组织病理改变都是白细胞碎裂性血管炎，需要活检做直接免疫荧光检查来区别。HSP 是一种特殊的小血管炎，管壁 IgA 沉积，但即使 IgA 阴性也不能排除 HSP。

变应性皮肤血管炎还要与丘疹坏死性皮肤结核鉴别，其皮损可表现为暗红色或紫红色硬性丘疹或结节，好发于四肢伸侧，成批反复发作，而且患者常合并肺结核或内脏结核，组织病理学没有白细胞碎裂性血管炎改变，可以与 ACV 鉴别。

## 七、治疗

首先应找出并去除诱因（药物、感染）。症状

轻者多可自行消退，患者仅需休息，不需特殊治疗。但如果症状持续或反复发作，或伴关节疼痛者，可口服非甾体抗炎药、秋水仙碱、己酮可可碱、氨苯砜。秋水仙碱 0.6mg 每天口服 2~3 次，能抑制白细胞趋化，对慢性 ACV 患者可能有效，通常在用药后 7~10 天起效，而后减量，皮损消退后可以停药，长者可用数月，一般不良反应轻。氨苯砜也有抑制白细胞趋化的作用，对仅有皮损者有效。羟氯喹对本病一般无效。

如果皮损广泛或出现溃疡，或伴有胃肠道、肾脏受累者，需要系统用糖皮质激素（每天 1~1.5mg/kg），症状控制后逐渐减量。

对于有其他脏器损害的患者，ACV 应该由多学科共同诊治。如肾脏病变严重，应请肾病科医生会诊或转诊，患者可能需要联合免疫抑制剂如氨甲蝶呤、环磷酰胺、环孢素、吗替麦考酚酯等治疗；合并活动性病毒性肝炎者，应该请肝病科会诊，联合抗病毒治疗。

（徐宏慧　高兴华）

# 第三节　青斑样血管病

青斑样血管病（livedoid vasculopathy）是一种少见的慢性微血管阻塞性病变。病因尚不明确。主要表现为小腿、足背的紫癜性损害、坏死黑痂及白色萎缩。临床常与变应性血管炎等混淆。目前尚缺乏特效治疗手段。

## 一、青斑血管病命名的不同观点和命名的统一

1929 年，Milian 将此病称为白色萎缩，早期文献中多采用此名。1955 年，Feldakar 怀疑凝血因素在此病发生中的作用。1967 年，Bard 和 Winkelmann 将此病命名为青斑样血管病。白色萎缩性损害在其他疾病，如下肢静脉曲张性淤积性皮炎、红斑狼疮皮损以及恶性萎缩丘疹病等也常出现。严格而言，白色萎缩只是一种皮损表现，并不是一个独立的疾病。

## 二、青斑血管病的病因和发病机制的研究进展

目前关于本病确切的原因尚不清楚。根据对

发病原因的了解,可以分为原发性和继发性两大类。原发性指目前临床各种实验室检查手段不能发现病因的青斑样血管病的类型,即所谓特发性。此类患者约占所有患者的 1/3 以上。还有部分患者可以有基础疾病或免疫、凝血功能异常,例如慢性髓性白血病、重链病、冷球蛋白血症等;可以引起血管内皮损伤的疾病,如系统性红斑狼疮、类风湿性关节炎、硬皮病和高同形半胱氨酸血症等;有些炎症介质,如单核细胞产生的 IL-6、IL-8、趋化因子以及黏附分子等通过蛋白酶 I 活化激活凝血素及其受体等,引起血栓形成;Leiden 因子 V 突变,蛋白 C、S、Z 抗血栓素缺乏以及血纤维蛋白溶酶原活性抑制因子 1(PAI-1)和脂蛋白水平升高导致高凝状态等均与本病有关。有报告患者皮损中的脂蛋白水平是正常对照的 10 倍,血清中的脂蛋白水平也升高,但是不能证实脂蛋白水平升高与本病发病有相关性。因此本病可能不是一个独立的疾病,而是一组有不同异质性的微血管阻塞性疾病。

### 三、青斑样血管病的临床表现和诊断

#### (一)临床特点

青斑样血管病有独特的皮疹表现。因此,如果掌握了此病的皮疹特征,临床容易明确诊断,也不难与其他疾病鉴别。

本病发病率约 1/10 万,在不同人种的发病情况可能有差异。一些研究数据表明,发病年龄多在青春期后至 30 岁左右,平均年龄 32 岁,男女比例约 1∶3。另一项德国基于 DRG 的数据发现,本病的男女性别比为 2.1∶1,74.7% 的患者年龄超过 45 岁,患者年龄峰值分别为 45~50 岁和 70~75 岁。本病慢性经过,多数患者皮疹夏初复发或加重,在秋后自然减轻或缓解。因此在疾病的不同阶段其皮疹特点也不相同。

皮疹初发时主要表现为小腿中下段及足背多发暗红色针尖样小斑疹,压不褪色,皮疹聚集成小片状,有些呈环状排列,有时与进行性色素性紫癜样皮病或毛细血管扩张性环状紫癜相似。数周后皮疹变为黄褐色,逐渐消退,但是不断有新皮疹出现。皮疹在内踝或外踝及足背外侧更明显。自觉症状不明显。部分严重患者在小腿下段,特别在内踝、外踝及足背外侧出现多发性溃疡,多数

4~6mm 大小,成星状或不规则形,表面多覆盖黑色厚痂,活动期周缘红色隆起,有不同程度疼痛及压痛。除了夏季加重外,皮疹在长时间站立或走路及跑步后加重,卧床后减轻。皮疹可以对称分布,但部分患者以单侧为重。有些患者足部远端或足跖有疼痛或麻木感觉。

部分患者在上述皮疹之前或之后在小腿及足背外侧出现暗红色网状红斑,此种红斑呈树枝状,不均匀、分布不对称,环境温度降低时更明显,压诊时部分不消退,浸润不明显。一些患者此种网状红斑可以逐渐发展到大腿、手背及前臂。

溃疡性损害愈合后常有不同程度的色素沉着,严重者有萎缩性瘢痕。部分损害后期遗留细小树枝状或蜘蛛状白色萎缩性损害,长期不能恢复。

#### (二)实验室检查

典型表现为真皮浅中层甚至全层及皮下脂肪层小血管及中小静脉血管壁纤维蛋白沉积,血管腔内血栓形成,血管壁及其周围炎症细胞不明显。部分病例病理表现为血管壁及其周围有淋巴细胞、嗜中性粒细胞等浸润,与白细胞碎裂性血管炎相似。因此病理诊断需要结合临床表现综合考虑。

直接免疫荧光检查,血管壁上有均一性或颗粒状 C3、IgM、IgA、IgG 沉积。其中颗粒状 C3 和 IgM 沉积具有鉴别诊断价值。

本病中,特别是网状青斑分布较广泛者,可以有结缔组织病或者自身炎症性疾病的基础或背景,如红斑狼疮、抗心磷脂抗体综合征、Wegener 肉芽肿等。因此需要做有关化验检查,如 ANA、ENA、DNA、补体、免疫球蛋白、RF、ANCA、抗心磷脂抗体、冷球蛋白、血清固定免疫电泳、蛋白 C、S 等抗血栓素、PAI-1 等。

#### (三)诊断

皮损分布以内外踝及足背外侧为主,不规则形出血性红斑,一些皮疹发展为星状不规则疼痛性溃疡,表面黑痂,长期不愈合。皮疹多数夏季加重冬季减轻。组织病理主要为真皮浅中层小血管管壁纤维素沉积及血栓形成。

#### (四)鉴别诊断

本病需要与血管炎类、其他血管阻塞性疾病及坏疽性脓皮病等鉴别。

1. **变应性血管炎** 基本损害是多发性较大的浸润性丘疹、结节,其溃疡形状为圆形,而非不规则形。

2. **其他血管阻塞性疾病** 如抗磷脂抗体综合征、冷球蛋白血症等也可出现网状青斑、不规则溃疡,但是损害多发生在手指或足趾端,与本病不同。

3. **坏疽性脓皮病** 原发损害主要是圆形溃疡,周缘有红肿、脓疱,好发部位与本病不同,没有网状青斑,没有多发性小瘀点。

## 四、青斑样血管病的治疗现状和发展趋势

本病原因和发病机制尚不很清楚,加之本病罕见,目前国际和国内缺乏大样本临床的 RCT,有关疗效主要是一些小样本或者个案报告,结论有时不一致,甚至有相反的结果。推测原因可能为本病异质性明显,治疗的针对性和特异性不强,所以疗效不令人满意。总体而言主要的治疗方向是抗炎、抗凝和扩张血管。

### (一)抗炎治疗

尽管目前关于本病的主要病理生理学机制与微血管阻塞有关,但是部分患者有自身免疫病的基础或者组织病理表现中血管周围有不同程度的淋巴细胞浸润。某些炎症细胞或炎症因子在发病中起一定作用。因此,在控制病情活动时,抗炎治疗对部分患者仍然是常用选择之一。

1. **泼尼松** $0.5~1mg/(kg \cdot d)$,一般 $30~60mg/d$ 口服,可有效控制病情进展或活动,缓解疼痛。但是停药后容易复发,特别在夏季病情加重时更是如此。因此临床治疗中需要长期维持治疗。

2. **羟基氯喹** $0.6mg/(kg \cdot d)$ 口服,对部分患者有效,但起效较慢,需要连续数月,一般作为联合治疗的一部分。

3. **秋水仙碱** $0.5mg$ b.i.d. 或 t.i.d. 口服,对部分患者有一定疗效。

4. **氨苯砜** $50~100mg/d$,药理作用与秋水仙碱类似。因为有部分亚洲人带有发生 DDS 综合征的易感基因,所以建议使用前进行有关易感基因的检测。

5. **柳氮磺吡啶(或三氟拉嗪)** $1g$ t.i.d. 口服,可以促进溃疡愈合。其机制与本药物在体内

代谢成 5- 氨基水杨酸,具有抗血小板聚集的作用有关。

6. **雷公藤多苷** $20mg$ t.i.d. 口服,对病情较轻的患者有一定效果,需要足量服用 $1~3$ 个月,使用中应当关注骨髓抑制、肝肾功能损害、对男性及女性生殖功能的不利影响等不良反应。

7. **免疫抑制剂** 硫唑嘌呤 $2~3mg/(kg \cdot d)$ 口服,或环磷酰胺 $1.5~2.5mg/(kg \cdot d)$ 口服,在皮疹严重、长期不愈的情况下可以选择。

8. **静脉丙种球蛋白** 研究发现,与抗炎治疗及抗凝治疗联合应用时,此疗法有一定效果,剂量是 $0.4~2g/(kg \cdot d)$,连续使用 1 个月。

9. **生物制剂** 有采用抗 CD20 抗体美罗华成功治愈本病溃疡性损害的研究报告,还有个案报告采用抗 TNF-α 抗体治愈本病的溃疡性损害。

### (二)抗血小板凝集治疗

尽管在本病中血管阻塞不是原发,但是血管阻塞在本病临床皮疹的发生发展中起关键作用。因此缓解血管阻塞是控制皮损,特别是溃疡的关键环节之一。

1. **阿司匹林** 是一种环氧合酶抑制剂,抑制血栓素 $A_2$ 和前列腺素 $I_2$,使血管扩张,防止血栓形成,促进溃疡愈合。一般 $75~325mg/d$ 口服。

2. **潘生丁** $50mg$ t.i.d. 口服,抑制血栓素 $A_2$ 合成,促进前列腺素 $I_2$ 释放,一般与阿司匹林联合使用。

3. **己酮可可碱** 是一种非选择性磷酸二酯酶抑制剂,减少血液黏稠度,减少血小板聚集和血栓形成。推荐剂量为 $400mg$ t.i.d. 口服,与其他抗血小板凝集药物联合使用可以增强疗效。

4. **盐酸丁咯地尔** 有抗血小板作用,是一种较弱的非特异性钙通道和 α 受体拮抗剂,推荐剂量 $150mg$ t.i.d. 口服。

5. **盐酸沙格雷酯(安步乐)** 一种 5 羟色胺受体(血清素)拮抗剂,$300mg/d$ 口服,有抗血小板和扩张血管的作用。

### (三)系统抗凝治疗

1. **肝素钠/钙** 5 000 单位皮下注射,每 3 天 1 次,适合于各个阶段的血管内栓塞,对患者皮疹效果较好。因为需要注射,使用不很方便。有各种低分子肝素,如伊诺肝素 $1mg/kg$ b.i.d.,快速起效,在很多患者获得了满意的结果。利伐

沙班是一种新型低分子肝素产品，5mg b.i.d.口服，可以直接作用于 X a 因子，在预防血栓和治疗皮肤溃疡方面优于传统肝素，安全性较好，不需要检测国际凝血单位（INR），但是此药价格较昂贵。华法林是另一种非常有效的抗凝药物，对伴有 Leiden 因子 V 突变的患者更有帮助，但是需要定期检测 INR，剂量过大时可能会有出血的风险。其他维生素 K 拮抗剂，如氟茚二酮也可应用，但是也需要检测 INR（使其维持在 2.5~3.5）。

**2. 中药** 有多种中药的单方或复发产品有抗凝或预防血栓的作用。如云南白药胶囊，血塞通片、血府逐瘀胶囊、复方丹参片、四妙永安汤等。

### （四）纤溶治疗

静脉给予组织血纤维蛋白溶酶原活性因子，最初 6 小时 10mg 静脉注射，此后每天 1 次连续 14 天，特别适用于那些对多种治疗无效的患者。此药物治疗后还需要使用抗血小板或抗凝药物维持治疗。在 4~12 周内，低剂量达那唑 200mg/d 或 4mg/（kg·d）口服有效。

### （五）扩血管治疗

血管壁受损时血管腔狭窄，血液流变学发生异常，血管腔内血流在靠近血管壁处出现湍流，加重血小板附壁效应，因而会诱发或加重血栓形成。因此扩张血管在治疗血管病方面有重要作用。据报告，硝苯地平、西洛他唑、烟酸等扩血管药物与其他药物联合使用治疗青斑样血管病有效。有报告口服西地那非（伟哥）12.5mg t.i.d. 逐渐增加到 25mg t.i.d. 持续 2 周以上，治愈了 1 例青斑样血管病泛发顽固性溃疡。

### （六）营养支持（Nutritional supplements）

如果亚甲基四氢叶酸还原酶水平降低，需要额外补充叶酸（5mg/d）、维生素 $B_6$（1 500μg/d）和维生素 $B_{12}$。叶酸需要同型半胱氨酸再甲基化。进食不足、过度饮酒、肾功能衰竭和使用抗叶酸药物（如 MTX 的患者）等原因会引起血清叶酸水平降低。吸烟会减少对叶酸的吸收，导致血清叶酸水平降低。在伴有亚甲基四氢叶酸还原酶 677TT 基因型时，特别是吸烟者，建议增加叶酸摄入，以维持血清同型半胱氨酸和叶酸水平。

### （七）高压氧治疗

在增加环境压力下，吸入 100% 氧气。增加环境压力可以提高组织的氧合作用和刺激一氧化氮合成，促进微血管灌注，增加血管增生和纤溶作用，抑制胶原合成，加速纤维母细胞增生，减轻组织再灌注损伤和细菌感染，并加速肉芽组织增生，促进伤口愈合。每次 1.5~2h，每天 3 次，溃疡一般在 3~4 周内愈合，安全、快速有效。口服补骨脂素再照射 UVA（PUVA）治疗，可以改变局部淋巴因子产生，促进抗炎因子，减轻细胞聚集，改变外周血中淋巴细胞亚群比例。初始剂量 4J/cm²，以后每周增加 0.5~1J/cm²。

### （八）其他治疗

酮菊酯，一种 $S_2$ 血清素受体阻滞剂，每次 20mg t.i.d. 口服，治疗青斑样血管病有效。可以防止血清素引起的血管收缩，进而增加皮肤血流量。近来发现，前列地尔 -α 前列腺 E1 60μg/d，3h 内滴注，连续 5 天，此后连续 1 个月治疗青斑样血管病有效。有尝试用自体 PRP（platelet-rich plasma）在一位青斑样血管病患者溃疡处局部注射，获得了很好疗效，溃疡愈合，疼痛减轻。

## 五、预防和支持治疗措施

吸烟会明显减少周围血流量，损伤血管内皮，增加静脉血栓的风险。在患有青斑样血管病的患者中，吸烟会加重组织缺氧，影响溃疡愈合。因此戒烟是重要的预防措施。9%~38% 的静脉功能不全者患有青斑样血管病。局部加压治疗有助于减轻水肿，促进溃疡愈合。

（涂 平）

# 第四节 Sweet 综合征

Sweet 综合征（Sweet's syndrome），又称急性发热性嗜中性皮病（acute febrile neutrophilic dermatosis）、Sweet 病（Sweet's disease），以四肢、面、颈部突然出现非对称分布的痛性丘疹、斑块或结节伴发热，外周血中性粒细胞增多为主要临床特征，组织病理学改变以真皮密集的中性粒细胞浸润为特点。

## 一、命名及分类的临床进展

1964 年，英国的 Robert Douglas Sweet 医师报道了 8 例年龄在 32~55 岁之间的中年女性患者，临床表现为皮肤疼痛性斑块、发热、外周血白细胞增多和组织病理学上真皮密集的中性粒细胞浸润，其中部分患者先前有非特异性上呼吸道或胃肠道感染，他将这组疾病命名为"急性发热性嗜中性皮病"。1968 年，Whittle 等报告了一个类似的病例，将其命名为"Sweet 综合征"。其后，一些研究者根据其病因和发病机制的不同，将 Sweet 综合征分为三个亚型：经典型 Sweet 综合征、恶性肿瘤相关型 Sweet 综合征、药物诱导的 Sweet 综合征。

**（一）经典型 Sweet 综合征**

经典型 Sweet 综合征也称特发性 Sweet 综合征，常发生于 30~50 岁的中年女性，可能与上呼吸道和胃肠道感染、炎症性肠病、妊娠等有关。

**（二）恶性肿瘤相关型 Sweet 综合征**

恶性肿瘤相关型 Sweet 综合征占 Sweet 综合征病例的 20%。其中与血液系统肿瘤的相关性为 85%，急性髓细胞性白血病（acute myelogenous leukemia, AML）是与 Sweet 综合征相关的最常见的恶性肿瘤，其次是骨髓增生性疾病。在实体肿瘤中，泌尿生殖道癌、乳腺癌（女性）及胃肠道癌（男性）与 Sweet 综合征关系最密切。

**（三）药物诱导的 Sweet 综合征**

药物诱导的 Sweet 综合征多见于女性，粒细胞集落刺激因子（granulocyte-colony stimulating factor, G-CSF）是报道最广泛的致病药物。全反式维 A 酸、口服避孕药、疫苗、米诺环素、甲氧苄啶-磺胺甲噁唑、硫唑嘌呤、加巴喷丁等也可诱发 Sweet 综合征。对于无既往诱发药物暴露史的患者，Sweet 综合征通常在用药后约 2 周发生。

除常见类型外，近年来国内外报道了几种特殊的类型。

**1. 坏死型 Sweet 综合征**　坏死型 Sweet 综合征是一种急性坏死性嗜中性皮病，2012 年首次报道了 3 例类似于坏死性筋膜炎的 Sweet 综合征（坏死型 Sweet 综合征）。临床表现和组织病理学上与坏死性软组织感染类似，组织病理学上通常显示多核细胞广泛浸润，真皮、皮下组织及筋膜可见大量中性粒细胞弥漫浸润以及坏死的皮下组织、脂肪、肌肉。

**2. 大疱型 Sweet 综合征**　是 Sweet 综合征一种罕见的类型，其临床表现主要为疼痛性大疱，类似于急性接触性皮炎、自身免疫性大疱性疾病等，部分病例皮损初发为大疱，继而发展成溃疡，类似于坏疽性脓皮病。组织病理学类似于经典型 Sweet 综合征，显示真皮乳头水肿，弥漫性中性粒细胞浸润。本型多发生于有血液系统肿瘤的患者。

**3. 皮下型 Sweet 综合征**　急性嗜中性皮病罕见亚型，1983 年由 Cooper 等首次报道，病因尚不明确，本病通常见于潜在血液病或由药物引起的患者，病变表现为红色、疼痛性结节，而表浅皮肤改变极小。当累及小腿时，皮下型 Sweet 综合征可与结节性红斑非常类似。皮肤活检显示中性粒细胞浸润仅存在于或主要存在于皮下组织，呈小叶性或间隔性脂膜炎改变。

**4. 组织细胞样 Sweet 综合征**　Sweet 综合征的一种罕见的组织病理学变异型，2005 年由 Requena 等首次报道。其皮肤损害表现为水肿性红斑、斑块、结节，组织病理学表现为真皮乳头重度水肿，真皮炎性浸润主要由形态上类似于组织细胞的未成熟髓样细胞组成，其间有胶原纤维增生。本病应注意与皮肤白血病和伴有组织细胞浸润的其他炎症性皮肤病鉴别。

**5. 其他类型**　如蜂窝织炎样 Sweet 综合征、脓疱型 Sweet 综合征等。

## 二、流行病学

Sweet 综合征的发病不存在明显的种族差异，主要累及中年人，平均发病年龄为 30~60 岁，但婴儿、儿童、老年人亦可受累。女性比男性更常见，比例大约为 3:1，但是在超过 50 岁的患者以及儿童患者中，男女之比相近。

## 三、Sweet 综合征病因和发病机制的探索及困惑

**（一）Sweet 综合征的病因**

Sweet 综合征的病因至今尚未完全明确。可能相关的因素如下：

**1. 感染因素**　Sweet 综合征的大多数病例发生于上呼吸道感染之后。卡介苗、流感、肺炎球菌疫苗和天花疫苗也被报道会诱发 Sweet 综合征。

**2. 肿瘤**　20% 的病例伴发血液恶性肿瘤或实体肿瘤。其中 85% 左右的为血液系统的恶性肿瘤，如 AML 等。与 Sweet 综合征相关的 AML

研究结果显示,患者 5q 染色体缺失、FLT3 突变和骨髓增生发生率增加,M2 型和 M4 型 AML 是最常见的亚型。15% 左右的恶性肿瘤为实体瘤,如泌尿生殖道癌、乳腺癌（女性）和胃肠道癌（男性）。

**3. 药物** 多种药物可诱发 Sweet 综合征,关系最密切的是粒细胞集落刺激因子。全反式维甲酸、口服避孕药、疫苗、甲氧苄啶 – 磺胺甲噁唑、米诺环素等也可诱发 Sweet 综合征,但目前没有确切证据。

**4. 其他** 与坏疽性脓皮病一样,外伤（例如针刺）可致特征性皮损发生。

**（二）Sweet 综合征的发病机制**

Sweet 综合征的发病机制目前仍不十分清楚。现有的证据提示可能的发病机制包括:

**1. 超敏反应** 细菌、病毒、肿瘤或其他抗原物质引起的超敏反应可刺激机体产生促进中性粒细胞激活和浸润的细胞因子,从而促进 Sweet 综合征的发生。向本病患者皮内注射草绿色链球菌菌苗和白色念珠菌菌苗后,可出现与该病相同的皮损和组织病理学改变。

**2. 细胞因子调节异常** Sweet 综合征的发病机制涉及多种细胞因子和趋化因子,如粒细胞集落刺激因子（G-CSF）、粒细胞 – 巨噬细胞集落刺激因子（GM-CSF）、白细胞介素 IL-1、IL-3、IL-6 和 IL-8。其中 G-CSF 的作用值得注意,在药物诱导的 Sweet 综合征中,外源性 G-CSF 是最常见的诱发因素。也有学者提出,肿瘤细胞的 G-CSF 产生增加可能是引起恶性肿瘤相关 Sweet 综合征的一个潜在因素。此外,有研究检测到 Sweet 综合征活动期患者的血清 G-CSF 水平高于非活动期患者。1998 年,Giasuddin 等人发现,在 8 例 Sweet 综合征患者中,IL-1α、IL-1β、IL-2 及 γ 干扰素的血清水平升高,而 IL-4 的血清水平在正常范围内,提示本病的发生可能与 Th1、Th2 细胞因子平衡失调有关,在发病中起重要作用的介质可能是 Th1 型细胞因子。

**3. 遗传易感性** 日本学者关于手背嗜中性皮病研究中,已明确 HLA-B54 与 Sweet 综合征有相关性。此外,在家族性地中海热患者中,已在 2 例有骨髓增生异常综合征和 Sweet 综合征皮损的患者中发现了 *MEFV* 基因杂合性突变,推测这些突变可能是激活炎症发生和触发 Sweet 综合征的因素。据报道,在一些患者中 3q 染色体异常与 Sweet 综合征有关。

**4. 其他** 在部分 Sweet 综合征患者中可检测到抗中性粒细胞胞浆抗体（ANCA）。然而,这些抗体在致病机制中扮演何种角色尚不清楚。

## 四、临床特征

### （一）皮肤表现

Sweet 综合征原发性皮肤损害为边界清楚的红色或紫色隆起性斑块,发展迅速,疼痛,直径 2~10cm。皮损可能水肿明显或仅仅表现为硬结。皮损有烧灼感,一般无瘙痒。斑块的表面可以发展成水疱或脓疱,这是真皮显著炎性浸润并伴有真皮水肿的结果。

Sweet 综合征皮损好发于面、颈、躯干上部和四肢,可两侧分布,但不对称。在与恶性肿瘤相关型 Sweet 综合征病例中,皮损倾向于泛发。局限性 Sweet 综合征的皮损通常累及面颊部。创伤或 UVB 照射后出现的针刺反应和同形反应极少发生。Sweet 综合征皮损通常在 5~12 周内自行消退,但 30% 以上的患者会复发。

### （二）皮肤以外表现

最常见的是发热,见于 50%~80% 的患者。约 30% 的患者有关节炎、关节痛或者肌痛。17%~27% 的经典型 Sweet 综合征患者有眼部受累,如结膜炎、巩膜炎、溃疡性角膜炎、虹膜睫状体炎、脉络膜炎等,且可同时有 2 种以上眼部表现。类似于阿弗他口腔溃疡的口腔损害发生于 2% 或 3% 的经典型病例,而有 10% 或更多的病例伴有血液恶性肿瘤。Sweet 综合征累及肺部的情况非常少见,患者表现为呼吸困难、咳嗽和胸膜炎,放射学表现为结节状、网状或斑片状浸润伴或不伴渗出。罕见情况下,心脏、肾脏、肝脏、肠道和神经系统可能受累。偶有严重的 Sweet 综合征患者伴发全身炎症反应综合征（systemic inflammatory response syndrome,SIRS）的报道。

### （三）实验室检查

实验室检查示血沉增快（90%）、中性粒细胞增多（70%）、白细胞增多（60%）和核左移（50%）。在恶性肿瘤相关型 Sweet 综合征病例中,大部分有贫血（男女分别为 93% 和 71%）,半数病例有血小板减少。针刺反应阳性率达 80%。

少数病例可有抗中性粒细胞胞浆抗体（ANCA）存在,但 ANCA 不是该病的血清学标志。

### 五、组织病理学

典型皮损表皮通常正常,极少数病例中性粒细胞侵犯表皮,形成角层下微脓疡。病变主要累及真皮,典型的组织病理表现为真皮浅层显著水肿,血管周围及真皮浅层中性粒细胞弥散性和结节性浸润,可见中性粒细胞核固缩和破碎。真皮上部水肿可以很严重,导致表皮下大疱形成。偶尔可以观察到局灶性白细胞碎裂性血管炎。陈旧性皮损真皮中性粒细胞浸润明显减少,而淋巴细胞和组织细胞相对增多。极少数情况下,真皮浸润可累及皮下脂肪组织,产生间隔性脂膜炎,或更少见的小叶性脂膜炎。

### 六、诊断及鉴别诊断

Sweet 综合征的诊断主要基于临床表现、实验室检查、组织病理学检查。但无论是其临床表现、实验室检查还是组织病理学改变,均是非特异性的,不能单独用于确定诊断,需综合考虑并且排除有类似临床特征的其他疾病。1986 年,Su、Liu 提出了已被广泛应用于临床实践的 2 个主要诊断标准和 4 个次要诊断标准（表 12-4-1）。1996 年,Walker 和 Cohen 提出了药物引起的 Sweet 综合征的 5 个诊断标准（表 12-4-2）。该病的鉴别诊断包括一系列的感染、炎症和肿瘤性疾病（表 12-4-3）。

**表 12-4-1 Sweet 综合征诊断标准**
**（Su & Liu 修订版 1986 年）**

| 主要标准 |
| --- |
| 1. 典型皮损的急性发作；疼痛性红色斑块或结节,偶有水疱、脓疱或大疱 |
| 2. 组织病理学表现：真皮以中性粒细胞为主的浸润,无白细胞碎裂性血管炎 |

| 次要标准 |
| --- |
| 1. 发病前有相关的感染或者注射过疫苗；伴有相关恶性疾病或炎症性疾病；与药物或怀孕相关 |
| 2. 有发热和其他全身症状和体征 |
| 3. 白细胞增多 |
| 4. 系统应用激素治疗效果好 |

注：满足 2 个主要标准和 2 个次要标准可诊断。

**表 12-4-2 药物诱导的 Sweet 综合征诊断标准**

1. 典型皮损突然发作
2. Sweet 综合征的组织病理学表现
3. 发热及全身症状和体征的存在
4. 口服药物后药物的吸收与临床症状出现及复发时间有相关性
5. 停药或系统应用糖皮质激素后皮损好转

注：诊断必须符合所有标准。

**表 12-4-3 Sweet 综合征的鉴别诊断**

| 感染 |
| --- |
| 1. 细菌感染（如脓皮病、蜂窝织炎、疖等） |
| 2. 真菌感染（如深部真菌感染等） |
| 3. 病毒感染 |
| 4. 分枝杆菌感染（非典型分枝杆菌感染、麻风） |
| 5. 寄生虫感染（皮肤利什曼病） |

| 炎症性皮肤病 |
| --- |
| 1. 其他嗜中性皮病（如坏疽性脓皮病、嗜中性化脓性汗腺炎、白塞病等） |
| 2. 节肢动物叮咬反应 |
| 3. 结缔组织病（如红斑狼疮等） |
| 4. 多形红斑 |
| 5. 肉芽肿病（如环状肉芽肿、结节病、光化性肉芽肿等） |
| 6. 卤代物皮疹（如溴疹、碘疹） |
| 7. Wells 综合征 |
| 8. 荨麻疹和荨麻疹性血管炎 |

| 肿瘤 |
| --- |
| 1. 皮肤淋巴瘤 |
| 2. 皮肤白血病 |
| 3. 转移癌 |

### 七、诊疗实践基本思路及应注意的问题

#### （一）病史采集

对疑似 Sweet 综合征患者进行评估的第一步是详细的病史询问,病史可能显示突然发生的皮损并存在相关的皮肤外症状,特别注意发热和其他全身症状、上呼吸道或其他感染症状。此外,了解患者是否有与 Sweet 综合征相关的情况,如接种疫苗、恶性肿瘤和炎症性肠病、药物使用和妊娠状态。

#### （二）体格检查

注意生命体征和包括黏膜在内的全身皮肤检查。这有助于确定皮损的形态和分布是否符合 Sweet 综合征,并可用于评估皮肤病变的范围及是否存在皮肤外受累。Sweet 综合征可能出现明显

的同形反应,因此应注意皮肤微小创伤部位是否有类似皮损,如皮下注射或静脉穿刺部位。

#### (三)实验室检查

对疑似 Sweet 综合征的患者进行常规的实验室检查应包括全血细胞计数及分类计数、C 反应蛋白和红细胞沉降率、尿液分析、育龄妇女的妊娠试验。

在其他原因不能解释 Sweet 综合征并且怀疑有恶性肿瘤的情况下,患者均应接受相应年龄的恶性肿瘤筛查。考虑到 Sweet 综合征与血液系统疾病之间的联系,应进行外周血液涂片,必要时行骨髓涂片及骨髓活检。另外,还应注意排查是否合并炎症性肠病、自身免疫性疾病或其他相关疾病。

#### (四)组织病理学检查

对疑似 Sweet 综合征的患者只要条件允许,都应进行皮肤活检。取材方法通常是环钻法和手术切取法。对于表现为丘疹或斑块的患者,通常使用钻孔活检。为了与感染相鉴别,因此标本应进行微生物病理学染色,还可以进行细菌、真菌和分枝杆菌培养。若患者有提示皮下型 Sweet 综合征的结节时,首选手术切除活检以提供足量的皮下脂肪样本,可能有助于组织学检查结果的判读。当从解剖或美容上敏感部位获取活检标本时,提醒患者皮肤病变因同形反应而恶化的可能性是很重要的。

### 八、治疗现状及发展趋势

由于缺乏高质量的循证医学证据,治疗 Sweet 综合征目前尚无普遍接受并行之有效的指南。Sweet 综合征为良性疾病,如果不治疗,皮损持续数周或数月后可自行消退,不留瘢痕。但大约 30% 的患者皮损可复发(治疗及未治疗患者),伴血液病的患者复发率更高,约为 69%。抗生素的治疗通常无效。

Sweet 综合征最有效的治疗方法为口服泼尼松 4~6 周[0.5~0.6mg/(kg·d)],不但可迅速缓解皮肤症状,对皮肤以外症状也有效。一旦病情得到控制,经过 4~6 周逐渐减量并停用泼尼松。一些患者在泼尼松减量时会出现疾病复发,从而无法减量并停止治疗,这些患者可继续小剂量的泼尼松持续治疗 2~3 个月。注意不要过快地减少糖皮质激素的使用,因为这可能会导致病情加剧。

局部外用或病灶内注射糖皮质激素可作为辅助治疗,或作为单一治疗用于轻症患者。

对于存在糖皮质激素禁忌证或拒绝使用糖皮质激素的患者,可选择的口服药物包括秋水仙碱(1.5mg/d)、氨苯砜(100~200mg/d)和碘化钾(900mg/d)。其他药物包括环孢素、硫唑嘌呤、环磷酰胺、吲哚美辛、沙利度胺及氯法齐明。近年来有报道抗 TNF-α 生物制剂(例如英利昔单抗、阿达木单抗)和 IL-1 受体拮抗剂(阿那白滞素)用于较为复杂病例的治疗,显示出较为肯定的疗效。

(龙 海)

## 第五节 坏疽性脓皮病

### 一、概述

坏疽性脓皮病(pyoderma gangrenosum,PG)是一种少见的无菌性嗜中性皮病,其典型皮损为坏死性溃疡,伴不规则的紫红色潜行性边缘,基底为脓性肉芽组织。可发生于任何年龄,但发病高峰在 20~50 岁,男女患病率基本相同。约 50% 的患者合并有潜在的系统性疾病,最常见的包括炎症性肠病、类风湿性关节炎、糖尿病以及血液系统疾病。

### 二、坏疽性脓皮病命名的变迁及发病机制研究进展

Brocq 于 1916 年首次描述了本病,称为"phagédenisme géometrique"(法语:意为"几何状崩蚀")。1930 年,Brunsting、Goeckerman 和 O'Leary 提出了"坏疽性脓皮病"的命名,并推测其病因为感染(链球菌和葡萄球菌),认为"坏疽性脓皮病"是远处感染灶(如溃疡性结肠炎的结肠部位感染灶)播散至皮肤所致。至今,坏疽性脓皮病的病因及发病机制尚未明确,但可以确定本病并非细菌感染所致,也不具传染性。目前普遍认为本病与免疫异常有关,存在中性粒细胞功能紊乱、异常炎症,并且可能与基因突变有关。

#### (一)中性粒细胞功能紊乱

坏疽性脓皮病被认为是一种少见的嗜中性皮病,以无菌性中性粒细胞浸润和全身炎症反应为特征,常并发其他嗜中性或炎症性疾病,如炎症性

肠病、类风湿性关节炎以及某些血液病（例如急性髓细胞性白血病等）。组织学检查在真皮内可见弥漫性浸润的大量外观正常的成熟中性粒细胞，但是许多研究显示，这些中性粒细胞功能异常，包括中性粒细胞趋化、迁移、吞噬及杀菌能力异常。

### （二）异常炎症

坏疽性脓皮病的皮损中炎症介质水平上调提示了异常炎症在发病机制中的作用，而 T 细胞和巨噬细胞通过细胞因子介导异常的信号通路参与疾病的发生发展。一些研究表明，部分患者整合素表达增加，整合素信号异常。坏疽性脓皮病患者皮损中促炎因子 IL-1β 及其受体、IL-8、Fas、FasL、CD40、CD40L、CXCL 1/2/3、CXCL16 及细胞因子 IL-23 水平上调。

### （三）遗传因素

研究显示，炎症性肠病和坏疽性脓皮病存在遗传相似性，*PSTPIP1*、*TRAFIP2* 基因位点的突变提示了炎症性肠病及坏疽性脓皮病在发生发展中可能存在共同通路。坏疽性脓皮病可作为临床表现之一出现在一些遗传相关综合征，包括 PAPA 综合征［无菌性化脓性关节炎、坏疽性脓皮病和痤疮综合征（pyogenic sterile arthritis, PG and acne syndrome）］，PASH 综合征［坏疽性脓皮病、痤疮和化脓性汗腺炎综合征（PG、acne、suppurativa hidradenitis syndrome）］，PAPASH 综合征［坏疽性脓皮病、无菌性化脓性关节炎、痤疮和化脓性汗腺炎综合征（PG、pyogenic sterile arthritis、acne and suppurativa hidradenitis syndrome）］等，而这些综合征均出现编码 CD2 结合蛋白的 *PSTPIP1* 基因突变，导致 IL-1β、IL-6、IL-18、TNF-α 等促炎因子的释放，最终促使上述综合征中的中性粒细胞浸润及异常炎症的发生。

## 三、坏疽性脓皮病的临床表现与分型

### （一）临床表现

坏疽性脓皮病的皮损初起常为一鲜红或暗紫红色的疼痛性斑疹、丘疹、脓疱、结节或大疱，皮损自发溃烂后形成边界清楚、中央浅或深在性的溃疡，溃疡边缘可见小脓疱。溃疡可在几天内迅速进展，典型的进展性溃疡直径常可达 3~10cm。当溃疡充分发展时，基底为脓性、边缘不规则、潜行性且呈紫红色，溃疡周绕以炎性红斑，向周围远

心性扩展。皮损逐渐愈合，从溃疡边缘开始上皮再生，愈合后遗留不规则的筛孔状或星状萎缩性瘢痕。溃疡数目从一个到多个不等，常多发，有时后期可互相融合。皮损常见于下肢，尤其是胫前，偶可见发生于外阴、阴茎、阴囊。少数情况下该病可累及腹壁造口部位，见于炎症性肠病、胃肠道肿瘤或膀胱癌术后造瘘的患者。儿童的坏疽性脓皮病表现与成人相似，但皮损更多累及头部、生殖器和肛周。坏疽性脓皮病患者常可出现同形反应，即正常部位皮肤在针刺、手术等外伤刺激下可在该部位诱发出类似的皮肤溃疡，英文文献中一般称作 pathergy 现象。

坏疽性脓皮病患者也可累及皮肤黏膜以外的器官，例如骨与关节等。

### （二）分型

临床表现主要分为 4 型：溃疡型、大疱型、脓疱型、浅表肉芽肿/增殖型。此外还有造瘘口部位坏疽性脓皮病及术后坏疽性脓皮病等特殊类型，这两者被认为与同形反应相关。上述不同类型在皮损累及部位、临床表现及伴随疾病等方面各不特点。

（1）溃疡型：也称为经典型坏疽性脓皮病，多见于下肢，尤其是胫前。进展迅速，有潜行性紫红色边缘（图 12-5-1）。常和炎症性肠病、类风湿性关节炎、血液系统疾病等相关。

（2）大疱型：皮损多开始于非典型部位，如面部、手背或手臂伸侧，表现为蓝灰色边界的浅表性大疱，临床表现与浅表大疱型 Sweet 综合征有重叠。常和潜在的血液恶性肿瘤相关，尤其是急性髓细胞性白血病。

（3）脓疱型：皮损多见于腿部和上半身，初起为多发性无菌性小脓疱，周围有红晕，伴疼痛。在几种类型中，脓疱型和炎症性肠病相关性最大。

（4）浅表肉芽肿/增殖型：皮损好发于躯干，多表现为单个局限性、浅表增殖或溃疡性皮损，无典型坏疽性脓皮病的潜行性紫红色边缘，常继发于外伤，如手术。

（5）造瘘口部位坏疽性脓皮病：见于炎症性肠病患者接受病变肠段切除和腹壁造瘘术后，也可见于胃肠道肿瘤或膀胱癌术后造瘘的患者。该病可发生于造瘘术后 2 个月至 25 年不等，表现为造瘘口周围自发性溃疡，溃疡特点与经典型类似。

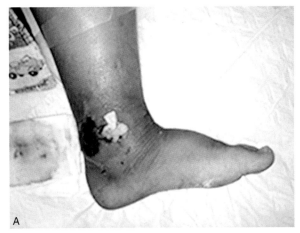

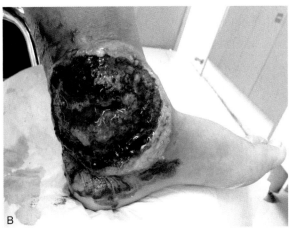

**图 12-5-1 坏疽性脓皮病**

青年女性，左踝部初起一处紫红色水疱并在 12 天内进展成巨大溃疡。既往慢性腹泻半年。最终确诊克罗恩病合并坏疽性脓皮病，激素治疗后皮损逐步控制。A. 皮损发生后第 8 天；B. 皮损发生后第 12 天［该案例报道详见 Hai Long, Yuwen Su, Qianjin Lu. Rapidly progressing leg ulcer with fever in a woman with chronic diarrhea. JAMA, 2014, 312（20）: 2158-2159.］

（6）术后坏疽性脓皮病：发生于手术后的部位，尤其是乳房或腹部。临床表现为术后 2 周左右在手术部位出现快速进展的溃疡，伴活动性、潜行性边界。

**（三）伴随疾病**

约 50% 的坏疽性脓皮病患者在发病前、发病时或发病后出现相关的内科基础疾病。最常见的炎症性肠病（溃疡性结肠炎和克罗恩病，占 20%~30%）、关节炎（血清阴性关节炎、炎症性肠病性脊柱关节炎、类风湿性关节炎，占 20%）、血液系统疾病（急、慢性髓细胞性白血病、毛细胞白血病、脊髓发育不良或单克隆丙种球蛋白血症，占 15%~20%）。因此，对于诊断为坏疽性脓皮

病的患者应特别注意排查有无相关的内科基础疾病。

对于发病年龄较早的患者，还应注意是否存在与坏疽性脓皮病相关的遗传综合征，包括 PAPA 综合征、PASH 综合征及 PAPASH 综合征等。其他已报道与坏疽性脓皮病伴发的嗜中性皮病有角层下脓疱病、白塞病和 Sweet 综合征等。

## 四、坏疽性脓皮病的诊断与鉴别诊断

### （一）诊断

由于本病缺乏特异性或确诊性实验室检查，组织病理学改变亦无特异性，且临床表现多样，故诊断困难，常被误诊。本病尚缺乏一致有效的诊断标准，被认为是一种"排除性诊断"，其诊断需要临床病理相结合，同时排除其他可引起严重皮肤溃疡的疾病。2004 年，Su 及其同事尝试提出该病的诊断标准；2007 年，Callen 等对其进行了修订（表 12-5-1），但这些诊断标准缺乏大样本临床试验的验证。对于疑似为坏疽性脓皮病的患者需进行详尽的病史询问、体格检查，在活动性皮损处行皮肤活检（活检标本需包含活动性边缘且深及皮下组织，以保证特殊染色和细菌、分枝杆菌及真菌培养的需要，必要时应行直接免疫荧光检测），同时应考虑完善胃肠道检查（结肠镜、大便隐血及寄生虫检查等）、血液系统检查（全血细胞分析、外周血涂片、骨髓检查等）、血清学检查（血清蛋白电泳、免疫固定电泳、抗核抗体、抗磷脂抗体、抗中性粒细胞胞浆抗体等）、胸片及尿液分析等，以了解是否合并其他系统疾病。

**表 12-5-1 坏疽性脓皮病诊断标准**
**（2007 年 Callen 等修订）**

| 主要标准 |
| --- |
| 1. 快速进展的、疼痛性、坏死性皮肤溃疡，边界不规则、紫红色、呈潜行性 |
| 2. 排除其他原因所致的皮肤溃疡 |

| 次要标准 |
| --- |
| 1. 出现同形反应或筛孔状萎缩性瘢痕 |
| 2. 存在和坏疽性脓皮病相关的系统疾病 |
| 3. 组织病理学改变（无菌性真皮中性粒细胞浸润 ± 混合性炎性浸润 ± 淋巴细胞性血管炎） |
| 4. 治疗反应（系统性使用糖皮质激素可迅速控制病情） |

注：需满足 2 项主要标准和 2 项及以上次要标准。

## （二）鉴别诊断

坏疽性脓皮病诊断中很重要的一项工作就是排除所有可能的鉴别诊断。因坏疽性脓皮病在最初的炎症期，其特征性皮损为红色丘疹、脓疱和结节，而晚期的特征性皮损为增殖或溃疡性皮损，故本病的鉴别诊断需根据不同的病期有所侧重。在皮肤溃疡形成后，其鉴别诊断主要包括：

1. **感染**　细菌性（如坏死性筋膜炎、深脓疱疮、皮肤结核非典型分枝杆菌感染等）、真菌性（镰刀菌病、坏死性毛霉病等）、寄生虫性（皮肤利什曼病、阿米巴病等）感染及其他特殊病原感染（例如三期梅毒）。鉴别需进行的相关检查包括皮肤活检及特殊染色、微生物培养、胸片等。

2. **血管炎及自身免疫性疾病**　白塞病、系统性血管炎（如红斑狼疮、ANCA 相关性血管炎等）、皮肤变应性血管炎、冷球蛋白血症、抗磷脂综合征等。鉴别需进行血液系统检查、抗核抗体、抗磷脂抗体、抗中性粒细胞浆抗体、皮肤活检及直接免疫荧光、尿液分析等检查。

3. **其他嗜中性皮病**　Sweet 病，可根据其典型的临床表现及病理特征、相关疾病、用药史等进行鉴别。

4. **局部血运障碍性疾病**　例如血栓闭塞性脉管炎（Buerger 病）、动脉粥样硬化症、淤积性皮炎、钙化防御等，可结合病史、体查所提供的线索，进行深在性椭圆形活检，测双侧踝肱指数，行双侧肢体血管造影及动静脉彩超、肢体 X 线等为鉴别诊断提供依据。

5. **外因性皮肤溃疡**　人工溃疡、卤代物皮炎、节肢动物叮咬等，可疑患者需详细询问病史，检测血清溴化物及碘化物等。

6. **恶性疾病**　鳞状细胞癌、基底细胞癌、皮肤白血病、皮肤 T 细胞淋巴瘤等，可进行皮肤活检确诊。

## 五、治疗现状与发展趋势

### （一）治疗现状

坏疽性脓皮病的治疗具有一定的挑战性。不同患者因病情不同而需要不同的治疗方案，而治疗方法的选择由许多因素决定，包括皮损的位置、数量、大小、深度，皮损扩展和新皮损出现的速度，伴随的疾病，患者的身体状态，患者接受长期治疗的耐受性和风险，以及患者的经济状况等。

1. **一般治疗**　控制潜在的并发疾病、避免损伤、缓解疼痛、局部伤口护理、预防和治疗继发感染、合理营养、督促戒烟、控制血糖等。

2. **局部或皮损内治疗**　皮损较小（小于 $2cm^2$）的患者可能对局部或皮损内治疗有效，但关于坏疽性脓皮病局部治疗的绝大部分数据均以病例报告或小样本病例研究为基础，缺乏大样本临床数据提供的证据。外用强效糖皮质激素和皮损内注射糖皮质激素可用于溃疡周边的活动性边缘。在一项 5 例坏疽性脓皮病患者使用外用他克莫司的研究中，5 例均获得诱导完全缓解，平均时间为 6 周。其他报道过的局部治疗包括色苷酸钠、尼古丁、外用氨苯砜和 5- 氨基水杨酸。

3. **系统治疗**　对于病情严重的急性病例，系统性糖皮质激素被认为是最有效的一线治疗，可选择泼尼松 [ $0.5\sim1mg/(kg\cdot d)$ ] 口服或静脉注射。糖皮质激素冲击治疗（甲泼尼龙 500~1 000mg/d）可在 2~3 天内起效，这一特点亦有助于坏疽性脓皮病诊断。病情控制后，糖皮质激素应逐步减量并以小剂量维持较长时间。一般而言，越顽固的皮损需要越长时间的治疗（>3 个月），并且其剂量高于常规治疗，因此须密切监测这类患者的糖皮质激素副作用（骨质疏松、体重增加、血糖增高、水电解质紊乱、青光眼、免疫抑制、库欣综合征等），同时补充钙（1 500mg/d）、维生素 D（800IU/d），并且在多数情况下给予二磷酸盐。

环孢素 [ $2.5\sim5mg/(kg\cdot d)$ ] 常被用作二线治疗，可单独使用，尤其在出现糖皮质激素治疗抵抗的病例中，亦可与糖皮质激素联合使用或用于糖皮质激素初始治疗后的后续维持治疗。但环孢素的使用同样受副作用（肾损害、高血压等）的限制，使用过程中需密切监测肌酐值和血压值。目前有文献报道他克莫司亦可作为特发性坏疽性脓皮病患者激素治疗抵抗或出现明显激素副作用时的非常有效的替代治疗药物。沙利度胺（50~100mg/d）也同样有效，尤其对于伴有白塞病的患者。

其他报道成功用于治疗坏疽性脓皮病的常见药物包括氨甲蝶呤、硫唑嘌呤、霉酚酸酯、环磷酰胺、秋水仙碱、氨苯砜、氯法齐明、米诺环素、柳氮磺胺吡啶等。

**4. 手术治疗** 由于伤口存在发生同形反应的风险,通常应避免进行彻底清创和皮肤移植,或在系统使用糖皮质激素和/或免疫抑制剂控制病情后再进行必要的清创及皮肤移植。

### (二)治疗进展与发展趋势

生物制剂治疗改变了许多皮肤病例如银屑病的治疗现状。同样,一些生物制剂治疗在坏疽性脓皮病患者中也被报道有效,可用于前述治疗无效的坏疽性脓皮病患者。

基于目前关于本病发病机制的研究,可知天然免疫的过度活化在坏疽性脓皮病的发病中起重要作用,高水平的IL-8及TNF-α表达和中性粒细胞的浸润相关。最近关于坏疽性脓皮病皮损中细胞因子表达的研究显示,皮损中IL-1β、IL-8、IL-23等过度表达。除此之外,和坏疽性脓皮病相关的综合征也揭示了其发病与IL-1β、IL-18等过度表达相关,这些发现提示了TNF-α阻断剂、IL-1和IL-12/23拮抗剂等生物制剂对该病的治疗价值。许多小样本病例研究报道了TNF-α阻断剂(如英夫利昔单抗、阿达木单抗、依那西普等)对于坏疽性脓皮病治疗有效,不过,目前只有英夫利昔单抗获得了随机临床试验中治疗有效的循证医学证据,尤其对于伴发克罗恩病的患者,其起效迅速,症状改善明显,有效率达50%~70%。最近,英夫利昔单抗已成为伴炎症性肠病的坏疽性脓皮病患者的一线治疗选择。理论上,IL-1和IL-12/23拮抗剂是其他可能有效的治疗药物。

对于病情较轻、皮损较为局限的患者,局部治疗可能有效;对于严重的病例,目前系统性免疫抑制治疗仍是主流选择,但因疗程较长,不可避免地给患者带来一系列不容忽视的副作用。与之相比,生物制剂作为更为安全的治疗选择,尽管其循证医学证据的积累目前尚较匮乏,但这类药物的应用无疑为坏疽性脓皮病的治疗开辟了新的思路,具有较好的应用前景。

(龙 海)

## 第六节 结节性红斑

结节性红斑(erythema nodosum,EN)是一种脂肪小叶间的炎症性疾病,典型表现为胫前部疼痛性红色或紫红色结节,其本质是一种急性、非特异性小叶间隔性脂膜炎,好发于18~34岁的青年女性。

### 一、结节性红斑的病因和发病机制的研究进展

结节性红斑的发病机制尚不明确,约半数以上EN患者为特发性(或皮肤型),另一些患者可由多种因素引起,包括感染、系统性疾病、药物、激素水平、恶性肿瘤等。EN可能是一种迟发型超敏反应,也有学者认为,EN的发生可能是免疫复合物沉积在脂肪间隔的小静脉,引起嗜中性脂膜炎。

#### (一)感染

常见的原因包括各种感染,例如,部分EN患者发病可能在咽部链球菌感染后2~3周出现。结核杆菌感染是一些发展中国家(中国、泰国、印度、土耳其及南非西部)导致EN的最重要因素。瘤型(LL)或界限类偏瘤型(BL)麻风患者伴发EN的发病率分别为15.4%和4.1%。游泳池肉芽肿等分枝杆菌感染也可能出现类似EN的皮损。此外,约5%的组织胞浆菌病、球孢子菌病、副球孢子菌病等系统性真菌感染患者可表现为EN样皮损。HIV病毒感染者也可出现EN,但发生率很低。

#### (二)免疫和炎症性疾病

白塞氏病患者可出现丘疹、脓疱、可触及性紫癜、无菌性毛囊炎和EN(发生率3.3%)等皮肤症状。6%~47%的Crohn病和溃疡性结肠炎等炎症性肠病伴有肠外表现,尤其女性Crohn病患者更易合并EN皮损。部分结缔组织病,如系统性红斑狼疮(SLE,EN样皮损的发生率为1.77%)、干燥综合征、类风湿关节炎、皮肌炎患者可出现EN皮损,发生机制可能为自身免疫所致血管炎性损伤。各种类型的结节病均可出现EN。Sweet综合征患者下肢也可出现EN样皮损,发生率为12%~17%。有学者认为,Sweet综合征的水肿性

斑块与 EN 属于嗜中性皮病谱中的不同亚型,只是中性粒细胞浸润的层次不同。

### (三)恶性肿瘤

淋巴瘤、白血病、甲状旁腺癌等恶性肿瘤均可导致 EN,其中淋巴瘤较为常见。EN 可以在肿瘤发生前的数个月或数年前出现,但原因尚不明确。

### (四)药物

可以诱发 EN 的药物有磺胺类、口服避孕药、青霉素、溴化物、金制剂等,药物所致 EN 占 EN 患者总数的 5%~15%。药物导致 EN 的机制可能是形成免疫复合物或导致Ⅳ型超敏反应。

### (五)激素和内分泌

部分妊娠女性可出现 EN,因此推测雌激素可能影响 EN 的发病,但具体机制尚不明确。

## 二、结节性红斑的临床表现和实验室检查

### (一)临床表现

EN 多见于女性,男女发病比例为 1:4~5,根据临床表现的不同,EN 可分为急性 EN 及慢性 EN。

急性 EN 较为常见,病程具有自限性,但易反复发作。患者常有前驱症状,表现为发病 1~3 周前出现低热、乏力、咽痛、肌肉酸痛、关节痛等,可伴有关节炎的表现。典型的急性 EN 皮损为疼痛性红色或紫红色结节,对称性、成批出现于小腿伸侧,其次为大腿和前臂伸侧,其他部位,如躯干及颜面部较少见。急性 EN 多在 3~6 周后自行消退,不遗留瘢痕。

慢性 EN 较少见,表现为游走性结节,可呈离心性扩大,融合成大的斑块。好发于下肢,皮损多为单侧,发生于双侧者皮损不对称,皮损无明显疼痛,通常不伴有全身症状。慢性 EN 多为特发性,病程可达数月或数年。

### (二)实验室检查

EN 患者多数实验室检查无明显异常,但需完善胸部 X 片、咽拭子细菌培养、抗链球菌溶血素 O 试验、结核菌素试验、抗核抗体、类风湿因子、EB 病毒 DNA、肿瘤标记物等检查以明确有无潜在病因。

### (三)组织病理

典型的病理表现为脂肪小叶间隔型脂膜炎,

急性 EN 早期出现脂肪间隔水肿,血管壁有不同程度的水肿,以中性粒细胞为主的炎症细胞浸润管周。在疾病中后期,浸润细胞以淋巴细胞和组织细胞为主,出现肉芽肿,可见 Miescher 结节,是 EN 的特征性表现。慢性 EN 病理改变类似于急性 EN 的后期表现,但内皮增厚和肉芽肿浸润更明显。

## 三、结节性红斑的诊断标准

结节性红斑的诊断主要依靠临床表现结合组织病理学检查。部分病例需完善相关辅助检查,如胸部 X 片、结核菌素试验、抗链球菌溶血素 O 试验以及梅毒血清学检查等,以明确有无潜在感染病因。

## 四、结节性红斑的治疗

主要是对症、支持治疗,包括卧床休息、抬高患肢、适当活动、局部冷湿敷、使用弹力袜。

### (一)病因治疗

根据患者的不同病因进行相应治疗,如感染导致者积极治疗原发感染,免疫和炎症性疾病导致者积极控制原发病,恶性肿瘤导致者行手术或放化疗,药物导致者停用可疑药物。妊娠导致者首选非药物治疗,以卧床休息和弹力绷带为主。

### (二)抗炎治疗

急性期应卧床休息,抬高下肢。皮损疼痛明显可使用非甾体抗炎药(NSAIDs),但需注意该类药有可能诱发 EN。NSAIDs 可减轻疼痛和影响 T 细胞因子的产生。可使用吲哚美辛 100~150mg/d,或萘普生 1 000mg/d,持续治疗 2~3 周。

如果患者使用 NSAIDs 药物 2~4 周后仍未改善,可用碘化钾 300~900mg/d,作用机制可能为抑制中性粒细胞的趋化和促进肥大细胞释放肝素,而肝素可抑制迟发型超敏反应。

有学者将治疗 EN 的药物按有效性的证据强度总结,依次为 NSAIDs、碘化钾、秋水仙碱、羟氯喹、氨苯砜、沙利度胺、糖皮质激素(包括局部注射和系统使用)。也有人试用生物制剂如英夫利西单抗等,但仅限于个案报道。

碘化钾治疗慢性 EN 有效,病情顽固者可使用羟氯喹或秋水仙碱。

(曹文婷 邓丹琪)

# 参 考 文 献

［1］高兴华,陈楠. 血管炎的发病机制. 皮肤病与性病, 2008, 30（1）: 12-13.

［2］Jennette JC, Falk RJ, Bacon PA, et al. 2012 revised International Chapel Hill Consensus Conference Nomenclature of Vasculitides. Arthritis Rheum, 2013, 65（1）: 1-11.

［3］Ozen S, Pistorio A, Iusan SM, et al. EULAR/PRINTO/PRES criteria for Henoch-Schönlein purpura, childhood polyarteritis nodosa, childhood Wegener granulomatosis and childhood Takayasu arteritis: Ankara 2008. Part II: final classification criteria. Ann Rheum Dis, 2010, 69（5）: 798-806.

［4］Ozen S, Marks SD, Brogan P, et al. European consensus-based recommendations for diagnosis and treatment of immunoglobulin A vasculitis—the SHARE initiative. Rheumatology（Oxford）, 2019, 58（9）: 1607-1616.

［5］赵辨. 中国临床皮肤病学. 南京: 江苏科学技术出版社, 2017.

［6］Micheletti RG, Werth VP. Small vessel vasculitis of the skin. Rheum Dis Clin North Am, 2015, 41（1）: 21-32.

［7］Mang R, Ruzicka T, Stege H. Therapy for severe necrotizing vasculitis with infliximab. J Am Acad Dermatol, 2004, 51（2）: 321.

［8］Ginsberg S, Rosner I, Slobodin G, et al. Infliximab for the treatment of refractory polyarteritis nodosa. Clin Rheumatol, 2019, 38（10）: 2825-2833.

［9］Chung L, Funke AA, Chakravarty EF, et al. Successful use of rituximab for cutaneous vasculitis. Arch Dermatol, 2006, 142（11）: 1407-1410.

［10］Assmann G, Pfreundschuh M, Voswinkel J. Rituximab in patients with rheumatoid arthritis and vasculitis-associated cutaneous ulcers. Clin Exp Rheumatol, 2010, 28（1 Suppl 57）: 81-83.

［11］Feldaker M, Hines EA Jr, Kierland RR. Livedo reticularis with summer ulcerations. AMA Arch Derm, 1955, 72（1）: 31-42.

［12］Bard JW, Winkelmann RK. Livedo vasculitis. Segmental hyalinizing vasculitis of the dermis. Arch Dermatol, 1967, 96: 489-499.

［13］Hairston BR, Davis M, Pittelkow MR, et al. Livedoid Vasculopathy: Further Evidence for Procoagulant Pathogenesis. Arch Dermatol, 2006, 142（11）: 1413-1418.

［14］Kerk N, Goerge T. Livedoid vasculopathy-a thrombotic disease. Vasa, 2013, 42（5）: 317-322.

［15］Criado PR, Faillace C, Magalhães LS, et al. Livedo reticular: classification, causes and differential diagnoses. Acta Reumatol Port, 2012, 37（3）: 218-225.

［16］Espinel DPGS, Di Giacomo TB, Pincelli TP, et al. Analysis of serum levels and cutaneous expression of lipoprotein（a）in 38 patients with livedoidvasculopathy. J Cutan Pathol, 2017, 44（12）: 1033-1037.

［17］Renner R, Dissemond J, Goerge T, et al. Analysis of the German DRG data for livedoid vasculopathy and calciphylaxis. J Eur Acad Dermatol Venereol, 2017, 31（11）: 1884-1889.

［18］Alavi A, Hafner J, Dutz JP, et al. Atrophie Blanche: Is It Associated with Venous Disease or Livedoid Vasculopathy? Advances in Skin & Wound Care, 2014, 27（11）: 518-524.

［19］Shanmugam VK, Angra D, Rahimi H, et al. Vasculitic and autoimmune wounds. J Vasc Surg Venous Lymphat Disord, 2017, 5（2）: 280-292.

［20］Yoshioka K, Tateishi C, Kato H, et al. Systemic lupus erythematosus with refractory ulcerated livedoid vasculopathy: Successful treatment with intravenous immunoglobulin and warfarin. Clin Case Rep, 2018, 6（11）: 2045-2047.

［21］Micieli R, Alavi A. Treatment for livedoid vasculopathy: A systematic review. JAMA Dermatol, 2018, 154（2）: 193-202.

［22］Dabiri G, Damstetter E, Chang Y, et al. Coagulation disorders and their cutaneous presentations: Diagnostic work-up and treatment. J Am Acad Dermatol, 2016, 74（5）: 795-804.

［23］José Roberto Provenza, Lucas Eduardo Pedri, Gabriel Mesquita Provenza. Livedoid vasculopathy. Revista Brasileira de Reumatologia, 2016, 56, 6: 554-556.

［24］Elaine Kunzler, BSa, b and Benjamin F. Chong, MD, MSCSa, Ulcerative livedoid vasculopathy responding to clopidogrel. JAAD Case Rep, 2018, 4（2）: 203-205.

［25］Franco Marques G, Criado PR, Alves Batista Morita TC, et al. The management of livedoid vasculopathy focused on direct oral anticoagulants（DOACs）: four case reports successfully treated with rivaroxaban. Int J Dermatol, 2018, 57（6）: 732-741.

［26］Wenji Chen, Lina Fan, Yanyan Wang, et al. Treatment application of rivaroxaban in Chinese patients with livedoid vasculopathy. J Pain Res, 2017, 10: 621–624.

［27］ Lediane Moreira Lopes, Guilherme Gomes Dias Campos, Matheus Augusto Eisenreich, et al. Fast Cicatrization of Extensive Livedoid Vasculopathy Ulcers under Treatment with Sildenafil. Ann Dermatol, 2017, 29(1): 125–127.

［28］ Llamas-Velasco M, Alegría V, Santos-Briz Á, et al. Occlusive Nonvasculitic Vasculopathy. Am J Dermatopathol, 2017, 39(9): 637–662.

［29］ Weishaupt C, Strölin A, Kahle B, et al. Anticoagulation with rivaroxaban for livedoid vasculopathy(RILIVA): a multicentre, single-arm, open-label, phase 2a, proof-of-concept trial. Lancet Haematol, 2016, 3(2): 72–79.

［30］ Kawakami T, Takeuchi S, Okano T, et al. Therapeutic effect of autologous platelet-rich plasma(PRP)on recalcitrant cutaneous ulcers in livedoid vasculopathy. JAAD Case Rep, 2015, 1(5): 310–311.

［31］ Willian D. James, Timothy G. Berger, Dirk M. Elstion. 安德鲁斯临床皮肤病学. 11 版. 徐世正, 译. 北京: 科学出版社, 2014.

［32］ 赵辨. 中国临床皮肤病学. 南京: 江苏科技出版社, 2010.

［33］ Nelson CA, Stephen S, Ashchyan HJ, et al. Neutrophilic dermatoses: Pathogenesis, Sweet syndrome, neutrophilic eccrine hidradenitis, and Behcet disease. J Am Acad Dermatol, 2018, 57(10): 1182–1186.

［34］ Casarin CJ, Virgens AR, Mestre LO, et al. Sweet syndrome: clinical features, histopathology, and associations of 83 cases. J Cutaneous Med Surg, 2017, 21: 211–216.

［35］ Wallach D, Vignon-Pennamen MD. Pyoderma gangrenosum and sweet syndrome: the protypic neutrophilic dermatoses. Br J Dermatol, 2018, 178(3): 595–602.

［36］ Alavi A, French LE, Davis MD, et al. Pyoderma gangrenosum: An update on pathophysiology, diagnosis and treatment. Am J Clin Dermatol, 2017, 18(3): 355–372.

［37］ Ruocco E, Sangiuliano S, Gravina AG, et al. Pyoderma gangrenosum: an updated review. J Eur Acad Dermatol Venereol, 2009, 23(9): 1008–1017.

［38］ Acosta K A, Haver M C, Kelly B. Etiology and therapeutic management of erythema nodosum during pregnancy: an update. American Journal of Clinical Dermatology, 2013, 14(3): 215–222.

［39］ 王丽玮, 徐浩翔, 崔盘根. 结节性红斑的诊疗进展. 中华皮肤科杂志, 2017, 50(3): 225.

［40］ 张琛, 高炳爱, 陈玉欣, 等. 结节性红斑的诊疗进展. 中国麻风皮肤病杂志, 2016, 32(12): 746–748.

［41］ Bjornmortensen K, Ladefoged K, Simonsen J, et al. Erythema Nodosum and the Risk of Tuberculosis in a High Incidence Setting. International Journal of Circumpolar Health, 2016, 75(1): 32666.

［42］ Toh JW, Salindera S, Sarofim M, et al. An Unusual Cause of Bilateral Lower Limb Pitting Oedema: Crohn's Septal Panniculitis Diagnostic of Erythema Nodosum. Anz Journal of Surgery, 2016, 88(6): 566–567.

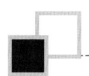

# 第十三章 免疫性大疱病

大疱性皮肤病（bullous dermatosis）是一组发生在皮肤黏膜、以大疱为基本损害的皮肤病，有自身免疫性和遗传性、原发性和继发性之分。自身免疫性大疱病（autoimmune bullous diseases，AIBD）是一组获得性器官特异性的自身免疫性疾病，主要病理学特征是体内存在针对皮肤和黏膜连接结构的自身抗体。根据水疱所在的部位，又可分为"表皮内"和"表皮下"自身免疫性水疱病（表 13-0-1）。

表 13-0-1 自身免疫性大疱病的分类

| 表皮内 | 表皮下 |
|---|---|
| 寻常型天疱疮（PV） | 大疱性类天疱疮（BP） |
| 增殖性型天疱疮（PEV） | 妊娠类天疱疮（PG） |
| 落叶型天疱疮（PF） | 抗 P200 类天疱疮［anti-p200/anti-lamininy（gamma）1 pemphigoid］ |
| 红斑型天疱疮（PE） | 瘢痕性类天疱疮（MMP） |
| 副肿瘤性天疱疮（PNP） | 疱疹样皮炎（DH）（遗传） |
| 疱疹样天疱疮（PH） | 线状 IgA 大疱性皮病（LABD） |
| IgA 天疱疮（IgA pemphigus） | 获得性大疱性表皮松解症（EBA） |
| | 大疱性系统性红斑狼疮（BSLE） |

自身免疫性大疱病的发病机制尚不明确，可能是免疫紊乱、遗传、药物、感染等多种致病因素共同作用的结果。多病程慢性，易复发迁延，严重影响患者的生活质量，病情危重者可危及生命。可根据临床皮损特点、组织病理、免疫荧光、盐裂、ELISA 和免疫病理学等明确诊断。现临床多采用针对自身抗体的免疫抑制疗法来治疗自身免疫性大疱病。

（潘 萌）

## 第一节 天 疱 疮

天疱疮（pemphigus）一词来源于希腊语 pemphix，意为水疱，用于描述一类原因尚不明确的自身免疫性表皮内大疱性疾病。患者体内存在针对角质形成细胞表面的特异性致病性抗体，抗原抗体结合，通过棘层松解，导致角质形成细胞间黏附丧失，临床出现皮肤、黏膜的松弛性水疱、大疱，尼氏征阳性。根据抗原和抗体类型主要分为寻常型天疱疮（pemphigus vulgaris，PV）、落叶型天疱疮（pemphigus foliaceus，PF）、增殖型天疱疮（vegetating pemphigus，PVE）、红斑型天疱疮（pemphigus erythematosus，PE）以及一些特殊类型的天疱疮如副肿瘤性天疱疮（paraneoplastic pemphigus，PNP）、疱疹样天疱疮（pemphigus herpetiformis，PH）、IgA 天疱疮和药物性天疱疮等。天疱疮多发生于中老年人，病程慢性，易复发，病情危重。如何对疾病的严重度进行评估以及找寻一个对患者来说疗效最佳而副作用最小的个体化治疗方案非常重要，而明确天疱疮的发病机制将有利于进一步发现疾病治疗的靶点，指导临床治疗。

### 一、天疱疮的发病机制和研究现状

天疱疮的发病机制不明确，近年来，随着分子生物学和免疫学技术的发展，提出了一系列假说和新理论，对发病机制有了进一步的阐述。

#### （一）遗传因素

天疱疮是一种多基因疾病，很多证据支持遗传因素在天疱疮发病中的作用。一些等位基因被确定为天疱疮的危险因素，如 HLA-DRB1*0402、HLA-DRB1*1401、HLA-DRB1*1404 和 HLA-DQB1*0504 等。不同种族背景、不同人群其相关等位基因报道不一。如法国白人的 PNP 患者 HLA-DRB1*03 为易感等位基因,但中国人群的 PNP 患者中 HLA-Cw14 为易感等位基因。

**（二）环境因素**

很多环境因素可能参与了天疱疮的发病。某些药物,尤其是含有巯基基团的青霉胺、卡托普利等,可能通过干扰角质形成细胞膜的生物化学及免疫平衡而导致棘层松解。另外可能的因素有感染（如病毒）、饮食因素、生理和心理应激等。

**（三）自身抗体和棘层松解**

天疱疮自身抗体的存在是天疱疮的标志,在其发生、发展中起重要作用。天疱疮抗体与角质形成细胞间桥粒结构内的靶抗原——桥粒芯糖蛋白（desmoglein, Dsg）相结合,桥粒结构破坏,细胞间黏附能力丧失,导致棘层松解,出现临床症状。

**1. 桥粒芯糖蛋白的补偿学说**　天疱疮的自身抗原是表达在皮肤和黏膜桥粒结构中的 Dsg1 和 Dsg3,其相对分子质量分别为 160kD 和 130kD,它们是细胞与细胞间的黏附分子,属于钙黏素超家族的成员。Dsg 分子主要由胞质区、跨膜区和胞外区三部分构成,其中胞外区是主要的功能结构域,在细胞间的黏附中发挥重要作用。Dsg1 和 Dsg3 在皮肤和黏膜的分布位置不同,Dsg3 主要存在于表皮的深层和黏膜的全层,Dsg1 主要分布于表皮和黏膜的浅层,部分分布于表皮的深层。在此基础上,Amagai 和 Stanley 提出了桥粒芯糖蛋白的"补偿学说",他们提出任何一种 Dsg 的存在均足以维持表皮或黏膜的完整性,即患者体内产生针对 Dsg1 或 Dsg3 的不同抗体,破坏了靶抗原,当该部位仍有足量的另一 Dsg 成分存在时,则细胞间仍维持正常结构,不表现出临床症状。根据该学说,当患者血清中仅存在抗 Dsg3 抗体,抗原抗体结合可引起黏膜上皮细胞的松解,而表皮的浅层及深层由于有 Dsg1 的表达起到一定的补偿作用而不出现松解,仅表现为黏膜型 PV 的临床表现;当患者血清中只存在抗 Dsg1 抗体时,由于 Dsg1 主要分布于表皮浅层,而此处没有 Dsg3 的表达,故抗原抗体结合后引起表皮浅层的松解,出现落叶型天疱疮的临床表现:浅表的水疱和糜烂面;只有当患者血清中同时存在抗 Dsg3 和 Dsg1 抗体时,才表现为表皮全层的松解,临床上呈累及皮肤黏膜的重症型 PV。

致病性抗体与 Dsg 胞外区的 N 末端结合,形成细胞间的反黏连接触面,导致构象障碍,发生棘层松解。这一构象障碍模型似乎与细胞桥粒的装配和分解、肌动蛋白细胞骨架的重组和角蛋白细丝的收缩等有关,受到一系列细胞内信号途径的调节。

**2. 抗体介导的细胞凋亡学说**　寻常型天疱疮抗体（PV-IgG）介导的凋亡可能是表皮棘层松解的机制。Wang 等通过流式细胞术证实 PV 的皮损处存在凋亡细胞,并进一步发现凋亡发生在皮损的边缘和末端,且发生在细胞间连接被破坏之前。体外实验证明,PV-IgG 和抗 FasR（anti-Fas recepter）抗体在体外可通过类似的凋亡途径产生皮损;这一过程用 Caspase-1、Caspase-3 抑制剂可以阻止。Arredondo 等亦证实了不同患者的 PV-IgG 所诱导的棘层松解和角质形成细胞的死亡可通过独立而交叉的途径——肿胀和凋亡来完成。PV-IgG 与角质形成细胞结合后引起暂时性的细胞内自由 $Ca^{2+}$ 的增加,激活磷脂酶 C,促进三磷酸激酶的产生,导致蛋白激酶 C 的激活,且从胞质到细胞骨架成分的易位使细胞蛋白的磷酸化状态增加。钙蛋白酶的激活使细胞发生肿胀,胞质变透明,内质网和高尔基体膨胀,染色质固缩,细胞内渗透压增加,细胞坏死。同时,钙蛋白酶可以激活 Caspase-3,介导凋亡途径;Caspase-3 同样也可以激活钙蛋白酶,介导肿胀途径。而 PV-IgG 介导的细胞凋亡途径可能依赖于表皮生长因子受体（epidermal growth factor recepter, EGFR）激活的细胞内信号途径（ERK 途径）,导致 EGFR 酪氨酸激酶下游信号效应器丝裂原激活蛋白激酶 1/2（ERK1/2, MAPK 家族成员之一）的磷酸化,最终因 c-Jun 磷酸化而发生转录,启动凋亡。另外,金属基质蛋白酶 MMP-9 介导的细胞间连接的蛋白水解作用也可能参与其中。

**3. 基底细胞塌陷皱缩假说**　PV 的棘层松解主要发生在基底层上方,在病理学上基底细胞呈"墓碑状"改变。电镜揭示,角质形成细胞间的松解首先发生在细胞间没有桥粒的部位,当细胞间距离增大时,仍有一些桥粒结构相连,只有当细胞间距离增加到足够大时,桥粒结构才由于"拉扯（be torn away）"而分离。Bystryn Jean-Claude 等于 2006 年就此提出的"基底细胞塌陷皱缩"假设认为,天疱疮抗体与角质形成细胞表面的抗原结合后通过一系列信号传导途径触发了细胞骨架结构的破坏,引起细胞的塌陷(collapse)和皱缩(shrinkage),皱缩的基底细胞与基底上部细胞的分离,导致基底层上方棘层松解和基底细胞间分离而致基底层细胞呈"墓碑"现象。在这一过程中,PV-IgG、Fas-L和TNF-α等可能发挥了各自或相互的协同效应。

4. T、B细胞的作用 抗体是由B细胞产生的。近年来研究发现,天疱疮自身抗体的产生似乎与一组固定的特异性自身活性B细胞克隆有关,消除这组有限的自身免疫性B细胞可能导致长期的疾病缓解,正如用CD20单抗——利妥昔治疗天疱疮时所观察到的一样。自身反应性CD4$^+$T细胞通过与B细胞相互作用,或分泌细胞因子来调节循环抗体的产生并介导抗体类别的转化;或可直接渗透到表达靶抗原的皮肤中发挥作用。潘萌等首次发现天疱疮患者皮损局部可能存在异位淋巴结构(ectopic lymphoid-like structure, ELS)样结构,皮损中的抗原特异性B淋巴细胞在自身反应性T细胞作用下产生特异性抗Dsg的抗体,加重局部的免疫反应,参与皮损的发生和发展。

## 二、诊断和疾病严重程度的判断

### (一)天疱疮的诊断标准

主要根据临床表现、组织病理、免疫荧光或酶联免疫吸附试验等进行诊断和分型。临床表现包括:①多发性的松弛性大疱,容易破裂;②水疱后出现进行性、难治性的糜烂面和结痂;③黏膜面非炎症性的糜烂或阿弗他溃疡;④尼科利斯基征阳性。天疱疮共同的病理变化是棘层松解,形成表皮内裂隙和/或大疱,疱液内有棘层松解细胞(Tzanck细胞),这种细胞较正常棘细胞大,圆形,核大而深,细胞质均匀嗜碱性,核周有浅蓝色晕。不同临床型别的天疱疮棘层松解的部位不同:PV的裂隙和大疱位于基底层上方,增殖型天疱疮有明显的棘层肥厚和乳头瘤样或疣状增生,PF的裂隙或水疱位于棘层上部或颗粒层,颗粒层内可见角化不良细胞,PNP还可见角化不良和界面皮炎。

证明体内存在针对角质形成细胞表面的特异性自身抗体是诊断天疱疮的金标准。方法包括直接免疫荧光法(DIF)、间接免疫荧光法(IIF)、酶联免疫吸附法(enzyme-linked immunosorbent assay, ELISA)、免疫印迹技术(immunoblotting test, IBT)和免疫沉淀等。

从皮损周围的正常皮肤或黏膜处取得组织标本行DIF,以检测与角质形成细胞表面成分在体结合的IgG等抗体。DIF检测是所有类型天疱疮最可靠和敏感的诊断方法。近100%的活动性PV、PF和PNP患者DIF可见棘细胞有IgG沉积,IgA天疱疮为IgA沉积。非特异性的染色偶会出现在其他皮肤病中,如海绵水肿性皮炎、烧伤、中毒性表皮坏死松解、系统性红斑狼疮和扁平苔藓。

IIF可证明患者血清中存在直接作用于角质形成细胞表面的IgG抗体。做为IIF的底物,猴食管对检测PV(抗Dsg3抗体)最敏感,正常人皮肤或豚鼠食管用于检测PF(抗Dsg1抗体)时更好,而大鼠膀胱用于检测PNP(抗斑蛋白抗体)。在进行IIF检测时,需避免ABO血型系统的干扰外,烧伤、接触性皮炎、感染及药物反应等患者有时也会出现假阳性。

免疫印迹技术:采用表皮提取物及人类羊膜(amniotic membrane)作为底物,通过电泳分离出血清中特定相对分子质量的蛋白条带来反应相应靶抗原。该法无创,敏感性高,可以检测到较大范围的抗体谱,比如可发现PNP体内针对desmoplakin Ⅰ(250kD)和Ⅱ(215kD)、envoplakin(210kD)、periplakin(190kD)等斑蛋白抗原成分的多种抗体;可用于发现和探索新的大疱性皮肤病的自身抗原成分。

ELISA法:将患者血清置于经重组Dsg1或Dsg3蛋白包被的微孔内进行ELISA检测,以检测体内的特异性自身抗体。该方法简单、敏感度、特异度高,目前已越来越广泛地用于天疱疮的临床诊断和临床亚型分类,并可通过监测血清中特异性抗体滴度水平来评估疗效和判断预后,指导临床治疗。

近几年随着免疫学和分子生物学的发展,出现了一些更高效、便捷、快速的新型检测方法,如可以同时检测血清中抗Dsg1、抗Dsg3抗体及抗BP180、抗BP230抗体(大疱性类天疱疮的自身抗体)的免疫荧光检测——生物芯片马赛克技术(biochip immunofluorescence microscopy),同时检测抗 Dsg1、3,抗 BP180、抗 BP230 及抗Ⅷ型胶原 IgG 抗体的 MESACUP anti-Skin profile TEST"(ASPT)试剂盒和敏感性更强的化学发光酶免疫分析法(chemiluminescent enzyme immunoassay,CLEIA)等,为更好地辅助诊断天疱疮和一些疑难大疱病提供了手段。

### (二)疾病严重程度的判断

目前尚无统一的疾病严重程度判断标准,有天疱疮疾病面积指数(pemphigus disease area index,PDAI)、自身免疫性大疱性皮肤病严重程度评分(autoimmune bullous skin disorder intensity score,ABSIS)等。日本健康福利部根据受累面积、尼科利斯基征、每天新发水疱的数目、特异性抗体滴度和口腔黏膜受累情况,提出严重程度评分标准,见表 13-1-1。我国的朱学俊等提出按皮损面积将其分为轻、中、重症,皮损面积小于体表面积 10% 为轻症,30% 左右为中症,大于 50% 为重症。

表 13-1-1 天疱疮病情严重程度评分

| 评分 | 受累面积 /% | 尼科利斯基征 | 每天新发水疱数目 | 特异性抗体的滴度 | 口腔黏膜受损面积 /% |
| --- | --- | --- | --- | --- | --- |
| 3 | >15 | 强阳性 | >5 | >640 | >30 |
| 2 | 5~15 | 阳性 | 1~5 | 40~320 | 5~30 |
| 1 | <5 | 局部阳性 | 偶发 | <40 | <5 |
| 0 | 不受累 | 阴性 | 无 | 阴性 | 无损害 |

注:>9 分为重度病例,<6 分为轻度病例,6~9 分为中度病例。

### 三、疾病治疗方案的选择

以往 PV 通常是一种致死性疾病,病死率超过 50%,由于患者皮肤大面积受累,丧失了表皮的屏障功能,导致体液流失或继发细菌感染,大多数患者在发病后 5 年内死亡。20 世纪 70 年代糖皮质激素的运用,其死亡率虽有显著下降,但是患者往往不是死于疾病本身,而是死于治疗后出现的并发症。现多提倡早期诊断、及时治疗,推荐系统联合应用激素和免疫抑制剂,同时局部外用激素,遵从个体化精准治疗,尽可能用最低的糖皮质激素剂量来控制病情,同时做到精心护理,长期随访。

### (一)糖皮质激素

糖皮质激素为治疗天疱疮的首选用药,诊断一旦确立应及早应用。用量与给药方法根据疾病类型、损害范围而定(个体化治疗原则),初始剂量一般相当于强的松 0.5~1.5mg/kg/d,用药后,密切观察 3~5 天,若仍有较多新出疱,原有水疱及糜烂面不见好转,则按 50% 增加剂量,直至皮损完全控制。完全控制皮损的剂量为控制量。一般在皮损完全控制两周后可减药,并逐渐进入维持治疗阶段。口服皮质激素的量一般不应超过 120mg,若超过此量仍不能控制皮损,则应考虑采取其他措施。天疱疮是一个慢性病,需要服药 3~5 年,从治疗开始就应向患者解释清楚,取得患者的配合。减药的速度开始时可以快些,以后一定要慢,并可逐渐改为隔日服药。切忌骤然停药。减药过快或骤然停药是复发常见的原因。一般,第一年年底服药的量大致为控制量的 40%~50%,以后每年视病情可减上一年药量的 50%,直至完全撤尽。

### (二)免疫抑制剂

对中、重症病例在治疗开始时就应合并使用免疫抑制剂,有以下几种选择:

1. **硫唑嘌呤(AZA)** 可供选用的一线免疫抑制剂,通常每天口服 100~150mg,分 2~3 次服用。

2. **霉酚酸酯(骁悉,MMF)** 除了 AZA 外的一线免疫抑制剂,通常 1~2g/d,分两次口服。

3. **氨甲蝶呤(MTX)** 二线免疫抑制剂,通常每周一次顿服,每次口服 10~20mg。

4. **环磷酰胺(CTX)** 其他治疗无效的严重病例可试用,每天口服 50mg,分 2~3 次服用。对严重的病例可每周静脉点滴 1 次,每次 600~800mg 或隔天静脉点滴 1 次 200mg,每周

3次。

免疫抑制剂常在用药4~6周后才起效。早期合并使用免疫抑制剂可加快皮质激素的减药速度,有助于减少皮质激素的用量。对有使用皮质激素禁忌证的患者,可单独采用免疫抑制剂治疗。使用免疫抑制剂应注意可能发生的不良反应,需定期查血常规、肝肾功能等。

**(三)生物制剂**

推荐皮损累及体表面积超过30%和/或黏膜损害严重的患者,或对治疗抵抗(指给予12周首次足量治疗后疾病活动仍未控制)患者,或有激素治疗禁忌证,或对激素有严重药物不良反应,可应用直接或间接针对自身抗体的治疗手段,包括利妥昔单抗、静脉用人免疫球蛋白(IVIG)等生物制剂。

静脉用丙种球蛋白是一种由混合血浆制备的血液制品,当大剂量应用时具有免疫调节作用,如调节抗体Fc受体的功能,减轻补体介导的组织损伤,中和循环致病性抗体,干扰炎症细胞因子,调节T、B细胞间的相互作用等。治疗剂量:0.4g/kg,连续3~5天,每月使用1次。

利妥昔单抗为抗CD20嵌合式单克隆抗体,以往用来治疗B细胞淋巴瘤,它能作用于B细胞的分化和增殖,从而抑制自身抗体的产生。现被推荐为中重度天疱疮或常规系统激素和/或免疫抑制剂治疗不能缓解患者的一线治疗。使用方法:第1天、第14天1000mg或者375mg/m²静脉滴注,每周1次共4次。利妥昔单抗的副作用包括恶心、呕吐、面部水肿、寒战及咳嗽,可能出现严重的感染性。

**(四)血浆置换(免疫吸附)**

血浆置换是将患者血液引至体外,经离心法或膜分离法分离血浆和细胞成分,弃去血浆,再把细胞成分以及所需补充的白蛋白、正常血浆等回输体内,以清除体内包括自身抗体、免疫复合物、炎性介质、细胞因子等致病物质,从而达到治疗目的。血浆置换应用于糖皮质激素联合免疫抑制剂治疗无反应的严重天疱疮患者;对于病情危急者,可快速减少体内抗体、控制症状。血浆置换可能伴有轻微副作用,包括血小板减少、低血钙、荨麻疹、发热、低血压、恶心、头晕等,也有可能发生致死性的副作用如败血症或血栓栓塞等。方法:每周2~3次,重复6~8次。

**(五)局部外用药治疗**

包括根据病情进行创面管理,使用避免二次损伤的创面敷料,给予足够的镇痛剂和止痛漱口水(如果有口腔黏膜累及),定期口腔检查。注意保持局部清洁,对于糜烂渗出的创面可使用加入庆大霉素、利多卡因及地塞米松的生理盐水溶液湿敷;对于皮损表面的结痂可先将鱼肝油软膏或石蜡油外用或油纱布湿敷,软化痂皮后再去除。对于口腔黏膜的皮损可用加有激素或抗生素(如地塞米松或庆大霉素)的含漱液或局部外用他克莫司软膏。对于复发或者局部顽固性皮损不愈合的患者,可首先考虑局部外用强效激素,从而避免长期大剂量系统使用激素带来的不良反应;对轻度PV、PE或皮疹局限者可单独外用激素或钙调神经磷酸酶抑制剂以控制皮损;对于孤立性皮损,可皮损内注射曲安奈德等治疗。

**(六)支持疗法**

在营养师的帮助下进行营养管理。及时纠正低蛋白血症,注意长期应用糖皮质激素等药物引起的副作用,注意护胃、补充钙质,保持水、电解质平衡,定期检查血糖、血压、血脂等。

(潘 萌)

# 第二节 大疱性类天疱疮

大疱性类天疱疮(bullous pemphigoid,BP)是致病性自身抗体介导的自身免疫性大疱病,临床以皮肤紧张性水疱为特点,多见于中老年人。近年来,随着免疫学等相关学科的进展,对BP发病机制的认识不断深入,BP的治疗也取得了一系列长足的进步。

## 一、大疱性类天疱疮发病机制研究进展

BP发病机制十分复杂,除了患者体内产生的抗基底膜带(basement membrane zone,BMZ)抗体与自身抗原结合引起真表皮的分离导致疾病外,在抗原抗体结合后可发生一系列免疫炎症反应,活化补体、引起肥大细胞脱颗粒以及中性粒细胞和嗜酸性粒细胞的聚集,最终导致蛋白裂解酶激活,使得半桥粒结构破坏,产生疾病。BP复杂的发病机制提供了临床上治疗的多样性,除了使

用免疫抑制剂抑制自身免疫应答外，如何进行局部的治疗以消除补体、肥大细胞及其他炎症细胞在皮损局部所产生的作用，也是目前研究的重要方向。

### （一）遗传易感性

遗传易感性与自身免疫疾病密切相关。由MHC编码的HLA Ⅰ类和Ⅱ类分子，在T细胞识别抗原肽中发挥关键作用。目前，在不同种族的BP患者中发现了HLA Ⅱ等位基因的多态性。另外，某些特定的HLA Ⅱ类等位基因在BP患者比普通人更普遍。在白种人中，BP患者与等位基因DQB1*0301有显著的相关性；在日本人中，BP患者等位基因DQB1*04、DRB1*1101、DQB1*0302有较高的频率。在中国人群，主要是山东地区，近年来有研究报道，等位基因DQB1*03：01是遗传易感基因，其中DQB1*03：01在BP患者中占49.65%，健康对照组中只有35.25%。另外，有研究报道了北方人群中BP患者与等位基因A*11：01、B*37：01、C*01：01、C*01：06、DQA1*01：05、DQA1*05：05、DQA1*05：08、DQB1*03：01、DQB1*05：01和DRB1*10：01有显著相关性。

### （二）体液免疫在疾病中的作用

大多数患者血清中存在抗基底膜带的致病性自身抗体，以免疫球蛋白G（IgG）为主。BP患者血清中循环IgG可与两种BP抗原反应，即230KD的胞内蛋白——大疱性类天疱疮抗原1（bullous pemphigoid antigen 1，BPAG1，又名BP230）和180kD的跨膜蛋白——大疱性类天疱疮抗原2（bullous pemphigoid antigen 2，BPAG2，又名BP180或XVⅡ型胶原）。

BP180属于半桥粒上的一种三维Ⅱ型跨膜糖蛋白，是BP发病的主要自身抗原，其细胞外区域特别是第16个非胶原编码区NC16A的近膜段包含有BP的病理性抗原决定簇，是BP致病性自身抗体识别的主要靶表位区。目前普遍认为特异性BP180-IgG是BP患者血清中主要的致病性自身抗体类型，在BP发病中发挥关键性作用。但因抗BP180-NC16A自身抗体在识别抗原方面具有很高的种属特异性，BP患者的自身抗体不能与鼠或猴等动物的相应抗原结合，直到2007年，日本学者将BP患者血清中纯化的IgG抗BP180-NC16A自身抗体注射到BP180人源化的小鼠体内，结果发现可以诱发包括表皮下水疱、中性粒细胞和嗜酸性粒细胞浸润、IgG和补体沉积等在内的与人BP相似的病理变化，首次在动物模型水平证实了BP患者抗BP180-NC16A-IgG的致病作用。临床检测中，ELISA结果显示，近90%的BP患者血清可以检测到抗BP180-NC16A-IgG。然而，部分患者也存在抗NC16A域外表位的IgG抗体。目前多份报告证实了BP180-IgG（主要是IgG1和IgG4）水平与BP疾病活动度密切相关。在活动性BP中，IgG1亚类的自身抗体主要结合BP180的NC16A。另外，抗BP180-IgE与BP的发病密切相关，高达77%的BP患者血清检测到针对BP160-NC16A的IgE抗体。有研究者将分离得到的BP患者的特异性IgE注射到SCID（severe combined immune deficiency）鼠移植存活的人皮片中，24小时后观察所有皮片均出现隆起红斑，红斑内浸润炎症细胞，包括脱颗粒的肥大细胞和嗜酸性粒细胞；若增至足够剂量IgE，皮片组织学上即可发生真表皮分离，有力地揭示了IgE自身抗体在BP发病早期的重要作用。国外的一些研究认为，伴有高滴度特异性IgE患者的病情通常十分顽固，对治疗抵抗，其临床的缓解需要更多的糖皮质激素和强化治疗。另有研究报道，用奥马珠单抗（Omalizumab，抗IgE的单克隆抗体）治疗临床上难治性BP患者取得了良好的疗效，这也为特异性IgE抗体是难治性BP患者中重要的致病性抗体提供了证据。

BP230是属于斑蛋白家族的一种胞质蛋白。BP患者也对胞内BP230有明显的自身反应性。与BP230反应的自身抗体主要与BP230的C末端结合。目前对BP230-IgG的作用仍有争议。尽管在部分BP患者血清中可以检测到针对BP230的IgG和IgE，但是抗BP230抗体滴度与疾病活动不相关。有研究推测，BP230抗体与非典型BP如痒疹、湿疹和荨麻疹样的临床表型相关。

抗原抗体免疫复合物形成并沉积于BMZ是疾病的始动因素。首先IgG1和IgG3结合到BMZ触发补体的激活。补体激活导致C3a和C5a诱导肥大细胞、中性粒细胞、嗜酸性粒细胞的趋化和脱颗粒，这是造成表皮下水疱形成的关键级联反应。早期肥大细胞脱颗粒并释放各种炎性介质，如血小板活化因子和 TNF-α 等。另外,肥大细胞可以分泌 IL-8,趋化更多的中性粒细胞至皮损部位。沿着基底膜带分布的中性粒细胞释放蛋白酶如基质金属蛋白酶 9(matrix metalloproteinase-9,MMP-9)和弹性蛋白酶(neutrophil elastase,NE),这些蛋白酶是降解真表皮连接蛋白的关键酶类。嗜酸性粒细胞也可释放 MMP-9 和 NE,并进一步促进水疱形成。另外,中性粒细胞、淋巴细胞、单核细胞和肥大细胞可以释放 IL-17 和 IL-23 促进中性粒细胞产生更多的 MMP-9 和 NE。用 BP 患者血清的致病性自身抗体来刺激正常人角质形成细胞,可促进 IL-6 和 IL-8 的表达,从而募集更多的炎症细胞释放蛋白酶,加重真表皮水疱的形成。

和天疱疮不同,补体在大疱性类天疱疮中也起了很大的作用,在补体缺陷型小鼠和 Fc 受体缺陷鼠中注射抗鼠 BP180-NC16A 完整 IgG 抗体,均不能复制 BP 的临床及病理学改变。该实验充分说明了 BP 的发生需要依赖补体系统的参与和活化,而其中经典途径则是必需的。因此,抗原抗体结合后局部的补体活化加重了局部的炎症反应。而目前所推崇的外用糖皮质激素的局部治疗也对局部微环境的补体激活途径及其所产生的炎症反应产生直接的抑制作用。也有研究采用基因工程抗体技术制备针对人 BP180-NC16A 的 Fab 小分子抗体,能特异性识别靶抗原,但不具备 Fc 段则不能激活补体,从而成功地通过基因工程技术封闭自身抗原表位,阻断后续的补体活化,为抗体介导、补体活化的自身免疫病提供了一个特异性的治疗策略。

### (三)细胞免疫在疾病中的作用

辅助性 T 细胞(helper T cell,Th)及其细胞因子介导了细胞免疫的功能。Th 细胞可以增加自身反应性 B 细胞存活、分化和抗体生成,并且可以通过分泌细胞因子促进炎症和组织损伤。幼稚 CD4$^+$ T 细胞在不同条件下可以分化成 Th1、Th2、Th17 以及 Treg,这些不同类型的 Th 细胞在 BP 的发病过程中发挥着重要的作用。既往研究显示,BP 患者自身反应性 T 细胞主要以 Th2 细胞介导,或者是 Th1 与 Th2 共同介导的。有研究报道,BP 患者体内存在自身反应性的 Th 细胞与 IgG 识别相似的抗原表位。患者体内自身反应

的 Th1 和 Th2 细胞识别的关键表位主要集中在 BP180 胞外 C 端。Th2 细胞可以释放 IL-4、IL-5、IL-9、IL-13,这些细胞因子促进 B 细胞的增殖以及抗体类型转换。有研究将 BP180-NC16A 合成了 22 条重叠肽,用这些肽段分别刺激 BP 患者的 PBMC,通过 ELISPOT 检测 IL-4 的表达,从而筛选出关键的 Th2 表位。筛选出的关键表位肽分别为 P2(492-506 aa:VRKLKARVDEL ERIR)和 P5(501-515 aa:ELERIRRSILPYGDS)。这两个关键的表位肽可以促进 CD4$^+$ T 细胞的增殖以及 IL-4 的产生,从而激活 B 细胞分泌更多的自身抗体。

Th17 细胞在 BP 中的作用受到越来越多的关注。Th17 主要分泌 IL-17 和 IL-22,在自身免疫性疾病中发挥着重要的作用。免疫组化显示,BP 皮损局部 IL-17 阳性的细胞增多,这些分泌 IL-17 的细胞主要是 CD3$^+$ T 细胞。另外,BP 患者外周血 IL-17A$^+$ CD4$^+$ T 细胞高于正常对照。体外实验显示,IL-17A 可以激活中性粒细胞;新鲜的皮肤冰冻切片孵育抗 BP180-IgG 以及抗 IL-17A IgG 处理的中性粒细胞可以抑制真表皮分离;BP 动物模型中,血清 IL-17A 与疾病活动度相关;IL-17A 敲除鼠可以抵抗抗体诱导的 BP 模型。这些结果提示 Th17 细胞和 IL-17 在 BP 发病中发挥关键作用,抑制 IL-17 是潜在的新治疗靶点。

调节性 T 细胞(regulatory T cell,Treg)在 BP 中的作用尚存在争议。有研究发现,患者外周血的 Treg 细胞的表达与正常人无差异,而免疫组化显示,皮损局部的 Treg 细胞较正常组增多。近年来,有研究报道 Treg 功能缺失可以促进自身免疫性大疱病的发生发展。Scurfy 小鼠缺乏功能性的 Treg 细胞,可以自发激活反应性 CD4$^+$ T 细胞,产生致病性自身抗体,诱导表皮下水疱的形成。

滤泡辅助性 T 细胞(T follicular helper,Tfh)是 CD4$^+$ T 细胞的一个亚型,它的主要职能是辅助 B 细胞,促进 B 细胞的成熟、增殖和抗体生成以及抗体类别转化。有研究报道,BP 患者 Tfh 细胞比例及关键细胞因子 IL-21 增多,并且与患者疾病严重程度相关。激素治疗后,患者体内 IL-21 的水平和 Tfh 细胞的比例显著下降。体外实验去掉 Tfh 细胞或者阻断 IL-21 可以抑制 T 细胞诱导的 B 细胞的激活及自身抗体的生成。这些数

据提示 Tfh 在 BP 的自身抗体生成中发挥着重要作用。

### （四）其他细胞因子及趋化因子

在 BP 患者的疱液、皮损及血清中可以检测到许多炎症细胞因子,均可能参与激活炎症细胞及免疫调节,如 IL-1β、IL-4、IL-5、IL-8、IL-10、IL-13、IL-17、IL-22、IL-23、TGF-β、TNF-α 和 IFN-γ 等。

趋化因子是一类能够介导炎症细胞迁移的小分子分泌型细胞因子,对炎症细胞具有趋化作用。根据其生理学特征可分为炎症性和稳态性两类。前者表达于受前炎症细胞因子刺激的炎症组织中,专门募集效应细胞,其中包括单核细胞、粒细胞和效应性 T 细胞,而后者则持续产生于淋巴或非淋巴组织(如皮肤和黏膜)内的特定微环境,与维持机体通路及免疫监视中的细胞定位有关。BP 是以表皮下水疱形成为特征的自身免疫性皮肤病。研究表明,很多趋化因子及其受体(CCL11、CCL13、CCL18、CCL26、CCL28 及 CXCR3)在 BP 皮损中高表达,提示这些趋化因子介导的免疫反应是 BP 中表皮下水疱形成和炎症细胞浸润的原因之一。

## 二、大疱性类天疱疮的治疗进展

由于本病多见于老年人,且疾病有一定的自限性,部分患者在 3~5 年内可达到临床缓解。因此,治疗的目的为改善皮肤症状,控制疾病,提高患者的生活质量,避免过度治疗而产生的副作用。表 13-2-1 概述了目前可用于大疱性类天疱疮的治疗方法。

**表 13-2-1 大疱性类天疱疮治疗方法**

| 治疗方法 | 证据等级[a] | 作用机制 |
| --- | --- | --- |
| 外用超强效激素 | 1 | 抗炎 |
| 口服激素[泼尼松 0.5~1mg/(kg·d)] | 1 | 抗炎或免疫抑制[b] |
| 硫唑嘌呤 | 1 | 免疫抑制 |
| 吗替麦考酚酯 | 1 | 免疫抑制 |
| 氨甲蝶呤 | 2 | 抗炎或免疫调节 |
| 氮芥 | 3 | 免疫抑制 |
| 环磷酰胺 | 3 | 免疫抑制 |
| 四环素 + 烟酰胺 | 2 | 抗炎 |

续表

| 治疗方法 | 证据等级[a] | 作用机制 |
| --- | --- | --- |
| 氨苯砜 | 3 | 抗炎 |
| 静脉注射用丙种球蛋白 | 3 | 免疫抑制 |
| 血浆置换 | 1 | 清除自身抗体 |
| 免疫吸附 | 3 | 清除自身抗体 |
| 利妥昔单抗 | 3 | 清除 B 细胞 |
| 奥马珠单抗 | 3 | 封闭 IgE 抗体 |

a. 证据等级支撑:①大规模随机前瞻试验;②小规模随机试验(前瞻性或回顾性)或大规模回顾性观察;③小样本观察或者病例报道。b. 与剂量相关。

### （一）药物治疗

**1. 局部外用糖皮质激素** BP 患者应首先尝试局部外用强效糖皮质激素,尤其是存在系统使用糖皮质激素禁忌证的部分老年患者。轻度或发生在特定部位的局限性患者,推荐局部外用强效糖皮质激素,每天 1 次;中重度患者可加大剂量,必要时每天 2 次。一项多中心试验研究显示,对于中重度 BP,外用 0.05% 丙酸氯倍他索乳膏(40g/d)与口服泼尼松[0.5~1mg/(kg·d)]疗效相同,而系统使用泼尼松出现副作用更大。

**2. 系统使用糖皮质激素** 外用激素治疗无效的患者,仍需选择系统用药。Morel 等对 50 例 BP 患者进行随机多中心试验,比较单用两种剂量泼尼松治疗的有效性和安全性,结果显示,应用泼尼松 0.75mg/(kg·d) 和 1.25mg/(kg·d) 疗效没有差异,而副作用的发生与剂量呈依赖关系。因此,对于中重度 BP 外用强效糖皮质激素治疗无效的情况下,可加用系统糖皮质激素 0.5~1mg/(kg·d),疾病控制 1~2 周后,以每 1~2 周 10%~15% 的速度减量,减至泼尼松 30mg/d 后放慢减量速度,3~4 周减 5mg,维持 5~10mg 半年左右。如在减量过程中病情不稳定,可暂时维持原剂量不变或酌情增加剂量,也可加用免疫抑制剂联合治疗以诱导病情更快缓解和巩固疗效,并避免长期使用较大剂量激素所导致的严重副作用。

**3. 细胞毒药物**

(1)氨甲蝶呤(MTX):用于治疗 BP 明确有效,一般剂量为 5~12.5mg/ 周,如果允许可以加至

25mg/周，一般在使用1~4周后发挥疗效。胃肠道不适、骨髓抑制、肝毒性和肾毒性是最常见和最严重的副作用。在不服用MTX时，每天服用1~5mg叶酸可以减少副作用的产生。

（2）硫唑嘌呤（AZA）：一些小规模随机对照试验已证实泼尼松联合硫唑嘌呤治疗有效，但也有临床试验显示，单用泼尼松和联合硫唑嘌呤的疗效没有差异。一般用法为50~150mg/d。硫唑嘌呤起效缓慢，往往在治疗后的3~4周出现缓解，因此急性期仍需要首先使用糖皮质激素。常见不良反应包括骨髓抑制、肝功能损害及恶性肿瘤。次黄嘌呤甲基转移酶（TMTP）含量较低的BP患者更容易出现骨髓抑制，而TMTP含量较高的患者需要更大剂量AZA。

（3）环磷酰胺（CTX）：一般和系统性糖皮质激素联合使用，所以疗效很难评定，通常作为其他治疗无效时的选择。目前普遍采用标准环磷酰胺冲击疗法：0.6~1.0g加入到生理盐水200ml中静脉滴注，每3~4周1次。CTX的主要副作用为白细胞减少和诱发感染，一般治疗前要求患者白细胞不低于$3 \times 10^9$/L，并排除感染症状。

（4）环孢素（CsA）：环孢素治疗BP只有个别病例报道，作用存在争议，通常和糖皮质激素联合使用，剂量一般为3~8mg/（kg·d）。老年患者及服用多种药物人群应格外谨慎，主要禁忌证是控制欠佳的高血压、肾脏病、活动期感染、血管性疾病和肿瘤。

（5）吗替麦考酚酯（MMF）：免疫抑制剂，用于BP治疗可协助糖皮质激素减量。一般在用药后6~8周起效，常用剂量为0.5~1g，2次/d。患者通常有较好的耐受性，毒副作用较小，主要的副作用为胃肠道紊乱和剂量相关性血液系统影响（全血细胞计数）。

**4. 氨苯砜和磺胺类** 氨苯砜和磺胺类治疗BP有效，可以单用或合并糖皮质激素使用。一般为氨苯砜50~200mg/d，磺胺嘧啶或磺胺甲氧嗪500~1 500mg/d，使用2周到4个月后起效。葡萄糖-6-磷酸脱氢酶（G-6-PD）缺乏的患者会出现血液学副作用，应避免使用。大部分患者有剂量依赖的溶血性贫血，主要发生在治疗的最早几周。服用西咪替丁400mg，2~3次/d，或高剂量维生素E（800U/d）有助于减少副作用。

**5. 抗生素** 常用的抗生素包括米诺环素和红霉素。米诺环素一般使用剂量为100~200mg/d。米诺环素可能会导致色素沉着、诱发SLE，有报道称其会引起超敏反应，必须立即减量。肝功能不全患者应避免使用米诺环素。红霉素成人每天1~3g，分2~3次给药，1~4周后可以看到疗效。红霉素会引起胃肠道不适，肝功能不全患者也应避免。有报道使用红霉素2周后发生可逆的变应性肝内胆汁淤积。红霉素还会使某些药物的肝脏代谢减少，如卡马西平、苯妥英钠、氨茶碱及华法林。

**6. 静脉注射用丙种球蛋白（IVIG）** 治疗费用昂贵，一般用来治疗难治性BP。2/3接受IVIG治疗的患者在2~4个月有较好反应，一般剂量0.4g/kg，连续使用3~5天，间歇4周左右，连续2~4个疗程。IVIG副作用较轻，且有自限性，一般为使用初期的不适，包括面部潮红、头痛、寒战、恶心、血压改变和心动过速。无菌性脑膜炎、过敏反应和心血管并发症很少发生。有些研究通过治疗前给予糖皮质激素和抗组胺药可避免副作用发生。

**7. 生物制剂** 往往用于难治性、经传统治疗后无效的患者。利妥昔单抗识别B细胞表面的CD20，最早用于B细胞淋巴瘤。2018年6月，FDA批准其用于大疱类疾病的治疗。奥马珠单抗识别IgE的Cε3区，可阻止IgE介导的组胺释放，FDA批准用于严重过敏性哮喘和慢性荨麻疹。研究发现，有70%的未经治疗的BP患者存在高滴度的IgE抗体，因此，在这部分患者中也可尝试使用奥马珠单抗。回顾应用生物制剂治疗BP的文献，利妥昔单抗和奥马珠单抗缓解BP症状的疗效差异不大，但利妥昔单抗在降低复发方面具有优势，平均复发时间在10.2个月，而奥马珠单抗平均复发时间为3.4个月。也有文献报道患者使用利妥昔单抗后病情加重，换用奥马珠单抗后可缓解。生物制剂治疗的使用还需要更多的病例和更长时间的随访来验证。

**（二）支持治疗**

由于本病多见于老年人，应加强支持疗法，补充蛋白质及各种维生素，注意水、电解质平衡，对重症病例适当输血或血浆。使用糖皮质激素过程中应加强血压、血糖监测,预防性给予胃黏膜保护剂和补充钙剂。

(刘　玲　方　卉　王　刚)

# 第三节　副肿瘤性天疱疮

副肿瘤性天疱疮(paraneoplastic pemphigus, PNP)是一种罕见的自身免疫性大疱病,常由伴发的淋巴系统肿瘤所致。由于临床表现多样,易被误诊,隐匿的肿瘤进展及多系统受累也使该病的病死率较其他大疱病更高。早期识别本病,尽快切除或治疗伴发肿瘤,积极监测和干预并发症的进展,对改善患者预后起到重要作用。

## 一、副肿瘤性天疱疮的病因和发病机制的研究进展

PNP 最早由 Anhalt 等人在 1990 年描述,他们发现 5 例具有疼痛性口腔溃疡和多形性皮疹的患者,且都伴发肿瘤,故命名为副肿瘤性天疱疮。其后,我国王爱平医生在国内首报 2 例。

### (一)细胞免疫与体液免疫共同参与

PNP 的皮疹多种多样,有类似体液免疫介导的天疱疮样和类天疱疮样的水疱或糜烂,也有类似细胞免疫介导的多形红斑样和扁平苔藓样的皮疹。从临床表现上看,该病的发病机制由细胞免疫和体液免疫共同参与。

将重组桥粒芯蛋白 3 胞外段纯化的患者血清注射到新生鼠皮下可引起水疱,病理上表现为棘层松解。而经重组桥粒芯蛋白 3 吸附后剩余的抗体在直接免疫荧光检测中显示抗体沉积在表皮细胞间,但在新生鼠体内未致病。该研究证明了桥粒芯蛋白 3 是 PNP 致病性抗原之一。其后,噬菌体展示技术获得 PNP 中桥粒芯蛋白 3 特异性抗体,在中性酶依赖的角质形成细胞松解实验和在培养的皮肤组织中注射抗体的实验中证实了 PNP 中桥粒芯蛋白 3 的抗原表位分布比其他类型的天疱疮更加广泛,致病性抗体为多克隆性。

分离得到的特异的桥粒芯蛋白 3 自身反应性 $CD4^+$ T 细胞可以引起小鼠的界面皮炎,非常类似 PNP 特征性的病理表现之一。因此推测自身反应性 T 细胞,特别是桥粒芯蛋白 3 特异性 T 细胞在 PNP 发病中发挥作用。

### (二)斑蛋白自身抗体的参与

患者血清中可检测出多种自身抗体,除了和常见类型天疱疮一致的桥粒芯蛋白抗体外,还有大量斑蛋白家族成员的抗体。然而,只有 57% 的患者桥粒芯蛋白 3 抗体阳性,桥粒芯蛋白 1 的阳性率则更低,另一方面,几乎所有的患者,通过免疫印迹或免疫沉淀,都能检测出抗斑蛋白的抗体,这提示针对斑蛋白的自身抗体是 PNP 更为特异的抗体。一系列研究发现,该病伴发的肿瘤(如 Castleman 病)可以产生该类抗体,其中的包斑蛋白和桥斑蛋白抗体在体外细胞及动物模型中有造成角质形成细胞松解的现象,这证实了斑蛋白至少参与了体液免疫致病的环节。

## 二、副肿瘤性天疱疮的多形性皮疹

除了严重的口腔糜烂和唇红结痂(图 13-3-1)外,PNP 临床表现的另一个重要特点就是皮疹的多形性,可以表现模拟其他类型天疱疮、类天疱疮、扁平苔藓和多形红斑的皮疹。报道显示,我国主要为扁平苔藓样的皮疹(37.3%),结果与美国、韩国和混合种族的研究结果一致。而来自法国和日本的研究报告为类天疱疮样(58.3%)和多形红斑样损害(56.0%)的发生率最高。我国的大样本统计发现,扁平苔藓样损害与伴发的 Castleman 病存在相关性($p$=0.006),因此我国的患者常有扁平苔藓样的损害,与我国该病伴发的肿瘤主要是 Castleman 病可能有关。这一假设与一项美国患者的研究一致,该研究只纳入了伴有 Castleman 病的 PNP,扁平苔藓样损害的发生率最高(67.9%)。

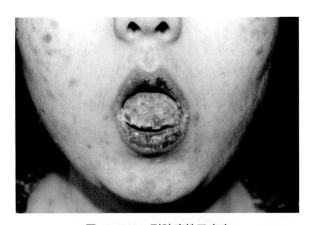

**图 13-3-1　副肿瘤性天疱疮**
严重的舌体糜烂和唇红结痂

### 三、副肿瘤性天疱疮伴发的肿瘤

PNP 伴发的肿瘤类型也表现出了地域和人种的差异性,西方人最常伴发非霍奇金淋巴瘤(38.6%),其次是慢性淋巴细胞白血病(18.4%)和 Castleman 病(18.4%),而俄罗斯人中实体瘤的发病率较高,包括直肠癌、肾癌、膀胱癌等。我国则表现出了显著的区别,58.0%的患者都伴发 Castleman 病,其次是胸腺瘤、滤泡状树突细胞肉瘤,除此还有少见的非霍奇金淋巴瘤和慢性淋巴细胞白血病(图 13-3-2),这一点与中国台湾和韩国患者的研究相同。东西方之间的不同可能与高加索人(HLADRB1*03)和中国人(HLACw*14)的 HLA 等位基因差异有关。因此在中国人群中诊断 PNP 时,需要对 Castleman 病进行首选的排查。

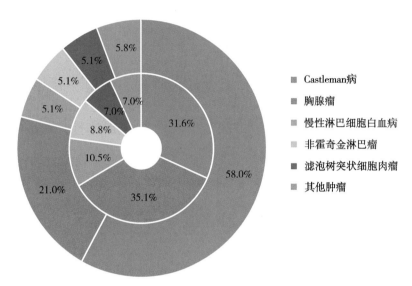

Castleman病
胸腺瘤
慢性淋巴细胞白血病
非霍奇金淋巴瘤
滤泡树突状细胞肉瘤
其他肿瘤

图 13-3-2 我国副肿瘤性天疱疮伴发肿瘤的分类
不同发病年龄具有不同的肿瘤分布,外环:所有患者,内环:年龄≥42 岁的患者(最大选择检验分析界值)

#### (一) Castleman 病

PNP 伴发的 Castleman 病患者与非 Castleman 病患者在多项临床特征上有显著差异。Castleman 病患者年龄较轻(平均 31.9 vs 46.8,$p<0.001$),更常出现皮肤损害(91.9% vs 73.1%,$p=0.004$),尤其是扁平苔藓样损害(47.3% vs 23.1%,$p=0.006$)。除此之外,伴有 Castleman 病的 PNP 患者眼部(70.2% vs 48.7%,$p=0.034$)、生殖器(68.4% vs 38.5%,$p=0.004$)和口腔(96.5% vs 84.6%,$p=00.039$)病变也更多出现。有趣的是,有 Castleman 病的 PNP 患者闭塞性细支气管炎(bronchiolitis obliterans,BO)的发病率(46.3% vs 28.1%,$p=0.031$)和以鼠膀胱为底物的间接免疫荧光阳性率(81.9% vs 60.8%,$p=0.009$)也较高。

#### (二) 胸腺瘤

胸腺瘤是第二常见的 PNP 伴发肿瘤,与伴发 Castleman 病的患者不同之处在于,其以鼠膀胱为底物的间接免疫荧光阳性率仅为 52.9%(非胸腺瘤的阳性率高达 94.3%),所以这一检查即使阴性,如果临床高度怀疑 PNP,特别是以糜烂性扁平苔藓为主要表现的,还要通过胸部增强 CT 排查胸腺瘤的存在。但伴有胸腺瘤的患者预后较其他肿瘤更好。

#### (三) 滤泡状树突细胞肉瘤

伴有滤泡状树突细胞肉瘤的 PNP 并不非常少见,由于其恶性程度较前两种类型的肿瘤更高,故预后较差。因为其本身恶性侵袭,无法通过手术彻底切除,皮肤黏膜的损害常常迁延不愈,是 PNP 中较难治疗的一类。在 PNP 中,滤泡状树突细胞肉瘤的病理常有伴有 Castleman 病的表现,在 Castleman 病中也发现常有富于间质的改变,说明二者在 PNP 发病中具有一定共性,其中树突细胞的参与值得关注。

### 四、副肿瘤性天疱疮的并发症

#### (一) 闭塞性细支气管炎

闭塞性细支气管炎(bronchiolitis obliterans,

BO）的基本病理表现是肺内小气道纤维化病变，按照其组织病理学及临床特征可分为以下两个分型：①闭塞性细支气管炎－机化性肺炎（bronchiolitis obliterans organizing pneumonia，BOOP），通常为原发性疾病，胸部影像学表现为磨玻璃影，肺功能以限制性肺功能障碍为特征；②缩窄性细支气管炎（constrictive bronchiolitis，CB），为局限在细支气管的纤维化病变，通常继发于系统性疾病，如感染、结缔组织病、吸入性肺损伤、移植物抗宿主病、药物等，胸部影像学表现为马赛克征，肺功能以阻塞性肺功能障碍为特征。PNP并发的BO属于CB分型，目前的诊断标准如下：临床上存在干咳、呼吸困难症状；肺功能提示不可逆的气道阻塞；胸部CT上可见马赛克征，空气潴留等表现，均于呼气相为重。

BO发病机制的研究显示，经支气管镜获得BO患者细支气管组织，病理提示纤毛柱状上皮基底细胞间发生分离，而基底细胞与固有层未发生分离；直接免疫荧光提示IgG和补体在呼吸道上皮基底膜及固有层均有沉积，因此认为PNP患者的BO可能与体液免疫介导的产生相关。由于呼吸道上皮中仅具有斑蛋白而缺乏桥粒芯蛋白，所以推测攻击上皮的抗体主要由抗斑蛋白抗体组成，而与抗桥粒芯蛋白1、3抗体无关。然而，在抗斑蛋白抗体阴性的PNP患者里，也存在继发BO的情况，由此提示BO的发生不仅仅与体液免疫有关。随后学者们继续研究T细胞在PNP发生机制中的作用，用桥粒芯蛋白3特异性T细胞过继给小鼠，小鼠的皮肤有棘层松解和界面皮炎表现。在这篇研究中，小鼠肺部的表现与PNP患者的肺部病变相似，在实验鼠的肺中也发现有桥粒芯蛋白3 mRNA的表达，同时肺的组织病理上有鳞状上皮化生的表现，在小气道及血管周围有CD4[+]T细胞和CD8[+]T细胞浸润，作者猜测这些浸润的T细胞是桥粒芯蛋白3特异性的，但是并未进一步证明这种鳞状上皮化生是继发于何种炎症反应，是否是肺部首先受累后出现的继发表达亦不得知。

在多个大样本回顾性研究中，PNP患者发生BO的概率在30%~92.8%之间不等，有接近1/3的患者因呼吸衰竭死亡。在Maldonado等分析的17例BO的患者中，只有2例并发PNP的患者在病程中因呼吸衰竭而死亡，其余患者健在。因此研究者们认为PNP患者并发BO，继而引发呼吸衰竭是患者死亡的首要原因。此外，BO可与皮疹同时进展，对于已行手术切除并发肿瘤的患者，术后仍会发生BO，且一旦发生即不可恢复。

目前大多数的证据表明，PNP并发BO的患者，对于任何的治疗均不敏感。而在17位中国PNP患者的分析中发现，病程中未使用免疫球蛋白（intravenous immunoglobulin，IVIg）治疗的4位患者均在病程中因呼吸衰竭死亡，而其余13位使用IVIg的患者，只有2位出现呼吸衰竭而死亡，这提示了IVIg对预防BO的发生存在一定的作用。对已发表的病例进行系统综述，证实BO的发生为PNP的危险因素，但缺乏切实的证据证明任何治疗手段可以有效干预BO。

### （二）重症肌无力

重症肌无力（myasthenia gravis，MG）是由于患者体内产生了抗神经肌肉接头突触后膜乙酰胆碱受体的抗体，导致突触后膜的神经元去极化受阻，因而表现为肌肉无力的一种自身免疫性疾病。患者血清内可以检测到多种抗体，如抗乙酰胆碱受体（anti-AChR）抗体、抗乙酰胆碱酶（anti-AChE）抗体、抗连接素（anti-Titin）抗体和抗兰尼碱受体（anti-RyR）抗体等。重症肌无力有近30%的患者继发于胸腺瘤，而对于这类患者，切除肿瘤是最有效的治疗手段。然而在PNP中，我国统计了58例国内患者，发现39%的患者出现MG特异的肌肉无力症状，35%的患者满足MG诊断；PNP并发MG的患者，其1年生存率（68%）显著低于未并发MG的PNP患者（81%），然而两组患者在5年生存率上并无显著差异（68% vs 60%）；同时，结果显示抗乙酰胆碱酯酶抗体水平影响生存时间，但仍需要进一步验证。

## 五、影响副肿瘤性天疱疮预后的因素及应对

### （一）副肿瘤性天疱疮预后风险因素

在PNP被首次报道后的30年中，越来越多的病例和回顾性研究得以公开。早期的研究发现，其死亡率高达90%，常由感染、呼吸衰竭、肿瘤进展、多器官功能衰竭和胃肠道出血引起。由于对疾病的不断认识和治疗上的进步，这一数据

有转好的趋势，2019年对144名患者的系统综述发现，其1年生存率和死亡率分别为62.4%和57%。我国患者的5年生存率为53%，中国台湾的研究样本量较小，死亡率为64%。俄罗斯27例患者的死亡率为37.5%。（图13-3-3）

1. **肿瘤良恶性** 单变量分析显示，恶性肿瘤的预后比良性肿瘤差，如果肿瘤能够完全切除，患者的死亡率仅为25%，皮肤黏膜病变在5~10个

月内会逐渐改善。尽管如此，仍有患者在术后恢复期间死亡，而大多数死于呼吸衰竭，提示了围手术期治疗和护理的重要性。由于原发肿瘤具有不同的发病年龄，年轻的患者更易出现良性的Castleman病，而恶性肿瘤多在中老年高发，再加上基础情况的差异，故年轻患者预后更好，对中国患者的研究发现，年龄≥42岁是致死的独立危险因素。

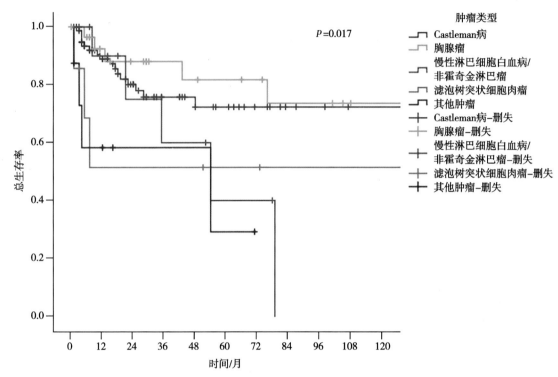

**图 13-3-3 我国不同肿瘤引起副肿瘤性天疱疮的生存曲线**
不同肿瘤引起副肿瘤性天疱疮的生存曲线具有显著差异

2. **闭塞性细支气管炎** PNP的死亡率往往是由并发症引起的，而不是由疾病本身引起的。不同研究中呼吸衰竭或BO的发生率不同，从19.2%~92.4%不等。我们的研究与许多其他研究结论一致，主要的死亡原因也是呼吸衰竭（38.7%）。与非Castleman病患者相比，Castleman病患者更有可能出现BO（p=0.031）。然而，有的研究发现，BO与预后无显著相关性，推测PNP抗体因肿瘤切除后不再产生，自身免疫停止攻击肺组织，如果控制好感染等诱因，BO不一定加重到呼吸衰竭的程度，预后转好。

3. **皮肤损害的类型** PNP的皮肤损害是多形性的，在某些患者身上会出现某种损害占主导的现象。有人提出，多形红斑样损害是预后不良

的危险因素，伴有广泛的黏膜皮肤病变时，相关性更为明显。中国患者中，皮损类型与预后无明确关联，但多形红斑样损害确实具有临界意义，广泛的皮肤受累（≥15%体表面积）是不良预后的独立危险因素。Ouedraogo等人提出，类天疱疮样损害（发病率：3/144，2.1%）和中毒性表皮坏死松解样损害（发病率：17/144，11.8%）病变降低了生存率，但由于其很小的样本量，应谨慎解读类天疱疮样损害与生存率降低之间的关系。为进一步明确这一问题，需进行前瞻性队列研究。

**（二）副肿瘤性天疱疮的治疗现状**

1. **尽快切除或治疗原发肿瘤** 手术对部分PNP患者，尤其是继发于良性可切除性肿瘤

的患者,是最为有效的治疗手段。尽管有大量证据证明手术切除肿瘤可明显减轻患者的皮肤黏膜损害,但亦有证据提示,在完整切除肿瘤后,仍有部分患者的皮疹对多种治疗抵抗且无法完全消退,也不能避免部分患者出现因严重感染或继发 BO 而死亡。术后 BO 的发生或加重是一个常见现象,与手术过程中对肿瘤的挤压刺激引起抗体和细胞因子大量释放,导致肺内小气道损伤有关。

**2. 糖皮质激素** 糖皮质激素通过抑制炎性因子的合成起到免疫抑制功能,已成为绝大多数自身免疫性疾病的首选治疗药物。同样,对于 PNP 患者而言,糖皮质激素也是治疗皮肤黏膜损害的一线用药,但目前尚缺乏足够的循证医学证据证实这种治疗方案可以切实改善患者的长期预后。由于糖皮质激素仅能起到减少抗体产生、减轻自身免疫性反应的作用,故糖皮质激素不能作为治疗 PNP 的根本手段,而有效的治疗原发肿瘤才是治疗 PNP 患者的关键所在。观察发现,部分患者的黏膜损害对糖皮质激素的反应不佳。同时,考虑到大剂量糖皮质激素(泼尼松≥1mg/kg/d)治疗伴随着感染、水电解质紊乱、代谢紊乱、骨质疏松及病理性骨折等多种不良反应,对围手术期负面影响很大,因此我们通常在术前给予中小剂量的激素控制皮肤黏膜损害以利于手术,后期减药也显著快于寻常型天疱疮。但遇到术后 BO 突然加重的情况,呼吸科常短期应用大量激素阻断炎症反应。

**3. 免疫抑制剂** 由于该病伴发肿瘤这一特性,免疫抑制剂可致癌的特性使其使用在该病中是存在争议的。但是,PNP 患者的皮肤黏膜损害大多具有顽固及难治的特点,因此不少患者在针对原发肿瘤治疗的同时,应用糖皮质激素有时也需要免疫抑制剂的辅助。在 PNP 的治疗中,尚缺乏足够的循证医学证据证明激素联合氨甲蝶呤、环磷酰胺、硫唑嘌呤或吗替麦考酚酯比单用激素更优,但考虑到 PNP 本身发病率极低,目前证据也仅能局限在个案报道中。尽管应用方法不一,但多数已发表的个案报道均提示这些药物在缓解皮肤黏膜损害中有切实的效果。对于伴发恶性肿瘤的 PNP,选择这类药物还需慎重。

**4. IVIg** 大剂量注射这种多克隆的免疫球蛋白可以封闭抗体和受体、阻断后续免疫效应,目前已成为多种自身免疫性疾病尤其是合并严重感染患者的重要治疗手段。由于手术中对肿瘤的挤压,会导致抗体的大量释放,因此研究者认为 IVIg 的治疗可以在一定程度上中和抗体的破坏性作用。多个病例报道表明,应用 IVIg 可明显缓解患者,尤其是对于多种免疫抑制剂不敏感患者的皮肤黏膜损害,使用 IVIg 可以预防 BO 及呼吸困难的发生。因而,目前学者普遍认为 IVIg 的应用可显著改善患者预后,但也有研究没能证明 IVIg 治疗的预期效果。

**5. 生物制剂** 在体液免疫作用中,B 细胞虽然不能直接导致组织损伤,但其产生的致病性抗体是导致 PNP 皮肤黏膜损害的中心环节之一。故以 B 细胞为靶点,可以一定程度上阻断抗体的产生,从而达到对 PNP 的有效治疗。利妥昔单抗(Rituximab)是针对成熟 B 细胞表面特异性抗原 CD20 的单克隆抗体,最初应用于治疗 CD20 阳性的 B 细胞淋巴瘤。因为其可导致 B 细胞耗竭,而逐渐应用于多种体液免疫介导的自身免疫性疾病。同时,因 PNP 患者原发肿瘤中最常见的类型即为 CLL、NHL,利妥昔单抗在部分类型的患者身上还可起到抗肿瘤的治疗作用。目前应用利妥昔单抗治疗 PNP 的方案不一,但多数个案均表现出良好的治疗效果。

IL-6 作为炎性因子,可能参与 PNP 的致病过程,Castleman 病 IL-6 表达升高,同时 IL-6 的高水平也认为与多形红斑样皮疹的发生有关。因此抗 IL-6 受体的单克隆抗体托珠单抗(Tocilizumab)也在理论上对该病有效。

阿仑单抗(Alemtuzumab)与 CD52 结合,被应用于慢性淋巴细胞白血病伴发 PNP 的治疗中,其对于缓解皮肤黏膜损害,尤其是黏膜受累,起到了较好的效果。

**6. 沙利度胺** 该药对于黏膜溃疡的改善有一定帮助,可以作为一个辅助治疗办法。

**7. 芦可替尼** 一种 JAK1/2 抑制剂,对于移植物抗宿主病有效,也有少量病例报道其对移植物抗宿主病伴发的 BO 有效。由于移植物抗宿主病与 PNP 的发病过程和临床表现有相似性,芦可替尼对 PNP 和 PNP 导致的 BO 是否有效,将是一个具有前景的研究方向。

**8. 血浆置换** 通过血浆置换可以快速清除患者体内的致病性抗体及细胞因子，因此认为可以快速缓解 PNP 患者的皮肤黏膜症状。目前已报道的应用血浆置换治疗 PNP 的病例中，有部分患者因感染、呼吸困难等原因死亡，因而血浆置换适应证的选择尤为关键。

## 六、副肿瘤性天疱疮研究热点的展望

从皮肤科的角度讲，PNP 产生了针对大量皮肤黏膜连接蛋白的自身免疫的原因值得关注。尽管副肿瘤性天疱疮在体液免疫方面的研究已经较为充分，但本病是细胞免疫和体液免疫共同参与的疾病，往往提示更上游的免疫应答出现了异常，结合 PNP 伴发的几种淋巴系统来源肿瘤的组织学特点，肿瘤间质中负责抗原呈递的树突细胞的异常有可能是发病的启动环节。从临床的角度讲，如何尽可能避免严重并发症的发生和进展，如何开发、应用激素和免疫抑制剂以外的药物治疗 PNP 特别是其凶险的并发症 BO，也是具有重要意义的临床研究方向。

（王明悦）

## 参 考 文 献

［1］Amagai M, Klaus-Kovtun V, Stanley JR. Autoantibodies against a novel epithelialcadherin in pemphigus vulgaris: a disease of cell adhesion. Cell, 1991, 67: 869-877.

［2］Kottke MD, Delva E, Kowalczyk AP. The desmosome: cell science lessons from humandiseases. J Cell Sci, 2006, 119: 797-806.

［3］Murrell DF, Peña S, Joly P, et al. Diagnosis and Management of Pemphigus: recommendations by an International Panel of Experts. J Am Acad Dermatol, 2020, 82(3): 575-585.

［4］Kasperkiewicz M, Ellebrecht CT, Takahashi H, et al. Pemphigus. Nat Rev Dis Primers, 2017, 11(3): 17026.

［5］Yancey KB. The pathophysiology of autoimmune blistering diseases. J Clin Invest, 2005, 115(4): 825-828.

［6］Bağcı IS, Horváth ON, Ruzicka T, et al. Bullous pemphigoid. Autoimmun Rev, 2017, 16(5): 445-455.

［7］Fang H, Shen S, Zheng X, et al. Association of HLA class I and class II alleles with bullous pemphigoid in Chinese Hans. J Dermatol Sci, 2018, 89(3): 258-262.

［8］Zhang J, Fang H, Shen S, et al. Identification of immunodominant Th2 cell epitopes in Chinese bullous pemphigoid patients. J Invest Dermatol, 2018, 138: 1917-1924.

［9］Kasperkiewicz M, Zillikens D. The pathophysiology of bullous pemphigoid. Clin Rev Allerg Immunol, 2007, 33: 67-77.

［10］Hertl M, Eming R, Veldman C. T cell control in autoimmune bullous skin disorders, 2006, 116(5): 1159-1166.

［11］Liu Z, Dang E, Li B, et al. Dysfunction of CD19(+) CD24(hi)CD27(+)B regulatory cells in patients with bullous pemphigoid. Sci Rep, 2018, 8(1): 703.

［12］Fang H, Zhang Y, Li N, et al. The Autoimmune Skin Disease Bullous Pemphigoid: The Role of Mast Cells in Autoantibody-Induced Tissue Injury. Front Immunol, 2018, 9: 407.

［13］Langan SM, Smeeth L, Hubbard R, et al. Bullous pemphigoid and pemphigus vulgaris incidence and mortality in the UK: population-based cohort study. BMJ, 2008, 337: a180.

［14］Vaillant L, Bernard P, Joly P, et al. Evaluation of clinical criteria for diagnosis of bullous pemphigoid. Arch Dermatol, 1998, 134: 1075-1080.

［15］Joly P, Roujeau JC, Benichou J, et al. A comparison of oral and topical corticosteroids in patients with bullous pemphigoid. N Engl J Med, 2002, 346: 321-327.

［16］Woodley DT. The role of IgE anti-basement membrane zone autoantibodies in bullous pemphigoid. Arch Dermatol, 2007, 143(2): 249-250.

［17］Döpp R, Schmidt E, Chimanovitch I, et al. IgG4 and IgE are the major immunoglobulins targeting the NC16A domain of BP180 in Bullous pemphigoid: serum levels of these immunoglobulins reflect disease activity. J Am Acad Dermato, 2000, 42(4): 577-583.

［18］Kirtschig G, Khumalo NP. Management of bullous pemphigoid: recommendations for immunomodulatory treatments. Am J Clin Dermatol, 2004, 5(5): 319-326.

［19］London VA, Kim GH, Fairley JA, et al. Successful treatment of bullous pemphigoid with omalizumab. Arch Dermatol, 2012, 148(11): 1241-1243.

［20］Bernard P, Antonicelli F. Bullous Pemphigoid: A Review of its Diagnosis, Associations and Treatment. Am J Clin Dermatol, 2017, 18(4): 513-528.

［21］Roberto Maglie, Emiliano Antiga, Lavinia Quintarelli,

et al. Dramatic exacerbation of bullous pemphigoid following rituximab and successful treatment with omalizumab. Eur J Dermatol, Eur J Dermatol, 2019, 29 ( 2 ): 213-215.

[ 22 ] Noa Kremer, Igor Snast, Efrat Solomon Cohen, et al. Rituximab and Omalizumab for the Treatment of Bullous Pemphigoid: A Systematic Review of the Literature. Am J Clin Dermatol, 2019, 20 ( 2 ): 209-216.

[ 23 ] Anhalt GJ, Kim SC, Stanley JR, et al. Paraneoplastic pemphigus. An autoimmune mucocutaneous disease associated with neoplasia. N Engl J Med, 1990, 323 ( 25 ): 1729-1735.

[ 24 ] Wang LC, Bu DF, Yang Y, et al. Castleman's tumours and production of autoantibody in paraneoplastic pemphigus. Lancet, 2004, 363 ( 9408 ): 525-531.

[ 25 ] Leger S, Picard D, Ingen-Housz-Oro S, et al. Prognostic factors of paraneoplastic pemphigus. Arch Dermatol, 2012, 148 ( 10 ): 1165-1172.

[ 26 ] Wang R, Li J, Wang M, et al. Prevalence of myasthenia gravis and associated autoantibodies in paraneoplastic pemphigus and their correlations with symptoms and prognosis. Br J Dermatol, 2015, 172 ( 4 ): 968-975.

[ 27 ] Ohzono A, Sogame R, Li X, et al. Clinical and immunological findings in 104 cases of paraneoplastic pemphigus. Br J Dermatol, 2015, 173 ( 6 ): 1447-1452.

[ 28 ] Ouedraogo E, Gottlieb J, de Masson A, et al. Risk factors for death and survival in paraneoplastic pemphigus associated with hematologic malignancies in adults. J Am Acad Dermatol, 2019, 80 ( 6 ): 1544-1549.

# 第十四章　非感染性肉芽肿性皮肤病

本章节疾病尽管病因、临床表现不同，但损害具有相似的组织病理学改变，即非感染因素所致肉芽肿性改变。肉芽肿是以组织细胞为主的皮肤炎性细胞浸润，涉及的病理机制较为复杂，其中Th1、Th17及NK细胞促进肉芽肿形成，Th2、调节性T（Tregs）及一些B细胞亚型抑制肉芽肿的形成。肉芽肿结构可有多种病理结构模式，如上皮样肉芽肿、栅栏状肉芽肿、结核样肉芽肿等，使得诊断具有一定挑战性。本章节以结节病及环状肉芽肿为典型代表，以理解这一类疾病的病理机制、临床表现、实验室检查及治疗趋势。

（耿松梅）

## 第一节　结　节　病

结节病（sarcoidosis）是一种病因及发病机制不清的肉芽肿性疾病，临床表现形式多种多样，可侵犯肺、淋巴结、眼、皮肤等全身任何器官，典型病理改变为非干酪样肉芽肿。可发生于任何年龄，发病有性别和人群差异，女性多于男性，美国非裔发病率（35.5/10万）显著高于白种人（10.9/10万）。我国被认为是结节病发病率较低的地区，结节病在我国平均发病年龄为38.5岁，男女发病率之比为5:7。

### 一、发病机制的新发现和新观点

尽管一些研究发现结节病的发病与自身免疫、感染、环境因素、遗传等相关，但其确切的病因和发病机制还不清楚，免疫学异常在本病发病中的作用是近年研究的热点。

#### （一）免疫因素

结节病皮损中有较多的CD4$^+$T淋巴细胞和巨噬细胞聚集。肺结节病患者的肺泡灌洗液中，CD4$^+$T淋巴细胞/CD8$^+$T淋巴细胞比值升高，提示局部细胞免疫增强，但是结节病患者外周血T淋巴细胞总数往往降低；CD4$^+$T淋巴细胞/CD8$^+$T细淋巴细胞比值降低，提示系统细胞免疫低下。此外，结节病患者体内循环免疫复合物和血清免疫球蛋白增加，多种细胞因子分泌增加，提示体液免疫反应增强。这些都证明免疫反应在结节病发病中发挥了非常重要的作用。

T淋巴细胞和单核细胞在炎症部位的聚集是导致肉芽肿形成的最初环节。结节病中免疫反应的产生伴随着幼稚T淋巴细胞向Th1型淋巴细胞极化的过程，T淋巴细胞的激活引起TNF-α、IFN-γ和IL-2分泌增加，促使单核细胞趋化，分化成巨噬细胞、上皮样细胞和多核巨细胞并逐步形成肉芽肿。细胞因子TNF-α和IFN-γ是目前被认为参与结节病炎症反应最重要的炎症因子，针对TNF-α的单克隆抗体也被用于结节病治疗的相关研究中，并表现出一定的获益。近年来，Th17也被发现参与了疾病的发生发展，并得到越来越多的关注。

然而，结节病的发病过程是多组分参与的复杂免疫反应过程，不同的细胞组分间以及不同细胞因子如何相互作用和影响，是否存在与结节病相关的特异性自身抗原，机体是如何平衡外周免疫无能和局部免疫增强，这些问题都需要进一步的研究和探讨。

#### （二）感染因素

在感染性因素中，许多研究者通过在结节病组织中寻找微生物的基因组，来分析其与结节病的相关性。目前研究最多的是结核分枝杆菌，一些研究利用分子生物学技术证实了结节病病灶中存在分枝杆菌来源的基因组和蛋白质，但是随后的研究却得到了否定的结论。此外，痤疮丙酸杆菌、伯氏疏螺旋体、支原体、EB病毒等也被认为可能与结节病有关，但这些目前均存在争议。

### （三）环境和职业因素

结节病最易累及的器官包括肺、眼和皮肤，这些器官都与空气直接接触。这提示环境因素可能与结节病相关。2001 年，美国世贸中心受到恐怖袭击，发生了举世震惊的"911 事件"，而随后人们发现，参与救火的消防人员结节病的发病率显著高于平均水平，这让一些学者认为粉尘爆炸物等可能与结节病有关。其他可能危险的环境因素包括：金属加工、雾霾粉尘、杀虫剂等。基于环境因素的理论和假设，有学者研究出了结节病的动物模型，他们经口腔给小鼠输入碳纳米颗粒，成功在小鼠肺脏中"诱导"出肉芽肿。与其他基于感染理论的结节病动物模型不同，这种小鼠模型需要长达 90 天的纳米颗粒刺激，这种慢性刺激与结节病的慢性病程也似乎吻合。

### （四）遗传因素

结节病具有种族和家庭聚集倾向，疾病的临床表现及严重程度亦存在种族差异，这提示结节病有一定的遗传倾向。近年研究较多的是人类白细胞抗原 HLA，其等位基因的多态性与结节病有关，其中 HLA-B7、HLA-B8、HLA-DRB1、HLA-DR3 与结节病的关系最为密切。其他可能的基因还包括血管紧张素转换酶（ACE）基因、TCR 基因、CARD15/NOD2 基因等。目前认为结节病并不是单基因遗传病，而是具有一定遗传易感性的个体接触到一定的抗原后，导致较强的细胞免疫反应和肉芽肿形成。遗传因素是决定结节病流行病学种族差异性的原因。但是，寻找结节病易感基因的工作刚刚起步，只涉及少量候选基因，而且所发现的相关性较弱。利用二代测序及 GWAS 等新手段发掘更多易感基因，以及讨论环境与遗传因素之间的相互作用将具有重要意义。

## 二、临床表现和重要体征

结节病几乎可以侵犯全身任何组织器官，临床表现复杂多样，随其累及器官不同而出现相应症状及体征，是著名的"模仿大师"。但部分患者可长期处于无症状状态，或仅有疲劳、乏力、发热、盗汗等。约一半的患者因为体检发现结节病。

### （一）结节病的皮肤表现

皮肤受累约占结节病的 25%，好发部位为面部、颈部、躯干上部和四肢，皮损多种多样。分特异性和非特异性两种，特异性皮损组织病理为典型的肉芽肿形成，临床常表现为肤色或棕黄色的扁平丘疹、斑块和结节，质地较韧，也可表现为表皮萎缩、色素减退、瘢痕、脱发等不同形态，甚至在罕见情况下可表现为溃疡、红皮病和多形红斑。不同形态的皮损可同时存在。非特异性皮损病理上多为炎症等反应性改变，最常见的非特异性皮损是结节性红斑，其预后一般良好。

根据皮损特点临床可分以下几种较常见类型：

1. **丘疹型**　最常见，好发于面部、眼、颈部和肩部，丘疹可扩大融合成斑块。预后好，部分可自行消退（图 14-1-1）。

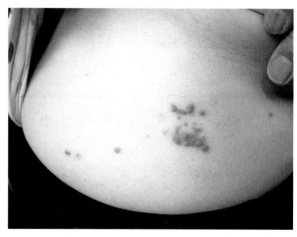

图 14-1-1　表现为丘疹的结节病

2. **斑块型**　常见，可发生于任何部位，多对称分布，表现为略隆起的浸润性斑块。病程缓慢并持久（图 14-1-2）。

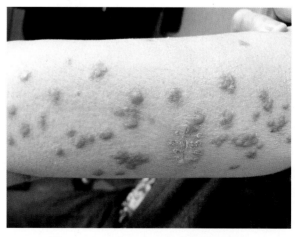

图 14-1-2　表现为丘疹、斑块的结节病

3. **冻疮样狼疮型** 好发于身体末端,如鼻翼、面颊、耳缘、前额、肢端等,呈紫红色至红色斑块、结节,肿胀而有光泽,常累及邻近组织引起鼻骨变形、指骨囊肿和眼损伤等。此类型皮损常呈慢性经过,很少自行消退,对治疗反应较差,且高度提示可能合并肺、淋巴结等系统受累(图14-1-3)。

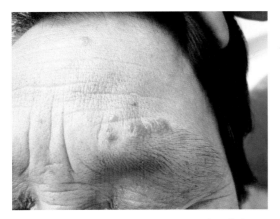

图14-1-3 表现为冻疮样狼疮型的结节病

4. **结节性红斑** 红斑伴肺门淋巴结肿大、发热、游走性关节炎、急性虹膜炎时称为Lofgren综合征(图14-1-4)。

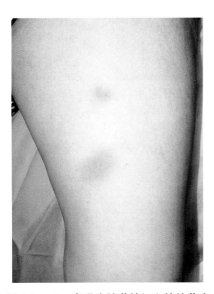

图14-1-4 表现为结节性红斑的结节病

5. **瘢痕型** 少见,表现为在原有的外伤、文身或水痘等陈旧瘢痕上出现大小不等的丘疹和结节,形似瘢痕疙瘩和肥厚性瘢痕,但瘢痕型结节病的皮疹不痒,组织病理与二者也完全不同。

6. **皮下结节型** 好发于肢端,表现为大而深在的皮下结节。

其他少见类型还包括:色素减退型、苔藓型、溃疡型、银屑病型、红皮病型、鱼鳞病样、溃疡、脱发等(图14-1-5、图14-1-6)。

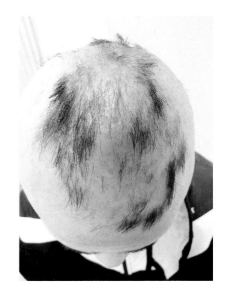

图14-1-5 表现为脱发的结节病

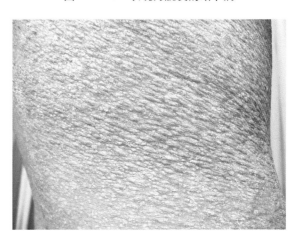

图14-1-6 表现为苔藓化糠疹的结节病

### (二)结节病的系统表现

肺脏受累是结节病最常见的表现,也是本病的最主要的死因,据统计,90%的结节病患者有肺脏改变。典型患者表现为咳嗽、咳痰、气喘、胸痛、发热和呼吸困难等肺纤维化和肺心病样症状,胸部X线检查可见肺门淋巴结肿大和肺内结节、肺纤维化。但需要注意早期肺结节病患者可无任何表现,仅在胸部X线检查时发现有肺门淋巴结肿大。约75%的结节病有浅表淋巴结的肿大。眼损害见于20%~30%的结节病患者,主要表现为葡萄膜炎和视力损害。

心脏受累较少见,仅占5%~10%,但后果严重，是结节病患者突然死亡的主要原因，常表现为恶性心律失常、肺动脉高压、心力衰竭等。结节病也可累及骨关节系统，尤其是四肢远端指（趾）骨，表现为骨内囊肿（图 14-1-7）、骨关节炎和肌

炎。肝脏和肾脏受累时，可出现肝肾功能异常、高钙血症及结石。其他系统损害包括中枢和周围神经系统损害、脾功能亢进、造血异常以及合并肿瘤等。

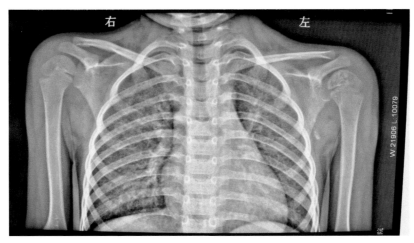

图 14-1-7　患者肩关节内多发囊肿改变

### （三）早发型结节病

早发型结节病（early onset sarcoidosis, EOS），与典型的成人结节病不同，EOS 常在 4 岁前发病，常表现为皮损、关节炎、葡萄膜炎三联征，并可伴有神经系统及肝肾等多器官损害，肺部损害低于成人。患者皮损多形，其中密集肤色丘疹样较为多见（图 14-1-8）。目前很多病例报道了 EOS 患者合并 CARD15/NOD2 基因突变，很多学者认为 CARD15 可能是这一类型结节病的致病基因，基因突变引起 NF-κB 活化，IL-1β 和 TNF-α 等细胞因子生成增多，导致了疾病的发生。

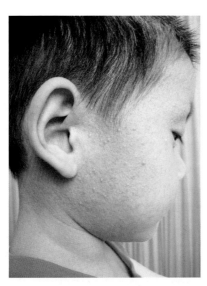

图 14-1-8　Blau 综合征患者表现为密集肤色丘疹

但是需要注意的是，CARD15 基因还与克罗恩病、口面部肉芽肿病等多种非感染性肉芽肿疾病相关。这些疾病在组织病理上高度相似，但是在临床发病年龄、主要受累器官等方面又有很大差异，而且只有部分患者出现 CARD15 的基因突变，这些提示这一类非感染性肉芽肿疾病可能与多种致病基因相关，寻找其他致病基因，研究这些基因之间的相互作用对了解本病将有重要意义。

### （四）与结节病有关的综合征

1. Blau 综合征　当早发型结节病患者具有家族史，又被称为 Blau 综合征。

2. Löfgren 综合征　表现为下肢结节性红斑、肺门淋巴结肿大、关节炎和发热。

3. Heerfordt's 综合征　包括发热，腮腺、泪腺肿大，结节性色素膜炎、虹膜睫状体炎，面神经麻痹，脾大，关节痛等，皮肤常见红斑和皮下结节。

### （五）相关的实验室检查

1. 组织病理　表皮基本正常，真皮全层至皮下有大量的上皮样组织细胞聚集成团，周围常有纤维组织包绕，但无或仅有少量淋巴细胞，因此称为"裸结节"，其境界清楚，大小较一致，结节内可混有多核巨细胞，无干酪样坏死。在陈旧的皮损中，结节纤维化，上皮样细胞减少（图 14-1-9）。

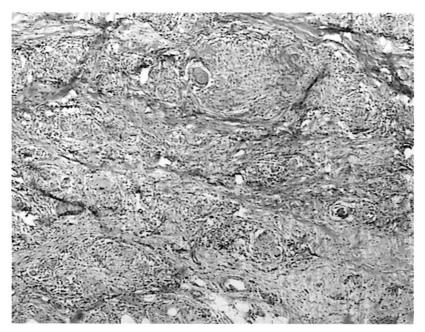

图 14-1-9 结节病的组织病理学表现

**2. 常规检查** 如血尿常规、血生化、自身抗体、血沉、尿常规等。一般异常的结果有：轻度贫血，白细胞和淋巴细胞减少，嗜酸性粒细胞和单核细胞轻度增加。急性期血沉增快。血清免疫球蛋白升高，肝肾功能异常，部分患者还出现高钙血症、高尿钙血症、抗核抗体阳性。

**3. 外周血 T 淋巴细胞亚群测定** 外周血 T 淋巴细胞总数下降，$CD4^+$ T 淋巴细胞减少，$CD8^+$ T 淋巴细胞数量增加，CD4/CD8 比值降低。

**4. 影像学检查** 胸部 X 线片或 CT 检查可见肺门淋巴结肿大、肺内不规则结节影、磨玻璃样渗出影和肺纤维化改变。冻疮样狼疮型结节病怀疑邻近骨组织损害时，应作相应部位的影像检查。

**5. 支气管镜、胸腔镜及肺功能检查** 支气管镜可以进行肺泡灌洗液检查和病变组织活检，肺泡灌洗液中 CD4/CD8>3.5 具有诊断意义，特异性达 94%，胸腔镜可以对肺外周型小结节病变进行活检和治疗。

**6. 结核菌素试验** 一般呈阴性或弱阳性。

**7. 血清血管紧张素转化酶（ACE）** 约 60%的患者 ACE 水平会升高，但并不具备特异性，ACE 升高还见于甲亢和其他的炎症性疾病。目前认为，血清 ACE 水平主要反映结节病的全部肉芽肿负荷，与结节病的活动性有关，可用以监测结节病对治疗的反应。

**8. 其他检查** Kveim 试验、$^{67}Ga$ 核素注射、$^{18}F-FDG$ PET 等，较少使用。

## 三、诊断及鉴别诊断的要点

结节病临床表现复杂，且缺乏特异性，因此仅仅依靠临床表现诊断十分困难。

我国于 1993 年对结节病的临床诊断作了以下规定：

（1）由于结节病属多脏器疾病，其症状随受累脏器而不同。在我国，从临床角度来看诊断结节病，应注意除外结核病或合并结核病，也应排除淋巴系统肿瘤或其他肉芽肿性疾病。

（2）胸部 X 线片示双侧肺门及纵隔对称性淋巴结肿大，伴或不伴有肺内网状、片状阴影。

（3）组织活检证实或符合结节病。取材部位可以为浅表、纵隔肿大淋巴结。支气管内膜结节、前斜角肌脂肪垫淋巴结活检，肝脏穿刺或肺活检以及皮肤损害处活检等。

（4）Kveim 试验阳性反应。

（5）血清 ACE 活性升高。

（6）结核菌素皮肤试验为阴性或弱阳性反应。

（7）高钙血症、钙尿症、碱性磷酸酶升高，血浆免疫球蛋白升高，支气管肺泡灌洗液中 T 淋巴细胞及其亚群的检查结果可作为诊断结节病活动性的参考。有条件的单位可作 $^{67}$Ga 放射性核素扫描,以了解病变侵犯的程度和范围。

具有(2)、(3)或(2)、(4)条者可诊断为结节病。第(1)、(5)、(6)条为重要的参考指标,注意综合诊断,动态观察。

结节病可以累及任何器官,因此临床诊断需要仔细询问病史和查体,皮损和淋巴结活检、胸部影像学检查以及其他受累器官的功能检查十分重要。总之,结节病的诊断需要结合临床症状和体征、影像学特征、组织病理结果及实验室检查,同时排除肿瘤、结核及其他肉芽肿性疾病后方可诊断结节病。在临床上,在无法明确排除结核的情况下,实验性抗结核治疗 3~6 个月有一定的鉴别价值。

## 四、治疗难点和对策

### (一)糖皮质激素

糖皮质激素为目前治疗结节病的首选药物,但关于激素治疗的剂量和疗程有不同的观点。

对于无系统受累的局限性丘疹或斑块型皮肤结节病,可外用强效的激素(如卤倍他索丙酸酯或氯倍他索丙酸酯),或局部注射糖皮质激素,剂量取决于皮损大小和范围。治疗剂量一般无全身作用,但停药后可能会复发,不良反应包括局部皮肤色素减退和萎缩。

对于皮损广泛或有系统受累的结节病应选择口服激素,初始剂量同样取决于病情的严重程度。通常起始剂量泼尼松 20~40mg/d,持续 8~12 周后考虑减量。危重患者在治疗开始时可试用大剂量冲击疗法,如甲泼尼龙 1~2mg/(kg·d),静脉用药 1~2 周,然后改为口服,并逐渐减量。减量时药物的调整主要根据症状,慢性结节病患者也可能需要维持低剂量的治疗数年。目前对于维持治疗的疗程没有统一的标准,一般认为治疗至少需要12 个月,以避免复发,但也有不少临床实验建议初始治疗后 6 个月可以停药。结节病容易复发,复发率为 20%~70%。一旦复发,及时加量或重新使用激素治疗仍然有效。

系统应用激素应注意不良反应的发生,短期治疗可以发生胃肠道刺激、食欲增加和情绪障碍(如失眠、欣快等);长期服用可以引起骨质疏松、消化道溃疡、高血压、高血脂、痤疮、严重感染、精神症状和库欣综合征等。

### (二)免疫抑制剂的选择

免疫抑制剂适用于糖皮质激素不敏感、有糖皮质激素治疗禁忌,或用于辅助激素减量,常用的药物包括氨甲蝶呤、羟基氯喹、硫唑嘌呤及来氟米特等。目前,认为氨甲蝶呤是替代类固醇皮质激素治疗结节病的首选药物,约 2/3 的结节病患者对氨甲蝶呤治疗有效,约 1/4 接受氨甲蝶呤治疗的患者最终可停用糖皮质激素。氨甲蝶呤可口服、皮下注射或肌内注射给药,每周 1 次,成人剂量为 10~20mg/ 周。使用氨甲蝶呤可引起血液系统、肝肾等毒性,应同时口服小剂量叶酸(1mg/d)来减轻不良反应,并定时监测血常规、肝肾功能等。有研究表明,更大剂量的氨甲蝶呤的疗效更显著,但是出现的不良反应也更多。由于高剂量的氨甲蝶呤治疗效果和安全性未知,不提倡结节病患者使用剂量超过 20mg/ 周。

其他免疫抑制剂还有环磷酰胺、环孢素、吗替麦考酚酯等,中药雷公藤多苷也有一定疗效。

### (三)生物制剂

生物制剂近年来受到了越来越多的关注。细胞因子 TNF-α 对肉芽肿的形成和维持有决定意义。近年来,陆续有临床试验报道了其拮抗剂英夫利昔单抗(Infliximab)和阿达木单抗(Adalimumab)治疗结节病的效果。

生物制剂的特点是起效很快,往往在用药几周内即可起效,适用于一些难治、顽固或者复发的患者。一项回顾性研究显示,在肺外结节病尤其是神经系统受累及冻疮样狼疮样结节病患者,英夫利昔单抗是有效的。阿达木单抗对结节病致葡萄膜炎、抗 CD20 利妥昔单抗(Rituximab)对眼部结节病都是有效的。但生物制剂价格昂贵,停药后容易复发。其最主要的副作用是过敏反应,一旦发生应永久停药。其他的副作用包括白细胞减少症和免疫抑制,重新激活潜伏的结核感染等。总体来讲,生物制剂治疗结节病的经验还十分有限,其单独或其他治疗手段之间联合应用的疗程、替换时机,都缺乏统一的标准。

### (四)其他

羟氯喹(200~400mg/d)可有效控制结节病(特别是慢性结节病)的皮肤损害。沙利度胺(50~300mg/d)、异维 A 酸(1mg/kg)、米诺环素

（200mg/d）等均有一定效果。对于特殊顽固的皮损，也可考虑局部糖皮质激素皮损内注射或封包、PUVA 照射治疗。

应当提及的是，结节病有自愈倾向，近 50% 的患者可自行缓解，但也有部分患者持续进展甚至导致死亡，因此治疗时机很重要。结节病不同的治疗手段都有抑制免疫和炎症的作用，因此在治疗开始前，明确的诊断和鉴别诊断尤其是结核和肿瘤的排除十分重要。在治疗过程中，需要不断评估病情的进展或好转，从而指导药物减量或者替换，但现阶段缺乏可靠的指标和量表。不同药物的单独或联合的剂量、疗程都缺乏统一标准，这些问题都值得开展更多的临床研究来回答。

（储召婼　耿松梅）

# 第二节　环状肉芽肿

环状肉芽肿（granuloma annulare，GA）是发生于皮肤或皮下组织的慢性非感染肉芽肿性疾病。典型的组织病理改变为组织细胞和淋巴细胞围绕变性的胶原纤维，形成栅栏状肉芽肿。本病发病原因不明，且缺乏确切有效的治疗方案。

## 一、病因和发病机制

### （一）免疫因素

环状肉芽肿在组织病理上主要表现为大量的组织细胞和淋巴细胞围绕变性的胶原纤维，而中性粒细胞少见。早在 1979 年就有研究发现，环状肉芽肿患者体内的中性粒细胞趋化能力低下，因此巨噬细胞在炎症部位接管其作用，导致肉芽肿性炎症，而不是化脓性中性粒细胞性炎症。2000 年的一项研究发现，环状肉芽肿皮损中有大量表达 IFN-γ 的 Th1 淋巴细胞，这些淋巴细胞促进巨噬细胞活化并表达 TNF-α、金属基质蛋白酶 MMP2 和 MMP9，进而引发基质降解和炎症反应。最近，TNF-α 拮抗剂已被用于治疗环状肉芽肿，并取得一定疗效。

### （二）遗传因素

遗传学因素最早受到关注是因为有学者报道了几例家族中有多位成员同患环状肉芽肿病。一项对 78 例环状肉芽肿患者的人类白细胞抗原（HLA）分析发现，泛发型环状肉芽肿中 HLA-A31 和 HLA-B35 的频率显著升高，作者推测 GA 与 HLA 之间具有相关性。然而近期除一对同卵双生儿同患 GA 被报道外，无其他相关基因报道。多数环状肉芽肿患者也属于散发病例。

### （三）感染因素

环状肉芽肿曾被怀疑与多种感染因素相关，如结核分枝杆菌、水痘带状疱疹病毒、乙肝病毒和人类免疫缺陷病毒等。环状肉芽肿和结核在组织病理上有相似之处，既往文章也有报道结核患者伴发环状肉芽肿，或接种卡介苗后出现环状肉芽肿，及带状疱疹患者痊愈后在相同部位出现环状肉芽肿的病例。但近年来的分子生物学研究未能在患者皮损中发现细菌、分枝杆菌或真菌的感染证据。

目前的观点倾向于认为，特殊感染的患者伴发环状肉芽肿时，易表现为特殊类型，如 HIV 患者伴发环状肉芽肿，皮损多为泛发型、穿通型，并伴发严重毛囊炎。因此当临床遇到表现为丘疹的泛发型环状肉芽肿或穿通型环状肉芽肿的患者时，建议评估其风险因素，进行相关 HIV 筛查。

### （四）系统性疾病

环状肉芽肿与系统性疾病相关性的报道很多，但不同的报道结果差异很大，具有争议。其中研究最多的疾病包括糖尿病、自身免疫性甲状腺炎、血脂异常和恶性肿瘤。既往有病例对照研究发现，环状肉芽肿患者中患糖尿病和自身免疫甲状腺炎的比例升高，认为他们存在一定联系，而近年来陆续有研究得出相反的结论。最近，一项病例对照研究发现，与正常对照相比，环状肉芽肿患者中患血脂异常的比例更高（51.9% vs 79.3%），两者具有统计学意义。环状肉芽肿也曾被认为属于副肿瘤综合征，可能与实体器官肿瘤、霍奇金淋巴瘤、非霍奇金淋巴瘤和肉芽肿性真菌病等有关。但 2019 年的一项病例对照研究结果表明，与正常对照相比，环状肉芽肿患者的肿瘤发病率并没有差异。

截至目前，病例对照研究的样本量均较小，结果也不完全一致，为了明确环状肉芽肿和系统性疾病的相关性，需要更大样本量的临床研究，或者对已有的文章进行荟萃分析。而在多种与免疫异常相关的皮肤病如银屑病、红斑狼疮和雄激素性秃发等，都被发现与高血压、高血糖、高血脂等代谢综合征相关，免疫异常和代谢异常是否存在相关关系或者因果关系，值得进一步思考和研究。而现阶段在临床中对老年、不典型、泛发或者顽固型环状肉芽肿患者还是有必要进行系统检查，筛查相关实体肿瘤及血液系统恶性肿瘤。

## 二、临床表现

本病可发生于任何年龄，女性稍多于男性，常见于四肢远端伸侧，一般不累及黏膜，头面、耳部皮损少见。典型表现为簇集性小而光滑的硬质丘疹，肤色或红色，皮损中心消退，周围排列成环形、弧形或匍行状斑块，可单发，亦可多发或泛发。根部皮损分布的特点分为局限型、泛发型、皮下型和穿通型等。同一患者可同时出现不同类型的皮损。病程呈慢性经过，部分皮损可自然消退，愈后不留痕迹。

1. **局限型**　本型最常见，约占 3/4。表现为小的、肤色或红色的丘疹组成环状皮损，表面光滑，无破溃、结痂等。皮损逐渐离心性扩大，中央趋于消退，形成环状、弓形或者匍匐状。一般无异常感觉，或仅有轻度瘙痒（图 14-2-1、图 14-2-2）。

2. **泛发型**　又称为播散型，占 10%~15%，指同时发生至少 10 个皮损或者泛发的粉色或淡紫色的丘疹融合成大斑片环状斑块，皮损通常面积较大，边界不清。此型多见于儿童、女性、一般状况较差的老年患者或 HIV 感染者，对治疗反应差（图 14-2-3）。

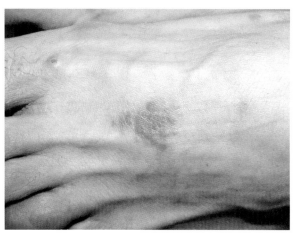

图 14-2-2　丘疹型环状肉芽肿

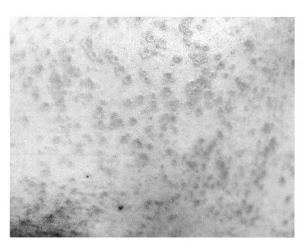

图 14-2-3　泛发型环状肉芽肿

3. **皮下型**　又被称为良性类风湿结节、假性类风湿结节或深在型环状肉芽肿。罕见，多见于儿童，偶见于成人。好发于手、胫前、足和臀部。表现为大的、肤色或淡红色皮下结节，通常无症状（图 14-2-4）。

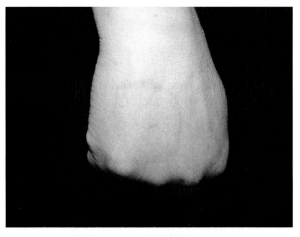

图 14-2-1　局限型环状肉芽肿

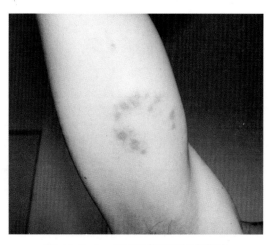

图 14-2-4　皮下结节型环状肉芽肿

4. **穿通型** 罕见,主要发生于摩擦和曝光部位,如手背和四肢,表现为浅表的丘疹或小结节,中央常有脐凹、分泌物或溃疡,皮疹有时结痂,消退后常留有点状瘢痕。

其他临床类型还包括斑片型、线状型、巨大型等(图14-2-5)。

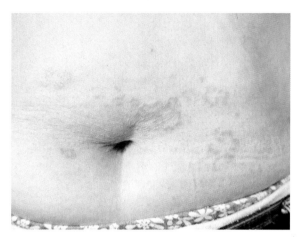

图 14-2-5 斑片型环状肉芽肿

### 三、辅助检查

1. **组织病理** 表皮正常,病变主要发生在真皮及皮下组织。典型的改变包括栅栏状肉芽肿形成、中央胶原纤维变性和黏蛋白沉积(图14-2-6)。受累的胶原纤维间及周围可出现组织细胞、淋巴细胞和巨噬细胞。病灶及其外围组织中的血管周围,常见有淋巴细胞和嗜酸性粒细胞浸润,浆细胞少见。黏蛋白沉积是环状肉芽肿区别于其他非感染性肉芽肿病的主要组织特点,使用阿新蓝等黏蛋白染色可提高诊断敏感性。

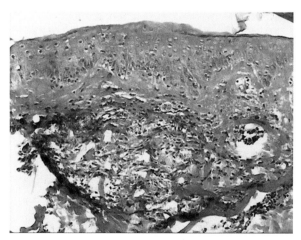

图 14-2-6 皮损组织病理典型改变为
栅栏状肉芽肿形成

栅栏状肉芽肿虽是环状肉芽肿的典型病理改变,但仅见于25%的环状肉芽肿患者,根据细胞浸润的特点,环状肉芽肿在组织病理上包括4种模式:①散在组织细胞浸润型(约70%);②栅栏状肉芽肿型(约25%);③上皮样结节型;④混合型。穿通型环状肉芽肿可见变性的胶原纤维经穿通表皮的隧道排出。

2. **特殊检查** 通常不需要,若伴有糖尿病、高脂血症、甲状腺功能失调的迹象或症状,应做有关检查。不典型的患者可能需要其他检查排除系统性疾病,如结节病或恶性肿瘤等。

### 四、治疗

本病具有自发性好转与复发的特点,且大约50%的患者可在两年内自发缓解,因此,对于单个皮损,无明显症状时,也无其他系统合并疾病时,可以仅随访观察。根据需要治疗的皮损范围分为局部治疗和系统性治疗。

**(一)局部治疗**

外用强效糖皮质激素或者皮损内注射糖皮质激素是局限性环状肉芽肿最常用的治疗方法,常用的皮损内注射激素是曲安奈德。冷冻也是局限型环状肉芽肿常见的治疗选择,皮损可消退,但应注意大面积皮损应用冷冻治疗有发生瘢痕性萎缩的风险。部分患者皮损活检后有自动消退倾向。

近期有多项病例报道显示,局部应用钙调神经磷酸酶抑制剂如他克莫司软膏或吡美莫司乳膏治疗环状肉芽肿有效。有报道表明,对顽固性泛发型环状肉芽肿单独外用钙调神经磷酸酶抑制剂也可获得良好的治疗效果,且几乎无副作用。此外,也可选择二氧化碳激光和手术切除。

**(二)系统治疗**

泛发型环状肉芽肿常需要系统治疗,常用的药物包括抗疟疾药物、免疫抑制剂、生物制剂和糖皮质激素。

一项回顾性研究发现,应用氯喹和羟氯喹治疗环状肉芽肿的治愈率分别为100%和55.6%,其平均治疗时间分别为3个月和3.6个月,且无明显副作用。许多研究者认为,虽然目前仍需更多证据证明抗疟药的疗效,但迄今为止的报道疗效较为肯定,且副作用少,应作为泛发型环状肉芽肿的一线治疗方法。治疗期间建议定期行眼科检查以防视网膜损害。

口服糖皮质激素对于一些难治或复发的患者有效,但禁用于合并糖尿病的患者。也有报道口服维生素 E 对本病有良好的效果。光动力疗法、PUVA 光疗和 UVB 光疗也有成功治愈本病的报道。

生物制剂尤其是 TNF-α 拮抗剂、英夫利昔单抗和阿达木单抗在一些病例报道中可成功治愈本病,但是既往也有报道这些生物制剂在治疗类风湿关节炎和银屑病的过程中,患者出现环状肉芽肿。因此,生物制剂对于环状肉芽肿的疗效和安全性还有争议。

(储召娓 耿松梅)

# 参 考 文 献

[1] Raghu G, Berman JS, Govender P. Treatment of Sarcoidosis. Am J Respir Crit Care Med, 2018, 197: 9-10.

[2] Drent M, Baughman RP. Comparison of methods to diagnose sarcoidosis. JAMA, 2013, 310: 1624-1625.

[3] Reich JM. Sarcoidosis in World Trade Center-Exposed Firefighters. Chest, 2018, 153: 1072-1073.

[4] Noe MH, Rosenbach M. Cutaneous sarcoidosis. Curr Opin Pulm Med, 2017, 23: 482-486.

[5] Bickett AN, Lower EE, Baughman RP. Sarcoidosis Diagnostic Score: A Systematic Evaluation to Enhance the Diagnosis of Sarcoidosis. Chest, 2018, 154: 1052-1060.

[6] Caso F, Galozzi P, Costa L, et al. Autoinflammatory granulomatous diseases: from Blau syndrome and early-onset sarcoidosis to NOD2-mediated disease and Crohn's disease. RMD Open, 2015, 1: e000097.

[7] Hu Y, Yibrehu B, Zabini D, et al. Animal models of sarcoidosis. Cell Tissue Res, 2017, 367: 651-661.

[8] Brito-Zerón P, Pérez-Alvarez R, Pallarés L, et al. Sarcoidosis: an update on current pharmacotherapy options and future directions. Expert Opin Pharmacother, 2016, 17: 2431-2448.

[9] Terziroli Beretta-Piccoli B, Mainetti C, Peeters MA, et al. Cutaneous Granulomatosis: a Comprehensive Review. Clin Rev Allergy Immunol, 2018, 54: 131-146.

[10] Piette EW, Rosenbach M. Granuloma annulare: Pathogenesis, disease associations and triggers, and therapeutic options. J Am Acad Dermatol, 2016, 75: 467-479.

[11] Piette EW, Rosenbach M. Granuloma annulare: Clinical and histologic variants, epidemiology, and genetics. J Am Acad Dermatol, 2016, 75: 457-465.

[12] Wang J, Khachemoune A. Granuloma Annulare: A Focused Review of Therapeutic Options. Am J Clin Dermatol, 2018, 19: 333-344.

[13] Keimig EL. Granuloma Annulare. Dermatol Clin, 2015, 33: 315-329.

[14] Wu W, Robinson-Bostom L, Kokkotou E, et al. Dyslipidemia in Granuloma Annulare: A Case-Control Study. Arch Dermatol, 2012, 148: 1131-1136.

[15] Chen A, Truong AK, Worswick S. The role of biologics in the treatment of chronic granuloma annulare. Int J Dermatol, 2019, 58: 622-626.

[16] Naka F, Strober BE. Methotrexate treatment of generalized granuloma annulare: a retrospective case series. J Dermatolog Treat, 2018, 29: 720-724.

[17] Grewal SK, Rubin C, Rosenbach M. Antimalarial therapy for granuloma annulare: Results of a retrospective analysis. J Am Acad Dermatol, 2017, 76: 765-767.

[18] Thornsberry LA, English JC 3rd. Etiology, diagnosis, and therapeutic management of granuloma annulare: an update. Am J Clin Dermatol, 2013, 14: 279-290.

# 第十五章 皮肤附属器疾病

皮肤附属器（cutaneous appendages）由外胚层分化而来，主要包括皮脂腺、汗腺、毛发和指（趾）甲。其性状与种族、遗传、激素水平、药物、气候和其他疾病等因素均有关。皮肤附属器疾病是指一组由各种原因引起的皮肤附属器相关的疾病，主要包括皮脂腺疾病、汗腺疾病、毛发及毛囊疾病、甲疾病。因附属器种类多，分布遍及全身，其临床表现复杂、多样，既包括皮肤科常见多发病，也包含较多附属器肿瘤等难诊断、难治疗的疾病，同时也是机体内环境变化的外部表现。

常见的皮脂腺疾病包括痤疮、玫瑰痤疮、脂溢性皮炎等；汗腺疾病包括多汗症、少汗症、臭汗症、色汗症等；毛发疾病包括斑秃、雄激素性秃发、瘢痕性脱发和多毛症等；毛囊疾病包括各种细菌性毛囊炎性损害、真菌感染及各种毛囊角化性疾病。凡是损伤甲（尤其甲母质）的任何全身或局部因素皆可妨害甲的生长。很多皮肤疾病、系统疾病、感染、药物、创伤、周围环境所致的甲改变临床表现多样或常有相似改变，诊断困难，需仔细寻找病因。

（何 黎）

## 第一节 痤 疮

痤疮（acne）是一种常见的发生于毛囊皮脂腺的慢性炎症性皮肤病。国外研究表明，12~24岁的青少年痤疮患病率高达85%，我国大学生痤疮患病率达40%~80%。由于好发于颜面部，易复发，严重者可留下瘢痕，对青少年的身心健康造成了极大的影响，一直是皮肤科常见多发损容性皮肤病的研究热点。

### 一、痤疮认识的演变

1734年，Turner编写了世界上第一部关于皮肤病的专著，在书中他首次提出了限制饮食对痤疮治疗非常重要的观点。他指出，青春痘或痤疮是由于营养物质滞留在毛孔中并不断发展演变而来的。后来，Bateman在此基础上将痤疮进行了较细致的分类，并指出，黑头粉刺是由于小的蠕虫或蛆引起的，粉刺则是由黏液和皮脂性物质在皮脂腺导管内堆积塑形成蠕虫状，其外露部分为黑色，是由于与空气接触的缘故。直到1970年Blair和Lewis才用实验的方法进一步证实黑头粉刺的黑色部分是由氧化的黑素形成的。1831年Brender又将痤疮分成了3类：青春期痤疮、男性化痤疮和成年人痤疮。随着对痤疮认识地不断深入，痤疮的分类也越来越合理化了。1840年，Fuchs将痤疮分为寻常痤疮、Mentagra痤疮和玫瑰痤疮。Fuchs是最早使用寻常痤疮一词的人。Fuchs的分类方法为后来的大多数人所接受。

对于痤疮的病因描述在此之前也非常混乱。直到19世纪中叶，Hebra首先意识到当时人们对痤疮的病因还没有一个完整确切的认识，他首次报道了口服碘可以引起痤疮样的皮损，并总结得出月经紊乱与痤疮的频繁发作密切相关，当月经正常后痤疮的皮损也可消失，还指出，有一些患者可终身患有痤疮，且痤疮患者皮损间的皮肤常有多油的现象。但直到1964年，Pochi和Strauss才用流行病学的方法证实痤疮患者的皮脂分泌确实增高。

1893年，Unna首次在寻常痤疮的皮损区发现一种细菌，并把它命名为痤疮杆菌（*Acne bacillus*）。虽然当时Unna并未分离和培养成功该细菌，但在粉刺和脓疱区域总能找到痤疮杆菌。1897年，Sabouraud第一次将该细菌体外培养成功并将其命名为baille de seborrheagrasse。后来，Thomas正式将其命名为痤疮杆菌。这一命名后来得到了大家的认可。1907 年,Whitfield 提出痤疮杆菌只是粉刺的一种发病因素,而脓疱是由葡萄球菌继发感染引起的。接下来的形态学研究发现,痤疮杆菌与棒状杆菌很相似。1923 年,Bergey 将痤疮杆菌归入棒状杆菌属。但由于痤疮杆菌是一种严格的厌氧菌,对于这一分类曾经存在很长时间的争议。1946 年,Douglas 将痤疮棒状杆菌划为痤疮丙酸杆菌属,正式命名为痤疮丙酸杆菌(*Propionibacterium acnes*, P. acne),该命名一直沿用至今。当时人们已经认识到痤疮丙酸杆菌是人体皮肤的常驻细菌,是皮肤微生态的重要组成部分。

进入 20 世纪,痤疮的临床和实验研究均取得了巨大的进步。临床上进一步将 3 种类型的寻常痤疮(粉刺、脓疱、结节、囊肿)与其他类型的痤疮如儿童痤疮、暴发性痤疮、反向性痤疮区别开来。20 世纪 40 年代初,Hamilton 第一次提出"男性激素样物质"参与了痤疮的发病,人们逐渐认识到影响痤疮发生和发展的最关键的发病因素是皮脂分泌旺盛和异常的皮脂腺毛囊上皮的角化。皮脂的分泌受雄激素水平的调控,但其确切的机制还未完全清楚。另外,不正常的微生态环境尤其是定居于毛囊皮脂腺导管的痤疮丙酸杆菌参与了痤疮的炎症反应。大量的证据表明,痤疮的炎症皮损来源于非炎性的粉刺,皮肤细菌尤其是痤疮丙酸杆菌在痤疮的炎症反应中起了重要的作用。炎性痤疮存在免疫反应,尤其是对痤疮丙酸杆菌抗原的免疫反应。

## 二、痤疮发病机制及进展

痤疮的发病机制复杂,受多因素影响,包括雄激素增多、皮脂分泌过多、毛囊皮脂腺导管堵塞、细菌感染和炎症反应等因素。近些年来,大量的临床调查、家族、双胞胎及 GWAS 研究表明,遗传对痤疮的发病有重要的影响,特别是对伴有囊肿、结节及瘢痕的重型痤疮尤为明显。

### (一)痤疮的病理生理基础

雄性激素增多使皮脂腺的快速发育和皮脂的过量分泌是痤疮发生的基本病理生理基础。进入青春期后雄性激素特别是睾酮的水平快速上升,睾酮在皮肤中经 5α- 还原酶的作用转化为二氢睾酮,后者与皮脂腺细胞的雄激素受体结合发挥作用。雄性激素水平的升高可促进皮脂腺快速发育和产生大量皮脂。大部分痤疮患者血浆中睾酮水平较无痤疮者为高。此外,黄体酮和肾上腺皮质中的脱氢表雄酮也有一定的促进皮脂分泌作用。皮脂主要由角鲨烯、蜡酯、三酰甘油和少量固醇及固醇酯组成,痤疮患者的皮脂中,蜡酯含量较高,亚油酸含量较低,而亚油酸含量的降低可能使得毛囊周围的必需脂肪酸减少,毛囊上皮发生角化过度。

### (二)毛囊皮脂腺导管的异常角化

粉刺的形成始于皮脂腺毛囊的扩大,这种扩张继发于异常角化的角层细胞。在毛囊漏斗下部,角质形成细胞中板层颗粒减少,代之以大量张力丝、桥粒和脂质包涵体,这种角质细胞不易脱落,导致角层增厚和角质物堆积,使得毛囊皮脂腺导管堵塞、皮脂排出障碍,最终形成角质栓即微粉刺。但是 Anthony H. T. Jeremy 等人的研究表明,皮损中炎症的出现早于角化异常。

### (三)痤疮丙酸杆菌的作用

皮脂的分泌过盛和排出障碍容易继发细菌感染。皮脂毛囊中存在多种微生物如痤疮丙酸杆菌、表皮葡萄球菌和糠秕马拉色菌。过去的观点认为痤疮丙酸杆菌在痤疮的发病机制中起到至关重要的作用,该菌为厌氧菌,皮脂的排出受阻正好为其创造了良好的局部厌氧环境,使得痤疮丙酸杆菌大量繁殖,痤疮丙酸杆菌产生的脂酶可分解皮脂中的三酰甘油,产生游离脂肪酸,后者对皮肤以及毛囊有刺激性;此外,痤疮丙酸杆菌还可产生多肽类物质,趋化中性粒细胞、活化补体、使白细胞释放各种酶类,引起炎症。但是现今越来越多的证据表明,痤疮丙酸杆菌的丰度在皮损和非皮损区是一样的,但是亚型有所不同,其中 IA1 型与痤疮的发病率高度相关。

### (四)痤疮与遗传

在 1993 年,美国 Georgia 医学院、英国癌症研究所和伦敦 St. Thomas 医院进行了大样本量的双生子研究,发现 81%(95%*CI* 73%~87%)痤疮发生是由遗传作用所致,19% 是因特殊环境因素所引起,认为遗传对于妇女发生痤疮的影响远远大于环境的影响。目前,痤疮发病机制中的遗传易感性只有少数的几个基因被研究,如 Toll 样受体基因、多态上皮黏液素、肿瘤坏死因子 -α、白介素-1(IL-1)基因、雄激素受体基因、细胞色素 P450 家族基因等,他们的影响主要是通过两个进程达到的,即调控类固醇激素的代谢和表皮角质形成细胞的先天免疫。2013 年,何黎等通过对 7 632 例痤疮大样本进行 GWAS 分析,获得 GWAS 水平的阳性 SNP 位点 3 个($p<10^{-8}$),这 3 个与中国汉族重型痤疮密切相关的 SNP 位点分别位于基因座 1q24 和 11p11,对这 2 个易感基因区域的基因分析,发现 2 个易感基因 SELL 及 DDB2 分别与雄激素代谢通路、炎症过程及瘢痕形成有关,很可能是中国汉族重型痤疮新的易感基因。

### (五)痤疮与饮食及其他环境因素的关系

从 19 世纪晚期至 20 世纪早期,医学营养就开始作为痤疮的常见辅助治疗,但在文献上没有直接证据证实饮食和痤疮的发病有直接联系,于是,1960 年前后,痤疮食疗渐渐不为大众接受。近 40 年来,虽然在该方向进行研究的总数相对较小,但越来越多的流行病学和实验证据表明,某些饮食对痤疮是有影响的,如哈佛公共卫生学院做的一项研究发现,牛奶的摄入量与痤疮有直接的关系;Smith 等发现饮食干预后痤疮患者皮损数目的减少及炎症的消退比对照组明显,血清游离睾酮、双氢睾酮水平会降低,而胰岛素样生长因子结合蛋白 1(insulin-like growth factor binding protein-1)则升高。饮食诱导的高胰岛素血症触发激素级联反应,引起内分泌反应,导致组织生长失调和雄激素合成增加。这些因素促使毛囊上皮生长、角化和激素介导的皮脂分泌,从而加剧高血糖负荷痤疮,其他食物如奶制品摄入似乎弱关联,但 ω-3 脂肪酸、抗氧化剂、锌、维生素 A、膳食纤维仍有待阐明。除上述原因,吸烟也可影响痤疮的发生,吸烟者痤疮发生率高于不吸烟者,而且与每天吸烟量有关;焦虑、压抑等心理因素可使下丘脑-脑垂体-肾上腺轴的活动增强,雄激素分泌增加,皮脂分泌旺盛;痤疮发生与季节有关,多发生于冬季,但夏季症状加重。

### (六)痤疮与皮肤屏障的关系

皮肤油脂和汗液在皮肤表面乳化形成皮脂膜,一方面,可以锁住真皮水分,表皮和真皮的保湿因子,滋润皮肤,使皮肤有光泽;另一方面,可调节炎症反应,防止外界有害因素侵害。皮肤表面油脂中必需脂肪酸包括亚油酸和花生四烯酸。其中,亚油酸可以和表皮细胞膜的磷脂发生酯化,从而维持皮肤的屏障功能。大多数痤疮患者颜面部皮肤皮脂分泌旺盛,但其皮脂膜中脂质成分紊乱,鲨烯、蜡酯、三酰甘油含量增高,而游离脂肪酸,如亚油酸的水平偏低,破坏了皮肤屏障结构的完整性,同时,由于亚油酸等具有抑制炎症的作用,其成分的减少,进一步加重痤疮的炎症反应,痤疮患者由于皮肤油脂中亚油酸浓度降低,造成脂质膜结构不完整,使皮肤屏障功能降低,皮肤含水量减少,说明痤疮患者角质层存在水油不平衡。部分患者痤疮的发生还与机体的免疫状况等有关,特别是在一些特殊类型的痤疮如聚合性痤疮和暴发性痤疮,免疫反应着发挥重要作用。

### 三、痤疮临床表现及分级

痤疮多累及 15~30 岁的青年男性和女性,男性略多于女性,青春期过后大多能自然减轻或痊愈,但目前成人痤疮(>25 岁)也逐渐增多。

寻常痤疮(acne vulgaris)为最常见临床类型,皮损好发于脂溢部位,如面颊、额部,其次是胸部、背部及肩部,多对称分布。初发皮损损害为粉刺,包括白头粉刺(闭合性粉刺)及黑头粉刺(开放性粉刺),皮损加重后可形成炎症性丘疹,顶端可有小脓疱;继续发展可形成大小不等的暗红色结节或囊肿,挤压时有波动感,经久不愈可形成脓肿,破溃后形成窦道和瘢痕(图 15-1-1~图 15-1-3)。本病一般无自觉症状,炎症明显时可有疼痛。本病具有慢性复发性,时轻时重,治疗不及时可遗留色素沉着、凹陷性或增生性瘢痕。

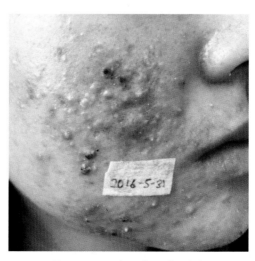

图 15-1-1 颜面部丘疹、脓疱

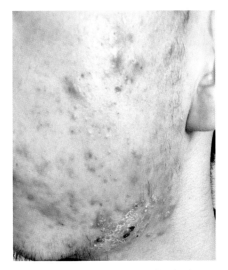

图 15-1-2 颜面部结节、囊肿

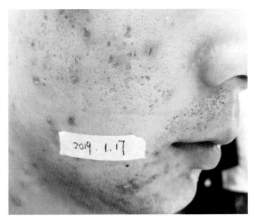

图 15-1-3 痤疮凹陷性瘢痕

临床类型除寻常痤疮外,尚有许多特殊类型,如聚合性痤疮(acne conglobata)(图 15-1-4)、暴发性痤疮(acne fulminant)、药物性痤疮(medication acne)、职业性痤疮(occupational acne)、婴儿痤疮

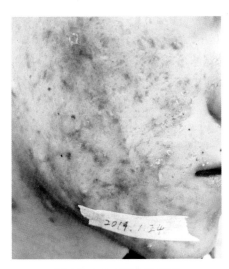

图 15-1-4 聚合性痤疮

(infantile acne)等。聚合性痤疮:多累及男性青年,表现为严重的结节、囊肿、窦道及瘢痕;暴发性痤疮:常为患轻度痤疮数月或数年后,病情突然加重并出现发热、关节痛、贫血等全身症状;药物性痤疮:常由雄激素、糖皮质激素、含卤素等药物所致的痤疮样损害;职业性痤疮:接触石油、焦油、氯化烃等所致痤疮样损害;婴儿痤疮:由婴儿期母体雄激素在胎儿阶段进入体内造成。

Pillsbury 分类法为临床上常用的分类方法,将痤疮分为 I ～ IV 级(表 15-1-1)。

表 15-1-1 痤疮 Pillsbury 严重程度分类法

| 分级 | 临床表现 |
| --- | --- |
| I 级 | 黑头、白头粉刺,散发至多发,炎性皮疹散发 |
| II 级 | I 级+浅在性脓疱,炎症皮疹数目多,限于面部 |
| III 级 | II 级+深在性炎症性皮疹,发生在面、颈及胸背部 |
| IV 级 | III 级+囊肿、结节,易形成瘢痕,发生于上半身 |

为便于治疗,临床上将痤疮分为轻度、重度(表 15-1-2)。

表 15-1-2 痤疮临床分度

| 程度 | 临床表现 |
| --- | --- |
| 轻度(寻常型) | 以粉刺、丘疹、脓疱为主 |
| 重度(聚合型) | 伴囊肿、结节、炎性红斑、瘢痕等形成 |

## 四、痤疮的治疗

### (一)治疗原则

去脂、溶解角质、杀菌、抗炎、调节激素水平及修复皮肤屏障。

### (二)健康教育

少食油腻、甜食、奶制品等,多食蔬菜、水果;避免熬夜、长期接触电脑、暴晒;保持大便通畅、心情愉悦;科学合理应用功能性护肤品,坚持 3 个月至半年治疗疗程,定期复诊。提倡建立病例资料库,对患者进行长期动态全程管理。

### (三)外用药物治疗

外用药物治疗是痤疮治疗的基础治疗方法,

是Ⅰ级及Ⅱ级痤疮治疗单独使用的一线选择,也是Ⅲ级及Ⅳ级痤疮系统治疗的重要辅助方法。

1. **维A酸类药物** 维A酸类药物具有改善毛囊皮脂腺导管角化、溶解微粉刺和粉刺及抗炎等作用。使用中常会出现轻度皮肤刺激反应,但随着使用时间延长,皮肤可逐渐耐受;开始使用建议以低浓度、小范围试用、减少使用次数,刺激反应严重者建议停药。常用的外用维A酸类药物包括第一代0.05%~0.1%全反式维A酸和异维A酸及第三代0.1%阿达帕林和0.1%他扎罗汀。

2. **抗菌药物**

（1）过氧化苯甲酰:是一种强氧化剂和抗微生物药物,可缓慢释放出新生态氧和苯甲酸,具有杀灭痤疮丙酸杆菌、抗炎及轻度溶解粉刺作用,可以单独使用,也可联合外用维A酸类药物或外用抗生素使用。药物有2.5%~10%不同浓度及洗剂、乳剂或凝胶等不同剂型。使用中可能会出现轻度刺激反应,建议从低浓度开始及小范围试用。

（2）抗生素:抗生素除了直接杀菌作用外,其主要作用是抗炎,抑制酯酶产生及其活性,减少表面脂质的游离脂肪酸,抑制局部白细胞的趋化性。常用外用抗生素包括夫西地酸、克林霉素、红霉素、林可霉素、氯霉素、氯洁霉素等。由于外用抗生素易诱导痤疮丙酸杆菌耐药,故不推荐作为抗菌药物的首选,不推荐单独或者长期使用,建议和过氧化苯甲酰、外用维A酸类或者其他药物联合应用。

（3）壬二酸:壬二酸具有抗痤疮丙酸杆菌和表皮葡萄球菌活性的作用,常用剂型为20%壬二酸软膏。

3. **烟酰胺** 烟酰胺具有抑制油脂分泌及抗炎作用,常用剂型为4%烟酰胺凝胶。

4. **其他外用药物** 不同浓度与剂型的氨苯砜、二硫化硒、硫磺和水杨酸等药物具有抑制痤疮丙酸杆菌、抗炎或者轻微剥脱作用,临床上也可作为痤疮外用药物治疗的备选。

**（四）系统药物治疗**

1. **抗生素** 适应证:①Ⅱ~Ⅳ级的炎性痤疮;②外用药物治疗失败或不能耐受者;③皮损广泛,累及肩部、背部、胸部等;④Ⅱ级痤疮患者,

有潜在的瘢痕或炎症后色素沉着倾向者。首选四环素类药物如多西环素、米诺环素等,四环素类药不能耐受或有禁忌证(如孕妇或儿童患者)时,可考虑用大环内酯类如红霉素、罗红霉素、阿奇霉素等代替。剂量:多西环素100~200mg/d(通常100mg/d),米诺环素50~100mg/d,红霉素1.0g/d,疗程建议不超过6~8周。

2. **维A酸类** 适应证:①结节囊肿型Ⅳ级痤疮的一线治疗药物;②其他治疗方法效果不好的Ⅲ、Ⅳ级痤疮替代治疗;③有瘢痕或形成倾向的痤疮需尽早选择;④频繁复发的痤疮,其他治疗无效;⑤痤疮伴严重皮脂溢出;⑥痤疮变异型如暴发性痤疮和聚合性痤疮,可在使用抗菌药物和糖皮质激素控制炎症反应后应用。目前系统用维A酸类药物:异维A酸。异维A酸常用剂量:0.25~0.5mg/(kg·d);疗程2~3个月或更长时间。但不能与四环素类药物同时使用,育龄期男女服药期间应避孕,如考虑怀孕,需停药3个月以上,用药期间注意监测肝肾功能、血脂。

3. **激素治疗**

（1）抗雄激素治疗:适应证为女性痤疮患者①伴有高雄激素表现的痤疮,如皮损分布于面中部下1/3,可有月经不规律、肥胖、多毛、显著皮脂溢出、雄激素性秃发等;②丘疹型女性青春期后痤疮;③经期前明显加重的痤疮;④常规治疗如系统抗生素甚至系统用维A酸治疗反应较差,或停药后迅速复发者。常用药物包括达英-35、优思明、螺内酯等。

（2）糖皮质激素:中小剂量糖皮质激素具有抗炎作用,适用于Ⅳ级痤疮、暴发性痤疮、聚合性痤疮的早期治疗。常用剂量:泼尼松20~30mg/d或等量地塞米松治疗,疗程不超过2~4周。但应避免长期大剂量使用糖皮质激素,以免发生相关不良反应。囊肿及增生性瘢痕可用复方倍他米松混悬液皮损内注射。

4. **胰岛素增敏剂** 适用于伴多囊卵巢性肥胖、胰岛素抵抗或高胰岛素血症的痤疮患者,常用药物是二甲双胍。

**（五）物理和化学治疗**

1. **光疗** 如单纯蓝光(415nm)、蓝光与红光(630nm)联合疗法以及红光或蓝光+5-氨基酮戊酸(5-ALA)疗法(光动力疗法)。蓝光照射有杀

灭痤疮丙酸杆菌及抗炎作用,红光照射具有组织修复作用。外用 5- 氨基酮戊酸可富集于毛囊皮脂腺单位,并代谢生成光敏物质原卟啉Ⅸ,经红光或蓝光照射后,具有抑制皮脂分泌、杀灭痤疮丙酸杆菌、免疫调节、改善皮脂腺导管角化及预防或减少痤疮瘢痕的作用;光动力疗法可作为Ⅲ级或Ⅳ级痤疮在系统药物治疗失败或患者不耐受的情况下的替代选择方法。

**2. 激光与强脉冲光**　多种近红外波长激光如 1 320nm 激光、1 450nm 激光和 1 550nm 激光有抑制皮脂腺分泌及抗炎的作用;强脉冲光(光子)和脉冲染料激光可以帮助炎症性痤疮后期红色印痕消退。非剥脱性点阵激光(1 440nm 激光、1 540nm 激光和 1 550nm 激光)和剥脱性点阵激光(2 940nm 激光、10 600nm 激光)对痤疮瘢痕有一定的改善作用。临床应用时建议选择小光斑、较低能量和低点阵密度的多次治疗。

**3. 射频**　点阵射频和微针点阵射频对于痤疮瘢痕的改善有一定效果,对亚洲人种还可以降低治疗中色素沉着的风险。

**4. 化学剥脱术**　常用的化学剥脱剂包括果酸、水杨酸及复合酸,可纠正毛囊上皮角化异常,使皮脂顺利排出,抑制痤疮丙酸杆菌的生长、抗炎,从而有效治疗痤疮,同时可减轻炎症后色素沉着、提亮肤色。

**5. 护肤品**　经过临床功效验证的抗痤疮类功能性护肤品可作为痤疮重要的辅助治疗。痤疮患者的皮肤以油性皮肤为主,常伴皮肤屏障受损,治疗过程中因长期口服或外用维甲酸药物或接受激光、光子、化学剥脱治疗后易引起皮肤干燥及敏感,可出现红斑、脱屑等客观症状或紧绷、烧灼等主观症状。《中国痤疮治疗指南》中提及,痤疮不仅需要药物治疗,还应选择合适的护肤品,修复皮肤屏障、有效控制皮损发生,减少复发。

**(六) 常见痤疮治疗中存在的问题及对策**

**1. 患者认知度差**　患者对遗传、乳制品等危险因素认知度差,部分重型痤疮患者存在焦虑、抑郁等精神疾病。

对策:治疗过程中医生应对患者进行全面的健康教育及心理辅导,增加患者治疗依从性及信心。

**2. 选择药物缺乏针对性**　使用罗红霉素、阿莫西林等抗炎药,对丙酸杆菌无特异性抗炎作用;单纯口服锌制剂、清热解毒片,作用不确切,影响疗效。

对策:依据《中国痤疮治疗指南》进行分级精准治疗(表 15-1-3)。

**3. 忽视皮肤屏障的修复**　痤疮患者存在皮肤屏障受损,治疗过程中系统或局部使用维甲酸类药物或进行化学剥脱、光电治疗,可对皮肤屏障功能产生不利影响,引起皮肤干燥、脱屑及主观刺激症状,从而影响患者对痤疮治疗的耐受性和依从性。

表 15-1-3 《中国痤疮治疗指南》分级精准治疗

| 痤疮严重度 | 轻度(Ⅰ级) | 中度(Ⅱ级) | 中重度(Ⅲ级) | 重度(Ⅳ级) |
|---|---|---|---|---|
| 临床表现 | 粉刺 | 炎性丘疹 | 丘疹、脓疱 | 结节、囊肿 |
| 一线选择 | 外用维 A 酸 | 外用维 A 酸 + 过氧化苯甲酰 +/- 外用抗生素或过氧化苯甲酰 + 外用抗生素 | 口服抗生素 + 外用维 A 酸 +/- 过氧化苯甲酰 +/- 外用抗生素 | 口服异维 A 酸 +/- 过氧化苯甲酰 / 外用抗生素。炎症反应强烈者可先口服抗生素 + 过氧化苯甲酰 / 外用抗生素后,再口服异维 A 酸 |
| 二线选择 | 过氧化苯甲酰、壬二酸、果酸、中医药 | 口服抗生素 + 外用维 A 酸 +/- 过氧化苯甲酰 +/- 外用抗生素、壬二酸、蓝光、水杨酸或复合酸、中医药 | 口服异维 A 酸、红蓝光、光动力、激光疗法、水杨酸或复合酸、中医药 | 口服抗生素 + 外用维 A 酸 +/- 过氧化苯甲酰、光动力疗法、系统用糖皮质激素(聚合性痤疮早期可以和口服异维 A 酸联合使用)、中医药 |
| 女性可选择 | | 口服抗雄激素药物 | 口服抗雄激素药物 | 口服抗雄激素药物 |
| 维持治疗 | | 外用维 A 酸 +/- 过氧化苯甲酰 | | |

对策:根据皮肤类型、皮损性质配合使用经过临床功效验证的抗痤疮类护肤品修复皮肤屏障。

**4. 缺乏维持治疗的理念** 痤疮是较易复发的皮肤病,患者治疗1~2周后,皮损开始好转时要求其停止用药,使痤疮再发。

对策:对痤疮患者实施慢病管理,督促定期复诊,根据治疗反应情况及时调整治疗及护肤方案,减少后遗症及复发。

（何 黎）

# 第二节 玫瑰痤疮

玫瑰痤疮(rosacea),又称酒糟鼻,是一种常见、好发于面中部、主要累及面部血管及毛囊皮脂腺单位的慢性炎症性皮肤病。2015年,俄罗斯与德国联合流行病学调查显示,患病率分别为12.3%与5.0%,美国为2.0%~2.3%。该病主要累及鼻尖、鼻翼,其次为面颊部、前额和颏部,以红斑、丘疹、毛细血管扩张、脓疱甚至鼻赘形成为主要特征。

## 一、玫瑰痤疮的命名

玫瑰痤疮是由rosacea acne/acne rosacea翻译而来。Robert Willan最早对"acne rosacea"进行了描述。1812年,他的学生Dr. Thomas Bateman对这一疾病进行了更为系统的描述。Pubmed检索到第1篇关于"acne rosacea"的文献发表于1885年。此后,Pubmed能检索到的文献中acne rosacea或rosacea两种名称均有出现。由于痤疮与玫瑰痤疮具有明显不同的发病机制,继续采用"痤疮"二字易于误导,国外多数学者主张不再采用acne rosacea和adult acne来描述该疾病。故近年来更多文献采用英文名rosacea。过去国内教科书及很多皮肤病专著将"玫瑰痤疮"称为"酒糟鼻",致使很多医生误认为只有"鼻部发红、肥大"的表现才是"酒糟鼻",这种传统概念欠准确。由于玫瑰痤疮发病机制、诊断标准尚有不明之处,加上目前暂无更贴切的翻译名称,目前中国玫瑰痤疮诊疗专家共识中已经将其中文病名统一为"玫瑰痤疮"。

## 二、玫瑰痤疮与敏感皮肤的关系

敏感性皮肤(sensitive skin, SS)最早于1987年由Maibach提出,称为化妆品不耐受综合征(cosmetic intolerance syndrome, CIS)。目前定义为面部皮肤的一种高反应状态,受到物理、化学、精神等因素刺激时皮肤易出现灼热、刺痛、瘙痒及紧绷感等主观症状,伴或不伴红斑、鳞屑、毛细血管扩张等客观体征。SS也可由其他皮肤病引起,包括玫瑰痤疮、特应性皮炎、接触性皮炎等。玫瑰痤疮诊断标准中次要条件之一即为灼热、刺痛、干燥或瘙痒等皮肤敏感症状,故SS可为玫瑰痤疮前期表现。多数学者认为,皮肤亚健康或SS是许多疾病导致的一种状态描述,而非疾病名称。

## 三、玫瑰痤疮的病因和发病机制的研究进展

该病病因不十分明确。目前认为,本病可能是在一定遗传背景基础上,在微生物等多因素作用下,以天然免疫介导的炎症反应和血管舒缩功能异常为主导的慢性炎症性疾病。

### （一）遗传因素

部分玫瑰痤疮患者存在家族聚集性。双胞胎研究发现,该病一半的影响因素来自于遗传。国内学者对240例玫瑰痤疮患者进行相关调查分析,发现33.75%玫瑰痤疮患者有阳性家族史,提示遗传因素在玫瑰痤疮发病中可能发挥作用。*GSTMl*和*GSTFl*基因被发现与玫瑰痤疮的风险增加相关。另外,*TACR3*基因多态性导致Toll样受体2(TLR2)高表达可能是玫瑰痤疮的重要致病机制。

### （二）多种微生物感染

感染因素在玫瑰痤疮发病中的作用一直存在争论。其中蠕形螨最受关注。蠕形螨是人皮肤常见寄生虫,可在一定的条件下致病。玫瑰痤疮患者毛囊皮脂腺经反射共聚焦显微镜发现,蠕形螨密度显著增加,且丘疹脓疱型显著高于红斑毛细血管扩张型。外用抗蠕形螨药物成功治疗玫瑰痤疮,也反映其在发病中的重要性。但蠕形螨镜检结果阳性并不能说明面部皮肤病一定由蠕形螨感染所致。随着年龄增长,蠕形螨检出率可达到100%,故蠕形螨镜检阳性并不能作为临床诊断玫

瑰痤疮的证据。其他微生物如痤疮丙酸杆菌、寄生在蠕形螨体内的芽孢杆菌、表皮葡萄球菌以及幽门螺杆菌都可能参与发病过程。

### （三）天然免疫介导的炎症反应

天然免疫异常激活在玫瑰痤疮炎症形成中发挥重要的作用，其中抗菌肽如 LL37 活化是皮肤中天然免疫的重要效应分子。各种外界刺激包括紫外线、蠕虫感染等主要通过 Toll 样受体 2（Toll-like receptor，TLR2）及可能的维生素 D 依赖及非依赖、内质网应激等途径直接或间接导致丝氨酸蛋白酶激肽释放酶 5（KLK5）活性增强，后者加工抗菌肽使其成为活化形式 LL37 片段。LL37 是天然免疫的重要环节，可激活获得性免疫，通过 TRPV 与神经系统联系、血管内皮生长因子（VEGF）与血管系统联系，参与到玫瑰痤疮发生发展的各个环节，从而诱导血管的新生和促进炎症反应的发生发展。

### （四）神经免疫相互作用

神经与免疫相关作用是玫瑰痤疮炎症形成的重要环节，与血管高反应性形成和炎症扩大化形成有机的联系。临床上见到多种刺激因素如饮酒、冷热刺激、进食辛辣刺激食物、饮用咖啡、食用巧克力及甜品等可以诱发或加重炎症，说明局部及全身神经调节异常参与本病的发生。天然免疫激活角质形成细胞、血管内皮细胞、成纤维细胞等，释放大量的神经介质包括多种血管活性肽，导致皮肤血管的高反应性，临床表现为暂时性或持久性红斑，伴有疼痛、灼热等，对多种外界因素不能耐受。反过来，因神经末梢表面的 TLR 及蛋白酶激活相应的受体，又反过来促进天然免疫的活化，维持并扩大炎症的过程。

### （五）神经血管调节异常

神经血管调节异常被认为在发病中起关键作用，可表现为通透性增高、血管网扩大、血流增加以及炎症细胞聚集。激活毛细血管前动脉引起血管扩张，表现为潮红和红斑，而毛细血管后静脉的激活导致蛋白和白细胞外渗，引起肿胀及炎症反应进一步加重。各种外界刺激以及血管内皮生长因子（vascular endothelial growth factor，VEGF）表达增加可促进血管新生。上述的血管异常是受神经介导的，多种精神因素如抑郁、焦虑及 A 型性格等被认为与玫瑰痤疮的发生发展有关就说明了这一点。

### （六）皮肤屏障障碍

玫瑰痤疮患者存在显著的皮肤结构屏障和功能障碍。研究发现，患者面颊部皮损处角质层含水量下降，油脂含量减少，经皮水分丢失增加。皮损处乳酸刺激反应的阳性率较正常人大幅提高，敏感性增高。导致屏障功能障碍的主要原因是慢性炎症。其他如慢性光损伤、长期外用类固醇皮质激素都是重要的诱发因素。屏障功能障碍是造成皮肤敏感的重要基础。

## 四、玫瑰痤疮的临床表现

本病好发于中年人，女性较多，但是病情严重的常是男性患者，尤其是鼻赘型和眼型。皮损好发于面中部、口周、鼻部，可累及眼和眼周。根据不同部位、不同时期、不同皮损特点，临床可分为4 型，各类型之间可以重叠和转换。

### （一）红斑毛细血管扩张型

面中部尤其是鼻部、面颊、前额、下颌等部位有对称性红斑。多数首发于面颊部，少数首发于鼻部或口周。红斑初为暂时性，在进食辛辣食物、热饮、外界环境温度变化、情绪激动、运动或沐浴时面部潮红加重，以后逐渐转为持久性红斑或浅表毛细血管扩张。部分患者可出现红斑区肿胀。面颊部常常伴有不同程度的皮肤敏感症状如干燥、灼热或刺痛，少数可伴有瘙痒，极少数患者还可能伴有焦躁、忧郁、失眠等神经精神症状（图 15-2-1）。

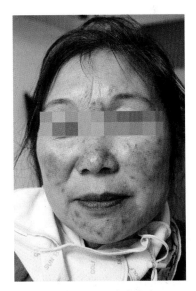

**图 15-2-1 玫瑰痤疮**
红斑毛细血管扩张型

## （二）丘疹脓疱型

在第一型基础上成批发生针头至绿豆大小的红色丘疹、脓疱、结节，鼻部、面颊部的毛囊口扩大明显。皮疹时轻时重、此伏彼起，可数年或更久。中年女性患者皮疹常在经前加重（图 15-2-2）。

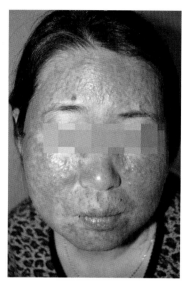

**图 15-2-2 玫瑰痤疮**
丘疹脓疱型

## （三）鼻赘型

又称肥大增生型。此型多见于鼻部或口周，极少数见于面颊部、前额、耳部。在红斑或毛细血管扩张的基础上，鼻部皮脂腺增生肥大及结缔组织增生，形成紫红色结节状突起，皮肤凹凸不平，毛细血管显著扩张，致使鼻尖、鼻翼肥大，形成鼻赘。鼻部的肥大改变皮损亦称为"鼻瘤"。

## （四）眼型

很少有单独的眼型，常与以上三型合并存在。此型多累及眼睑的睫毛毛囊及眼睑的相关腺体，包括睑板腺、皮脂腺和汗腺，常导致睑缘炎、睑板腺功能障碍、睑板腺相关干眼和睑板腺相关角膜结膜病变，表现为眼睛异物感、光敏、视物模糊、灼热、刺痛、干燥或瘙痒等自觉症状。

此外，还有一些特殊亚型，如肉芽肿型、暴发型、糖皮质激素诱导型、口周皮炎型等。

本病常并发痤疮及脂溢性皮炎。

## 五、玫瑰痤疮的诊断和鉴别诊断

玫瑰痤疮的诊断主要根据好发于中年人女性，慢性病程，面中部皮肤受累为主，以及各型典型临床表现。本病主要与以下疾病鉴别：

### （一）寻常痤疮

寻常痤疮（acne vulgaris）常发生于青春期，皮损以双颊为主，一般鼻部不受累，分布较广，原发皮损为粉刺，皮损不仅分布于面部，还常发生于前胸及后背，无眼部症状。而玫瑰痤疮皮损主要位于面中部，有毛细血管扩张，无粉刺。

### （二）脂溢性皮炎

脂溢性皮炎（seborrheic dermatitis）主要发生于鼻唇沟，前额、眉弓及下颌等皮脂溢出区，表现为暗红斑，覆以油腻性鳞屑，糠秕马拉色菌检查可为阳性，常伴瘙痒、灼热、刺痛不明显，无阵发性潮红、丘疱疹及毛细血管扩张。而玫瑰痤疮主要位于面中部，表现为阵发性潮红、毛细血管扩张，无油腻性鳞屑。

### （三）激素依赖性皮炎

激素依赖性皮炎（hormone dependence dermatitis）可发生于各年龄阶段患者，往往继发于长期外用成分不明功效性化妆品或因皮肤疾病长期外用糖皮质激素人群，是继发于突然撤退激素后的一系列撤退综合征，包括表皮内 GR-α（糖皮质激素受体α）与糖皮质激素的亲和力下降、糖皮质激素使血管收缩而导致局部代谢产物如一氧化氮（NO）等堆积、下丘脑－垂体－肾上腺轴（HPA）抑制、皮肤屏障受损并引发细胞免疫，释放各种炎性因子等一系列过程。激素依赖性皮炎有明确的糖皮质激素用药史、以面颊为主的持续性红斑、毛细血管扩张、粉刺、丘疹、脓疱、鳞屑伴典型干燥、灼热、瘙痒等主观感觉，受外界因素影响不大。有时可伴有色素沉着、毳毛增生、皮肤老化等其他皮损。

### （四）口周皮炎

口周皮炎（perioral dermatitis）主要见于 20~35 岁的女性，是一种口周局限性、对称性的特殊皮炎。目前认为外用含氟糖皮质激素制剂或使用含氟牙膏是常见致病原因。皮损表现为红斑基础上散在丘疹和水疱脓疱性损害，在唇红缘和受累皮肤之间有一约 5mm 宽的正常皮肤。自觉灼热，无瘙痒、阵发性潮红及面部弥漫性红斑。

## 六、玫瑰痤疮的治疗现状和发展趋势

玫瑰痤疮的发展是一个进行性加重的过程，

由于发病机制不十分明确,故仍没有明确有效的方法可以治愈本病,目前推荐联合治疗,以获得最理想的效果,减轻患者症状,提高生活质量。

### (一)玫瑰痤疮的治疗现状

**1. 日常护理** 禁酒及禁食刺激性饮食,纠正胃肠功能障碍和内分泌失调,保持大便通畅。避免局部过热过冷的刺激,避免剧烈的情绪波动等可能引起面部潮红的因素。生活应有规律,注意劳逸结合。避免长时间的日光照射。用温水洗涤患处,可适当冷敷。使用控油、保湿类护肤品进行皮肤护理,恢复皮肤屏障功能。

**2. 系统用药**

(1)抗微生物制剂:①口服抗生素,丘疹脓疱型玫瑰痤疮的一线治疗用药。常用多西环素0.1g/d或米诺环素100mg/d,疗程8周左右。亚抗微生物剂量具有抗炎作用而无抗菌作用,可最大程度避免使用抗生素导致的菌群失调和细菌耐药。对于16岁以下及四环素类抗生素不耐受或禁用的患者,可选用大环内酯类抗生素如克拉霉素0.5g/d,或阿奇霉素0.25g/d。②抗厌氧菌类药物,可作为玫瑰痤疮的一线用药。常用甲硝唑片200mg每天2~3次,或替硝唑0.5g每天2次,疗程4周左右。可有胃肠道反应,偶见头痛、失眠、皮疹、白细胞减少等。

(2)羟氯喹:羟氯喹具有抗炎、抗免疫及抗紫外线损伤三重作用。对于阵发性潮红或红斑的改善优于丘疹和脓疱。疗程一般8~12周,每次0.2g,每天2次,治疗1~2周后可视病情减为0.2g每天1次,酌情延长疗程。如果连续使用超过3~6个月,建议行眼底检查,以排除视网膜病变。可与抗微生物类药物联合使用。

(3)异维A酸:异维A酸有抗基质金属蛋白酶及炎症细胞因子作用,可以作为鼻肥大增生型患者首选系统治疗以及丘疹脓疱型患者在其他治疗仍效果不佳者的二线选择。常用10~20mg/d,疗程12~16周。应注意,异维A酸可加重红斑、毛细血管扩张型患者阵发性潮红,还要注意致畸以及对肝功能和血脂的影响等。同时,需注意异维A酸与四环素类药物合用的相关不良反应。

(4)卡维地洛:主要用于难治性阵发性潮红和持久性红斑明显的患者。常用剂量3.125~6.250mg,每天2~3次。尽管患者耐受性良好,但需注意低血压和心动过缓。对于皮损潮红明显、灼热感强烈的患者,可服用卡维地洛。

(5)抗焦虑类药物:适用于长期精神紧张、焦虑过度的患者,可短期使用。氟哌噻吨美利曲辛片每次1片,每天早晨、中午各1次,50岁以上患者慎用;或阿普唑仑0.4mg/d;或地西泮片5mg/d。一般疗程为2周。

**3. 局部用药**

(1)红斑毛细血管扩张型:红斑型可考虑外用壬二酸、菊酯乳膏或1%伊维菌素乳膏。应注意这些药物对皮肤的可能刺激反应。对于面部潮红或红斑明显的皮损,可使用0.03%酒石酸溴莫尼定凝胶;对伴有瘙痒的患者,可短期使用吡美莫司乳膏或他克莫司软膏;皮损潮红肿胀、有明显灼热不适者,可局部冷敷、冷喷。

(2)丘疹脓疱型和伴有丘疹、脓疱者的肥大增生型:可选用甲硝唑、壬二酸、菊酯乳膏、1%伊维菌素乳膏、1%克林霉素或2%红霉素。对口周以及鼻部丘疹、脓疱患者,可考虑选用过氧苯甲酰凝胶,但面颊部慎用。

(3)眼型:如果并发明显干眼症状,给予优质人工泪液;睑板腺相关角膜结膜病变时,外用含激素的抗生素眼膏、人工泪液等。

毛细血管扩张明显者,可用电离子、强脉冲光、染料激光、Nd:YAG激光、$CO_2$激光或Er激光等治疗;鼻赘期损害可用$CO_2$激光、Er激光治疗或外科切削术及切除术治疗。修复皮肤屏障建议使用具有修复皮肤屏障作用的舒缓保湿剂。对于眼型,如果并发明显干眼症状,给予优质人工泪液或玻璃酸钠滴眼液等;睑板腺相关角膜结膜病变时,外用含糖皮质激素的抗生素眼膏、人工泪液等。

### (二)玫瑰痤疮的治疗进展和研究趋势

玫瑰痤疮是一种难治愈的疾病,近年来,治疗方面有很多新的探索,如关注到β肾上腺素受体阻滞剂是一类有效治疗玫瑰痤疮的红斑及潮红的药物。β受体阻滞剂可阻断皮肤平滑肌上的β受体使血管收缩,且可减轻玫瑰痤疮患者焦虑及心动过速等症状。卡维地洛是一种非选择性α和β肾上腺素受体阻滞剂,兼有抗氧化和抗炎作用,在治疗顽固性红斑和阵发性潮红患者中获得成功。剂量为口服每次6.25mg,2次/d,1周后改成3次/d,

每次 6.25mg。也有研究 3.25mg,3 次 /d 剂量同样有效。溴莫尼定是肾上腺素能受体 α₂ 激动剂,其 0.5% 凝胶剂型已被 FDA 批准外用于玫瑰痤疮。血管性激光或强脉冲激光(IPL)虽缺乏严格的对照研究,但临床证明是有效的,通常染料激光优于 Nd:YAG 和 IPL。同时,蠕形螨疗法重新受到重视。外用抗蠕形螨的药物,包括 5% 扑灭司林,10% 克罗米通和 1% 伊维菌素等。伊维菌素不仅有抗寄生虫作用,还有广泛的抗炎作用,治疗玫瑰痤疮疗效肯定。此外,系统药物治疗的模式也发生改变。低剂量的多西环素和异维 A 酸治疗玫瑰痤疮的方法备受关注。将口服多西环素从抗菌剂量减少至亚抗菌剂量,获得类似效果的同时显著减轻药物的副作用,对皮肤、肠道、生殖道菌群也无显著影响。

近年来,免疫和炎症在玫瑰痤疮中的作用受到更多的关注,尤其是抗菌肽 LL37。免疫学发病机制涉及固有免疫反应和获得性免疫异常,包括皮损处大量 T 细胞和 B 细胞浸润、LL37、KLK5、TLR2 表达增多、NOD 样受体蛋白 3(NOD-like receptor protein 3,NLRP3)炎性体的活化、Th1/Th17 信号通路以及肥大细胞的参与等。

LL37 存在两种不同的生物学作用,一是建立有效天然免疫,二是导致慢性炎症形成。各种刺激因素可通过不同途径刺激 LL37 分泌,提高 LL37 的活性,促进玫瑰痤疮的发展。在玫瑰痤疮中,角质形成细胞表达 LL37 的途径主要包括维生素 D 受体依赖性途径和内质网应激途径。非内质网应激途径下,UVB 照射皮肤后在基底部可生成有生物活性的 1,25(OH)₂D₃,从而促进 LL37 表达。紫外线、微生物、理化因素所致的创伤活化内质网应激,通过 NF-κB 通路上调 LL37 表达。内质网应激还可活化未折叠蛋白上调 ATF4 蛋白,使固有免疫识别模式中的 Toll 样受体升高,对微生物和环境刺激更敏感,表达更多抗菌肽。LL37 结合血管内皮上的 G 蛋白偶联受体 – 甲酰基蛋白受体 1(FPRLl),促进血管生成。LL37 激活表皮角质形成细胞表面的生长因子受体,产生血管内皮生长因子(VEGF),促进血管生成。在玫瑰痤疮皮肤表现为红斑、毛细血管扩张等。此外,LL37 促进细胞因子和趋化因子的释放,趋化免疫细胞到达皮肤,加重玫瑰痤疮的

局部炎症。抑制 LL37 生成或降低 LL37 活性有利于治疗玫瑰痤疮。全反式维 A 酸下调单核细胞表面 TLR2,而局部使用全反式维 A 酸可以减少红斑、丘疹、脓疱及毛细血管扩张。抗炎剂量多西环素降低 MMP 表达来抑制 KLK5 的活性,使 LL37 生成减少;低剂量多西环素有下调炎症因子的作用。甲硝唑抑制细胞对于外界刺激的氧化应激(ROS),减少 TLR2 活化。伊维菌素则抑制螨虫和表皮葡萄球菌,减少对 TLR2 的活化,降低 KLK5 以及 LL37 的活性。630 和 940nm 发光二极管照射体外培养的角质形成细胞和小鼠玫瑰痤疮样皮肤,均降低 LL37、KLK5 的表达以及活性。

但 Th1/Th17 信号通路、LL37 作为玫瑰痤疮的治疗靶点以及 LL37 与玫瑰痤疮分型的关系都有待更多研究。

(何 黎)

# 第三节　脂溢性皮炎

脂溢性皮炎是婴幼儿和成人常见的炎症性皮肤病,主要发生在皮脂腺丰富的部位,其在普通人群中的患病率为 1%~3%,在免疫功能受损人群中的患病率为 34%~83%。特征性皮损表现为边界不清的红斑和油腻状鳞屑,伴瘙痒,最常见于头皮、面部、胸部、背部、腋窝和腹股沟。

## 一、发病机制

脂溢性皮炎的发病机制至今尚未完全明确,普遍认为可能与免疫炎症反应、马拉色菌感染、遗传、饮食习惯不良等有关。

马拉色菌属嗜脂酵母,在一定诱发因素下,可在人体皮肤皮脂丰富部位大量繁殖。马拉色菌分泌的脂酶和磷酸酶可水解皮脂,致三酰甘油降低和游离脂肪酸升高,破坏表皮角质层屏障功能,并可诱导角质形成细胞产生 IL-1、IL-2、IL-4、IL-6、IFN-γ、TNF-α 等促炎细胞因子。机体对刺激性游离脂肪酸渗透的敏感性以及发生的炎症性反应将决定机体发展为脂溢性皮炎的易感性。但脂溢性皮炎中是否存在皮脂过度分泌目前仍然存在争议;也有研究发现,虽然脂溢性皮炎的改善与马拉色菌定植量的减少有关,但马拉色菌的绝对水平与脂溢性皮炎严重程度无关。

新近的一些研究发现,遗传因素在脂溢性皮炎发病机制中起作用,如编码免疫反应相关蛋白的基因(ACT1、C5、IKBKG/NEMO、STK4、2C TCR)以及编码表皮分化调节蛋白的基因(ZNF750、MPZL3)发生突变或缺失等。

## 二、临床表现

在婴儿中,脂溢性皮炎主要表现为分布于头皮的白色或黄色的油腻性厚痂,通常可以自行消退。在青少年和成人中,脂溢性皮炎通常表现为分布于头皮、鼻唇皱褶、耳朵、眉毛、前胸或上背部的、边界不清的红斑和油腻状鳞屑,严重时也可侵犯外耳、肩胛区、腋窝、腹股沟等处,甚至可泛发全身。

## 三、诊断

脂溢性皮炎根据皮损分布部位、病史和典型皮损表现,不难确诊。临床表现不典型的患者,可做病理活检协助确诊,其主要的病理改变为角化不全、毛囊孔栓塞和棘层海绵水肿。

## 四、鉴别诊断

应与可累及头皮、面部、胸背部的红斑鳞屑性皮肤病相鉴别(表 15-3-1)。

表 15-3-1 脂溢性皮炎的鉴别诊断

| 疾病 | 鉴别要点 |
|---|---|
| 特应性皮炎 | 特应性体质(家族史、过敏性鼻炎或哮喘、血 IgE 升高),全身皮肤干燥,有身体屈侧皮肤湿疹样改变 |
| 接触性皮炎 | 有接触史,在刺激物或过敏原接触部位出现皮损 |
| 脓疱疮 | 由链球菌和/或葡萄球菌感染引起;初起表现为薄壁脓疱,易破溃,形成黄色痂皮;严重时可伴有发热、白细胞计数升高等 |
| 寻常型银屑病 | 冬重夏轻,鳞屑性斑块;薄膜现象(+)、蜡滴现象(+)、Auspitz's sign(+) |
| 玫瑰痤疮 | 分为红斑期、丘疹脓疱期、增生期;可见增生扩张的毛细血管;皮肤敏感自觉症状明显,可有潮红 |
| 红斑狼疮 | DLE:头面部盘状斑块、可见毛囊角栓及皮肤萎缩<br>SCLE:曝光部位多见,环状、多环状的鳞屑性红斑或浸润性斑块,可伴毛细血管扩张、色素沉着以及光敏<br>SLE:蝶形红斑,常伴光敏;有其他系统受累<br>婴儿 SLE:生后1个月出现;鳞屑性丘疹,环状病变 |
| 头癣,体癣 | 皮肤癣菌感染;典型呈"围堤状";真菌检测阳性 |

## 五、治疗

婴儿脂溢性皮炎的治疗,主要是软化和促进痂皮剥脱,可局部使用矿物油或橄榄油、凡士林等。出现于成人或青少年的脂溢性皮炎,通常容易反复发作,因此需要维持治疗。青少年脂溢性皮炎的治疗与成人相同,治疗目标是减轻红斑和瘙痒。基于目前对脂溢性皮炎病理生理学的认识,脂溢性皮炎的治疗可分为以下3个方面:

### (一)角质松解剂

溶解过度增厚的角质层(如含硫制剂和水杨酸制剂),抑制角质层过度增厚(如煤焦油)。

### (二)抗真菌药物

降低皮肤马拉色菌数量。局部抗真菌药物是控制急性期症状和长期维持治疗的一线药物。可用于头皮、面部和身体的脂溢性皮炎治疗。2%酮康唑洗剂或1%环吡酮胺洗剂,每天使用或每周2~3次以上,持续数周,直到病情缓解,后可每周使用1次,预防复发。在使用时,洗剂应确保充分接触头皮,并应停留在头发上至少5分钟,以确保效果。

### (三)抗炎症药物

如皮质类固醇和钙调磷酸酶抑制剂,降低皮损炎症反应。局部皮质类固醇治疗脂溢性皮炎有效,但应注意避免长期外用激素可能出现的不良反应。局部应用钙调磷酸酶抑制剂(如吡美莫司、他克莫司)是治疗脂溢性皮炎的二线疗法,有效且耐受性好,但目前未获得美国 FDA 的批准。

## 六、展望

脂溢性皮炎的发病机制至今未明,马拉色菌在其发病中的作用,包括与皮肤屏障损伤、炎症反应间的关系,仍需进一步研究。关于遗传因素在脂溢性皮炎发病中的作用,以及该病易感基因的筛查,目前研究也并不多。抗真菌药物、抗炎症药物的使用剂量及疗程,目前国内外也尚无统一定论,需要更多的临床研究数据以对治疗方案进一步规范。关于脂溢性皮炎的预防以及如何降低其复发率的问题,也尚需更多的探讨。

(赖 维)

# 第四节 雄激素性秃发

雄激素性秃发(androgenetic alopecia, AGA)是最常见的脱发疾病,我国男性的患病率为21.3%,女性患病率为6.0%,且近年来患病率呈上升趋势。雄激素性秃发对患者的心理健康和生活质量有重要影响,早期诊断并进行正确治疗,大部分患者可获改善。

## 一、雄激素性秃发中文命名的不同观点和命名的统一

雄激素性秃发的中英文别名非常多,目前最为广泛使用的英文名为 androgenetic alopecia。其中文别名则更多,如雄激素性脱发、雄激素源性脱发、脂溢性脱发、脂溢性秃发、早秃、雄性秃等等,长期以来,诊断名词的不同对患者、医学生甚至皮肤科医生都造成了非常大的困惑。秃发强调的是一种头发稀疏或缺失的疾病状态,而不一定有显著的毛发脱落增加的过程,如"斑秃""瘢痕性秃发"等;而脱发强调的是疾病有明显的头发脱落增加或是指毛发脱落的症状,如"休止期脱发""脱发3个月"等。雄激素性秃发的病理学特征是毛囊逐渐萎缩变小,毛发逐渐变细、变软,终毛逐渐变为毳毛,生长期缩短,休止期延长,而脱发症状并不明显。因此,目前我国雄激素性秃发诊疗指南中已经将其中文病名统一为"雄激素性秃发",这也与其主要的英文名称 androgenetic alopecia 相符。

## 二、雄激素性秃发的病因和发病机制的研究进展

目前认为雄激素性秃发的病因主要和遗传以及雄激素有关。

男性型秃发患者中有家族遗传史的占53.3%~63.9%,父系明显高于母系。雄激素受体(androgen receptor, AR)基因多态性(如 CAG 和 GGN 重复片段等)和 *EDA2R* 基因的多态性可能与发病有关。近年来,通过全基因组扫描发现了若干易感位点,包括 20p11、7p21.1 和 17q21.31等,但尚未发现明确的致病基因。此外,5α- 还原酶缺陷者不会发生雄激素性秃发,提示 5 号染色体 *SRD5A1* 基因和 2 号染色体 *SRD5A2* 基因与 AGA 相关。

研究发现,男性阉割者不会发生 AGA,给予雄激素替代治疗可使基因易感者出现脱发,发生 AGA,停用睾酮可以阻止脱发进一步发展,提示 AGA 与雄激素密切相关。男性的雄激素主要来自睾丸,主要为睾酮,肾上腺皮质可合成少量脱氢表雄酮和雄烯二酮。女性的雄激素主要由肾上腺皮质合成,卵巢也可少量分泌,女性的雄激素主要是雄烯二酮,可被代谢为睾酮。睾酮和雄烯二酮通过 5α- 还原酶催化转化为双氢睾酮(dihydrotestosterone, DHT)。DHT 可使毛囊微小化,生长期缩短,粗黑的终毛逐渐变成淡色的毳毛,最终毛囊萎缩消失,临床上形成前额部、冠状区至头顶部的秃发。而脱发区周围的枕部头皮因 DHT 含量不增加,其毛发通常并不脱落或脱落较少。

## 三、雄激素性秃发的临床表现和诊断

雄激素性秃发是一种非瘢痕性秃发,其关键的病理学改变为毛囊萎缩、微小化,毛干粗细不均。雄激素性秃发通常发生于青春期和青春期后,在男性和女性表现有所不同。在男性主要表现为前额发际后移和 / 或头顶部毛发进行性减少和变细,也可以称为男性型秃发(图 15-4-1);在女性主要表现为头顶部毛发进行性减少和变细,少部分表现为弥漫性头发变稀,发际线不后移,称为女性型秃发。

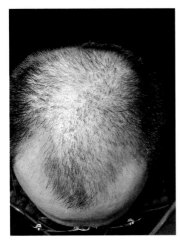

**图 15-4-1 男性雄激素性秃发**
主要表现为前额发际后移和头顶部毛发减少和变细

毛发镜是近年来用于毛发和头皮疾病诊断的重要工具,在雄激素性秃发的诊断、疗效监测等方面有非常重要的作用。雄激素性秃发的主要皮肤镜特点为毛发粗细不均,毛干直径的差异 >20%,毛囊单位中毛发数目减少,毳毛增多(图 15-4-2)。

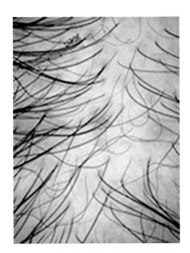

**图 15-4-2 雄激素性秃发的皮肤镜表现**

雄激素性秃发的诊断主要依据是特殊的脱发模式、家族史和毛发镜表现,一般并不需要借助实验室检查。45 岁以上的男性患者开始非那雄胺治疗前建议进行前列腺特异性抗原检测。对女性患者进行实验室检查的主要目的是为了排除任何潜在的内分泌功能紊乱性疾病,尤其是多囊卵巢综合征。

## 四、雄激素性秃发分型的变迁

过去一般采用传统的 Norwood-Hamilton 分型法和 Ludwig 分型法对雄激素性秃发进行分型和分级。在过去 40 余年里,这两种分型法在世界范围内广泛应用,但也都存在一些不足,如 Norwood-Hamilton 分型法描述过于琐碎,缺少递进,难于记忆和临床使用,不同医师之间分级结果一致性也不太理想,此外,也缺少一些特殊型的脱发,如男性的女性型秃发;而 Ludwig 分型无法对一些女性的男性型秃发进行分类。除了传统分型本身存在的一些不足,AGA 在亚洲人群与欧美人群中的情况也不完全相同。因此,2007 年,Lee 等提出了一种新的通用分级法——BASP 分型法。BASP 分型法男女均适用,且不受种族影响,易学易用,可能是目前在评估脱发分布和严重程度方面最有效的方法,且其诊断的一致性和重复性较高。该分型法根据发际线形态、额部与顶部头发密度进行分级,包括 4 种基本型(basic)和 2 种特殊型(specific),结合基本型和特殊型将得出最终分型。BASP 分型的名称便是由这两个英文单词的开头两个字母组成。4 种基本型 L、M、C 和 U,代表前发际线的形状,而 2 种特殊型 F 和 V,则代表特定区域(额部 F 和顶部 V)头发的密度。然而在临床中,BASP 分型法仍然不够完美,仍有部分患者无法被归到其中任何一型,如女性患者颞部及枕部受累时,则无法使用任何一种现有的分型法进行分型。

## 五、雄激素性秃发的治疗现状和发展趋势

雄激素性秃发的发展是一个进行性加重的过程,早期治疗非常重要,越早治疗疗效越好,而且需要长期坚持治疗。目前的治疗方法主要包括系统用药、外用药物和毛发移植等,推荐联合治疗,以获得最理想的效果。

### (一)雄激素性秃发的治疗现状

1. 非那雄胺 适用于男性患者,通过特异性抑制 Ⅱ 型 5α- 还原酶,减少双氢睾酮(DHT)的生成和对毛囊的破坏。推荐剂量为 1mg/d,1 次 /d。一般在服药 3 个月后头发脱落减少,6~9 个月头发密度开始增加,用药 1 年后的有效率可达 65%~90%。该药耐受较好,不良反应发生率低且症状较轻。个别患者可出现男性乳房发育、睾丸疼痛、性功能障碍(如勃起功能障碍、射精功能障

碍、射精量减少或性欲减退）等。

**2. 螺内酯** 主要用于女性患者，可减少肾上腺产生睾酮，同时对双氢睾酮和雄激素受体的结合有轻度抑制作用。通常 40~200mg/d，建议疗程至少 1 年，部分患者脱发可有改善。主要不良反应为月经紊乱、性欲降低、乳房胀痛等。

**3. 环丙孕酮** 只用于女性患者，特别是病发痤疮、多毛或多囊卵巢综合征的患者，具有较强的抗雄激素作用，如达英 -35。通常在月经来潮第 1~5 天服用，1 片 /d，连续服用 21 天，停药 7 天，再开始下一疗程。主要不良反应为性欲降低、体重增加。

**4. 米诺地尔** 可有效促进毛发生长，具体机制不明。临床上有 2% 和 5% 两种浓度剂量，一般男性推荐使用 5% 浓度，女性推荐 2% 浓度。用法为 2 次 /d，1ml/ 次，涂抹于脱发区域头皮。该药耐受较好，不良反应发生率低且症状较轻。个别用药患者可能出现多毛症、刺激性和过敏性皮炎等，停药后即可消退。

**5. 毛发移植** 毛发移植是将非脱发区域（如后枕部、胡须、腋窝等）的毛囊通过手术提取并处理后再移植至秃发区域，由于"供区优势"，被移植的健康毛发可以保持原来的属性和生长周期，从而达到改善秃发区美观的方法。根据毛囊获取方式的不同，又将其分为毛囊单位头皮条切取技术和毛囊单位抽取技术。移植的毛发一般在术后 2~4 周开始出现不同程度的脱落，4~6 个月重新长出新的毛发，术后 6~9 个月效果最为显著。值得注意的是，即使患者进行了毛发移植且疗效满意，仍然需要继续药物治疗才能维持其治疗效果。

**（二）雄激素性秃发的分级治疗策略及不同观点**

基于 BASP 分型，我国雄激素性秃发诊疗指南将 AGA 的严重程度分为三级：①轻 / 中度，包括 M1-2、C1、V1-2 或 F1-3 型，首选药物治疗。男性可选择口服非那雄胺以及外用 5% 米诺地尔；女性外用 2% 或 3% 米诺地尔以及口服雄激素性拮抗剂；②中 / 重度，包括 M3、C2-3、U1-3 或 V3 型，也首选药物治疗。治疗 1 年以后评价疗效，如果改善或效果满意则继续药物治疗，不满意则考虑联合毛发移植；③重度，包括 C3 或

U1-3 型，可考虑药物治疗联合毛发移植。一般认为联合治疗疗效优于单一治疗，而且随着近年来人民生活水平的提高，对于美的要求也越来越高，部分患者在轻度脱发时也有强烈的迅速改善前发际线和头顶稀疏区域的要求，因此也有部分学者认为轻 / 中度的雄激素性秃发患者可以甚至是更加适合进行毛发移植治疗，以更好地改善外观。

**（三）雄激素性秃发治疗方法的局限性和思考**

虽然大多数雄激素性秃发的患者在治疗后脱发可以获得一定程度改善，但现有的治疗方法仍然存在较多的局限性，如：①目前所有雄激素性秃发的治疗方式都只能在治疗期间改善脱发或增加头发数量和密度，并不能永久的逆转毛发的萎缩和脱落，因此需要长期维持治疗才能维持疗效。②即使毛发移植术移植的毛发可保持原来的状态不断生长，但术后也需要继续口服和外用药物治疗才能延缓秃发区原生发的生长，从而维持其手术效果。③女性的雄激素性秃发的发病机制与男性并不完全相同，治疗相对困难，其系统用药及外用药物治疗有效率相对较低，治疗方案的选择需要权衡其疗效与长期用药的安全性。④治疗有效的女性雄激素性秃发患者，在妊娠期及哺乳期需要停用口服及外用药物，此期间如何安全有效的维持毛发的生长仍有待探索。

**（四）雄激素性秃发的治疗进展和研究趋势**

近年来，越来越多的治疗方式被尝试用于雄激素性秃发的治疗，也积累了一定的循证医学证据。这些治疗方式包括：新的系统治疗药物，如度他雄胺等；外用药物，如前列腺素类似物等；局部注射治疗，如自体富血小板血浆（platelet-rich plasma，PRP）注射等；激光治疗，如低能量激光、点阵激光治疗等；微损伤治疗，如微针治疗等。虽然这些治疗方式已经有一些临床研究报告其有效性和良好的安全性，但其在临床应用中也存在较多的问题尚未解决，如 PRP 的制备方法并无统一标准，不同研究有效率差异较大；低能量激光生发治疗的疗效以及治疗的最优波长、能量密度、照射时间和频率等尚存争议；微针治疗的最适合的治疗深度、治疗次数和时间间隔等也尚有待进一步研究。这些新的治疗方式目前仍然需要更多的高证据等级的临床研究来进一步证实其有效性和

安全性,以期在将来能够更广泛地应用于雄激素性秃发的治疗。

（周 城）

# 第五节 斑 秃

斑秃(alopecia areata, AA)是一种常见的炎症性非瘢痕性脱发,常表现为突然出现的边界清晰的圆形脱发斑,头皮为最常见的发病部位,但任何被毛区域均可受累。斑秃的自然病程难以预测,大约半数患者病情反复发作,可迁延数年或数十年。少数患者病情严重,脱发可累及整个头皮的终毛(全秃),甚至累及全身的被毛(普秃)。斑秃在我国的患病率为0.27%,国外研究显示,人群终生患病率约2%。由于斑秃影响容貌,尤其是全秃和普秃,对患者的心理健康和生活质量有很大的负面影响。

## 一、斑秃发病机制的探索

斑秃的病因和发病机制尚不完全清楚。自1760年Sauvages首次描述该病以来,关于其病因产生了多种不同的猜想和理论,最初认为其病因可能是感染或毒性物质的接触,后来出现了神经病理和内分泌紊乱的病因学说,到了20世纪60年代,自身免疫学说逐渐被广泛接受。目前认为斑秃的主要发病机制是在遗传易感的基础上,环境因素的触发下,个体发生针对生长期毛囊某些抗原发生的T淋巴细胞介导的自身免疫过程。

毛囊是一个免疫豁免器官,毛囊免疫豁免状态被破坏是发生斑秃的关键。毛囊隆突和毛球部上皮表达内源性免疫抑制因子如TGF-β、α-MSH、IDO、red/IK、IL-10、CGRP以及IGF-1等,同时MHC Ⅰ类分子表达低或缺失,对巨噬细胞和IFN-γ分泌形成抑制,从而维持毛囊的免疫耐受状态,使毛囊干细胞和毛球的毛母质细胞避免受到免疫炎症的损伤,保障毛发持续性生长和毛囊下部周期性的再生。当毛囊免疫豁免状态被破坏,引起炎症细胞浸润、细胞因子释放、细胞毒性T细胞作用,最后导致毛囊的破坏和毛发脱落。炎症的启动可能与一些非特异性刺激有关,如感染、微小创伤、神经炎症等,可以引起促炎症因子如IFN-γ和TNF-α等的释放,上调MHC Ⅰ类分子、NKG2D以及趋化因子CXCLs等的表达,引起免疫豁免状态的破坏,并引发和加重炎症。

斑秃是一个多基因病,其发病受到遗传易感性和环境因素的共同影响。研究显示,单卵双生患者发病的一致率为42%~55%,远大于异卵双生患者的10%。8.4%~25.0%的患者有阳性家族史。早期研究发现,斑秃与HLA-Ⅰ基因座存在关联,如HLA-B12和B18等。近年来的遗传学研究发现了更多的斑秃易感基因位点,如HLA-DQB1*03、HLA-DRA、HLA-DQA1、HLA-DQA2、HLA-DQB2、MICA、ULBP、Notch4、AIRE、CTLA4、Eos、Foxp3、PTPN22、MIF、IL-1RN、IL-1L1、IL-2/IL-21、IL-2RA、IL-4、IL-13、IL-16、IL-17RA、IL-18、MX1、ERBB3、PRDX5和STX17等。这些基因涉及炎症、天然免疫、获得性免疫、免疫细胞的转运和移动、细胞周期、脂肪代谢等多个方面,其在斑秃发生和发展中的作用还有待将来进一步的研究来明确。

众多的环境因素,包括精神应激、感染、疫苗接种以及维生素D等都可能与斑秃的发病相关,其相关机制还不清楚。

## 二、斑秃的临床表现、分型和分期

本病发生于任何年龄,以青壮年多见。典型表现为突然发生的圆形或椭圆形、直径1~10cm、数目不等、边界清楚的脱发区,患处皮肤光滑,无炎症,无鳞屑,无瘢痕。主要见于头发,也可累及胡须、眉毛、睫毛、阴毛、腋毛以及体毛。一般无明显自觉症状,大多在无意间发现,少数患者可有轻度头皮痒感或头皮紧绷感。部分患者可有指(趾)甲变化如甲点状凹陷、点状白甲和甲纵嵴等。部分斑秃患者可合并自身免疫/炎症性疾病如桥本甲状腺炎、红斑狼疮、特应性皮炎、白癜风等。

斑秃临床上可分为多个类型:①斑片型,可单发或多发,呈圆形或椭圆形,界限清楚,脱发斑面积小者易于恢复;②网状型,脱发斑多而密集,呈网状;③匐行型(ophiasis)即带状型,主要发生于发际线部位,常常治疗反应差;④中央型或反匐行型:即脱发以头顶为主,而发际线部位头发保留,与匐行型表现相反;⑤弥漫型,全头皮弥漫受累,多呈急性经过,一般不形成全秃,通常在旧发完全脱落前已经有新发生长,仔细检查可以发现其中有斑状脱发,急性者易于恢复;⑥全秃(alopecia totalis),所有头发均脱落;⑦普秃(alopecia universalis),全身所有毛发均脱落。

根据病情的进展情况,斑秃可分进展期(活动期)、稳定期(静止期)和恢复期三期。进展期:脱发斑扩大或数量增加,可有断发,脱发区边缘拉发试验(pull test)阳性,弥漫型斑秃患者则整个头部均可出现拉发试验阳性。稳定期:毛发脱落停止,拉发试验阴性,大多局限性斑秃数患者在3~4个月后进入恢复期。恢复期:脱发区有新生毛发长出,最初出现纤细、柔软、色浅的细发,逐渐增粗,颜色变深,最后可完全恢复正常。

## 三、斑秃严重程度的评估方法

斑秃的病情严重程度评估一般参考美国斑秃评估指南所推荐的SALT方法(Severity of Alopecia Tool),根据脱发面积占整个头部面积的比例(S)和头部以外体毛脱落的程度(B)及甲受累情况(N)来确定其严重程度。S代表头发脱落情况:S0为无头发脱落,S1为头发脱落<25%,S2为头发脱落25%~49%,S3为头发脱落50%~74%,S4为头发脱落75%~99%(S4a为头发脱落75%~95%,S4b为头发脱落96%~99%),S5为头发脱落100%;B代表头发以外体毛脱落情况:B0为头发以外无毛发脱落,B1为头发以外部分体毛脱落,B2为全身体毛全部脱落;N代表甲受累情况:N0为无甲受累,N1为部分甲受累,N1a为20甲营养不良(必须20甲全部受累)。一般认为脱发面积<25%为轻度,25%~49%为中度,≥50%为重度。

## 四、斑秃诊断方法的应用及鉴别诊断

### (一)组织病理学检查在斑秃诊断中的意义和局限性

过去认为组织病理学检查是多种皮肤疾病的诊断"金标准"。对斑秃来说,组织病理学检查在观察皮面以下的毛囊的数量、周期的改变,炎症浸润以及瘢痕形成的情况等方面有重要的意义,在鉴别斑秃与瘢痕性秃发中有重要价值。斑秃典型的组织病理学表现为毛球部周围炎症细胞浸润,可呈"蜂拥状",浸润细胞以淋巴细胞为主,可伴

有少量嗜酸性粒细胞和肥大细胞;不同病期炎症浸润程度不同,急性期炎症浸润较重,而慢性期炎症浸润不明显;斑秃皮损中生长期毛囊减少,退行期和休止期毛囊增多,并可见毛囊微小化。虽然组织病理学检查可为斑秃的诊断提供大量肉眼不可见的信息,但仍然存在诸多局限性,限制了其在临床中的应用,如多数患者对头皮活检接受度较低,头皮病理切片的技术难度较高,只能观察到取样局部单一部位的改变,无法用于全头皮检查评估和治疗随访。

### (二)斑秃诊断方法的新进展——皮肤镜的应用

随着皮肤科影像技术的发展和广泛应用,皮肤镜也开始被应用于毛发和头皮疾病的检查,此时也称为毛发镜。皮肤镜检查无创便捷、操作简单、易学易用并可检查全头皮所有部位,在斑秃的诊断、鉴别诊断和病情活动性评判中有重要价值,同时也被越来越广泛地应用于斑秃以及多种脱发疾病的诊断。

斑秃的皮肤镜特点包括:脱发区域毛囊开口完好存在,脱发区域可见感叹号样发、黑点征、黄点征、断发、锥形发(毛发近端逐渐变细)、毛干粗细不均、毳毛增多以及猪尾样发等。感叹号样发是斑秃的特异性皮肤镜表现。皮肤镜检查还可判断及监测斑秃的活动性,稳定期主要表现为黄点征,若出现黑点征、感叹号样发、锥形发、断发和毛干粗细不均等,则提示病情处于活动期。

### (三)斑秃的鉴别诊断

典型的斑秃根据临床表现和皮肤镜检查即可诊断,无需进行特殊检查。部分表现不典型的病例需要与拔毛癖、头癣、瘢痕性秃发、梅毒性脱发等进行鉴别。拔毛癖多见于儿童,常表现为斑片状脱发,但脱发区形状往往不规则,边缘不整齐,脱发区毛发并不完全脱落,可见大量牢固的断发,可问出存在拔毛行为史,皮肤镜下可见到黑点征、长短不一的断发、断发的断端卷曲或分叉。头癣也好发于儿童,除了斑片状脱发外,头皮有程度不等的红斑、鳞屑、结痂等炎症改变,断发中可检出真菌。瘢痕性秃发可由多种原因引起,常表现为局限性永久性的秃发,常常有炎症过程,脱发区域头皮可见萎缩、瘢痕或硬化,标志性的表现为毛囊开口消失,此时毛囊被彻底破坏,不能再生。梅毒

性脱发的皮肤镜表现及病理表现与斑秃相似,临床上多表现为虫蚀状的多发性小脱发斑,血清梅毒特异性抗体阳性,并可出现二期梅毒皮肤表现。

## 五、斑秃治疗的新理念和新进展

### (一)斑秃治疗的目标

斑秃无法彻底治愈,容易反复和加重,因此其治疗目标主要是控制病情进展、促使毛发再生、预防或减少复发,提高患者生活质量。治疗原则是早期干预,通过有效的治疗手段抗炎、诱导毛囊进入生长期,以达到毛发再生的目的,同时避免或减少药物副作用。治疗中应充分和患者沟通,权衡治疗获益和其副作用,对于单发型或脱发斑数目较少、面积小的患者可以考虑随访观察,或仅使用外用药;对于脱发面积大、进展快者,应早期积极治疗;对于久治不愈的全秃、普秃或匍行性斑秃患者,也可充分沟通后停止药物治疗,或使用假发、发片来改善外观。

### (二)斑秃临床表现与治疗的预后

斑秃的临床表现特征直接影响其疗效。临床研究发现,斑秃发病有"两极"现象,即早发病者,病情严重,病程长,多有家族史;而晚发病者,病情轻,病程短,多无家族史。临床分型与病情和病程也有密切关系,局限型和弥漫性斑秃,病程相对较短,对治疗敏感,且自愈率相对较高;而网状型和匍行性斑秃对治疗较为抵抗,全秃及普秃的治愈率更低。斑秃患者合并特应性疾病的概率大于正常人群,如哮喘、过敏性鼻炎和特应性皮炎等,合并特应性疾病的斑秃患者病情容易复发,对治疗较为抵抗。

### (三)斑秃目前常用治疗方法

1. **一般治疗** 去除可能的诱因,注意劳逸结合,避免精神紧张,缓解精神压力和心理负担。

2. **局部治疗** 单独外用激素的疗效尚存争议,一般认为其疗效与激素的效能、渗透性及病情的严重程度有关,多用于轻度斑秃及儿童斑秃患者,常用药物为卤米松乳膏或丙酸氯倍他索乳膏等;米诺地尔酊剂可促进皮肤充血、改善局部血液循环、促进毛发生长,一般每天外用2次,2~3个月可有毛发新生;曲安奈德混悬液或复方倍他米松注射液进行多点皮内注射,每3~4周1次,一般3~4次后可见效。

3. **系统药物治疗** 对急性期重度斑秃可口服泼尼松,每天15~30mg,数周后逐渐减量,维持数月,宜缓慢减量,减药过快或停药过快易致复发,应注意长期应用糖皮质激素的不良反应。

### (四)局部免疫疗法在重症斑秃中的应用

局部免疫疗法是使用接触致敏剂在斑秃皮损上诱发变态反应性接触性皮炎,可用于治疗病程长、其他治疗效果不佳的重型斑秃。接触致敏剂主要是二苯基环丙烯酮(DPCP)和方酸二丁酯(SADBE)两种。该疗法促使毛发再生的机制尚不清楚,推测可能通过引发以Th1为主的迟发变态反应,与斑秃原有的Th1反应竞争,造成细胞因子(如IFN-γ、IL-12)的表达下降,使Th2型细胞因子(如IL-4、IL-10)被动升高,从而恢复皮肤原有的、能够维持毛囊周期正常循环的Th1与Th2的平衡状态,使毛囊恢复正常的生长周期,达到治疗目的。该疗法治疗有效率为50%~60%。不良反应较多,主要为接触性皮炎、淋巴结肿大、色素沉着、发热和白癜风等,严重者需要停药。

### (五)外用强效激素封包治疗重症斑秃

儿童重症斑秃治疗困难,预后相对较差。使用系统性或局部注射糖皮质激素治疗的长期疗效并不理想,且不良反应较多,有影响生长发育的风险,故一般首选糖皮质激素和/或5%米诺地尔局部外用。然而局部外用糖皮质激素治疗斑秃的有效性尚存争议,其疗效主要影响因素为药物的强度及渗透性。封包治疗能显著提高外用药物的渗透性及持久性,能使药物达到更深的层次。有研究表明,外用强效激素(如卤米松)联合封包治疗治疗儿童重症斑秃,其有效率可达80%以上,不良反应多为局部表皮变薄、毛囊炎及非治疗部位多毛,无明显系统性不良反应。但该治疗不能改变患者的复发率,其复发率与发病年龄、脱发面积及病程等相关。

### (六)重症斑秃治疗的新进展——JAK抑制剂

JAK激酶是一类胞内非受体酪氨酸激酶家族,其通过与信号转导及转录激活蛋白(STAT)之间的相互作用在细胞因子受体信号通路中发挥着重要作用。JAK/STAT信号通路与多种炎症疾病的发病机制相关,包括斑秃。近年来,已有报道使用JAK抑制剂(如托法替尼、鲁索替尼和巴瑞克替尼等）治疗重症斑秃，获得了显著的疗效，32%~75% 的患者 SALT 评分改善可达 50% 以上。不良事件主要为轻度感染，尚无严重不良反应发生，但停药后 2~3 个月，仍可能复发。

目前的研究证据显示，JAK 抑制剂治疗斑秃（尤其是重症斑秃）非常具有前景，但其长期疗效及安全性上需要更多的研究数据才能明确。此外，已进入临床研究的 JAK 抑制剂的选择性较差，常对 JAK 家族的多个激酶都具有抑制作用，而斑秃皮损中仅存在 JAK3 高表达，因此选择性 JAK3 抑制剂药物和外用 JAK 抑制剂或将成为斑秃治疗中的重要研究方向。

（周 城）

# 第六节 甲 病

## 一、甲病研究的历史和发展

20 世纪 80 年代开始，甲病这一在皮肤病中长期被临床和基础研究忽略的领域，突然成为了诊治研究的热点。在我国，近十年也出现了类似的甲病诊治研究热。甲单位不再被认为是不能触碰或容易被忽略的附属物，大量研究者开始投入精力到甲的化学、生理学及甲的发生发展研究中。细胞生物学、电子显微镜、超声或其他大量高精尖的研究技术和方法应用于甲的研究中。遗传学家和儿科学家把甲作为先天性疾病和多种综合征的重要指标。内科医生把甲当做发现全身疾病的窗口。外科医生着手发展新的、高级的术式来修复先天性或获得性的甲损伤。各个学科的医生都可能对甲病产生关注，然而皮肤科医师由于独有的知识、训练和专业范围，比其他学科更适合专研甲病，提高甲病的诊断和治疗标准。而近年，全球有近百万美元的研究致力于寻找甲病的有效治疗方法。甲美容行业同样不能忽视，1988 年单在美国，美甲行业产值就达 15 亿美元，美甲沙龙遍布全球，而随之带来的医学问题也成为了研究热点。

## 二、甲的解剖、生理学与疾病的联系

### （一）甲的解剖

甲是透明状、中等硬度的椭圆形板状结构，其长轴在双手呈纵向，在双足则呈横向。甲的表面平坦且光滑。甲板（nail plate）几乎平行于皮肤表面，但陷入一个呈锐角的深大凹槽中，这个结构称为"甲袋"（像袋子一样将甲板装在其中），即近端或后端甲沟。与疾病联系：甲板的形态（甲肥厚，onychogryphosis）、颜色（甲母痣，nail matrix nevus）、厚度（甲扁平苔藓，nail lichen planus）都可以反映不同的疾病，另外，全身疾病还可以在甲板上表现出特征，帮助诊断。其中良性纵行黑甲（longitudinal melanonychia, LM）受到患者的重视，良性纵行黑甲指甲母质上色素细胞激活或增生造成甲板形成褐色或黑色的条带，皮肤镜下可以观察到甲板有规则、平行的纵行条纹，主要包括甲母痣、甲雀斑样痣（nail lentigo）、甲下细胞色素活化（nail melanocyte activation）。甲黑线和近端甲皱襞（nail fold）重合处，大概为色素灶在甲母质上的位置，可为手术前判断手术入路提供依据。甲黑线的宽度基本对应了在甲母质处色素灶的宽度。手术时，需要考虑到甲母质色素灶是大于或等于甲黑线宽度的。甲板横截面上，色素存在的层次，指示了色素灶在甲母质的前后位置。近端甲母质产生上层的甲板，远端甲母质产生下层的甲板。所以当观察横截面（用皮肤镜更利于观察）时，如果黑色存在于上层甲板，则甲的色素灶可能存在于近端甲母质，若黑素存在下层甲板，则甲的色素灶可能存在于远端甲母质。

两侧的甲沟（nail groove）形成甲的边缘，甲沟则由甲皱襞形成。与疾病联系：当甲板侧缘或远端长入附近的软组织，甲侧缘或远端游离缘刺入甲周皮肤组织（甲皱襞）时，可引起炎症反应和继发感染，形成局部红肿热痛、破溃、肉芽组织增生，导致甲嵌入更明显，进一步加重炎症的恶性循环，即嵌甲（ingrowing nail）。Heifitz 分级将嵌甲分为 3 级，1 级：甲周红肿，轻度水肿，有挤压痛。2 级：有感染和渗出。3 级：被嵌入处增生变厚，肉芽组织增生。在诸多嵌甲的影响因素中，甲板修剪不当，尤其修剪甲板两侧角过多过深最为常见。过度修剪使周围软组织失去甲板的支撑从而向失去甲板的部分生长靠拢。待甲板再次生长到原位置时，空间已被增生组织占据，进而插入组织，形成嵌甲。嵌甲需要与钳甲（pincer nail）区别，钳甲表现为甲嵌入甲周皮肤组织，但甲板横切面曲度大，甚至达到"Ω"型或闭合圆形，常伴有骨或关节的病变,保守治疗无效。嵌甲的治疗可以是保守治疗(1级、2级)和手术治疗(3级)。

由于甲下空气的存在,甲末端的可视部分拥有白色的游离缘。甲真皮带(onychodermal band)(或称甲角膜带,onychocorneal band)位于甲床远端边缘,颜色与甲床其他部分有明显差异,通常表现为1~1.5mm的横向深粉色(高加索白种人)或棕色(加勒比黑种人)条带,但也会因疾病或压力影响血供而发生颜色或形态的改变。甲真皮带是阻挡外来物质侵入甲床的坚固屏障。与疾病联系:甲真皮带可能因为各种原因消失,从而引起甲板与甲床分离。甲分离(onycholysis)又称甲脱离,指甲板从远端或远端两侧开始与其下或周围支撑结构(甲床、甲下皮、侧面甲皱)分离的现象。分离的边缘向近端延伸,与甲半月平行,形成半月形。甲床下进入空气可使患者已分离的甲板看起来呈白色;当分离的甲床角化过度,甲板和甲床之间形成角化物质堆积、继发真菌感染时,可使甲板外观呈黄色;继发铜绿假单胞杆菌感染后甲板外观可呈绿色。对指甲来说,引起甲分离的最主要原因是创伤、过度修剪、职业性的或者自发行为如用小棍或纸片剔甲下空隙等。甲分离可以根据严重程度分为五级,见表15-6-1。甲分离有多种病因,下面的诊断标准、鉴别诊断和治疗皆针对排除了各种已知病因的单纯性甲分离。

**表 15-6-1 单纯甲分离的严重程度分级**

| 严重程度 | 临床变现特点 |
| --- | --- |
| 第 I 级 | 早期,远端甲板从甲下皮开始分离 1~2mm |
| 第 II 级 | 甲板前 1/3 分离 |
| 第 III 级 | 甲板前 1/3~2/3 分离 |
| 第 IV 级 | 分离达到近端甲皱襞处及全甲分离 |
| 第 V 级 | 甲床及甲下皮角化,甲床消失 |

甲分离的治疗是一个难点,甲分离需要明确病因,并针对不同的病因治疗,而明确病因常常很难做到。

甲板背侧有特征性的纵脊,甲板腹侧也有一套互补的纵脊与之对应(在游离缘处这样的纵脊并不存在)。这使得甲板黏附于甲床之上,生长时向前延伸犹如在轨道上行进一样。与疾病联系:在拔甲时,需要将止血钳伸入甲板下。应从指甲远端伸向近端,避免在甲下左右移动,目的是尽量减少破坏甲板腹侧的纵脊,避免引起甲板和甲床分离。

近端甲皱襞是远端指/趾骨背侧表皮的延续。它的腹侧面构成了近端甲沟的顶部,并覆盖了大约0.5cm最薄且与甲母质粘连最疏松的甲板。甲小皮(cuticle)是甲皱襞的末端,与甲板表面紧密粘连,密封了近端甲沟的空间。侧面甲皱襞和近端甲皱襞相连,不少甲病会沿着这个连续的解剖学路径发展。与疾病联系:当甲小皮因为美甲、长时间浸泡等原因被破坏时,可出现近端甲沟炎。机械的或化学的微小创伤常常损害甲小皮,导致甲板和甲皱襞之间的屏障破坏,微生物、过敏原、刺激物可以突破屏障,造成炎症反应。分为急性甲沟炎和慢性甲沟炎。甲沟炎可由机械损伤(如嵌甲)、刺激物(如强酸强碱)、过敏(接触性皮炎)等原因引起。

甲母质覆盖近端甲沟的底面并在最近端向上反折覆盖近端甲沟顶部的1/4。近端甲沟顶部的其余3/4部分则延续成为甲上皮。甲母质向后下方延伸形成新月形结构,其深部位于末节指/趾骨上。与疾病联系:在大拇指新月形两末端的位置较手指更深,这能很好的解释在嵌甲治疗中未完全清除甲母质角时甲刺出现的原因。

甲半月(lunula)呈不透明的白色,有一个前凸的弧形边缘,刚好对应甲母质远端的边缘。甲半月在拇指非常明显,在其他手指可能消失或被表皮覆盖。甲母质的近端部分形成上1/3甲板,其远端部分则形成下2/3甲板。甲板厚度(手指约0.5~0.75mm,脚趾约1mm)与甲母质的长度成正比,取决于生发细胞的总量。然而,甲板的厚度在体力劳动者中似乎有所增加。通常甲母质的长度减少或正常甲母质的减少导致甲板变薄,这种现象可局限于甲的一个节段,这是由于甲母质细胞分化停止或减少导致的(如Beau lines)。与疾病联系:炎症性疾病累及甲母质可以引起甲板生成的异常,如Beau's线和脱甲症(onychomadesis)。Beau's线是甲暂时延缓或停止生长或者甲板角质沉积减少,造成甲板横向压迹或沟槽。常见但确切病因不明。目前认为近端甲皱襞的创伤包括反复挤压可以造成Beau's线,在严重全身疾病、高热、药物反应、大疱性皮肤病、严重心理应激时也可出现。当指甲生长被延缓 1~2 周以上时，Beau's 线深度逐渐加深，从而产生脱甲症。脱甲症临床可表现为甲板完全脱落，也可因为沟槽前旧甲未脱落，新生甲已萌出，造成新甲在旧甲下，旧甲近端与甲床分离在新甲之上的叠瓦状表现。小儿手足口疾病后也可形成 Beau's 线和脱甲症。

甲的血液循环是由两条沿着指（趾）分布的指（趾）动脉提供的，并在甲的远端和近端形成弓形分支。与疾病联系：内科疾病，如糖尿病、系统性红斑狼疮、皮肌炎都可以出现甲小皮等处末梢循环出现特殊性病变（见后皮肤镜在疾病的应用）。而甲下血管球瘤并不是血管瘤的一种，而是来源于血管球体的良性、血管性增生物。血管球瘤病因不明，可能与性别、年龄、创伤和遗传有关。有学者认为血管球体非常脆弱，遭受创伤后的异常增生可能是其发病原因。甲下血管球瘤占发生在手部的软组织肿瘤的 1%~5%，其中有 75% 都发生在甲下。主要的临床表现为甲下不易观察到的红色或蓝色结节。但当结节继续长大，影响甲板形成时，可出现甲抬高甚至甲裂，向下生长则可以压迫指骨，使指骨形成凹陷。最常见的自觉症状是甲下疼痛、压痛、敏感、遇冷疼痛加重。疼痛的原因不明，可能与局部空间有限，压力增高；释放肝素、组胺、5 羟色胺导致压力和温度敏感；过多无髓神经纤维进入瘤体等因素有关。

中间三指远节指骨背侧的感觉神经来源于掌侧侧支神经的细小的背侧分支。而背侧侧支神经的纵行分支则支配拇指及第五指的远节指（趾）骨。

## （二）甲的硬度

Forslind 等的生物物理学研究通过角蛋白纤维的超微结构解释了指甲的硬度。角蛋白纤维是主体，它垂直于甲的生长轴，并平行于甲表面。它们在偏光显微镜下呈现双折射。通过对暴露在 X 射线下的甲碎片进行衍射研究，支持了纤维排列提供甲板硬度的观点。

角蛋白纤维是通过胱氨酸分子的二硫键及甲板的横纵脊保持稳定的。双曲面能防止甲侧向翘曲。横向曲面是由于末端指/趾骨的形状和结缔组织背侧带纤维束固定在甲边缘上形成。纵向曲面可能是由于甲板细胞间生长速度的差异和/或甲板上层生长速率快于下层所形成的屈曲压力造成的。硬度也来源于甲板细胞之间的黏附、连接及两层细胞间典型的结构布局。甲板表层是由小细胞（2.2μm）构成的一种紧密压缩的细胞膜，且细胞之间的正常间隙呈现壶腹状膨胀。下层由大细胞（5.5μm）构成，细胞膜轮廓极不规则，且细胞间还有锚定点。与疾病联系：一些疾病在影响甲母质后，可以明显使甲板变薄，减少甲板的硬度，如甲扁平苔藓：甲扁平苔藓是累及甲单位的界面性皮炎，炎症累及甲母质时脆甲症（甲板纵行脊）最常见，还可以出现薄甲伴远端甲裂、凹点甲、色甲（红色甲半月、纵行甲黑线）、甲板萎缩、瘢痕形成（翼肉）。炎症累及甲床时则表现为红甲、黑色素沉着、甲床角化过度、甲分离。部分患者自诉瘙痒。组织病理检查可见真皮浅层带状淋巴细胞浸润、基底细胞液化变性、表皮角化过度、颗粒层增厚。甲扁平苔藓伴发皮肤黏膜病变者较少，这一点与银屑病不同，不能以皮肤黏膜的病变来帮助诊断，所以活检显得尤为重要。甲扁平苔藓的治疗是难点，可以使用糖皮质激素，至少 3 个月后评判疗效。可局部外用，皮损内注射，系统使用，但有报道称 5 年内复发率大于 40%。

## （三）甲板 pH 值

甲床表面 pH 值大约为 5，且脚趾甲显著高于手指甲。洗手后即刻，指甲表面 pH 值明显增高，由 $5.1 \pm 0.4$ 上升到 $5.3 \pm 0.5$。然而这种状态并不会持续存在，pH 值将在 20 分钟内恢复到洗手前水平。未洗手的指甲 pH 值存在性别差异，而洗手后的指甲则不受性别影响。甲板内部的 pH 值低于其表面。与疾病联系：在甲层裂、甲分离等患者治疗时，同时减少碱性洗涤剂使用，可以减轻症状。

## （四）渗透和屏障功能

很明显，通过甲使用药物时，其屏障功能便具有重要的现实意义。Burch 和 Winsor 使用一个简单的重量分析法测量不同皮肤区域水分通过离体指甲的扩散状况。观察的结果是，水分在甲的扩散速率类似于手掌和脚掌。

Spruit 通过让氮气通过甲板并测量气体所携带水分以测得活体指甲蒸气损失。指甲的蒸汽损失和指甲厚度之间成反比。

pH 值降低时，药物在载体内的溶解性增加，使其渗透能力增强。Baran 发现,一些抗真菌药物特别容易穿过甲屏障,并可作为跨甲运载系统。Hemidy 等提出一个新的羊蹄仿真模型,以研究体外抗真菌产品局部渗透入硬角蛋白的情况。目前已有关于局部使用药物后能很好分散到甲的研究发表。与疾病联系:甲病使用外用药物效果欠佳,其中一个重要原因就是甲板作为一个先天屏障阻碍药物达到靶区。增加甲板对药物的渗透可能会对外用药物治疗甲病产生革命性的改善,但目前研究有限。

### (五)指甲触觉

有人对 30 例健康人(平均年龄 23 岁)的300 个指头的指腹和甲板的触觉辨别及阈值进行了研究。该研究排除了美甲、外伤、神经缺陷、皮肤疾病及有上肢外伤史的对象。一致性检查用于寻找指腹和甲板两个部位触觉阈值的临床一致性。

人甲的静止两点辨别距离、运动两点辨别距离及甲感知阈值分别为 6.7mm、204mm、0.06g。而指腹的对应值分别为 2.4mm、2.2mm 及 0.01g。甲板静止两点辨别距离和阈值优于指腹,而两者的运动两点辨别距离基本一致。这项研究表明,触觉辨别及阈值能通过甲板进行测量,且运动两点辨别距离在甲板和相应指腹基本一致。它强调了甲板在指甲感觉功能中的重要性。这项研究中规范的研究数据有助于阐明甲外伤所造成的影响以及甲之于手功能的重要意义。

### (六)甲的生长与调节

甲的生长呈持续性,一般指甲生长速度约为每天 0.1mm,趾甲的生长速度是指甲的 1/3~1/2。故甲拔除后,指甲约 6 个月可恢复原来长度,而趾甲则需 12~18 个月。疾病、营养状况、环境和生活习惯的改变可影响甲的性状和生长速度。

从儿童到成人,甲的生长速度稳步增加,以后则随年龄的增长,生长速度逐渐减慢。甲的生长与气温有关,在北极每天生长 114μm,相同指甲在温带气候每天生长 119μm。甲白天的生长速度是夜间的 2 倍。疾病对甲的生长也有影响,严重感染时甲停止生长,患者康复后甲生长又重新开始。在疾病状态时,甲的生长往往缓慢,在甲板上形成横沟即 Beau's 线。神经对甲有营养作用,手指受伤去神经后甲的生长速度仅为正常时的一半,是由于去神经后引起血液供应变化还是直接影响对甲母质的营养尚不清楚。

甲的生长与营养有关,甲生长需要包括含硫氨基酸在内的氨基酸的不断供给,形成角蛋白。曾有报道口服明胶治疗脆甲症有效,这可能与明胶中含有丰富的甘氨酸有关。正常甲生长需要维生素 B、钙和磷酸离子。维生素 A 和 D 缺乏可引起脆甲。维生素 A 与角化有关,维生素 D 可能与甲母质细胞摄取钙有关。与疾病联系:内分泌因素对甲的生长有一定影响,其中影响最大的是甲状腺和甲状旁腺。甲状腺素是脊椎动物角化细胞增殖和生长所必需的,甲状腺功能亢进时甲增厚且有光泽,甲状腺功能减退时甲变薄、变脆。甲状旁腺的作用是维持血中钙和磷的水平,血浆中钙离子可影响甲母质细胞,甲状旁腺功能减退时甲变脆。人垂体功能减退时,甲变薄,拇指上甲半月消失,提示甲母质萎缩。雌激素和睾酮对甲生长也有影响,如许多妇女妊娠期甲生长加快,而性腺功能减退疾病患者,甲生长变慢。

### (七)甲的生理功能

甲作为一个重要的皮肤附属器,除了具有保护支持作用外,还具有协助完成一些精细感觉和动作的功能,另外其美容作用越来越受到重视。

**1. 保护支持作用** 甲板的远端超过末节指(趾)的远端,因此对其下的甲床和指(趾)骨起一定的保护、支持作用,防止指(趾)腹组织向背侧移动。

**2. 协助手指完成精细动作** 如捏持、解扣和搔抓等。

**3. 协助感受精细触觉** 指腹受压时有阻挡和反作用,增加了指腹的感觉强度。

**4. 美化装饰作用** 健康的指(趾)甲是人体美的重要组成部分。

此外,甲的性状有时可反映一个人的健康状况。甲性状的变化往往可提示某些疾病的存在。

## 三、甲病难点与进展

### (一)皮肤镜在甲病中的应用

甲病中使用皮肤镜最常用于色素性疾病,但实际上,目前皮肤镜已经用于几乎所有甲病,提供肉眼不能明辨的线索,以帮助诊断。皮肤镜可以观察甲单位可视的部分,但在术中皮肤镜观察中,还可以直接观察甲床及甲母质,大部分时候皮肤镜只是提供了比肉眼可见的临床表现更清楚的视野,但这已经可以大大帮助医师获得需要的信息。

**1. 皮肤镜观察近端甲皱襞的要点** 常常观察第3指或第4指的近端甲皱襞,而非拇指,因为拇指甲皱襞皮肤更厚,透明度更差。

**2. 系统性硬皮病** 皮肤镜下有三种硬皮病的近端甲皱襞征象:①早期,有限数量的大血管和少量微出血。②活跃期:较多大血管,常见微出血,毛细血管中度减少。③晚期:毛细血管显著减少,无血管区域扩大,分枝状或簇状血管产生。

**3. 皮肌炎** 75%皮肌炎患者可出现皮肤镜下近端甲皱襞表现,并可有多指同时出现病变。常见的表现为大血管形成、微出血、微血管祥变化。最具特征性的还是血管的扭曲和分枝状变。

**4. 化脓性肉芽肿** 化脓性肉芽肿皮肤镜下是血管表现。特征是红色病变伴奶白色幕,有规则的血管分布。下压使瘤体变白后可以看到静脉呈点状分布。

**5. 甲周疣** 体积小,用肉眼无法肯定诊断的甲周疣可以使用皮肤镜来帮助诊断。在皮肤镜下,疣可表现为边界清楚的角化过度,表面粗糙小丘疹。其表面可见黑色小点,对应真皮乳头层扩大的毛细血管。

**6. 甲黑线** 甲黑线在皮肤镜下的评估分三个步骤:第一,分辨甲颜色是否黑色素。一般黑素来源皮损呈褐色到黑色,色素在甲板之内,外来色素则伴有其他物质,一般没有条带状外观。第二,分辨色素来源皮损来源于甲母质色素细胞活化还是色素细胞增多。多指出现多为色素细胞活化,颜色表现为灰色规则条带。第三,皮损良性还是恶性。黑素瘤在皮肤镜下除了肉眼可见的

ABCDEF原则外,还有以下特点:条带的宽度大于甲板总宽度的2/3;表现为从灰到黑的不规则颜色;甲的破坏。

**7. 甲分离** 甲分离在皮肤镜下的表现因病因而不同。外伤性甲分离表现为甲板甲床分离线规则、对称、平滑,周围可伴正常的淡红色甲床,不伴角化过度。银屑病引起的甲分离可以表现为甲分离线周围发红和亮黄色边缘。远端甲真菌病的甲分离因为发生在甲床角质层和真皮连接处的"铁轨"结构中,所以分离线表现为锯齿状。

**(二)甲银屑病与甲真菌病的鉴别**

累及甲的银屑病占银屑病患者的50%~78%,而80%~90%的银屑病患者一生中会累及甲1次以上。甲银屑病表现多样,病变累及甲母质尖端(最近端)时可造成甲板上形成甲凹点;中段甲母质受累可产生白甲;全甲受累可以形成红色甲半月和严重甲毁损;甲床受累可形成三文鱼斑(油斑)、甲下角化过度和裂片状出血;远端甲床和甲下皮受累则产生甲分离;影响近端甲皱襞时可产生甲沟炎。进展期甲半月可出现红点(扩张增生毛细血管)。累及面越广泛,甲破坏越重。脓疱型银屑病甲病变可表现为甲下黄色斑点,连续性肢端皮炎的甲则可以出现进行性甲破坏,直到甲消失。少数患者仅有甲银屑病而无皮肤表现,容易造成诊断困难。仅有甲银屑病和指关节肿胀,是关节型银屑病早期诊断的线索。甲银屑病(nail psoriasis)可以严重影响患者生活质量,影响职业和其他社会活动。甲真菌病(onychomycosis):真菌镜检、培养、荧光镜检可帮助区分甲真菌病。甲真菌病病理检查可能会出现和甲银屑病相似的镜下表现,可予PAS染色以区分。临床鉴别如下表(表15-6-2)。

表 15-6-2 甲银屑病和甲真菌病的鉴别要点

| 病名 | 发病率 | 过程 | 体征 | 凹点 | 甲分离 | 甲异色 | 孢子和菌丝 | 身体其他部位皮疹 | 创伤 |
|---|---|---|---|---|---|---|---|---|---|
| 甲银屑病 | 高,为常见皮肤病的甲累及 | 慢性,常常反复 | 因受累解剖结构不一而异 | 常见,大小和形状一致 | 常见 | 无异色到黄色 | 可查见少量孢子 | 常见 | 可引出Koebner现象 |
| 甲真菌病 | 非常高,占甲病的30%~40% | 慢性,病情进展 | 因甲真菌病分型和病原不一而异 | 少见,不规则 | 常见 | 黄色到褐色 | 常见孢子、菌丝 | 常伴手足癣 | 甲真菌病的常见诱发因素 |

### （三）甲银屑病的治疗新进展

甲银屑病近年的新进展主要表现在生物制剂的应用上。这些生物制剂主要针对肿瘤坏死因子 -α、白介素 -17 和白介素 -12/23。和皮肤比起来，指甲银屑病接受生物制剂治疗起效较慢，但在 12 周左右的治疗后，大都可以取得显著的疗效。但目前尚不清楚哪一种生物制剂最适用于甲银屑病的治疗。阿达木单抗是目前 FDA 唯一批准用于甲银屑病治疗的生物制剂。阿普斯特是一种小分子磷酸二酯酶抑制剂，一个随机对照试验表明该药每天 2 次，1 次 30mg 服用 16 周，有 33.3% 的患者甲银屑病严重指数（nail psoriasis severity index，NAPSI）可改善 50%，而空白对照为 14.9%。使用到 32 周时，治愈率可达到 45.2%。托法替尼是口服的 JAK 激酶抑制剂，可以改善中重度斑块型银屑病，同时可用于甲银屑病治疗。在一个研究中，每天使用 5mg、10mg 和空白对照的对比中，使用 16 周时，NAPSI 改善 50% 的比例分别为 32.8%、44.2% 和 12.0%。NAPSI 改善 100% 的比率为 10.3%、18.2% 和 5.1%，说明口服托法替尼可成为甲银屑病的有效治疗手段。

### （四）美甲带来的接触性过敏和刺激反应

美甲产品对甲健康的影响常常被低估，在美甲沙龙越来越多，美甲越来越普遍的情况下，美甲对甲健康的影响越来越明显。比如发生在甲的甲银屑病样过敏性皮炎特点是多个指甲发生甲分离和甲下角化过度。这类病变常发生在甲油胶的美甲项目后，有时伴发皮肤的银屑病样皮损。这类患者应做针对丙烯酸酯的斑贴试验。这类皮损虽然很像银屑病，但是过敏性的皮炎在系统使用激素和外用激素后可迅速缓解。内翻性甲胬肉，是甲下皮和甲板腹侧的异常粘连。近日的一项报道说明，一组 17 名发生内翻性胬肉的妇女全部有 2~5 年的甲油胶美甲经历，其中 9 名患者在美甲过程中使用 UVA 灯和 LED 灯。在停用甲油胶，只用简单指甲油后，甲病便获得改善。

### （五）脆甲症的生物素治疗

甲脆性增加几乎只出现在手指甲，可以是先天性的，也可以是后天各种因素对已生成甲板的破坏（如创伤、皮肤疾病、全身疾病、营养缺失、药物作用等）。先天性脆甲症的指甲缺少细胞间粘合物质，蛋白和脂质的结构和排列方向异常，以及角蛋白纤维排列异常。这些变化会导致甲板分裂、剥脱、破碎、变软和失去弹性。可影响甲脆性的因素有：潮湿的工作环境、微小创伤、过度美甲等。目前认为，甲的水含量低于 16%，脂质含量低于 5% 可产生脆甲。

生物素治疗脆甲症证据并不确切，但还是广泛被应用。生物素治疗中可能会影响激素检查和肌钙蛋白等心脏健康指标检查结果，所以可能造成严重疾病的误诊。最近的一个研究表明，25 名有脆甲症的女性在服用了生物活性胶原蛋白肽后改善了脆甲的情况，减少了脆甲发生的概率。甲润肤霜比如凡士林、绵羊油，甲保湿霜如甘油、丙二醇有利于甲板提高水分。果酸和尿素也可以使甲板结合水的能力增加。最近有报道称羟丙基壳聚糖甲涂膜用于脆甲症可以改善指甲结构和脆裂的表面，特别是水溶性羟丙基壳聚糖。

### （六）剥甲癖和剥甲周癖的新认识

剥甲癖和剥甲周癖（onychotillomania）是常并发于抑郁症、焦虑症、妄想症及强迫症患者，表现为一种不可抗拒的摩擦、撕扯甲和甲周皮肤的习惯。常见，但不易诊断，因其常常与其他很多甲疾病表现相像。儿童和青少年常见，但也可起始于或持续到成人，常有社交自卑感。甲缘逆剥也许是剥甲癖和剥甲周癖出现的始动因素。常见的临床表现有甲小皮消失、甲下出血、甲皱襞红斑、大甲半月等。剥甲癖一个特征性的表现是中线上纵行沟，沟由平行的横行小沟构成，称为甲中线萎缩。近日有研究将甲的波浪形、甲下出血和甲床的灰色色素沉着作为剃甲癖的诊断标准。甲面的波浪线可以是反复创伤造成的。这里的甲下出血不同于碎片状出血为纵行的小片段形状，咬甲癖（nail biting）的出血可以为不规则形或片状。灰色则来源于创炎症后的色素细胞活化。治疗包括了乙酰半胱氨酸每天 1 200~2 400mg、封包指甲、氰基丙烯酸盐黏合剂粘连加上行为习惯的改变。

### （七）粗面甲的新疗法

粗面甲（trachyonychia）表现为脆性增加的变薄甲板，上有纵脊，常常伴发斑秃。该病变大多可以自愈，但病变严重时，患者仍会寻求治疗。一般的保守治疗，如局部糖皮质激素、环孢素、维 A 酸等治疗效果并不好。近日的研究，有研究者使用阿利维A酸治疗成人特发性难治性粗面甲,在第1、3、6个月时的有效率分别为74.3%(123/210)、98.1%(206/210)和99.2%(119/120)。另外有研究使用托法替尼治疗斑秃,并同时有粗面甲表现。15例患者中的11例(73.3%)粗面甲在斑秃治愈后开始出现好转。但目前尚无口服托法替尼对粗面甲治疗的长期随访研究,但由于托法替尼在治疗粗面甲时常会发生停药后复发,目前认为将托法替尼应用在斑秃、粗面甲这类良性病变上过于激进。

### (八)目前甲研究存在的问题及今后的研究方向

**1. 关于甲基础研究数量少** 对甲生成、甲母质细胞、甲干细胞皆未研究清楚,这些是甲病发生发展、新治疗方法研究的基础。

**2. 病因及发病机制** 目前对大多数甲病来说,国内外尚缺乏大规模流行病学调查研究。从文献检索来看,国内外的研究主要集中在先天性甲病的遗传学和发病相关基因的定位。在发病机制方面,还缺乏对专病的深入系统研究。

**3. 临床表现及诊断** 国内有关甲病的文献主要是一些病例个案或家系报道。其中报道最多的是先天性或遗传性甲病和综合征。

**4. 治疗** 关于疗效的分析多局限于经验性治疗,仍然缺乏大样本随机对照试验研究。

(薛斯亮 蒋献)

## 参 考 文 献

[1] Goulden V, Stables GI, Cunliffe WJ. Prevalence of facial acne in adults. J Am AcadDermatol, 1999, 41(4): 577–580.

[2] Makrantonaki E, Ganceviciene R, Zouboulis C. An update on the role of the sebaceous gland in the pathogenesis of acne. Dermatoendocrinol, 2011, 3(1): 41–49.

[3] Jeremy AH, Holland DB, Roberts SG, et al. Inflammatory events are involved in acne lesion initiation. J Invest Dermatol, 2003, 121(1): 20–27.

[4] O'Neill AM, Gallo RL. Host–microbiome interactions and recent progress into understanding the biology of acne vulgaris. Microbiome, 2018, 6(1): 177.

[5] Fitz–Gibbon S, Tomida S, Chiu BH, et al. Propionibacterium acnes strain populations in the human skin microbiome associated with acne. J. Invest, Dermatol, 2013, 133(9): 2152–2160.

[6] Gollnick HP, Bettoli V, Lambert J, et al. A consensus-based practical and daily guide for the treatment of acne patients. Journal of the European Academy of Dermatology and Venereology, 2016, 30(9): 1480–1490.

[7] 中国痤疮治疗指南专家组. 中国痤疮治疗指南(2014修订版). 临床皮肤科杂志, 2015, 44(01): 52–57.

[8] Zaenglein AL. Acne Vulgaris. The New England journal of medicine, 2018, 379: 1343–1352.

[9] Gold LM, Draelos ZD. New and Emerging Treatments for Rosacea. Am J Clin Dermatol, 2015, 16(6): 457–461.

[10] Ahn CS, Huang WW. Rosacea Pathogenesis. Dermatol Clin, 2018, 36(2): 81–86.

[11] Holmes AD, Steinhoff M. Integrative concepts of rosacea pathophysiology, clinical presentation and new therapeutics. Exp Dermatol, 2017, 26(8): 659–667.

[12] Buhl T, Sulk M, Nowak P, et al. Morphological Characterization of Inflammatory Infiltrate in RosaceaReveals Activation of Th1/Th17 Pathways. J Invest Dermatol, 2015, 135(9): 2198–2208.

[13] 中国医师协会皮肤科医师分会皮肤美容亚专业委员会. 中国玫瑰痤疮诊疗专家共识(2016). 中华皮肤科杂志, 2017, 50(3): 156–161.

[14] 郝飞, 宋志强. 提高对玫瑰痤疮的认识水平. 中华皮肤科杂志, 2017, 50(3): 153–155.

[15] 许阳, 骆丹. 中外玫瑰痤疮治疗指南与共识解读. 中华皮肤科杂志, 2018, 51(11): 836–839.

[16] 王孝盼, 刘娜, 郑捷. LL37在玫瑰痤疮的研究进展. 中华皮肤科杂志, 2018, 51(10): 774–775.

[17] 李吉, 谢红付. 玫瑰痤疮的定义及分型. 皮肤病与性病, 2017, 39(2): 89–90.

[18] 郝飞, 宋志强. 玫瑰痤疮的治疗进展. 皮肤病与性病, 2017, 39(1): 18–19.

[19] Borda LJ, Perper M, Keri JE. Treatment of seborrheic dermatitis: a comprehensive review. J Dermatolog Treat, 2019, 30(2): 158–169.

[20] Karakadze MA, Hirt PA, Wikramanayake TC. The genetic basis of seborrhoeic dermatitis: a review. J Eur Acad Dermatol Venereol, 2018, 32(4): 529–536.

[21] Gupta AK, Versteeg SG. Topical Treatment of Facial

Seborrheic Dermatitis：A Systematic Review. Am J Clin Dermatol, 2017, 18（2）：193-213.

［22］ Clark GW, Pope SM, Jaboori KA. Diagnosis and treatment of seborrheic dermatitis. Am Fam Physician, 2015, 91（3）：185-190.

［23］ Wang TL, Zhou C, Shen YW, et al. Prevalence of androgenetic alopecia in China：a community-based study in six cities. The British journal of dermatology, 2010, 162：843-847.

［24］ 中华医学会皮肤性病学分会毛发学组. 中国雄激素性秃发诊疗指南. 临床皮肤科杂志, 2014, 43：58-62.

［25］ Rajabi F, Drake LA, Senna MM, et al. Alopecia areata：a review of disease pathogenesis. Br J Dermatol, 2018, 179：1033-1048.

［26］ 杨淑霞. 斑秃发病机制的研究进展. 中国医学文摘（皮肤科学）, 2016, 33：465-70+7.

［27］ Waskiel A, Rakowska A, Sikora M, et al. Trichoscopy of alopecia areata：An update. J Dermatol, 2018, 45：692-700.

［28］ 詹济滂, 叶艳婷, 薛紫, 等. 二苯环丙烯酮局部免疫治疗难治性斑秃的疗效分析. 中山大学学报（医学版）, 2018, 39：693-701.

［29］ Strazzulla LC, Wang EHC, Avila L, et al. Alopecia areata：An appraisal of new treatment approaches and overview of current therapies. J Am Acad Dermatol, 2018, 78：15-24.

［30］ Peloquin L, Castelo-Soccio L. Alopecia Areata：An Update on Treatment Options for Children. Paediatr Drugs, 2017, 19：411-422.

［31］ 曹慧, 杨雨清, 李水凤, 等. 强效糖皮质激素局部封包法治疗儿童斑秃疗效观察. 临床皮肤科杂志, 2015, 44：647-651.

［32］ Robert B, David B, Mark H, et al. Baran & Dawber's Diseases of the Nails and their Management. 5th ed. Hoboken, NJ：Wiley-Blackwell, 2019.

［33］ Davia JL, Bel PH, Ninet VZ, et al. Onychomadesis outbreak in Valencia, Spain associated with hand, foot, and mouth disease caused by enteroviruses. Pediatric Dermatology, 2011, 28：1-5.

［34］ Sanli H, Arat M, Oskay T, et al. Evaluation of nail involvement in patients with chronic cutaneous graft versus host disease：a single-center study from Turkey. Int J Dermatol, 2004, 43：176-180.

# 第十六章 色素性皮肤病

皮肤的颜色主要由4种生物色素组成,包括黑素细胞(melanocyte)内合成的黑素(melanin,黑褐色)、氧合血红蛋白(oxidized hemoglobin,红色)、还原血红蛋白(reduced hemoglobin,蓝色)、胡萝卜素(carotin,黄色)。其中影响皮肤色泽最主要的因素是黑素含量。黑素母细胞移行与分化、黑素细胞数目、酪氨酸酶活性、黑素合成、转运或降解过程中任何环节发生异常均会引起黑素含量的改变,从而引起皮肤颜色异常即色素性皮肤病。根据临床表现,色素性皮肤病又分为色素增加性皮肤病和色素减退性皮肤病,本章主要介绍两个最常见、最影响患者身心健康的色素病:白癜风和黄褐斑。

(杜 娟)

## 第一节 白 癜 风

白癜风(vitiligo)是后天获得性色素脱失性皮肤病,以表皮黑素细胞缺失而出现皮肤和黏膜色素脱失性白斑为特征,世界范围内患病率0.5%~2%,我国患病率约0.56%,近年来患病率呈现上升趋势。本病男女比例相当,各个年龄、部位均可发生,尤其是头面部等暴露部位,严重影响美观,给患者心理健康和生活质量造成严重影响。

### 一、白癜风的病因及发病机制的研究进展

白癜风是多因性疾病,其发病机制包括遗传、自身免疫、黑素细胞自毁等经典的学说,近年来也提出了氧化应激、环境刺激等新的学说,这些学说彼此关联、相互作用。

#### (一)遗传因素

白癜风的发病具有家族聚集性,患者亲属患病率国外报道为18.75%~40%,国内为3%~12%,显著高于一般人群,提示遗传因素在白癜风发病中发挥一定作用。其遗传模式并不遵守孟德尔遗传规律,而是多基因导致的复杂疾病。大规模的全基因组关联分析(genome-wide association study, GWAS)已经发现了约50个与白癜风相关的基因位点,不同种族人群有所差异。这些基因主要编码三类蛋白:①编码免疫调节的蛋白,如PTPN22、PTPRC、IFIH1、CTLA4、FOXP1、CD80、HLA-A、SL、HLA-DRB1/DQA1、CPVL、SLA等。②编码细胞凋亡的相关蛋白,如 RERE、FASLG、BACH2、NEK6等。③编码调节黑素细胞功能的蛋白,如 IRF4、TYR、PMEL、OCA2-HERC2、MC1R、RALY-ASIP 等。

#### (二)自身免疫机制

自身免疫学说是最经典也是最公认的主要机制之一。大量证据表明,白癜风与自身免疫相关:白癜风患者常常合并自身免疫性甲状腺疾病、1型糖尿病、恶性贫血、系统性红斑狼疮等,白癜风患者的亲属患自身免疫病的概率也明显增加;激素和局部免疫抑制剂能有效治疗白癜风;GWAS鉴定的大多数白癜风易感位点均编码免疫调节蛋白;白癜风患者的血清中可以检测到抗黑素细胞抗体、抗酪氨酸酶抗体,其水平与病情活动相关;进展期外周血及皮损处均可检测到 CD8⁺ 细胞毒性 T 细胞(cytotoxic lymphocyte, CTL)。

目前认为,白癜风发病的免疫学机制以细胞免疫为主,固有免疫和适应性免疫均有参与。适应性免疫在其中发挥更主要作用,除了 CD8⁺ 细胞毒性 T 细胞,近年来一些新的 T 细胞亚群也被证实参与了白癜风的发病,如调节性 T 细胞、记忆性 T 细胞等等,这些研究给经典的免疫学机制增添了新的内容。

1. **固有免疫(innate immunity)** 白癜风患者机体微环境中,固有免疫应答处于异常活跃

状态。自然杀伤细胞（natural killer cell，NK）聚集并产生大量炎性蛋白及细胞因子，如热休克蛋白70（heat shock protein 70，HSP70）、白介素 1β（interleukin 1β，IL-1β）、IL-6、IL-8 等。最新研究证实，在 HSP 分子中，可溶性 HSP70 功能独特，在小鼠模型中 HSP70 可以诱导炎症性树突状细胞，后者将黑素细胞特异性抗原递呈至 T 细胞，激发适应性细胞免疫应答，这使得 HSP70 成为固有免疫和适应性免疫之间的桥梁。

**2. 适应性免疫（adaptive immunity）** 目前已经证实，CTL 是造成黑素细胞损伤的"元凶"。Van 等的研究显示，CTL 能被黑素细胞特异性抗原 PMEL（premelanosome protein）、MART-1（melanoma antigen recognized by T cell，MART-1）激活。从白癜风皮损边缘分离 CTL 和同源的非皮损区皮肤共同孵育，发现这些 CTL 迁移至正常皮肤的表真皮交界处，并能诱导非皮损区表皮黑素细胞的凋亡，去除 CTL 能避免黑素细胞的死亡，这个研究给 CTL 是导致黑素细胞毁损的效应细胞提供了直接的证据。肿瘤坏死因子-α（tumor necrosis factor，TNF-α）和 γ 干扰素（interferon-γ，IFN-γ）是 CD8$^+$ T 细胞分泌的主要细胞因子。白癜风患者的皮肤及血液中两者的水平均明显上升，但是 TNF-α 拮抗剂对白癜风并无明显疗效，说明 TNF-α 在白癜风发病中的作用有限。目前已证实，IFN-γ 在白癜风发病中发挥重要作用：IFN-γ 通过与角质形成细胞（keratinocyte，KC）上的受体结合，激活 KC 上的 JAK（Janus kinase），JAK 二聚体化后被激活，使其下游的 STAT（signal transducers and activators of transcription）磷酸化，磷酸化的 STAT 进入细胞核引起 CXCL9、10［chemokine（C-X-C motif）ligand 9、10］基因的转录，进一步产生趋化因子 CXCL9 和 CXCL10，血管中的 CD8$^+$ 细胞毒性 T 细胞受到 CXCL9、CXCL10 的趋化，迁移至表真皮交界处，对黑素细胞产生特异性杀伤作用，从而导致白癜风的发生。

近年来发现，除了 CTL 外，记忆性 T 细胞在白癜风的发病中发挥重要作用。临床发现，约 40% 的患者在白癜风治愈后一年之内复发，局部免疫抑制维持治疗可以大大降低白癜风的复发，提示白癜风患者体内部分 T 细胞具有"记忆"功

能，当相同的抗原刺激出现时，这些记忆性 T 细胞会被再次激活，重新成为效应性 T 细胞，发挥细胞毒性作用。Boniface 等的研究显示，白癜风皮损边缘正常皮肤富含 CD8$^+$ 常驻记忆性 T 细胞（resident memory T cell，Trm），这些细胞表达 CD69 和 CD103，并能产生 IFN-γ。Richmond 等 2018 年报道白癜风鼠的皮损中既有常驻记忆性 T 细胞，也有循环记忆性 T 细胞（recirculating memory T cell，Tcm），这两种记忆性 T 细胞均能识别黑素细胞抗原，并产生 IFN-γ、CXCL9 和 CXCL10。使用芬戈莫德（Fingolimod，FTY720）阻断 Tcm 向皮肤聚集或者用低剂量 Thy1.1 抗体去除 Tcm，可以逆转白癜风的发生，提示 Trm 和 Tcm 相互作用导致白癜风的发生。该研究组进一步发现，白癜风皮损处记忆性 T 细胞表面表达白介素 15 的受体 CD122，阻断 CD122 可以逆转小鼠白癜风的发生，这也有望成为白癜风治疗新的靶点。

调节性 T 细胞（regulatory T cell，Treg）是具有负调节机体免疫反应的淋巴细胞，Treg 的功能丧失与白癜风的发生相关。白癜风发病早期和进展期白癜风患者外周血中 Treg 数量明显低于正常人，皮损周边的 Treg 也明显降低。Chatterjee 等选用 H3TA2 小鼠进行实验，这种小鼠能自发性的产生白癜风，他们给 H3TA2 小鼠注射 Treg 后，可阻止白癜风的发生。CCL22（C-C motif chemokine ligand 22）是与 Treg 对应的趋化因子，在白癜风皮损中 CCL22 表达明显降低，反之，过表达 CCL22 可以恢复表皮中 Treg 的数量并抑制白癜风的发生。因此注射 Treg、CCL22 外用制剂可能是白癜风治疗的新方法。

**（三）氧化应激机制**

机体在外界刺激下会产生活性氧簇（reactive oxygen species，ROS），ROS 的产生和清除处于动态平衡。如果 ROS 产生增多和／或机体清除 ROS 能力的下降，机体就会出现氧化应激（oxidative stress，OS）。过氧化氢（hydrogen peroxide，$H_2O_2$）是 ROS 中最稳定的一种形式，且扩散能力很强，能够透过膜，也是引发氧化损伤最主要的 ROS 形式。氧化应激参与白癜风发病最直接、有力的证据是白癜风患者皮损区较非皮损区 ROS 水平显著升高。过量蓄积的 ROS 会对黑素合成、细胞增殖／分化／凋亡及免疫反应等一系列生理过程造

成影响。ROS 会造成细胞 DNA 损伤、蛋白氧化断裂、脂质过氧化，$H_2O_2$ 可以使二氢蝶啶还原酶失活，影响黑素的合成。氧化应激时，线粒体最为敏感，最先受到攻击，ROS 可以直接损伤线粒体 DNA 和相关酶，先导致线粒体凋亡，如不及时清除，会产生链式反应进一步引起细胞凋亡。

近年来的研究显示，氧化应激除了对黑素细胞造成损伤外，对角质形成细胞也会造成损伤。Li 等 2018 年的研究显示，氧化损伤的 KC 会释放趋化因子 CXCL16，后者趋化 $CXCR6^+CD8^+$ T 细胞到达皮损处导致皮损处免疫损伤，该研究提示趋化因子可能是氧化应激和自身免疫之间的桥梁。

### （四）化学因素

早在 1939 年就有报道皮革厂工人在接触一种橡胶手套后皮肤出现白斑，后来证实是由于橡胶手套中存在一种酚类物质莫诺本宗（monobenzone，MBEH），人们把这种类型的白斑称作"化学性白斑"。此后陆续有些结构相似的化学物质如杜鹃醇（rhododendrol）、4- 叔丁基邻苯二酚（4-tert-butyl catechol，4-TBC）、4- 叔丁基吡啶（4-tert-butyl pyridine，4-TBP）等被证实会引发皮肤白斑，这些物质大多存在于橡胶制品、染发剂等生活用品中。除了接触部位，非接触部位也可发生类似白斑，这些白斑在临床特点和组织病理上白癜风完全一样，目前已将这一部分白斑定义为"化学性白癜风"。化学性白癜风的机制主要包括：酚类物质结构与黑素合成的限速酶酪氨酸酶相似，可以竞争性的抑制酪氨酸酶的活性，抑制黑素合成；诱导黑素细胞产生热休克蛋白 70（heat shock protein70，HSP70），HSP70 进一步激活树突状细胞，对黑素细胞造成损伤；这些化学物也可以引起黑素细胞内 ROS 水平升高，激发细胞内"未折叠蛋白反应"（unfolded protein reaction，UPR），细胞内质网应激蛋白 XBP1（X box binding protein，XBP1）水平升高，进一步诱导 IL-6 和 IL-8 水平升高，从而激活固有免疫系统。

如上所述，白癜风的发病机制众说纷纭，每种机制都有一定的依据和片面性，不同的机制之间也存在相互关联。目前认为本病是在遗传背景下，免疫异常、氧化损伤、环境等因素共同作用，导致表皮黑素细胞破坏并消失，最终导致皮肤白斑的发生。

## 二、白癜风的临床表现和诊断

白癜风可发生于任何年龄段，高发于 10~30 岁。皮损为一片或数片色素减退斑，大小形态不一，可为圆形、椭圆形或不规则状，白斑处毛发亦可受累，通常无自觉症状。白斑可发生于身体任何部位皮肤及黏膜区域，通常光暴露和摩擦部位（如手背、指关节、腰部、褶皱部位）更易发生。白癜风的起病通常隐匿，春夏季日晒后易发病或加重。

### （一）病情分期

根据病情活动白癜风临床可分为两期：进展期和稳定期。进展期白斑通常缓慢或快速扩大，边缘模糊，白斑数目增加。压力、外伤或摩擦等可加速白斑的扩展，称为同形反应阳性。近年来更强调炎性白癜风（白斑有高起的红色边缘，可有瘙痒，图 16-1-1、图 16-1-2）、三色白癜风（指在白斑与正常肤色之间的一条宽窄不一而色泽均一的褐色中间带）和碎纸屑样白斑（正常皮肤或白斑边缘细小的、不连续的点状色素脱失斑，图 16-1-3、图 16-1-4）作为进展期的重要特征。VIDA（vitiligo disease activity）评分常用于评判疾病活动：最近 6 周内出现新皮损或原皮损扩大，+4；最近 3 月内出现新皮损或原皮损扩大，+3；最近 6 月内出现新皮损或原皮损扩大，+2；最近 1 年内出现新皮损或原皮损扩大，+1；至少 1 年内稳定，0；至少 1 年内稳定且有自发色素再生，–1。根据新皮损或原皮损扩大出现时间，总分 >1 分即为进展期，≥4 分为快速进展期。Wood 灯可用于辅助判定病期，皮损颜色呈灰白色，边界欠清，

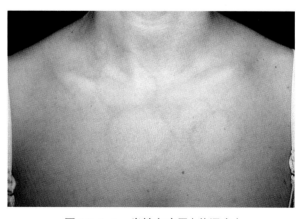

**图 16-1-1　炎性白癜风（普通光）**

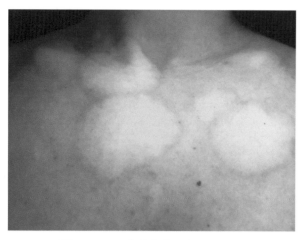

图 16-1-2 炎性白癜风（Wood 灯）

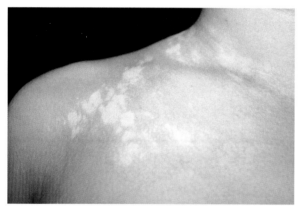

图 16-1-3 纸屑样白斑（普通光）

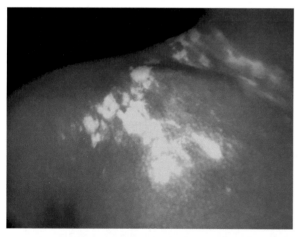

图 16-1-4 纸屑样白斑（Wood 灯）

Wood 灯下皮损面积大于目测面积，提示为进展期。相应的，当白斑停止扩展，边缘清晰或色素沉着时提示疾病进入稳定期。此时，VIDA 积分为 0 分；同形反应为阴性；Wood 灯下皮损面积等同于目测面积。近年来，皮肤镜和皮肤 CT 也被用于判定白癜风分期，但尚无统一结论。

## （二）严重程度分级

白癜风严重程度一般可依据面积大小分级：1 级为轻度，白斑面积 <1%；2 级为中度，白斑面积 1%~5%；3 级为中重度，白斑面积 6%~50%；4 级为重度，白斑面积 >50%（1 个手掌面积约为体表面积的 1%）。白癜风面积评分指数（vitiligo area scoring index，VASI）也常用于衡量皮损面积，VASI= Σ（身体各部占手掌单元数）× 该区域色素脱失所占百分比；而白癜风欧洲工作组的量化评分标准（Vitiligo European Task Force assessment，VETFa）则综合了白癜风的范围、阶段和进展三方面指标作出评价。

## （三）疾病分型

中国中西医结合学会皮肤性病专业委员会色素病学组发表了《白癜风诊疗共识（2018 版）》，将白癜风分为节段型、非节段型、混合型及未定类型白癜风。节段型（segmental vitiligo）指沿某一皮神经节段分布的单侧不对称白癜风，白斑不超过中线，少数可双侧多节段分布，占白癜风患者的 5%~16%，儿童此型发病率较高。非节段（寻常）型（non-segmental vitiligo，vitiligo vulgaris）包括散发型、泛发型、面颈型、肢端型和黏膜型。其中散发型指白斑≥2 片，面积 <50%；泛发型为白斑面积 >50%；面颈型、肢端型及黏膜型均可发展为泛发型。混合型白癜风是 1~2 年内出现节段型与非节段型并存。未定类型（原局限型）指单片皮损，面积为 <1%，就诊时尚不能确定为节段型或非节段型。

近年来，有学者提出一些特殊亚型白癜风的概念。毛囊白癜风：该亚型首先破坏毛囊内的黑素细胞库，导致在病程初期毛发先变白。化学白癜风：脱色素性白斑起病于接触莫诺苯宗、对叔丁基苯酚、染料或日化产品等部位，同时非接触部位亦可随之受累。

## （四）诊断要点

目前白癜风的诊断尚无标准方法，主要依据病史、临床表现以及自然光和 Wood 灯检查综合判断，诊断不难，但要排除其他先天性及后天性色素减退性疾病。皮肤镜和皮肤 CT 也开始用于白癜风的辅助诊断和鉴别诊断，但是临床价值有待判定，目前尚不能作为白癜风的确诊手段。

组织病理：白斑区可见表皮基底层黑素细胞

消失或减少,多巴胺染色一般阴性;进展期白斑区皮肤或炎性白癜风边缘可观察到真皮浅层淋巴细胞浸润。这些改变并不能作为白癜风的确诊依据。

直接免疫病理:进展期白斑边缘区真皮浅层可见 CD8$^+$ 细胞毒性 T 细胞的浸润。

实验室检查:应注意排查伴随的自身免疫性疾病,建议做的检查包括血常规(排查恶性贫血)、甲状腺功能及甲状腺自身抗体、血糖、抗核抗体及其他器官特异性抗体,泛发型白癜风患者还可检查辅助性 T 细胞亚群。

### (五)鉴别诊断

应与先天性色素减退病如斑驳病、无色素性色素失禁、贫血痣、无色素痣等相鉴别,还应与后天发生的色素减退病如白色糠疹、炎症后色素减退、色素减退型蕈样肉芽肿、特发性滴状色素减退及老年性白斑等相鉴别。

1. **斑驳病** 常染色体显性遗传病,有明确家族史,白斑出生即有,常好发于额部,呈三角形或菱形,常合并白发,皮损亦可发生于胸腹或四肢近端,白斑中常有点状正常色素岛,手足很少受累。应特别注意与节段型或未定类型白癜风相鉴别。

2. **无色素性色素失禁** 为常染色体显性遗传,与体细胞嵌合相关,通常出生后 1 年内发病。色素减退斑表现为特殊的涡轮状或线状(沿 Blaschko 线分布),单侧或双侧出现。

3. **贫血痣** 一般发生于出生时或儿童期,表现为圆形或卵圆形大小不一的浅白色斑,有时可为群集性的白色斑疹,皮损终身不退。由于白斑处毛细血管对儿茶酚胺敏感性较强,使血管处于收缩状态所致。反复摩擦皮损区,周围皮肤充血变红而白斑处不发红;Wood 灯检查白斑荧光无增强。应特别注意与节段型或未定类型白癜风相鉴别。

4. **无色素痣** 为局限性色素减退斑,可单发或沿神经节分布。白斑发生于出生时或生后不久,可随身体发育等比例增大。通常表现为大小不一的色素减退性白斑,白斑不如白癜风明显,边界不规则,可呈锯齿状或旋涡状,边缘无色素增强晕。病理中黑素细胞数目多正常,可能与黑素小体聚集和运输障碍有关。摩擦试验白斑及周围皮肤均可发红,而 Wood 灯检查白斑无增强。应特

别注意与节段型或未定类型白癜风相鉴别。

5. **白色糠疹** 又称单纯糠疹,病因不明,好发于幼儿面部,为色素减退斑,表面有糠秕状脱屑,通常可自行缓解。

6. **炎症后色素减退** 继发于其他炎症性皮肤病,色素减退仅发生于原皮损部位,通常有自行恢复的趋势。

7. **色素减退型蕈样肉芽肿** 仅有色素减退斑时易混淆,通常有红斑性皮损。病理中可见异型淋巴细胞亲表皮现象,免疫组化染色符合皮肤 T 细胞淋巴瘤表现,以 CD8$^+$ T 细胞浸润为主。

8. **特发性滴状色素减退** 为境界清楚的圆形或多角形白斑,好发于前臂及小腿伸侧,随着年龄增长数目逐渐增多,儿童和青壮年均可发病。

9. **老年性白斑** 发生于中老年人,为滴状白斑,数目可逐渐增多,但无离心性扩大,可稍凹陷。目前认为此病是发生于中老年人的特发性滴状色素减退。

此外,明确白癜风的诊断后,还要进一步判定分型及分期,为下一步治疗方法的选择提供依据。

## 三、白癜风的治疗现状和发展趋势

### (一)白癜风的治疗现状

白癜风在皮肤科曾被认为是一个难治性疾病,近二十年来,随着对白癜风发病机制的深入研究以及治疗方法的不断研发,白癜风的治疗已经有了长足的进步,采用有效的联合措施,大多数患者都可以得到有效的病情控制和较好疗效。白癜风的治疗目标首先是控制皮损的发展,促进白斑复色,另外要避免诱因、预防疾病复发。

目前治疗白癜风主要为药物、光疗及外科手术三大手段,包括局部或系统用糖皮质激素、外用钙调神经磷酸酶抑制剂(如他克莫司软膏、吡美莫司乳膏)、外用维生素 D$_3$ 衍生物(钙泊三醇软膏、他卡西醇软膏等)、光疗如窄谱中波紫外线(NB-UVB,311nm)、308nm 准分子激光/光以及局部光化学疗法、氮芥酒精、中医中药、外科移植、遮盖疗法(包括物理、化学以及生物遮盖剂)、脱色治疗以及心理辅导。鉴于目前尚没有任何一种方法对白癜风有特效,临床多采用联合方法。2018 年,中国白癜风诊疗共识提出,在治疗方法的选择上要根据患者年龄、皮损面积和部位、临床

分型、分期及病程、既往治疗等因素综合考虑,特别是要根据不同的临床分期、分型和皮损面积制订个体化治疗方案,具体如下:

**1. 进展期白癜风**

(1)未定类型:可外用强效糖皮质激素、钙调神经磷酸酶抑制剂以及外用维生素 $D_3$ 衍生物;可选308nm准分子激光或准分子光、窄谱中波紫外线(NB-UVB),每周2~3次,每周3次的疗效优于2次;也可外用低浓度光敏剂(如 <0.1% 的8-甲氧补骨脂,8-MOP);对于病程短、快速进展的患者,也可考虑小剂量系统性糖皮质激素,使疾病得到迅速控制。

(2)非节段型:快速进展期(VIDA 评分大于3)可系统用糖皮质激素数月至半年,成人推荐小剂量口服泼尼松 0.3mg/(kg·d),连服1~3个月,无效中止见效后每2~4周递减5mg,至隔天5mg,维持3~6个月,或复方倍他米松1ml,肌内注射,每20~30天1次,可用1~4次或根据病情酌情使用。国外有学者提出激素早期介入治疗的重要性,因为动物实验证实 $CD8^+$ CTL 迁移至表皮致使黑素细胞破坏需要5~7周。对于初发白癜风,特别是肢端型,可早期使用系统激素联合光疗,以防止后续面部白斑的发生。在系统用药基础上,散发型、泛发型可用 NB-UVB 治疗,数量少或顽固皮损可用 308nm 准分子激光/光,注意光疗起始量宜用正常起始量的1/2或1/3,避免光疗引起的氧化损伤导致皮损扩大。黏膜部位白斑可外用钙调神经磷酸酶抑制剂、308nm 准分子激光/光。对于白斑面积大于95% 体表面积的泛发型患者或暴露部位只残留少数正常皮肤者,已证实多种治疗方法抵抗,且在患者要求下可考虑脱色治疗,可外用 20% 莫诺苯宗乳膏(Monobenzone),化学名4-卞氧基苯酚,又称氢醌单卞醚(MBEH),治疗后要严格防晒以避免晒伤及复色。

(3)节段型:可参考进行期未定类型治疗。

**2. 稳定期白癜风**

(1)未定类型:可外用强效糖皮质激素、外用光敏剂如 8-MOP、局部 308nm 准分子激光/光、NB-UVB 或局部光化学疗法(PUVA),疗效差者可行外科移植。

(2)非节段型:除不需要系统用糖皮质激素外,其他参考进行期治疗方法。面积较小、治疗效果差或暴露部位,可行自体表皮移植或黑素细胞移植。

(3)节段型:病情稳定半年后行外科移植,其他治疗参考稳定期未定类型。

随着皮肤和毛发移植、细胞培养方法的不断改进,外科治疗已成为治疗稳定期白癜风的重要手段,有效率甚至可达90% 以上。适应证:稳定期白癜风(稳定6个月到1年以上),以节段型和未定类型效果最佳,其他类型如药物和光疗治疗无效也可选用外科治疗。禁忌证:瘢痕体质、出血倾向以及其他外科手术禁忌证。少数患者不能完全确定稳定时间,可试验移植或可联合系统糖皮质激素。此外,移植后还可与 UB-UVB、308nm 准分子激光/光或局部 PUVA 等联合以提高疗效。外科方法主要包括:单纯手术切除、自体组织移植和自体细胞移植。单纯手术切除适用于小面积白斑,特别是头皮部位伴局部毛发变白者以及口唇黏膜白斑,可直接切除或分次切除。自体组织移植包括自体表皮吸疱移植、微小皮肤钻孔移植、毛囊单位移植和单株毛囊提取移植。自体表皮细胞移植临床应用最广泛,成活率高,缺点是白斑区复色后呈现鹅卵石样外观,可采用改进的磨削方法去除白斑区表皮,使白斑复色均匀,此方法缺点是手术时间长、治疗面积有限;微小皮肤钻孔移植手术时间短,但术后可能会出现小瘢痕,通过缩小环钻孔径如小至 0.8mm,可减少瘢痕发生;刃厚皮片移植适合于较大面积皮损,复色均匀,但大面积整张表皮移植会出现挛缩,表面不平整,取皮部位过深容易导致瘢痕,技术要求高;毛囊单位移植需要切除枕部头皮,耗时,技术要求高;在毛囊单位移植基础上改进后的单株毛囊提取移植则利用毛囊提取器直接获取单株毛囊,无需切取头皮,一般术后不会出现瘢痕,可用于头皮、眉毛以及顽固性白癜风,是非常有前途的治疗手段。自体细胞移植:包括非培养黑素细胞移植、非培养表皮细胞悬液移植、培养的黑素细胞悬液移植以及毛囊外毛根鞘悬液移植等,优势在于移植效率高,可用较小供皮治疗面积10倍以上的白斑,适合于白斑面积较大的患者,但治疗费用高,细胞培养还需要专业技术人员和实验室条件,目前开展的医院不多。

白癜风的治疗关键在于早期及长期规律治

疗,疗程至少几个月甚至更长时间。面颈部疗效好、肢端、黏膜、毛发变白等部位疗效差。病程越短,疗效越好,儿童疗效好于成人。在治疗同时要提醒患者避免各种可能诱发病情加重和复发的因素,如精神紧张、外伤、摩擦、暴晒以及接触化学脱色剂等。治疗中还要注意以下事项:①进展期外用糖皮质激素面积应 <10%,慎用有刺激性的外涂药,如高浓度补骨脂酊、氮芥酒精等。②儿童白癜风使用糖皮质激素、光疗及光化学疗法应慎重。③注意不同治疗方法的局部或全身不良反应。④重视患者心理辅导,可建议患者使用遮盖剂,以减轻心理压力、提高患者生活质量。⑤有伴发疾病特别是自身免疫性疾病应嘱咐患者在相应专科治疗。

**(二)国际指南中关于白癜风治疗的不同观点**

**1. 关于糖皮质激素的用法** 我国 2018 年白癜风诊疗共识中提出进展期成人推荐小剂量每天连续口服泼尼松 0.3mg/(kg·d),连服 1~3 个月,见效后每 2~4 周递减 5mg,至隔天 5mg,维持 3~6 个月,或复方倍他米松 1ml,肌内注射,每 20~30 天 1 次,可用 1~4 次。而 2013 欧洲指南中则提出间歇疗法,即口服倍他米松或地塞米松 5mg/d,每周连服 2 天,若无效加量至 7.5mg/d,每周连服 2 天,在 1~3 个月治疗后,89% 的患者可得到控制,但需要注意系统性不良反应。在临床中以上两种方法均可使用,可依据病情进展情况、疗效和不良反应调整激素种类和具体用法。

**2. 关于局部 PUVA** 我国 2018 版白癜风诊疗共识中已将 PUVA 疗法删除,认为其疗效不优于 NB-UVB,可以被 NB-UVB 取代。而 2013 年欧洲白癜风指南中则提出系统 PUVA(口服补骨脂素 +UVA 的 PUVA)因其视网膜毒性,不建议 10~12 岁以下儿童应用,系统性 KUVA(口服凯林 Khellin+UVA)因有 30% 的患者出现肝毒性已被淘汰,而局部光化学疗法(包括局部 PUVA 和 KUVA)仍纳入指南,而且指出 PUVA 对深肤色患者疗效更好。2015 年,*Lancet* 上发表的白癜风综述中也纳入了局部 PUVA。对于难治性白癜风特别是肢端白癜风,NB-UVB 和 308nm 准分子激光/光无效患者,局部光化学疗法仍可作为备选治疗方案之一。

**3. 关于白斑复色后是否光疗维持** 我国 2018 版白癜风诊疗共识中不建议复色后光疗维持治疗,而 2017 年欧美白癜风工作组光疗委员会在 *Journal of The American Academy of Dermatology* 发表的关于 NB-UVB 治疗白癜风的专家共识中建议维持治疗,策略如下:最佳复色后第 1 个月继续每周 2 次光疗,第 2 个月每周 1 次,第 3、4 月隔周 1 次,第 4 个月结束后仍无疾病复发,则停止光疗。此策略的优势在于可以甄别出有复发风险的患者,以便及时恢复每周 3 次的照光频率。

**(三)目前治疗方法的局限性和思考**

在国内外各大指南中均提到白癜风各亚型中肢端型疗效最差,患者常常对药物和各种光疗抵抗,分析主要原因如下:角质层厚,药物和光疗不易导入;活动部位易受到摩擦、外伤,容易形成新白斑或引起长出色素岛消失。如何使皮损稳定及药物和光导入是关键点,可考虑外用他克莫司软膏或糖皮质激素封包、点阵激光联合糖皮质激素导入、局部 NB-UVB、308nm 准分子激光/光、局部维生素 D3 衍生物联合局部 PUVA,病情稳定后可行组织或细胞移植,而联合治疗可以提高疗效。

**(四)白癜风的治疗进展与发展趋势**

基于对白癜风发病机制的研究深入,近年涌现出治疗白癜风的新思路,包括减少黑素细胞应激、靶向调节免疫环节、刺激黑素细胞再生,这些在既往治疗方法中已经得到部分体现,但是需要更精准的靶向干预,并且仍然强调联合治疗的必要性。

如前所述,氧化应激是白癜风发病新学说之一,基于此治疗白癜风的抗氧化剂也应运而生。进展期白癜风可尝试使用局部和系统抗氧化剂,如银杏提取物、青石莲提取物、硫辛酸、维生素 E 等,联合光疗及糖皮质激素可以提高疗效和缩短病程。外用假性过氧化物酶在一些报道中证明可有效阻断白癜风进程,但研究多无对照组。辛伐他汀(Simvastadin)作为降脂药物除具有降脂功能外还具有抗氧化作用,但其治疗白癜风的相关文献报道存在样本量小或剂量不合适等问题,尚缺乏有力的临床证据。

前列腺素类似物如拉坦前列素(Latanoprost)和贝美前列素(Bimatoprost)临床主要治疗青光

眼,治疗过程中发现常有虹膜色素加深、眶周色素沉着等不良反应,故用来治疗白癜风。目前已发表的前列腺素类似物主要应用于黏膜部位白癜风的治疗,但是各研究的方法、剂量、疗程不同,研究结果亦不尽相同。

此外,近10年的研究表明,针对白癜风免疫机制异常的靶向治疗有望成为治疗白癜风的新选择,如IFN-γ通路靶向免疫抑制剂、JAK激酶抑制剂以及人工合成的α黑素细胞刺激素如阿法诺肽(Afamelanotide)等。2015年美国Bret等报道了首例口服JAK激酶抑制剂托法替尼(Tofacitinib)有效治疗白癜风的成功个案,此后近几年美国陆续进行了口服及外用JAK激酶抑制剂如托法替尼和鲁索利替尼(Ruxolitinib)治疗白癜风的临床试验,证实JAK激酶抑制剂能有效治疗白癜风,而且联合NB-UVB疗效更好。最近研究还表明,白癜风皮损中黑素细胞存在WNT信号缺陷从而导致黑素细胞前体不能正常分化成黑素细胞,而活化WNT有可能成为潜在的治疗白癜风的新思路。

总体而言,以上新的治疗方法非常有前景,但仍有待更多大样本、高等级的临床研究以证实其应用于白癜风的有效性和安全性。

(丁晓岚 杜娟)

## 第二节 黄褐斑

黄褐斑(melasma)是一种常见的色素增加性皮肤病,其特征为面部黄褐色或深褐色斑片,对称分布,好发于颧颊部,也可累及眶周、前额、上唇及鼻部,女性多见,男女患病比例为1∶9。常见于青春期和育龄期的妇女。

### 一、黄褐斑的病因及发病机制的研究进展

#### (一)黄褐斑发病的"必然性"——高危因素

研究发现,所有人种均可患黄褐斑,但发病率存在人种差异,深肤色人种发病率较高,多见于Ⅲ~Ⅳ型皮肤类型人群,其在东南亚人群中发病率约40%;有家族史的患者容易出现治疗抵抗,迁延不愈,家族史阳性的患者可达33.3%~50%;紫外线照射可通过增强黑素细胞增殖、促进真皮炎症及成纤维细胞活化等因素加重黄褐斑,常规使用广谱防晒霜可有效阻止黄褐斑进展,并且增强其他外用药的疗效;怀孕期间易于出现和/或加重,且更易见于多次怀孕的女性,这与性激素水平升高、激素受体功能紊乱等相关;此外,口服避孕药也会增加患黄褐斑发病的风险。上述研究提示种族因素、遗传易感、日晒及激素等是黄褐斑发病的高危因素,且存在的因素越多,患黄褐斑的风险增高。一项多中心研究也证实了这一点,相较Ⅴ~Ⅵ型皮肤类型和/或家族史阴性的患者,Ⅲ~Ⅳ型皮肤类型且家族史阳性的患者发病年龄明显提前。

如使用不恰当化妆品或服用光毒性药物或抗癫痫药物等、一些慢性病患者(如女性生殖器疾病、痛经及肝病、慢性酒精中毒、甲亢、结核病和内脏肿瘤等)也常发生本病。因此,尽量规避高危因素的影响,探究黄褐斑的具体发病机制,对降低发生黄褐斑的风险是非常必要的。

#### (二)黄褐斑发病机制探究及新进展

以往认为遗传易感、激素水平改变及慢性紫外线照射等可能参与黄褐斑发病,但其确切机制尚未阐明。近年来,越来越多的研究表明,在慢性紫外线照射下,成纤维细胞、角质形成细胞、黑素细胞及血管等相互作用形成细胞网络,可能是引起黑素细胞功能亢进,产生大量黑素颗粒进而导致黄褐斑发病的关键原因。

研究认为,紫外线照射不仅可直接诱导黑素细胞增殖、迁移及促进黑素合成,而且可刺激角质形成细胞产生多种细胞因子如α-MSH、ACTH等作用于黑素细胞,活化酪氨酸酶、增强TRP-1的表达,促进黑素细胞增殖及黑素合成。近年来,有学者发现慢性紫外线照射可导致真皮内成纤维细胞衰老,产生多种皮肤老化相关蛋白如KIT配体、干细胞生长因子(SCF)、sFRP2等,这些蛋白如sFRP2可通过激活β-catenin信号通路上调黑素细胞中MITF与酪氨酸酶的表达,增强黑素合成。除了色素沉着斑,黄褐斑患者皮损处易于出现红斑、毛细血管扩张,免疫组化结果显示:皮损处血管的数目增多、明显增大,且与表皮色素沉着程度明显正相关,均提示血管异常可能参与黄褐斑发病。此外,组织学研究发现,患者基底膜带受损,皮损处Ⅳ型胶原明显减少,这为真表皮

内多种细胞及细胞因子相互作用提供便利。基于上述研究,笔者认为,单纯针对色素合成的治疗可能不能有效治疗黄褐斑,根据发病机制联合靶向血管、抗光老化等治疗可能会取得不错的疗效。

## 二、黄褐斑临床表现及分型新方法

黄褐斑对称分布于面部,以颊部、颞部及鼻、前额为主,偶见于颏部和上唇部,一般不累及眼睑和口腔黏膜,皮损呈淡褐色或深褐色斑,大小不一,边界清楚或呈弥漫性,无主观症状(图16-2-1)。

目前,临床上常根据皮损分布部位、色素沉着的深浅对黄褐斑进行分型,但多少存在一定缺陷。近年,有学者提出新的分型方式,以期对黄褐斑治疗及预后有指导意义。

1. 临床上根据皮损分布部位,可分为面中型、颊型、下颌型3型:

面中型:最常见,皮损分布于额、颊和鼻部。

颊型:皮损主要位于双侧颊及鼻部。

下颌型:皮损主要位于下颌,偶累及颈部V型区。

该临床分型的实用意义不大,既不会影响患者治疗方案的选择,也不会对治疗效果及预后有提示作用。此外,黄褐斑亦可发生于面部以外的部位如前臂,则超出该临床分型。

2. 可用Wood灯检查,根据色素沉着的深浅分为表皮型、真皮型和混合型3型:

表皮型:在Wood灯下色素程度加深,在自然光下呈淡褐色。

真皮型:在Wood灯下色素程度无明显加深,在自然光下呈蓝灰色。

混合型:两型表现均可看到,在自然光下呈深褐色。

临床上常利用Wood灯检查明确色素沉着的深浅,一般认为真皮型患者对治疗抵抗,而表皮型患者对局部治疗有效,提示该分型对患者的治疗效果有意义。而最新的一项临床研究表明,该分型并不能有效增加黄褐斑治疗反应的准确性。值得注意的是,在组织学上未发现真正的真皮型黄褐斑,有时会将获得性双侧太田痣斑片误诊为黄褐斑,需更深入的研究,从而确定Wood灯检查的临床使用价值。

3. 根据皮损处有无炎症反应,将黄褐斑分为2型:

炎症型:皮损处有瘙痒、刺痛、干燥、红斑等及可能加重黄褐斑的其他因素。

非炎症型:皮损处无上述症状。

研究表明,近25%黄褐斑患者皮损处可出现炎症反应如瘙痒、刺痛、干燥等。相较于非炎症型患者,炎症型患者皮损处存在更多的LCA⁺淋巴细胞、CD117⁺肥大细胞及CD68⁺噬黑素细胞。使用合适的外用药及物理治疗对炎症型患者的临床症状进行干预,对于减淡皮损处色素沉着斑是非常有利的,提示该分型可能对黄褐斑的治疗选择及疗效有一定的意义。

4. 根据皮损处血管的多少,有学者利用Wood灯与玻片压缩检测将黄褐斑分为4型:

色素型:皮损处可见色素沉着斑,未见明显红斑、毛细血管扩张。

血管型:皮损处见浅淡色素沉着斑,其上可见明显红斑、毛细血管扩张。

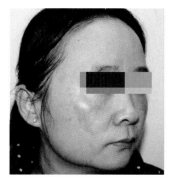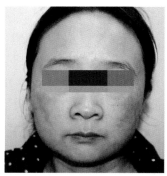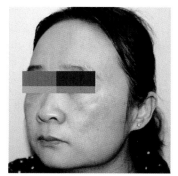

**图16-2-1　黄褐斑**
主要表现为对称分布于面部,以颊部为主的深褐色斑片

色素为主型：两种表现均可见，以色素沉着斑为主。

血管为主型：两种表现均可见，以毛细血管扩张表现更为明显。

黄褐斑患者除了表现典型的色素沉着斑外，可在皮损处出现明显的红斑、毛细血管扩张。组织学上的研究也表明黄褐斑皮损处血管增生，明显多于皮损周围正常皮肤。基于此分型，对于血管明显的患者皮损，可选择靶向血管的激光治疗如脉冲染料激光，可明显改善患者皮损处的色素沉着斑，该类患者的疗效明显。对于色素沉着斑明显的患者，则主要选择针对色素的局部治疗如外用药及 Q 开关激光治疗，其疗效及预后相较前者一般。笔者认为该分型对黄褐斑的治疗选择及治疗效果均有指导意义。

### 三、诊断与鉴别诊断的要点

根据黄褐色斑，好发于面部，对称而呈蝶翼状，无自觉症状等易于诊断。

通过病史，皮损的颜色和分布类型、组织学特征以及原发病损，需鉴别的有：

（1）雀斑：发病早，有家族史，皮损为斑点状，散在分布，不融合，夏季明显，冬季变淡或消退。临床上往往两种疾病同发者多见。

（2）太田痣：皮损为淡青色、深蓝色或蓝黑色斑片，大多数为单侧性，有时累及结膜、巩膜，多自幼发病。

（3）黑变病：皮损好发于耳前、颞、耳后、颈部为灰褐色、深褐色斑，上有粉状细薄鳞屑。

### 四、黄褐斑治疗现状及发展趋势

黄褐斑易诊难治，目前，黄褐斑的治疗策略为抑制黑素细胞活性，减少黑素合成及转运，促进黑素降解破坏。临床上外用药可选择氢醌、壬二酸、果酸、熊果苷等，系统用药如氨甲环酸、维生素 C、维生素 E、谷胱甘肽等的联合应用，物理和化学治疗如激光、强脉冲光、化学剥脱等均可用于黄褐斑。随着对黄褐斑发病机制的认识及临床经验累积，黄褐斑的治疗选择可能会有所改变。

#### （一）局部治疗

广谱防晒霜（紫外线 A+B）、氢醌是最常用于治疗黄褐斑的手段。建议使用 SPF ≥30，PA+++ 的广谱（UAB+UBA）防晒剂，3~4h/ 次。除了遮光剂的使用，遮阳伞、帽子及墨镜等物理防晒的使用也是必要的。

氢醌被认为是治疗黄褐斑的一线用药，主要阻断被酪氨酸酶催化的从酪氨酸到多巴的反应过程，抑制黑素小体形成。常用浓度是 2%~5%，每晚使用 1 次，治疗后 3~6 周可有明显效果，6~10 周效果最佳。浓度越高脱色效果越强，但皮肤刺激也越大，可出现不良反应：刺激性接触性皮炎、永久性皮肤白斑、外源性褐黄症和甲漂白等。由于使用的安全问题，氢醌的临床应用受到限制，刺激性低、疗效好的脱色剂如熊果苷、曲果酸、壬二酸、传明酸精华等渐较多应用于临床。

#### （二）系统治疗

以往认为氨甲环酸治疗黄褐斑的主要作用机制是竞争性抑制酪氨酸酶，进而减少黑素形成。近年来，临床及基础研究均表明皮损处基底膜带损伤、真皮内胶原嗜碱性变、肥大细胞增多及血管增生是黄褐斑发病及发展的重要因素。氨甲环酸可抑制纤维蛋白溶酶及成纤维细胞生长因子的分泌，减少血管生成，可能是氨甲环酸逆转黄褐斑相关真皮损害的原因。目前，氨甲环酸的临床疗效及长期口服的安全性逐渐得到认可，有望成为黄褐斑治疗的一线用药。

氨甲环酸临床推荐用量为 0.25~0.5g/ 次，每天 2~3 次，用药 1~2 个月起效，治疗时间越长，疗效越好，建议连续使用 6 个月以上；报道总有效率可达 90% 以上。安全性较好，常见不良反应包括胃肠道反应、月经量减少等。建议服药前及治疗过程中最好监测血常规、凝血酶原时间及血黏度等。既往患有血栓、心绞痛、卒中病史或家族史者禁用。此外，其他系统用药如抗氧化剂维生素 C、维生素 E、谷胱甘肽彼此合用或与氨甲环酸联合有协同作用。

#### （三）激光 / 强脉冲光治疗

口服及外用药治疗黄褐斑是安全有效的，但存在用药时间长、起效慢等特点。过去对激光治疗黄褐斑持保守态度，因在多数情况下，黄褐斑在激光治疗后发生明显炎症后色素沉着反应。但激光治疗黄褐斑的努力从未停止。合适的激光类型与能量选择，可有效配合药物治疗并提高疗效，缩短黄褐斑的治疗疗程。

1. **大光斑、低能量Q开关1 064nm激光治疗** 多数报道证实大光斑、低能量Q开关1 064nm激光多次短间隔治疗黄褐斑较快速、有效且副作用小，是目前临床中常用的一种激光治疗。推荐大光斑（6~8mm）、低能量（通常治疗至皮肤轻度潮红即刻，能量密度一般为2~3mJ/cm²）多次（5~10次）、频繁（1~2周1次）的治疗。多数患者在治疗后皮肤质地和肤色有改善，可能是由于胶原重塑所致。

2. **点阵模式低能量密度694nm激光治疗** 作用机制为通过点阵模式在皮肤上打出很多治疗作用的微孔，微孔间保存正常的皮岛，故皮损修复更快，同时低能量减少了对病变组织的过度刺激，故副作用少。以照射后皮肤轻度潮红即可，皮肤升温约1~2℃为止，组织反应轻，避免和减少了炎症后色素沉着。

3. **强脉冲光治疗** 可通过选择性光热作用治疗黄褐斑。治疗中选择长脉宽、低能量治疗后色素沉着少，引起的组织损伤反应小。该治疗中黑素细胞不被破坏，可很快恢复活性。因此，维持疗效应该加用药物或有效的激光治疗以抑制黑素细胞的活性。

总结文献和临床经验，激光治疗黄褐斑有效可能是由于黑素颗粒的碎片化和消散，但激光治疗的同时也产生非特异性的真皮损伤和诱导炎症反应，导致噬黑素细胞迁移。重复的激光治疗可减少或耗竭活化的黑素细胞，这可能导致色素脱失斑形成。目前，激光治疗黄褐斑越来越多的被应用于临床，值得注意的是，部分患者在激光治疗中可能出现治疗抵抗或复发，提示我们口服药及外用脱色剂的使用对于黄褐斑的治疗及巩固是必要的，切忌过于频繁使用或盲目夸大激光对黄褐斑的治疗作用。

## 五、黄褐斑治疗新进展

黄褐斑治疗困难，目前的治疗方法一定程度上可改善患者皮损，但易于复发，严重影响患者的生活、社交及身心健康。基于对黄褐斑发病机制的认识，新的治疗方式也在不断探索中。

靶向血管的染料激光对血管型及血管为主型黄褐斑患者治疗有效，不仅改善皮损处毛细血管扩张，且有效淡化皮损处色素沉着斑；针对皮损处明显光老化损伤表现，射频仪器刺激胶原重塑及抑制血管增生的作用可有效改善皮损处微环境，利于色素沉着斑的消除；点阵激光（如1 550nm、1 565nm）通过微坏死灶使真表皮连接处的色素颗粒经表皮脱落，也可一定程度改善黄褐斑；皮秒激光利用其皮秒级短脉宽的脉冲能产生强大的光机械效应，将色素颗粒分解得更为细小，从而减轻对正常组织的损伤，发现对黄褐斑治疗有效。上述激光治疗黄褐斑的探索均需更多的研究数据使具体的参数及能量标准化。

富血小板血浆（platelet rich plasma，PRP）注射，是自体全血经离心后得到的血小板浓缩物局部注射，其内含有大量生长因子及蛋白质，被证实对多种皮肤疾病有治疗效果。从目前的个案报道及自身对照研究来看，PRP可有效治疗黄褐斑，但相关研究较少，需要更多的研究来标准化PRP的操作步骤，并明确其具体作用机制及活性分子。此外，利用各类仪器如myjet、点阵激光、纳晶等在不破坏皮肤屏障的前提下，增加皮肤通道的开放，从而有利于药物如氨甲环酸的透皮给药，也被证实对黄褐斑治疗有一定效果，但都是较小样本的报道，需进一步的大样本研究证实。

（李春英）

# 参 考 文 献

［1］张建中, 高兴华. 皮肤性病学. 北京: 人民卫生出版社, 2015.

［2］中国中西医结合学会皮肤性病学分会色素病专业学组. 白癜风诊疗共识（2018版）. 中华皮肤科杂志, 2018, 51（5）: 247-250.

［3］Ezzedine K, Eleftheriadou V, Whitton M, et al. Vitiligo. Lancet, 2015, 386（9988）: 74-84.

［4］Taieb A, Alomar A, Böhm M, et al. Guidelines for the management of vitiligo: the European Dermatology Forum consensus. Br J Dermatol, 2013, 168（1）: 5-19.

［5］Mohammad TF, Hamzavi IH. Surgical Therapies for Vitiligo. Dermatol Clin, 2017, 35（2）: 193–203.

［6］Mohammad TF, Al-Jamal M, Hamzavi IH, et al. The Vitiligo Working Group recommendations for narrowband ultraviolet B light phototherapy treatment of vitiligo. J Am Acad Dermatol, 2017, 76（5）: 879–888.

［7］Wang Y, Li S, Li C. Perspectives of New Advances in the Pathogenesis of Vitiligo: From Oxidative Stress to Autoimmunity. Med Sci Monit, 2019, 25: 1017–1023.

［8］Rashighi M, Harris JE. Vitiligo Pathogenesis and Emerging Treatments. Dermatol Clin, 2017, 35（2）: 257–265.

［9］Kim SR, Heaton H, Liu LY, et al. Rapid Repigmentation of Vitiligo Using Tofacitinib Plus Low-Dose, Narrowband UV-B Phototherapy. JAMA Dermatol, 2018, 154（3）: 370–371.

［10］Relke N, Gooderham M. The Use of Janus Kinase Inhibitors in Vitiligo: A Review of the Literature. J Cutan Med Surg, 2019, 23（3）: 298–306.

［11］中国中西医结合学会皮肤性病专业委员会色素病学组. 中国黄褐斑治疗专家共识. 中华皮肤科杂志, 2016, 49: 529–532.

［12］李勤, 吴溯帆. 激光整形美容外科学. 杭州: 浙江科学技术出版社, 2012.

［13］Zubair R, Lyons AB, Vellaichamy G, et al. What's new in pigmentarydisorders. DermatolClin, 2019, 37: 175–181.

［14］Zhou LL, Baibergenova A. Melasma: systematic review of the systemic treatments. Int J Dermatol, 2017, 56: 902–908.

［15］Hofny ERM, Abdel-Motaleb AA, Ghazally A, et al. Platelet-rich plasma is useful therapeutic option in melasma. J Dermatolog Treat, 2018, 29: 1–6.

# 第十七章　营养性与代谢性皮肤病

营养素包括蛋白质、碳水化合物、脂类、维生素、矿物质、微量元素、水和膳食纤维等,这些成分不仅构成机体的物质基础,也具有维持机体正常生理功能,促进正常生长、发育及保障健康的作用。由于营养素供应、摄入过多或不足、机体吸收和利用不良、体内合成减少、排泄障碍等可使机体发生疾病,产生相应的皮肤黏膜病变,称营养性皮肤病。因机体内新陈代谢发生障碍而引起相应的皮肤黏膜病变,称为代谢性皮肤病。本章将介绍脂代谢异常相关的黄瘤病、皮肤淀粉样变、卟啉代谢障碍相关的卟啉病、烟酸缺乏症和锌缺乏性皮肤病。

（马　琳）

## 第一节　黄　瘤　病

黄瘤病是一组与脂类代谢异常相关的代谢性疾病,组织病理上表现为组织细胞吞噬脂质所形成的大量泡沫细胞的聚集,常累及真皮、皮下组织及肌腱,甚至骨组织,临床上常表现为黄色丘疹、结节或肿块,故而得名黄瘤病。患者多伴有高脂蛋白血症,是高脂蛋白血症的一种常见且具有诊断价值和线索的皮肤表现,是动脉粥样硬化的危险因素之一。

### 一、黄瘤病的命名

黄瘤病的命名经历60余年的时间。1950年,Gofman发现有些脂质如胆固醇、磷脂、三酰甘油及游离脂肪酸在血液循环中能与蛋白结合成脂蛋白,该物质过多可引起皮肤脂质沉积,似肿瘤样外观,从而命名该病为黄瘤病。Lees提出极低密度脂蛋白(very low density lipoprotein,VLDL)与低密度脂蛋白(low density lipoprotein,LDL)在黄瘤病的发生中起着重要作用。在20世纪70年代陆续报道了大量病例,国内外皮肤科学者根据其临床表现、实验室检查和组织病理结果,将其命名

为黄瘤病。有些疾病如播散性黄瘤、幼年黄色肉芽肿、Erdheim-Chester病等皮损形态可类似于黄瘤,组织病理上亦可见泡沫细胞,但这些疾病与脂类代谢无关,组织病理上常伴有多量炎细胞及特征性的Touton巨细胞,多采取非降脂治疗,因此需要将这些疾病从黄瘤病中排除。

### 二、黄瘤病发病机制的研究进展

黄瘤病的发病机制较为复杂,目前学者认为黄瘤病的发生与血脂升高有密切关系。由于脂代谢途径发生异常导致血脂升高,致使脂质沉积于真皮、肌腱等组织而形成黄瘤。

脂代谢是一个由多因素、多环节参与的复杂过程。人体血浆脂代谢可分为外源性代谢途径和内源性代谢途径,前者是指饮食摄入的胆固醇和三酰甘油在小肠中合成乳糜微粒及其代谢过程,而后者则是指由肝脏合成VLDL,转变为中间密度脂蛋白(IDL)和低密度脂蛋白(LDL),以及LDL被肝脏和其他器官代谢的过程。血浆中的脂质与载脂蛋白(apolipoprotein,apo)结合以脂蛋白的形式参与代谢,脂蛋白与细胞表面的脂蛋白受体结合进入细胞内进行转运、分解。脂质在合成代谢增加,分解代谢减少时均可导致血脂升高。

#### （一）高脂蛋白血症是引起黄瘤病的主要原因

大部分患者血浆中有一种或几种脂质含量过高,可将其分为原发性和继发性两类。

1. 原发性　多数与遗传有关,由于参与脂蛋白代谢通路中的蛋白质分子基因突变或酶缺陷导致高脂蛋白血症,表17-1-1显示目前发现的原发性高脂蛋白血症及其基因突变情况。家族性高胆固醇血症(familial hypercholesterolemia,FH)患者会发生严重的黄瘤损害,目前对其发病机制研究较为深入,我们以FH为例讲述原发性高脂蛋白血症的发病机制。

表 17-1-1 常见原发性高脂蛋白血症与基因突变类型

| 遗传疾病 | 分子缺陷 | 升高的脂蛋白 | 黄瘤类型 | 遗传方式 |
|---|---|---|---|---|
| 家族性高胆固醇血症 | LDLR 缺陷等 | LDL | 腱黄瘤、结节性黄瘤和睑黄瘤 | 常染色体显性 |
| 家族性 apoB100 缺陷症 | Apo-100Arg3500Gln | LDL | 腱黄瘤 | 常染色体显性 |
| 家族性高甘油三酯血症 | 不清楚 | VLDL | 可有黄瘤 | 常染色体显性 |
| 家族性混合性高脂血症 | 不清楚 | VLDL 和 LDL | 一般无 | 常染色体显性 |
| 家族性异常性 β 脂蛋白血脂 | 异常的 apoE（apoE-2/2） | 乳糜微粒和 VLDL 残粒 | 掌黄瘤,结节性发疹性黄瘤 | 常染色体显性或隐性 |
| 家族性脂蛋白脂酶缺乏 | LPL 缺陷 | 乳糜微粒 | 发疹性黄瘤 | 常染色体隐性 |
| 家族性 apoC 缺乏 | ApoCII 缺陷 | 乳糜微粒 | 发疹性黄瘤 | 常染色体隐性 |
| 肝酯酶缺乏 | 肝酯酶缺陷 | VLDL 残粒 | 可有黄瘤 | 常染色体隐性 |
| 多基因型高胆固醇血症 | 不清楚 | LDL | 一般无黄瘤 | 多基因 |

FH 的分子病理学基础是胆固醇代谢途径相关受体和酶基因缺陷而导致高胆固醇血症,继而出现胆固醇异位沉积而产生多发性皮肤及肌腱黄瘤病以及早发冠心病。由于细胞膜上 LDL 受体（LDLR）或其载脂蛋白 B100（apoB100）基因突变导致 LDL 与 LDLR 结合障碍,内吞受阻,并导致细胞合成胆固醇增加,使患者体内胆固醇大量堆积,最终导致血液循环中胆固醇水平极度升高。人类枯草溶菌素转化酶 9（proprotein convertase subtilisin/kexin type 9, PCSK9）能够使 LDLR 降解以下调细胞对胆固醇的摄入,当其发生突变导致功能增强时也可引起严重的 FH 表型。另有一部分患者由于 LDL 受体衔接蛋白 -1 失功能型突变,导致 LDL 内化活性降低,也可以导致胆固醇水平升高引起 FH;三磷酸腺苷结合转运蛋白 G 超家族 5/8（ABCG5/8）可限制肠道植物固醇的吸收并促进其胆汁排泄。ABCG5/8 突变可能导致体内植物固醇积聚,并发生黄瘤损害。

2. **继发性** 又称症状性高脂蛋白血症,多继发于一些其他疾病,包括胆汁瘀积性肝病、胆道闭锁、甲状腺功能减退、肾病综合征、糖尿病、痛风、维 A 酸类药物或酒精中毒等。表 17-1-2 显示为常见继发性高脂蛋白血症的原因。

（二）尚有待于探讨的发病机制

还有一部分黄瘤病患者血脂水平正常。该类患者发病主要是由于血中异常蛋白的存在（如皮肤淋巴组织细胞异常增生）,或其他一些局部因素

表 17-1-2 常见继发性高脂蛋白血症的原因及血脂类型

| 升高的血脂类型 | 常见原因 | 少见原因 |
|---|---|---|
| 胆固醇 | 原发性胆汁性肝硬化 | |
| 胆固醇, LDL | 肾病综合征、甲状腺功能减退 | 肝癌 |
| 三酰甘油, VLDL | 酒精中毒、糖尿病 | 痛风、肥胖病 |
| 三酰甘油, HDL | 维 A 酸类药物 | Gaucher 病、糖原累积症 |
| LDL, VLDL | 外源性性激素 | |

（如淋巴水肿、皮肤炎症致毛细血管通透性增高、刺激等）导致血脂质沉积于局部形成黄瘤。

### 三、黄瘤病的临床表现及诊断

黄瘤病可发生于各个年龄段,主要见于中年女性,近年来呈现出年轻化的趋势。由于脂代谢通路中基因突变所致的黄瘤病常有家族聚集倾向,且发病年龄早,可于儿童期起病。黄瘤病患者常无自觉症状,多因影响美观而就诊。黄瘤病的皮损多为黄色或棕黄色丘疹、结节、斑块、斑疹,大小不一、数目不定、全身泛发或局限某处,但多对称分布。黄瘤病患者还可出现高脂蛋白血症的其他临床表现,如动脉粥样硬化性心血管疾病、早发角膜弓等。因黄瘤病易于识别,已成为高脂蛋白

血症的一种常见具有诊断价值的线索和皮肤表现,是动脉粥样硬化的危险因素之一,需要引起临床重视。

根据皮损部位、形态特点及脂蛋白升高的类型,黄瘤病皮损可分为:扁平黄瘤(扁平柔软的斑片或稍隆起的斑块,淡黄或棕黄色,大小不一,好发于眼睑、颈、皱褶处、掌等处)、腱黄瘤(肌腱、韧带和筋膜上的结节性黄瘤)、结节性黄瘤(任何年龄,皮损形态和大小各异)、发疹性黄瘤(突然成批出现的针头大黄红色小丘疹,基底可有红晕,可有同形反应)等各种不同的临床类型。

目前国际上比较公认的诊断标准主要依据临床特点、实验室检查及组织病理结果做出诊断。主要有以下几点:①黄瘤病皮损多为黄色或棕黄色或橘黄色或黄红色丘疹、结节、斑块、斑疹,大小不一、数目不定,全身泛发或局限某处,但多对称分布,一般无不适。②实验室检查有血清三酰甘油 >1.7mmol/L、胆固醇 >5.95mmol/L、LDL-C>3.12mmol/L、VLDL-C>0.41mmol/L、HDL-C<1.04mmol/L、肝功能、肾功能、甲状腺功能、空腹血糖及免疫球蛋白等。③组织病理检查有真皮或肌腱、韧带、筋膜内有大量的泡沫细胞成群或结节状排列在胶原束间,常缺乏多核巨细胞、淋巴细胞、中性粒细胞或嗜酸性粒细胞。④其他伴随的基础疾病(高脂蛋白血症、肝胆疾病等)、全身性疾病和家族史等。

**1. 扁平黄瘤** 扁平柔软的斑片或稍隆起的斑块,淡黄或棕黄色,大小不一,好发于眼睑、颈、皱褶、掌等处。①睑黄瘤:又称睑黄疣,是最常见的一种黄瘤,多见于中年女性。皮损位于上眼睑近内眦处,常对称发生,一个或数个,逐渐扩大或融合,多无自觉表现,发展缓慢。本型可无高脂蛋白血症,亦可伴发高胆固醇或高 LDL 血症。它常与其他类型的黄瘤伴发,也可出现于家族性高胆固醇血症。②泛发性扁平黄瘤:少见。主要表现为广泛分布于面、颈、躯干等处的黄色、棕黄色扁平黄瘤损害。临床皮损见图 17-1-1。可继发于血中含有各种异常血清蛋白的患者,应予注意。③掌黄瘤:为沿手掌(足)褶皱(掌纹)和指屈面纹理分布的黄色或橘黄色线条状斑疹或斑块,是家族性异常性 β 脂蛋白血症的特征性皮疹。

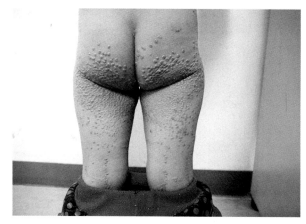

**图 17-1-1 泛发性扁平黄瘤皮损**
图示患儿臀部及下肢密集分布直径 0.5~1cm 大小的黄色扁平丘疹,表面光滑

**2. 腱黄瘤** 位于肌腱、韧带和筋膜上的结节性黄瘤,常见于跟腱、肘、膝和手背伸侧肌腱等处。腱黄瘤深在、光滑坚实,大小不一,表面皮肤外观正常且与结节无粘连。腱黄瘤与 LDL-C 水平升高相关,最常见于 FH,常患有冠心病。亦可见于糖尿病、黏液性水肿等继发性高脂血症者。临床上,可利用超声对跟腱厚度进行测量。

**3. 结节性黄瘤** 始发于任何年龄,皮损形态和大小各异。早期为柔软的黄色小丘疹,以后融合增大,表现为斑块或结节,大小不等,可纤维化而变得质地坚实,好发于伸侧如肘、膝、踝关节等处。临床皮损见图 17-1-2。多伴胆固醇水平升高,常合并心血管疾病;也可继发于甲状腺功能减退、胆汁性肝硬化和植物甾醇血症等疾病。

**4. 发疹性黄瘤** 特点为突然成批出现的针头大黄红色小丘疹,基底可有红晕,可有同形反

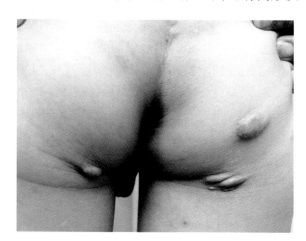

**图 17-1-2 结节性黄瘤皮损**
图示患儿臀部多发黄色结节

应。可发生于全身各处，但多见于臀部和四肢屈侧，开始时可有瘙痒。本型患者表现为三酰甘油极度增高，除可发生脂蛋白脂酶（LPL）缺陷和载脂蛋白 C-Ⅱ（apoC-Ⅱ）缺乏者外，还可见于糖尿病、甲状腺功能减低症、肾病综合征、胰腺炎或用药等导致的高甘油三酯血症患者。

**5. 黄瘤病累及骨**　文献报道，高脂蛋白血症患者可以出现骨侵犯，但患者早期无明显自觉症状，常于其他体检时发现。黄瘤细胞侵犯骨髓可导致造血功能抑制。

### 四、黄瘤病的治疗

黄瘤病治疗原则为积极控制血脂，去除皮损，兼顾美观。

#### （一）一般治疗

对黄瘤病患者应给予低脂高蛋白饮食，保持合理体重，多喝水，多运动，避免暴食、酗酒、受凉受潮、过度疲劳、精神紧张，还要防晒。同时，应及时治疗黄瘤病的相关全身性疾病。

#### （二）药物治疗

对于高脂蛋白血症的患者应系统应用调脂药物，如他汀类（如阿托伐他汀、辛伐他汀、瑞舒伐他汀等）、贝特类（如非诺贝特）、烟酸类、胆酸螯合剂及普罗布考等。

#### （三）其他治疗方法

较小的黄瘤病可采用电凝、液氮冷冻、$CO_2$激光、肝素局部注射等保守治疗。然而，较大的黄瘤仍选择手术切除。目前，还发现药物联合激光治疗方法对黄瘤病有显著疗效。

**1. 脉冲 $CO_2$ 激光治疗**　见效快，治愈率高，绝大多数患者经 1 次治疗即可去除皮损。但为避免术后出现瘢痕，术前应注意严格选择病例，对瘢痕体质者不宜治疗，且术中应根据病灶的大小与厚度，随时调节输出功率，切忌剂量过大。而对病程较久皮损较大的黄瘤患者，宜推荐采用美容手术切除，以期达到最佳美容效果。

**2. 液氮冷冻治疗**　操作仅限于病灶局部。但病变大者冷冻治疗相对次数要多，治疗时间要长。若病变在眼睑，冷冻过深或过大易影响眼睑外形，所以治疗中要注意掌握好冷冻的时间和深度，单次冷冻时间不能过长，冷冻深度不宜过深。为了达到治疗效果，可相应增加冷冻次数，以减少对周围正常组织的损伤，取得更满意的效果。目前治疗中存在的问题是冷冻次数多，有的病例进行 4 次以上就不能坚持治疗而终止。

**3. 手术治疗**　①判定手术适应证之前必须考虑的几个问题：目前最为普遍使用的是黄瘤单纯手术切除术，临床效果也较为肯定，但在大量临床实践中发现其也非完美，仍有许多不足，如睑黄瘤手术治疗时，切口通常并不能隐藏于重睑线，而位于重睑线的内上方，术后瘢痕难免明显。较大者由于术后瘢痕明显，遗留明显缺陷。单纯手术切除，仍然停留在治病的水平，而没有能充分满足求美者的需要。②手术的演变及各种术式的评价：因为临床上多见睑黄瘤的手术，故这里着重介绍一下睑黄瘤手术的演变。上睑松弛的皮肤切除前，先行重睑成形，采用轮匝肌上睑提肌固定技术，该技术有利于保障重睑线内侧的流畅，不至因黄瘤切除后关闭切口时皮肤上产生的张力，而改变重睑线的流畅程度（达到在内眦深部减张的作用），也保证当需要皮瓣转移时，皮瓣不会影响重睑线内侧的确实和精确的固定。根据黄瘤的侵犯部位和范围，若瘤体较小未超过上睑内，可采用直接拉拢缝合或局部皮瓣转移整复；缺损较大时，需用局部皮瓣或皮肤移植来修复。若黄瘤超过上睑内侧，或跨过重睑线侵及上睑缘，游离皮肤移植修复创面宜作为首选。黄瘤多见于中老年患者，常伴有皮肤松弛，可在切除黄瘤的同时行上睑松弛整复术，这也为修补黄瘤切除后上睑内侧皮肤缺损提供供皮区。

**4. 射频皮肤治疗仪**　射频消融是电磁波经消融电极，在电极接触的组织引起分子振荡，产生凝固组织的作用。采用 XL- 射频皮肤治疗仪消融技术对黄瘤病根除进行研究，建立了精准、靶向根除黄瘤病手术技术。整个手术过程操作方便，在手术放大镜下视野清晰，易于分离正常与病变组织，去除病变组织精准度高，对正常组织损伤轻。但该疗法对术者的操作技能要求高，操作不成熟可损伤正常组织，愈合后遗留肉眼可见的瘢痕。因而，需对术者进行系统的培训，从而降低复发率。

### 五、黄瘤病的基因治疗

随着人们对黄瘤病发病机制的基因研究的

深入与进展，黄瘤病的病因治疗取得突破性进展。1992 年，Wilson 等首次将人的 LDL 受体基因与逆转录病毒载体在体外拼接重组后转入 Watanable 兔的肝细胞，使其表达人的 LDL 受体从而降低了血清胆固醇水平。这是基因治疗首次成功应用于家族性胆固醇血症的治疗。但其技术有待进一步改善，其基因表达率仅有 2%~4%，血清胆固醇仅下降 20%~30%，且重组基因在兔的肝细胞表达是暂时的。随后对 5 名纯合子 FH 患者进行基因治疗，所有患者均能耐受操作，且无并发症，但仅能轻度降低 LDL，不能持续起效。

尽管目前基因治疗技术还不成熟，大多数停留在动物实验阶段，无法广泛应用到临床，但随着人类基因组学的不断研究，各种新的载体的发现，基因治疗技术的发展，基因治疗有望从根本上治疗遗传相关的黄瘤病。相信在未来随着基础技术的不断进步，基因治疗必将有着广阔的治疗前景，特别是在早发性、难治性遗传性相关的黄瘤病中。

（徐教生　马　琳）

# 第二节　皮肤淀粉样变

淀粉样变（amyloidosis）是指一种呈特殊反应、均匀无结构的淀粉样蛋白沉积于组织或器官，导致其沉积部位发生功能障碍的一组疾病总称。皮肤淀粉样变（cutaneous amyloidosis）是由淀粉样蛋白沉积于皮肤所致的一种代谢障碍性疾病。在临床上根据淀粉样蛋白来源及沉积部位的不同，可以将皮肤淀粉样变表现的疾病分为：①局限性淀粉样变，包括原发性局限性皮肤淀粉样变、结节性淀粉样变、家族性原发性皮肤淀粉样变、色素异常性皮肤淀粉样变及继发于皮肤肿瘤的继发性局限性皮肤淀粉样变；②系统性淀粉样变，包括原发性和骨髓瘤相关系统性淀粉样变、家族遗传性淀粉样变、家族性淀粉样多发性神经病、淀粉样蛋白弹力纤维病及继发于慢性炎症或感染性疾病的继发性淀粉样变、透析相关淀粉样变。根据病因不同，可分为：①原发性淀粉样变，包括苔藓性淀粉样变、斑状淀粉样变、结节性淀粉样变、双相性淀粉样变、色素异常型淀粉样变及皮肤异色型淀粉样变等；②继发性皮肤淀粉样变，见于皮肤肿瘤或其他皮肤疾病，目前认为继发性皮肤

粉样变仅为一种组织表现而不具有实际临床意义。系统性淀粉样变在皮肤科较为少见，而继发性淀粉样变更应关注其原发疾病，因此本章内容主要围绕由皮肤蛋白功能异常引发的原发性皮肤淀粉样变展开。

## 一、皮肤淀粉样变的概念演变

淀粉样变（amyloidosis）是指一类折叠错误的蛋白纤维 – 淀粉样蛋白（amyloid）在细胞外异常沉积，导致其所沉积部位发生功能障碍的一组疾病总称。可分为局限性和系统性淀粉样变。

淀粉样蛋白最初由 Rudolf Virchow 于 1854 年提出，因其遇碘染色呈阳性，早期认为它是具有类似淀粉样性质的物质。Friedrich 和 Kekulé 等进一步发现淀粉样物质主要由蛋白聚糖构成。此后直到 1959 年，Cohen 和 Calkins 才发现淀粉样蛋白是由 10nm 粗的蛋白纤维构成。Glenner 等人进一步提出这些蛋白纤维呈 β 折叠。具有 β 折叠构象的原纤维蛋白呈不溶性，对蛋白水解酶高度抵抗，同时淀粉样蛋白是机体自身产物，缺乏免疫原性，这导致其在组织中持续沉积。淀粉样蛋白能够与刚果红结合、可溶性低以及对蛋白水解酶存在抵抗等性质，这些特性导致其最终沉积于特定组织，从而引发疾病。

目前研究发现，淀粉样蛋白主要由 3 种成分构成：淀粉样原纤维蛋白、血清淀粉样蛋白 P 成分和蛋白多聚糖等细胞外基质成分。根据国际淀粉样变命名协会统计，迄今为止，共发现 36 种人类淀粉样蛋白，其中 14 种只出现在系统性淀粉样变，19 种只存在局限型，剩余 3 种在两者种均出现。根据淀粉样原纤维蛋白的来源及沉积部位可以在临床上将淀粉样变病分为不同类型的疾病，例如神经系统疾病中阿尔兹海默病（Alzheimer disease）是由淀粉样蛋白 β 肽在脑组织中异常沉积形成，帕金森症则是由 Tau 蛋白的异常沉积造成的，而原发性皮肤淀粉样变则是由角蛋白在真皮浅层的异常沉积引起的。

## 二、发病机制的假设与展望

### （一）发病机制的假设

目前原发性皮肤淀粉样变发病原因与机制尚未完全阐明，流行病学资料显示，该病好发于东南

亚及南美洲人群,部分患者有家族聚集现象,推测此病可能与遗传因素、环境因素(紫外线照射、炎热气候、长期摩擦)及免疫功能异常等有关。

首先在遗传因素方面,部分患者有家族史,为常染色体显性遗传,男性多于女性,早在1994年就有人提出多发性内分泌瘤2A型(MEN 2A)皮肤的淀粉样变很可能与基因的突变有关。1996年,Lee等对7例皮肤淀粉样变家系进行连锁分析,发现这些家系与10号染色体不连锁有关。Lin和Lee等人通过连锁分析发现,人染色体1q21.3-q24.2区域与家族性原发性皮肤淀粉样变存在关联;其后,又发现半胱酰天冬氨酸酶基因(CARD6)、整联蛋白1基因(ITGAl)和整联蛋白2基因(ITGA2)的功能异常可能会导致家族性的皮肤淀粉样变。随后,Arita等人亦对这些基因进行了研究,发现OSM(抑瘤素M)和IL-31(白介素-31)的信号作用可能与角化细胞的增殖、分化、凋亡及炎症反应过程有关,提示角质形成细胞可能参与皮肤淀粉样变发病。Yang等人在色素异常性皮肤淀粉样变家系中发现,GPNMB的缺失能够影响黑素小体的表达,诱发自噬、抑制炎症并影响组织修复,最终导致疾病的发生。

在免疫因素方面,程少为等人在2001年采用ELISA法测定46例原发性皮肤淀粉样变患者血清中IL-4和IgE,发现两者均明显高于正常人群,说明在原发性皮肤淀粉样变中,血清IL-4和IgE起着相当重要的作用。2006年,许金国等探讨了原发性皮肤淀粉样变性皮损中T/B细胞变化的差异及其意义,结果显示,原发性皮肤淀粉样变性局部皮损存在T/B淋巴细胞的异常表达。2017年,邹爱玲等发现原发性皮肤淀粉样变组织中巨噬细胞表达减少,提示淀粉样蛋白的清除通路可能受阻。

因本病是一种由淀粉样蛋白异常沉积导致的代谢性疾病,所以对淀粉样原纤维蛋白来源的研究是本病的热点和重点,目前认为,皮肤相关的淀粉样变中角蛋白、免疫球蛋白、弹性纤维和胶原纤维的异常沉积是各种亚型的发病原因。许多研究显示,在原发性局限性皮肤淀粉样变沉积物中抗角蛋白抗体的免疫反应呈阳性,而$\beta_2$微球蛋白是原发性局限性结节性皮肤淀粉样变中淀粉样原纤维蛋白的一种主要组成成分。

## (二)发病机制的展望

虽然对原发性淀粉样变的发病因素和淀粉样蛋白来源及其致病作用的研究已经取得较大的进展,例如有观点认为表皮的摩擦损伤、EB病毒的感染、日晒等与本病的发生、发展有关,但原发性淀粉样变的确切发病机制尚未明确,同时淀粉样蛋白纤维形成的具体过程、组织特异性、沉积的影响因素及导致组织损伤的潜在机制也尚未阐明。随着大量组学数据的产生,在已有研究成果基础上对淀粉样变进行更加全面深入的研究,终将为原发性淀粉样变的防治提供更多新的认识及方法。

## 三、皮肤淀粉样变的临床表现及诊疗中存在的问题

原发性皮肤淀粉样变(primary cutaneous amyloidosis, PCA)在临床上主要分3型:①苔藓性淀粉样变(lichen amyloid);②斑状淀粉样变(macular amyloid);③结节性皮肤淀粉样变。其中苔藓样淀粉样变是PCA中最常见的临床类型,部分患者苔藓样变与斑块样改变可以并存,被称为双相型。此外,还包括一些较少见的类型:皮肤异色病样淀粉样变病、色素异常型皮肤淀粉样变、大疱型皮肤淀粉样变、白癜风样淀粉样变、摩擦性皮肤淀粉样变、肛门\骶尾部皮肤淀粉样变。苔藓性皮肤淀粉样变好发于中年人,皮疹常对称分布于双侧胫前,也可以发生于臂外侧及腰腹部,主要临床表现为针头大小褐色斑点,后逐渐增大形成半球形、圆锥形或多角形丘疹,直径约2mm,质硬,呈正常皮色、淡红色或褐色,表面多光滑发亮,有时可见少许鳞屑、角化过度或粗糙改变。皮损早期散在分布,后期密集成片但不融合,小腿和上背部皮损可沿皮纹方向呈念珠状排列,自觉剧烈瘙痒。斑状皮肤淀粉样变主要见于30~60岁女性,好发于上背部肩胛间区,皮损为褐色或紫褐色色素斑点,可聚合成网状或波纹状。结节性皮肤淀粉样变较为少见,其在真皮、皮下组织和血管壁上都广泛存在淀粉样蛋白的浸润。

随着社会环境和生活水平的提高,以及医学技术的发展,近年来,皮肤淀粉样变的确诊患者数量呈逐年增加的趋势,而且现在临床上常有

原发性淀粉样变合并其他疾病的报道。但还有许多患者未被发现，这是由于在临床上医师对于皮肤淀粉样变的诊断主要依靠典型的临床表现、组织病理表现和特殊染色，但一些患者发病较慢且临床表现不典型，这不利于医师对于首诊患者做出明确诊断。同时，部分患者对病情未足够重视以及对病理学检查持疑问和畏惧心理，不能早期及时地通过相关检查明确诊断，从而延误了诊疗时机，待病情加重，累及组织器官导致部分功能障碍时才积极检查治疗，易造成漏诊误诊。

## 四、国内诊断标准及存在的问题

### （一）常用诊断标准

原发性皮肤淀粉样变的诊断主要依据典型皮肤病变特征和组织病理学表现。当患者四肢伸侧、上背部肩胛间区出现黄褐色扁平或半球形丘疹，甚至结节、网状色素沉着斑或色素脱失斑时可考虑本病。实验室检查包括一般检查、组织病理学检查、特殊染色等，必要时作皮损X线照射。对遗传性病例可进行淀粉样蛋白质测序、DNA等点电泳、限制性片段长度多态性分析及易感基因突变检测。一般检查有血、尿免疫固相电泳或骨髓免疫化学染色，可以见到免疫球蛋白轻链，或其单克隆片段，或者其他异常蛋白。组织病理学检查结果，依据临床类型不同可出现不同的表现。淀粉样蛋白可沉积于真皮乳头、血管或毛囊周围等组织间质处；表皮可有棘层、颗粒层肥厚，淀粉样蛋白沉积上方基底层液化变性和色素失禁，真皮可有少量的淋巴细胞、组织细胞浸润。特殊染色有结晶紫染色及刚果红染色等，也可以通过硫代磺素–T染色结合荧光显微镜检查。淀粉样物质在H&E染色中呈淡红色，结晶紫染色中呈紫色，刚果红染色中可呈苹果绿或品红色，硫代磺素–T染色中表现为表皮下方荧光沉积。

### （二）目前诊断中存在的问题

国内诊断皮肤淀粉样变通常根据典型临床表现、病理检查和刚果红染色等确诊，或者再结合PSA染色进一步鉴别，因为有研究显示，单纯的刚果红染色并不是100%显示苹果绿或品红色，且各种染色原料的限制也有可能影响结果。由于病理技术和染色技术及免疫组化技术的限制，本病在我国的一些基层医院极易被漏诊、误诊。由于原发性淀粉样变的临床表现特异性不是很高，起病相对较慢，在临床上医师仅仅依靠其临床表现去判断原发性淀粉样变存在较大的困难，所以加大对基层医院的诊疗技术的投入对确诊该病非常有帮助。

## 五、常用治疗方法及治疗中的困惑

皮肤淀粉样变的治疗对于皮肤科医生是一个巨大的挑战。治疗存在众多方法，但是目前没有一种公认的有效手段。对于苔藓性及斑状皮肤淀粉样变治疗的关键点是缓解任何可能加重搔抓的因素。

### （一）专家推荐的常用治疗方案

对于原发性皮肤淀粉样变，应加强一般治疗，阻断诱发及加重因素。患者应避免摩擦与搔抓病变皮肤，避免肥皂水、热水烫洗，避免刺激局部皮损。尽可能寻找诱发或加重因素，并积极防治感染、外伤与蚊虫叮咬，然后再对症治疗。原发性系统性皮肤淀粉样变主要采用对症治疗，如有肾脏、心脏损害时可以分别行非透析治疗或钙离子拮抗剂和β受体拮抗剂治疗等。如果有神经病变可予以神经营养药物，也可以使用B族维生素等。

原发性皮肤淀粉样变可以应用抗组胺药物（如选用氯苯那敏4mg，每天2~3次口服；或赛庚啶2mg，每天2~3次口服等）、普鲁卡因静脉封闭、局部糖皮质激素封包或皮损内注射、0.1%维A酸外用等。近年来，中西医结合的治疗也取得了一定效果，如维A酸类药物联合苦参素治疗。还有皮肤磨削术、二甲基亚砜、聚焦超声等。

### （二）治疗中的困惑

皮肤淀粉样变目前还未得到科研人员的足够重视。查阅文献可知，近年来淀粉样变的研究主要集中于脑神经相关的淀粉样变。皮肤淀粉样变中的治疗方法还比较凌乱，包括类维生素A、糖皮质激素、环磷酰胺、环孢素、阿米替林、秋水仙碱、他克莫司、二甲基亚砜、维生素$D_3$类似物、辣椒素、薄荷醇、手术方式、激光治疗和光疗等，但未见一种可以有效治疗的手段，以上治疗相关报道均提示部分缓解。其次，虽然目前对淀粉样变发病机制的研究取得了较大进展,但淀粉样蛋白纤维形成的确切过程、组织特异性沉积的影响因素及导致组织损伤的潜在机制尚未阐明。因此,对淀粉样变的深入研究,将有利于进一步理解其发病机制并为治疗提供新的思路。

(杨　斌)

# 第三节　卟　啉　病

卟啉病(porphyria)是血红素生物合成途径中不同酶的遗传或获得性缺陷引起卟啉和/或卟啉前体在体内病理性积聚和排泄增多所致的一组代谢障碍性疾病,主要为皮肤、肝脏、脾脏等系统受累,常在暴露部位出现光毒性皮肤损害。

## 一、卟啉病的命名与分类

1874 年,Schultz 首次对卟啉病进行了病例报道。随后本病的光敏性与尿中发现卟啉被报道。1911 年,Gunther 等第一次提出了卟啉病的分类:急性血卟啉症、先天性血卟啉症和慢性血卟啉症。1937 年,Waldenstrom 重新定义慢性血卟啉症为迟发性卟啉症。此后,急性间歇性卟啉病、变异性卟啉病、遗传性粪卟啉症、红细胞生成性原卟啉病和肝性红细胞生成性卟啉症被逐渐报

道。1979 年,氨基酮戊酸脱氢酶缺乏性卟啉病被认识。2008 年,X 连锁显性原卟啉病被确认。

根据卟啉前体或卟啉代谢异常的原发部位,卟啉病可分为肝性卟啉病和红细胞生成性卟啉病(来源骨髓)两大类。根据有无神经系统急性发作,临床上可将本病分为急性型和非急性型,急性型包括急性间歇性卟啉病、δ- 氨基酮戊酸脱水酶缺陷型卟啉病、遗传性粪卟啉病、变异性卟啉病;非急性型包括先天性红细胞生成性卟啉病、红细胞生成性原卟啉病、迟发性卟啉病、肝性红细胞生成性卟啉病。以皮肤有无受累,又可将本病分为皮肤受累型和非皮肤受累型,皮肤受累型包括先天性红细胞生成性卟啉病、红细胞生成性原卟啉病、迟发性卟啉病、遗传性粪卟啉病、变异性卟啉病、肝性红细胞生成性卟啉病;而非皮肤受累型则包括急性间歇性卟啉病、δ- 氨基酮戊酸脱水酶缺陷型卟啉病。

## 二、卟啉病病因和发病机制

血红素成途径中,任何一种酶的基因突变导致酶缺乏或者活性异常,均可引起卟啉和/或卟啉前体在体内出现病理性积聚(图 17-3-1)。目前除获得性迟发型卟啉病,其余类型卟啉病相关致病基因基本明确。

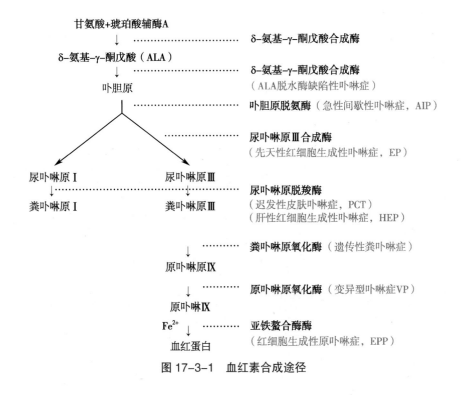

图 17-3-1　血红素合成途径

卟啉是由4个吡咯环经甲烯基桥联形成的环状结构，又称作卟啉环，是一种有色化合物，在紫外线下显示红色荧光。卟啉前体物质称为卟啉原，在特定条件下可转换为卟啉。卟啉作为人体内源性的光敏物质，本身并无致病性。当卟啉或其前体物质在体内大量积聚时可引起光敏感。卟啉物质可被光激活，一般为波长400~410nm的可见光，尤其是吸收峰在408nm的Soret波。该波长可穿透真皮深层，当毛细血管中的卟啉吸收光能后呈激发状态时，可转变为单态氧物质。单态氧物质可直接损伤蛋白质、脂质和DNA，也可通过启动肥大细胞脱颗粒、补体途径或基质中的金属蛋白酶等间接损伤组织。组织损伤的表现取决于卟啉的分布和卟啉的化学特性，其中疏水性原卟啉易亲脂膜，故易损伤内皮细胞，产生烧灼感，而亲水性尿卟啉、粪卟啉物质易分布于皮下和基底膜带引起皮肤水疱、大疱样损害。其中非皮肤受累型卟啉病，主要系体内增多卟啉前体物质非光敏性物质，故不出现皮肤损害。

## 三、各型卟啉病主要临床表现和诊断

### （一）皮肤型卟啉病

1. **先天性红细胞生成性卟啉病**（congenital erythropoietic porphyria，CEP） 本病属于常染色体隐性遗传，系血红素合成途径第4种酶——

尿卟啉原Ⅲ合成酶缺乏所致，致病基因为*UROS*突变，且不同位点基因突变可致临床表现差异。该型卟啉病常在婴儿期发病，出生即可见尿布红染。患儿逐渐出现严重的光敏感性，表现为暴露部位日晒后出现水肿性红斑、水疱、大疱和血疱，疱液破溃可形成糜烂、渗出及结痂改变，最后遗留萎缩性瘢痕（图17-3-2）。皮疹发作时可伴有烧灼、疼痛感。反复发作瘢痕逐渐加重，瘢痕挛缩可导致暴露部位的残毁畸形。皮肤脆性常增加，口周可见放射性萎缩纹。本病患儿可出现多毛等特征性改变。另外，眼部可出现畏光、角膜炎、角膜溃疡、巩膜病变等损害，严重者可导致失明。患儿乳牙萌出即可为棕色至红色牙齿，Wood灯下可见特征性红色荧光。其他系统受累可出现脾大、溶血性贫血、生长发育迟缓以及神经、骨骼系统症状。实验室检查可见红细胞、尿液、粪便中尿卟啉Ⅰ和粪卟啉Ⅰ明显升高；自然光下尿液呈现酱油色、深葡萄酒色；Wood灯下尿液可见橘红色荧光（图17-3-3）。外周血浆荧光谱测定峰值为615~620nm。

2. **红细胞生成性原卟啉病**（erythropoietic protoporphyria，EPP） 本病可为常染色体显性或者隐性遗传，系血红素合成途径中最后一个酶——亚铁螯合酶缺陷所致，该类患者酶活性可降低至正常人的30%。致病基因系*FECH*。儿童

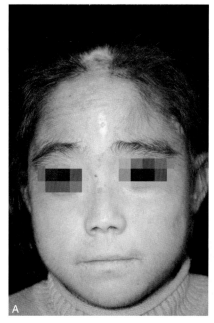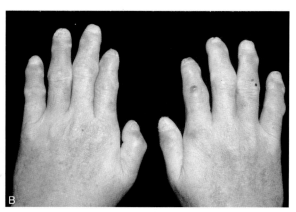

图17-3-2 先天性红细胞生成性卟啉病患儿
主要表现为面部多毛、凹陷性瘢痕、角膜损害、肢端残毁畸形、关节屈曲受限

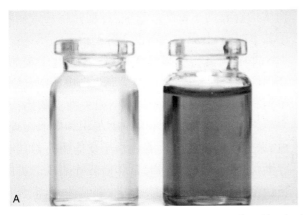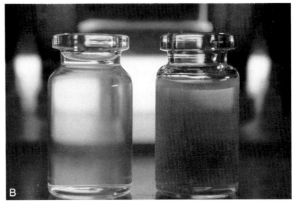

**图 17-3-3 先天性红细胞生成性卟啉病患儿尿标本**
A. 自然光下尿液呈现棕色改变；B. Wood 灯下呈橘红色荧光。左为健康儿童尿液，右为患者尿液

期即出现皮肤光敏感，日晒数分钟后暴露部位出现皮肤刺痛、烧灼感，延长日晒时间可出现皮肤红斑、肿胀和痒感，可持续数天。皮疹反复发生，遗留凹陷性瘢痕（图 17-3-4）。原卟啉在肝脏和胆道系统积累，可引起胆汁淤积及肝损伤。实验室检查可见血、红细胞、粪便中游离原卟啉增加，但尿卟啉正常。本病患儿尿色正常，无生后尿布粉染表现，尿液在 Wood 灯下亦无荧光，牙齿亦正常。

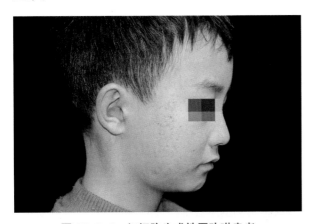

**图 17-3-4 红细胞生成性原卟啉患者**
主要表现为面部凹陷性瘢痕

2008 年 X 连锁显性卟啉病（X linked dominant protoporphyria，XLDPP）被认识，又被称作 X 连锁 EPP（XLP）。有报道称 2%~10% 的 EPP 患者为 XLP。本病临床表现同 EPP，系氨基酮戊酸合酶 2（*ALAS2*）基因发生获得性功能突变所致。实验室检查可见血中原卟啉明显增加。血中原卟啉被肝脏摄取，排泄进入胆汁，可导致胆结石或者胆汁淤积性肝炎，严重者引起肝衰竭，被皮肤血管内皮吸收，原卟啉经光激发，引起皮肤损害。

3. **迟发性卟啉病（porphyria cutanea tarda，PCT）** 最常见的一种皮肤卟啉病，系血红素合成过程中第 5 种酶——尿卟啉原脱羧酶（UROD）催化活性减低所致，本病可分为获得型和遗传型。获得型多见，常为散发病例，表现为肝脏中 UROD 缺乏或活性下降；遗传型系 UROD 酶基因突变所致。肝脏铁负荷过多、病毒感染（丙型肝炎病毒、乙型肝炎病毒等）、雌激素、酒精等可诱发本病。本型多为成年人发病，儿童亦可发病。皮肤暴露部位日晒后出现水疱、大疱、糜烂、溃疡、结痂，最后形成瘢痕。皮肤脆性增加明显、多毛、眼部受累。尿液静置可呈暗红色，实验室检查尿中卟啉明显增加，粪卟啉少许增加，红细胞内卟啉正常。尿标本置于 Wood 灯下可见粉红色荧光。

4. **肝性红细胞生成性卟啉病（hepatoery-thropoietic porphyria，HEP）** 本病属于常染色体隐性遗传，被认为是遗传型迟发性皮肤卟啉病的亚型，系 *UROD* 基因纯合或者复合杂合突变引起 UROD 酶严重缺陷所致。此类患者很早即可出现皮肤光敏感，日光暴露后出现皮肤红斑、水疱，自觉烧灼和瘙痒，最后形成萎缩性瘢痕。可伴有多毛和色素沉着改变等，临床表现同 PCT 相似，但发病年龄较早，症状较重。出生即可见尿液颜色异常（深色尿），患者尿卟啉原脱羧酶活性显著减低，较 PCT 明显。实验室检查可见尿中尿卟啉明显增加，粪中粪卟啉增加，亦可见到红细胞中锌原卟啉升高。

5. **变异性卟啉病（variegate porphyria，VP）** 本病被认为是遗传型迟发性卟啉病的一种亚型，为常染色体显性遗传。系血红素合成途径中第

7种酶——原卟啉原氧化酶（PROTO氧化酶）缺乏所致。致病基因系 *PPOX* 突变。皮肤损害类同 PCT，急性发作时可出现类似急性间歇性卟啉病样胃肠道及神经系统症状。实验室检查可见粪便中粪卟啉原和原卟啉增多，且以后者升高为主。尿中粪卟啉升高，尿卟啉中度升高，而 PCT 患者尿卟啉常明显升高。

**6. 遗传性粪卟啉病（hereditary coproporphyria, HCP）** 本病为常染色体显性遗传，系血红素合成过程中第6种酶——粪卟啉原氧化酶（COPRO氧化酶）缺乏或活性下降所致。致病基因定位于 3q12 的 *CPO*。其临床表现有皮肤光敏性损害，同 PCT 或 VP 类似，急性发作时亦可见类似急性间歇性卟啉病样胃肠道及神经系统症状。实验室检查可见粪便中粪卟啉原、原卟啉增高，但前者为主，与 VP 相区别。

**（二）非皮肤型卟啉病**

**1. 急性间歇性卟啉病（acute intermittent porphyria, AIP）** 系血红素合成途径第3种酶——胆色素原脱氨酶（PBG脱氨酶）缺乏引起，本病患者 PBG 脱氨酶的活性仅为正常的50%。致病基因系 *PBGD* 突变。主要临床表现为间歇性发作的腹痛、恶心、呕吐、便秘等消化系统症状，神经精神症状以周围运动神经病变为主，同时伴有暗褐色尿为特征。本病一般无皮肤损害。实验室检查可见血浆和尿中卟胆原（PBG）及氨基酮戊酸（ALA）增加。

**2. δ-氨基酮戊酸脱氢酶缺陷性卟啉病（δ-ALA dehydratase porphyria, ADP）** 本病为常染色体隐性遗传，临床罕见。由血红素合成途径第2种酶——δ-氨基酮戊酸脱氢酶（δ-ALA脱氢酶）缺陷引起。致病基因系 *ALAD* 突变。本病临床表现和急性间歇型卟啉病相似，急性发作、常无皮肤损害，主要表现为胃肠道受累腹痛、恶心呕吐等及神经系统症状；实验室检查以尿中 δ-氨基酮戊酸（ALA）显著增多为其特征。本病主要与 AIP 进行鉴别，后者表现为血及尿中 PBG 增加明显，而红细胞内、尿标本的卟啉常正常。

**（三）卟啉病的诊断、鉴别诊断**

卟啉病临床少见，光敏性皮肤损害（分布部位、皮损特点）、凹陷性皮肤瘢痕是重要临床诊断线索。进一步行血、尿、粪便的卟啉或者卟啉前体

物质检查有助于诊断。目前，各型卟啉病致病基因基本明确，基因检测有助于分型。

卟啉病需与牛痘样水疱病、着色性干皮病、获得性大疱性表皮松解症、类脂蛋白沉积症鉴别。牛痘样水疱病为 EB 病毒感染相关性皮肤病，无多毛，无尿布红染、红牙等卟啉沉积和排泄表现，血、尿标本卟啉正常。着色性干皮病患儿常伴有逐渐加重的雀斑样皮损，常伴有畏光表现。类脂蛋白沉积症可表现面部凹陷性瘢痕性，但常合并声嘶，眼睑有特异性串珠样皮损。获得性大疱表皮松解症皮损需与迟发性卟啉病鉴别，病史、病理、免疫荧光、血尿卟啉检查灯等可协助两者鉴别。

## 四、卟啉病的治疗管理现状

皮肤型卟啉病患者均需注意避光保护，穿长衣、长裤，外涂遮光剂、防晒霜等。

**（一）先天性红细胞生成性卟啉病**

口服 β 胡萝卜素对本病有一定疗效，有报道剂量 60~180mg/d 不等。羟氯喹通过提高本病对光的耐受性，具有一定疗效。活性炭被报道可能通过减少卟啉的吸收，促进排泄而发挥治疗作用。

对于本病合并溶血性贫血者，可考虑脾切除改善症状。骨髓或者造血干细胞移植目前被认为是本病相对有效的治疗方法，但临床需权衡利弊，一般建议应用于合并严重贫血需依赖反复输血缓解症状者。

**（二）红细胞生成性原卟啉病的治疗管理**

口服 β 胡萝卜素，该方法可通过清除自由基，提高患者对日光的耐受性。近年来有研究报道，通过皮下植入 α 促黑素类似物——阿法诺肽，总计给药3或5次的方法治疗本病，可提高患者对光的耐受性，降低光毒性反应，改善光暴露后皮肤刺痛等不适，提高患者生活质量。α 促黑素类似物为一种结合在黑素受体-1（MC1R）的一种十三肽，它可以在非紫外线照射下提高表皮内黑素的含量，而后者具有光保护作用。该方法最常见的副作用为头痛、恶心、鼻咽炎、背痛等不适。其他治疗如光疗，该方法旨在通过紫外线照射增加表皮黑素含量，从而提高患者对光的耐受性而发挥作用。

### （三）迟发性卟啉病的治疗管理

1. 避免可能的诱发因素如药物、饮酒等，同时进行避光防护。

2. 放血疗法和/或口服氯喹/羟氯喹被认为是治疗本病相对有效的方法。其中放血疗法更适用于血色病或者铁负荷过多的患者，而合并严重贫血、严重心肺等基础疾病者为放血疗法禁忌证。该方法主要作用机制为清除肝脏内铁负荷和酶抑制剂，恢复酶的活性。具体为每一到两周放血1次，约450ml，直到血清铁临近正常值下限水平或者血红蛋白下降至120g/L以下。一般2~3次放血皮肤症状即可有所改善，实验室检查排泄物中卟啉含量下降常晚于临床症状的改善。研究发现，小剂量氯喹125mg或者羟氯喹100mg，每周2次口服。症状缓解中位时间一般为6月左右。该方法尤其适用于不能耐受放血疗法或者放血疗法使病情缓解后的序贯治疗。

3. 其他：血浆置换可用于本病，合并肝炎者可联合α干扰素治疗。一些络合剂或者去铁胺等可降低血清铁水平，对本病起到一定帮助。

（徐子刚）

# 第四节　烟酸缺乏症

烟酸缺乏症（nicotinic acid deficiency），又称糙皮病、陪拉格、癞皮病，曾称为玉蜀黍疹。本病是因烟酸类维生素（又称维生素PP、维生素$B_3$）缺乏，临床以皮炎、舌炎、肠炎、精神异常和周围神经炎为特征的疾病。

## 一、疾病历史

陪拉格（pellagra）源自意大利语"pelle agra"，意为皮肤粗糙，最早于1735年由西班牙的Gaspar Casal医师描述。1913年，烟酸（维生素P）首次由科学家范克从米糠中提取出来。1935年，华布格和富莱又分别从马的红细胞分离的辅酶中获得维生素P。1938年，维生素P对糙皮病的疗效被确定。1941年，人们用化学方法成功合成维生素PP。

烟酸缺乏症在世界范围内呈地方性流行，见于长期以高粱、玉米等为主食又缺乏其他适当辅食的地区。WHO曾统计战争、饥荒地区如安哥拉、莫桑比克、马拉威、委内瑞拉等仍有烟酸缺乏症的小范围流行，而在发达国家仅见个例报道。本病曾在欧洲以玉米为主食的贫困地区流行长达两百多年。在美国，1906—1940年，烟酸缺乏症至少造成100 000人死亡。日本1940—1942年曾暴发烟酸缺乏症，当时正值第二次世界大战的僵持阶段，日本国内民众生活贫困、营养不足，仅以玉米果腹。在我国，1949年之前本病大多来自河北、河南、东北等地主食玉米、高粱的人群，尤以单一食谱的农民及嗜酒者好发。1926年，Mohabra经过了一系列研究发现，烟酸缺乏症不是传染性疾病而是营养缺乏性疾病。此后人们逐渐认识到烟酸缺乏症是烟酸缺乏所致，补充含烟酸的食物后烟酸缺乏症的发病率大大下降。目前随着人民生活水平的提高，烟酸缺乏症患病率大大下降。

## 二、病因及发病机制

烟酸是尼克酸（吡啶-3-羧酸）及其具有相似生物学活性的衍生物烟酰胺（尼克酰胺）的统称。它存在于动物和植物性食物中，食物中肝、瘦肉、豆类的烟酸含量最丰富。乳类、绿叶蔬菜、鱼以及咖啡和茶中也含有相当数量的烟酸。体内能将由动物性食物中获得的色氨酸转变为烟酸，60mg色氨酸经转化可产生相当于1mg的烟酸。烟酸推荐摄入量18岁以上成人为14mg/d。

引起烟酸缺乏的主要原因为饮食中缺乏烟酸，或肠道吸收不良，如长期静脉补给营养者；厌食性神经官能症；胃次全切除术、胃肠吻合、Crohn病、空肠回肠炎、慢性腹泻等致吸收不良；长期酗酒、肝脏对烟酸利用不充分；感染、癌症等疾病需要量增加；HIV感染可使烟酸耗竭；玉米内烟酸呈结合形式不能被机体利用且色氨酸含量又低，因此本病曾流行于单食玉米的贫困人群；类癌综合征患者能使大量色氨酸转向合成5-羟色胺，烟酸合成减少而发病。遗传性代谢缺陷病如Hartnup病肠道吸收和肾小管再吸收色氨酸和氨基酸有缺陷，加上色氨酸过氧化酶缺陷，色氨酸代谢有障碍；维生素$B_6$是内源性烟酸合成的辅因子，异烟肼是维生素$B_6$拮抗剂，结构式类似烟酸，长期服用异烟肼可使烟酸和辅酶合成受阻；氟尿嘧啶可抑制色氨酸-烟酸转换；烟酸的活性辅酶形式为烟酰胺腺嘌呤二核苷酸（NAD，即辅酶Ⅰ），及磷酸 NAD（NADP，辅酶Ⅱ），6- 硫基嘌呤可干扰 NAD 而致病；其他可引起烟酸缺乏的药物有磺胺、抗惊厥药、抗抑郁药、乙内酰脲、苯巴比妥、丙硫异烟肼和吡嗪酰胺等。在辅酶中的烟酰胺在许多生物性氧化还原反应中发挥电子受体和供氢体的作用，NAD 在细胞内呼吸中发挥电子载体的作用，在糖类、脂肪、蛋白代谢和能量交换中发挥重要作用，烟酸缺乏导致严重代谢障碍，引起外胚叶组织如皮肤、神经系统和胃肠道组织病变。

烟酸缺乏症患者单纯补充烟酸不能完全控制所有症状和体征，需要同时补充其他营养素包括维生素 $B_1$、维生素 $B_2$、维生素 $B_6$、叶酸和氨基酸。另外，卟啉及其类似物增加、日晒、局部摩擦、重体力劳动等均可促发或加重本病。

### 三、临床表现

本病可发生于各年龄段，男性多于女性。但国内文献报道以中青年女性多见，好发于春夏季，有复发倾向。典型临床表现为 "3D" 症状，即皮炎（dermatitis）、腹泻（diarrhea）及痴呆（dementia），但三者同时存在较少，常见皮疹伴胃肠道症状，如不及时诊断及治疗可致死亡（death），因而又称为 "4D"。

#### （一）皮肤黏膜损害

烟酸缺乏症患者可出现以下 4 种类型的皮损：①光敏性红斑、鳞屑；②骨突出部位皮肤增厚及色素沉着；③面部脂溢性皮炎样改变；④会阴部红斑、糜烂。

皮损具有光敏性特点，常对称性分布于暴露部位，如手背、指背、腕、前臂外侧、面、颈、项、上胸、足背、趾背、踝和小腿伸屈侧，亦可累及肩、肘、膝、臀等易受摩擦部位。

早期经曝晒后暴露部位出现鲜红色或紫红色、略高起性斑块，前额部红斑与前发际之间有狭窄的正常皮肤带，皮疹界限清楚，类似晒斑，有瘙痒、烧灼或灼痛感。而后皮肤转红褐色，有明显水肿，四肢末端呈手套、袜套样损害，可出现所谓颈蜀黍红斑，即围绕颈部的项圈样皮炎，也称 Casal 项圈，红斑见于整个颈部，呈宽衣领状，上可至喉前，下可达椎骨突出部和胸骨柄边缘，甚达乳头水

平。严重者在红斑上可有水疱或大疱，可继发感染形成脓疱，疱破后表皮剥脱形成大片糜烂，伴浆液渗出，或形成溃疡，干燥后结痂，2~3 周后损害呈红棕色或棕褐色，并变得粗糙，伴鳞屑、焦痂，大片剥脱，并有皲裂和毛囊角化，膝盖、肘、足跟处过度角化似胼胝，皮损边缘可见 1~2mm 宽红斑，似一道镶边。

摩擦部位如肩部、肘部、膝部常出现皮肤增厚及色素沉着等症状，但发展缓慢。

面部可呈蝶形红斑，鼻唇沟呈脂溢性皮炎样，鼻部见暗红斑，上有细小黄色粉末鳞屑，扩张毛孔处见角质栓。面部、前额、头皮、颈部也可出现类似改变。

会阴、阴囊、女阴生殖器和肛周处常见红斑、糜烂，通常认为是同时合并核黄素缺乏而非烟酸缺乏所致。直肠和阴道黏膜有炎症，疼痛性皲裂或溃疡，阴道分泌物增多，使附近皮肤浸渍或继发感染。

此外，患者还可出现口角炎、舌炎改变，口角炎以口角糜烂为主，或口角和口唇干燥皲裂、脱屑。舌炎早期表现为舌尖和舌边充血发红、肿胀，舌侧缘有齿痕，蕈状乳头肥大，舌面上皮脱落呈地图状，重者舌缘皲裂，舌面糜烂或有浅溃疡；后期表现为舌乳头萎缩、干燥、光滑、发红呈牛肉状，这些症状与同时伴发维生素 $B_2$ 缺乏有关。口腔黏膜、齿龈、咽喉和食管受累时可出现唾液增多和疼痛，影响进食。

#### （二）消化系统损害

胃肠道既是引起烟酸缺乏症的致病器官，也是受累器官，患者多伴有胃酸减少或缺乏，表现为食欲减退，恶心呕吐，因肠炎和消化腺萎缩致消化不良，腹胀便闭，腹痛腹泻，便量少而次数多，每天可十多次，大便呈水样，浆糊状，混有未消化食物，有恶臭，少数有里急后重和血便。

#### （三）神经系统损害

个体差异很大，以神经衰弱症状常见，可有头晕、眼花、失眠、乏力、精神不振、健忘、定向力丧失、怕光、怕颜色，特别对噪音不耐受，亦可有精神症状，如焦虑、抑郁、谵妄等，焦虑和抑郁出现相对较早，随后可表现为认知损害、幻想或类似精神分裂的症状，严重者可发展为痴呆症。疾病初期可无症状，大部分患者最终会出现定向障碍或意识

障碍,还可有周围神经病变、肢体麻木、末梢感觉减退、感觉异常等,较常发生多发性周围神经炎,以及神经症状,肢体发僵或强直,运动失调或瘫痪等。无皮损的烟酸缺乏症患者所表现出的精神症状较难与震颤性谵妄进行鉴别,需要观察是否有步态异常、大小便失禁、锥体外束僵硬、反射亢进。特别要注意的是,有些患者可仅表现神经系统症状,而无皮疹和胃肠道症状。如出现记忆力丧失、精神失常,表明进入脑病阶段。极少数情况下患者也可因脑桥中央髓鞘溶解而致死。因此,要求临床医师需掌握全面的知识和综合分析能力,正确判断,尽早做出诊断。

## 四、诊断

主要根据病史、临床表现、实验室检查和试验性治疗来诊断烟酸缺乏症。

实验室检查包括血、尿中烟酸、烟酰胺及其代谢产物 N-甲基烟酰胺(NMD)、2-吡啶酮测定,血白蛋白、电解质以及尿管型检测等。其中血浆 2-吡啶酮值、尿液 2-吡啶酮/NMD 值、红细胞 NAD/NADP 值是诊断烟酸缺乏的可靠指标。

皮肤组织学:与其他营养缺乏性皮肤病如肠病性肢端皮炎和坏死松解性游走性红斑一样,具有共同的组织病理学特征。随疾病阶段而异,表皮可见角化过度伴轻度角化不全,银屑病样增生,整个表皮色素颗粒增加,表皮上层、棘细胞层、颗粒细胞层细胞呈苍白和空泡变性,伴或不伴坏死,颗粒层变薄,如有水疱形成,水疱位于表皮内或表皮下,真皮小血管周围有慢性炎细胞浸润,胶原纤维肿胀或纤维化。

典型的烟酸缺乏症患者易于诊断,但只有少数患者同时出现"3D"症状。大部分患者仅表现为一个或两个症状,且有时临床表现非常不典型。一些学者认为皮疹是该病的基本特征,但神经精神症状常常较早出现,包括疲倦、食欲减退、恶心、情绪改变等。如同时有神经系统、皮肤、胃肠道受累,应首先考虑本病。对疑似患者可给予生理剂量烟酸口服,若症状很快得以改善,则有助于诊断。

## 五、鉴别诊断

烟酸缺乏症需要和下列疾病鉴别:①蔬菜日

光性皮炎,有进食某些菜类和日晒史,春季发病,皮损为弥漫性实质性水肿,伴瘀点和瘀斑,自觉麻木和疼痛,无其他系统病变。②迟发性皮肤卟啉病,有化学物质接触史和长期饮酒史,无消化道和神经症状,组织病理有特异性改变。③其他,晒斑、接触性皮炎、药物光感性皮炎、光线性类网织细胞增多症、Hartnup 病、蛋白质营养不良等。

## 六、治疗

改善和增加营养,积极去除病因,治疗各种基础疾病,对于长期服用异烟肼者,应补充富含烟酸和色氨酸的食物,避免日晒;神经性厌食者予以心理疏导;酗酒者教育其戒酒。视病情轻重而补充不等剂量的烟酸和烟酰胺,因烟酸有血管扩张作用,大剂量使用时患者不易耐受,因此可建议患者每天口服烟酰胺 150~300mg,严重腹泻、口服有困难或不合作者,可每天肌内注射或静脉滴注烟酰胺 1~5mg/kg,同时补充白蛋白、其他 B 族维生素和铁剂。

根据皮损类型和性质选择不同剂型外用药,如温和保护剂,伴感染者可加用抗生素,对舌炎、口炎、腹泻者予以对症处理。

## 七、烟酸的应用原则

(1)烟酸有较强的扩张周围血管作用,用药后可能出现灼热、面部潮红、头痛等不适,因此不宜大剂量或长期用药,烟酸过量可致腹泻、头晕、乏力、皮肤干燥、瘙痒、恶心、呕吐、胃痛等不良反应,偶见有高血糖、高尿酸、心律失常及肝毒性反应。因此用药时应注意,症状缓解即可停药。平衡膳食结构可预防复发。烟酰胺扩张血管作用等不良反应较小。

(2)有下列疾病者慎用烟酸:动脉出血、糖尿病、青光眼、痛风、高尿酸血症、肝病、胃及十二指肠溃疡病等。

(3)烟酸与胍乙啶等肾上腺素受体拮抗剂等抗高血压药合用,其血管扩张作用会协同增强并可导致直立性低血压,因此对高血压患者应慎用。必要时可选用烟酰胺或烟酸肌醇酯。

(4)孕早期过量服用烟酸可致畸胎,故需谨慎给药。

(5)改善饮食是防治糙皮病的重要措施,应适当增加肉类、动物的肝脏、鸡蛋、牛奶、新鲜绿色蔬菜、西红柿等。有专家指出，每天饮用牛奶250ml，可预防烟酸缺乏症的发生。

（6）嗜酒者应劝其戒酒，主食应以米面为主、杂粮为辅，适当增加副食的种类。烟酸缺乏症或糙皮病患者应禁食玉米和高粱。发病期间要避免日晒。

（7）治疗糙皮病时要补充维生素 $B_2$。核黄素有助于烟酸的吸收和利用，为组织呼吸的重要辅酶，可参与碳水化合物、蛋白、脂肪的代谢，维持正常的视觉和皮肤功能，有助于糙皮病症状的缓解。因此，营养学家建议平时适当补充含有核黄素的食物，如羊肝、牛肝、猪肝等。

（方 红）

## 第五节 锌缺乏性皮肤病

锌是人体最重要的微量元素，推荐健康成人饮食锌供给量为 8~11mg/d，对于调节脂肪、蛋白质和核酸合成和降解的 200 多种锌依赖性金属酶有重要作用。锌的摄入量很大程度上取决于食物中的蛋白质含量。红肉和贝类食物含锌量最丰富，谷类的胚芽中亦含有相当数量的锌。有证据表明，锌在促进伤口愈合、维持固有免疫、生殖、神经功能和减少心血管疾病风险中发挥重要作用。锌具有抗氧化作用，能避免紫外线导致的光损伤并降低癌症风险，但目前缺乏相关研究证据。

### 一、遗传性锌缺乏

遗传性锌缺乏即为肠病性肢端皮炎（acrodermatitis enteropathica），是一种罕见的常染色体隐性遗传病，是由于编码锌转运体 SLC39A4 的基因突变导致肠道吸收锌障碍所致。临床特征性表现为三联症：肢端皮炎、脱发和腹泻。

#### （一）疾病历史

1936 年，Thore Brandt 首先确认肠病性肢端皮炎，1942 年，Danholt 和 Closs 进行深入研究，并将其作为遗传性疾病进行了报道。1953 年，Dillaha 等报道用二碘羟基喹啉可成功治疗肠病性肢端皮炎。1973 年，Moynahan 和 Barnes 确认肠病性肢端皮炎是一种锌缺乏性疾病。

#### （二）病因及发病机制

肠病性肢端皮炎的病因有多种假说，包括：

1. **肠道吸收功能紊乱** 自发现肠病性肢端皮炎是由锌缺乏所致，有关锌吸收机制已引起广泛关注。研究发现，即使人乳和牛乳中锌浓度相同，患儿对人乳中锌的生物利用率明显高于牛乳，推测这可能是由于人乳中的锌主要与低分子量配位体结合，而牛乳中的锌主要与高分子量配位体结合。Casey 等提出锌结合配位体（zinc-binding ligand）的大小是锌吸收的关键。Cousins 和 Smith 认为人乳中总蛋白（5.3mg/ml）与牛乳（29mg/ml）相比有明显差别，这可能与某些未知因素影响锌的生物利用度有关。Song 等提出可能是前列腺素 $E_2$ 在肠道锌吸收起着重要作用。

肠道吸收功能紊乱，导致必需氨基酸吸收不良引起蛋白质和脂肪代谢障碍，究其原因是肠道中一种胰腺分泌的锌结合因子（可能是前列腺素 $E_2$）水平不足所致，如上所述，前列腺素 $E_2$ 在肠道锌吸收中起着重要作用，前列腺素 $E_2$ 不足，导致肠道锌吸收障碍，诱发锌缺乏。

2. **遗传因素** 部分患者有明显家族史，双亲为近亲者发病率高，目前认为肠病性肢端皮炎是罕见的常染色体隐性遗传病。最近，有关细胞锌转运方面的分子遗传学研究取得很大进展。带高电负荷生物学活性锌不能以被动弥散通过细胞膜，或一些锌元素虽然能通过细胞膜，但与锌结合配位体结合能增加这一过程。一群哺乳类锌转运基因已被确定和克隆，与人肠病性肢端皮炎相关的基因位于染色体 8q24.3 的 SLC39A4，其突变可导致细胞内锌含量降低，影响各种锌依赖酶（如 5'-核苷酸酶）的活性，诱导表型的出现。Crider 和 Mouat 发现肠病性肢端皮炎患者成纤维细胞体外培养时，其对锌的摄取也减少，说明肠病性肢端皮炎患者的遗传缺陷并不局限于肠道。尽管本病是单基因病，但也有部分患者找不到该基因突变，需要进一步思考和研究。

锌供应不足、低锌储备可导致血锌降低，肠道黏膜转运蛋白或锌结合配位体缺乏或异常、口服一些影响锌结合配体功能的药物，使肠黏膜细胞合成的锌-硫因子过多可妨碍锌的吸收，引起类似肠病性肢端皮炎的临床表现。对本病患者的十二指肠和空肠进行放射性 65Zn 或 69Zn 检测发现,十二指肠和空肠的锌主动转运有缺陷,补锌治疗后这些部位锌的聚集也只能达到正常的77%。近年来还发现,继发于Crohn病和非酮症性高甘氨酸血症的肠病性肢端皮炎样表现均有报道。

### (三)临床表现

本病患者无种族、地区和性别差异,发病年龄最早在出生后数天到数周,最迟10岁,平均为出生后9个月,尤其是在断奶后1~2周发病率最高。如果是奶瓶喂养,多在第4~10周龄时出现。一些轻型病例可长期误诊直至成年。有报道称,由于牛乳中含锌量较少,因此仅靠牛乳喂养婴儿更容易发生锌缺乏。患有囊性纤维化的婴儿、儿童也可能出现锌缺乏表现。

肠病性肢端皮炎一般起病隐匿,典型的临床表现是皮炎、脱发和腹泻,但三者常不同时存在,或可先后出现。

**1. 皮肤黏膜损害**　皮疹发生较早,具有特异性,多位于腔口周围(口、鼻、眼和肛周)、四肢末端和骨突起处(肘、膝、踝、腕、指关节及枕骨部),也可波及头部、耳周、臀和甲周,而躯干部位很少累及。初期皮损局限,以后不断增多和扩展,常对称分布。早期损害为红斑干燥脱屑,或湿疹样斑块,或炎症基础上的群集小水疱、小脓疱,或融合成大疱,疱周有红晕,疱破后形成糜烂,数天后干燥结痂,或形成鳞屑,呈银屑病样改变。痂下为不规则境界清楚的暗红斑,边缘有炎晕和散在分布的小水疱、脓疱、结痂及鳞屑,水疱并非各期均能见到,尼科利斯基征阴性。部分患者的皮损类似烟酸缺乏症,皮损愈后不留瘢痕和萎缩。头部损害可类似脂溢性皮炎。生殖器和肛门周围除有糜烂结痂外,还见外阴炎、龟头炎和阴囊炎。四肢末端有慢性持续性皮炎者,常伴甲沟炎、掌指红斑及衣领状脱屑的环状损害,甲板增厚、萎缩或上有横沟,指(趾)甲畸形或脱落。

传染性口角炎是早期症状,伴有口腔炎、口腔和咽喉黏膜发红、白膜、结痂,亦可累及舌背。常有一侧或双侧睑缘炎、结膜炎、角膜浑浊和畏光。皮肤和黏膜损害若并发细菌和白念珠菌感染,则使病情加重。

**2. 消化道系统损害**　约90%的患者有胃肠道症状,对乳糖和果糖不耐受,有厌食、腹胀、呕吐和腹泻,大便呈水样或泡沫样,每天3~8次不等,色淡量多,含脂肪和黏液,伴恶臭或带酸味,少数患者仅为软便或者大便完全正常。消化道症状的轻重一般与皮损程度一致,但极少数患者皮损恶化时排便次数反而减少。

**3. 脱发**　脱发累及头发、眉毛和睫毛,与皮疹同时或稍后出现,呈全秃或弥漫性稀少,斑秃少见,毛发细软,色黄无光泽,极少数毛发呈串珠状改变。偏振光镜检查毛发,见明暗相间条纹,呈斑马线状。

**4. 其他**　患者常有情绪和精神障碍,早期精神萎靡,后期易兴奋、倦怠、烦躁、精神压抑、变态人格、表情悲伤等。

严重病例发育迟缓、性腺功能减退,呈侏儒,女性患者妊娠时病情加重,胎儿可发生先天畸形如神经管缺陷,或使下一代生育力低下。本病患者一般情况较差,贫血、瘦弱、营养不良。可伴有畏光、味觉和嗅觉减退,伤口愈合迟缓。

间有发热,因单核-巨噬细胞功能、T细胞和免疫功能障碍,易继发细菌、真菌或混合感染,主要侵犯上呼吸道,可并发肺炎或败血症。HIV感染者如合并锌缺乏,病情进展将更快。

### (四)诊断

本病主要根据病史、临床症状体征、实验室检查和试验性治疗而确定。

血清锌水平降低(正常值为$10.71 \sim 17.83 \mu mol/L$)是肠病性肢端皮炎最直观的辅助实验室指标。碱性磷酸酶是含锌金属酶,随血锌缺乏而降低,当肝功能正常,低碱性磷酸酶活性,伴低血锌,可作为锌缺乏佐证。其他辅助性实验检查结果包括贫血、低蛋白和低白蛋白血症、脂肪痢,皮损处、尿液和粪便中检出白色念珠菌。另外,体内外的放射性锌吸收试验,电镜检查发现Paneth细胞特征性的结构改变也可作为诊断依据。如果没有检测锌的条件,可对疑似患者给予锌制剂试验性治疗,若症状明显改善则支持诊断。

皮损组织病理呈非特异性,表现为表皮角化过度伴角化不全,棘层肥厚,有海绵形成,表皮内水疱和脓疱,水疱处角质形成细胞空泡变性、气球样变及坏死,表皮中有中性粒细胞浸润,在角质层内堆积成痂,真皮浅层有非特异性炎细胞浸润。

本病早期诊断很重要,有些患者常被误诊为婴儿湿疹,口服抗组胺药物,外用氧化锌软膏、激素软膏等治疗后,部分患者的症状可得到暂时的缓解。但终究还是延误了诊断,长期误诊者,严重的可造成继发感染,危及生命,因此临床医师必须对本病有充分的了解,及早诊断,及时治疗,以减轻患者病痛。

**(五)鉴别诊断**

肠病性肢端皮炎需要和下列疾病鉴别:①泛发性念珠菌病,多发生于肥胖多汗或腹泻的婴儿,皮疹多位于颈、腋、腹股沟等皱襞处或躯干部位;②大疱性表皮松解症,皮损多位于易受外伤部位,水疱尼科利斯基征阳性;③连续性肢端皮炎,常先有局部外伤史,皮疹始于手指远端,常限于一个或几个手指;④银屑病,皮损为鳞屑性红斑,多对称性分布于头皮及四肢伸侧,具备三大特征;⑤其他,各种获得性或条件性锌缺乏症等。

**(六)治疗**

一般支持疗法包括母乳喂养,母乳中富含低分子量锌结合配位体,能增加锌的吸收,同时补充维生素、水、电解质、必需氨基酸,亦可输新鲜血。

以往曾用二碘羟基喹啉治疗本病,成人200~300mg/d,小儿剂量每次10~15mg/kg,分3次服用,症状改善后逐渐减量,但该药副作用较大。1974年发现口服锌制剂治疗肠病性肢端皮炎有显著疗效,且副作用较小,因此逐渐取代了二碘羟基喹啉。目前有各种锌元素制剂,如硫酸锌、葡萄糖酸锌、柠檬酸锌、氨基酸螯合氯化锌等。其中硫酸锌口服最为常用,推荐剂量为儿童5~10mg/(kg·d),成人220mg/d,一般用药24小时内腹泻停止,24~48h精神症状改善,几天内多数临床症状可逆转,1~2周内伤口愈合,3~4周后可见新的毛发生长。对于肠病性肢端皮炎患者,需长期补锌治疗,因此需定期检测锌水平,进行及时的用量调整。服锌后,有的患者会出现胃肠道刺激症状,但一般不影响治疗,可在进食时服用,以缓解胃肠症状。同时要注意避免高锌的发生,血锌高会引起低铜血症,因此也需要注意监测血铜水平。

此外,还应注意皮肤清洁卫生,防止或控制局部及全身继发性细菌或真菌感染,根据皮损性质采用不同剂型和不同治疗作用的外用药物。

## 二、获得性锌缺乏

获得性锌缺乏(acquired zinc deficiency),又称非遗传性锌缺乏,是指遗传性锌缺乏以外由其他因素引起的锌缺乏症。

常见病因有:胃肠道黏膜病变、吸收不良综合征、炎性肠病、胃切除后综合征、空回肠旁路、盲袢综合征、食物过敏等有锌吸收障碍;胰腺病减低锌的配位体;大豆蛋白、小麦、玉米粉、咖啡、茶、各种豆类、奶酪和牛奶中含锌吸收抑制因子,抑制成分有植酸盐,它与锌形成难溶性复合物,使肠道吸收极差,其他还有纤维素、乙二胺、四乙酸、多酚,以及钙、铜、镉和亚铁离子均能抑制肠道对锌的吸收;全胃肠外营养、减肥、异食癖、神经性厌食和蛋白质热量缺乏时,锌供给量不足;创伤和烧伤时,由于创面渗出和分解代谢增加;各种肿瘤和手术致分解代谢增加;肾小管性疾病锌的重吸收障碍;肾病综合征因大量蛋白尿致锌丢失;肠道寄生虫病慢性失血、血液透析和糖尿病均可使锌丢失增加;细菌和病毒感染可引起锌的重新分配和从尿中排泄;抗代谢药物可使分解代谢增加;螯合剂能与锌螯合后经尿排出;溶血性贫血时尿锌排出增加;胶原血管病亦有分解代谢增加;妊娠和哺乳期妇女需要量增加引起锌相对缺乏;早产儿体内锌储备量少,加上吸收不良和需要量增加,易致锌缺乏。

获得性锌缺乏临床表现可能和遗传性锌缺乏相似,尤其是婴儿、儿童或潜在病因引起的突然的急性发作,病情发展迅速,可出现皮肤干燥粗糙,进行性严重肢端皮炎是做出诊断的标志性症状。

慢性酒精中毒和谷类食物中存在植酸盐是全球性轻度边缘性锌缺乏的两个常见原因,因病情轻,常被忽视而误诊,患者常有淋巴细胞功能异常,易伴感染,可加重原有皮肤病,因此需给予重视。

一旦表现为肢端皮炎,患者若存在锌缺乏的各种诱因,应怀疑本病,可通过测定血锌浓度和试验性治疗加以确诊。治疗时应根据潜在诱因和基础疾病,进行相应处理,同时予以补充硫酸锌220mg/d,分次口服。

(方 红)

# 参 考 文 献

［1］王宝玺.皮肤性病学.北京:人民卫生出版社,2013.

［2］Aljenedil S, Ruel I, Watters K, et al. Severe xanthomatosis in heterozygous familial hypercholesterolemia. J Clin Lipidol, 2018, 12（4）: 872–877.

［3］Chan NCN, Chan CC, Chan NPH. Bone marrow xanthomas associated with hypertriglyceridemia. Am J Hematol, 2017, 92（12）: 1400–1401.

［4］Arita K, South AP, Hans–Filho G, et al. Oncostatin M receptor–b mutations underlie familial primary localized cutaneous amyloidosis. Am J Hum Genet, 2008, 82: 73–80.

［5］Lin MW, Lee DD. Suggestive linkage of familial primary cutaneous amyloidosis to a locus on chromosome 1q23. Br J Dermatol, 2005, 152: 29–36.

［6］程少为,陈懿德,兰东,等.原发性皮肤淀粉样变患者血清中IL-4及IgE水平测定.中国皮肤性病学杂志,2001,15:165–166.

［7］许金国,卢宪梅,赵天恩.皮肤淀粉样变性皮损中T/B细胞的检测.中华皮肤科杂志,2006,39（10）:581–583.

［8］王婕,姜志辉,唐小奈.原发性皮肤淀粉样变淀粉样蛋白组织来源的研究.中国皮肤性病学杂志,1992,6:141–142.

［9］吴志华,樊翌明.皮肤性病诊断与鉴别诊断.北京:科学技术文献出版社,2009.

［10］王吉耀.内科学.2版.北京:人民卫生出版社,2010.

［11］Balwani M, Naik H, Anderson KE, et al. Clinical, Biochemical, and Genetic Characterization of North American Patients with Erythropoietic Protoporphyria and X–linked Protoporphyria. JAMA Dermatol, 2017, 153（8）: 789–796.

［12］刘元香,徐子刚.红细胞生成性卟啉病1例.中国皮肤性病学杂志,2014,28（1）:84–85.

［13］Langendonk JG, Balwani M, Anderson KE, et al. Afamelanotide for Erythropoietic Protoporphyria. N Engl J Med, 2015, 373（1）: 48–59.

［14］Schulenburg–Brand D, Katugampola R, Anstey AV, et al. The Cutaneous Porphyrias. Dermatol Clin, 2014, 32（3）: 369–384.

［15］Singal AK, Kormos–Hallberg C, Lee C, et al. Low-Dose Hydroxychloroquine is as Effective as Phlebotomy in Treatment of Patients with Porphyria Cutanea Tarda. Clin Gastroenterol Hepatol, 2012, 10（12）: 1402–1409.

［16］赵辨.中国临床皮肤病学.2版.江苏科学技术出版社,2017.

［17］朱学骏,王宝玺,孙建方,等.皮肤病.3版.北京:北京大学医学出版社,2014.

# 第十八章 遗传性皮肤病

遗传性皮肤病包括约1 000种表型各异的疾病，绝大多数属于罕见病，一直是皮肤科临床诊断、治疗及研究领域的难点。近年来，随着分子生物学技术及人类基因组计划的进展，本领域产生了许多重大突破，从20世纪80年代至今，大多数单基因遗传皮肤病的基因缺陷已被探明，从而揭示了皮肤的多种生理功能。遗传性皮肤病现在多是根据表型（临床表现）分类，比如：角化性、色素性、大疱性、结缔组织性、肿瘤相关性、代谢性和光敏性等。随着疾病分子机制的阐明，有些疾病逐步根据其受累的基因来分类，比如角蛋白病、离子通道病等。我国皮肤病学家在近10余年来，先后探明了20余种遗传性皮肤病的致病基因和发病机制，为遗传性皮肤病领域做出了重要贡献。

（杨　勇）

## 第一节　鱼　鳞　病

鱼鳞病（ichthyosis）包括一大组临床表现轻重不等，发病机制各异，涉及多种遗传方式的疾病，其共同的临床特征是鱼鳞样的脱屑，常常伴有皮肤干燥。其英文ichthyosis来源于希腊文"ichthys"，意思是鱼。鱼鳞病包括遗传性及获得性鱼鳞病，前者多于出生后或者儿童期发病，而后者多在成人发病，可以继发于肿瘤、自身免疫病、营养不良、代谢疾病及药物等。本节重点描述的是遗传性鱼鳞病。

### 一、遗传性鱼鳞病的命名、分类与临床表现

各型鱼鳞病的共同特征是皮肤脱屑，多数患者伴有皮肤干燥。鱼鳞病的命名以往比较混乱，即使对于大多数的皮肤科医生来说，仅仅从临床特点来区分患者的类型也非常困难，基因检测是确诊各种鱼鳞病的重要手段。以往教科书的分类包括：寻常型鱼鳞病（ichthyosis vulgaris，IV）、性连锁鱼鳞病（sex-linked ichthyosis，X-LI）、先天性大疱性鱼鳞病样红皮病（bullous congenital ichthyosiform erythroderma，BCIE）、先天性非大疱性鱼鳞病样红皮病（nonbullous congenital ichthyosiform erythroderma，NBCIE）和板层状鱼鳞病（Lamellar ichthyosis，LI），以及少见类型KID综合征、Netherton综合征、Siemens大疱性鱼鳞病、豪猪状鱼鳞病等、丑角样婴儿、CHILD综合征等。

2009年，国际遗传性皮肤病领域相关专家首次对于鱼鳞病进行了比较系统的分类，整体分成非综合征型和综合征型，这种分类兼顾了临床及分子机制。前者主要包括常见鱼鳞病（寻常型鱼鳞病及X连锁隐性鱼鳞病）、常染色体隐性先天性鱼鳞病和角蛋白病型鱼鳞病；后者包括多种伴有其他器官和系统受累的鱼鳞病，由于过于庞杂而极为罕见，在本节不再详述。下面主要列举几种相对常见的鱼鳞病。

1. **寻常型鱼鳞病**　属于最轻型的鱼鳞病，人群发病率约数百分之一，其临床表现除了四肢伸侧为主的轻度细小糠状白色的皮肤脱屑外（图18-1-1A），常伴有干皮症、瘙痒、湿疹、毛周角化和掌纹加深。患者病情受天气、护肤习惯等影响较大，皮疹冬重夏轻，温暖湿润的环境有利于皮疹的缓解，保湿润肤可以明显改善症状。

2. **X连锁隐性鱼鳞病**　皮疹重于寻常型鱼鳞病，发病率约数千分之一，患者都为男性，表现为灰褐色污秽的中度鳞屑，皮损较广泛，颈部、耳朵前后及腹部（脏肚皮）常可受累（图18-1-1B），比较有特征性。掌跖不受累，不伴有毛周角化，可以伴有角膜浑浊、隐睾等表现。

3. **常染色体隐性先天性鱼鳞病**　包括近10种不同基因变异所导致的疾病，多属于重症

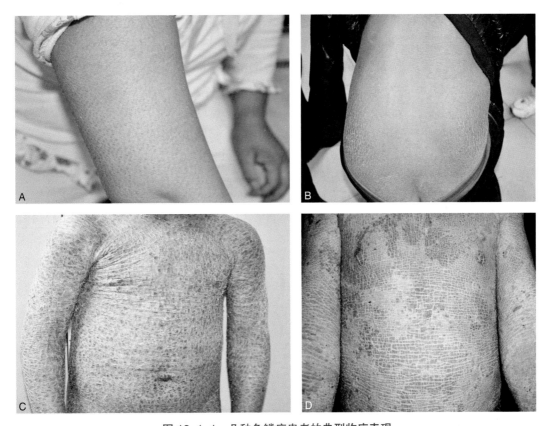

**图 18-1-1　几种鱼鳞病患者的典型临床表现**

A. 寻常型鱼鳞病,细小糠状白色的鳞屑伴有毛周角化;B. X 连锁鱼鳞病,污秽鳞屑,累及腰腹部;C. 板层状鱼鳞病,广泛的大块灰黑色厚屑;D. 角蛋白病型鱼鳞病,污秽鳞屑伴有红斑,水疱

鱼鳞病,其中最常见的是板层状鱼鳞病,占比约60%。患者出生时皮肤可以覆盖塑料薄膜样物质,即所谓的火棉胶样婴儿,此薄膜出生几周后脱落,遗留广泛的大块灰黑色厚屑(图 18-1-1C),可伴有眼睑外翻,掌跖角化,毛发稀疏,出汗减少。眼睑外翻是严重的并发症,不及时治疗可能引起角膜损伤,导致失明。

4. **角蛋白病型鱼鳞病**　主要由 KRT1、KRT10 或者 KRT2 变异所引起,其中前两者临床表现类似,而后者相对较轻。KRT1、KRT10 变异引起的鱼鳞病出生时常有红皮病、糜烂、水疱及皮肤增厚剥脱,继发感染会伴有臭味,可伴有掌跖角化(图 18-1-1D)。KRT2 变异引起的鱼鳞病水疱薄,有时候不容易发现,易剥脱,皮损也较局限。皮损随年龄增加会逐步减轻。

## 二、鱼鳞病的遗传基因及发病机制

鱼鳞病的致病基因编码包括一些皮肤结构蛋白,如丝聚合蛋白、角蛋白等,这些蛋白作为皮肤的重要成分,可维持皮肤的完整性及屏障;一些

蛋白酶或者蛋白酶抑制剂,能够催化蛋白交联、聚合;还有一些是与脂质合成相关的蛋白,在维持皮肤的脂质层时发挥作用;一些是缝隙连接蛋白,影响细胞的通讯。

寻常型鱼鳞病的遗传方式为常染色体半显性遗传,致病基因为丝聚合蛋白(filaggrin)编码基因 *FLG*。*FLG* 基因位于染色体区域 1q21.3,虽然只有 3 个外显子,但是 3 号外显子长度超过12kb,而且有很多重复序列,检测有很大难度。导致疾病的变异多数是无义变异或移码变异,单一变异的患者相对病情轻,带有纯合或者复合杂合变异的患者病情较重。丝聚合蛋白是皮肤屏障的重要成分。

X 连锁隐性鱼鳞病的致病基因是类固醇硫酸酯酶(steroidal sulfatase)编码基因 *STS*,位于 X 染色体区域 Xp22,包含 10 个外显子,90% 的患者都是整个 STS 基因的完全缺失,少数为部分缺失或者点变异。女性携带者一般没有相应的临床症状。类固醇硫酸酯酶的缺陷可以导致脂代谢障碍,引起类固醇硫酸盐堆积。

常染色体隐性先天性鱼鳞病可以由近 10 种不同基因的致病变异所引起。其中最常见的致病基因是编码转谷氨酰胺酶 1 (transglutaminase 1)编码基因 *TGM1*。转谷氨酰胺酶 1 能够催化蛋白交联,保持皮肤的完整性。

角蛋白病型鱼鳞病都是常染色体显性遗传,其致病基因包括角蛋白 1 编码基因 *KRT1*、角蛋白 10 编码基因 *KRT10* 和角蛋白 2 编码基因 *KRT2*。这几种角蛋白都是皮肤的重要结构蛋白,能够维持角质形成细胞的刚性。

### 三、实验室诊断及诊断标准

大多数鱼鳞病常规检测一般无异常发现。角蛋白病型鱼鳞病皮肤组织病理学有一定的特征性改变,有棘层或者颗粒层松解伴角化过度。有些酶学检测虽然对于明确鱼鳞病的类型有帮助,但是比较繁琐,极少有开展。基因检测对明确诊断至关重要,由于鱼鳞病种类繁杂而且涉及基因众多,二代测序也是很好的选择。

幼年出现典型的比较广泛的脱屑及干燥皮损常常提示遗传性鱼鳞病。从轻型的寻常型鱼鳞病到严重的常染色体隐性先天性鱼鳞病,皮疹的轻重差异很大。不同类型的鱼鳞病可以伴发其他不同器官的受累。一些比较典型的鱼鳞病能够通过临床表现判断类型,但是不少鱼鳞病的临床差别不大,往往需要基因检测来明确诊断。

### 四、遗传咨询与产前诊断

由于目前鱼鳞病尚无非常有效的治疗方法,比较严重的鱼鳞病患者,受累家系成员应进行遗传咨询,对高风险胎儿进行产前诊断,是降低本病发病率的有效手段。

对于寻常型鱼鳞病,由于病情较轻,而且受环境、护肤习惯等影响较大,虽然技术上可以检测其基因缺陷,但是产前诊断面临伦理学争议。

对于 X 连锁隐性鱼鳞病,由于 *STS* 基因的完全缺失常见,现在比较可靠的办法是多重连接探针扩增(multiplex ligation-dependent probe amplification, MLPA),但在通过使用羊水细胞或者绒毛膜细胞的培养作 MLPA 产前诊断时,应注意其容易受到母亲细胞的污染,影响结果的准确性。

对于其他重症的显性或者隐性鱼鳞病,需要在明确其遗传模式及致病基因的基础上,根据不同情况,开展遗传咨询和产前诊断。在相对典型的病例中,通过检测可能的致病基因往往能够明确诊断,进而实施产前诊断。对于不典型的病例,高通量测序是较好的选择。

### 五、治疗与预后

鱼鳞病一般伴随皮肤屏障缺陷,主要是通过保湿润肤改善症状,现在还没有针对病因的特效治疗手段。患者需要根据皮肤的角化和干燥程度选择合适的润肤剂,凡士林、鱼肝油软膏、尿素乳膏等都是比较常用的药物。一些重症鱼鳞病可以口服维甲酸类药物减轻症状。

**(一)寻常型鱼鳞病**

一般不需要特殊治疗,关键是皮肤保湿,滋润,减少鳞屑。病情可在温暖、潮湿的气候条件下缓解。10% 鱼肝油或 10% 尿素霜等润肤剂或保湿剂外搽,可预防皮肤水分蒸发及提高角质层水分的含量。

**(二)X 连锁隐性遗传鱼鳞病**

该型角质层类固醇硫酸酯酶缺乏,使胆固醇硫酸盐含量相对增加,游离胆固醇相对减少。故可用 10% 胆固醇霜、6% 水杨酸丙烯乙二醇外用以加强细胞间水合作用,减少胆固醇硫酸盐浓度而有去鳞屑作用,也可用 0.05% 他扎罗汀软膏每天 1 次外擦。

**(三)角蛋白病性鱼鳞病**

1. 可在洗澡后外用 10% 羊毛脂软膏。

2. 对湿润的皮肤可外用 10% 甘油、3% 乳酸水溶液。

3. 局部外用 0.1% 维 A 酸霜以促使角质溶解。

4. 口服异维 A 酸,或阿维 A,剂量分别为 0.5~1.0mg/(kg·d)和 0.75~1.0mg/(kg·d)。维 A 酸对维持上皮组织的正常角化过程有重要作用。但可引起恶心、呕吐、腹痛等消化道症状,血脂及转氨酶升高等。口服有致畸作用,育龄妇女在服药期间及服药后 2 年内应避孕。

**(四)常染色体隐性遗传先天性鱼鳞病**

1. **全身治疗** 阿维 A,剂量为 0.75~1.0mg/(kg·d)或口服 13-顺维 A 酸(异维 A 酸),剂量

为 0.5~1.0mg/（kg·d）。

**2. 局部治疗** 0.1% 维 A 酸软膏外用或外用钙泊三醇软膏，每天 2 次。加强眼部护理，可应用红霉素眼膏等。

（杨 勇）

# 第二节 掌跖角化症

掌跖角化症（palmoplantar keratoderma，PPK）是以掌跖部位皮肤增厚，角化过度为特征的一组慢性角化性皮肤病。多为遗传性，也可以是其他皮肤病如银屑病、毛发红糠疹或全身性疾病的表现，即获得性掌跖角化症。手掌和足底是人类受外力摩擦最频繁及压力最大的皮肤组织，因此皮肤角化的调控最为精细。掌跖皮肤组织结构与其他部位也有较大差异，缺少毛囊及皮脂腺。皮肤的结构蛋白如角蛋白及桥粒相关蛋白、皮肤蛋白酶及其抑制剂、皮肤的离子通道等基因的变异，都有可能使皮肤角化出现异常，从而导致 PPK。

## 一、遗传性掌跖角化症的命名、分类与临床表现

PPK 临床种类繁多，至今没有比较公认的命名及分类方法。一些其他类型的遗传性皮肤病也可以伴随掌跖角化症，如先天性厚甲、大疱性表皮松解症、鱼鳞病等。一般可以根据是否有掌跖皮肤以外的系统受累，将其分为综合征型与非综合征型 PPK，根据角化分布的范围将其分为弥漫性掌跖角化症、点状掌跖角化症和局灶型掌跖角化症等。各种 PPK 的临床表现差别较大，预后也不一样，但是均会导致手掌及足底皮肤出现明显增厚、角化等表现。可伴有多汗症、甲板增厚、浑浊。此处重点介绍几种中国人较为常见的掌跖角化症类型。

**1. 长岛型掌跖角化症** 这是一种常染色体隐性遗传性、非残毁性、非综合征型的弥漫性掌跖角化症。这也是中国人（以及日本人）最常见的一种遗传性掌跖角化症。患者多数在出生数月至 4 岁左右出现掌跖部位红斑、角化及脱屑，皮疹逐渐加重并累及手背、足背、手腕、足踝、跟腱等处是本病的特点（图 18-2-1）。严重情况下患者的膝盖、肘部也会出现红斑角化。患者指/趾甲通常不受累，不会出现手指屈曲、挛缩或者指节断裂等残毁性改变。

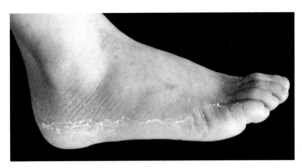

**图 18-2-1 长岛型掌跖角化症**
足踝及跟腱部位红斑角化为特征性表现

**2. 表皮松解性掌跖角化症** 这是一种常染色体显性遗传、非综合征性掌跖角化症，在中国的发病率仅次于长岛型掌跖角化症。患者通常会在出生不久后出现掌跖部位角化过度，逐渐扩展到手掌与手背，足底与足背交界处，角化边缘可出现明显的红斑反应，在剧烈摩擦之后可能在红斑边缘出现水疱。随年龄增长，水疱逐渐减少，掌跖开始出现蜡黄色角化（图 18-2-2）。多数情况下，表皮松解性掌跖角化不会导致残毁性改变，少数情况下可以出现手指末端变细、指骨末端吸收等残毁性改变。

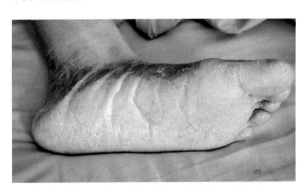

**图 18-2-2 表皮松解性掌跖角化症**
成年患者角化呈蜡黄色改变

**3. Olmsted 综合征** 又称伴有腔口周围角化的掌跖角化症，既往认为是一种极为罕见的 PPK。随着致病基因 *TRPV3* 被我国的杨勇课题组确定之后，Olmsted 综合征逐渐被认识并报道，其发病率可能被低估。Olmsted 综合征临床表现差别较大，典型病例出生不久后即出现严重残毁性掌跖角化，表现为手掌、足底皮肤高度角

化过度,指趾出现屈曲、挛缩,指趾末节出现断裂(图18-2-3)。患者有时还会出现严重的腔口周围角化过度,包括外阴、肛周、口周、鼻周等部位。此外,部分患者还会伴有严重的毛周角化,并且出现毛发完全或者部分脱落。Olmsted 综合征患者皮损处有时会伴有剧烈瘙痒或者剧烈疼痛。轻型 Olmsted 综合征可以仅表现为轻度的局灶性掌跖角化过度。

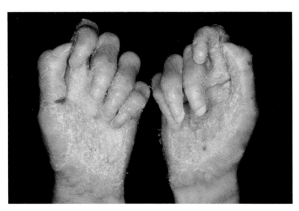

**图 18-2-3 Olmsted 综合征**
患者出现严重残毁性掌跖角化症,手指屈曲挛缩

## 二、掌跖角化症的致病基因及发病机制

PPK 主要有两种遗传方式:常染色体显性遗传及常染色体隐性遗传。目前已知 PPK 的致病基因至少有 40 个。其中,长岛型掌跖角化症呈常染色体隐性遗传,其致病基因为 *SERPINB7*(染色体区域:18q21.33),该致病基因的一个常见基因变异为 c. 796C>T( p. R266*),在中国人群中杂合携带率高达 3%(这也是长岛型掌跖角化症是中国人最常见的掌跖角化症的原因),因此长岛型掌跖角化症偶尔会出现假显性遗传的情况,即患者与 *SERPINB7* 基因 c. 796C>T 杂合变异的健康携带者婚育,子代遗传长岛型掌跖角化症。表皮松解性掌跖角化症呈现常染色体显性遗传,其致病基因为编码角蛋白 9 的 *KRT9*(染色体区域:17q21.2)基因。Olmsted 综合征多呈常染色体显性遗传,但也有报道为隐性遗传或者半显性遗传的情况,致病基因为 *TRPV3*(染色体区域:17p13.2),最近也有 *PERP* 基因突变导致的病例。

## 三、实验室诊断及诊断标准

皮肤组织病理学检查:通常可以见到表皮明显角化过度,棘层肥厚。表皮松解性掌跖角化症还可以见到颗粒层溶解变性。Olmsted 综合征的患者,特别是伴有剧烈瘙痒患者,有可能在真皮见到大量肥大细胞浸润。

部分综合征型 PPK 可以出现耳聋、角膜炎、心脏异常、牙周疾病的表现,可以进行相应检查确定。

典型临床表现,即出生后不久出现的手掌及足底的表皮增厚,角化过度。各种不同类型的 PPK 有各自特殊的临床表现,根据这些临床表现,对于 PPK 的亚型可能有提示作用。比如,出现剧烈瘙痒的残毁性掌跖角化症往往提示为 Olmsted 综合征,而累及手腕、脚踝、跟腱、膝盖及肘部的红斑角化表现可能提示是长岛型掌跖角化症。婴幼儿时期出现手足反复水疱可能提示是表皮松解性掌跖角化症。

## 四、遗传咨询与产前诊断

由于目前 PPK 无有效的根治方法,残毁性 PPK 会导致患者手足功能障碍,导致残疾。多数 PPK 严重影响患者的外观及精细活动功能。因此正确进行遗传咨询及产前诊断仍为 PPK 防治的重要方法。

### (一)遗传咨询

1. 确定咨询者家系中 PPK 患者的临床诊断,建立遗传咨询档案。确定临床诊断包括询问掌跖角化开始出现的时间,是否伴有水疱,角化的进展过程,是否出现指趾残毁改变,是否伴有各种皮肤外并发症。询问患者是否进行过皮肤组织病理检查,是否有其他系统异常检查发现。

2. **确定遗传方式** 常染色体显性遗传、常染色体隐性遗传或是 X 连锁隐性遗传。检测患者可疑或所有已知 PPK 的致病基因,确定其致病性变异。同时进行家族成员相应基因变异检测,确定致病性基因变异是否在家族中与临床表现共分离。

3. 常染色体显性 PPK 患者的子代患病概率为 50%;常染色体隐性 PPK 患者同胞的患病概率为 25%,若患者配偶不携带相同基因致病性变异,则患者子代为携带者,不遗传该疾病。对于长岛型掌跖角化症,由于正常人群携带致病性 *SERPINB7* 基因变异的比例高达 3%,因此建议常规对患者配偶进行 *SERPINB7* 基因测序排查。散发的常染色体显性遗传 PPK 的患者,其父母有可能为生殖细胞嵌合变异携带者,应该在遗传咨询时告知,必要时进行产前诊断确定胎儿是否遗传。

### (二)产前诊断

1. 确定 PPK 先证者的临床表型和 PPK 致病基因的致病性变异。

2. 根据先证者所检测到的 PPK 致病基因变异进行测序,确定胎儿是否为患儿、携带者或者正常基因型。若为患儿,应充分告知胎儿双亲,由双亲决定继续或者终止妊娠。当怀疑父母双方之一为常染色体显性遗传性 PPK 的致病基因变异的生殖细胞嵌合携带者时,应同样进行上述产前诊断,确定胎儿是否患病。

3. 植入前遗传学诊断也是可选择的方法。

### 五、治疗与预后

PPK 的治疗主要为对症支持治疗,患者应该尽量减少过度摩擦及受力。目前主要治疗方案包括口服维甲酸类药物调节皮肤角化,以及外用各种角化溶解剂及角化调节剂,比如 10% 尿素软膏、水杨酸软膏等药物。因维甲酸类药物不良反应明显,口服此类药物应该在权衡利弊后使用,若为残毁性掌跖角化症患者,应该尽早服用维甲酸药物,避免出现不可逆的残毁损害。

PPK 的预后取决于其类型,残毁性掌跖角化症往往预后较差,会严重影响手足功能。非残毁性或者局灶性掌跖角化症病情较轻,一般不会影响手足功能。而综合征型掌跖角化症可能会有其他组织或者器官受累,预后差别较大。

(杨 勇)

## 第三节 汗孔角化症

汗孔角化症(porokeratosis, PK)是一组遗传性角化异常性皮肤病。Vittorio Mibelli 于 1893 年首次报道了一例男性患者,2 岁开始在手臂等处出现大小不一、中央萎缩、边缘呈堤状隆起的环型皮损,Mibelli 认为该病是由汗管空细胞过度角化所致,故将其命名为"汗孔角化症",该病例为经典的斑块型汗孔角化症(porokeratosis of mibelli, PM)。1937 年,Andrews 首次报道了播散性浅表性汗孔角化症(disseminated superficial form of porokeratosis, DSP)。1969 年,Chenosky 等发现了光化性浅表播散型汗孔角化症(disseminated superficial actinic porokeratosis, DSAP),该型皮损与 DSP 相似,但主要发生于光暴露部位。1971 年,Guss 等首先提出了掌跖播散型汗孔角化症(porokeratosis palmaris et plantaris disseminata, PPPD),该型皮损首先侵及掌跖,逐渐泛发全身,包括光暴露部位和非光暴露部位。1971 年,Goldner R 首次报道了线状型汗孔角化症(linear porokeratosis, LP),该型皮损沿 Blaschko 线呈簇状或线状排列于肢体或躯干,面部受累少见。1977 年,RRahbari 等首次提出点状型汗孔角化症(porokeratosis punctata, PP),此型多于成年发病,皮损为局限于掌跖部位的粟粒样角化斑点,边缘稍隆起,触之柔软。

除上述经典分型外,还有一些罕见的特殊类型,如网状 PK、脓疱型 PK、瘙痒性发疹性丘疹型 PK、皱褶部位反转型(疣状)PK、局限于生殖器的 PK、溃疡型 PK、大疱型 PK、结节性痒疹样 PK、日光性面部 PK、汗孔角化棘皮瘤、脂溢性角化样 PK、面部毛囊 PK 等。上述类型中,一部分仅为病例报道,一部分日渐为学者所熟知。

### 一、汗孔角化症的病因和发病机制研究进展

汗孔角化症是一组遗传性角化异常性皮肤病,多数 PK 表现为常染色体显性遗传,但也有部分为散发病例。除遗传因素外,紫外线、感染、外伤和免疫抑制等因素也可能参与疾病发生。

#### (一)遗传因素

目前所报道的家族遗传性汗孔角化症病例均为常染色体显性遗传模式,伴不完全外显率。而局灶性汗孔角化症可能通过镶嵌现象发病,即体细胞突变导致的局灶性杂合性缺失。遗传所致或者散发的基因缺陷导致免疫功能及角质形成细胞功能变化,引发鸡眼样板形成,而此结构是本病的主要病理学特征。

目前已知 *MVK*、*PMVK*、*MVD*、*FDPS* 基因突

变均可能参与 PK 的发病,其中 DSAP/DSP 致病基因多为 *MVD*(58%),亦包括 *MVK*(27%)、*FDPS*(4%)基因,LP 致病基因多为 *MVD*(30%),同时可见 *PMVK*(10%)、*MVK*(10%)基因,有的病例并未检测出突变基因。

### (二)紫外线

有研究显示,汗孔角化症皮损暴露于日光之后瘙痒感会加重,而在冬季,瘙痒症状将会减轻。曾有研究指出,紫外线可能会影响所照射区域皮肤的免疫功能,故应避免紫外线照射。

### (三)感染性因素

曾有学者将 PK 的皮损标本注入豚鼠腹部皮下,造成豚鼠感染并发生类似 PK 的表皮改变。另有报道发现,合并多系统感染的患者出现了 PK 的临床表现,故认为感染可能是 PK 的一种致病因素。

### (四)外伤

有报道发现,利用外科手术切除 PK 皮损后,在创面处出现类似 PK 的临床表现,另也有报道发现在烧伤部位出现 PK 皮损,这些均表明皮肤损伤可能是诱导 PK 发生的因素之一。

### (五)免疫抑制

免疫抑制诱导 PK 的发生近年来多有报道。Schamroth 研究发现,服用泼尼松、环磷酰胺等免疫抑制药物后,在大腿、手臂等部位发生弥漫性汗孔角化症,发病时间 1 周到 16 年不等,提示免疫抑制可能会诱导汗孔角化症发生。

## 二、汗孔角化症的临床表现

汗孔角化症临床表现多种多样,为避免分类上的混乱,Schamorth 在 1997 年将汗孔角化症分为 3 大临床类型:局限性、播散性和免疫抑制诱导性。局限性 PK 包括 PM、LP 和 PP;播散性 PK 包括 DSP、DSAP 和 PPPD。近些年有报道发现,接受了器官移植、免疫抑制剂治疗及合并 HIV 感染的患者更容易发生汗孔角化症,故而提出免疫抑制诱导性 PK 这一相对较新的概念。

### (一)斑块型汗孔角化症

经典的 Mibelli 汗孔角化症较为罕见,可为常染色体显性家族遗传,但更多表现为散发病例。PM 常于婴儿或儿童期发病,男女比例约为 2.17∶1,皮损初发为漏斗状角质丘疹,后逐渐扩展为环状、不规则斑块状,直径几毫米至几厘米不等。斑块边缘角化隆起呈嵴状,中央皮肤常萎缩。好发于四肢,以手、足居多,面、颈、肩、生殖器及其他部位均可受累,通常无自觉症状,病程缓慢,皮损可持续多年不变化。1942 年,Vigne 首次报道了 PM 的恶性转归,并指出 7%~11.6% 的 PM 患者皮损可能发生癌变,其中皮肤鳞状细胞癌最为常见。

### (二)播散性浅表性汗孔角化症

该型部分病例符合常染色体显性遗传,多在 10~30 岁发病。皮损初起为红色斑疹或色素沉着角化斑,中间萎缩,逐渐扩展成表浅的环形(图 18-3-1)。其发病与光照无关,故光暴露部位和非光暴露部位均可受累,常见于躯干、生殖器及掌跖部位。瘙痒是 DSP 的一个特征,约 1/3 的患者自觉皮损处有瘙痒感。

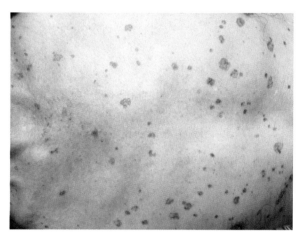

**图 18-3-1 播散性浅表性汗孔角化症**
主要表现为前胸散在绿豆至蚕豆大小暗褐色环形、类圆形边缘隆起性斑片

### (三)光化性浅表播散型汗孔角化症

DSAP 为汗孔角化症中最常见的类型,符合常染色体显性遗传。一般青春期发病,30~40 岁表型完全外显,男女比例约为 1.76∶1。临床表现与 DSP 相似,常为数个至数百个不等的直径 1cm 的环状皮损,可融合成多环状,皮损处往往乏汗,少数患者自觉有瘙痒感(图 18-3-2)。皮损好发于日光暴露部位,如下肢、前臂、上臂、肩背部伸侧,面颊部较少受累(约见于 15% 病例),紫外线可诱发和加重皮损,约 50% 的患者经夏季日光或人工 UVA/UVB 照射后皮损会加重,在冬季皮疹可逐渐消退。

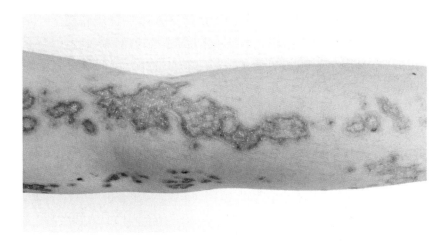

**图 18-3-2　光化性浅表播散型汗孔角化症**
主要表现为左臂部条带状分布暗褐色环状斑,部分融合成片

**（四）掌跖播散型汗孔角化症**

一般在 20 岁前发病,男女发病比例接近 2∶1。皮损初发为多个红色或棕色浅表丘疹,中央含有角栓,限于掌跖部位。几个月后围绕中心扩大,直径约 4~5cm。皮疹逐渐播散至全身,包括四肢及躯干,偶有黏膜受累。

**（五）线状型汗孔角化症**

多在婴儿或儿童时期发病,偶见于成人,极少数为先天性,男女发病均等。皮损为单个、间断、环形的角化性丘疹或斑块,棕色或棕红色,呈线性排列,好发于肢端,不限于光暴露部位。不因阳光照射而加重。

**（六）点状型汗孔角化症**

多在成年后发病,男性多于女性,皮损为多发针尖或刺状角化型丘疹,边缘稍隆起,触之柔软,可融合成斑块状,直径 0.5~1.5cm 不等,皮损限于掌跖部位,不向其他部位发展。

汗孔角化症有恶变风险,多发生在线状型,且多见于下肢。最常见为鳞状细胞癌,其次为 Bowen 病和基底细胞癌。

### 三、汗孔角化症的诊断及鉴别诊断

本病根据临床表现,一般诊断并不困难,组织病理学表现具有一定的诊断价值。汗孔角化症最具有特征性的组织学改变为“鸡眼样板”,其为一角化不全的细胞柱充满在反折的表皮中;鸡眼样板下方无颗粒层,棘层内细胞排列不甚规则,有胞质嗜酸性、核深染的角化不良细胞;在鸡眼样板之间的表皮可正常,萎缩变薄或增生;真皮浅层血管周围不同程度淋巴组织细胞浸润。本病应注意与扁平苔藓、硬化性萎缩性苔藓、日光性角化病、Bowen 病和遗传性点状皮肤角化病等皮肤科疾病相鉴别。

**（一）扁平苔藓**

好发于四肢屈侧,典型皮损为高起的紫红色扁平丘疹,多角型或者圆形,境界清楚,表面可见 Wickham 纹,常伴不同程度瘙痒,可累及口腔黏膜,并可见甲损害。

**（二）硬化性萎缩性苔藓**

好发于女性,多见于青春期前儿童及绝经期后妇女。皮损好发于外阴,其他部位如躯干上部亦可受累,偶有皮损泛发者。典型皮损早期为群集性瓷白色丘疹和斑片,境界清楚,有光泽,局部散在毛囊角栓;晚期皮损硬化萎缩,呈羊皮纸样外观。自觉瘙痒、烧灼感及疼痛。

**（三）日光性角化病**

多见于经常日晒的中老年人,男性多于女性。皮损好发于光暴露部位,头面部、下唇、颈部、前臂多见。皮损为灰褐色、灰白色角化过度性斑块,表面覆干燥性、黏着性鳞屑,不易剥离,周围有红晕。

**（四）Bowen 病**

各年龄均可见,中老年人较多。可发生于日光暴露及非暴露部位,亦可累及口腔、外阴等黏膜部位。皮损常为孤立、界清的暗红色斑片,数毫米至数厘米不等,表面常有鳞屑、结痂和渗出,除去鳞屑和结痂可见暗红色颗粒状或肉芽状湿润面,常无明显自觉症状。

## （五）遗传性点状皮肤角化病

常于青少年时期发病，皮疹为扁平隆起、表面光滑、皮色或黄色的丘疹，直径 0.5~4mm，成簇多发，限于手足部，而在小指球部及足底部无皮疹。

## 四、汗孔角化症的治疗现状和发展趋势

汗孔角化症的治疗方法种类较多，治疗效果差异较大，且均不能防止复发。目前，本病在治疗方面仍缺乏大样本循证医学研究，大部分治疗仅为案例报道。对大多数患者而言，避免日光照射、局部应用保湿剂是必须的，此外应注意定期随访，警惕皮损恶变的风险。

### （一）外用药物

外用 10% 水杨酸软膏或 0.05%~0.1% 维 A 酸乳膏可使部分 PK 皮损消退，但停药后常复发；5-氟尿嘧啶（5%）可用于 PM、LP、DSP 及 DSAP 患者，局部封包治疗可提高疗效。有报道一位 PK 患者在应用 5-氟尿嘧啶联合 17% 的水杨酸封包治疗 13 个月后，皮损被成功治愈；5% 咪喹莫特乳膏可用于 PM、LP 及疣状汗孔角化症的治疗。有报道应用 5% 咪喹莫特治疗疣状汗孔角化症，每周 3 次，应用 8 周后皮损消退，随访一年皮损并无复发；一些 DSAP 患者应用维生素 $D_3$ 衍生物如卡泊三醇、钙泊三醇治疗可取得较好疗效；外用糖皮质激素可使病情得到暂时缓解，但其免疫抑制作用有促进 PK 皮疹扩散及恶性转化的风险，故用药需谨慎；此外，有报道外用 3% 双氯芬酸凝胶治疗 DSAP 及生殖器部位 PK 患者，每天 2 次，持续 3~6 个月取得了较好疗效。

应用甲基氨基酮戊酸光动力疗法成功治疗 DSAP 的病例近些年也多有报道。但有系统性回顾文献指出，光动力疗法用于治疗 DSPA 患者成功率较低，治疗效果较差，副作用也较其他药物治疗更多见。

### （二）系统用药

口服维 A 酸类药物，如依曲替酯、异维 A 酸、阿维 A 治疗 PK 可取得较好疗效，但此类药物的副作用限制了其长期应用。有报道发现，存在免疫抑制的 PK 患者口服维 A 酸类药物可降低皮损癌变的风险，但患者停药后皮损也多有复发。

### （三）其他治疗

当 PK 皮损数目较少时可选用液氮冷冻、$CO_2$ 激光、585nm 脉冲染料激光、Nd：YAG 激光、电解术、刮除术、磨削术、超声引导下外科吸引术等方法治疗，部分患者可获得较好疗效。目前无研究发现预防性的非手术性治疗能降低皮损恶变的概率，发生恶变的皮损应尽早手术切除，有报道指出显微外科手术能更加精确地将肿瘤组织从汗孔角化症皮损组织中区分开来。

（张春雷）

# 第四节　神经纤维瘤病

1882 年，Recklinghausen 首次详细描述了本病的临床表现和病理特征，50 年后，维也纳眼科医生 Lisch 描述了虹膜结节，该表现已在最近被列为诊断神经纤维瘤病的一项重要标准。

神经纤维瘤病（neurofibromatosis，NF）是一组疾病，其中某些亚型常累及皮肤，某些亚型则不出现皮损；某些亚型以神经纤维瘤为主要表现，某些亚型则系临床综合征的表现之一。该病分为以下 7 种亚型：

（1）NF1 型：经典的神经纤维瘤病，von Recklinghausen 病，OMIM 162200，基因位于 17q11.2。主要表现为皮损、脊柱侧弯、学习困难、视力障碍、癫痫。全球平均患病率为 1/3 000。

（2）NF2 型：第 8 对颅神经受累，OMIM 101000，基因位于 22q12.2，该型常称为听神经瘤型，除了听力受损外，双侧前庭功能受损及眼睛损害也很常见，无 Lisch 小结，牛奶咖啡斑和皮肤神经纤维瘤较少。

（3）NF3 型：神经鞘瘤（never sheath tumor、neurilemmomatosis，又称 Schwannomatosis）型。其中 3A 亚型（OMIM 162260）又称混合型神经纤维瘤病，而 3B 亚型（OMIM 162091）又称施万细胞瘤病 1 型和家族性小肠性神经纤维瘤病，主要表现为胃肠道症状。

（4）NF4 型：变异型，又称不典型型（atypical form）（OMIM 162270），该组呈遗传异质性。常表现为皮肤色素沉着或色素减退、牛奶咖啡斑、腋窝雀斑、腹股沟雀斑、会阴雀斑、皮肤神经纤维瘤、丛状神经纤维瘤，可伴有结肠癌或直肠癌，无虹膜色素缺陷瘤，中枢神经系统肿瘤存在或缺乏。

（5）NF5 型：节段型神经纤维瘤病（segmental

neurofibromatosis），（OMIN 162210）。通常仅有皮损，无虹膜色素缺陷瘤。牛奶咖啡斑和神经纤维瘤局限或仅位于单侧。

（6）NF6型：又称牛奶咖啡斑综合征（café au lait spots syndrom）（OMIM 114030），为常染色体显性遗传，具体机制尚不明。临床上仅表现为牛奶咖啡斑，无神经纤维瘤的其他症状。

（7）NF7型：见于不同综合征患者。

## 一、发病机制

NF1是常染色体显性遗传病，并且外显率接近100%，但在不同家系中其基因的表现度差异很大，并且在一个家系内的不同患者，临床表现和并发症的差异也很大。一些NF1的患者的NF1特点限制在身体的某一个节段。在每种情况中，认为NF1等位基因突变导致神经纤维蛋白丢失。

## 二、临床表现

### （一）皮肤损害

**1. 皮肤色素斑** 常出生时即有，偶或出生后数月至1年内发生，常为多发，除掌跖外可不规则疏散分布于体表任何部位，因大多数呈咖啡色故称牛奶咖啡斑（café au lait macule，CALM），呈卵圆或不规则形，直径从几毫米至超过4cm不等，常随年龄增大而增大、增多。腋窝或腹股沟处雀斑样色素沉着也为本病的特征，称为Growe征（Growe's sign）。当牛奶咖啡斑出现在真皮黑色素细胞增多的区域时，皮损周围常常环绕着正常肤色。

**2. 神经纤维瘤** 可分为皮肤型、皮下型和丛状型。①皮肤神经纤维瘤（cutaneous neurofibroma，CNF）：CNF为皮色、粉色、黄褐色或棕色，呈息肉状或带蒂的结节，柔软或略呈橡胶样任性，直径可从几毫米至几厘米。身体各部位均可受累，但龟头累及罕见，女性的乳晕和乳头神经纤维瘤对NF1有诊断意义。轻微按压即可套叠于皮肤内，呈现特征性的"扣眼"表现。这些结节一般无症状，但可能会出现瘙痒，偶有刺痛。②皮下神经纤维瘤（subcutaneous neurofibroma，SNF）：发生在更深的真皮层，因此没有CNF局限，且更坚硬。③丛状神经纤维瘤（plexiform neurofibroma，PNF）：可在皮下组织中产生沿神经分布有触痛、坚实的结节或肿块，并且可以广泛地侵入皮肤各层组织、筋膜、肌肉甚至更深层的组织结构。侵犯神经时会导致神经系统功能紊乱。

**3. 尚未公认的NF1皮肤表现** 包括：①蓝红斑疹，是由于皮肤神经纤维瘤组织加上真皮乳头层的厚壁血管所致；②假萎缩性斑疹，因真皮网状层胶原纤维减少并被神经纤维瘤病组织广泛取代而形成。

**4. 良性外周神经鞘肿瘤** NF1的主要特点就是神经鞘肿瘤（神经纤维瘤）的发展。神经纤维瘤可长为散在的结节，在皮肤上可发现皮肤纤维瘤。神经纤维瘤也可累及较大的神经分支，被称为丛状神经纤维瘤，可在皮肤或体内出现（图18-4-1）。

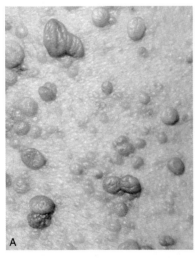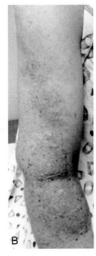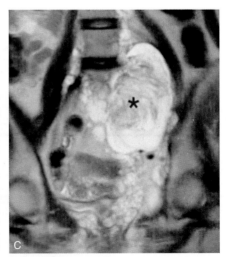

图18-4-1 神经纤维瘤病的皮肤表现

图C中的 * 表示MRI图中腹腔中丛状神经纤维瘤

**（二）皮肤外损害**

**1. 口腔损害**　可有口腔肿瘤，发生于腭、颊黏膜、舌和唇部，或为巨舌症。

**2. 神经病变**　神经缺陷可为局限性或弥漫性、中枢性或神经性。脑神经中最常受累的是听神经，双侧听神经瘤可引起感觉神经性耳聋。视神经胶质瘤的发生率约占 NF1 病例的 15%，出现于儿童期，80% 的患者无症状，大多数病例为非进行性，可引起突眼、视力下降或眼球运动受限。其他中枢神经系统病变包括脑积水、脑异位、神经胶质小结、神经管闭合疾病、脑和脊髓肿瘤，以及神经鞘瘤、室管膜瘤、星形细胞瘤和脑膜瘤。

**3. 眼病变**　Lisch 小结为虹膜的黑色细胞错构瘤，为 1~2mm 圆顶的黄棕色丘疹，平均每只眼有 25 个，常为双侧性，不影响视力；大多数病例需要裂隙灯检查才能见到，在 3 岁时开始出现，有 90% 的 NF1 患者在 20 岁或更年长时出现。虽然 Lisch 结节有助于诊断，但是它很少引起临床症状或并发症。其他眼部症状损害包括脉络膜错构瘤、眼睑神经纤维瘤、双侧视神经萎缩和青光眼等。

**4. 骨骼损害**　巨颅畸形和脊柱侧弯是 NF1 最常见的骨骼系统异常。其他还可见蝶骨发育不良、长骨皮质变薄（伴有或不伴有假关节）、长骨发育不良（最常累及胫骨，使胫骨弓形）、矮身材。

**5. 内分泌异常**　可伴发肢端肥大症、黏液性水肿、性早熟或延迟、Addison 病、甲状旁腺功能亢进、甲状腺髓样癌、嗜铬细胞瘤。

**6. 内脏病变**　本病根据病变部位，可分为 3 型：①周围型，是以多发性皮肤肿瘤和丛状神经纤维瘤为特征，可同时伴有内脏和中枢神经系统病变；②中枢型，是以中枢神经系统和神经根的各种肿瘤的组合为特征；③顿挫型，以肿瘤的数目较少为特点，全身只有几个，以后也不再增多。

**7. 恶性肿瘤**　视神经胶质瘤较常见（10%~15%）（有或没有性早熟），神经纤维肉瘤或称恶性神经鞘瘤可发生于神经纤维瘤病患者，但不常见，在皮肤神经纤维瘤中，恶性神经鞘瘤尤为罕见。1 型神经纤维瘤病（NF1）患儿有发展成青年慢性骨髓性白血病和幼粒白血病的倾向，还可见胃肠道间质肿瘤、横纹肌肉瘤等（图 18-4-2）。

**8. 行为缺陷**　NF1 患儿的认知障碍包括平均智商下降，出现学习障碍和注意力方面问题。此外，还报道出现执行功能障碍、工作记忆减少、读写能力和视觉能力下降。许多患有 NF1 的成年人也存在计算和读写方面的问题。

**9. 心血管系统**　可见高血压，一些是由于肾动脉狭窄或嗜铬细胞瘤，还可见肺动脉狭窄和肾动脉狭窄。

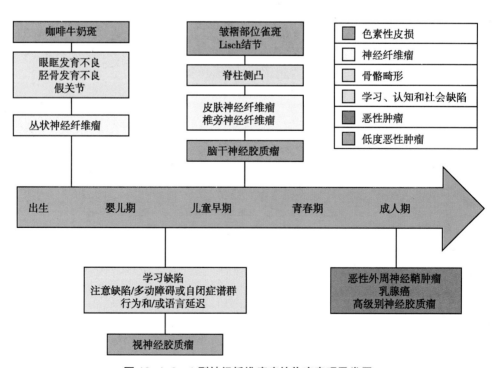

图 18-4-2　1 型神经纤维瘤病的临床表现及发展

## 三、诊断、筛选及预防

NF1 的确诊需要多方面因素：首先需要详细的家族史，尤其注意提问 NF1 的临床特征，查体时需要对皮肤和眼睛进行全面检查，还应检查肌肉骨骼情况，必要时做影像学检查。此外，大多数专家建议，任何年龄的患者都应该考虑基因检测。

NF1 型神经纤维瘤病的诊断标准，至少需要符合以下标准的 2 项或 2 项以上：①在青春期前，患者有 6 个或 6 个以上直径 >5mm 的咖啡牛奶斑，成人直径 >15mm；②2 个或 2 个以上任何类型的神经纤维瘤，或 1 个丛状神经纤维瘤；③腋窝或腹股沟部位出现雀斑；④视神经胶质瘤；⑤2 个或 2 个以上的 Lisch 结节（虹膜错构瘤）；⑥骨损害，例如蝶骨翼发育不良，长骨皮质细线化，有或无假关节；⑦一级亲属关系患有符合标准的 NF1。

NF2 型神经纤维瘤病的诊断至少需要以下 1 条：①CT 和 MRI 检查证明双侧第 8 对脑神经肿瘤；②直系亲属患有 2 型神经纤维瘤病和任何一侧的第 8 对脑神经发生肿瘤，或有 2 种以下肿瘤，如神经纤维瘤、脑膜瘤、神经胶质瘤、神经鞘瘤或幼年后囊下晶状体浑浊。

## 四、治疗

NF1 的治疗需要多学科综合治疗。

神经纤维瘤病治疗的目的在于关注症状的发展以及一些潜在的并发症。牛奶咖啡斑可选择激光（脉冲染料、红宝石、YAG）治疗。针对一些肿瘤可能会存在新的靶向治疗。治疗开始的最佳时间在某个个体中也是不确定的，以及对于某些肿瘤的预防，是需要短期治疗还是长期治疗等问题也不确定。大多数治疗方法都针对 RAS 信号通路，因为它控制着神经纤维瘤、视神经胶质瘤等细胞增殖。目前，最有前景的药物测试——赛鲁米替尼可使丛状神经纤维瘤部分体积缩小，但不能使肿瘤完全消退。胫骨发育不良是先天性的，最好经矫形外科医生处理，使病理性骨折发生概率降到最低。一般 Lisch 结节无症状，但患者每年仍需要进行眼科检查，尽早发现可能由于视神经胶质瘤引起的视野缺损。

对于神经纤维瘤，影响患者功能或者有美观要求的，可用外科手术切除神经纤维瘤或激光烧灼去除皮肤神经纤维瘤。营养不良性脊柱侧弯通常需要异常椎体融合手术，这与非营养不良性脊柱侧弯不同。脊柱侧弯可以反映侧弯脊柱旁可能存在椎旁神经纤维瘤。许多患有非营养不良性脊柱侧弯的儿童可以支持治疗防止恶化。对于长骨发育不良的患者，可能容易出现骨折，建议使用支撑来预防骨折。当骨折发生时，分离的骨元素融合后可能形成"假关节"，可采取髋内植骨或髓内植骨，以稳定骨折。对于一些伴有青年慢性骨髓性白血病和幼粒细胞白血病的 NF1 患者，可选择化疗及骨髓移植。

总之，NF1 的治疗需要多学科的综合治疗，尽早发现 NF1 的一些疾病特征，尽早诊断，密切随访，尽早发现并发症。NF1 患者需要终生监护、训练和对症治疗。

（张春雷）

# 第五节 结节性硬化症

结节性硬化症（tuberous sclerous, TS）是一种累及多系统的神经 – 皮肤综合征，也是一种常染色体显性遗传病，其出生发病率 1/10 000~1/6 000，但因其外显不全的特点和部分患者症状隐匿或不典型，故实际发病率应远高于上述统计数据。其典型表现主要包括局灶性癫痫发作、精神发育迟缓和先天性脱色斑、面部血管纤维瘤等皮肤表现。

## 一、结节性硬化症的命名

19 世纪中叶，Virchow 是第一个发现脑组织中硬结的人；1862 年，von Recklinghausen 接着描述了一个心脏中出现硬结和肌瘤的类似患者。1880 年，Bourneville 第一次较系统和正式地描述了该病，包括神经系统和皮肤表现。1908 年，Vogt 第一次提出了其经典的三联症，包括癫痫、智力低下和血管纤维瘤，即 Vogt 三联症。但在临床上仅有约 29% 的患者具有明显的三联症，6% 的患者完全没有三联症的表现。最终 Sherlock 提出了"结节性硬化症"这一术语来命名本病并逐渐获得广泛沿用。

## 二、结节性硬化症的病因和发病机制的研究进展

目前认为结节性硬化症的发生主要是胚胎发育早期细胞分化、增殖和迁移障碍引起的,如错构瘤的形成过程。

### (一)病因的认识过程

1994年,Povey等对多个结节性硬化症家系进行分析,发现约一半患者致病基因定位于染色体9p34(TSC1),而另一半患者则定位于染色体16p13(TSC2)。TSC1基因包括23个外显子,转录为8.6kb的mRNA,且前2个外显子并无编码作用,最后翻译为由1 164个氨基酸组成、相对分子质量为13 000的蛋白产物,称错构瘤蛋白。Povey等在其研究中于TSC1基因发现32个不同位点的突变,其中30个为截断突变,而高频突变2105delAAAG发现于6个无亲缘关系的患者。TSC2基因结构复杂,包括41个编码外显子和1个非编码的引导外显子,转录产物为5.5kb的mRNA,最终翻译为由1 807个氨基酸组成的相对分子量198 000的蛋白质,称马铃薯蛋白。

随着测序技术的推广与发展,已有1 000多个致病突变陆续报道于结节性硬化症,其中200余个发现于TSC1,而700多个发现于TSC2。突变类型各种各样,TSC1基因突变类型多为剪切突变、移码突变,而错义突变和大片段缺失少见。文献报道,TSC1基因的10、14、15、22号外显子有较多热点突变。而TSC2基因的突变多为大的缺失,甚至大的核苷酸序列重排、移码突变、提前截断突变、错义突变和剪切突变,其中大片段缺失或重排约占10%,突变引起其编码的马铃薯蛋白的多个结构域发生改变,从而导致TSC2基因突变患者的临床表型常较TSC1基因突变患者的严重,尤其表现在癫痫发作严重性及智力发育程度的差异。在癫痫发作类型方面,TSC1基因突变患者以局灶性发作为主(75%),而TSC2基因突变患者以痉挛性发作为主(68.42%)。

### (二)遗传学特征和发病机制

结节性硬化症的致病基因TSC1、TSC2的编码蛋白分别是错构瘤蛋白(hamartin)和马铃薯蛋白(tuberin)。错构瘤蛋白和马铃薯蛋白在体内有较高的亲和力,可以形成异二聚体,通过TSC-Rheb-TORS6K1/4EBP1途径调节细胞增殖、生长、黏附及囊泡运输等。错构瘤蛋白具有亲水性,位于氨基酸127~144处有单一跨膜区,氨基酸730~995处有1个螺旋区,在骨骼肌中高度表达,在大脑皮层神经元亦表达,与神经细丝相关联。而hamartin包括7个功能结构域,由N末端至C末端顺次为亮氨酸拉链区(leucine zipper domain,LZD)、CCD1、CCD2、TAD1、GAPD、TAD2、钙调蛋白结合区(calmodulin binding domain,CaMD),CaMD是马铃薯蛋白调节甾体激素受体所必需的结构,突变发生在此结构域中,参与了疾病发生,研究发现,TSC2基因与CaMD之间为PKD1基因,该基因突变可导致常染色体显性遗传多囊肾病(PKD)。hamartin和tuberin相互作用的结构域包括302~430个氨基酸,tuberin的前418个氨基酸含有错构瘤蛋白结合位点。两者形成聚合体后抑制mTOR通路的信号传导,在体内有两种表现形式,分别为mTOR复合物1(mTORC1)和mTOR复合物2(mTORC2)。mTORC1参与细胞生长、增殖和蛋白合成,可被雷帕霉素抑制,对雷帕霉素敏感;mTORC2是mTOR的调节蛋白rictor,调节细胞骨架组织,对雷帕霉素相对不敏感,但可以长时间被雷帕霉素抑制,在体内以前者为主。两种蛋白复合体调节基因上游主要涉及4条通路途经:①P13K-AKT途径;②LKB1-AMPK途径;③Ras-Raf-MEK-ERK途径;④亮氨酸可为hamartin-tuberin complex提供生物学信号。通过抑制mTOR途径影响细胞生长hamartin-tuberin complex的下游调节:hamartin-tuberin complex通过对Rheb的抑制作用实现对mTOR途径的抑制。

## 三、结节性硬化症的临床表现和诊断

### (一)临床特征

结节性硬化症临床表现多样,包括神经系统、皮肤、肾脏、肺、心脏、眼等多器官脏器损害,其中大部分患儿首诊症状为癫痫发作或面部血管纤维瘤,而就诊于神经科或皮肤科门诊。在TS临床症状中,神经系统症状最为常见,多为癫痫、自闭症、智力落后等表现。TS患儿合并癫痫的发生率为80%~90%,发作类型较多,TSC1基因突变者癫痫发作年龄较小,多婴幼儿期起病,以痉挛发作为主,TSC2基因突变者以家族型为主,发病年龄较

大,发病时神经系统基本发育完全,发作类型以单纯局部发作为主,对智力影响较小,其他发作类型有复杂局部发作、全身强直阵挛性大发作。持续发作患儿多数具有神志性格改变,智力减退呈进行性加重,伴有情绪不稳定、行为幼稚、紊乱等精神症状,部分患儿有语言、运动发育迟缓、智力减退进行性加重,在8~14岁时表现明显,头颅MRI或CT可确诊40%TSC患儿,表现为颅内皮质结节、室管膜下结节,20%可能表现为室管膜下巨细胞结节。

皮肤损害症状次之,其表现形式多样。文献报道,90%以上的患儿合并皮损表现,有75%的患儿有面部血管纤维瘤,通常对称分布在面部三角区,呈淡红色或红褐色,为针尖至蚕豆大小的丘疹,90%在4岁前出现,年龄越大越明显;90%的患儿躯干部及臀部出现色素脱失斑,为不规则形,婴幼儿期出现,随年龄增长而变得不明显。20%~30%的TS患者可发生鲨鱼皮样斑,主要分布为腰骶部。20%的TSC患儿伴有甲周纤维瘤,主要见于青少年,趾甲的纤维瘤比指甲多见。在TS患者还可见到大而柔软的带蒂皮色丘疹、结节(锤状软疣)。这些锤状软疣样皮损经常出现在皱褶部位,如颈部、腋下和腹股沟区域。以上皮肤表现可为TS的诊断提供重要证据。

其他表现:80%的TS患儿发生的心脏横纹肌瘤可在产前用MRI检查到,而这些肿瘤也可被心超检查出,比用头颅CT或MRI更容易实施。但心脏横纹肌瘤常随时间逐渐消退,并在成年时完全消失。在患儿3岁左右消退最快。心律失常尤其是预激综合征在患者中更常见。此外,对TS患者行常规超声检查可发现双侧多发性血管平滑肌脂肪瘤。尽管大多数损害是无症状的,特别是在童年时期,但瘤体增至4cm时可引发症状。偶见TS患者发生肾细胞癌。而多达1/3的女性患者可发生曾被认为是罕见的无症状肺淋巴管平滑肌病,高分辨率CT扫描可发现这些表现为囊肿的病变。

**(二)诊断标准**

1992年,国际结节性硬化症联盟(National Tuberous Sclerosis Association, NTSA)制定了结节性硬化症的诊断标准,1998年又根据结节性硬化症的临床及突变特征的研究进展对结节性硬化症的诊断标准进行了重新修订。2012年,国际结节性硬化症联盟对此标准进行进一步完善,加入了基因检测。TSC是可根据临床表现和影像学表现临床确诊的少数疾病之一。2012年修订后诊断标准为:

遗传诊断标准:通过基因检测发现TSC1、TSC2基因变异即可诊断。

临床诊断主要特征:①面部血管纤维瘤(≥3处)或前额斑块;②甲周纤维瘤(≥2个);③色素脱失斑(≥3块);④鲨革斑或多发胶原瘤;⑤多发视网膜结节状错构瘤;⑥脑皮质结构异常(≥3个,包括结节和脑白质辐射状迁移线);⑦室管膜下结节;⑧室管膜下巨细胞星形细胞瘤;⑨心脏横纹肌瘤(单发或多发);⑩肺淋巴管肌瘤病;⑪肾脏血管肌脂瘤(≥2个)。次要特征:①牙釉质多发性小凹(≥3个);②口腔内纤维瘤(≥2个);③非肾脏的错构瘤;④视网膜色素缺失斑;⑤"斑驳状"皮肤改变;⑥多发肾囊肿。

明确诊断:TSC1、TSC2有基因突变者;需要2个主要特征或≥2个次要特征。

可能的诊断:一个主要的特征或≥2个次要特征。

## 四、结节性硬化症的鉴别诊断

**1. 多发性内分泌腺瘤病1型** 患者具有面部多发性血管纤维瘤、胶原瘤、牙龈丘疹、咖啡牛奶斑和雪花样色素减退斑重叠的皮肤表现,说明该病致病基因的蛋白产物可能与TS基因的产物相互作用引起上述这些病变,而TS患者的神经精神表现可资鉴别。

**2. 斑驳病** 其白斑主要分布在四肢中间和腹中部,在白斑内有正常皮肤和色素沉着岛,且白斑区缺乏黑素和黑素细胞。

**3. 先天性平滑肌错构瘤** 可在婴幼儿期出现,为坚硬的色素沉着性斑块,与鲨革斑相似,但平滑肌错构瘤的特征性病理改变为真皮内大量杂乱排列的平滑肌束而非胶原束。

## 五、结节性硬化症的治疗现状和发展趋势

**(一)结节性硬化症的治疗现状**

目前TS尚无根治性治疗方案,只能对症治

疗。癫痫发生可能与脑内结节有关,癫痫发作频率与智力倒退有明显关系,早期控制好癫痫至关重要。

目前丙戊酸、托吡酯、拉莫三嗪、左乙拉西坦等多种药物,已广泛用于 TS 患者的癫痫治疗,对于已联合应用 2~3 种抗癫痫药物治疗 12 周后仍反复发作难以控制者,可添加西罗莫司治疗,西罗莫司对 TS 合并癫痫治疗效果已有文献报道证实。若合并室管膜下星形巨细胞瘤,频繁出现脑积水、室管膜下积液等,需考虑外科手术治疗,术后室管膜下星形巨细胞瘤再发和出现后遗症的可能性也较大。若能完全切除,手术治疗目前仍被认为是标准治疗方法;不适合手术治疗者,可应用西罗莫司或其衍生物来控制肿瘤的生长、缩小肿瘤体积。面部血管纤维瘤影响美观者,可考虑磨削或激光治疗,但这些病变通常会在治疗后复发。国内外也有报道应用大剂量甲泼尼龙冲击改善患儿癫痫症状与发作的报道,但其安全性和有效性有待于更大样本的验证与长期随访。

**(二)结节性硬化症治疗方法的局限性和思考**

目前,结节性硬化症患者在口服 mTOR 蛋白抑制剂治疗后癫痫症状和发作获得一定程度改善,但仍然存在较多的局限,很多问题仍值得思考和探索,如:①早期治疗是否可以改善癫痫性脑病。②是否应在抽搐发作前即开始行口服 mTOR 蛋白抑制剂治疗。③mTOR 蛋白抑制剂的有效剂量和疗程尚需进一步明确。④mTOR 蛋白抑制剂是通过影响 mTOR 信号转导通路还是缩小皮质结节而减少抽搐发作也不明确。⑤需进一步探索 mTOR 蛋白抑制剂是否可改善认知行为异常。⑥研发除 mTOR 通路外其他与 TS 发病相关联通路的抑制剂,进一步尝试治疗 TS 是有必要的。

**(三)结节性硬化症的治疗进展和研究趋势**

TS 为一种常染色显性遗传神经皮肤综合征,临床表现与影像学可诊断,通过基因检测,可明确基因突变位点及突变类型。随着以基因组学为基础的治疗的发展,靶向治疗 TS 的应用成效显著。通过研究 TS 的病理生理机制,探寻更多有效且有持久反应的靶点,是目前 TS 研究的热点。雷帕霉素及其衍生物对 TS 的治疗已被越来越广泛地接受,然而长期使用药物是否会激活其他的细胞信号通路途径,以及药物本身对人体是否有不良反应目前还无法评估。因此研制出有效的分子靶向治疗药物,从根本上改善患者的生活质量和预后至关重要。此外,产前诊断仍然是目前预防 TS 的主要手段,尤其对 TS 患儿的健康父母进行遗传咨询十分重要。

(姚志荣)

# 第六节 遗传性大疱性表皮松解症

遗传性大疱性表皮松解症(epidermolysis bullosa, EB)是一组以皮肤脆性增加为特征的遗传性皮肤病,表现为轻微机械性创伤后皮肤和黏膜起水疱,也称为"机械性大疱性疾病"(mechanobullous diseases)。目前,它包括 4 种主要类型:单纯型 EB(epidermolysis bullosa simplex, EBS)、交界型 EB(junctional epidermolysis bullosa, JEB)、营养不良性 EB(dystrophic epidermolysis bullosa, DEB)和 Kindler 综合征,以及至少 40 种不同的临床表型。遗传性 EB 可由至少 19 种结构蛋白的基因突变引起,对其发病机制的研究促使人们对角蛋白及其相关结构蛋白、胶原和皮肤细胞外基质的分子生物学特性的理解获得重大进展,同时为患者的遗传咨询和产前检测带来益处。未来,EB 研究的关键挑战是利用已知的发病机制,尝试设计新的治疗方法,包括基因、蛋白质、细胞、药物和小分子疗法等。

## 一、遗传性大疱性表皮松解症的历史、命名及分类的变迁

1870 年,von Hebra 首先描述了大疱性表皮松解症,当时命名为"erblichen pemphigus"。1886 年,Koebner 首次使用术语"大疱性表皮松解症(epidermolysis bullosa)"。EB 最初的分类主要基于遗传模式和涉及相对较少患者和家族的临床研究。20 世纪 60 年代,Pearson 在 EB 的分类中取得重要进展,他使用透射电子显微镜来显示皮肤裂隙(水疱形成)的超微结构水平,从而分为 3 种主要类型:EBS、JEB 和 DEB。除了分类外,

超微结构研究还能够识别出不同的形态学异常，例如 EBS 中的角蛋白丝断裂、JEB 中的半桥粒形成障碍和 DEB 中的锚定纤维残留。在 20 世纪 80 年代，EB 皮肤与基底膜带抗体的免疫组化标记成为有用的诊断标记物，例如，在隐性 DEB 和某些 JEB 亚型中，分别显现出Ⅶ型胶原和层粘连蛋白 332 染色减弱。在 20 世纪 90 年代，候选基因和致病突变的发现，如 EBS（角蛋白 14）中的 *KRT14* 突变和 DEB（Ⅶ型胶原）中的 *COL7A1* 突变，标志着分子诊断时代的到来。

自 1962 年根据电子显微镜特征首次正式分类以来，人们对 EB 的发病机制不断深入，许多亚型都是由其遗传模式、表型、超微结构、免疫组化和分子缺陷来定义的。从 1988 年起，已就其诊断和分类举行了多次国际共识会议，最新的分类指南于 2014 年 6 月发布，专家普遍倾向于取消使用历史人名命名，而是直接使用描述性术语表示疾病严重程度和受累范围。同时，共识小组认识到世界各地的皮肤科医生可获得的诊断设备和条件不同，因此提出了一种"洋葱皮"类型的分类，不同的层次参照可用的诊断评估方法——临床表型、遗传方式、裂隙超微结构、免疫组化、突变检测等。这种诊断 EB 的模式，在 EB 分类方面兼顾实用性和学术性。同时，尽管随着新类型的发现，这种模式可能在未来几年进一步修订。

**（一）EB 的主要亚型**

建议保留目前使用的 4 种主要的 EB 类型：单纯型 EB（EBS）、交界型 EB（JEB）、营养不良型 EB（DEB）和 Kindler 综合征，以保持数十年临床和基础科学文献的连续性，防止患者、医护人员及其他 EB 相关组织人员之间产生任何混淆或歧义（表 18-6-1）。

**1. EBS** 包括所有具有机械脆性和局限于表皮水疱的 EB 亚型。最后一次修订分类系统时，根据表皮内裂隙位置，将 EBS 进一步分为基层上亚群（suprabasal subgroups）和基层亚群（basal subgroups）。

**2. JEB** 包括在皮肤基底膜区（BMZ）的中间部分或连接处（透明层）形成水疱的所有 EB 亚型。

**3. DEB** 包括所有水疱发生在真皮内最上层（即皮肤 BMZ 的致密板下）的 EB 亚型。

表 18-6-1 大疱性表皮松解症的主要类型和亚型

| 皮肤裂隙水平 | 主要 EB 类型 | 主要 EB 亚型 | 受累蛋白 |
| --- | --- | --- | --- |
| 表皮内 | EBS | 基底层上 EBS | 转谷氨酰胺酶 5；斑菲素蛋白 1；桥粒斑蛋白；斑珠蛋白 |
| | | 基底层 EBS | 角蛋白 5 和 14；网蛋白；exophilin-5（Slac2-b）；大疱性类天疱疮抗原 1 |
| 透明板 | JED | 泛发型 JEB | 层粘连蛋白 332；ⅩⅦ胶原；a6b4 整合素；a3 整合素亚单位 |
| | | 局限型 JEB | ⅩⅦ胶原；层粘连蛋白 332；a6b4 整合素 |
| 致密板下 | DEB | DDEB | Ⅶ胶原 |
| | | RDEB | Ⅶ胶原 |
| 混合 | Kindler 综合征 | — | kindlin-1 |

**4. Kindler 综合征** Kindler 综合征于 2008 年被添加到 EB 分类中，描述了一个独立的表型，其特征是具有 EB 特有的临床表型特征（最显著为光敏性）和出现在 BMZ 内部和 / 或下方的多个位置上的水疱，而不像其他类型的 EB 那样，裂隙仅在一个位置内。

**（二）剥"洋葱皮样"的诊断方法**

鉴于对 EB 在分子水平上和临床表型上的充分观察和理解，2014 年 6 月发布的分类指南中提出一种简洁的方法来标准化 EB 的命名和亚类化：类似于剥"洋葱皮"一般，建议从裂隙发生的位置开始分类［表皮内（EBS）、基底膜带内（JEB）、基底膜带下（DEB）或混合型（Kindler 综合征）］，将 EB 患者分为 4 个主要 EB 亚型中的 1 个（图 18-6-1）；亚类化的第二步考虑患者的临床表型特征：皮损的分布（局限性和泛发性），皮肤和皮外累及的严重程度，同时描述有意义的皮肤表现（例如，丰富的肉芽组织、斑驳的色素沉着、假性并指等），在这一级别进一步的分类；第三步，每个患者根据遗传模式进一步分亚类；最后，寻找特定基因缺陷，以往通过免疫组化技术（IFM，使用与 EB 相关的单克隆抗体）确定缺陷蛋白，现在常通过 Sanger 测序进行突变分析。近

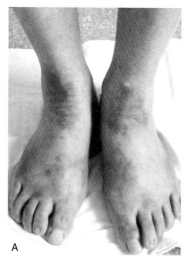
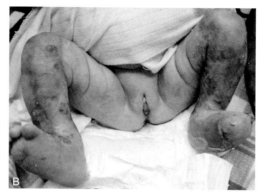
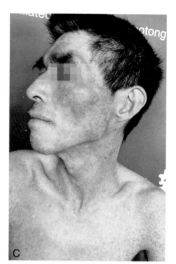

图 18-6-1 各类型 EB 临床表现
A. EBS；B. RDEB；C. Kindler 综合征

期，对 EB 靶向基因进行高通量下一代测序的成本显著降低，有利于更直接有效地进行分子检测。这种渐进的方法可以概括为：主要的 EB 类型（裂隙的超微结构位点）——表型（严重性和分布）——遗传模式——相关缺陷蛋白（IFM 发现）/ 基因突变。

**（三）去除人名和其他拟议的名称变更**

共识报告中建议删除几个人名命名词，包括 Weber-Cockayne、Koebner、Hallopeau Siemens 和 Bart，并用描述性术语替换（EBS 局限型、EBS 其他泛发型、RDEB 严重泛发型和 EB 先天性皮肤缺失）。Cockayne-Touraine 和 Pasini 从显性 DEB 的亚类中去掉，并建议删除所有剩余的人名命名的亚类。唯一的例外是 Kindler 综合征和 EBS-Ogna，因为没有更好的推荐名称。JEB-Herlitz 将更名为 JEB- 严重泛发型，EBS-Dowling Meara 将更名为 EBS- 严重泛发型。将 2008 年定义的"泛发其他型"改命名为"泛发中间型"，来区别"泛发严重型"亚型，还建议取消"致死性"一词用于棘层松解型 EBS 患者，以免增加父母焦虑。

**二、遗传性大疱性表皮松解症发病机制的研究进展**

目前，已有至少 19 种结构蛋白的基因突变引起 EB：角蛋白 5 和 14（keratins 5 and 14）、层粘连蛋白 332 的亚单位（原层粘连蛋白 5）、Ⅶ和ⅩⅦ型胶原、网蛋白（plectin）、α6β4 整合素（α6β4

integrin）、α3 整合素亚单位（α3 integrin subunit）、大疱性类天疱疮抗原 1（bullous pemphigoid antigen 1）、kindlin-1（fermitin 家族同系物 -1）、外亲和素 5（exophilin 5）、转谷氨酰胺酶 5（transglutaminase 5）、kelch-like protein 24（KLHL24）、桥粒斑菲素蛋白 -1（desmosomal components plakophilin-1）、斑珠蛋白（plakoglobin）和桥粒斑蛋白（desmoplakin）。对 EB 的病因和发病机制的基础研究，使我们能深入理解角蛋白、角蛋白相关结构蛋白、胶原和皮肤细胞外基质的分子生物学特性，也有助于阐明上皮细胞黏附、迁移和分化的机制，并强调基底膜区在健康和疾病中的作用。EB 体外及动物模型的建立，有利于基因治疗等研究的开展及实施。

**（一）单纯型 EB**

EBS 大多为常染色体显性遗传，分为 2 个主要的亚型，基底层上（suprabasal）和基底层（basal），其在表皮内裂隙位置不同。绝大多数 EBS 病例发生在基底层，最常由角蛋白 5（KRT5）或角蛋白 14（KRT14）基因内的显性负效应突变所引起，主要在表皮基底细胞层内表达。EBS 的临床严重程度和表型特征与基因型密切相关。例如，KRT5 和 KRT14 的螺旋起始和终止序列的突变会导致严重泛发型 EBS（EBS-Gen/Sev，以前称为 EBS-Dowling-Meara），而带有斑驳色素沉着的 EBS 几乎都由 KRT5 的 v1 域中特定的错义突变所导致。Kelch 样蛋白 24（KLHL24）上显性的突变使其编码的泛素连接酶稳定，通过增加 KRT14 的泛素化和降解导致 EBS。编码网蛋白（plectin）的基因突变会导致肌营养不良相关的常染色体隐性 EBS，因为网蛋白同时在骨骼、肌肉以及基底层细胞的半桥粒中表达。其他有网蛋白（plectin）或 α6β4 整合素缺乏的 EBS 患者存在幽门闭锁，也有由大疱性类天疱疮抗原 1（bullous pemphigoid antigen 1）或外亲和素 5（exophilin 5）基因突变引起的基底层 EBS 的罕见常染色体隐性变异。此外，EBS 的基底层上型是由编码转谷氨酰胺酶 5 和桥粒菲素蛋白 -1、斑珠蛋白和桥粒斑蛋白的基因突变引起的。

### （二）交界型 EB

交界型 EB（JEB）都为常染色体隐性遗传。JEB 的严重泛发型（JEB-gen/sev，以前称为 JEB-Herlitz）通常是由编码层粘连蛋白 332 三个亚单位之一（基底膜带透明层的一个关键组分）的基因的纯合或复合杂合截断突变所引起。在喉甲皮肤综合征（laryngo-onycho-cutaneous syndrome）中，突变只影响层粘连蛋白 α3 亚单位。较轻的 JEB 泛发中间型（jeb-gen/intermed，以前称为 JEB-non-Herlitz 和泛发萎缩性良性 EB）是由层粘连蛋白 332 任一亚单位或 XVII 型胶原基因突变导致。伴有幽门闭锁的 JEB 比伴有幽门闭锁的 EBS 更常见，也由编码 α6β4 整合素亚单位两个基因中的一个基因突变所导致。整合素 α3 链突变导致与呼吸和肾脏受累相关的一种新的 JEB 亚型。

### （三）营养不良型 EB

营养不良型 EB（DEB）为常染色体显性或常染色体隐性遗传，由 VII 型胶原基因突变引起。显性 DEB（DDEB）源于显性负效应突变，通常是一种错义突变，导致胶原的三螺旋结构域内甘氨酸被替代。虽然合成的蛋白质结构异常，但真皮 - 表皮连接处的免疫组化染色通常与正常皮肤不可区分。

隐性 DEB（RDEB）通常由 VII 型胶原基因内的复合杂合突变导致。导致蛋白质截短的提前终止密码子是严重泛发型（RDEB-gen/sev，旧称 RDEB-Hallopeau-Siemens）的特征突变。与这些突变的严重性相一致，皮肤活检标本中的锚原纤维缺失或极为稀疏，并且对 VII 型胶原免疫组化染色缺失或几乎不可检测到。也有证据表明，在 EB 中蛋白质表达的缺失会产生副作用。例如，RDEB 成纤维细胞中胶原蛋白 VII 的丢失导致皮肤基质蛋白、金属蛋白酶和转化生长因子 β（TGF-β）的改变，从而进一步影响角质形成细胞的黏附和皮肤 - 表皮的完整性。一些 RDEB 患者保留了 VII 型胶原的氨基末端非胶原结构域（NC1），这种特殊的片段可能导致对发展为鳞状细胞癌（SCC）的易感性增加。在 Ras 驱动的肿瘤发生模型中，不含 VII 型胶原的 RDEB 角质形成细胞在小鼠体内不形成肿瘤，而产生 VII 型胶原 NC1 结构域的 RDEB 角质形成细胞则是致肿瘤发生。更多的研究表明，NC1 中的纤维连接蛋白样序列是促进肿瘤细胞侵袭的关键。然而，SCC 也可以在不表达 NC1 域的 RDEB 患者中发展。

### （四）Kindler 综合征

Kindler 综合征是一种罕见的常染色体隐性遗传性皮肤病，除了外伤引起的水疱外，还具有光敏性、进行性皮肤异色症、皮肤萎缩和黏膜炎症。临床特征为出生时偶尔出现糜烂，最常见于前臂和胫骨，婴儿期起水疱最常见于手和脚。与其他 EB 相比，Kindler 综合征的皮肤脆性在儿童时期往往会显著降低。光敏性表现为对晒伤的敏感性增加。

1954 年首次报道，超微结构特征是裂隙可位于基底层角质形成细胞内、透明层和 / 或致密层以下的混合平面。由编码 kindlin-1 的 fermtin 家族同源 1 基因（Fermt1）突变引起，kindlin-1 连接基底角质形成细胞肌动蛋白丝与基础 ECM 的局部粘连成分。通过整合素介导的信号传导，kindlin-1 影响角质形成细胞的形状、极性、黏附、增殖和运动。也有证据表明，kindlin-1 在调节皮肤上皮干细胞稳态中起作用，kindlin-1 的缺失导致皮肤癌的风险增加，以及干细胞衰竭和角质形成细胞过早衰老导致的皮肤萎缩。

## 三、遗传性大疱性表皮松解症的诊断技术历史回顾及进展

传统而言，透射电子显微镜和免疫荧光是首选的方法，透射电镜可确定裂隙位置及结构缺陷，免疫荧光用于隐性遗传的 EB，可筛选出特定蛋白

的减少或缺失,从而找到候选基因进行一代测序。随着分子诊断方法的发展,二代测序以其高通量和高效性,被直接应用于EB多个靶基因的筛选,从而避免皮肤活检的需要。因此,透射电子显微镜作为一种诊断工具的价值将有所下降。

## (一)皮肤活检

皮肤活检的主要目的是首先确定水疱或组织分离的水平,其次,寻找其他可能预示潜在疾病的线索。超过12小时的水疱,对于诊断来说过于陈旧,可能导致蛋白水解酶抗原降解引起的假阴性免疫染色、水疱底部的上皮再生化和多个裂解面,从而导致诊断困难。最好采用不起疱的皮肤样品轻轻擦拭,以产生轻微的红斑。

## (二)透射电子显微镜

皮肤的超微结构分析的主要目的是证明组织裂隙的位置。在EBS中,裂隙在表皮内;在JEB中,裂隙在透明层;在DEB中,裂隙在致密层下;在Kindler综合征中,裂隙是可变和混合的(以上所有水平)。某些亚型,可能具有细胞溶解或棘层溶解的特征。对诊断很重要的其他超微结构特征是,基底角质形成细胞中的角蛋白丝被破坏或聚集,或桥粒细胞连接、颗粒层或细胞质小泡异常。在更严重的JEB中,半桥粒通常是稀疏的,在DEB中,锚定纤维数量减少,缺如或结构异常。

## (三)抗原定位和抗体探针

被认为可以作为替代透射电镜进行EB的定位诊断的首选方法。取新鲜水疱部位皮损制成冰冻切片,然后通过抗原抗体反应对皮损相应部位进行荧光标记,根据荧光标记部位判断水疱发生的位置,从而对EB患者进行分型,更加有针对性地进行相应突变基因检测和预后判断。目前可使用荧光标记角蛋白5、角蛋白14、Ⅳ型胶原、层粘连蛋白332、整合素 $\alpha6\beta4$、Ⅶ型胶原等,可选用几种或多种皮肤结构相关蛋白进行荧光显色,通过判断水疱位置或荧光强弱及是否缺失对疾病进行分型判断。当然,对于某些型别的EB(如常染色体显性营养不良型EB等)的判断较为困难,必要时可行透射电镜检查。使用免疫荧光标记定位诊断EB的敏感性(97%)明显高于透射电镜(80%)。

## (四)Sanger测序

大多数致病性突变是点突变,或涉及小插入或缺失。因此,已经建立了基于DNA的Sanger测序的突变检测策略——直接测序聚合酶链反应(PCR)产物跨越外显子和侧翼内含子序列,这些内含子序列覆盖所有已知的EB基因的所有编码区域和剪接位点。因此,对于已知的EB基因,这相当于400多个PCR产物。通常,扩增和测序的基因受到(或确定)先前的临床特征和皮肤活检数据组合的影响,这些数据涉及一个候选基因/蛋白质。例如,如果患者的皮肤活检显示Ⅶ型胶原减少,Sanger测序将集中于COL7A1基因。对于一些EB亚型,包括常染色体显性单纯性EB和显性营养不良性EB,KRT5(角蛋白5)、KRT14(角蛋白14)和COL7A1(Ⅶ型胶原)基因的Sanger测序可作为一线诊断。大多数EB病例的诊断性DNA测序是使用从外周血或唾液样本中提取的DNA进行的,注意在镶嵌(包括回复镶嵌)病例中,还需要从受累及和未受累及的皮肤中获取DNA进行测序和机制研究。

## (五)下一代测序

DNA技术的最新进展导致了新一代测序技术的引入,这些技术开始对遗传性疾病(如EB)的DNA诊断产生重大影响。下一代测序的目的是对所有基因组(全基因组测序)或22 000个或已知基因(全外显子测序)的所有编码区域进行测序,然后应用一系列生物信息过滤器来识别致病突变。这种方法在识别新的疾病-基因关联的研究环境中具有高度的信息性,目前正探索用于诊断。使用下一代测序技术进行EB诊断的总体成本可能与皮肤活检和Sanger测序方法相似或更便宜,而且预计未来几年成本将进一步下降。然而,最大的障碍是诊断所需的时间。对临床医生来说,建立一个快速的诊断通常是很重要的,特别是对于新生儿疑似EB的患者。目前,皮肤活检可在2~3天内诊断大多数形式的EB。相比之下,下一代测序可能需要几个星期才能完成。即使优先使用测序仪并将测序重点放在一组有限的已知EB基因上,也需要至少1周(通常更长)的时间才能确诊。然而,随着技术继续快速发展,能够在1天内对基因组进行测序的时代并不遥远。如果有足够的生物信息支持,下一代测序有可能成为所有遗传性皮肤病的首选诊断方式,有能力在没有详细的临床或皮肤活检数据的情况下识别致病性突变,并提供其他已知和未知的潜在遗传模式的数据。目前,下一代测序仍应被视为一种新兴的 EB 诊断技术,而不是其他现有诊断方法的直接替代品。

## 四、遗传性大疱性表皮松解症的治疗现状

目前,任何亚型的 EB 均无根治方法,临床管理主要基于保护和避免诱发因素。在严重的 EB 亚型中,整个皮肤和其他鳞状上皮层,包括口腔黏膜,极为脆弱,极易因轻微摩擦或擦伤而起水疱;在较轻微的类型中,水疱并不总是由轻微的摩擦引起的,可能只因为剧烈的皮肤撞击而产生。

### (一)新生儿和婴儿的管理

早期的目的是通过适当的皮肤活检来确定诊断分型,尤其适用于患有严重泛发型 EBS 的新生儿,其临床表现可能与泛发型 JEB 或 DEB 相混淆,但后两者提示预后更为严重。新生儿进行 EB 治疗的关键是专业护理,婴儿在抱、喂养和护理过程中,应避免受到过度伤害。用无菌生理盐水清洗腐蚀物,并用舒适的非黏附敷料覆盖。一些 EB 专家可能更喜欢使用局部抗菌剂,或含有多粘菌素 B 或杆菌肽的软膏治疗开放性伤口,现在最新的敷料中,最适合儿童患者使用的是自黏性软聚硅酮伤口接触层单面型敷料和自黏性软聚硅酮有边型泡沫敷料。软聚硅酮伤口接触层单面型敷料是一种多孔、轻微黏附的硅基材料,可在原位保留 7 天。任何渗出物通常都能通过敷料上的小孔被二次纱布敷料吸收,这种敷料可以更频繁地更换。自黏性软聚硅酮有边型泡沫敷料有一个泡沫衬垫,在需要时提供更多的保护。其他有用的敷料包括无痛换药敷料和泡沫敷料。

### (二)EBS 管理

热和湿度降低了单纯性 EB 患者的起疱阈值,因此,降低这两个因素的措施非常重要。单纯型 EB 患者应穿合脚、通风良好的鞋,最好是内衬柔软的鞋。冷却鞋垫有帮助,特别是在炎热的天气。棉袜比羊毛或合成纤维更受欢迎,双层运动袜可提供额外的保护,防止摩擦和吸收汗液。散热银纤维袜子对许多患者都有用。把普通的袜子翻过来有助于减少衣服上的褶皱和皮肤之间的摩擦。使用 20% 氯化铝六水合物治疗可加剧水疱的多汗症,可用于治疗局限型 EBS。肉毒杆菌毒素注射也可以改善一些人的肢端多汗症。使用非无菌玉米粉(玉米淀粉)有时在减少水疱和改善伤口愈合方面更可取。玉米粉可以直接涂在皮肤上(包括起水疱的部位)或洒在袜子或鞋子上。虽然一些人口服四环素可能会减少新水疱的数量,但目前还没有成熟的系统疗法来改善 EB。

### (三)重度泛发型 JEB 的治疗

具有更严重的交界性 EB 的个体通常预后不良,大多存活数周或数月以上。然而,预后是可变的,在少数病例中,临床严重程度可能会降低,从而存活数年。由于严重的黏膜皮肤脆弱性,在治疗受影响的儿童时应格外小心。应使用非黏性敷料(见新生儿管理部分)。还应评估皮外累及,也就是说,这是否是与肌营养不良、幽门闭锁等相关的 JEB 的一个亚型。面部腐蚀和甲周围炎症是常见的。许多伤口显示出大量的肉芽组织,在局部使用强效类固醇几天后可以改善。皮肤移植也可能有帮助,但糜烂的程度和潜在的组织脆弱性,结合不良的预后,会影响临床可行性。一些儿童由于声音嘶哑和气道阻塞需要进行气管造口术。

### (四)重度泛发型隐性 DEB 的治疗

患有更严重的隐性营养不良性 EB 的患者通常会活到中年,因此需要终生持续护理。他们应该每隔 6 个月进行一次多学科检查。在使用胶带、血压计袖口、止血带和任何其他可能导致皮肤或黏膜形成水疱或剪切的仪器或器具时,应采取特殊预防措施。特别注意口腔和牙科护理、胃肠道与营养、眼睛、肌肉骨骼系统、贫血等治疗和护理。

### (五)癌症和隐性 DEB

鳞状细胞癌预计会发生在几乎所有患有重度泛发型隐性 DEB 患者,以及少数患有中间和反向型变异体的患者中。从 5 岁起,应定期(至少每 6 个月一次)进行细致的监测,最好是连续拍照,任何可疑病变应立即进行活检。那些不能从组织学上揭示癌症,但在外观或愈合模式上仍不典型的病变,如不愈合侵蚀,应重新活检。早期鳞状细胞癌,建议手术切除,并应进行仔细的连续随访检

查,寻找可能的局部复发。在某些情况下,可能最终需要截肢。化疗和放疗均未显示对原发或继发肿瘤的治疗有持久的益处。放射治疗和外科手术一样,可以用来缩小肿瘤。

### (六)植皮术

自体分层皮肤移植在治疗泛发型隐性营养不良性 EB 或胫前 EB 患者的慢性溃疡或糜烂方面具有短期至长期的有益效果。培养的自体角质形成细胞也已成功应用于治疗 JEB。同种异体角质形成细胞移植可能有助于减轻伤口疼痛,尽管这些细胞在移植后存活时间不超过几天。皮肤生物等效物(皮肤移植物中表皮和真皮成分的使用)被用于治疗单纯性 EB、JEB 和营养不良性 EB,结果各不相同。人们对生物等效物治疗的相对有效性,特别是长期有效性提出了担忧,美国国家 EB 登记处的一些数据表明,这种治疗通常无效,或者任何益处都可能是相对短暂的。

### 五、遗传性大疱性表皮松解症的创新治疗

EB 转化研究中的关键挑战是尝试设计新的治疗方法来治疗患者。为此,在开发基因、蛋白质、细胞、药物和小分子疗法方面,有几项最新进展,其中细胞疗法,已进入临床试验。

### (一)显性 EB 基因治疗

对于常染色体显性 EB,其原理是有一个缺陷突变等位基因干扰正常野生型等位基因(称为显性 – 阴性干扰)。因此,主要的治疗策略是设法使突变等位基因沉默,使野生型等位基因自行发挥作用,而不受突变等位基因的干扰。为达到这一目的,一种正在评估的技术是使用小干扰 RNA(siRNA)方法沉默突变等位基因。一项针对先天性巨甲症患者突变角蛋白(K6a)的 siRNA 临床试验显示,与单用载体相比,siRNA 具有有效的基因沉默和降低皮肤增厚的临床反应。然而,递送传输是一个问题,因为注射 siRNA 到真皮痛苦且难操作。关于 EB,siRNA 技术也成功地在体外应用,使突变的 KRT5 沉默,对野生型 KRT5 表达的影响很小,这些发现对 EBS 患者具有潜在的临床转化前景。显性和隐性疾病的另一种方法仍然处于体外阶段,是剪接体介导的 RNA 反剪接(SMaRT)。SMaRT 的工作原理与 siRNA 相同,通

过沉默突变基因产生基因校正。这项技术利用内源性剪接体机制切除突变外显子,从而去除受累细胞中的突变蛋白。SMaRT 已经成功地用于替换 EBS 中 *PLEC* 的突变,以及 DEB 中的 *COL7A1* 突变,并替换单纯性 EB 细胞系中 *KRT14* 的前 7 个外显子。SMaRT 能有效地切除基因突变,同时增加等位基因的正常表达,使这种方法成为治疗基因性皮肤病的一种潜在方法。

### (二)隐性 EB 的基因治疗

大多数隐性 EB 与两个等位基因的功能缺失突变有关。这些突变的结果是不产生功能蛋白,因此已经发展了 10 多年的基因替换策略正被研究。理论上,用功能基因的合成拷贝替换一个非功能基因具有机械意义,但在临床试验中,效果、传递和安全问题一直困扰着临床前的优化。迄今为止,只有一份关于 EB 基因治疗临床试验的报告,该试验涉及在患有泛发中间型 JEB 的患者中移植 LAMB3 基因校正的角蛋白细胞。这导致真皮 – 表皮连接处的层粘连蛋白 –332 蛋白得到纠正,皮肤更坚固,功能得到改善。然而,这种方法使用了一种逆转录病毒载体,引起了一些潜在的安全问题,因此尚未报道对该患者或其他受影响个体进行更广泛的治疗。

### (三)基因组编辑

编辑或纠正突变基因组序列的新技术也极富前景。核酸酶有两个主要成分组成的分子:序列特异性 DNA 结合域和非特异性 DNA 裂解模块。一旦结合,这些核酸酶产生靶向 DNA 双链断裂,激活细胞 DNA 修复机制。核酸酶向靶 DNA 结合域的传递可通过锌指和转录激活物样效应蛋白[分别称为锌指核酸酶(ZFns)以及转录激活物样效应物核酸酶(Talens)]实现。最近出现了聚集性调控的间隔短回文重复序列(CRISPR)为基础的 RNA 引导的 DNA 内切酶。CRISPR 系统通过沉默外来入侵的 DNA 而获得对细菌和古细菌的免疫。这个系统可以被修改为将一种以 RNA 介导的 DNA 内切酶(cas)传递到随后被切割的 DNA 上,对隐性营养不良型 EB 的基因组编辑技术进行了研究。Talens 被用来纠正原代成纤维细胞中的 *COL7A1* 基因突变。

### (四)重组蛋白疗法

另一个潜在的有吸引力的方法是重组蛋白疗

法——如果隐性营养不良性 EB 等情况在皮肤中缺少Ⅶ型胶原蛋白，那么为什么不简单地制造人工的Ⅶ型胶原并将其修复到有缺陷的皮肤上呢。这种方法已经在小鼠模型中进行了实验：人重组Ⅶ型胶原皮内注射，定位于基底膜区并组织成人锚定纤维结构，从而逆转疾病的病理特征。其他小鼠模型也被用来测试静脉注射的重组人Ⅶ型胶原。这些研究表明，Ⅶ型胶原可归位到隐性营养不良的 EB 皮肤移植，恢复真皮 - 表皮黏附和锚定纤维的形成。隐性营养不良性 EB 的重组Ⅶ型胶原蛋白治疗目前正在狗模型中进行评估。一个令人担忧的问题是，被注射的受试者是否会产生这种新蛋白的自身抗体。然而，这些抗体不倾向于与真皮 - 表皮连接处结合，因此可能与临床无关。

### （五）皮肤内同种异体成纤维细胞的细胞治疗

Ⅶ型胶原蛋白通常由角质形成细胞和成纤维细胞合成。因此，对隐性营养不良性 EB 的治疗考虑之一就是评估注射野生型成纤维细胞是否有助于恢复皮肤中某些Ⅶ型胶原的表达。首次人体研究表明，患者皮内注射异基因成纤维细胞可在单次注射后至少 3 个月增加真皮 - 表皮连接处的Ⅶ型胶原表达。一个假定的机制是突变型（但部分功能性）蛋白质的增加，这是由生长因子肝素结合表皮生长因子样生长因子（HB-EGF）的上调所驱动的，此外还报道了比较异体成纤维细胞和载体在隐性营养不良性 EB 伤口愈合中的临床试验。一项研究发现，成纤维细胞或载体在伤口愈合反应方面没有差异，但另一项研究表明，与单用载体相比，单次注射异基因成纤维细胞可在注射后 28 天内加速隐性营养不良性 EB 的伤口愈合。将成纤维细胞注射到患者皮肤中可能会很痛苦，因此有必要进一步研究细胞输送模式，以及进一步优化成纤维细胞注射频率和每次注射的细胞数量，以确定异基因成纤维细胞疗法在 EB 中的临床应用。

### （六）真皮内间充质干细胞的细胞治疗

对患有隐性 DEB 的患者进行了皮内注射骨髓源性间质细胞（MSC）的评估。注射同种异体间充质干细胞与生理盐水相比，可改善持续 4 个月的伤口愈合，之后，原有的皮肤脆弱性和病理学恢复。骨髓源性和脂肪源性间充质干细胞的静脉临床试验也在一些国家开始了隐性营养不良性 EB 的早期临床试验。尽管这些细胞没有组织定植，但这些细胞的输注具有抗炎作用，从而在几个月内产生临床效益。

### （七）骨髓干细胞治疗

由于多能干细胞不仅可以分化为血细胞，而且可以分化为其他功能细胞，因此骨髓移植的范围已经扩大到组织再生，从而治疗遗传疾病，包括 EB。2010 年，一项针对 6 名隐性营养不良性 EB 患儿的骨髓移植的 I 期临床试验被报道。首先对 EB 受试者骨髓清除，随后是兄弟姐妹匹配的供体移植。观察到皮肤水疱减少（一半高达 50%，其余超过 50%），5/6 受试者皮肤中的Ⅶ型胶原增加。一些儿童在移植后 5 年多，皮肤仍有很大的改善。一名儿童死于移植失败和败血症，另外一名儿童在移植前死于隐性营养不良性 EB 的并发症。随后，在 EB 患者中使用骨髓移植的新方案已经开始开发——包括修改免疫调节方案和移植方案。尽管导致临床和皮肤病理学改善的作用机制尚不清楚，但降低强度的调理已显著降低了 EB 患者骨髓移植的死亡率，因为尽管皮肤Ⅶ型胶原没有增加，但仍有一些患者长期受益。因此，目前仍将骨髓移植作为临床开发中的实验医学。

### （八）自然基因治疗：回复嵌合

最近一项引人注目的临床观察表明，一些有遗传性大疱性皮肤病的患者，包括所有主要的 EB 亚型，拥有对创伤更具抵抗力且不易起水疱的皮肤区域，并且显示对固有基底膜缺陷的部分或全部纠正。这种现象被称为"回复镶嵌"或"自然基因疗法"，是由几种可能的纠正性遗传事件引起的。如何最好地利用这种自然现象来帮助患者，最初尝试从泛发型中间型 JEB 患者身上培养扩增回复突变的角质形成细胞，然后将其用于皮肤移植，结果并不成功，主要是因为培养细胞中没有维持回复程度。另一位患者的回复性皮肤穿孔移植到未回复的区域，产生了临床和功能的改善，且同时在供体和受体部位都保持回复。

（姚志荣）

## 第七节 慢性家族性良性 天疱疮和毛囊角化病

慢性家族性良性天疱疮和毛囊角化病都是属于比较少见的常染色体显性遗传性皮肤病,其临床、病理学及发病机制上都有类似之处。

### 一、慢性家族性良性天疱疮和毛囊角化病的命名与临床表现

慢性家族性良性天疱疮是1939年由Hailey兄弟首先命名的疾病,因此也被称为Hailey-Hailey病,其临床特点为20岁之后出现的皮肤褶皱部位的红斑、水疱和糜烂,最常累及腹股沟和腋窝,其他部位如颈部、肛门周围、乳房下也可以受累(图18-7-1)。紫外线、潮湿、摩擦可以加重病情,继发感染比较常见,可以伴有异味。患者常常感觉疼痛。有时可见指甲的白色纵嵴。有些患者可以延迟到40岁之后发病,极少数病例可以在青春期前发病。

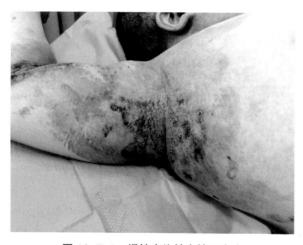

图18-7-1 慢性家族性良性天疱疮

毛囊角化病由Darier和White于1889年首次报告,因此也称Darier-White病。其临床特点为青春期之后出现的疣状角化性丘疹,可以融合成斑片,有时可见水疱和糜烂(图18-7-2)。主要累及脂溢性部位,如躯干中部、头皮、面颈部、皮疹油腻,常可继发感染,伴有异味。紫外线、潮湿、高温可以加重病情。掌跖可以有角化,指甲可有纵嵴。少数病例可以伴有神经和精神异常。临床

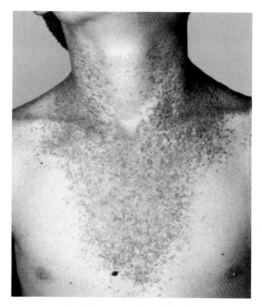

图18-7-2 毛囊角化病

上皮疹有水疱时,和慢性家族性良性天疱疮不容易区分。

### 二、慢性家族性良性天疱疮和毛囊角化病的致病基因及发病机制

慢性家族性良性天疱疮和毛囊角化病的遗传方式都是常染色体显性遗传。慢性家族性良性天疱疮的致病基因ATP2C1位于3号染色体的3q22区域,编码一种高尔基体ATP酶,属于钙泵家族,能够把细胞内的钙离子和锰离子泵入高尔基体,调节细胞的钙离子和锰离子浓度。该病的发病机制可能与此钙泵功能缺陷导致细胞内钙离子浓度升高引起基因和蛋白质的表达异常有关。毛囊角化病的致病基因ATP2A2位于12号染色体的12q24区域,编码一种肌质/内质网ATP酶,也属于钙泵家族,通过水解ATP,能够把细胞内的钙离子泵入肌质/内质网,调节细胞的钙离子浓度。由于两种疾病的致病基因和发病机制都比较类似,所以导致的临床表现也有相似之处。

### 三、实验室诊断及诊断标准

皮肤组织病理学检查:两种疾病的病理学都比较有特征性。慢性家族性良性天疱疮可以看到不完全的棘层松解,形成特征性砖墙倒塌样的外观。毛囊角化病的病理学特点为:表皮基底层上松解形成含有棘细胞的腔隙,角化不良的细胞在

棘层和角质层形成"圆体"和"谷粒"。

根据两种疾病的典型临床表现,病理学检查一般可以获得正确的诊断,对于不典型的病例,可以通过基因检测进一步明确。

### 四、遗传咨询与产前诊断

两种疾病都属于比较严重的遗传病,因此正确进行遗传咨询及产前诊断仍为防治的重要方法。根据其家族史、临床表现、病理学检查,大多数病例可以明确诊断,必要时可以进行基因检测。对于患者的后代,由于属于常染色体显性遗传,50% 可能遗传此疾病,有必要进行产前诊断。羊水穿刺和植入前遗传学诊断都是可选择的方法。

### 五、治疗与预后

两种疾病都需要减少摩擦、潮湿和紫外线刺激。局部外用抗生素和皮质类固醇能够缓解一些症状。二氧化碳激光以及光动力治疗对于严重的皮疹也可以选择。

患者的皮疹往往持续一生,但是会随着季节等因素有所缓解。

（杨 勇）

# 第八节　白 化 病

白化病(albinism)是由于不同基因的突变,导致黑色素或黑色素体生物合成缺陷所引起的一组单基因遗传病,患者主要表现为眼或眼、皮肤、毛发等部位色素减退或缺失,对紫外线敏感,伴有不同程度的眼球震颤、畏光、视力低下等眼部症状,部分综合征型白化病还可因严重并发症而致死,已被列为我国出生缺陷干预的疾病之一。

白化病是人类最早研究的遗传性疾病之一,对白化病的研究可以追溯到 1903 年。随着医学和分子生物学的不断发展,人们对白化病的认识逐渐深入。

### 一、白化病的命名

白化病,既往被称为"白斑病""先天性色素缺乏"等。随着对白化病研究的深入,现已明确

白化病是一组与色素合成有关的基因突变导致黑素缺乏的单基因遗传病,符合经典的孟德尔遗传,故将其从"白斑病"和"先天性色素缺乏"等疾病中分离出来,统一命名为"白化病"。由于畏光,夜间活动相对舒适,白化病在民间又被称为"月亮的孩子"。

### 二、白化病的分类和致病基因

白化病是一类具有广泛遗传异质性的单基因遗传病,迄今已鉴定出 18 种可导致人类白化病的致病基因,与之相对应的有 18 种亚型(表 18-8-1)。小鼠、斑马鱼等动物模型的研究结果显示,与动物色素相关的基因多达数百个,提示尚存在其他未确定的人类白化病致病基因。

依据遗传学差异和临床表现的不同,白化病可分为眼、皮肤、毛发均有色素缺乏的眼皮肤白化病(oculocutaneous albinism, OCA)和仅眼部色素缺乏的眼白化病(ocular albinism, OA)两大类。眼皮肤白化病 OCA 既往又被称为"泛发性白化病",眼白化病 OA 被称为"局限性白化病"。根据临床表现和涉及基因的不同,白化病又可分为非综合征型白化病(non-syndromic albinism)和综合征型白化病(syndromic albinism)两大类。非综合征型白化病,又称"单纯型白化病",患者只表现为眼或眼、皮肤、毛发等部位的色素减退和视力障碍。包括眼皮肤白化病 1~7 型(OCA-1~7)和眼白化病 1 型(OA-1)。综合征型白化病,是指患者不仅出现眼或眼皮肤白化的表现,还常伴有其他器官或系统的病变,如肺纤维化、心肌炎、炎性肠病等。有些可因严重的并发症而致死,所以既往又被称为"致死性白化病"。包括Hermansky-Pudlak 综合征 1~10 型(HPS-1~10)和 Chediak-Higashi 综合征 1 型(CHS-1)。其中,除眼白化病呈 X 连锁隐性遗传外,其余白化病均呈常染色体隐性遗传。

### 三、白化病的基因分子流行病学研究现状

世界范围内白化病的患病率约为 1:17 000,群体携带率约为 1:65,据此估算我国约有近 9 万白化病患者和 2 000 万无临床表现的携带者。通过对我国汉族白化病大群体的分子流行病学调

表 18-8-1　人类白化病基因

| 白化病基因 | 染色体定位 | 综合征类型 * | OMIM编号 | 编码的蛋白 | 功能 |
|---|---|---|---|---|---|
| *TYR* | 11q14.3 | OCA-1 | 606933 | 酪氨酸酶 | 黑色素生物合成酶 |
| *OCA2* | 15q12-13.1 | OCA-2 | 611409 | 黑色素体膜蛋白 | 参与黑素合成 |
| *TYRP1* | 9p23 | OCA-3 | 115501 | 酪氨酸酶相关蛋白-1 | 黑色素生物合成酶稳定因子 |
| *SLC45A2* | 5q13.2 | OCA-4 | 606202 | 黑色素体膜蛋白 | 参与黑素合成 |
| *SLC24A5* | 15q21.1 | OCA-6 | 609802 | 钠/钙离子交换蛋白 | 参与黑素小体成熟 |
| *LRMDA/C10ORF11* | 10q22.2-22.3 | OCA-7 | 614537 | 富亮氨酸黑色素细胞分化相关蛋白 | 参与黑色素细胞分化 |
| *OA1/GPR143* | Xp22.2 | OA-1 | 300808 | 黑色素体 GPCR 膜蛋白 | 参与黑素合成 |
| *HPS1* | 10q24.2 | HPS-1 | 604982 | HPS1 蛋白 | BLOC-3 亚基 |
| *HPS2/AP3B1* | 5q14.1 | HPS-2 | 603401 | β3A adaptin | AP-3 亚基 |
| *HPS3* | 3q24 | HPS-3 | 606118 | HPS3 蛋白 | BLOC-2 亚基 |
| *HPS4* | 22q12.1 | HPS-4 | 606682 | HPS4 蛋白 | BLOC-3 亚基 |
| *HPS5* | 11p15.1 | HPS-5 | 607521 | HPS5 蛋白 | BLOC-2 亚基 |
| *HPS6* | 10q24.32 | HPS-6 | 607522 | HPS6 蛋白 | BLOC-2 亚基 |
| *HPS7/DTNBP1* | 6p22.3 | HPS-7 | 607145 | dysbindin | BLOC-1 亚基 |
| *HPS8/BLOC1S3* | 19q13.32 | HPS-8 | 609762 | BLOS3 蛋白 | BLOC-1 亚基 |
| *HPS9/BLOC1S6* | 15q21.1 | HPS-9 | 604310 | pallidin | BLOC-1 亚基 |
| *HPS10/AP3D1* | 19p13.3 | HPS-10 | 607246 | δ adaptin | AP-3 亚基 |
| *CHS1/LYST* | 1q42.3 | CHS-1 | 606897 | CHS1 蛋白 | 囊泡融合 |

* OCA：眼皮肤白化病；OA：眼白化病；HPS：Hermansky-Pudlak 综合征；CHS：Chediak-Higashi 综合征。

查研究,中国白化病基因突变谱和亚型分布频率具有种群特异性,各亚型的分布频率与高加索、日本和非洲等人群有所不同:OCA-1 是我国白化病的主要类型,约占 64%,且主要集中在 *TYR* 基因的第 1、2 外显子,以 p. R299H、c. 929insC 和 p. R278X 三种致病性变异最常见。其次是 OCA-2、OCA-4 和 HPS-1,分别占 11.7%、15.6% 和 2.2%;未知基因突变者占 6.2%,表明可能存在一些尚未被发现白化病致病基因。欧洲人群中 *TYR* 基因最常见的前三位致病性变异分别是 p. T373L、c. 1037-7T>A 和 c. 1A>G,频率分布和突变热点与中国人群不同。在目前已鉴定报道的 24 例中国 HPS 患者中,HPS-1、HPS-3、HPS-4、HPS-5 和 HPS-6 分别占 50%、12.5%、4.2%、8.3% 和 25%,以 HPS-1 和 HPS-6 亚型多见,尚未发现在欧美人群中已报道的 HPS-2、HPS-7、HPS-8、HPS-9 和 HPS-10。

值得注意的是,因不同种群,白化病基因变异的群体携带率不同,分析基因型与表型的关系,需要结合该人群白化病群体的变异频率和正常人群的变异频率进行综合判断。如 *TYR* 基因 p. S192Y 变异,是已报道的高加索人群的一个常见多态位点,但在中国人群中携带此变异的频率很低。相关功能研究表明,S192Y 变异产生的色素量较野生型少,当同时伴有另一种致病性变异时,可能产生表型较轻的白化病。因此,建立针对中国白化病分子流行病学特征的分子分型方法,对于我国白化病的基因诊断和产前诊断有重要意义。

## 四、白化病的病因与发病机制研究进展

早期的研究者对于白化病的成因有许多不同的推论,人们普遍认为白化症状是由于控制酪氨

酸酶的基因异常引起的。但实际上，白化病的发生并非如此简单。

白化病的发生是由于黑素生成异常所致，体内色素的生成涉及到多个环节，包括黑素母细胞（melanoblast）的发育与迁移、黑素小体的发生与运输、黑素（melanin）的合成等，是一个复杂而精细的调控过程，其中任何环节的缺陷均有可能导致色素产生障碍，导致白化病或其他色素减退性疾病的发生。

目前的研究认为，导致白化病的发生机制主要有两类：一类是由于色素合成途径中的关键蛋白的缺陷，如 TYR、OCA2、TYRP1、SLC45A2 等的缺乏分别导致 OCA1~4 四种白化病亚型。这些因黑素小体蛋白缺乏所引起的为非综合征型白化病。另一类综合征型白化病的发生是由于负责运送这些色素合成关键蛋白到黑素小体的运输复合物的缺陷，其中，最具代表性的是 HPS 综合征：HPS 蛋白参与的各种运输复合体缺陷，导致 TYR 等黑素小体蛋白不能正确地运送到黑素小体以参与黑素的生物合成，从而导致黑素的缺乏。这类白化病除影响黑素小体外，通常合并多种其他组织中的溶酶体相关细胞器（lysosome-related organelle，LRO）发生缺陷，如黑色素细胞中的黑素小体（melanosome）发生障碍，影响色素生成；血小板致密颗粒（platelet dense granule）和/或血管内皮细胞的 WPB 小体（weibel-alade body）缺陷，导致出血倾向；肺泡 II 型上皮细胞中的板层小体（lamellar body）缺陷，导致肺泡表面活性物质分泌障碍，引发肺纤维化等。

对 HPS 基因的进一步研究发现，其所编码的 HPS 蛋白之间可形成不同的复合体，称之为 HPS 蛋白相关复合体（HPS protein associated complex，HPAC）。这些 HPAC 复合体包括早已认识的衔接蛋白-3 复合体（adaptor protein complex 3，AP-3）、HOPS 复合体和一些新鉴定的溶酶体相关细胞器生物发生复合体（biogenesis of lysosome-related organelles complex，BLOC），如 BLOC-1、BLOC-2 和 BLOC-3 三种。已经明确 HPAC 参与黑素小体等 LRO 的发生，但相关的分子细胞机制仍有待于进一步阐明。

随着分子生物学技术的不断发展，新的白化病致病基因和新的突变类型会不断被挖掘鉴定出

来，各型白化病发生的病理机制有望得到进一步揭示，这将有助于转化应用于白化病的综合防治，也有助于更深入了解人类色素产生的机制和肤色、毛色多样性的遗传基础。

## 五、白化病的临床表现

各型白化病均可导致不同程度的眼睛虹膜和视网膜色素减退、一般伴有眼球震颤、黄斑区发育不良、视神经交叉错向、视力低下等眼部症状。OCA 患者还表现为毛发和皮肤的黑素减少或缺乏，对紫外线敏感，易晒伤，甚至诱发皮肤癌。OA 患者则只有眼部症状，皮肤、毛发颜色正常或略浅（图 18-8-1）。综合征型白化病 HPS 和 CHS，可因累及肺、心脏、肠道等其他器官和系统，出现慢性炎症或纤维化，或者因免疫功能受损出现反复感染等严重并发症，甚至危及生命。

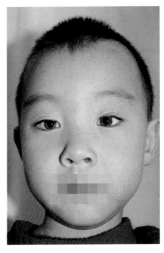

**图 18-8-1　OA-1 亚型患者临床表型**
患者仅有眼部症状：虹膜棕黄色，半透明，皮肤、毛发颜色正常

根据皮肤、毛发的颜色，临床上可将 OCA 大致分为 OCA-1 和 OCA-2 两种类型（图 18-8-2）。OCA-1 患者表现为出生时皮肤和毛发色素缺乏，根据酪氨酸酶（tyrosinase）是否有残存的活性，又分为 A、B 两种亚型，A 亚型酪氨酸酶活性完全缺乏，患者皮肤和毛发终生雪白。B 亚型酪氨酸酶可残留部分活性，随年龄增长，毛发、虹膜颜色可逐渐加深，视力也会有所好转，尤其是在最初的十年内。OCA-2 又被称为"黄色 OCA"，患者出生时头发有色素但皮肤灰白，典型 OCA-2 表现为黄头发和白皮肤（各种人种）（图 18-8-3）。

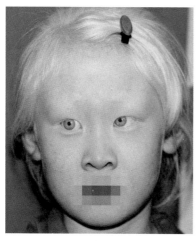

**图 18-8-2 OCA-1 亚型患者临床表型**
患者表现为白色的皮肤与毛发,虹膜粉红色,半透明

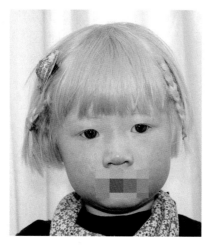

**图 18-8-3 OCA-2 亚型患者临床表型**
患者表现为白色的皮肤,金黄色的毛发,
虹膜淡蓝色,半透明

还有一些白化病亚型具有其相对独特的临床表现。例如,OCA-3 又被称为"红褐色 OCA",其特征是砖红色的皮肤,赤黄至微红色的头发。HPS 除 OCA 或 OA 表型外,常伴有出血倾向和组织中蜡样物质沉积(ceroid deposition)导致的脑、肺、肾脏等器官损害的三联征。其特征是黑色素体、溶酶体和血小板致密体同时受累,电镜下观察,血小板致密体消失或减少,是诊断 HPS 的重要指征。蜡样物质沉积可导致肺纤维化或心肌病,是部分 HPS 患者中年期死亡的主要原因。一些患者还伴有炎性肠病(如 HPS-1 等亚型)或免疫缺陷(如 HPS-2 和 HPS-10 等亚型)。CHS 的临床特征包括 OCA 症状、核周围溶酶体肿大、进行性神经系统损害、NK 细胞和细胞毒 T 细胞缺乏导致患者易受感染和肿瘤发生,或出现噬血细

胞性淋巴组织细胞增多症及急性危象。先天性免疫缺陷及溶酶体肿大是 CHS 与 HPS 相鉴别的重要特征。因此,有关白化病的临床表型需结合不同的基因分型来描述。

## 六、白化病的诊断和鉴别诊断

### (一)白化病的临床诊断

典型白化病依据皮肤、毛发的颜色和眼部症状,不难做出临床诊断。眼科检查除肉眼观察虹膜颜色、是否有眼球震颤和视力检查外,常需要借助一些专科设备进行检查,如眼底镜、眼光学相干断层扫描(optical coherence tomography, OCT)、眼震仪、眼电生理仪等。眼球震颤、畏光、虹膜透光度增加、视网膜色素减退、黄斑发育不良、视神经交叉错向、视力低下等症状,是 OA 和 OCA 的典型特征。皮肤和毛发色素减退一般肉眼可以判别。特殊情况下需要做皮肤病理,检测皮肤黑素细胞及黑素小体的形态是否异常,也可以通过高效液相色谱精确定量皮肤或毛发的色素含量。

HPS 和 CHS 的诊断往往需要做较全面的血液学检查,包括血常规、凝血功能和 T 细胞、NK 细胞等免疫学检查。电镜下全景(whole-mount)观察血小板致密颗粒是否减少或缺失是诊断 HPS 和 CHS 的金标准。对于成年 HPS 患者,通常还需要对其他器官的功能做全面评估,如高分辨 CT 检查肺、心脏、脑部的变化,肠镜检查是否伴有炎性肠病等。

### (二)白化病的基因诊断

**1. 基因诊断的意义** 既往对于白化病的分型诊断,主要是依据临床特征。根据非综合征型 OCA 患者出生时的毛发颜色和出生后随年龄增长是否发生毛色变化,临床诊断为无色素的 OCA-1 和有色素的 OCA-2。

近年来,随着白化病基因分型的广泛应用,以上临床分型已不能满足临床需求。因白化病各亚型在表型上既有差异又有重叠,仅依据临床特征进行亚型的分类诊断十分困难。例如,临床诊断为 OCA-1 或 OCA-2 的患者,可以分别由 *TYR*、*OCA2*、*SLC45A2* 和 *SLC24A5* 或 *HPS* 等不同基因的突变所引起,临床医生很难根据其临床表现对患者的预后和遗传规律进行准确的判断。因此,白化病的分型诊断已从单纯依靠临床表型过渡到

基因分型诊断。

从基因水平对白化病进行分型诊断,有助于患者的预后评估和家庭中的基因诊断与产前诊断。基因分型诊断也是目前患者确诊、携带者检测和产前诊断最可靠的方法,是精准诊疗的先决条件。基因分型诊断的意义在于:①在基因诊断基础上进行干预,以阻断疾病在家族中的遗传。②已患病者确定致病基因类型,以指导对症治疗及了解预后。③个体化的遗传咨询、产前诊断,以指导婚育及优生。例如,临床诊断均为白化病的夫妇,根据其单基因常染色体隐性遗传的特点,如果夫妇为同一亚型,即为同一个致病基因的突变所引起,所生子女均患病;如果为不同亚型,根据孟德尔定律,所生子女为复合型白化病致病基因携带者,所生子女则表型正常。另外,如果是 HPS或 CHS 等综合征型白化病,患者预后不良,可能在幼年或中年期死于某些严重并发症。早期通过分子诊断确诊,可积极对症治疗,改善预后,延长生命。

**2. 白化病基因诊断方法和流程** 基因诊断方法除经典的 Sanger 测序(一代测序)外,目前较常用的是下一代测序(next-generation sequencing, NGS)技术,包括 panel 检测和全外显子组检测等。对于一些大片段的缺失或重复等拷贝数变异,可以利用 NGS 的数据进行深度分析,并结合荧光定量 PCR(real-time quantitative polymerase chain reaction, QPCR)或多重连接探针扩增技术(multiplex ligation-dependent probe amplification, MLPA)进行验证。

基于中国人群特点建立的白化病基因诊断流程如下:①首先是根据临床表现和人群突变频率及热点,利用 Sanger 测序对 *TYR*、*SLC45A2* 等常见的已知白化病致病基因进行检测,并且首选突变热点区域,例如 *TYR* 基因的第 1、2 外显子,*SLC45A2* 基因的第 2 外显子区域等,可快速对大部分白化病做出分子分型诊断。②阴性结果或致病基因较大的(如 *CHS1* 基因),做色素减退基因 panel 测序(下一代高通量测序)。③如结果仍为阴性,或者患者为纯合变异而父母变异来源不明需排除该变异同源区的另一个大片段缺失,或者患者仅发现一个致病变异,或者 NGS 数据提示存在基因内拷贝数变异时,做 QPCR 或 MLPA 检测进行验证。④以上结果仍为阴性者,进行全外显子组(whole exome sequencing, WES)或全基因组(whole genome sequencing, WGS)检测。⑤通常对于 NGS 的结果还需要利用 Sanger 测序对其父母传递进行家系验证,以判别是否为新发突变(de novo mutation)。一般情况下,当出现 2 个反式致病变异,或者纯合致病变异来自不同双亲时,可对白化病做出明确的分子诊断。通过以上优化的基因诊断流程,可对我国约 94% 的白化病患者做出基因分型诊断。

**3. 基因检测结果的分析与解读** 根据 ACMG(American College of Medical Genetics and Genomics)指南,对基因检测结果进行分析与解读,从遗传学、临床及功能等多个要素验证新变异或新基因的致病性:①遗传学验证,主要验证变异是否来自双亲及是否在家系中出现共分离现象(co-segregation)。②临床验证,确认基因型与表型的关联性。③功能验证,对于一些新发现的或意义不明变异(variant of undetermined significance, VUS)或新发现的候选致病基因,需要通过可靠的体内或体外功能验证表明,该变异影响基因或蛋白功能和相关的作用通路。例如,在高加索人群中较常见的 *OCA2* 基因的多态位点 p. A481T 变异,功能试验表明,A481T 突变等位基因仍残留约 70% 的黑素合成功能,所以即使是 A481T 变异的纯合子,也并不产生 OCA2 表型(对于常染色体隐性遗传病来说,一般功能丧失小于 50% 的并无临床表现),但当其与功能丧失较多的致病性变异形成复合杂合子时,将导致表型较轻的 OCA2。利用 Western 印迹检测血小板中 HPS 蛋白相关复合体的稳定性,是常用的一种判别突变是否影响蛋白功能的方法。

**4. 白化病基因诊断中存在的问题** 基因检测是精准医学的基础,但"基因检测不是万能的,精准医学也是相对的"。目前在白化病基因诊断中存在以下的问题:①尚有一些白化病致病基因未阐明,给分型诊断带来一定困难。基因测序对致病位点大约只有 90% 的检出率。而依靠全外显子组测序对未知病因进行致病基因鉴定,约 90% 的病例难以锁定元凶。②基因检测结果未能与临床实际相结合,未能求真求证。③SNP(single nucleotide polymorphsm, SNP)或 HGMD （human gene mutation database，HGMD）等数据库关于等位基因致病性的注释有偏倚。部分收录的变异并未从影响蛋白水平表达等功能学方面进行致病性的验证。④实验室检测人员与临床医生之间缺乏沟通的桥梁，即遗传咨询医师。而遗传咨询医师的培训需要依托专业化的培训机构，需专业化、规范化和系统化。

**（三）白化病的鉴别诊断**

白化病需要与其他色素减退性疾病相鉴别，如 Griscelli 综合征（GS）、斑驳病（piebaldism）、Waardenburg 综合征（Waardenburg syndrome，WS）和白癜风（vitiligo）等（表 18-8-2）。

1. Griscelli 综合征　分为 1~3 型（GS1~3），致病基因分别是 MYO5A、RAB27A 和 MLPH。由于 GS 表现出毛发和皮肤的色素减退，有时也将其列为白化病的亚类。GS 一般不影响视网膜色素，即不出现眼白化病表型，这是与白化病鉴别的重要依据。显微镜下观察头发毛干，多数 GS 患者可见到团块状色素团。因部分 GS 患者可出现神经或精神症状、免疫功能受损等异常，容易与HPS 或 CHS 相混淆。但 GS 一般不影响血小板致密体的发生，无出血倾向，因此血小板电镜检查是鉴别诊断的重要手段。

2. 斑驳病　又名"图案状白斑病"，是一种以色素减少为特征的先天性常染色体显性遗传病。患者出生时即有色素脱失斑，可发生在任何部位，但常见于面部中央、前胸、腹部等身体前侧。白斑形状不规则，大小不一，边界清楚。最具特征的是发生在额部中央或稍偏部位的三角形或菱形白斑，并伴有横跨发际的局限性白发。有时额部白发是本病的唯一表现。部分患者还可合并有其他发育异常。已知 KIT 基因突变是斑驳病的主要病因，其发生是由于来源于神经嵴细胞的黑色素母细胞增殖或分化缺陷所导致黑色素细胞的局部缺乏。

3. Waardenburg 综合征　也称"先天性耳聋－眼病－白额发综合征"。呈常染色体显性或隐性遗传。WS 在人群中的发病率约为 1/15 000，患者表现为听觉－色素障碍，即先天性感音神经性耳聋，虹膜异色症，白额发，早白发，局部皮肤色素缺失。根据伴随症状的不同，该综合征又被分为 4 个亚型（表 18-8-2）。目前的研究认为，WS 的发生，是由于 PAX3、MITF、EDN3 及 SOX 10 等基因突变致胚胎时期神经嵴衍生细胞无法正常移行分化所致。

4. 白癜风　是一种后天发生的色素减退性疾病，至今病因不明，"免疫学说"目前被认为是白癜风发生的主要原因，即由于免疫因素导致黑色素细胞损毁，从而引起色素缺乏。遗传因素在白癜风发病中也有一定作用。精神创伤、化学刺

表 18-8-2　白化病的鉴别诊断

| 疾病名称 * | OMIM # | 伴随症状 | 致病基因 | 遗传方式 |
|---|---|---|---|---|
| GS-1 | 160777 | 神经发育迟缓 | MYO5A | AR |
| GS-2 | 603868 | 噬血综合征 | RAB27A | AR |
| GS-3 | 606526 | 不伴有神经或免疫系统症状 | MLPH | AR |
| 斑驳病 | 164920 | 可出现胃肠道或生殖细胞肿瘤 | KIT | AD |
| WS-1 | 193500 | 眼部的内眦外移 | PAX3 | AD |
| WS-2 | 193510 | 只表现出主要症状 | MITF | AD |
|  |  |  | SNAI2 |  |
|  |  |  | EDNRB ? |  |
|  |  |  | EDN3 ? |  |
| WS-3 | 148820 | 四肢肌肉或者骨骼的异常 | PAX3 | AD |
| WS-4 | 277580 | 先天型巨结肠症 | EDN3 | AR |
|  |  |  | EDNRB | AR |
|  |  |  | SOX10 | AD |

* GS：Griscelli 综合征；WS：Waardenburg 综合征。

激等因素可诱发或加重白癜风皮损。白斑可发生于任何年龄、任何部位,可呈局部和泛发性,且可进行性发展扩大。泛发性白癜风有时可累及全身,白斑部位的毛发也变白,但其他器官、系统不受累及,可与白化病鉴别。

## 七、白化病的遗传咨询与产前诊断

### (一)白化病遗传咨询

白化病目前缺乏有效的治疗,强调预防为主,避免近亲婚育,在基因诊断的基础上,进行产前诊断、遗传咨询和婚育指导,可有效预防重症患儿的出生。部分非综合征型白化病因症状相对较轻,不是严格的产前诊断指征,需充分告知有生育白化病患儿风险的夫妇双方有关基因型与表型的相关信息,由其自主决定是否通过产前诊断终止妊娠。

除眼白化病为 X 连锁隐性遗传外,其他白化病亚型均表现为常染色体隐性遗传,即一对携带者夫妇遗传给子女的患病风险为25%。有再生育计划者,需行基因诊断和产前诊断。夫妻一方为白化病患者,另一方需行基因筛查,以排除携带同型致病基因。双方均为白化病患者,需先行基因分型诊断,相同亚型者,会再次生育白化病儿。不同亚型的白化病夫妇,可以生育表型正常的下一代。目前广泛应用的下一代高通量测序技术有利于携带者的检出。

### (二)白化病的产前诊断及其存在的问题

白化病的产前诊断,包括产前基因诊断、植入前遗传学诊断(pre-implantation genetic diagnosis,PGD)和胎儿镜检查:①在明确家系(患者及其父母)致病基因及其突变位点的情况下,可以针对该致病位点的特征,采用 Sanger 测序进行产前基因诊断或者植入前遗传学诊断。②如家系基因型未明,或变异位点的致病性不确定,可于妊娠20~26周行胎儿镜检查(fetoscopy),直接观察胎儿头发的颜色,根据中国人种族黑发的特征,判断胎儿是否患病。

产前基因诊断和胎儿镜检查,各有其优势,也各有其局限性:①产前基因诊断虽相对胎儿镜更加准确,创伤小,流产率不超过1%,但并非每个家系都适用。如家系致病变异不明或仅检测到一个变异或胎儿样本被母血污染等情况,均不能

准确预测胎儿表型。另外,产前基因诊断还受妊娠时期、诊断需要一定时间等因素影响。②PGD对试验条件和技术要求极高,试管婴儿(in vitro fertilization,IVF)只有 20%~30% 的妊娠率,PGD进一步降低成功率。另只有少数生殖中心能进行 PGD,且存在误诊和伦理学等问题,目前尚不能在临床常规开展。③胎儿镜虽直观,诊断方便快速,但相对流产率较高( 3%~5% ),且受主观因素影响较大,因此,对操作者的技术、经验都有极高的要求,临床尚不能常规开展。若存在手术中羊水血染、胎儿位置不好或胎儿尚未长出毛发等原因,15%~20% 的胎儿得不到确切诊断。另外,部分白化病亚型,毛发的颜色可以是棕黄或棕黑色,和正常胎儿的发色有重叠,也会造成判断上的困难。而发色正常的眼白化病,也不能通过胎儿镜进行产前诊断。因此,两种产前诊断方法在临床上均有重要的应用价值,二者不能完全相互替代。建议如下:①家系突变位点及其致病性明确的情况下,首选产前基因检测。有需要的家庭,可行 PGD。②产前基因检测结果为阳性者(胎儿基因型同先证者),进一步行胎儿镜检查,通过观察胎儿毛发颜色,确定胎儿患病情况。③家系突变位点及其致病性不明,首选胎儿镜检查。

## 八、白化病的治疗现状

白化病的主要危害是对外观的影响、眼部损害和易患皮肤癌,目前尚无有效治疗办法,仅限于对症治疗。

患者需尽可能减少紫外线对眼睛和皮肤的损害。紫外线强烈时,尽量减少外出,或穿长袖衣物、戴帽子、墨镜、涂抹防晒霜等。眼球震颤、头位斜视严重者,可通过手术矫正,改善外观,提高注视质量和外观,但对视力的提高有限。HPS 患者因有出血倾向,应避免服用含阿司匹林成分的药物。分娩、拔牙或做大的手术时,医生需提前做好相应的预防措施。急性期 HPS 患者可行输血治疗。吸烟可加重肺纤维化,严重肺纤维化患者可考虑肺移植。炎性肠病可使用激素类药物或其他抗炎治疗。CHS 患者可出现严重免疫缺陷,通常需要考虑做骨髓移植。

2013 年发布的 HPS 治疗指南指出:"术前利用去氨加压素(desmopressin acetate ampules,

DDAVP）静脉给药,可通过刺激血管性血友病因子 vWF（von Willebrand Factor, vWF）的释放,预防和缓解 HPS 的出血倾向"。但需要注意的是,我国人群 HPS 以 HPS-1、HPS-3 和 HPS-6 亚型为主,已有研究证实,这些亚型对 DDAVP 的术前处理缺乏有效释放 vWF 的效应,需考虑其他止血方案。

## 九、有待解决的问题及展望

在过去的十多年的时间里,国内外对白化病的临床和基础研究都取得了重要进展,鉴定出了 OCA6、HPS10 等白化病新的致病基因和新的亚型以及数百种新的变异,丰富了人类白化病基因突变数据库。新的白化病致病基因和新的突变类型仍在不断发现之中。但也存在以下的问题,有待在今后的研究中进一步解决。

### （一）未知基因型和未知变异型

目前我国约有 6% 的白化病患者,致病基因不明。而部分患者检出的变异,致病性分级为临床意义未明变异 VUS,导致这些家系无法明确诊断和进行下一步的产前基因诊断。因此,发掘新的白化病致病基因及其亚型,揭示其致病机制,研究新变异的致病性,是目前白化病研究领域的重要方向,也是进行产前诊断和遗传咨询等临床应用迫切需要解决的重要问题。

### （二）白化病的基因型与表型

迄今为止,白化病基因型与表型之间的关系仍不十分明确。同一亚型之间表型可有差异,不同亚型之间表型又可有重叠。分析原因:①临床表型的描述缺乏统一客观量化的评判标准。例如,眼底和毛发色素缺乏程度的判断有一定主观性。②了解黄斑区发育情况的 OCT 检查,部分患者因年龄小,无法配合等原因无法进行。因此如何完善临床表型的相关检查方法,制定出客观量化的评判标准,是探索白化病基因型及表型关系的重要基础和研究方向。

### （三）白化病的治疗

目前,白化病尚无任何特效的治疗方法,对症治疗效果也十分有限。研究包括干细胞治疗等白化病新的治疗方法,制定白化病出生缺陷防控的综合策略,是未来白化病研究的重中之重。相信,随着精准医学时代的到来,这一难题有望得到解决。

（李 巍 魏爱华）

# 参 考 文 献

［1］J Yin, G Xu, H Wang, J Zhao, et al. New and Recurrent SERPINB7 Mutations in Seven Chinese Patients with Nagashima-type Palmoplantar Keratosis. Journal of Investigative Dermatology, 2014, 134（8）: 2269-2272.

［2］Z Lin, Q Chen, M Lee, et al. Exome Sequencing Reveals Mutations in TRPV3 as a Cause of Olmsted Syndrome. American Journal of Human Genetics, 2012, 90: 558-564.

［3］Duchatelet S, Boyden LM, Ishida-Yamamoto A, et al. Mutations in PERP Cause Dominant and Recessive Keratoderma. J Invest Dermatol, 2019, 139（2）: 380-390.

［4］Trikha R, Wile A, King J, et al. Punctate follicular porokeratosis: clinical and pathologic features. Am J Dermatopathol, 2015, 37（11）: e134- e136.

［5］Sertznig P, von Felbert V, Megahed M. Porokeratosis: present concepts. Journal of the European Academy of Dermatology and Venereology. JEADV, 2012, 26（4）: 404-412.

［6］Ferreira FR, Santos LDN, Tagliarini FANM, et al. Porokeratosis of Mibelli-literature review and a case report. Anais brasileiros de dermatologia, 2013, 88（6 Suppl 1）: 179-182.

［7］Sommerlad M, Lock A, Moir G, et al. Linear porokeratosis with multiple squamous cell carcinomas successfully treated by electrochemotherapy. The British journal of dermatology, 2016, 175（6）: 1342-1345.

［8］Rahbari H, Cordero AA, Mehregan AH. Punctate porokeratosis. A clinical variant of porokeratosis of Mibelli. Journal of cutaneous pathology, 1977, 4（6）: 338-341.

［9］Danby W. Treatment of porokeratosis with fluorouracil and salicylic acid under occlusion. Dermatol Online J, 2003, 9（5）: 33.

［10］Kawakami Y, Mitsui S. A case of porokeratosis ptychotropica: successful treatment with topical 5% imiquimod cream. Clin Exp Dermatol, 2017, 42（7）: 839-841.

［11］Kluger N, Dereure O, Guilhou JJ, et al. Genital

porokeratosis: treatment with diclofenac topical gel. J Dermatolog Treat, 2007, 18(3): 188–190.

[12] Danno K, Yamamoto M, Yokoo T, et al. Etretinate treatment in disseminated porokeratosis. J Dermatol, 1988, 15(5): 440–444.

[13] Sakuntabhai A, Ruiz–Perez V, Carter S, et al. Mutations in ATP2A2, encoding a Ca(2+) pump, cause Darier disease. Nature Genet, 1999, 21: 271–277, .

[14] Hu Z, Bonifas JM, Beech J, et al. Mutations in ATP2C1, encoding a calcium pump, cause Hailey–Hailey disease. Nature Genet, 2000, 24: 61–65.

[15] Montoliu L, Gronskov K, Wei AH, et al. Increasing the complexity: new genes and new types of albinism. Pigment Cell Melanoma Res, 2014, 27(1): 11–18.

[16] Wei AH, Zang DJ, Zhang Z, et al. Exome sequencing identifies SLC24A5 as a candidate gene for nonsyndromic oculocutaneous albinism. J Invest Dermatol, 2013, 133(7): 1834–1840.

[17] Wei A, Wang Y, Long Y, et al. A comprehensive analysis reveals mutational spectra and common alleles in Chinese patients with oculocutaneous albinism. J Invest Dermatol, 2010, 130(3): 716–724.

[18] Wei A, Yang X, Lian S, et al. Implementation of an optimized strategy for genetic testing of the Chinese patients with oculocutaneous albinism. J Dermatol Sci,

2011, 62(2): 124–127.

[19] Wei A, Lian S, Wang L, et al. The first case report of a Chinese Hermansky–Pudlak syndrome patient with a novel mutation on HPS1 gene. J Dermatol Sci, 2009, 56(2): 130–132.

[20] Wei A, Yuan Y, Bai D, et al. NGS–based 100–gene panel of hypopigmentation identifies mutations in Chinese Hermansky–Pudlak syndrome patients. Pigment Cell Melanoma Res, 2016, 29(6): 702–706.

[21] Aihua Wei, Yefeng Yuan, Zhan Qi, et al. Instability of BLOC–2 and BLOC–3 in Chinese Patients with Hermansky–Pudlak Syndrome. Pigment Cell Melanoma Res, 2019, 32(3): 373–380.

[22] Lasseaux E, Plaisant C, Michaud V, et al. Molecular characterization of a series of 990 index patients with albinism. Pigment Cell Melanoma Res, 2018, 31(4): 466–474.

[23] Wei AH, Zang DJ, Zhang Z, et al. Prenatal genotyping of four common oculocutaneous albinism genes in 51 Chinese families. J Genet Genomics, 2015, 42(6): 279–286.

[24] Ma J, Zhang Z, Yang L, et al. BLOC–2 subunit HPS6 deficiency affects the tubulation and secretion of von Willebrand factor from mouse endothelial cells. J Genet Genomics, 2016, 43(12): 686–693.

# 第十九章 皮肤肿瘤

皮肤肿瘤在皮肤病中占很大比重。近年来，皮肤肿瘤的发病率增多，其中恶性肿瘤的发病严重地影响人们的健康。皮肤起源于外胚叶及中胚叶，组织结构复杂，在各种致病因素作用下，各种组织结构可异常增生形成肿瘤。皮肤原发肿瘤大体上可分为表皮来源的肿瘤和真皮及皮下组织来源的肿瘤。其中，真皮及皮下来源的肿瘤种类繁多。另外还有皮肤淋巴网状系统肿瘤。皮肤肿瘤的种类远远超过其他器官。皮肤肿瘤可分为良性及恶性两大类。有些皮肤肿瘤具有较明显的临床特征，临床上容易诊断，而较多的皮肤肿瘤临床特征并不明显，需要进行组织病理检查来明确诊断。因此皮肤病理学对于皮肤肿瘤的诊断及治疗十分重要。

（常建民）

## 第一节 色 素 痣

### 一、色素痣的分类

色素痣（mole），又名黑素细胞痣、痣细胞痣，是由黑素性痣细胞组成的良性肿瘤。色素痣的分类较为复杂。黑素细胞痣根据皮损出现时间分为先天性黑素细胞痣和获得性黑素细胞痣。一般来讲，色素痣往往代指获得性黑素细胞痣，根据痣细胞所在位置可分为交界痣、混合痣和皮内痣三类。而广义上的色素痣除先天性黑素细胞痣和获得性黑素细胞痣之外，还包含多种黑素细胞来源的良性肿瘤，如太田痣、伊藤痣、Becker痣等等。这些疾病各有特点，其中也有部分疾病名中带"痣"，但并非真正的"痣"。

### 二、色素痣的临床和病理特征

#### （一）获得性黑素细胞痣

获得性黑素细胞痣（acquired melanocytic nevus）幼儿即可发病，随年龄增长可逐渐增多，可发生于人体皮肤的任何部位。初为表皮底部局灶性黑素细胞增生，即所谓的交界痣。随后进展至表皮和真皮内均有黑素细胞，即混合痣。再进一步发展可形成完全处于真皮内的病变，即皮内痣。其共同特点为出现痣细胞成巢。痣细胞由神经嵴前体细胞发展而来，形态较为多样，在真表皮交界处可呈树枝状，在真皮上部为圆形，向下则胞体逐渐变小，真皮下部的痣细胞可呈梭形。

交界痣好发于手掌和足跖及外阴，通常呈斑疹或斑丘疹，颜色从浅棕色至深棕色不等，皮损边界清晰，边缘规则，色素均匀，有时中央皮损颜色较深，痣表面的皮纹常常非常清晰。病理可见痣细胞在真表皮交界处增殖，形成小的细胞巢，此点可与雀斑样痣鉴别，痣细胞排列规则，胞质丰富含色素颗粒。真皮内无痣细胞，但可有色素颗粒及噬黑素细胞。

混合痣通常呈圆顶状或疣状隆起于皮肤表面，颜色一般较深。病理可见表皮及真皮内均有成巢的痣细胞。

皮内痣常常表现为黑褐色或淡褐色，部分呈皮色的半球形丘疹或结节，表面可有毛发，也可呈乳头瘤样或皮赘样改变。病理可见痣细胞位于真皮内，痣细胞可呈巢状，有时呈条索状或线状。从真皮浅层至深层，痣细胞的形状逐渐变小，浅层的痣细胞内有明显黑素颗粒，深层的痣细胞内一般不含黑素颗粒。

#### （二）先天性黑素细胞痣

先天性黑素细胞痣（congenital melanocytic nevus）皮损出生即有，一般较大，直径多大于1cm，有的可以覆盖整个肢体或大片躯干皮肤。皮损表现为黑褐色至黑色斑块，其上可有颗粒状隆起，可伴有毛发增生。先天性黑素细胞痣较获得性痣浸润更深，可累及真皮网状层下部、皮下脂肪或筋膜层,痣细胞多呈带状而不是成巢排列,可见痣细胞围绕在皮肤附属器结构如毛囊、皮脂腺、小汗腺、立毛肌等及血管周围。先天性黑素细胞痣恶变为黑素瘤的风险较获得性黑素细胞痣概率高,须引起重视。

### 三、有特殊临床表现的色素痣

#### (一)Becker痣

Becker痣,又名色素性毛表皮痣,是一种雄激素依赖性病变。本病好发于肩胛部位,一般自儿童期开始发病,最初表现为不规则的棕色色素沉着斑,随后逐渐扩大,毛发增多。Becker痣并非真正意义上的"痣",病理可见基底层黑素细胞及色素增加,但是一般见不到痣细胞巢,可伴有表皮增厚,皮突延长,真皮毛囊增生和立毛肌增生。Becker痣偶伴发育异常,即所谓的色素性毛表皮痣综合征(如乳房及四肢发育不全、漏斗胸、脊柱裂、脊柱侧凸、皮下脂肪发育不良)。

#### (二)斑痣

斑痣(nevus spilus)多发生于1岁左右,好发于背部,皮损多单发,为浅棕色至褐色斑片的基础上出现多个聚集性的色素斑或小丘疹,但不伴随多毛。病理上,颜色深的点状色斑或丘疹可具有交界痣、混合痣或皮内痣的特点;咖啡斑部分则呈正常、痣样或单纯性黑子样表现。

#### (三)甲母痣

甲母痣(nevus of the nail matrix)临床较为常见,多为单发,表现为甲板下一纵行褐色条带,边界规则、清晰、颜色均匀。甲母痣可发生于任何年龄,发病即持续不退,少数可恶变。甲根处活检病理可见甲母内的痣细胞巢,甲板内可见色素颗粒。

#### (四)帽章痣

帽章痣(cockarde nevus)为色素痣的一种极少见变异型。表现为中央色素性丘疹与周围色素沉着的边界之间隔以环状的正常皮肤带,呈同心圆样改变。其病理表现为中央的色素性丘疹常为混合痣,而周边皮损常为交界痣,中间无色素区域则正常。

#### (五)Meyerson痣

Meyerson痣(Myerson nevus)皮损好发于躯干及四肢近端,男性多见。表现为色素痣基础上的环状皮炎,伴有瘙痒,红斑脱屑带可宽达1cm。

中央多为混合痣,红斑处组织病理学表现为角化不全、棘层肥厚、海绵水肿伴真皮浅层血管周围慢性炎症细胞浸润。本病皮炎消退后痣无特殊变化。

#### (六)晕痣

晕痣(halo nevus)临床表现为以色素痣为中心周围出现色素减退斑,常伴发痣的退行性改变。晕痣可发生于人体任何部位,但背部相对最为常见。晕痣患者白癜风的发病率升高,可发生于白癜风发生之前,也可与白癜风同时或滞后出现。位于晕痣中心的色素痣多为混合痣,也可为交界痣或皮内痣,周围可见致密的淋巴细胞、组织细胞浸润,白斑处黑素细胞及黑素颗粒均减少或消失。无炎症细胞浸润的晕痣较为少见。

### 四、有特殊病理表现的色素痣

#### (一)发育不良痣

发育不良痣(dysplastic nevus),又称不典型痣,好发于躯干。皮损通常较大(直径≥6mm),颜色深浅不一,可为浅棕色、深棕色或淡红色,也可多种颜色混杂。皮损可为斑疹、丘疹或斑块,形状不规则,边界常不整或界限不清。发育不良痣可为交界痣或混合痣,表皮内痣细胞常向两侧延伸,超过真皮痣细胞侧缘,称为"肩带现象"。单个痣细胞沿表皮突两侧分布,呈黑子样增生;细胞巢形态和分布均不规则,多分布于表皮突顶端,痣细胞主要为梭形细胞及上皮样细胞。增大的梭形细胞巢位于皮突的顶端,相邻皮突之间痣细胞巢常呈桥样融合;细胞异形性不等,可有核增大、多形核、核异染或核碎裂等。发育不良痣需要与浅表播散性恶性黑素瘤相鉴别。

#### (二)深部穿通痣

深部穿通痣(deep penetrating nevus)较为少见,多见于11~30岁患者,好发于面部,躯干上部及四肢远端,也可见于掌跖。临床表现为单发的圆顶状丘疹或结节,直径一般小于1cm,表面呈蓝色、蓝黑色或黑色,也有多发的呈线状分布的病例报道。深部穿通性痣多为皮内痣,少数为混合痣。肿瘤由色素性梭形细胞及上皮样细胞组成,黑素细胞形成界限清楚的束状、丛状或楔形的团块深入真皮深部甚至脂肪层。细胞团块上宽下窄,上部多为上皮样细胞,下部多为梭形细胞。真皮中下层及皮下组织内的痣细胞可含有明显色素颗粒。

### （三）克隆痣

克隆痣（clonal nevus）临床无特异性表现，多为原本的普通痣近期出现颜色变化，或原本色素均匀的痣基础上出现更深的色素。病理特点为痣样细胞群的背景上出现境界清晰的单个或成群细胞巢，通常见于真皮浅层。黑素细胞呈典型的上皮样外观，胞质丰富，核不规则，核仁小。邻近真皮内常有大量噬黑素细胞，但没有淋巴细胞反应，有丝分裂象少见。

### （四）气球状细胞痣

气球状细胞痣（balloon cell nevus）较为罕见，可能是由于黑素小体退化引起细胞质空泡样变造成的，好发于头部和躯干。气球状细胞痣无特异性临床表现，通常为光滑的、红色或棕褐色圆顶状丘疹或结节。病理可表现为混合痣或皮内痣，有大量（超过50%）的气球状黑素细胞。气球状细胞呈圆形或椭圆形，大小不一，胞质丰富淡染，核小而圆，位于中央，有时可见气球状多核巨细胞。

### （五）结缔组织增生痣

结缔组织增生痣（desmoplastic nevus），也称为结缔组织增生性Spitz痣，是色素痣的少见变异型，好发于四肢。皮损表现为红色或红褐色丘疹结节，可伴有鳞屑。其病理特征为胶原纤维排列致密，出现明显增生，痣细胞分布于胶原纤维束之间，可见痣细胞成熟现象。浸润越深痣细胞体积越小，细胞间及胶原纤维间有时可见散在色素颗粒。

### （六）神经化痣

神经化痣（neurotized nevus）指部分色素痣的黑素细胞发展成梭形细胞和施万细胞样特征，被认为是痣细胞衰老或成熟的结果，临床表现无特异性。神经化痣多为皮内痣，痣细胞形态类似于神经纤维瘤细胞，呈梭形或蝌蚪状。

### （七）小汗腺中心痣

小汗腺中心痣（eccrine centered nevus）为一种罕见的黑素细胞痣亚型，皮损通常为先天出现，好发于躯干和大腿，表现为棕色斑块上大量直径1~3mm的深棕色至黑色斑丘疹或丘疹。病理特点是痣细胞明显以汗管为中心分布，汗管上皮可受累，但分泌单位不受影响。其上方及邻近表皮呈黑子改变。

### （八）Spitz痣

Spitz痣（Spitz nevus），又称梭形细胞痣、上皮样细胞痣、幼年良性黑素瘤。好发于儿童及青少年，临床表现为孤立、快速生长的粉红或棕红色丘疹或结节。陈旧性皮损缺乏色素，表现为皮色、坚实的丘疹或结节。虽然该病为良性，但在病理上需与恶性黑素瘤相鉴别。Spitz痣多为混合痣，也可为交界痣或皮内痣。肿瘤多对称，侧缘界限清楚，此特征可作为与恶性黑素瘤的鉴别点。肿瘤细胞倾向于呈梭形或上皮样，部分细胞可有异型性，但数量较少，且异性程度较为一致。痣细胞巢与表皮角质形成细胞间常有裂隙。在真皮乳头上方可见均质红染的Kamino小体。

### （九）Reed色素性梭形细胞痣

Reed色素性梭形细胞痣（pigmented spindle cell nevus of Reed）多见于女性，好发部位依次为下肢、上肢、躯干、头颈。皮损多为深棕色或黑色斑疹或结节，常呈圆顶状，皮损较小，表面光滑。病理可表现为交界痣或混合痣，痣细胞巢由梭形细胞组成，伴卵圆形或细长形的泡状核，核仁较小，有时可见异型性及有丝分裂象。色素沉着较为明显，表现为胞质内细小的色素颗粒，偶尔也有少色素或无色素的变异型。

## 五、真皮内良性梭形黑素细胞痣

### （一）蒙古斑

蒙古斑（Mongolian spot），又称儿斑，较为常见，好发于新生儿骶尾部，也可累及背部、臀部甚至肩部和下肢。皮损表现为蓝灰色或青色斑片，颜色均匀，边缘不规则。病理表现为真皮中下层胶原纤维间梭形或树突状黑素细胞，细胞内有较多黑素颗粒，无噬黑素细胞。几乎所有蒙古斑均可自然消退。

### （二）太田痣

太田痣（nevus of Ota），又名眼真皮黑变病、眼颧部褐青色痣，表现为三叉神经分布区即颞、颧、眼部的蓝灰色斑片，多为单侧受累。病理可见真皮中上部胶原纤维间黑素细胞及黑素颗粒，黑素细胞呈梭形或树枝状，多与表皮平行。黑素细胞较蒙古斑多，且位置更浅。

### （三）伊藤痣

伊藤痣（nevus of Ito），又称肩峰三角肌蓝褐痣,临床少见。皮损主要分布于锁骨上神经,臂外侧神经区域,即肩、颈、锁骨上区、肩胛、上臂外侧,表现为蓝灰色斑状色素沉着。本病偶可合并太田痣,与太田痣的病理表现也相同。

### (四)普通型蓝痣

普通型蓝痣(common blue nevus)是由于黑素细胞在真皮异位沉积形成的,通常为扁平或稍隆起的蓝色至蓝黑色丘疹或结节,常累及手足、头颈和臀部,多为单发。组织病理可见真皮胶原纤维间大量梭形细胞,呈束状或弥漫分布,细胞质内可见大量色素颗粒。普通蓝痣的黑素细胞较太田痣、伊藤痣更密集。

### (五)细胞性蓝痣

细胞性蓝痣(cellular blue nevus)较少见,典型皮损为缓慢生长的圆顶状蓝黑色丘疹或结节,直径1~2cm或更大,较为坚实。组织病理可见肿瘤侵犯真皮中下层,界限清楚,细胞较大,椭圆形或梭形,胞质丰富,色素较普通型蓝痣少,核分裂象少见。

### (六)上皮样蓝痣

上皮样蓝痣(epithelioid blue nevus)是蓝痣的一种少见变异型,好发于四肢和躯干,表现为蓝黑色至紫色圆顶状丘疹。组织病理学可见肿瘤位于真皮内,上皮样细胞散在分布于树突状细胞和噬黑素细胞之间,上皮样细胞富含色素,泡状核,核仁明显。

(常建民)

# 第二节　血管瘤与脉管畸形

血管瘤(vascular tumors)与脉管畸形(vascular malformation)是皮肤科常见的血管异常性疾病。血管瘤属于真性肿瘤,病变组织中可见异常增生的血管内皮细胞;脉管畸形属于出生缺陷,病变组织以血管结构发育异常为本质,主要表现为血管扩张。疾病分类是诊断和治疗的基础,长期以来,血管瘤与血管畸形因分类不清导致的诊断混乱、治疗不统一在学界一直存在。近年来,基于血管瘤与血管畸形的生物学特性逐渐被认识,其分类、诊断及治疗也随之发展、变迁及规范化。

## 一、血管瘤与脉管畸形的分类发展

血管瘤与脉管畸形的分类发展,从开始的感官认识到现在逐渐明晰的生物学特性分类历经几百年的历史。最早期依据皮损的形态命名,如"草莓状血管瘤""樱桃血管瘤""葡萄酒色斑""鲑鱼斑"等,这些命名都与食物有关,是由于大多数人们认为母亲在怀孕期间吃了太多相似颜色的食物而直接导致孩子长出肿瘤。1862年,细胞病理学之父Rudolf Virchow根据病变所含管腔通道结构的差异性,分类为毛细血管瘤、海绵状血管瘤和蔓状血管瘤,并统称为"血管瘤(angiomas)"。1877年,Rudolf Virchow的学生Wegner,在已有的分类基础上,增加了异常淋巴组织的形态学分类,包括单纯淋巴管瘤、海绵状淋巴管瘤和囊状淋巴管瘤,进一步完善了"血管瘤"的分类。该分类一直被沿用一个多世纪,国内至今仍有应用这一传统的血管瘤概念和分类方法,将先天性血管病变统称为血管瘤,并根据其外表特征分为葡萄酒色斑(鲜红斑痣)、毛细血管瘤(草莓状血管瘤)、海绵状血管瘤及混合血管瘤。长期临床实践证明,该分类法虽然有形象、直观等特点,但难以反映病变的本质,例如,同属于血管瘤的草莓状血管瘤有自然消退的趋势,而葡萄酒色斑则终身存在;部分海绵状血管瘤有消退的趋势,但也有部分海绵状血管瘤持续发展终身。

1982年,Mulliken和Glowacki依据病变管腔内皮细胞病理学特征及其生物特性的分类方法,将此前的"血管瘤"细化为血管瘤和血管畸形,并阐释了两者最本质的差别,即血管瘤存在血管内皮细胞的异常增殖,而血管畸形则无此现象。该观点被广泛认同,开创了血管瘤与血管畸形现代分类的先河,从而成为现代分类的基础。1996年,国际血管瘤和脉管畸形研究学会(The International Society for the Study of Vascular Anomalies, ISSVA)在Mulliken提出的分类基础上,制订了一套较为完善的分类系统,形成1996年ISSVA血管瘤与脉管畸形分类,并成为国际上各学科交流的共同分类基础。2014年,ISSVA对1996年分类进行全面修订,形成2014年ISSVA血管瘤与脉管畸形分类。2018年再次对该分类进行修订,形成2018年ISSVA血管瘤与脉管畸形分类,成为目前国内外临床医生参考的主要分类方法。此分类见表19-2-1。

表 19-2-1　ISSVA 血管瘤与脉管畸形分类（2018 年）

| 血管瘤 | | | 脉管畸形 | | | |
|---|---|---|---|---|---|---|
| 良性 | 局部侵袭性或交界性 | 恶性 | 单纯性 | 混合性★ | 知名大血管畸形* | 并发其他病变 |
| 婴儿血管瘤 | 卡波西样血管内皮瘤 | 血管肉瘤 | 毛细血管畸形 | CVM | 累及范围 | Klippel-Trenaunay 综合征 |
| 先天性血管瘤 | 网状血管内皮瘤 | 上皮样血管内皮瘤 | 淋巴管畸形 | CLM | 病变血管 | Parkes-Weber 综合征 |
| 丛状血管瘤 | 乳头状淋巴管内血管内皮瘤 | 其他 | 静脉畸形 | LVM | | Servelle-Martorell 综合征 |
| 梭形细胞血管瘤 | 复合性血管内皮瘤 | | 动静脉畸形* | CLVM | | Sturge-Weber 综合征 |
| 上皮样血管瘤 | 卡波西肉瘤 | | 动静脉瘘* | CAVM* | | 肢体 CM+ 先天性非进展性肢体过度发育 |
| 化脓性肉芽肿 | 其他 | | | CLAVM* | | Maffucci 综合征 |
| 其他 | | | | 其他 | | 巨头畸形 –CM（M–CM/MCAP） |
| | | | | | | 小头畸形 –CM（MICCAP） |
| | | | | | | CLOVES 综合征 |
| | | | | | | Proteus 综合征 |
| | | | | | | Bannayan–Riley–Ruvalcaba 综合征 |
| | | | | | | CLAPO 综合征 |

★定义为两种或两种以上的畸形出现在同一病灶中；* 又称"通道型"或"血管干"血管畸形。

## 二、血管瘤与脉管畸形的流行病学与发病机制研究现状

### （一）血管瘤

血管瘤是一组病的概念，除了最常见的婴儿血管瘤（infantile hemangioma，IH）外，还包括先天性血管瘤、丛状血管瘤、卡波西血管内皮瘤等罕见血管肿瘤。本文主要介绍婴儿血管瘤的流行病学及发病机制。

婴儿血管瘤是婴儿常见的良性肿瘤，临床发病率为 5% 左右，通常女婴发病率为男婴的 4 倍多。白种人和早产儿发病率较高。婴儿血管瘤分为增殖期、消退期及消退完成期，各期的病因及发病机制尚未明确。

增殖期组织病理显示血管内皮细胞过度增殖，血管瘤组织中血管内皮细胞生长因子、成血管因子、血管内皮细胞受体家族、骨髓标志物等水平上调。目前增殖期发病机制主要认为与"血管新生"（angiogenesis）和"血管生成"（vasculogenesis）密切相关，近年来多认为后者起主要作用。血管新生学说认为，残余的胚胎中胚层细胞、内皮祖细胞及残余的成血管细胞，通过各种机制募集骨髓中的祖细胞，而后通过黏附、归巢等一系列机制，促进血管内皮细胞增殖及血管结构形成。而血管生成学说认为，血管瘤是在原有血管的基础上，经一系列的诱发因素如内皮细胞基因突变、各种微环境的改变（如缺氧、细胞因子、雌激素及异常支持细胞等），引起血管内皮细胞异常增殖。

血管瘤在增殖期结束后会出现自发、缓慢的消退，表现为瘤体生长减慢甚至停止、病变中心组织发白。组织病理学可见成簇的不成熟细胞

逐渐消失,血管管腔样结构逐渐显现,血管管腔为扁平的内皮细胞所覆盖,随后管腔逐渐增宽,管腔中出现红细胞,间质细胞逐渐减少,细胞外基质开始分解,扩大的管腔为多层基底膜所围绕。研究表明,在血管瘤消退期开始时,内皮细胞增殖保持不变,而细胞凋亡较增殖期增加了5倍以上,其中1/3的凋亡细胞为内皮细胞,随着病情的进展,内皮细胞的增殖逐渐减弱,直至停止。同时在消退期血管瘤组织中,肥大细胞以及金属蛋白酶组织抑制因子等均高表达。目前可能导致血管瘤自发消退的主要机制为:①内皮细胞增殖的减慢和内皮细胞凋亡的增加。②诱发血管瘤内皮细胞增殖和分化的干/祖细胞的缺失。

消退期多结束于患儿5~10岁,随后进入消退完成期,此时,血管瘤组织仅残存为小的瘢痕或血管瘤团块。在病理学上,血管瘤中血管结构逐渐被与毛细血管大小相仿的管腔结构及纤维脂肪结构所替代,主要成分为纤维脂肪等大量结缔组织。

### (二)脉管畸形

脉管畸形是血管或淋巴管的先天发育缺陷,往往出生时即有,出生后随年龄增长逐渐明显。脉管畸形男女发病比例相当,不会自行消退,目前发病机制尚不完全清楚。脉管畸形根据病变的血管或淋巴管类型不同而进行进一步细化分类,最常见有毛细血管畸形、静脉畸形、动静脉瘘、淋巴管畸形以及由多种脉管类型组成的混合脉管畸形。脉管畸形的形成与"血管生成"相关,胚胎期间脉管生成异常导致脉管结构异常。

葡萄酒色斑(port-wine stain)是最常见的脉管畸形,属于毛细血管畸形,其发病机制包括先天性基因突变及后天性血流动力学改变及血管新生。目前已知的突变基因包括 *GNAQ*、*RASA* 等。在静脉畸形(venous malformation,VM)中,目前已知的突变基因包括 *TEK*、*PIK3CA* 等。淋巴管畸形的突变基因主要以 *PIK3CA* 为主。

### 三、血管瘤与脉管畸形的诊断变迁

"血管瘤"这个诊断最早囊括所有血管瘤及血管畸形。1982年以后才逐渐出现"血管瘤"与"脉管畸形"的区分,并将两者进行鉴别。1996年之后,随着分类的进一步细化,诊断水平也逐渐提高,诊断日益精准。

### (一)婴儿血管瘤

在血管肿瘤中,婴儿血管瘤(infantile hemangioma,IH)最常见,根据病史、症状及体征多可诊断,少数临床表现不典型的病例借助B超、MRI、CT等,多可明确。极少数疑难病例可通过病理确诊。IH发展经历三个期:①增殖期,损害迅速增大,一般自生后持续至6~9个月,尤以生后2~3个月生长旺盛。浅表瘤体表面似草莓状,表现为红色、淡红色斑块,柔软;深部皮损呈小结节状,表面皮肤可呈青色、淡蓝色。②消退期,损害倾向稳定,瘤体一般不再增大,色变暗,中心发白,瘤体充盈度降低,逐渐萎缩、变小,消退过程缓慢,一般需持续数年。③消退完成期,血管瘤组织消退完毕,残存毛细血管扩张、小的瘢痕、脂肪赘积、萎缩、皮肤松弛等皮肤及皮下组织退行性改变。

随着对IH临床类型的认识与总结,其分类、分型及风险等级和伴随的综合征也逐步规范。根据肿瘤组织累及的深浅分为浅表性血管瘤(图19-2-1)、深在性血管瘤(图19-2-2)、混合性血管瘤(图19-2-3)及网状性(又称为嵌顿性或微增生性)血管瘤(图19-2-4)四类。根据肿瘤分布及形态分为局灶型(图19-2-5)、节段型(图19-2-6)、中间型(图19-2-7)和多发型(图19-2-8)四型。2013年,首次提出IH风险等级的划分(表19-2-2),将婴儿血管瘤分为高、中、低三个风险等级。

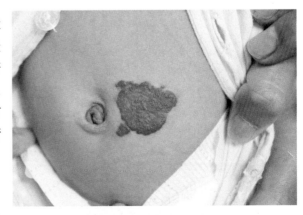

**图 19-2-1 浅表性血管瘤**
表现为腹部红色草莓样斑块,边界清楚,表面粗糙

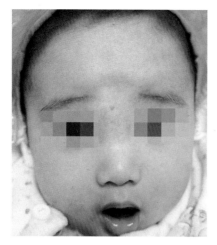

图 19-2-2 深在性血管瘤

表现为鼻梁淡青色质软肿物,明显隆起皮肤表面,表面散在毛细血管扩张性斑

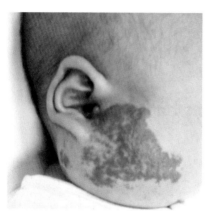

图 19-2-3 混合性血管瘤

表现为右腮腺淡青色质软肿物,其上可见鲜红色斑块

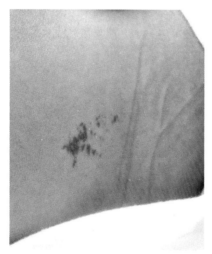

图 19-2-4 网状性血管瘤

表现为躯干散在分布红色丘疹、斑丘疹,部分融合

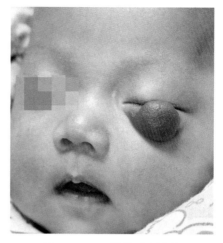

图 19-2-5 局灶型血管瘤

表现为左下眼睑球形红色质软肿物

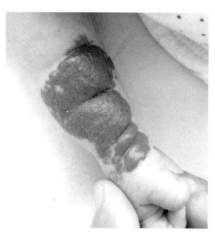

图 19-2-6 节段型血管瘤

表现为右前臂肘部至手背节段性红色质软肿物,表面欠光滑

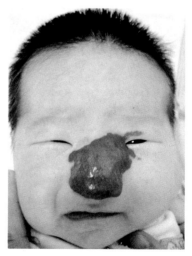

图 19-2-7 中间型血管瘤

表现为覆盖整个鼻部及部分左上眼睑的鲜红色质软斑块

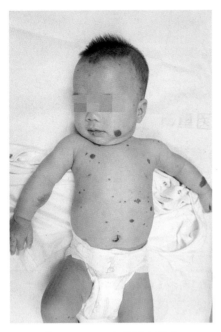

图 19-2-8 多发型血管瘤

表现为全身弥漫分布数十个绿豆至钱币
大小的红色质软斑块

表 19-2-2 血管瘤的风险等级及分级依据

| 风险特征 | 分级依据 |
| --- | --- |
| **高风险** | |
| 节段型血管瘤 >5cm—面部 | 伴随结构异常（PHACES），瘢痕，眼 / 气道受累 |
| 节段型血管瘤 >5cm—腰骶部、会阴区 | 伴随结构异常（LUMBAR），溃疡 |
| 非节段型大面积血管瘤—面部（厚度达真皮或皮下，或明显隆起皮肤表面） | 组织变形，有形成永久瘢痕 / 毁形性风险 |
| 早期有白色色素减退的血管瘤 | 溃疡形成的标志 |
| 面中部血管瘤 | 高度存在毁形性损害的风险 |
| 眼周、鼻周及口周血管瘤 | 功能损害，毁形性损害风险 |
| **中度风险** | |
| 面部两侧、头皮、手、足血管瘤 | 毁形性风险，较低的功能受损风险 |
| 躯体皱褶部位血管瘤（颈、会阴、腋下） | 高度形成溃疡的风险 |
| 节段型血管瘤 >5cm—躯干、四肢 | 溃疡形成风险，和皮肤永久的残留物 |
| 低风险 | 低度风险的毁形性损害和功能损害 |
| 躯干、四肢（不明显） | |

此外，节段型 IH 位于头面部和骶尾部时，容易合并周围器官损害或畸形，出现严重并发症，包括 PHACES 综合征（P 后颅窝畸形，H 面部巨大节段型血管瘤，A 动脉异常，C 主动脉狭窄和 / 或心脏异常，E 眼异常和 S 胸骨裂隙，见图 19-2-9）及 PELVIS/SACRAL/LUMBAR 综合征（PELVIS：P 会阴血管瘤，E 外生殖器畸形，L 脂膜脑膜膨出，V 膀胱肾异常，I 肛门闭锁和 S 皮赘；SACRAL：S 脊柱闭合不全，A 肛门生殖器畸形，C 皮肤异常，R 肾和泌尿系统异常及 AL 腰骶部血管瘤；LUMBAR：L 下半躯体血管瘤，U 泌尿生殖系统病变、溃疡，M 脊髓病变，B 骨畸形，A 动脉异常、肛门直肠畸形和 R 肾脏病变，图 19-2-10）。

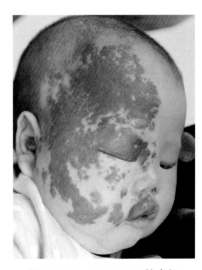

图 19-2-9 PHACES 综合征

表现为累及整个右面部及部分头皮的鲜红色巨大瘤体，伴右眼受累、心脏异常

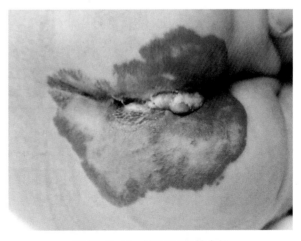

图 19-2-10 LUMBAR 综合征

表现为骶尾部巨大血管瘤，伴溃疡、皮赘、肛门直肠畸形

在 IH 的辅助检查中,多普勒超声适用于大部分患儿,其主要作用了解瘤体的范围及血供情况,为治疗提供依据。少数位于头皮、骶尾部、重要器官周围的节段型 IH,需要行 CT/MRI 检查,了解是否累及周围组织器官和侵及的程度。位于重要脏器部位的 IH,如眼周、下颌部位、鼻部等,需在相应的专科门诊进行器官受损情况评估。

**（二）先天性血管瘤**

先天性血管瘤( congenital hemangioma, CH )与 IH 有完全不同的发生历程,在宫内已经完全发育成熟,出生时即存在,生后不再增殖,之前一直被认同于 IH,直到 1996 年才首次提出先天性血管瘤这个命名,根据自然病程分为两种亚型,即快速消退型先天性血管瘤( rapidly involuting congenital hemangiomas, RICH, 图 19-2-11 )、非消退型先天性血管瘤( noninvoluting congenital hemangiomas, NICH, 图 19-2-12 )和一个中间亚型即部分消退型先天性血管瘤( partially involuting congenital hemangioma, PICH, 图 19-2-13 )。CH 发病率低,在所有血管肿瘤中比例 <3%。诊断模式与 IH 相似,根据病史、症状及体征多可诊断,少数临床表现不典型的病例需进行辅助检查协助诊断。

1. **生后诊断** 出生时即存在肿物是 CH 诊断的重要线索。RICH 生后即开始消退,一般 1 岁内消退完成。PICH 可以部分消退,但消退不完全。NICH 永不消退。CH 与 IH 鉴别的金标准为瘤体组织免疫组化标记 GLUT1 是否阳性,CH 为阴性,IH 为阳性。诊断不明确时辅以影像学检查和 / 或组织病理学检查。体积较大的 RICH 可能伴有一过性血小板减少、凝血障碍伴低纤维蛋白原血症和贫血,应注意与 Kasabach-Merritt 现象( Kasabach-Merritt Phenomenon, KMP, 图 19-2-14 )鉴别,有心力衰竭临床征象的患儿应进行全面的心脏评估。

2. **产前诊断** RICH 因体积较大、血管丰富,更多在产前超声检查时被发现,最早在孕 12 周时即可测到。多普勒超声特征为均匀或稍不均匀的与胎盘等回声的肿物,实性外观,类似于囊性结构的静脉湖、含铁血黄素沉积及小钙化。如产前超声发现 RICH,建议行产前 MRI 检查以进一步界定肿瘤特征。

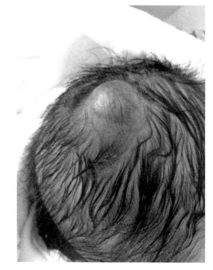

**图 19-2-11 快速消退型先天性血管瘤**
表现为头皮紫红色质中肿物

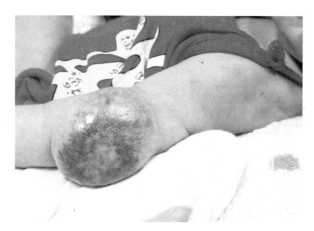

**图 19-2-12 非消退型先天性血管瘤**
表现为左肘部青紫色质中肿物,隆起皮面 1cm,表面可见毛细血管扩张

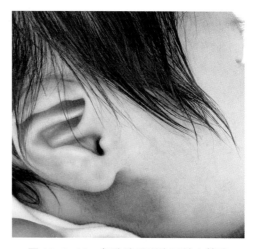

**图 19-2-13 部分消退型先天性血管瘤**
表现为有耳下先天性血管瘤消退后,遗留褐红色斑块

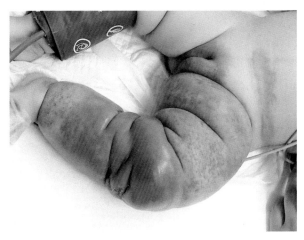

**图 19-2-14　Kasabach-Merritt 现象**
表现为腹部、外阴及左下肢弥漫性紫红色隆起性浸润性斑块，其上及周边可见瘀点、瘀斑，膝关节处可见溃疡

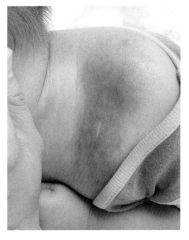

**图 19-2-16　卡波西样血管内皮瘤**
表现为左肩部约 4.5cm×7cm 大小的暗红色质硬肿物，表面欠光滑，有浸润感，边界不清晰

### （三）丛状血管瘤 / 卡波西血管内皮瘤

丛状血管瘤（tufted angioma, TA，图 19-2-15）与卡波西样血管内皮瘤（Kaposiform hemangioendothelioma, KHE，图 19-2-16）组织学表现类似，多数认为这两种肿瘤为同一疾病的不同亚型。根据 2014 年及 2018 年 ISSVA 分类，TA 被定义为一种良性的浅表血管肿瘤，而 KHE 则包括在局部侵袭性或交界性血管肿瘤中。TA 及 KHE 的诊断均需要临床表现结合组织病理学确诊。

TA 通常表现为红色或棕色的斑疹、斑块，好发于儿童和青年人。KHE 通常表现为紫红色斑块或肿物，向相邻皮下组织、筋膜、肌肉或骨浸润性生长。好发于四肢关节上方部位，常表现为境界不清的鹅卵石样损害。病变部位可出现不同程度的硬化、瘀斑、毛细血管扩张或多毛症，少数

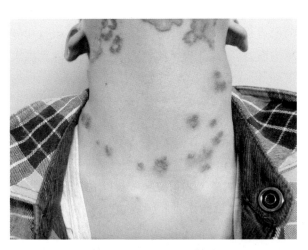

**图 19-2-15　丛状血管瘤**
表现为颈部簇状分布的紫红色质软斑块

病例局部出汗增多。KHE 最重要的临床表现是与 KMP 的相关性，KMP 特点是重度血小板减少和消耗性凝血，导致危及生命的出血。KMP 好发于浸润肌层或深层、腹膜后或胸腔内浸润及皮肤病变范围大于 5~8cm 的 KHE。组织学上，KHE 浸润范围深，常累及皮下脂肪或肌肉组织，肿瘤由大量的梭形细胞聚集呈团块状或弥漫性分布，内见血管腔分化，在肿瘤边缘常可见到扩张的淋巴管。梭形细胞中的淋巴管标记免疫反应（100% 敏感，但非特异性）如 PROX-1、淋巴内皮透明质酸受体 -1（LYVE-1）或 D2-40/podoplanin 阳性。TA 常局限于真皮层，肿瘤细胞聚集呈条带状或结节状，形似炮弹。通过症状、体征及特异性的组织病理学表现，可以将 TA/KHE 与婴儿血管瘤及先天性血管瘤区分。

KHE 浸润范围深，常累及皮下脂肪或肌肉组织，肿瘤由大量的梭形细胞聚集呈团块状或弥漫性分布，内见血管腔分化，在肿瘤边缘常可见到扩张的淋巴管。而 TA 常局限于真皮层，肿瘤细胞聚集呈条带状或结节状，形似炮弹。

### （四）脉管畸形

与血管瘤相比，脉管畸形更为罕见与复杂。脉管畸形可以为单个血管系统的受累，称为单纯脉管畸形（毛细血管畸形见图 19-2-17、静脉畸形见图 19-2-18、淋巴管畸形见图 19-2-19、动静脉畸形等），也可以同时累及多个血管系统，构成混合脉管畸形（两种或两种以上脉管畸形共存于同一病灶）；病变常见于皮肤软组织，但也可累及

骨骼、内脏等深部组织；临床症状可仅与脉管畸形有关，也可合并其他脏器受累症状，形成复杂的脉管畸形相关综合征。

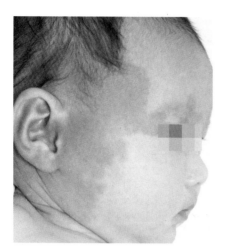

图 19-2-17 毛细血管畸形
表现为左右面部至右头皮带状分布紫红色充血性斑片

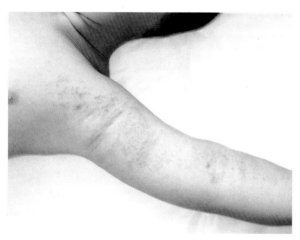

图 19-2-18 静脉畸形
表现为腋下淡蓝色迂曲扩张血管

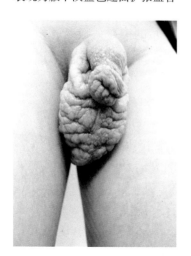

图 19-2-19 淋巴管畸形
表现为阴茎和阴囊弥漫的水疱样损害，内含清亮液体

对脉管畸形的精确诊断及鉴别诊断来源于完整可靠的病史、详尽的查体及必要的辅助检查。只有对血管瘤及脉管畸形分类掌握，才能对复杂、多样的脉管畸形进行诊断及鉴别诊断。诊断的第一步要分清是肿瘤还是畸形，这是进一步进行精确诊断的基础。多数情况下通过病史特点即可做出初步诊断。脉管畸形理论上均为先天性发病，但却并不一定在出生时即出现临床可见的皮损。因此，需要将后天才发现的脉管畸形与 IH 进行鉴别。最常见的 IH 在出生时病灶并不明显，有典型的增殖期和消退期的临床表现，而脉管畸形无此特点。CH 出生时即有成熟瘤体，其亚型 NICH 在出生后表现为稳定的、无变化的自然病程，与脉管畸形类似，其超声下高血流量的特点也与动静脉畸形相似，易被误诊为动静脉畸形。绝大多数 NICH 的自然病程表现为随身体等比例生长，而动静脉畸形往往进行性加剧。NICH 病灶与周围组织边界清晰，无浸润性生长。而动静脉畸形与周围正常组织无明显边界，浸及深浅多个组织层面，可造成病灶远端组织缺血、坏死或发育不良。影像学检查如 B 超、MRI，NICH 均表现软组织肿物特点，同时伴有快速血流、流空影等高血流的特点。而动静脉畸形主要由迂曲的动脉样血管构成，缺乏实质性组织成分。病理检查为诊断的金标准，但一般凭借临床表现及影像学检查即可得到准确诊断。

判断出疾病为脉管畸形，进一步诊断属于哪种类型的脉管畸形时，超声具有重要的诊断价值。超声首先初步判断病灶为囊性还是实质性，进而鉴别病灶为高流量或低流量。超声检查时动静脉畸形表现为异常血管团，由杂乱扭曲的动脉和静脉构成，具有高流速低阻抗的特点，病灶内充满大量动脉血流。静脉畸形通常质软可压缩，表现为不均质的低回声团块，内可见无回声窦腔，可压缩管腔内血流信号频谱分析示静脉血流，特征性的静脉石是诊断的有力依据。淋巴管畸形的病灶内无明显血流信号。巨囊型淋巴管畸形表现为巨大无回声囊腔，囊腔内可见分隔样结构，微囊型淋巴管畸形由大量微小囊腔组成，表现为高回声肿物和大量的细小纤维隔，通常无血管成分。超声无法鉴别时，可行 MRI、血管造影等检查进一步明确诊断。

脉管畸形的复杂性在于，有时位于皮肤的浅表损害只是整个疾病的冰山一角。在一些特定的疾病中，浅表脉管畸形可合并其他深部病灶，如浅表毛细血管畸形下方可伴有动静脉畸形；皮肤表面的毛细血管扩张可能是遗传性出血性毛细血管扩张的皮肤表现，此时可伴有内脏（常见肺）动静脉畸形；皮肤静脉畸形可能是蓝色橡皮大疱痣样综合征的皮肤表现，常见消化道多发性静脉畸形。此外，脉管畸形也可连同其他非血管性疾病构成罕见的血管畸形综合征。常见如 Sturge-weber 综合征（面部毛细血管畸形、软脑膜毛细血管畸形、眼部异常和 / 或骨或软组织增生，图 19-2-20）、Klippel-Trenaunay 综合征（低流量血管畸形合并肢体肥大，图 19-2-21）、Parkes weber 综合征（毛细血管畸形及大量微小动静脉瘘，合并肢体肥大）、Maffucci 综合征（静脉畸形和 / 或梭型细胞血管瘤及内生性软骨瘤）及 CLOVES 综合征（血管畸形合并脂肪瘤样增生，图 19-2-22）等。

总之，脉管畸形诊断与鉴别诊断比血管瘤更具有挑战性，需要临床多学科及病理、影像等多方面知识的积累。

## 四、血管瘤与脉管畸形的治疗现状与进展

血管瘤与脉管畸形的治疗，只有极少数是为了解除生命风险，部分是为了减少残疾，绝大部分是解决美容问题。其临床表现的多样性和复杂性，

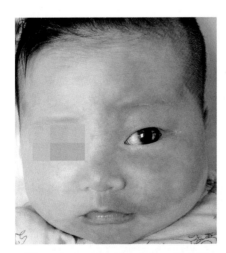

图 19-2-20 Sturge-weber 综合征
表现为面部及软脑膜的毛细血管畸形、眼部畸形、伴 / 不伴骨和 / 或软组织过度生长

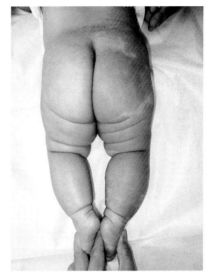

图 19-2-21 Klippel-Trenaunay 综合征
表现为右下肢暗红色斑，边界清楚，压之褪色，皮温未及明显增高，未及震颤，右侧下肢较对侧变粗变长

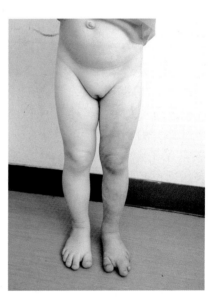

图 19-2-22 CLOVES 综合征
表现为左足至左侧腰背部可见大片不规则形状紫红色斑片，右足及做足第一至三趾肥大，左足第二、三趾较长，第四、五趾纤细、短小

决定了还有很多未知的领域需要去探索。在血管瘤与脉管畸形分类逐渐明晰的过程中，各种治疗方法也得到了发展和优化，目前治疗方法包括系统用药（包括普萘洛尔、雷帕霉素、糖皮质激素及一些化疗药物等，另外，冉玉平等报道了伊曲康唑治疗 IH 有一定疗效）、局部外用药物（包括 β 受体阻滞剂、咪喹莫特等）、激光治疗、光动力治疗、局部

注射或栓塞、局部约束、手术治疗及随诊观察等。

**（一）婴儿血管瘤**

2008 年，Léauté-Labrèze 等人无意发现口服普萘洛尔（Propranolol）治疗 IH 快速安全，这是 IH 治疗史上具有里程碑意义的事件，随后的临床试验也证实了其有效性和安全性。其不仅在增殖期抑制血管瘤的生长和促进消退，而且在生长结束后也能促进其进一步消退。普萘洛尔是一种非选择性的 β 受体阻滞剂，对 $\beta_1$ 和 $\beta_2$ 受体均有抑制作用。其作用机制可能与收缩血管，抑制血管生成，促进凋亡和抑制肾素血管紧张素系统有关。多项研究表明，普萘洛尔的疗效优于糖皮质激素，且不良反应发生率及对患儿的不良影响低于糖皮质激素。还有研究表明，口服普萘洛尔比糖皮质激素治疗 IH 在更短的时间内起效，并减少了联合其他治疗方法对残存瘤体的进一步治疗风险，从而使普萘洛尔成为治疗高风险 IH 的一线药物。国内口服普萘洛尔使用剂量建议为 1.5~2mg/（kg·d），分 2 次服用。用药期间需监测心率、血压、血糖等指标，对于早产儿、低体重儿及年龄小于 3 个月的小婴儿，更应严密监护，预防不良反应。服药疗程通常会超过 1 年，停药年龄经常会延续到 15 个月龄以上。国内已有研究证明，口服普萘洛尔治疗 IH 停药后复发率为 28.1%，疗程是否达到 6 个月是停药后复发的相关因素。国外研究者也认为，普萘洛尔停药后复发率达 10%~15%，通过延长服药疗程（如服药年龄≥12 个月）可减少复发情况的发生。普萘洛尔治疗 IH 已经历了十余年的时间，有效率达 91.4%。在疗效肯定的前提下，"何时停药？如何减少复发？长期服药对患儿的生长发育、精神心理发育等是否有影响？早产儿、低体重儿、新生儿等特殊人群如何在保证安全的前提下尽早开始用药？"等一些问题越来越引起临床医生的关注，促进了一系列相关研究的进行。目前尚需要积累循证依据来回答临床中遇到的问题。

外用 β 受体阻滞剂主要用于浅表性、局灶型的中低风险 IH，目前常用药物有噻吗洛尔、卡替洛尔及普萘洛尔等。激光治疗 IH 通常采用 585/595nm 脉冲染料激光（pulsed dye laser, PDL），常用于浅表型 IH 增殖期抑制瘤体增殖、IH 并发溃疡、消退期后减轻遗留的毛细血管扩张性红斑等。

**（二）其他血管肿瘤**

卡波西样血管内皮瘤、丛状血管瘤及 Kasabach-Merritt 现象等治疗困难的血管肿瘤，以系统口服药物治疗为主，药物包括普萘洛尔、糖皮质激素、长春新碱、西罗莫司等，但还需要更多的循证积累去优化治疗方案。

**（三）脉管畸形**

脉管畸形受累组织及器官复杂，并且随着年龄增长越来越严重而成为这类疾病治疗的难点。毛细血管畸形以脉冲染料激光治疗为主，光动力疗法是脉冲染料激光治疗的延伸；复杂脉管畸形，如弥漫性静脉畸形、弥漫性微囊淋巴管畸形、毛细 - 淋巴管 - 静脉混合畸形、蓝色橡皮疱样痣综合征、Gorham-Stout 综合征、卡波西样淋巴管瘤等，不适宜手术、介入栓塞等有创治疗时，可采用口服西罗莫司治疗。而介入栓塞、局部硬化及手术等治疗方法主要用于部分有适应证的患儿，目的是减轻症状，延缓病情发展，减少残疾及美容问题。另外，一些需要手术切除的血管病灶，可行局部硬化治疗后再行手术切除，可使病灶边界清楚，并减少出血风险，利于病灶切除。介入栓塞、局部硬化及手术等治疗方案历史悠久，但存在很多局限因素，并不是治疗脉管畸形的首选方案。

西罗莫司（Sirolimus），又称雷帕霉素（Rapamycin），是哺乳动物雷帕霉素靶蛋白（mammalian target of rapamycin, mTOR）特异性受体抑制剂，可以抑制异常增生的脉管成分，通过抑制磷脂酰肌醇 -3- 激酶（PI3K）/ 蛋白激酶 B（AKT）/mTOR 信号转导通路，起到抗血管增生的作用。常用剂量为 1.5~2mg/（m²·d），服药期间需严密监测西罗莫司的血药浓度。目前，国内外报道西罗莫司治疗复杂脉管畸形的病例多数为个案报道，即使近期已有 Ⅱ 期临床前瞻性研究，仍需更大规模的临床随机对照试验评估其临床疗效和安全性。

总体说来，近 10 年 β 受体阻滞剂的应用为婴儿血管瘤及其他血管肿瘤的治疗提供了新的机遇。脉管畸形由于其病变复杂性，仍需要从发病机制上寻求靶向性药物治疗，可能是未来此类疾病发展的方向。

（李丽 马琳）

# 第三节 瘢痕疙瘩

瘢痕疙瘩（keloid，K）是皮肤损伤后引起的以成纤维细胞过度增生和细胞外基质异常积聚为特征的良性皮肤肿瘤，是一种特殊类型的瘢痕。因呈持续的侵袭性瘤样生长，且侵犯邻近组织并无法自行消退及单纯手术治疗后易复发等特点成为目前研究的热点。

## 一、瘢痕疙瘩的流行病学及遗传学

瘢痕疙瘩仅发病于人类，常发生于瘢痕体质患者。多项研究发现，瘢痕疙瘩属于常染色体显性遗传，但具有不完全外显率，发病具有家族倾向性及家族聚集性，无明显男女差异。任何人种均可发生瘢痕疙瘩，其中肤色较深的人，患病风险较高。有研究表明，黑素细胞刺激激素（melanocyte-stimulating hormone，MSH）代谢异常与瘢痕疙瘩的形成有密切关系，所有种族中白化病患者瘢痕疙瘩的发生率极低。

近几年研究发现，瘢痕疙瘩的发生、发展过程与肿瘤相关基因有着紧密的联系：*p53*、*Fas*、*p27*、*Rb exon27*、*p16*等抑癌基因突变后，失去了对成纤维细胞增殖的抑制作用；*c-myc*、*c-fos*、*Tenascin-C*等基因的过度表达，促进了成纤维细胞的增殖，抑制细胞凋亡。

## 二、瘢痕疙瘩病因和发病机制的研究进展

瘢痕疙瘩的病因目前尚未明确，可能与遗传因素、免疫因素、细胞因子表达改变、胶原代谢异常及环境因素等相关。

近年来，通过家系基因扫描发现，在2p23、7p11染色体上存在瘢痕疙瘩的易感性基因位点，但尚未发现明确的致病基因。此外，在非亲缘关系的瘢痕疙瘩家系的研究中得出，男女患病率无差异，支持常染色体显性遗传。研究发现，瘢痕疙瘩临床表型与p53基因表达密切相关，p53为调节细胞周期和凋亡的基因，是细胞生长抑制因子。转化生长因子-β（transforming growth factor-β，TGF-β）基因是瘢痕疙瘩形成的重要基因，在分子程度上有促进纤维化的作用，沉默Smad3基因，能有效抑制TGF-β/Smads信号通路的正向调控。此外，下调*NLRC5*基因通过抑制TGF-β/Smads信号通路来抑制瘢痕疙瘩成纤维细胞外基质的表达。

瘢痕疙瘩的发病呈现出与免疫反应相似的表现。当切除瘢痕疙瘩后，瘢痕疙瘩可以迅速复发甚至较前增大。临床上观察到瘢痕疙瘩患者的免疫功能低下时，其不断增长的瘢痕疙瘩停止生长甚至逐渐萎缩。进一步研究发现，瘢痕疙瘩组织中有大量淋巴细胞，以T细胞为主。由此可见，以T细胞为主的淋巴细胞在瘢痕疙瘩的病理形成中发挥了重要作用。

细胞因子作为调节分子是一类对细胞生长、分化有明显调控作用的小分子生物活性多肽。与正常组织相比，瘢痕疙瘩内增加的细胞因子及相应受体使其更容易被调节分子驱动。其中，最具代表性的细胞因子为TGF-β。TGF-β是最为重要的生物活性因子，几乎参与了损伤愈合的所有过程，在瘢痕疙瘩形成中起着关键性的作用。TGF-β还可诱导生成血小板源性生长因子，引起细胞外基质及成纤维细胞大量增生，促进纤维粘连蛋白的合成增加并调节胶原的合成与分解。

胶原蛋白是细胞外基质中的主要成分。细胞外基质是由胶原、结构性蛋白及蛋白多糖等成分构成。瘢痕疙瘩的形成和细胞外基质的生成与降解平衡之间的失调有关。研究发现，瘢痕疙瘩中Ⅰ型胶原比例明显增高，Ⅲ型胶原比例明显降低。

瘢痕疙瘩发生还可能与环境因素有关。易感个体可以在任何形式的皮肤创伤后形成瘢痕疙瘩，包括手术、穿孔、痤疮、文身、昆虫叮咬、创伤及疫苗接种等。还可能与伤口愈合期间成纤维细胞过度产生胶原、外在拉伸力和细胞内在机械性质的变化有关。在张力的作用下，机体始终呈现出促进愈合的状态，此时成纤维细胞不断增殖。胶原蛋白不断累积，其合成的细胞外基质不断增加。即使已经将伤口覆盖完全，增殖仍不会停止，导致病理性瘢痕形成。

## 三、瘢痕疙瘩的临床表现和诊断

瘢痕疙瘩发病年龄一般在10~30岁，青春期多见。皮损可发生于身体的任何部位，但一般好发于前胸、肩、后背、耳垂及四肢，罕见于掌跖和黏

膜部位。临床上,瘢痕疙瘩病变向周围正常的组织发生浸润,呈现蟹足状,质地坚硬,表面光滑,界限欠规则,常有典型的哑铃形(图19-3-1)、蝴蝶状(图19-3-2)或蟹足状(图19-3-3),具有持续性生长、发红、痒痛等临床特征。

瘢痕疙瘩的诊断主要依据其典型的临床表现、病史及组织病理表现。

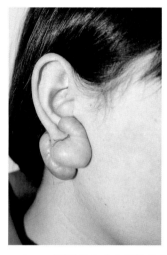

图 19-3-1 耳部瘢痕疙瘩哑铃状生长

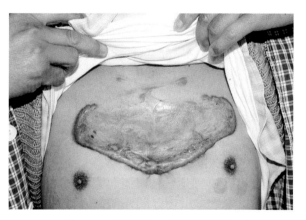

图 19-3-2 前胸部瘢痕疙瘩蝴蝶状生长

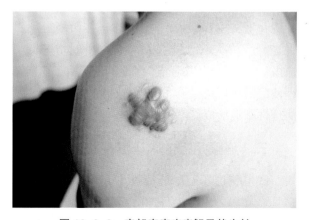

图 19-3-3 肩部瘢痕疙瘩蟹足状生长

## 四、瘢痕疙瘩的演变过程

当皮肤受到各种损伤,创面开始修复,修复过程依次为炎症阶段、细胞增殖阶段、细胞外基质重塑阶段,最终形成皮肤瘢痕。瘢痕疙瘩形成早期无包膜,呈现炎性反应、炎性细胞浸润、毛细血管增生,这时成纤维细胞较多,较细的胶原纤维和胶原纤维束过度合成,呈嗜碱性染色,排列紊乱;到了中期炎性细胞明显减少或消失,血管减少,胶原纤维和胶原纤维束增粗、紧密、排列紊乱;晚期时组织结构发生改变,其中胶原纤维呈粗而透明的束状,呈同心圆状规则排列。在皮肤瘢痕疙瘩的周边部位早期损伤以血管改变为主,较少发生玻璃样变。

## 五、瘢痕疙瘩的治疗现状

### (一)瘢痕疙瘩的预防

目前,瘢痕疙瘩的治疗尚无理想方法,因而对瘢痕疙瘩的预防更有意义。瘢痕疙瘩的预防主要是指在瘢痕形成前和瘢痕尚未成熟的阶段,控制瘢痕组织增生,尽量去除各种造成瘢痕增生的因素,防止瘢痕对机体造成的各种畸形和功能障碍。

1. **伤口无张力缝合** 无论患者是否有表现出瘢痕疙瘩的倾向,对深达真皮层的皮肤损伤彻底清创、充分止血、使用无张力闭合技术都是诱导上皮形成、减少瘢痕形成的关键。降低伤口可能出现的炎症反应及局部所受到的机械力,可以避免初期产生瘢痕疙瘩诱因,起到预防瘢痕疙瘩的作用。

2. **硅凝胶** 伤口拆线后或处于半年内的瘢痕应用硅凝胶,在干燥后产生薄而透气的生物膜,可使瘢痕表面封闭和水合,软化瘢痕,缓解愈合后期及瘢痕带来的瘙痒等症状,稳定局部机械力。建议早期使用,至少3个月。

3. **类黄酮化合物** 类黄酮(或生物类黄酮)是来自各种植物的天然衍生物质,临床已应用于预防严重瘢痕形成的治疗中。一些研究报道了类黄酮瘢痕凝胶的功效,包括降低成纤维细胞增殖活性及产生细胞外基质的能力,并增加基质金属蛋白酶-1的表达,降解Ⅰ型胶原。类黄酮化合物如洋葱提取物等建议伤口处理后期使用,持续4~6个月。

## （二）瘢痕疙瘩当前治疗策略

**1. 手术治疗及联合治疗**　手术切除是瘢痕疙瘩的传统治疗方法。手术治疗可以快速一次性切除瘢痕疙瘩，术中需要注意切口张力问题，可以根据具体情况使用减张技术，包括多层皮下减张缝合、局部皮瓣重建，使表皮自然对合，产生零张力愈合条件。但是单纯手术切除，复发率高，为了降低术后复发率，应注意联合治疗，如手术治疗联合压力治疗、病灶内皮质类固醇注射或放射治疗等，目前联合治疗取得了较为满意的临床效果。

**2. 压力治疗**　压力治疗是预防瘢痕疙瘩形成的方法之一。临床上已经开发出各种用于施加压力的材料和装置，如定制的弹性服装、压力耳环、定制夹板等，对瘢痕疙瘩或伤口愈合部位予以持续性压迫治疗。压力疗法的主要机制为加压减少瘢痕处的血运，使瘢痕疙瘩组织缺氧，诱导细胞凋亡，降解胶原蛋白。目前，建议 15~40mmHg（1mmHg=133.322Pa）压迫，每天暂停时间最好 ≤ 30min，治疗至少持续 6~12 个月。

**3. 皮损内药物注射治疗**　皮损内使用注射器联合或单独注入糖皮质激素制剂（曲安奈德等）、抗肿瘤药物（5- 氟尿嘧啶等）、钙离子通道阻滞剂（维拉帕米等）等药物已成为中国瘢痕疙瘩临床指南推荐使用疗法。主要治疗机制为：抑制成纤维细胞增殖并抑制其形成胶原的过程；加速胶原分解，减少细胞外基质堆积；减轻局部炎症反应等。皮损内注射治疗操作简单且效果显著，已广泛应用于临床。但由于注射方法、注射间隔及注射剂量不同，治疗效果及术后反应也不尽相同。治疗后常有毛细血管扩张、皮肤萎缩及疼痛等副作用。干扰素及 A 型肉毒毒素应用于瘢痕疙瘩的治疗，也取得一定疗效。

**4. 放射治疗**　外科手术治疗联合近距离放射治疗（或内部放射治疗）已广泛用于瘢痕疙瘩的治疗。放射治疗通常在瘢痕疙瘩手术切除后 24~48h 作为辅助治疗进行，总剂量控制在 20Gy以内。放射疗法可以抑制局部血管生成，降低炎性细胞因子，同时抑制成纤维细胞生成，减少胶原蛋白合成，从而抑制瘢痕疙瘩的发生发展。放射性皮肤贴剂也用于瘢痕疙瘩的治疗中，这种贴剂内含各种放射性核素，经常与其他可用的治疗组合使用。同时，放射治疗后常伴有并发症，包括皮肤发红，伤口裂开及永久性色素沉着及毛细血管扩张等。

**5. 激光或冷冻治疗**　激光治疗可破坏血管，并抑制炎性因子在瘢痕疙瘩中的作用，常用激光有 595nm 脉冲染料激光、点阵激光等。脉冲燃料激光可以选择性作用于瘢痕中的血管，抑制瘢痕中微血管形成，达到抑制瘢痕增生，促使瘢痕萎缩的作用。剥脱性点阵激光（AFL）、非剥脱性点阵激光（NAFL）主要以热刺激造成瘢痕的可控性热损伤，通过创面的再次愈合过程达到治疗效果，其中脉冲燃料激光是被多项研究认可的最常用的激光。冷冻治疗的机制同激光治疗，通过破坏瘢痕组织细胞和血液微循环，引起组织坏死、脱落，但因其副作用大，目前较少使用。

**6. 瘢痕疙瘩的中医药治疗**　中医药治疗瘢痕疙瘩采用以下 5 步措施：第一步，穿凿肿物；第二步，软坚散结；第三步，疏通气血；第四步，排出邪浊；最后，修复肌肤。通过五步法反复治疗，可使患处症状体征得到一定程度的缓解，软化瘢痕疙瘩。但是中药成分的复杂性及靶点多重作用性，使瘢痕疙瘩的中药疗法的探索研究一直举步维艰。欲提高瘢痕疙瘩的防治效果，可考虑通过筛选中药成分来落实。

**7. 其他**　基因治疗也是靶向性治疗的一种，其治疗机制可能与靶向调控瘢痕疙瘩相关细胞因子、诱导细胞凋亡及减少细胞外基质有关。基因治疗方法可能成为治疗瘢痕疙瘩的新的有效方法。

总之，目前瘢痕疙瘩的治疗手段较多，但各有利弊，尚无一项完全满意的疗法。在临床中，瘢痕疙瘩治疗需要结合患者个体情况权衡各种疗法，做到个性化的综合治疗。对于瘢痕疙瘩发生机制的深入研究是从根本解决治疗难题的关键。因此，进一步加强对瘢痕疙瘩发病机制的研究，以期促进这个难题的解决。

（金哲虎）

# 第四节　日光性角化

日光性角化病（actinic keratosis，AK），又称为光线性角化病，与长期日光暴露密切相关，是一种好发于面部、耳部、手臂及手背等曝光部位的癌前期病变。在不同的皮肤类型中，Fitzpatrick Ⅰ 和 Ⅱ 型皮肤更易受累，是中老年人最常见的皮肤肿瘤之一。典型的临床表现为境界清楚的鳞屑性淡红色 / 红褐色丘疹、斑块或过度角化，其鳞屑多为黏着性。

随着人类寿命的不断提高，环境的恶化，臭氧层被破坏，紫外线穿透增加，人们的日光暴露还在日益增加，可以预料到 AK 的发病率极有可能继续呈上升趋势。AK 因其高发病率、恶性转化倾向的特征而成为非常受关注的公共卫生问题。

## 一、对于疾病定义的争议

AK 作为经典的皮肤肿瘤类型之一，学术界关于其确切的定义和归类却一直颇有争议。很多学者认为 AK 是一种独立的癌前期病变，因部分 AK 可自然消退，或皮损长期保持稳定不具有侵袭性，这些特征与鳞状细胞癌（squamous cell carcinoma，SCC）不同。并且有研究发现 AK 与 SCC 在分子水平表现出很多特异性强的、不同的基因分子水平。也有学者认为 AK 就是 SCC 的早期表现，病变表浅，因其在组织学上表现为异常增殖的角质形成细胞与 SCC 相似，也有不同的基因表达谱的研究证实，AK 为 SCC 的前驱性皮损。第三种观点则认为 AK 是受慢性紫外线损伤严重的皮肤区域出现的一种附带现象，其亚临床皮损比我们平时可以看到、触到的临床皮损更为广泛而多发，用共聚焦显微镜检测发现 AK 皮损周围的正常皮肤表现出明显的细胞异型性和核异型性。截至目前，尚无真正的"金标准"来定义 AK。

## 二、疾病相关危险因素

（1）日光照射：尤其是 290~320nm 的中波紫外线，户外工作者多发。

（2）放射线、电离辐射。

（3）遗传易感性。

（4）浅肤色（Fitzpatrick Ⅰ 和 Ⅱ 型皮肤）。

（5）严重的男性脱发与头顶部 AK 密切相关。

（6）白化病、着色性干皮病及存在免疫抑制的患者。

## 三、发病机制研究——多因素参与及对疾病治疗的启示

### （一）氧化应激损伤

长期的日光照射是导致 AK 发病的关键环节，皮肤中存在大量的天然紫外线色基，如 DNA、色氨酸、酪氨酸、核黄素等，这些色基吸收紫外线光子能量之后被激活，并与皮肤中的分子氧发生光动力学反应进一步生成活性氧簇（reactive oxygen species，ROS），蓄积后产生氧化应激损伤，干扰细胞信号转导并进一步引起细胞的异常增殖反应。

### （二）p53 的突变与失活

p53 基因的失活是导致角质形成细胞不稳定的主导因素。UV 照射可诱导角质形成细胞 DNA 和 RNA 中形成胸腺嘧啶二聚体而产生突变。在 AK 中检测到 UVB 相关的 p53 基因突变，这也在分子水平上证实了 AK 与日光照射的关系。p53 基因及其相关重要信号通路的改变可导致异型角质形成细胞发生异常增殖，从而导致 AK 与 SCC 的发病。

### （三）HPV 感染

皮肤 HPV 的感染可能对 UV 的致癌性具有协同作用。AK 皮损中的 HPV 阳性率与滴度均明显高于 SCC，这提示 HPV 可能在疾病发生的早期阶段发挥作用。HPV 产生的 E6、E7 具有促细胞发生恶性转化的功能。

### （四）环氧合酶的参与

环氧合酶（cyclooxygenase，COX）在 AK 发病中的作用是比较明确的。环氧合酶及其产物前列腺素 $E_2$（prostaglandin $E_2$，PGE-2）可抑制 T 细胞和 B 细胞增殖及自然杀伤细胞活性，UV 的照射诱导皮肤产生 COX-2，增加 PGE-2 的分泌。除此，COX 还参与了真皮炎症的发生、肿瘤发生发展、血管生成及抑制凋亡的过程。其中 COX-1 可以促进 VEGF 的生成而在血管生成发挥重要作用。在 AK 的治疗中，对 COX-1 具有较强抑制作用的吡罗昔康显示出良好的效果。

### （五）皮肤微生物菌群的变化

近年有学者对 AK、SCC 皮损及周围健康皮肤进行微生物菌群分析后，发现皮损处丙酸杆菌和马拉色菌丰度降低，而金黄色葡萄球菌丰度增高。马拉色菌的减少打破了皮肤表面微生物菌群

的平衡，并使 pH 值升高、皮肤水分减少，进而加重皮损；丙酸杆菌可分泌抗菌成分，其丰度减少容易引起其他微生物的失控繁殖。而金葡菌的显著上升导致皮肤炎症通路激活与炎症细胞因子的释放，可能与 AK 和 SCC 的发生发展有关，具体致病机制尚不明确。进一步研究并干预微生物菌群的失调，可能将对逆转 AK 发展及治疗疾病具有积极意义。

### 四、研究热点——AK 进展为 SCC 的可能机制及目前进展

每年有 0.025%~20% 的 AK 皮损进展为 SCC，这一组数据强烈提示这两组疾病的关联性。正是由于 AK 的恶性转化潜能，关于 AK 进展为 SCC 的机制甚至比 AK 本身的发病机制更受研究者们关注。

紫外线照射是被认为是 AK 进展为 SCC 的主要原因，而具体机制并不清楚，研究者们认为有两条主要通路。第一条为"经典通路"，在表皮的下 1/3 部分发生了 I 级角质形成细胞表皮内瘤变（keratinocyte intraepidermal neoplasia，KIN）后，继而进展为累及表皮的下 2/3 部分的 KIN-II，最后在进展为侵袭性 SCC 之前累及表皮全层为 KIN-III。这个过程与阴道上皮内瘤变（CIN）类似。另一条为"分化通路"，不需要病变累及表皮全层后再发生恶性转化，可直接从表皮下 1/3 的基底层异型性细胞进展为 SCC，从解剖学角度来说，这可能与毛囊及汗腺的分布有关。

从细胞分子学水平来说，在 AK 病变具有异型性基底层细胞中往往可以检测到细胞核内少量突变 p53 蓄积，而更具侵袭性的 AK 或 KIN 则突变 p53 明显升高，SCC 中则往往可检测到大量的突变 p53，提示这样的病变具有更高的转移潜能。

MUC1 作为一种跨膜糖蛋白可促进形成癌前或癌性病变，它在正常角质形成细胞中不表达，研究发现，其在 AK 中的表达水平与异型性程度、角质形成细胞的分化程度相关，与表皮皮损厚度无关，因此可能作为 AK 发生恶化进展为 SCC 或其他皮肤肿瘤的生物标记物。

Schmitz 等人在对 892 例 AK 进行临床和病理学分析后，试图找到可以用于评估 AK 发展为 SCC 的线索，然而未果。仿照银屑病疾病面积与严重度指数 PASI 评分方法，他们制定出 AK 皮损面积与病情严重度指数（actinic keratosis area and severity index，AKASI）用于评估头面部皮损，病变的厚度、累及面积、位置分布及红斑被列入考虑因素，在对患者皮损进行评估时，最终确诊为 SCC 病例的 AKASI 得分显著高于 BCC 及其他非侵袭性皮肤肿瘤，提示 AKASI 可能用于评估 AK 患者进展为 SCC 的风险。

### 五、AK 诊断方法及要点概述

#### （一）临床表现

AK 在肤色较浅、长期日光暴露的中老年人群中极为常见，主要发生在曝光部位，包括头面部、耳部、颈部、前臂、手背，上肢的皮损多表现出比头面颈部皮损更明显的角化过度。皮损可为单发（图 19-4-1）或多发（图 19-4-2），多为不对称分布。根据皮损厚度不同，AK 分为三级病变。一级为轻度，指不易察觉的淡红或灰色斑片，触之有轻微沙砾感；二级为中度，角化过度的鳞屑性红斑，皮损易于被发现；三级为重度，其皮损肥厚，角化明显。三级 AK 与早期 SCC 难以鉴别。皮损还可伴有毛细血管扩张改变，或伴有明显的色素沉着、颜色加深，或发生疣状增生而呈角状突起。患者可诉伴有瘙痒或轻微疼痛感。光化性唇炎常被归类为 AK 的一种，主要表现为唇部的鳞屑性丘疹、斑片。

该病在临床上还需与 Bowen 病（即原位 SCC）、BCC、SCC、脂溢性角化等良恶性皮肤肿瘤及盘状红斑狼疮、慢性苔藓样角化病等疾病相鉴别。目前，还没有非常可靠的方法来鉴别怎样的 AK 皮损可以发生恶性转化。一般来说，皮损较大者（直径 >1cm）、短期内突然增大、出血、出现结节或溃疡时，要高度警惕其发展为 SCC 的可能性，需尽早行病理检查确诊及治疗。与鉴别诊断相关内容见后续 SCC 章节。

#### （二）病理表现

确诊 AK 依赖于皮肤病理检查，其典型组织病理学主要表现为不典型角质形成细胞增生及显著的光化性弹力纤维变性。具体表现为角化不全与角化过度交替出现，表皮下层不典型角质形成细胞增生，细胞排列紊乱，基底层不典型细胞呈芽蕾状突出伸入真皮乳头层；真皮浅层弹力纤维变性，伴炎症细胞浸润（图 19-4-3）。

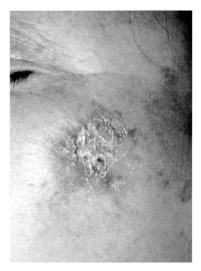

图 19-4-1 日光性角化病
单个皮损

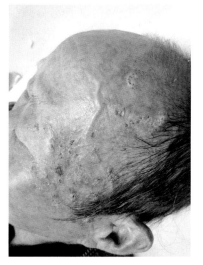

图 19-4-2 日光性角化病
多发皮损,部分融合成片

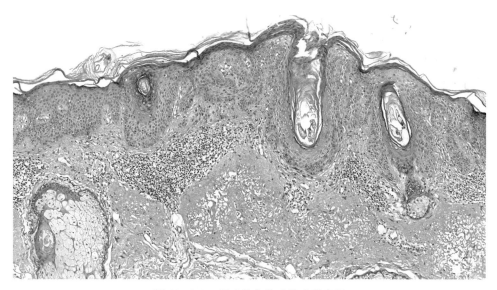

图 19-4-3 日光性角化病的病理表现

此外,根据 AK 的病理学特征还可以将其分为肥厚型、萎缩型、鲍温样型、苔藓样型、棘层松解型及色素型,这种病理分型是相对的,主要看哪一种表现更为突出。在回顾性病例分析中发现,肥厚型和萎缩型最为常见。在病理切片中,若有异型性角质形成细胞沿着毛囊和汗腺分布,提示可能为一种具有更强增殖特性的亚型,这种亚型中肿瘤细胞侵入更深层,可引起治疗抵抗,但一般情况下这些细胞很难被识别。

AK 与早期 SCC 在组织学上鉴别有一定困难,主要鉴别点在于两者异型性细胞的浸润深度。AK 病变不会突破基底层,而 SCC 则常突破进入真皮。但在某些病例中,仍然存在难以鉴别或是两者共存的现象。

(三)皮肤镜辅助诊断 AK

尽管组织病理是最终确诊的金标准,但其有创性带来限制,尤其是对于多发皮损者。皮肤镜作为一种无创诊断技术,近年来在皮肤疾病辅助诊疗中得到广泛应用和迅速发展。国内外学者提出 AK 特异性"草莓模式"(图 19-4-4)具有良好的诊断价值,此种镜下表现主要对应 AK 在病理上表现为异型性的角质形成细胞,表皮突牙蕾状突出伸入真皮乳头层,并有明显的毛囊角栓。具体而言,不同病变程度 AK 的镜下特征总结为以下 3 级:Ⅰ级,红色假网状模式,无色素的毛囊开口,毛囊周围可见网状分布的点状及线状血管,临床上常表现为可触及的红斑;Ⅱ级,草莓状模式,红色背景上可见黄白色、扩张的毛囊口,并有毛囊周围白晕,临床上表现为中等厚度斑块;Ⅲ级,黄白色无结构区域,扩张的毛囊开口内充满角栓,表面附着黄白色鳞屑,临床上则常表现为角化过度的鳞屑性斑块。

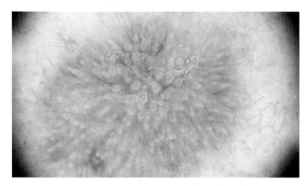

图 19-4-4 日光性角化病的皮肤镜表现

对于偏振光皮肤镜下的"玫瑰花瓣征"是否可作为 AK 的诊断表现,目前还存在争议。玫瑰花瓣征主要表现为毛囊扩张,其中充满角质、脂质及其他物质,从而在偏振光检测中出现玫瑰花瓣征这一光学现象。有回顾性研究表明,面部及其他曝光部位的皮损中出现玫瑰花瓣征时更具有提示意义。

在皮肤镜下,AK 与原位鳞癌、侵袭性鳞癌各具特点,具有一定鉴别意义。但皮肤镜诊断亦有其局限性,镜下表现的疾病特异性有限,还与检查者的临床经验有关,常需与盘状红斑狼疮、恶性雀斑样痣(主要与色素性 AK 鉴别)等疾病的皮肤镜表现进行鉴别。

## 六、AK 经典治疗方法及新的治疗探索

### (一) AK 经典治疗方法

考虑到 AK 皮损多发生于暴露部位而对外表美观性的不良影响,并具有发展为侵袭性 SCC 的可能,因此 AK 患者应得到及时治疗。常用的治疗方法有冷冻、手术切削、激光、光动力治疗(photodynamic therapy,PDT)及外用 5- 氟尿嘧啶(5-fluorouracil,5-FU)、咪喹莫特、双氯酚酸、巨大戟醇甲基丁烯酸酯等。临床上常根据皮损数目、特点的不同,在治疗上分为皮损定向(独立性皮损)、区域定向(皮损融合,并有部分肉眼不可见的亚临床皮损,因此治疗上常需超

过肉眼可见皮损的范围)来选择不同的治疗方法。

通常对于单个皮损倾向于手术或冷冻一类的物理疗法,而片状融合性皮损则倾向于外用药物治疗。目前关于各治疗方法单独或联合治疗的有效性、具体用法用量尚存在争议,多个国家对 AK 治疗指南给出了不同的建议。研究认为,5-FU 对 AK 的治疗及预防作用较好,而咪喹莫特、光动力疗法则具有更好的美容效果。在实际临床工作中,除疗效外,还需综合考虑患者满意度,包括治疗疼痛感、是否有溃疡、医疗费用等因素。

常用方法的治疗方法见表 19-4-1。

值得一提的是,Maud 等人通过对 624 名患有 5 处以上头部 AK 皮损并包括至少一处 25~100cm² 的连续性病变区域的患者进行随机临床试验研究,比较了 5% 5-FU、5% 咪喹莫特、氨基酮戊酸甲酯光动力疗法、0.015% 巨大戟醇甲基丁烯酸酯的疗效并随访 12 个月后发现,5% 5-FU 疗效最佳。另一项荟萃分析结果也支持这一结果,并提出局部治疗的疗效从高到低依次为:5% 5-FU、0.5% 5-FU、ALA-PDT、咪喹莫特、MAL-PDT、冷冻、透明质酸双氯芬酸。上述疗效主要针对皮损清除效果,但是并没有研究报道哪种治疗可以降低 AK 的恶性转化率。

### (二) 新的治疗探索

1. 因 AK 中不同程度的弹力纤维变性,尽管之前这仅仅被认为是日光照射的一种表现,但是有最新的研究提出这种间质的萎缩可能在表皮癌变中发挥关键作用,因此用强脉冲光或其他光电治疗改善这种光老化表现,引起成纤维细胞的增殖及透明质酸产生,除了达到美学目的以外,也可以防止其进一步癌变。

2. 在一种新的药物专利中,以氨基乙酰丙酸和有效的中药提取成分 2:1 的比例做成粉末,与相应溶剂混合制备成外用药物治疗 AK。此前已有研究提示多种中药成分(包括)对于皮肤癌有良好的治疗效果。

3. PDT 目前广泛应用于多种皮肤疾病,然而也带来一些问题,如诱发皮肤炎症,出现红斑、水肿、烧灼感、瘙痒、色素沉着等不良反应,这主要是由于治疗后仍处于光敏感状态以及延迟性药物刺

表 19-4-1　AK 常见的治疗方法

| 类型 | 方法 | 原理 | 局部不良反应 | 系统不良反应 | 备注 |
|---|---|---|---|---|---|
| 皮损定向性治疗 | 液氮冷冻法 | 超低温直接破坏表皮中非典型增生的病变细胞,尤其对较厚的皮损效果好,而真皮中的胶原、血管、神经等对低温耐受性较好 | 短期:疼痛,肿胀,水疱,感染,化脓性肉芽肿(罕见);长期:神经损害,色素改变 | | 治疗后1年内皮损复发率为1.2%~12% |
| | 磨削或剥脱性激光 | 直接去除皮损 | 疼痛,持久性红斑,色素减退,感染,瘢痕 | | 常用于头顶或额部的大块皮损,常需局部麻醉 |
| | 手术切削 | 直接去除皮损 | 瘢痕,感染,重要解剖结构破坏(少见) | 可能引起HSV感染的复发及局部扩散 | 对于过度角化性皮损效果好;需局部麻醉 |
| 区域定向性治疗 | 5-FU | 干扰脱氧胸腺嘧啶核苷酸的形成而抑制DNA生物合成,达到减少异常分化细胞增殖的目的。临床上主要外用制剂浓度有0.5%、1%、5%。对于比较薄、呈片分布的皮损效果好 | 红斑,炎症,糜烂,疼痛,瘙痒,光敏感,灼烧感 | 系统毒性主要见于二氢嘧啶脱氢酶缺乏症患者,包括头痛、失眠、易怒、口炎、白细胞增多、血小板减少、出生缺陷、单纯疱疹再激活、流产、中性粒细胞减少、神经毒性、胃肠毒性 | 此方法不推荐用于黄褐斑或酒渣鼻患者 |
| | 咪喹莫特 | 是一种小分子免疫调节剂,可通过结合胞内Toll样受体,刺激产生多种细胞因子以杀死肿瘤细胞;另一途径为上调TNF受体家族的表达,诱导肿瘤细胞发生凋亡 | 红斑,轻中度刺激为主 | 上呼吸道感染,流感样症状,HSV感染 | |
| | 巨大戟醇甲基丁烯酸酯 | 植物大载提取物,可以导致细胞快速死亡,常作为其他治疗的协同药物或序贯治疗的方法之一 | 疼痛,瘙痒,刺激,感染,剂量相关性毒性,干燥,结痂 | 头痛,眶周水肿,鼻咽炎,结膜炎,眼痛,带状疱疹,严重过敏(罕见) | 疗程短 |
| | 双氯酚酸 | COX抑制剂,属于非甾体抗炎药。可抑制PGE及多种炎症因子的合成 | 干燥,瘙痒,红斑 | 肝毒性 | |
| 皮损或区域定向治疗 | 光动力治疗(PDT) | 光敏剂依赖于光敏剂在增生活跃的细胞和组织中聚集,在氧参与、特定光激发后被激活,形成单线态氧,产生氧自由基,对细胞各个成分(尤其是线粒体)产生损伤而导致蓄积光敏剂的细胞发生坏死或凋亡 | 红斑,瘙痒,光照后灼热,针刺感,色素改变 | | 达到较高治愈率的同时最大程度的满足美容需求,且有利于去除周边肉眼无法识别的亚临床皮损。但光敏剂的穿透深度有限,治疗中患者疼痛感较强,并且对治疗中治疗后的避光要求高,且治疗费用相对较高 |

激所致。为了改进这一治疗方法,有研究者提出脉冲 PDT 的方法。提示首先与病变处进行预处理,如切削或点阵打孔,再以光敏剂短时间外敷后祛除(30min 左右),最后进行光照激发。研究者称,这种脉冲 PDT 确保原卟啉形成细胞内浓度和细胞外低浓度的梯度,这样一来,经典 PDT 治疗带来的治疗后反应即可很大程度的避免,但疗效却不会因此而降低。

除此以外,还有以常用几种外用药物做成复合制剂,寻求更好的治疗效果。治疗上的新探索并不局限于本节列出的内容,如与促进药物渗透相关的新方法,在此不一一列出,而这些方法的应用也不局限于 AK 的治疗之中。

### 七、疾病转归

AK 的结局包括自然消退、长期稳定不变及进展为 SCC。其中超过 50% 的 AK 皮损具有自然消退趋势,但消退后有 15%~53% 的皮损复发。无论转化为侵袭性 SCC 的概率如何,对于 AK 作为非黑素瘤性皮肤肿瘤(non-melanoma skin cancer, NMSC)的高危因素是比较明确的。对无皮肤肿瘤病史的 AK 患者进行随访发现,其患 BCC 和 SCC 的概率是普通人群的 6 倍以上,其中皮损多发或皮损融合者发展为 NMSC 的可能性更大,因为 AK 的发生提示皮肤对日光照射损伤耐受性降低。对于此类患者,及免疫抑制患者群体,需要进行更加严密的随访及更积极的疾病干预。

(陈　翔)

## 第五节　Bowen 病

Bowen 病(Bowen's disease,鲍温病)是一种较为常见的皮肤肿瘤类型,本质为原位皮肤鳞状细胞癌,在表皮全层出现非典型角质形成细胞。3%~5% 的病例可发展为侵袭性皮肤肿瘤,并可能发生转移。

### 一、Bowen 病危险因素

(1)HPV 感染:主要是 HPV 16,生殖器部位的皮损常可检测到该病毒阳性,在生殖器以外部位也有 4.8%~60% 的阳性率。

(2)辐射。

(3)接触致癌物:如砷剂暴露。

(4)免疫抑制状态(艾滋病、器官移植患者)。

(5)其他:遗传因素、既往慢性皮肤疾病史(寻常狼疮与红斑狼疮均有报道)等。

### 二、Bowen 病诊断方法及表现

#### (一)临床表现

常见于老年人,女性略多于男性,可发生于身体任何部位,暴露部位更为常见,但有报道称女性患者最常见部位为下肢。皮损多为单发(图 19-5-1、图 19-5-2),多发较少见,早期表现为淡红色丘疹,后逐渐颜色加深、增厚。典型的 Bowen 病皮损为边界清楚的暗红色或褐色的斑片或斑块,上附少许鳞屑。去除鳞屑后,其上可出现糜烂、渗出、结痂,痂皮往往不易剥落。皮损长期不愈合,并逐渐向四周扩展。大部分情况下患者无自觉症状,随病情发展可出现疼痛、瘙痒、出血等。与鉴别诊断相关内容见后续 SCC 章节。

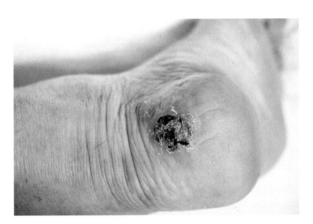

图 19-5-1　Bowen 病(足跟部)

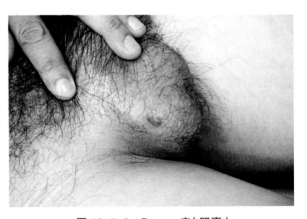

图 19-5-2　Bowen 病(阴囊)

## （二）组织病理学特点

Bowen 病的组织病理学上可见上皮全层不典型增生（图 19-5-3），并可向下延伸累及毛囊和皮脂腺。细胞核异型性及凋亡往往比 AK 更明显，并可见较多有丝分裂象。具体表现为表皮角化过度和角化不全，棘层肥厚，表皮突延长并增宽，表皮全层细胞排列紊乱，细胞不典型增生，并可见角化不良细胞，若基底层遭破坏则提示侵袭性肿瘤。真皮浅层炎症细胞浸润。

## （三）皮肤镜特点

2017 年在《中华皮肤科杂志》上发表的《鳞状细胞肿瘤皮肤镜特征专家共识（2017）》中，总结了鳞状细胞肿瘤的皮肤镜特点及重要鉴别要点，其中包括 Bowen 病。肾小球状盘绕血管、簇集分布的血管模式、表面黄白色鳞屑这三种表现形式若同时存在，提示该病可能性高达 98%（图 19-5-4）。此外，红色背景也是此病皮肤镜常见表现之一。深色人种中可见特殊亚型——色素性 Bowen 病，临床表现与皮肤镜特点均需与黑素瘤进行鉴别。

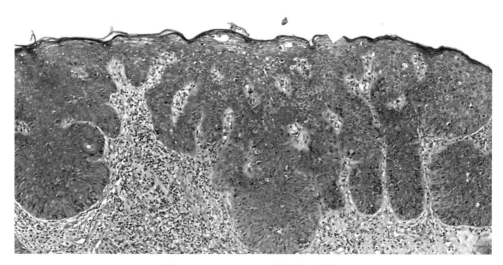

图 19-5-3 Bowen 病的病理表现

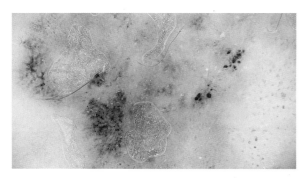

图 19-5-4 Bowen 病的皮肤镜表现

## 三、特殊情况下 Bowen 病的诊断难点及重点

1. **误诊率高** 需要格外警惕的是，由于很多医生和患者对于本病认识不足而常被忽略，或在确诊前外用多种药膏，导致皮损不典型，误诊率高。

2. **与其他 NMSC 的关系** 30%~50% 的 Bowen 病患者既往曾有 NMSC 病史，以 BCC 为主；而患 Bowen 病后再患其他 NMSC 的概率也比正常人高

4.3 倍。这一现象提示该类疾病可能与日光照射有关，为一系列日光性疾病谱。患 Bowen 病可能可以作为 NMSC 的一个风险预测指标。

3. **合并内脏肿瘤的可能** 来自国内外的多项回顾性病例分析结果提出，Bowen 病患者合并内脏肿瘤的概率较正常人明显增高。但目前尚缺乏有力证据，不足以得出该病患者需常规做内脏肿瘤筛查的结论。

4. **肛周 Bowen 病** 出现复发及疾病进展的风险较其他部位更高，需早期诊断，及时治疗。

5. **甲 Bowen 病** Bowen 病可发生于甲单位及其周围组织，可表现为角化过度、疣状增生，并影响指甲外观，导致指甲皱褶或脱落、白色改变，有时甲下还可出现肉芽组织增生，并可见甲床萎缩。甲下受累常见，可出现甲剥离。纵向黑甲常作为甲 Bowen 病的表现特征之一。

6. **高危 HPV 感染风险** 在生殖器部位及甲周的 Bowen 病病例中，HPV 16 阳性率高，提示

HPV 可能参与诱导这两个特殊部位疾病发病,因此对于患者及其伴侣均需追踪随访其甲和生殖器部位的 HPV 感染可能。

7. 若皮损出现溃疡、结节或出血改变,提示进展为侵袭性皮肤肿瘤的可能,需高度警惕。

### 四、如何选择合适的治疗方法

Bowen 病皮损大多发展极为缓慢,偶有自然消退的病例,但很罕见。总体而言,该病患者预后良好,对治疗反应良好。

治疗方法包括手术、物理治疗、外用药物、系统用药多种,但没有一种方法可以完全避免皮损复发。临床医生可根据皮损大小、厚度、部位等特点来选择合适的治疗方法,在条件允许的情况下,还可采取联合治疗。

1. **手术治疗** 手术切除作为一种快速而有效的方法,非常适合于单发皮损及特殊部位皮损,长久以来作为首选治疗方法。手术切除建议从皮损边缘扩大 0.5cm,深度达到脂肪层,以减少复发。对于指/趾端及生殖器部位的皮损,建议行 Mohs 手术,彻底清除肿瘤组织的同时最大限度保持功能和外观完整性。

2. **物理治疗** 如冷冻治疗、剥脱性激光、放射治疗。

3. **局部用药** 咪喹莫特、5-FU 为常用外用药物,疗效比较确切,现在更多被推荐于联合治疗方案中,而不是单独应用。

4. **光动力治疗** 光敏剂经历了几代的发展,目前 5-ALA 在 PDT 中应用最广。ALA-PDT 已经频繁的应用于 Bowen 病的治疗中,其对于多发皮损具有良好清除率、低复发、治疗后较少形成瘢痕等优点,这种非创伤性治疗受到越来越多的医生和患者青睐。

5. **系统用药** 口服维 A 酸类药物,需足量,易出现皮肤黏膜干燥等不良反应。关于其有效性数据目前较少。

The Cochrane Collaboration 收集了 9 项随机对照临床研究中近 400 例 Bowen 病患者数据,对不同治疗方法(不包括手术治疗)12 个月内皮损清除率,以及一个疗程内清除的皮损数量、所需疗程数、复发率、美观、生活质量等进行评估后发现,目前仍然没有一种治疗对于该病的清除率及抑制复发显著优于其他方法,大部分研究支持 PDT 治疗有更好的美观效果,但还需进一步的长期随访数据来证实。因此目前无法给出倾向性治疗方法。

（陈 翔）

## 第六节 鳞状细胞癌

### 一、鳞状细胞癌的定义及历史沿革

鳞状细胞癌(squamous cell carcinoma, SCC)简称鳞癌,也曾称为表皮样癌(epidermoid carcinoma)、棘细胞癌(prickle cell carcinoma)等,为最常见的皮肤恶性肿瘤之一,起源于皮肤表皮及其附属器(毛囊漏斗、皮脂腺导管、末端汗管)角质形成细胞,好发于头皮、面部、颈和手背等暴露部位,也常继发于慢性炎症或瘢痕所致的经久不愈的溃疡。有多种生物学特性截然不同的临床和组织病理学亚型,癌细胞倾向于不同程度的角化,从长期局部破坏到早期发生淋巴结、远处转移。1775 年 Percival Pott 首次报道扫烟囱工人因接触煤烟发生阴囊鳞癌,1900 年 Neve 报道坑烧伤癌,以后在我国西北部也有类似报道。目前已证实许多致病因子均可诱发鳞状细胞癌,如紫外线长期照射、放射线、损伤、致癌化学物质接触等。

### 二、鳞癌的危险因素

鳞癌的发病率因环境因素(如阳光、气候)和种族(如遗传因素和皮肤色素多少)的影响而异。在欧美国家,SCC 发病率仅次于基底细胞癌,并呈逐年上升趋势。最新统计发现,世界范围内,鳞状以每年 3%~10% 的速度快速增长。我国 1 项对 1 905 例 SCC 的回顾性研究发现,在非黑素性皮肤肿瘤中,SCC 发病率位居首位(29.4%),稍高于基底细胞癌(28%),且以每年 2.6% 的增幅上升。有 5% 的 SCC 可发生转移,一旦发生转移或病程发展加快,会导致较高的后续治疗成本和较差的预后。

鳞癌的发病与性别、年龄、职业及身体的部位有一定相关性。

1. **性别** 男女比例为 1.5~2.2:1。

2. **年龄** 主要发生在老年人。国内资料以 50~60 岁的发病人数为高峰,其次为 61~70 岁,

40 岁以下较少见。

3. **职业**　农民占大多数，其次是家庭妇女。

4. **部位**　好发于头皮、面、颈和手背等暴露部位，少数发病在非暴露部位。

### 三、鳞癌发病机制中的多重因素及目前主要研究发现

鳞癌的发病机制涉及到多个方面，现有研究发现与以下因素相关：

1. **基因突变**　目前研究较多的相关基因通路包括：TP53、CDKN2A、Notch、PI3K、EGFR、细胞周期蛋白、TGF-β、RAS、SRC 家族激酶（SFK）、NF-KB 和 KNSTRN 等通路，涉及的机制包括失活突变、激活突变或表面遗传改变等。

近年来，一些与 SCC 发展和转移相关的免疫学特征改变逐渐被发现，包括肿瘤坏死因子相关凋亡诱导配体、α 型肿瘤坏死因子配体、黑素瘤抗原 3 配体和死亡受体配体诱导的肿瘤浸润 T 淋巴细胞的凋亡、细胞因子如共抑制分子程序细胞死亡分子 1 和细胞毒 T 淋巴细胞相关抗原 4 在 T 细胞表达的高表达等。

2. **紫外线辐射**　主要是慢性长期暴露，早年日光暴露比晚年暴露对发病有更大的影响。人工紫外线（PUVA、晒黑床）也会增加发病风险。

3. **放射性皮炎**　慢性放射性皮炎为持久性、进展性和不可逆的损害，4~40 年后可发展为 SCC，中位时间 7~12 年。

4. **化学致癌物质**　不断有证据表明砷剂可通过调节细胞生长的信号通路发挥肿瘤催化剂作用。其他多种有机化学制剂（矿物油、煤焦油、烟尘、多氟联苯、4,4- 联吡啶、补骨脂联合 UVA、氮芥）和职业暴露（杀虫剂、沥青、多环芳香烃等）均与 SCC 风险增高有关。

5. **职业危险因素**　户外工作人群、飞行员、纺织工人、海员、火车司机等已证实有较高的 SCC 风险。

6. **HPV 病毒感染**　特别是 HPV16 型或 18 型与 SCC 发生有关。

7. **人疱疹病毒 8 型（HHV8）**　是一种新型癌基因，目前有很多 HHV8 与鳞癌相关性的研究，但结论不一，两者更确切的相关性还需进一步研究。

8. **HIV 感染**　HIV 感染患者多种癌症的风险均增加，包括皮肤 SCC。

9. **器官移植**　相对于免疫功能正常者而言，这类患者发生为侵袭性 SCC 或多发性皮损的概率升高 65 倍。

10. **免疫抑制剂**　SCC 的风险与免疫制剂的使用时间有直接关系。在一项研究中，口服糖皮质激素的器官移植受体患 SCC 的风险显著增加（比值为 2.31）。

11. **增加发生 SCC 风险的疾病**　如着色性干皮病（XP）、眼 - 皮肤白化病、疣状表皮发育不良（EDV）、营养不良性大疱性表皮松解症等。

12. **其他危险因素**　可能包括居住在高海拔地区、饮食中摄入过多脂肪、烟草滥用、热烫伤和慢性溃疡。此外，曾患 BCC 和 SCC 的人再发生 BCC 和 SCC 的风险比普通人群高。

### 四、临床表现及分期

1. **鳞癌发生的主要前期病变**　早期鳞癌和基底细胞癌无明显差别，但鳞癌最常见的前驱病变是日光性角化和鲍温病，也常继发于某些皮肤病变，如高危型 HPV 感染、烧伤瘢痕、慢性炎症、感染所致的持久不愈性溃疡、某些遗传性或先天性皮肤病、砷剂角化病、放射性皮炎等。

2. **鳞癌的皮损以外生性和溃疡为主**　尽管其皮损形态多样，但根据其特征通常分为两型：①菜花样（或乳头状）型，初期损害表现为红色、质硬的浸润性斑块或结节，上覆黏着性鳞屑，基底可活动，继而损害迅速增大，隆起呈乳头状、菜花状、疣状或皮角样外观，并固定于其下组织。肿瘤周围组织往往充血，边缘呈污秽暗红黄色。肿瘤表面可见毛细血管扩张，附以鳞屑和结痂，组织脆弱易出血，触之质软。②深在型（或溃疡型），初期为淡红色坚硬的小结节，表面光滑有光泽，皮损渐增大，中央呈脐样凹陷，周围有新发结节。结节破溃后形成大的溃疡，边缘坚硬、高起并外翻，溃疡底部高低不平，有污垢坏死组织、脓性分泌物并伴有特殊的恶臭。此型发展较快，向深处浸润，可达肌肉或骨骼层，并可引起区域淋巴结转移。

3. **鳞癌的分期**　鳞癌根据国际 TNM（T：肿瘤的大小和浸润深度；N：肿瘤邻近肿大淋巴结的数目及大小；M：是否有远处转移）而分为 0~Ⅳ

期，Ⅲ～Ⅳ期提示预后不良。

### 五、"慧眼辨真凶"

#### （一）临床上需要鉴别的疾病

1. **角化棘皮瘤** 表现为质地较硬、隆起性损害，中央凹陷，充满角质或结痂，呈火山口状，生长常迅速，部分皮损可于数月后自行消退。

2. **瘢痕疙瘩** 常高出周围正常皮肤，超出原损伤部位，呈持续性生长的肿块，扣之较硬，弹性差。分为肿瘤型和浸润型，肿瘤型瘢痕疙瘩突起显著，顶部较基底膨大如罩状，表面有结节。

3. **尖锐湿疣** 好发于外生殖器及肛门附近的皮肤黏膜湿润区，呈乳头状及菜花状，暗红色，易出血，醋酸白试验常阳性。

4. **溃疡性基底细胞癌** 常有卷曲隆起的边缘，上有珍珠状丘疹，伴有毛细血管扩张。

#### （二）病理上需要鉴别的疾病

病理上表浅浸润性 SCC 通常需要与其非浸润性前驱病变、良性角化病、感染相关的假上皮瘤样增生、基底鳞状细胞癌、某些附属器肿瘤、肉瘤、黑素瘤和大细胞间变性淋巴瘤等进行鉴别。有时还需要将原发性与转移性 SCC（包括皮肤或皮肤外原发性鳞癌或出现鳞状分化的肿瘤，如膀胱癌）进行鉴别。

1. **浸润性 SCC 与原位 SCC** 病理上如病变基底部以浸润性的生长方式延伸至真皮网状层及以下，同时伴有间质反应（肿瘤周围间质纤维化和炎症反应）时，可判读为浸润性 SCC；仅位于表皮者为原位 SCC。

2. **SCC 与角化棘皮瘤** 后者具有向内和向外生长的趋势，瘤细胞胞质淡染，瘤内中性粒细胞及嗜酸性粒细胞浸润；SCC 主要是向内增生及溃疡形成，以淋巴细胞浸润为主。但如果取材偏小或仅仅边缘部分取材，两者病检有时难以区别，往往需要借助临床信息。

3. **SCC 与假上皮瘤样增生** 后者可见表皮角质形成细胞不规则增生至真皮较深的部位而类似 SCC，但常伴有创伤引起的间质反应性改变，如出血、水肿、肉芽组织和/或纤维化，角质形成细胞排列通常保持极性，仅基底层角质形成细胞可出现反应性核增大，核染色质通常空淡。

4. **SCC 与基底鳞状细胞癌** 后者指基底细胞癌中有鳞癌成分，分混合型和中间型，前者具有灶状鳞状细胞化生和角化的角珠；中间型即在交织成网状的狭窄条束中有两种细胞，外层深染的基底细胞和较基底细胞大而淡且界限明显的内层细胞。

5. **SCC 与伴有鳞状分化的附属器癌（汗孔癌、外毛根鞘癌）** 汗孔癌可见汗孔细胞及导管分化，免疫组化 EMA 或 CEA 阳性。SCC 呈透明细胞改变者可能会与外毛根鞘癌混淆。后者的异型性较前者小，可见外毛根鞘角化区。

6. **SCC 与黑素瘤** 梭形细胞 SCC 可类似梭形细胞黑素瘤，可借助免疫组化标记。

7. **SCC 与大细胞淋巴瘤** 分化差的大细胞 SCC 的表型也可类似间变性淋巴瘤。后者 CD30、CD3、CD15 和 EMA 阳性，而 34βE12 或 CK（AE1/AE3）阴性。

### 六、鳞癌诊断的方法、现状及发展趋势

#### （一）皮肤组织病理检查：鳞癌诊断的金标准

1. **鳞癌的主要病理特征** 可见肿瘤细胞自表皮向下生长，突破基底膜带并侵入真皮，呈不规则的团块状或束条状，由正常鳞状细胞和非典型的鳞状细胞组成，高分化者鳞状细胞胞体较大，呈多边形或不规则形，胞质丰富，部分胞质透明呈空泡化，有细胞间桥，常见角珠，可见角化不良细胞。中度分化者胞核大小及染色深浅不同，并见巨核、多核和有丝分裂象。未分化或低分化者鳞状细胞胞体较小，无细胞间桥，呈梭形，胞质很少，核深染，有较多不典型有丝分裂象，其中无角化不良细胞。

2. **鳞癌的分级** 鳞癌按 Broders 分类（根据未分化细胞在癌细胞中所占的百分比，并结合癌细胞的非典型程度与损害的侵袭程度）可分为四级。Ⅰ级：其中所含的非典型鳞状细胞低于 25%，癌组织向真皮侵犯，不超过汗腺水平，角珠常见，在癌组织周围的真皮内有明显的炎症反应，特别在形成溃疡时更为明显。Ⅰ级鳞癌一般不发生转移。Ⅱ级：癌组织向下侵犯，达到真皮深层，癌细胞团块与周围间质的境界不清，非典型鳞状细胞 25%~50%，角化情况轻，仅有少数角珠，其中心多见角化不全，周围的炎症反应较Ⅰ级为轻。Ⅲ级：有大量的非典型鳞状细胞，占 50%~70%，角

化情况不明显，或根本见不到。不见角珠，可见个别角化不良细胞。胞核不典型，有丝分裂象显著，周围炎症不明显。Ⅳ级：也称未分化型，几乎整个癌组织的细胞均为非典型鳞状细胞，且无细胞间桥。有丝分裂象多，已完全看不到角化情况。

**3. 免疫组化**　对于分化差的鳞癌的诊断，免疫组化是一种有效的辅助手段。绝大多数的鳞状细胞癌可出现高分子量角蛋白（34βE12）、抗细胞角蛋白抗体（MNF116）、细胞角蛋白 5/6（CK5/6）和癌胚抗原（CEA）的高表达。部分病例可表达低分子量角蛋白（35βH11）、甲状腺转录因子-1（TTF-1）或细胞角蛋白 7（CK7）。

诊断低分化鳞状细胞癌常常首选 34βE12 和 / 或 CK5/6 抗体，具有高敏感性和特异性，但 MNF116 和 p63 可提高诊断价值。CK（AE1/AE3）、EMA 标记常阳性；Cam5.2、Berep4、S100、SMA 通常阴性。与鳞癌相比，CK7、CEA 和 / 或 BR-2 阳性染色出现在汗腺来源肿瘤的可能性更大。

**（二）新的无创性诊断技术在鳞癌辅助诊断中的应用：传统组织病理检查的延伸**

**1. 皮肤镜**　皮肤镜具有无创伤性、操作简便、现场实时检查后即可给出辅性诊断报告的优势。可用于早期诊断并提高临床诊断的准确率。鳞癌的皮肤镜表现为角蛋白聚集，表面血性斑点，白色无定型结构，血管呈点状、线状或不规则分布。但对于真皮深层的皮肤病变诊断能力有所欠缺，在鳞癌的诊断中尚无确切的诊断标准。

**2. 反射式激光共聚焦显微镜（reflectance confocal microscopy，RCM）**　鳞癌重要的皮肤 RCM 检查特征包括：角质层的表浅破坏、多形性角化不全、表皮严重的非典型多形性、表皮严重的结构紊乱、真皮角质形成细胞非典型聚集。皮肤 RCM 的无创性和高分辨率的特点使它很适合早期及复发鳞癌的检测，特别是早期的皮肤鳞癌皮损较薄，皮损面积小，角化过度轻微，十分适合 RCM 的检测。Braga 等报道皮肤 RCM 用于皮肤肿瘤患者随访检测，对于临床表现相似的粉红色可疑皮损，应用皮肤 RCM 诊断特征可以有效鉴别皮肤鳞癌、基底细胞癌和无色素性黑素瘤。但皮肤 RCM 在部分鳞状细胞癌的临床检测应用中不是十分理想。主要是由于角化过度可限制皮肤 RCM 检查。虽然将角化部分刮除或使用角质溶解剂可有利于 RCM 成像，但有时棘层肥厚严重，检查时很难发现 SCC 真皮的变化，如侵入的瘤团、血管增生及日光性弹力纤维变性。

**3. 皮肤 B 超**　目前绝大多数的 SCC 患者均采取手术切除术，对肿瘤面积估计过高，将导致正常皮肤被切除过多，从而影响皮肤外观，若估计过少，肿瘤切除不完全，将导致其复发或恶化。因此，术前对肿瘤的厚度及范围进行准确的测量是外科手术的前提。而高频超声能准确区分表皮、真皮及皮下组织层，已经越来越多的应用于皮肤炎性及占位性病变的诊断，可动态观察其边界、形态、内部回声、血流分布情况等特征并测量其大小，判断累及层次，对于确定手术范围有重要价值。超声表现为皮肤层弱回声团块，团块边界可清楚或不清楚，内部回声可均匀或不均匀，形态多不规则，并可同时累及真皮及皮下层，团块较大，病变区以Ⅲ级血流为主，表现为较丰富的血流信号。

**（三）免疫功能检测**

研究发现，皮肤鳞状细胞癌患者外周血 CD3+、CD8+、CD16+ 水平呈异常高表达，且与组织学分化程度呈正相关；CD4+、CD4+/CD8+、NK 水平呈异常低表达，且与组织学分化程度呈负相关，外周血 T 淋巴细胞及 NK、B 淋巴细胞水平检测有助于评估 SCC 病情的严重程度。

## 七、鳞癌高危因素评估

**（一）临床上的高危因素**

①肿瘤发生的部位：高危部位为面部"面具区"，包括面中部、眼睑、眉毛、眶周、鼻部、唇部、颏部、下颌部、颞部、耳部、耳前耳后皮肤 / 沟，以及外生殖器、手足部。中危部位包括面颊、前额、头皮、颈部，而躯干、肢体则属低危部位。②肿瘤的大小：低危部位，瘤体直径≥20mm；中危部位，瘤体直径≥10mm；高危部位，瘤体直径≥6mm。③肿瘤生长的速度：较快。④诱发因素：与放射线、砷剂角化、烧伤瘢痕、慢性创伤溃疡、免疫抑制等易感因素相关的鳞癌恶性度高（转移率 >10%），而起源于日光性角化及 HPV 感染相关的鳞癌恶性度低（转移率≤2%）。⑤其他因素：肿瘤边缘不规整；患者出现免疫抑制状态；既往有皮肤鳞

癌病史或者出现神经症状。

## （二）病理上的高危因素

棘层松解性鳞癌、腺鳞癌和其他非特异的低分化鳞癌被认为较普通鳞癌更具侵袭性。普通鳞癌最重要的危险参数是肿瘤的厚度、浸润的解剖层次以及肿瘤细胞的分化状态。①肿瘤浸润的深度：浸润深度超过 2cm 或者 Clark 分级为Ⅳ或Ⅴ级。②浸润的解剖层次：神经周围浸润或出现血管侵犯与局部复发和肿瘤转移的的高风险有关，受累神经区域疼痛可预示神经周围浸润的发生。③肿瘤的分化状态：低分化，或者 Broders 分级Ⅲ级或Ⅳ级。

## 八、鳞癌的治疗方法及发展趋势

### （一）手术治疗

**1. 传统标准手术切除：治疗鳞癌的首选方案**　标准手术切除法是指在切除肿瘤的同时连同边缘正常皮肤一同切除，切除范围根据病损的程度而定，切除后的标本行病理学检查。该方法用于分化良好、直径 <2cm 的低风险肿瘤。2012年，EDF-EADO-EORTC 共识小组建议，低风险肿瘤切除范围至少距肿瘤边缘 5mm；对于组织学厚度 >6mm 或具有高危特征的肿瘤（分化较差、皮下或周围神经浸润、瘢痕癌、复发肿瘤等），需切除距肿瘤边缘至少 10mm。麻醉方式尽量采取全身麻醉，以防注射局部麻醉药物时因肿瘤界限不明发生医源性种植。对于必须采取局部麻醉的患者，局部麻醉药物注射前，需标明切除范围，且切除范围可适当扩大，避免因局部注射使肿瘤边缘难以辨认，同时可避免引起肿瘤细胞医源性扩散。切除深度至少应达浅筋膜层，若腱膜、软骨膜和骨膜未被侵犯，可予以保留。发生于特殊部位（眼睑、鼻尖等）的肿瘤可适当缩小切除范围，以免影响头面部外观及功能。标准手术切除，初发者5 年治愈率为 92%，复发者 5 年治愈率为 77%。

**2. Mohs 手术：在切除肿瘤组织的同时最大限度地保留正常组织**　适应证包括瘤体大、临床边界欠清；肿瘤呈侵袭性组织学改变；常规手术方式难以切除干净，复发率高的区域如耳前区、耳后沟、鼻唇沟、内眦、人中、颞部、上唇、鼻部、下睑部肿瘤；以及需要尽量保留正常组织的部位如指（趾）、眼睑、外生殖器；慢性瘢痕和溃疡基础上的

肿瘤；宿主免疫功能缺陷；浸润真皮超过 4mm；有神经受累症状如疼痛、瘫痪表现的肿瘤。Mohs 手术治疗初发者 5 年复发率为 2.6%，复发者 5 年复发率为 5.9%，总的 5 年复发率为 3.9%。

### （二）非手术治疗：不适宜手术者的选择

对于年龄较大、患有严重心脑血管疾病等手术禁忌证患者，或者手术后因瘢痕影响外观，对美容要求较高的患者可选择非手术治疗。

**1. 刮除联合电灼法**　有报道治愈率高达97%~98%，但应选择适合的、小的、不深的皮损，可用于治疗小的原位 SCC 或分化好的直径 <1cm 的瘤体。

**2. 激光与冷冻疗法**　适用于治疗体积较小、边界较清的低危性肿瘤，但一次性并不能完全将病灶清除干净，复发率相对较高，依据安全性及有效性，目前临床上不作为首选的治疗方法。

**3. 放射治疗**　可作为基础治疗或辅助治疗措施。作为基础治疗主要适用于 70 岁以上的老年患者；眼、鼻周小于 1cm 的 SCC 及复发的难以再次切除的 SCC。作为辅助治疗适用于术后病理示切缘有肿瘤残余或肿瘤距切缘 0.5mm 以内；肿瘤大于 4cm；肿瘤累及神经及发生局部淋巴结转移者。可为这类难治的患者提供 90% 以上的5 年局部控制率。

**4. 光动力治疗（PDT）**　光动力的治疗原理为利用一定波长的光敏剂进入肿瘤组织中，通过光化学反应选择性的杀死癌细胞，再者可以通过肿瘤血管间接损伤及激活免疫应答，从而使肿瘤细胞发生变性或者坏死，达到治疗的目的。光动力具有非侵入性、高选择性、复发性低、无痛苦性、无瘢痕性等特点，可适用于美容要求高或不宜行手术治疗及年迈体弱的患者。国外报道PDT 治疗原位鳞癌 1 年的完全缓解率可达到82%~100%。但是 PDT 也有其局限性，目前它只推荐用于原位或早期浸润较浅的鳞癌治疗，对于浸润较深的病变，因病灶深、红光穿透深度有限，其疗效亦有限。另外，费用较高也影响了部分患者的选择使用。

### （三）局部药物治疗

**1. 5-FU**　FDA 批准外用用于日光性角化、原位 SCC 和浅表型基底细胞癌的治疗。有报道外用 0.5% 浓度，1 次 /d 和 5% 浓度，2 次 /d 效果

相同,而前者不良反应更轻,皮损完全清除率为43%。

**2. 干扰素** 报道干扰素 α-2b 每周 3 次 1.5mu 皮损内注射,连续 3 周可使 97%~99% 的肿瘤得到组织学治愈。对于移植相关性转移性 SCC 患者,联合系统应用维 A 酸及干扰素 α 可获得 7% 的完全缓解率和 36% 的部分缓解率。

**3. 5% 咪喹莫特** 咪喹莫特是一种新型的能局部外用的免疫佐剂,主要通过激活信号通路,刺激产生多种细胞因子。虽然目前咪喹莫特治疗肿瘤的机制还不够明确,但近几年大量病例报道单纯外用 5% 咪喹莫特乳膏在治疗位置较浅表的、体积较小的皮肤鳞癌亦能取得明显的疗效。

**4. 西妥昔** 西妥昔作为表皮生长因子受体 (EGFR)单克隆抗体的典型代表,已应用于多种人体肿瘤的临床治疗,西妥昔单抗可与正常细胞核多种癌细胞表面的 EGFR 特异性结合,并竞争性阻断 EGF 和其他配体的结合,从而抑制癌细胞的增殖、诱导癌细胞的凋亡。2006 年,Bonner 等研究用西妥昔治疗局部晚期头颈鳞状细胞癌,表明西妥昔与放疗联合可明显提高疗效。

**5. 维 A 酸制剂** 一般认为,本类药物预防 SCC 的效果较治疗 SCC 的效果更好,长期小剂量口服异维 A 酸可降低着色性干皮病和器官移植患者的 SCC 发病率,对于器官移植患者应用本类药物还能减低排斥反应。在治疗 SCC 时联合皮下注射干扰素及顺铂可提高疗效,但同时副作用也更多见。

**（四）淋巴结转移的治疗**

目前一些临床研究中心正在评估前哨淋巴结活检效果,尤其是对头、颈部大的鳞癌。如果查到神经周围浸润,肿瘤切除后要考虑局部放射治疗,并行影像学检查,以评估局部扩散或转移情况。如果发现淋巴结肿大,应该采取淋巴结细针穿刺或活检检查,对于此类患者应采取多学科的联合治疗,包括皮肤科、内科、外科、肿瘤放疗科等,如果出现远处转移,可联合采用全身化疗。常用的化疗药物包括铂衍生制剂(即顺铂或卡铂)、5-FU、博来霉素、氨甲蝶呤、阿霉素、紫杉烷类。单独使用或组合吉西他滨或异环磷酰胺,其疗效没有确切的证据。化疗对老年患者不良反应

较大,主要包括肝、肾功能损害以及造血功能减退等。为减轻其不良反应,应适当调整药物剂量,并予以补充造血生长因子、镇痛、止吐等对症治疗,然而大量研究表明,SCC 对全身化疗不敏感。因此,全身化疗在临床上不作为 SCC 首选的治疗手段。

**（五）最新或未来的治疗方法**

**1. 局部电化学治疗** 是利用局部电脉冲刺激与药物相结合的新型物理治疗方法,常用的化学药物有博来霉素、顺铂,目前已广泛用于晚期病变。它有助于控制不宜手术治疗、局部复发的 SCC,可以减少病灶出血,减轻局部疼痛。局部控制率波动在 20%~70%。

**2. 基因治疗** 目前已进入临床试验阶段,但仍有很多问题面临挑战。这可能是未来治疗 SCC 的发展方向。

**3. 声动力治疗（SDT）** 是最近出现的作为替代 PDT 的一种微创治疗方法,主要成分包括声敏药物、超声和分子氧。该方法是利用超声波对生物组织有较强的穿透能力,并激活一些声敏药物,从而产生细胞毒性活性氧类(ROS),进一步杀死肿细胞。最新研究发现,SDT 比 PDT 具有更好的临床疗效,但目前仍缺乏临床经验,需更进一步研究完善。

（黄长征 朱 里）

# 第七节 基底细胞癌

基底细胞癌(basal cell carcinoma, BCC),又被称为基底细胞上皮瘤(basal cell epithelioma)、基底细胞瘤(basalioma)、侵蚀性溃疡(rodent ulcer)等,是人类最常见的皮肤恶性肿瘤。1903 年,由 Kropecher 首次报道,是一种皮肤的低度恶性肿瘤。目前认为基底细胞癌起源于表皮或附属器的基底细胞,可能从原始上皮性胚芽细胞衍生而来,主要由间质依赖性多潜能基底样细胞组成,向表皮或附属器分化。也有研究认为,基底细胞癌来源于长期定居在毛囊旁表皮和毛囊漏斗上部的干细胞。本病好发于中老年人,男性发病率多于女性,发病隐匿,进展缓慢,一般仅在局部呈浸润性生长,很少发生转移。

因为其恶性程度不高,该病曾被称为基底细

胞上皮瘤。尽管该疾病转移十分少见，但还是可以造成明显的局部组织破坏，特别是在头面部时，可以侵犯深部骨骼甚至深达颅内，所以命名为基底细胞癌更为贴切。

## 一、基底细胞癌的危险因素及信号通路异常

### （一）基底细胞癌的危险因素

目前比较确定的危险因素包括紫外线辐射、电离辐射、长期摄入无机砷或含砷较高的饮水、食物、免疫抑制。在烧伤烫伤瘢痕和其他瘢痕上以及某些错构瘤如疣状表皮痣、皮脂腺痣等基础上亦可发生基底细胞癌。在基底细胞癌发病机制的研究中，日光暴露性紫外线损伤被认为是最主要的危险因素，许多基础研究及流行病学均关注紫外线与基底细胞癌发病之间的相关性。研究发现，皮肤慢性光损伤是基底细胞癌最强的预测因素。

### （二）基因突变及多种信号通路异常

基底细胞癌中可伴随有多条信号通路的调节失控以及某些抗凋亡基因和促凋亡基因的变化，这些变化可能在基底细胞癌发生发展中起着重要作用，包括：Hedgehog 信号通路、Wnt/β-catenin 信号通路、表皮生长因子受体信号通路、Notch 通路、FasL-Fas 通路、PI3K-AKT 通路、促分裂原活化蛋白激酶通路和核因子 -κB 通路等多种信号通路的失调以及抗凋亡基因 Bcl-2 过度表达、RAS 基因突变、促凋亡基因 p53 基因突变、Bax 基因下调。

基因突变与本病的发生存在一定关系，50%~100% 的基底细胞癌患者有 p53 基因突变，p53 基因突变是紫外线照射引起的改变。p53 在基底细胞癌中呈现高度表达状态，提示 p53 蛋白的表达与基底细胞癌的发病过程关系密切。

在基底细胞癌中 RAS 突变率在 10%~20%。Ras 被激活后，会进一步激活丝苏氨酸激酶级联放大效应，Raf 激酶磷酸化进而导致丝裂原活化蛋白激酶（MAPK）被激活后转至细胞核内直接激活转录因子。另外，MAPK 刺激 Fos 和 Jun 转录因子形成转录因子激活因子蛋白（AP）1，与MAPK 交联促进基底细胞癌的发展。另有研究发现，在 Hh 信号通路诱导的肿瘤中，RAS/MAPK 的

激活可在不依赖 Hh 信号通路的情况下促进肿瘤发展和转移。痣样基底细胞癌综合征与 PTCH 1 基因突变有关。

Bax 与细胞凋亡线粒体途径调节蛋白 Bcl-2 具有极高的同源性，但却发挥了截然相反的功能，Bax 属于促凋亡基因，能够通过与 Bcl-2 形成异源二聚体来抑制 Bcl-2 的抗凋亡作用，基底细胞癌中 Bax 蛋白及 mRNA 表达明显低于正常组织。

在上述信号通路中，Hedgehog 通路信号失调在基底细胞癌中的核心作用已得到广泛认同。Hh 信号通路为一经典控制胚胎发育的信号通路，控制细胞的生长与增殖。Hh 信号的传递受靶细胞膜上两种受体 Patched（PTCH）和 Smoothened（SMO）的控制。通常 Hh 信号通路在哺乳动物中处于关闭状态，PTCH 可限制 SMO 的异常活化，在 Hh 信号通路中的下游信号转录因子 Gli 蛋白 C 端经一系列的酶剪切后形成 Gli—R，进入细胞核抑制 Hh 目标基因的转录。Sonic Hedgehog（SHH）通路失调与基底细胞癌发生关系密切，而 PTCH 失活突变导致的 SHH 信号失调是基底细胞癌发生的最重要因素，PTCH 在信号通路中各种成分起外输泵的作用，是基底细胞癌发生过程中的必需步骤。PTCH1 的缺失突变是普遍得到证实的导致痣样基底细胞癌综合征（NBCCS）的分子机制。Hh 通路中 SMO 和 SHH 的转录因子 GLI1 和 GLI2 的异常表达导致通路持续激活并促进基底细胞癌的形成。PTCH 敲除小鼠可以快速形成表皮肿瘤，且形成的肿瘤其组织学特征与人基底细胞癌非常类似；抑制该通路的药物也已经在基底细胞癌的治疗中取得较为满意的疗效。

Notch 信号不仅参与正常上皮组织分化，参与控制细胞活化和上皮干细胞分化，也在肿瘤发生中发挥作用。Notch 基因敲除后的小鼠中表皮细胞基底层过度增殖从而导致基底细胞癌样肿瘤，证明 Notch 信号是一种不通过 SHH 的基底细胞癌的发生发展途径。

在进展为浸润癌前，基底细胞癌起源细胞会逐渐重编程为胚胎毛囊祖细胞，基底细胞癌起始细胞癌基因表达后不久，Wnt/β-catenin 信号通路被激活。在基底细胞癌形成过程中，活化的 Hh 信号通路可导致靶基因 Bcl-2 抗凋亡蛋白

的过度表达,妨碍正常细胞凋亡的进程。研究证实,Bcl-2 蛋白在基底细胞癌中弥漫性表达,如果 Bcl-2 在基底细胞癌中的低水平表达,则肿瘤进一步浸润和转移的可能性大。

随着研究的进一步深入,越来越多的细胞信号通路和基因异常被发现与基底细胞癌相关,并且部分信号通路之间存在着相互间的交叉及关联。而最终基底细胞癌的具体发病机制目前仍不清楚,仍然有待于我们进一步的研究。

## 二、基底细胞癌临床表现的差异性与组织病理的多样性相关

由于基底细胞癌和日光暴露性紫外线损伤关系密切,因此基底细胞癌好发于身体的暴露部位,特别是面部,主要在眼眦、鼻部、鼻唇沟和颊部多见,而非暴露部位相对少见。其损害多为浅表性皮损。最初皮损是针头至绿豆大半球形,蜡样结节,表面半透明状,毛细血管扩张,皮损缓慢生长,中心可坏死、溃疡,边缘卷起,皮损颜色可从正常皮色到暗棕色至黑色。表浅型基底细胞癌上述表现特征不明显,可仅表现为片状红斑,类似于皮炎改变。少数患者表现为浅色瘢痕样皮损。

基底细胞癌的临床表现差异较大,与其组织病理表现密切相关,如组织病理表现为真皮内结节性浸润,则临床多为结节型,结节增生显著破坏表皮则表现为结节溃疡型;当肿瘤细胞团块内和/或间质内含有较多色素时,临床上常表现为色素型而易与恶性黑素瘤相混淆;当肿瘤间质内有大量的纤维组织增生甚至硬化时,临床上表现为硬斑病样;而浅表型 BCC 其肿瘤团块常在表皮下部呈"挂葫芦"样,临床上常表现为斑块周边呈轻度高起的堤状损害和小的结节及色素增加,等等。

1. **结节溃疡型的临床表现** 此型最为常见,占基底细胞癌的 50%~54%,损害多为单发,浅褐色或淡灰白色半透明状,质地较硬,表面经常会伴有扩张的毛细血管,轻微外伤后易出血。结节通常缓慢增大,中央凹陷,常会形成糜烂或溃疡。溃疡基底部呈颗粒状或肉芽状,易出血并覆以浆液性分泌物或棕色结痂,典型的皮损为缓慢扩大的溃疡周边绕以珍珠样隆起边缘,呈蜡样或珍珠样外观的小结节,参差不齐并向内卷起,即所谓侵

蚀性溃疡(图 19-7-1)。溃疡逐渐向周围或深部侵袭,边缘可继续扩大。严重者会破坏局部软组织和骨骼。

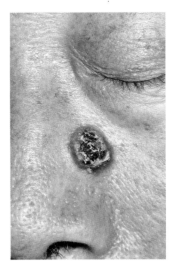

图 19-7-1 结节溃疡性 BCC 的临床表现

2. **色素型的临床表现** 占基底细胞癌的 6%,与结节溃疡型的不同点在于该型皮损有黑褐色色素沉着,自灰褐色至深黑色,但不均匀,边缘部分较深,中央部分呈点状或网状分布,有时会被误诊为恶性黑素瘤(图 19-7-2)。

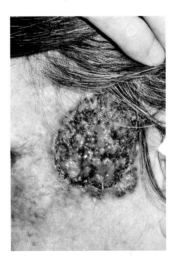

图 19-7-2 色素型 BCC 的临床表现

3. **硬斑病样或纤维化型的临床表现** 本型罕见,占基底细胞癌的 2%,多见于青年人,好发于头面部,尤其是颊部、前额、鼻部、眼睑、颧部等,在颈部或胸部也可发生,常发生于外观正常皮肤或不适当治疗的基础上,表现为一种单发的、大小不一、数厘米、呈扁平或稍隆起的局限性硬化斑块,边缘不清或清楚,呈不规则形或匐形状浸

润,灰白色至淡黄色,生长缓慢。表面平滑且长期保持完整,似局限性硬皮病(图 19-7-3),少有破溃,最后才发生溃疡。

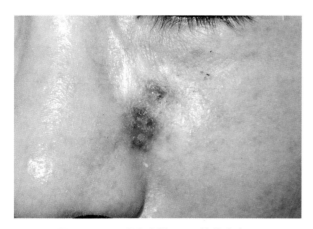

图 19-7-3 硬斑病样 BCC 的临床表现

**4. 浅表型的临床表现** 本型较少见,占基底细胞癌的 9%~11%,多见于青年男性,好发于躯干等非暴露部位,特别是背部,也见于面部和四肢,表现为一个或数个,甚至达百个以上的红斑或脱屑性斑片,边界清楚,稍有浸润。生长缓慢,其大小由于向周围扩大而慢慢加大,斑片周围至少有一部分绕以细小珍珠样边缘或连续成线条样,呈线形、匐行性蜡样堤状边缘。斑片表面通常可见小的浅表糜烂、溃疡和结痂(图 19-7-4)。愈后留光滑萎缩性瘢痕。

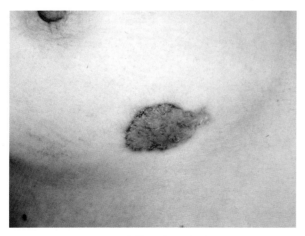

图 19-7-4 浅表型 BCC 的临床表现

**5. 其他少见类型** 瘢痕性基底细胞癌,常发生于面部,为浅表性结节状斑块,生长缓慢,中央或周围部分产生萎缩性瘢痕。另外,还有 Pinkus 纤维上皮瘤型基底细胞癌、痣样基底细胞综合征等罕见型。

## 三、基底细胞癌组织病理的共性特点和镜下“万花筒”

### (一)基底细胞癌的亚型及共性

具有不对称性,可与表皮相连,有时破溃,边界大都清楚,有些呈浸润性生长,边界不规则。瘤细胞在瘤团块周边排列呈栅栏状,中央无一定排列方式。肿瘤细胞具有特征性,细胞核大,呈卵圆形或长椭圆形,胞质较少,而且各个细胞的胞质间常常界线不清,因此这些细胞核好像埋在合浆的团块内。其胞核与表皮基底细胞类似,但细胞之间无细胞间桥。胞核大小及染色非常一致,无异型性。核有丝分裂象极少见。偶在基底样细胞之间见瘤细胞的胞核深染,或多核或畸形,但与其生物学行为无明显关系。在肿瘤增生的同时,瘤块周围可出现结缔组织间质增生,间质可发生黏液变性,且由于其中有大量酸性黏多糖的存在,具有异染性。由于黏蛋白在标本固定和脱水过程中发生收缩,此间质常常收缩,有助于诊断和鉴别诊断。

### (二)基底细胞癌的镜下“万花筒”

基底细胞癌的镜下观犹如海底世界丰富多彩,具有很多不同的表现形式,根据其组织病理表现的差异至少有 20 种病理亚型,包括:结节囊肿型、腺样型、微小结节型、浸润型、硬斑病样(硬化)型、色素型、浅表型、溃疡型、角化型、变异型(基底鳞状型)、Pinkus 纤维上皮瘤型、透明细胞型、印戒细胞型、颗粒型、基底膜增厚型、漏斗部囊性型、多形型、瘢痕疙瘩样型、BCC 伴附属器分化等。

**1. 结节型基底细胞癌** 大的、圆形或椭圆形基底细胞样团块从表皮向真皮内生长,瘤细胞团周围细胞栅栏状排列及周围裂隙明显(图 19-7-5),可出现溃疡相关的炎性反应。微结节型基底细胞癌由比结节型更小的肿瘤团块组成。

**2. 色素型基底细胞癌** 具有一般的基底细胞癌病理特征,但肿瘤团块内有较多黑素和黑素细胞。噬黑素细胞常分散于真皮内。

**3. 硬斑病样型基底细胞癌** 真皮内结缔组织明显增生,肿瘤细胞团块被挤压成束条状。

**4. 浅表型基底细胞癌** 小的浅表的基底样细胞团呈花蕾状或不规则团块状附着于表皮,周围伴或不伴裂隙(图 19-7-6)。

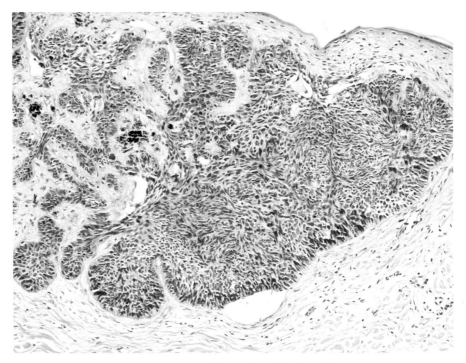

图 19-7-5　结节型基底细胞癌的病理表现

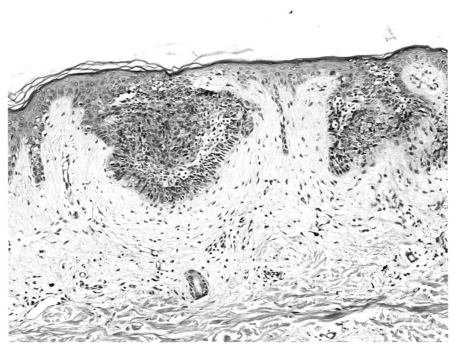

图 19-7-6　浅表型基底细胞癌的病理表现

　　5. 角化型基底细胞癌　瘤细胞团内可见大小及多少均不等的角化性囊肿。

　　6. 囊肿型基底细胞癌　瘤细胞团中央出现一个或多个大小不等的囊腔。

　　7. 腺样型基底细胞癌　瘤细胞排列成基底样细胞条索,互相交织呈网状或形成腺体样结构,常出现间质黏液(图 19-7-7)。

　　8. 纤维上皮瘤型基底细胞癌　从表皮多点向下延伸的基底样细胞条索,互相吻合,交织成树枝状网格,其间为增生的纤维性间质。

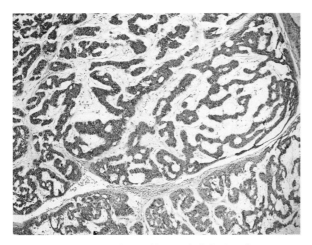

图 19-7-7　腺样型基底细胞癌的病理表现

### 四、基底细胞癌临床诊断中的好帮手：共聚焦显微镜和皮肤镜

#### （一）共聚焦显微镜在基底细胞癌中的辅助诊断价值

基底细胞癌在共聚焦显微镜下的表现与组织病理具有相似性，可见表皮细胞排列紊乱及单个核的癌细胞形成肿瘤团块，其拉长的细胞核呈轮辐状排列出现细胞极性，中央间杂折光度较低的间质为黏蛋白，还可见扩张的毛细血管及炎细胞浸润。其中表皮和/或真皮内折光的肿瘤细胞团块及轮辐状排列的肿瘤细胞具有特征性，被认为是基底细胞癌的诊断依据。

共聚焦显微镜对基底细胞癌的诊断具有较高的敏感性和特异性，灵敏度可高达 100%，特异度为 89%。但因其检查的深度仅限于真皮浅层，常用于基底细胞癌的早期筛查及术后随访，并在术前评估肿瘤边缘。

#### （二）皮肤镜在基底细胞癌中的辅助诊断价值

基底细胞癌在皮肤镜下具有特征性表现，其诊断标准如下：①皮损血管模式分为不规则且弥漫分布的散在血管模式和皮损内无血管的无血管模式。②局部皮肤镜特征表现为 15 项：分别是蓝灰色卵圆形巢、多发性蓝灰色小球或小点、枫叶状结构、轮辐样结构、出血溃疡、分支状血管、毛细血管扩张、逗号样血管、螺旋状血管、不典型血管、无结构区、红白背景下无结构区、色素减退区、乳红色小球、乳红色小点。

皮肤镜作为无创性初筛技术可有效提高基底细胞癌的诊断率。李薇薇等对 86 例经皮肤镜和组织病理确诊的基底细胞癌进行研究发现，基底细胞癌皮肤镜经典诊断模式的灵敏度、特异度、阳性预测值、阴性预测值分别为 98.84%、89.71%、92.39%、98.39%，与病理诊断的符合率达 94.81%。

尽管组织病理学仍然为基底细胞癌诊断的金标准，但许多研究中发现皮肤镜、共聚焦显微镜与组织病理学在某些类型的诊断中具有较高的一致性，因此皮肤镜、共聚焦显微镜检查一样具有重要的诊断价值，同时由于皮肤镜和共聚焦显微镜检查方便、快捷、无创，在临床的应用中可以作为重要的筛查和辅助诊断方法。

### 五、基底细胞癌辅助诊断手段的新宠：人工智能

早在 1989 年，Moss RH 等就采用人工智能（AI）对 BCC 进行了自动检测识别诊断，并取得一定的成果。2017 年，美国斯坦福大学发表了关于皮肤肿瘤机器深度学习的研究。2017 年 5 月，中国在崔勇教授的主持下联合国内专家正式启动并实施了中国人种皮肤影像资源库项目（CSID），后来又在该项目的基础上，正式发布了中国的皮肤肿瘤人工智能辅助决策系统——"优智 AI"，结果显示该系统诊断良恶性分类符合率可达 85.2%。AI 对辅助临床诊断及图像识别、提高病理医师的诊断效率及正确率、协助对 BCC 手术的风险评估、提供手术切除范围、评估预后等都有较大帮助。

### 六、基底细胞癌治疗的主要方法和手术治疗的基本原则

#### （一）基底细胞癌治疗的主要方法

目前基底细胞癌的治疗主要分为手术治疗、非手术治疗和联合治疗 3 种，应根据患者的年龄、身体状况、发生部位、肿瘤累及深度、预期治疗后的美容学效果等综合选择。

#### （二）基底细胞癌手术治疗的基本原则

尽管近年来一些新兴治疗技术发展迅速，但手术仍是基底细胞癌的首选治疗方法。手术治疗的原则以原发病灶的安全切缘前提下的完全切除为目的。基底细胞癌手术切除范围主要依据皮损

直径的大小、肿瘤的类型、原发或复发及肿瘤的嗜神经性等，尤适于非颜面部位、直径 2cm 以下、边界清楚的低危肿瘤，如结节型和浅表型基底细胞癌，此类情况下 3~6mm 的无瘤切缘已足够治愈。但当肿瘤体积较大、生长较快、复发的肿瘤及生物学性质偏恶性者如硬斑病样型、基底鳞状型、微结节型，常需要宽至 5~10mm 的无瘤切缘。术后皮肤缺损可一期缝合、皮瓣或植皮闭合甚至留待二期愈合。断层皮片植皮被认为利于发现早期原位复发的肿瘤，但美容学效果明显差于全厚皮片及皮瓣，因此需要依据具体情况而做出最有利于患者的选择。

由于基底细胞癌多发生于颜面部，不仅要治疗病灶，还要考虑美观和功能问题，要求术者结合肿瘤外科、整形外科基本原理加以全面考虑，既要彻底切除肿瘤、避免复发，又要将手术对容貌和功能的影响降至最低。

## 七、Mohs 显微描记手术：基底细胞癌的首选方法

Mohs 显微描记手术是目前国际公认的恶性皮肤肿瘤的首选切除方法，是皮肤外科技术与特殊处理组织冰冻切片相结合的一种式，显微镜下阳性的肿瘤定位到原创面，进一步切除直到肿瘤被彻底切除干净，具有最大程度地保留正常组织及极高治愈率两大优点，同时可提供更多的创面修复方案。有文献报道采用 Mohs 手术治疗原发性和复发性基底细胞癌，5 年内复发率为 1% 和 5%。由此可见，Mohs 显微外科手术比常规手术更适合于面部复发性基底细胞癌或组织学类型呈侵袭性生长模式的基底细胞癌。

术后随访：术后标本应常规送组织病理学检查，肿瘤组织距切缘 0.5mm 以上者复发率为 1.2%，在切缘 0.5mm 以内者复发率为 17%，如切缘有肿瘤残余则 33% 将复发，应在切口愈合后尽早再次手术，且以 Mohs 手术为佳。切缘有肿瘤残余而未再次手术者及多发基底细胞癌患者应于术后第 1 年每 3 个月随访 1 次，其后每年随访，持续 5 年。基底细胞癌患者除有 36%~50% 会再发新的基底细胞癌外，恶性黑素瘤的发病率也较正常人群高，故随访时全身体表的仔细检查是必要的。

## 八、基底细胞癌的非手术治疗方法：临床评估是选择治疗手段的重要依据

### （一）氨基酮戊酸光动力疗法：兼顾疗效和美容效果的选择

氨基酮戊酸光动力疗法（ALA-PDT）作为非手术疗法治疗基底细胞癌已得到广泛应用，其有效性已经被广泛证实。光动力疗法可使手术范围缩小，有益于伤口愈合及减少瘢痕，增加手术的美观度。光动力疗法对浅表型基底细胞癌疗效最好，结节型基底细胞癌次之，色素型和硬斑病样疗效较差。由于光动力穿透能力有限，基底细胞癌病变厚度和位置对光动力疗法治疗有影响，较厚的肿瘤在高危区域不太敏感。因此目前指南推荐浅表型基底细胞癌（SBCC）及较薄的低风险结节型基底细胞癌（NBCC）使用光动力疗法。针对有手术禁忌和美容要求高的患者，可用光动力疗法进行治疗，患者术后至少随访 1 年观察其是否复发。

### （二）激光治疗

包括 YAG 激光及 $CO_2$ 激光治疗。适用于早期、浅表、皮损较小（直径 <2cm）并且分化良好的基底细胞癌。优点是患者痛苦较小、对美容影响较小、操作简单易行等特点。但有一定的局限性，范围不易掌握，较易复发。

### （三）刮除电凝术

因基底细胞癌中的肿瘤细胞的桥粒和半桥粒均明显少于正常细胞，使得基底细胞癌容易被刮除，辅以高频电凝可以提供较高的治愈率，尤适于直径小于 1cm、边界清楚、位于非面中部等低危的肿瘤。但复发的肿瘤及眼睑等难以施术部位不宜使用此法。刮除电凝术后无需缝合，通常 4~6 周后可达二期愈合，色素减退或增生性瘢痕是较常见的并发症。

### （四）冷冻治疗

大多数浅表型基底细胞癌可以选择冷冻治疗，与手术切除一样，需要一并冷冻瘤周围 4~6mm 的外观正常皮肤。创面通常在 6 周内愈合，四肢部位较大的创面可能需要长达 14 周的愈合时间。在肤色较黑的个体冷冻常可引起色素沉着、色素减退、色素缺失，也可能导致口、眼等腔口部位皮肤的瘢痕挛缩。

## （五）放射线疗法

包括单独放射性治疗或外科手术术后的辅助治疗。基底细胞癌对放射性敏感度较高。其中重离子加速器是利用碳离子束流进行照射的一种放射线疗法，它是未来放疗趋势的代表性技术，对于肿瘤的治疗有较好的应用前景，具有较常规放疗时间缩短的优势，适用于各年龄阶段的人群，特别是面部瘤体较大的年老体弱患者。

## （六）电脉冲化学疗法

电脉冲化学疗法（EIC）是近20年发展起来的，以电脉冲的膜穿效应为基础的治疗恶性肿瘤的非手术治疗方法，是一种利用局部电脉冲刺激和化学抗癌药物相结合治疗肿瘤的新方法。它较传统疗法有许多优点，现已成为肿瘤综合治疗中一种新的有效的物理治疗方法。

## 九、针对信号通路的治疗：精准医学的具体体现

此类治疗包括以下系统药物：

1. **维妥昔单抗（Vismodegib）**　维妥昔单抗是一种小分子药物，为首个获FDA批准用于治疗转移性基底细胞癌的药物。维妥昔单抗能与SMO结合并抑制其活动，从而抑制GLI2转录因子，因此可以阻止Hh信号通路的表达，从而对治疗基底细胞癌有效。

2. **伊曲康唑（Itraconazole）**　伊曲康唑作为一种被FDA批准的抗真菌药，现研究发现该药还可以抑制SMO从而抑制Hh信号通路（抑制SMO的位点不同于维妥昔单抗），从而具有对抗基底细胞癌的功能。

3. **泊沙康唑（Posacwmzole）**　泊沙康唑是被FDA批准的第二代苯三唑类抗真菌药，其结构与作用与伊曲康唑相似，也是主要通过抑制Hh信号通路而达到治疗基底细胞癌的作用。

4. **三氧化二砷（Arsenic trioxide）**　三氧化二砷也可以作为一种抑制Hh信号通路的药物，不同于维妥昔单抗和伊曲康唑，该药是GLI2的抑制剂。

5. **西妥昔单抗（Cetuximab）**　西妥昔单抗属于单克隆抗体，分子靶点为EGER，其作用机制是通过结合EGER从而阻断细胞内一些信号通路的活化，包括PI3K/Akt、STAT和RAS-MAPK。

## 十、基底细胞癌的外用药物治疗选择：简单易行

### （一）5-氟尿嘧啶

5-氟尿嘧啶（5-fluorouracil，5-FU）是氟嘧啶类抗代谢物，可以与胸苷酸合酶结合并抑制其活动，从而减少DNA的合成和细胞增殖，导致细胞死亡。这种抑制活动在有丝分裂率高的细胞内更加明显，比如肿瘤细胞5-FU可进入DNA或RNA，干扰其正常功能，可用于治疗微小型基底细胞癌，治愈率约93%。5% 5-FU制剂被FDA批准用于治疗光化型角化病和表浅型基底细胞癌。研究指出，虽然未证实该药存在免疫调节机制共同参与治疗基底细胞癌，但是因5-FU导致的强烈的炎症反应可能与抗肿瘤功能相关。常见的局部皮肤不良反应包括红斑、水疱、坏死和糜烂，同时伴有瘙痒和烧灼感。

### （二）咪喹莫特

咪喹莫特属于咪唑喹啉类化合物，是一种免疫调节剂，具有抗病毒和抗肿瘤作用。FDA批准咪喹莫特用于外生殖器和肛周疣、光化性角化病和浅表基底细胞癌。

### （三）Picato凝胶

Picato凝胶主要的成分是巨大戟醇甲基丁烯酸酯，是从大戟属植物中提取纯化的，可用于治疗病毒疣、肿瘤等多种皮肤疾病。使用药物外用数小时后，可引起线粒体损伤和等离子膜破坏，导致发育异常的角化细胞坏死，从而引起细胞凋亡。另一方面，外用治疗几天后，可以通过蛋白激酶C（PKC）引起炎症反应，促炎细胞因子和肿瘤特异性抗体的产生引起中性粒细胞介导的抗体依赖的细胞毒性，从而发挥治疗功能。

到目前为止，手术仍然是基底细胞癌治疗的首要和主要治疗手段。但是考虑到基底细胞癌发病率的逐年增加，患者意愿、年龄、合并其他疾病导致不能耐受手术，以及由于特殊的发病部位、肿瘤复发等因素而不利于手术，可以给予药物治疗以及其他非手术治疗方法。5-氟尿嘧啶、咪喹莫特和维妥昔单抗已被FDA批准用于表浅型基底细胞癌。目前仍然有其他多种药物正在研发。这需要我们基于对基底细胞癌发病机制更加明确的认识，不断开发针对性强的药物，从而能够早日彻

底攻克基底细胞癌。

（钱 悦 黄长征）

## 第八节 恶性黑素瘤

恶性黑素瘤是起源于黑素细胞的恶性肿瘤，多数发生于皮肤，也可以原发于黏膜等含黑素细胞的组织。

皮肤黑素瘤临床预后两极分化，原位黑素瘤经过规范治疗常常可以治愈，但是一旦淋巴结受累进入Ⅲ期，5 年生存率低于 50%。当发生骨骼、肝肺等远位脏器转移时，5 年生存率低于 20%，患者的生命常常以月来计算。黑素瘤的早诊断与规范治疗对于患者来说有生死意义。

### 一、皮肤恶性黑素瘤的分型

过去常把皮肤黑素瘤按照浅表扩散型、结节型、肢端型、恶性雀斑样黑素瘤进行分类，近年国际推出新的临床分型：慢性日光损伤型（常发生于日光暴露部位）、非慢性日光损伤型（肢端以外的非日光暴露部位）、肢端型黑素瘤及黏膜型黑素瘤。这里要强调肢端的定义是掌跖与指趾（包含甲），而手背和足背不属于肢端。根据临床与基础研究报道，不同临床亚型之间不仅临床表型存在差异，其分子特征、预后及相同药物治疗后的疗效也都存在显著差异。在欧美国家，80% 的病例属于浅表扩散型（慢性日光损伤型和非慢性日光损伤型），而在中国，50% 以上的病例属于肢端型黑素瘤，黏膜型黑素瘤的发病率也远远高于欧美高加索人。

### 二、皮肤恶性黑素瘤的临床诊断

皮肤黑素瘤在早期表现为黑斑，需要与色素痣、色素型基底细胞癌等进行鉴别诊断。临床上多数黑素瘤是原发的，由于早期黑素瘤与色素痣很相像，故而被误解为色素痣恶变。色素痣恶变概率不是太高，但是确实值得重视。一般认为，2 岁以前罹患的色素痣称为先天性色素痣，只有长径 20cm 以上的巨大先天痣恶变率才会显著增高；对于 2 岁以后发生的获得性色素痣，一般以 ABCDE 评估体系进行评判。A 是指皮损的颜色和结构是否对称，B 是指边界是否清晰齐整，

C 是指是否有多种颜色，D 是指长径是否大于 5mm（对于肢端黑斑可以缩小到 3mm），E 是指是否有发展变化。目前认为只有出血性的损伤才属于不良刺激，诸如肢端的砸伤、碾压伤等，可能与色素痣恶变相关，而衣物的摩擦和正常运动没有证据证明其与恶变有因果关系。

近年来，恶性黑素瘤鉴别诊断的辅助工具也越来越多。皮肤镜是利用偏振光或浸润浸透（类似于油镜）原理进行观察，由于通过皮肤镜光线可以穿透表皮层达到真皮乳头层，故而它所提供的信息远远多于放大镜，后者仅是提供光线从角质层表面反射的信息。皮肤镜诊断类似于病理诊断，不是拥有了皮肤镜就可以自如运用，而是需要反复学习实践皮肤镜诊断体系且熟练掌握皮肤镜模式征才能充分发挥皮肤镜的诊断作用。应用皮肤镜应遵循以下路径：首先区分皮损是黑素细胞来源或不是，然后鉴别良恶性。目前最常用的皮肤镜诊断体系是模式分析法。黑素细胞来源的皮损通常可以表现网格、球或点、边缘条纹、均质斑、蓝白结构等模式征。当发生黑素瘤时，皮肤镜诊断充分显现了恶性肿瘤共有特征——异质性，比如具有 3 种以上的模式征和 3 种以上的颜色；在模式征中网格显现粗粗细细且有扯断征象——不典型色素网，球或点大大小小——不典型点或球，边缘条纹多样化——不典型条纹，均质斑与蓝白结构也是形状大小不一。在肢端，皮肤镜模式征主要表现为平行沟或平行脊模式，后者提示黑素瘤。皮肤镜诊断的特点是敏感性高于特异性，所以它主要用来进行筛查，排除那些肯定不需要活检的病例，然而最终诊断的金标准还认为是病理。近年共聚焦显微成像技术被广泛应用，它可以在细胞学水平探查表皮及真皮浅层的特征表现，是对皮肤镜筛查的有力补充。

### 三、皮肤恶性黑素瘤的病理特征及辅助检查

皮肤黑素细胞主要分布在皮肤的基底细胞层，故而皮肤原位黑素瘤也发生在这个层次。早期黑素瘤表现为少数黑素细胞成巢且细胞核具有异型性，此时诊断往往需要主观经验，故而免疫组化（Melan A、S100、HMB45 等）成为重要辅助工具。黑素瘤通常在早期呈现水平生长模式，表现

为皮损扩大,但是深度局限于真皮浅层。在黑素瘤中晚期,则呈现垂直生长模式,以向深处侵袭为主,这时候黑素瘤皮损常表现出结节或溃疡。研究证实,皮肤黑素瘤侵袭深度决定了预后,故而也决定了切除范围。黑素瘤深度用 Breslow 深度表示,以表皮颗粒层作为起点,向下找到最深的肿瘤细胞,然后以毫米作为单位进行测量。临床研究显示,当 Breslow 深度达到 0.75mm 时,有淋巴结转移的风险;当深度超过 2mm 时,有原位脏器转移的风险。

治疗黑素瘤之前必须明确分期,其中病理检查非常重要,如果不能明确 Breslow 深度及微溃疡、微卫星灶,将会严重干扰后续治疗。在明确黑素瘤是否转移至淋巴结时,首先推荐触诊,如果发现肿大且质硬的淋巴结,直接切除病理确诊。如果未能触诊到异常淋巴结,建议行 B 超检查,B 超检查主要关心长横径比、皮髓质结构及血流分布,淋巴结本身的大小不能提示是否转移。如果 B 超检查未见异常,且 Breslow 深度大于 0.75mm,就需要行前哨淋巴结活检了。迄今越来越多的循证医学证据显示,广泛淋巴结清扫不一定能提高生存时间,但是前哨淋巴结活检的结果能够为肿瘤分期提供依据,这对于预判预后有重要作用。探查远位脏器是否转移,可以采用 PET-CT 及全身骨扫描,如果条件不允许也可以采用分部位行加强 CT 检查。这里要强调 PET-CT 不是万能的,一方面炎症可以造成假阳性,另一方面它的分辨率只有 5~6mm。

### 四、皮肤恶性黑素瘤的治疗

明确病理性质和肿瘤分期之后就需要决策治疗方案了。早中期恶性黑素瘤手术是首选。过去医学界曾认为切除越大越好,秉持肿瘤务净的观点,以至于截肢成为肢端型黑素瘤的首选治疗方案。近期,越来越多研究证明切除范围不一定与预后呈正相关。表 19-8-1 是 CSCO2019 年版《中国黑素瘤诊治指南》关于切除范围的节选,可以看出 Breslow 深度是指导切除范围的重要参数。然而指南反映的是群体的共性,对于黑素瘤这样严重的恶性肿瘤,一味遵循指南治疗,一旦个体的个性超出群体的共性就会酿成悲剧。综上所述,目前建议把循证医学与个体精准治疗相

结合——手术时首先依照指南起切,然后采用慢 Mohs 技术进行边缘病理检测,以保证肿瘤真正被切净。由于冰冻切片技术会造成皮肤基底层假性空泡样变性,很难与黑素细胞鉴别,故而针对黑素瘤进行的手术标本检测只能应用常规 H&E 染色,为了与基于冰冻切片技术的 Mohs 手术区分,故而称为慢 Mohs 技术。

表 19-8-1　Breslow 深度与切除范围

| Breslow 深度 | 扩切安全距离 |
| --- | --- |
| I 原位 | 0.5~1.0cm |
| ≤1.0mm | 1.0cm |
| 1.01~2mm | 1.0~2.0cm |
| 2.01~4mm | 2.0cm |
| >4mm | 2.0cm |

近年来,黑素瘤药物治疗进展迅速,甚至作为模式疾病引领了整个肿瘤医学的发展。2018 年诺贝尔生理学或医学奖就是针对黑素瘤生物免疫治疗领域颁发的。目前针对基因突变的靶向治疗以及以 PD-1 单抗为代表的生物免疫治疗成为黑素瘤的主流治疗手段。但是需要客观认知的是中国黑素瘤病例在应用上述治疗时疗效与欧美国家有显著差异。例如黑素瘤 BRAF 突变在高加索人中占 66%,而中国人群中仅占 23.7%,严重限制了中国患者选择该类药物治疗的比例;再如 PD-1 单抗治疗,国外研究显示该药在晚期 MM 病例中客观有效率达 35%~40%,而其对中国肢端黑素瘤的单药有效率仅为 15.8%。如前所述,中国黑素瘤病例在很多方面都与高加索人种病例有显著性差异,故而有必要针对中国病例特点开展研究制订诊疗方案。围绕晚期黑素瘤的药物治疗,近年的研究热点是 PD-1 单抗与基因突变靶向治疗相结合的各种方案,以及在手术前实施药物治疗即所谓的新辅助治疗。伴随生物免疫治疗与基因突变靶向治疗的广泛应用,对于这两类药物不良反应的报道日益增多,值得重视。

恶性黑素瘤是一种异质性极强的恶性肿瘤,有研究从基因拷贝变异(CNV)和单核苷酸变异(SNV)角度研究发现,在同一个体上色素痣与黑素瘤有显著差异,在不同患者的黑素瘤间也存在巨大差异,而且同一病灶内不同表型区域及病理

相邻肿瘤细胞都存在差异。这些异质性表明黑素瘤的发生发展是由多因素决定的,单一靶点诊疗可能难以彻底控制肿瘤。未来针对黑素瘤的药物治疗应该是多维度多靶点的综合治疗。

(李 航)

## 第九节 乳房外 Paget 病

### 一、乳房外 Paget 病的一般临床特点

1889 年,Crocker 医生首次报道累及阴茎和阴囊的乳房外 Paget 病。由于该病较为少见,因此正确的发病率难以估算,有文献报道,乳腺癌中有 0.7%~4.3% 为乳腺 Paget 病,而乳房外 Paget 病占所有 Paget 病的 6.5%。据统计,1989—2001 年,荷兰 1 600 万人口中共有 226 例乳房外 Paget 病病例,也就是 1 600 万人口中每年约有 17 例新发病例。乳房外 Paget 病好发老年人,其中 90% 超过 50 岁;性别上,高加索白种人好发于女性,女性与男性比例为 4.5∶1,然而日本研究则认为乳房外 Paget 病更好发于男性,国内临床研究结果类似日本,女性与男性患者比例为 1∶5。

### 二、Paget 病的分类

乳房外 Paget 病起源于乳腺导管,从疾病归类到诊治路径都属于乳腺癌范畴,故而通常转至乳腺外科治疗。乳房外 Paget 病多累及外阴、阴阜、腋下等区域,诊治都属于皮肤科范畴,所以需要皮肤科医生格外关注。

根据乳房外 Paget 病肿瘤细胞的来源,该病可分为两类。第一类肿瘤细胞来源于皮肤,包括:原发乳房外 Paget 病(>75%)和皮肤继发性乳房外 Paget 病。前者肿瘤细胞可能来源于皮肤的多能干细胞,又分为原位(表皮内)和侵袭性乳房外 Paget 病。皮肤继发性乳房外 Paget 病,被认为起源于潜在的附属器腺癌(<5%)。第二类为内胚层来源的乳房外 Paget 病,即其他脏器继发性乳房外 Paget 病,肿瘤起源于内脏恶性肿瘤(10%~20%)。为方便临床诊治和避免概念混淆,目前更多将乳房外 Paget 病分为原发与继发两类。原发乳房外 Paget 病,包括原位乳房外 Paget 病和侵袭性乳房外 Paget 病。前者指局限于表皮

内,未突破基底膜带,后者肿瘤细胞已突破基底膜带侵犯真皮。继发乳房外 Paget 病包括继发于真皮附属器腺癌或其他内脏恶性肿瘤。然而目前对于乳房外 Paget 病的诊断分类仍存在争论,许多学者认为继发于真皮附属器腺癌的比例较小(<5%),可能原因如下:原位附属器腺癌为极微小的病灶,在组织病理检验时容易被忽略;又或者因为不适当的组织标本取材而漏诊。此外,当原位乳房外 Paget 病逐渐进展为侵袭性时,Paget 细胞可能累及汗腺导管,这些移植的肿瘤细胞与原发汗腺导管肿瘤细胞难以分辨,造成区分原发侵袭性乳房外 Paget 病与继发真皮附属器腺癌的乳房外 Paget 病时有一定的困难度。

不同类型的乳房外 Paget 病,预后有显著性差异。局限于表皮内的原发乳房外 Paget 病预后最好,Hatta 等研究显示,原位乳房外 Paget 病 5 年生存率为 100%;侵袭性原发乳房外 Paget 病的预后较前者差,特别是存在淋巴或血管侵袭时。Siesling 等报道侵袭性乳房外 Paget 病 5 年生存率为 72%。有研究认为预后与侵袭深度密切相关,侵袭深度达真皮乳头层,5 年生存率为 88.2%;侵袭深度达真皮网状层或皮下组织时,5 年生存率仅为 20.8%。继发性乳房外 Paget 病的预后与原发肿瘤相关,整体而言,继发乳房外 Paget 病的平均生存期仅有 3 年。

### 三、乳房外 Paget 病的起源

关于乳房外 Paget 病的起源,目前尚无定论。过去认为该肿瘤来源于真皮内附属器腺体肿瘤,也可以由内脏侵袭性肿瘤亲表皮扩散导致。然而研究显示,仅有 9%~32% 的乳房外 Paget 病能够发现明确的附属器肿瘤或其他可能相关的内脏肿瘤,平均有 75% 的病例 Paget 细胞起源不详。目前 Paget 细胞的起源有以下几种学说:①表皮内向顶泌汗腺分化的多能干细胞异常分化学说及顶泌汗腺演化学说,即认为大多数乳房外 Paget 病起源于表皮内顶泌汗腺导管细胞或者是表皮内多能干细胞。②迁移学说认为原发乳房外 Paget 病的 Paget 细胞可能起源于顶泌汗腺和小汗腺,或者来自于表皮内的多能干细胞。继发性乳房外 Paget 病被普遍认为来源于真皮附属器腺体或局部有类似上皮细胞的内脏器官,是由

真皮附属器腺体恶性肿瘤或相应内脏恶性肿瘤亲表皮扩散导致，多个研究利用免疫组化方法发现原发和继发性乳房外 Paget 病之间抗原有明显的差异，提示两者细胞起源不同，进而得出结论 Paget 细胞有两个来源：皮肤来源，证据是表达 CK7$^+$、CK20$^-$、GCDFP$^-$15$^+$；内胚叶来源（继发于内脏肿瘤的乳房外 Paget 病），证据是表达 CK7$^+$、CK20$^+$、GCDFP$^-$15$^-$。③Toker 细胞学说。Toker 透明细胞是上皮内细胞，有透明至淡白色的细胞质，H&E 染色下近 10% 的正常乳腺乳头部位表皮中可发现此细胞。Toker 细胞位于乳头表皮邻近乳腺导管开口处，沿着表皮基底细胞层或散布于表皮上层，单一或小聚集分布。目前已经认为 Toker 细胞是乳腺导管的原始细胞或是乳腺导管细胞的上皮内延伸。应用免疫组化法染色，Toker 细胞敏感表达低分子量角蛋白 CK7。有研究以 CK7 标志为标记物证实，在高达 83% 的正常乳头和 65% 的副乳中存在 Toker 细胞。原发乳房外 Paget 病大多数影响外阴及肛周部位，这些部位已经发现有高密度肛门生殖器乳腺样腺体的聚集（mammary-like glands, MLG）。乳腺样腺体的组织学特征介于女性乳腺和汗腺之间，乳腺样腺体直接开口于表皮表面，和毛囊皮脂腺单位无关，进而还有研究证实 Toker 细胞是外阴部位皮肤的成分之一，集中分布于乳腺样腺体开口处或散在分布于表皮基底层，故而推测肛门生殖器乳腺样腺体中的 Toker 细胞与乳房外 Paget 病发病相关。

## 四、乳房外 Paget 病的临床表现特点

如果定义"病程"为从发现皮损到病理确诊的时间，有中国文献报道所研究病例病程为 1 个月~30 年，中位数为 3 年，其中 >5 年以上者占 41.3%，说明作为恶性肿瘤乳房外 Paget 病相对发展较慢。

乳房外 Paget 病又称湿疹样癌，临床表现很像湿疹，临床上很多病例都是先按湿疹治疗后才确诊为 Paget 病。据统计，临床无症状的病例约占 21.3%，有瘙痒症状者占 60.0%，有疼痛症状的病例占 5.3%，同时有瘙痒和疼痛的病例占 10.7%；临床表现无破溃渗出者占 61.3%，有破溃渗出的病例占 36.0%。故此，当临床上发现"形似"湿疹皮炎，但是单发且按照湿疹常规治疗无明显效果时一定要活检排查乳房外 Paget 病的可能。

乳房外 Paget 皮损在男性多分布于阴茎与阴囊（88.0%），腋下（7.0%），阴阜（5.0%）；女性多累及大阴唇与小阴唇（46.0%），腋下（27.0%），阴阜部（18.0%），肛周（9.0%）。虽然多数乳房外 Paget 病表现为单发病灶，但是具有多中心灶的皮损约占全部病例的 8.0%，这类病例极易忽略多发灶的存在，从而导致"复发"显著，甚至因为贻误"战机"而导致不良预后。

## 五、乳房外 Paget 病的病理特征及辅助检查

当临床怀疑乳房外 Paget 病时，建议首先行病理诊断。病理上乳房外 Paget 病表现为上皮内有腺样分化的肿瘤细胞，可向真皮层侵袭。Paget 细胞大而圆，有丰富的细致颗粒状细胞质，细胞核通常较大，有时包含一个明显的核仁，核可能居于中心或挤压在侧面，具有明显的核异型和多型性。Paget 细胞可以单个或成群分布，呈巢状或者腺样模式分布。大部分 Paget 细胞集中在表皮下部，也可分布于毛囊皮脂腺及顶泌汗腺导管上皮中。表皮可见到角化过度、棘层肥厚和角化不全。真皮上层常有致密的炎症细胞浸润。Paget 细胞能表达顶泌汗腺分化所特有的酶，包括酸性磷酸酶、酯酶，或小汗腺分化特有的酶，包括淀粉磷酸化酶、亮氨酸肽酶。电子显微镜下 Paget 细胞可见较大的高尔基体和许多线粒体及微绒毛分泌空泡，提示该病起源于腺体。由于 Paget 细胞会伴随附属器深入脂肪层，故而切除乳房外 Paget 病时一定要保证在毛囊底层以下切除。

在确认活检部位过程中要仔细全身查体，尤其是针对该病的好发部位，绝不可只看患者主诉的部位。病理明确诊断之后，需要完善术前检查，除常规术前项目外，需要补充浅表淋巴结及腹盆腔伴随肿瘤的检查。如果是外阴部位乳房外 Paget 病，通常实施腹股沟淋巴结 B 超检查和腹腔盆腔加强 CT 检查。为了避免遗漏多发病灶，术前还应实施光动力诊断，即将 ALA 等光动力试剂外涂于整个外阴部位（皮损分布区域），避光等待

3h 在 Wood 灯照射下查看是否有间隔分布的可疑荧光红斑,若发现一定要实施活检病理检查明确诊断。光动力诊断只是对可疑病灶提供提示,由于假阳性和假阴性都有一定比例,故而不能作为明确诊断手段,更不能把红斑范围看作肿瘤的边界。

### 六、乳房外 Paget 病的治疗

虽然乳房外 Paget 病有一定转移风险,但总体上被认为是 Mohs 显微描记手术的适应证,Mohs 手术也被认为是该病的首选治疗方法。由于乳房外 Paget 病通常面积较大,给实施 Mohs 手术带来不便,作为改良方法,可以完整扩大切除皮损,深度要保证在毛囊以下,然后按照 Mohs 技术路径全面检测皮损周边。如果临床上有明显的结节或溃疡,不建议应用前述改良方法,应该全面检测皮损的底面。手术后如果不能直接闭合,建议应用刀厚皮片修复创面。实施乳房外 Paget 病手术过程中,不能太浅,也不能过深,尤其是在剥离阴茎、阴囊皮肤时,要保持切除的层面,切除过深会造成器质性损伤,给患者造成伤残。

一般认为乳房外 Paget 病对放射治疗敏感,所以对没有把握切净的病例,或是丧失手术机会的患者,建议实施放射治疗。

乳房外 Paget 病规范治疗后需要定期复查 5 年。

(郭亮侬 李 航)

## 第十节 皮肤淋巴瘤

### 一、皮肤淋巴瘤的定义与分类

淋巴瘤是来源于淋巴细胞的恶性肿瘤,可以发生于淋巴结和淋巴结外的淋巴组织,包括皮肤。与免疫应答反应中增殖分化产生的各种免疫细胞有关。皮肤是淋巴结外的免疫器官之一,因此淋巴瘤可以原发于皮肤,属于结外淋巴瘤中的重要类型。原发皮肤淋巴瘤(primary cutaneous lymphoma, PCL)是指肿瘤首发于皮肤,在诊断时无皮肤外组织和器官受侵的证据,属于非霍奇金淋巴瘤的一种。PCL 由原发皮肤 T 细胞淋巴瘤(cutaneous T-cell lymphomas, CTCL)和原发

皮肤 B 细胞淋巴瘤(cutaneous B-cell lymphomas, CBCL)组成,是一组临床表现复杂、组织学类型各异、免疫表型和预后差异巨大的疾病,其发生率占结外非霍奇金淋巴瘤的第 2 位,仅次于发生于胃肠的淋巴瘤。皮肤中也可以出现继发性淋巴瘤,其往往是结内或者其他器官的淋巴瘤侵犯皮肤所致,是全身恶性淋巴瘤表现的一部分,不在本章的讨论范围之内。大部分 PCL 具有独特的表现,在临床、免疫表型、肿瘤生物学行为和预后等方面均不同于继发性皮肤淋巴瘤或结内淋巴瘤。故而,在诊断皮肤淋巴瘤时一定要首先明确其来源,明确其是原发性或继发性。

1975 年,Edelson 根据蕈样肉芽肿(mycosis fungoides, MF)、Sézary 综合征(Sézary Syndrome, SS)以及其他相似组织学特征的疾病,将具有 T 细胞表型的原发性皮肤淋巴瘤定义为皮肤 T 细胞淋巴瘤(cutaneous T cell lymphoma, CTCL)。这一命名进一步促进了皮肤 B 细胞淋巴瘤(cutaneous B cell lymphoma, CBCL)的命名以及分类。2005 年,世界卫生组织(WHO)以及欧洲癌症研究与治疗组织(EORTC)联合对皮肤淋巴瘤进行了正式的命名及分类,产生了 2005 版 WHO-EORTC 分类,2018 年 WHO 对于血液系统肿瘤的分类进行了新的修订和整理。2019 年,WHO 和 EORTC 根据 WHO 的新的分型,对皮肤淋巴瘤进行了重新的分类(表 19-10-1)。

其中,蕈样肉芽肿及其变异型是发病率最高的皮肤 T 细胞淋巴瘤,同时也是发病率最高的皮肤淋巴瘤类型。这一疾病的发病机制、临床表现及治疗方案非常具有代表性。本节将以发病率最高的蕈样肉芽肿为例,讲解这一类疾病的发病机制、临床治疗的进展。

### 二、蕈样肉芽肿

1. **概述** 蕈样肉芽肿是一种罕见的疾病,每 10 万人中的年发病例数为 0.3~1 例,是皮肤 T 细胞淋巴瘤中最为常见的类型。该病主要发生于中老年人,平均发病年龄为 55~60 岁,但儿童和青少年也可发病。其中男性多于女性,男女发病率之比为 1.6~2.0 : 1。其特征是经过斑片期、斑块期最后发展为肿瘤期,或是其他具有相似临床经过的临床病理变异型。

表 19-10-1　2018 年更新版原发皮肤淋巴瘤 WHO-EORTC 分类及相关发生率和预后

| 2018 年 WHO-EORTC 分类 | 发生率 /%[#] | 5 年疾病特异性生存率 /%[#] |
|---|---|---|
| **皮肤 T 细胞淋巴瘤** | | |
| 　蕈样肉芽肿 | 39 | 88 |
| 　蕈样肉芽肿变异型 | | |
| 　　● 亲毛囊性蕈样肉芽肿 | 5 | 75 |
| 　　● Paget 样网状组织细胞增生症 | <1 | 100 |
| 　　● 肉芽肿性皮肤松弛症 | <1 | 100 |
| 　Sézary 综合征 | 2 | 36 |
| 　成人 T 细胞白血病 / 淋巴瘤 | <1 | NDA |
| 　原发皮肤 CD30 阳性淋巴增殖性疾病 | | |
| 　　● 原发皮肤间变性大细胞淋巴瘤 | 8 | 95 |
| 　　● 淋巴瘤样丘疹病 | 12 | 99 |
| 　皮下脂膜炎样 T 细胞淋巴瘤 | 1 | 87 |
| 　结外 NK/T 细胞淋巴瘤,鼻型 | <1 | 16 |
| 　慢性活动性 EB 病毒感染 | <1 | NDA |
| 　原发皮肤外周 T 细胞淋巴瘤,少见类型 | | |
| 　　● 原发皮肤 γ/δ T 细胞淋巴瘤 | <1 | 11 |
| 　　● 原发皮肤侵袭性亲表皮 CD8 阳性 T 细胞淋巴瘤(暂定) | <1 | 31 |
| 　　● 原发皮肤 CD4 阳性小 / 中多形性 T 细胞淋巴增殖性疾病(暂定) | 6 | 100 |
| 　　● 原发皮肤肢端 CD8 阳性 T 细胞淋巴瘤(暂定) | <1 | 100 |
| 　原发外周 T 细胞淋巴瘤,非特殊类型 | 2 | 15 |
| **皮肤 B 细胞淋巴瘤** | | |
| 　原发皮肤边缘区淋巴瘤 | 9 | 99 |
| 　原发皮肤滤泡中心淋巴瘤 | 12 | 95 |
| 　原发皮肤弥漫大 B 细胞淋巴瘤,腿型 | 4 | 56 |
| 　EB 病毒阳性皮肤黏膜溃疡(暂定) | <1 | 100 |
| 　血管内大 B 细胞淋巴瘤 | <1 | 72 |

NDA:无相关数据。#:基于 2002—2007 年间荷兰和奥地利皮肤淋巴瘤登记处的数据。

**2. 蕈样肉芽肿的分子发病机制研究进展**　蕈样肉芽肿(MF)的肿瘤细胞来源于外周 CD4[+] 记忆性 T 细胞,是以中小细胞增生为主的 T 细胞淋巴瘤。近年来,随着测序技术以及其他相关的基因组学技术的发展,人们对淋巴造血系统肿瘤发病分子机制的研究也越来越深入。比较基因组杂交技术以及近年来的二代测序研究发现了 MF 中一系列细胞遗传学及分子遗传学的异常,为揭示 MF 的发病机制提供了重要的线索。基于比较基因组杂交技术来研究 MF 的多篇研究

表明,MF 存在高频染色体片段拷贝数变异,如 7q,1q,17q 的扩增以及 9p21,10q,17p 的缺失等(表 19-10-2),揭示了 MF 相关候选基因,如 7q 上扩增的 FASTK、AP1S1、GTF2IRD1,1q 上扩增的 MCL1、CLK2、PRCC、ARHGEF11 等,9p21 上缺失的 CDKN2A/CDKN2B,10q 缺失的 PTEN 以及 17p13.1 片段上缺失的 TP53。并且 10q 和 17p 在进展期 MF 中出现拷贝数缺失的频率远高于早期 MF,也预示与疾病的进展相关。另外,研究发现 MF 存在高频 7q36,7q21-22 的扩增和 5q13,

9p21 的缺失,这种拷贝数变异的模式不同于在 Sézary 综合征中常见的 17q22-25、8q22-24 的扩增和 17p13、10q25 的缺失,说明两者分子遗传学水平上的高度异质性。近年来,利用高通量测序技术,Choi 等针对 40 例 IVA1-B 期的 MF 进行全基因组和全外显子组测序,发现在细胞周期调控通路、染色质重塑通路、NF-κB 以及 JAK/STAT 信号通路上的相关基因存在高频的拷贝数变异(表 19-10-3),这也进一步验证了既往比较基因组杂交的结果,如 1 号染色体上的 ARID1A 的高频缺失,9 号染色体上 CDKN2A 的高频缺失,10 号染色体上 ZEB1 的高频缺失以及 17 号染色体

上 TP53 的高频缺失等,但是并未发现 10q 上的 PTEN 抑癌基因缺失。结果的差异可归结于这是一篇针对晚期 MF 侵犯入血的样本进行的测序结果,而目前二代测序针对早期 MF 的基因拷贝数变化的文章甚少,所以定义在 MF 中发生高频拷贝数变异尚需要更多样本量的支持。在该文章中还提到,10% 的样本发生 NFKB2 C 末端截短性缺失,且 57.5% 的晚期 MF 中存在 NFKB2 的部分片段丢失杂合性。NFKB2 的 C 末端能够抑制经典的 NF-κB 通路活化,而缺失了 C 末端可导致该通路的异常活化。Ungewickell 等也报道过 1 例 MF 患者由于存在 NF-κB 的 C 末端的缺失从而产生

表 19-10-2　MF 中高频染色体片段拷贝数变异总结

| 参考文献 | 样本量 | 高频扩增区域 | 高频丢失区域 |
|---|---|---|---|
| Scarisbrick JJ, 2000 | 44 | | 10q |
| Scarisbrick JJ, 2001 | 51 | | 9p, 10q, 1p, 17p |
| Mao X, 2002 | 16 | | 1p36 |
| Scarisbrick JJ, 2002 | 57 | | 9p21 |
| Fischer TC, 2004 | 19 | | 19P |
| Prochazkova M, 2007 | 16 | 1p36, 7, 9q34, 17q24-qter, 19 | 2q36-qter, 9p21, 17p |
| van Doorn R, 2009 | 22 | 7q36, 7q21-7q22, 7q32-7q35 | 5q13, 9p21 |
| Salgado R, 2010 | 41 | 7q33.3q35, 17q21.1, 8q24.21, 9q34qter, 10p14 | 9p21.3, 9q31.2, 17p13.1, 13q14.11, 6q21.3, 10p11.22, 16q23.2, 16q24.3 |
| Laharanne E, 2010 | 34 | 1q25-31, 7p22-11.2, 7q21, 7q31, 17q12 | 9p21, 10p11.2, 10q26 |
| Woollard WJ, 2016 | 174 | | 9p21 |

表 19-10-3　晚期 MF(IVA1-B 期)中基因拷贝数变异总结

| 基因 | 染色体 | 拷贝数变异 | 变异频率 | 相关通路 |
|---|---|---|---|---|
| TP53 | 17 | 丢失 | 90% | DNA 损伤应答 |
| STAT5B | 17 | 扩增 | 63% | JAK-STAT 通路 |
| ZEB1 | 10 | 丢失 | 60% | T 细胞分化 |
| ARID1A | 1 | 丢失 | 58% | 染色质重塑 |
| CDKN2A | 9 | 丢失 | 40% | 细胞周期调控 |
| FAS | 10 | 丢失 | 40% | 细胞凋亡 |
| DNMT3A | 2 | 丢失 | 38% | 染色质重塑 |
| ATM | 11 | 丢失 | 30% | DNA 损伤应答 |
| PRKCQ | 10 | 扩增 | 30% | T 细胞活化 |
| TNFAIP3 | 6 | 丢失 | 25% | NFKB 通路 |
| CTCF | 16 | 丢失 | 13% | 染色质重塑 |

截短的 P100 蛋白,抑制了 NF-κB2 的核定位,导致经典 NF-κB 途径的激活,这些提示我们拷贝数变异导致的 NF-κB 通路异常活化与 MF 的发生发展相关。

MF 中尚没有发现高频的单核苷酸变异,高通量测序检测出的突变基因多在细胞周期调控、细胞凋亡、T 细胞活化、染色质重塑等通路上,如经典的调控细胞周期的抑癌基因 *TP53* 和 *CDKN2A*,控制细胞凋亡的 FAS,与 T 细胞活化有关的 CD28、PLCG1、ZEB1 等,表观遗传学修饰的 DNMT3A、ARID1A、MLL2 和 MLL3 等(表 19-10-4)。FAS 是介导细胞程序性死亡的膜分子,在 40 例 MF 样本中出现 3 例 *FAS* 基因突变。Dereure 等在 44 例 MF 样本中也发现了 6 例异常 Fas 蛋白,其中 3 例均为死亡结构域转录缺陷,Nagasawa 等应用激光捕获法在 16 例 MF 样本中发现 2 例位于 *FAS* 基因死亡域结构的错义突变,说明 MF 中存在一定数量的 *FAS* 基因的突变,可能与其凋亡抵抗有关。PLCG1 在 MF 样本中的突变频率为 9/45,其 S345F 突变位点在磷脂酶 C(PLC)的催化结构域上,可导致下游 NF-κB 信号通路的异常活化从而引起 T 细胞异常增殖。但 Caumont 等在 37 例肿瘤期 MF 样本中仅发现 1 例 PLCG1 的突变,并非 S345F 突变,考虑产生差异的原因与样本的临床分期有关,也与检测方式的敏感度差异有关。总之,在 MF 中是否存在 PLCG1 的高频突变还需要更大样本量和深度验证。

**3. 蕈样肉芽肿的临床表现** 经典型蕈样肉芽肿临床上表现为三期皮损,即红斑期、斑块期和肿瘤期,但三期可部分重叠,因而临床上可同时见到三期皮损。红斑期(图 19-10-1):红斑期皮损多为大小不一的红斑,伴轻度脱屑,通常界限清

**表 19-10-4 MF 的单核苷酸变异总结**

| 基因 | 相关通路 | 发生突变样本数 / 总样本数 | | | | |
|---|---|---|---|---|---|---|
| | | Choi J. 2015 | McGirt LY. 2015 | Ungewickell A. 2015 | da Silva Almeida AC. 2015 | Vaqué JP. 2014 |
| *TP53* | DNA 损伤应答 | 7/40 | | 3/41 | | 2/7 |
| *CDKN2A* | 细胞周期调控 | 1/40 | | | | |
| *FAS* | 细胞凋亡 | 3/40 | | | | |
| *CD28* | T 细胞活化 | 3/40 | | | | |
| *TNFRSF1B* | | | | 1/41 | | |
| *PLCG1* | | 4/40 | | 4/41 | | 9/45 |
| *CARD11* | | | | 1/41 | | |
| *MAKP1* | | | | | 2/8 | |
| *ZEB1* | | 3/40 | 2/5 | | | |
| *NFAT5* | | 2/40 | | 2/41 | | |
| *NFKB2* | | 1/40 | | | | |
| *JAK3* | JAK-STAT 通路 | | 1/5 | | | |
| *STAT3* | | | | | 1/8 | |
| *STAT5B* | | 1/40 | | | | |
| *DNMT3A* | 染色质修饰 | 3/40 | | | | |
| *ARID1A* | | 2/40 | | | | |
| *MLL2* | | | 1/5 | 4/41 | 1/8 | |
| *MLL3* | | | | 9/41 | 1/8 | |
| *RHOA* | 细胞骨架重塑 | 3/40 | | | | |

楚,颜色自橘红至暗紫红色不等。有时出现不同程度的萎缩及皮肤异色改变,如点状的色素沉着或减退、伴毛细血管扩张。早期皮损好发于臀部及躯干四肢的非暴露部位,自觉剧痒或无明显自觉症状,偶见皮损消退而不留瘢痕。类似银屑病、湿疹、慢性接触性皮炎、异位性皮炎、神经性皮炎等而较易误诊。因此通常需要多次行皮肤活检以明确诊断。临床上大斑块型的斑块状副银屑病(parapsoriasis en plaques)多数在一段时间内会演变为蕈样肉芽肿。斑块期(图19-10-2):斑块期由红斑期进展而来,或在正常皮肤上发生,随病情进展,皮损呈不规则形、界限清楚略高起的斑块,颜色为暗红至紫色,皮损缓慢扩大,可融合形成大的斑块,边缘呈环状、弓形或匐行性,颜面受累时褶皱加深形成"狮面"。肿瘤期(图19-10-3):肿瘤期可发生于原有斑块上或正常皮肤上。皮损为大小不等、形状不一的褐红色高起结节,倾向早期破溃,形成深在性卵圆形溃疡,基底被覆坏死性淡灰白色物质,溃疡边缘卷曲,好发于躯干部。红皮病期(图19-10-4):部分患者红斑期皮损泛发全

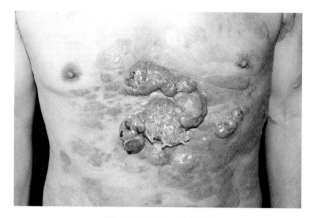

图 19-10-3　肿瘤期

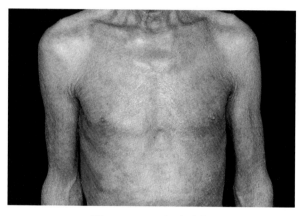

图 19-10-4　红皮病期

身,覆盖全身80%以上体表面积,全身出现红斑水肿,称为红皮病性蕈样肉芽肿,表现为全身弥漫性潮红,毛发稀疏,甲营养不良,掌跖角化,有时可见泛发性色素沉着。此类患者应查血中Sézary细胞,如血中Sézary细胞超过10%,即可诊断为Sézary综合征。

以上三期可循序演变。早期表现为非特异性的湿疹样或银屑病样皮损,在确诊之前往往需要经历多次皮肤活检。皮损从开始发生到确诊的平均时间为4~6年。在同一患者可同时出现以上不同阶段的皮损。病程进展一般很缓慢,十余年甚至数十年。有的患者病情可停滞在红斑期或斑块期而不再进展。但也有的患者病情进展迅速,很快出现结节、肿瘤,甚至死亡。蕈样肉芽肿是否会侵犯其他器官与皮损的类型及程度有关,局限性斑片或斑块期患者极少出现其他器官受累,泛发型斑块期患者其他器官受累相对少见,肿瘤期或红皮病型患者最易出现其他器官受累,侵犯局部淋巴结最为常见,其他任何器官包括骨髓均可受累,但较少见。

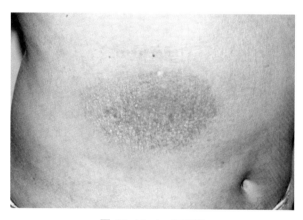

图 19-10-1　红斑期

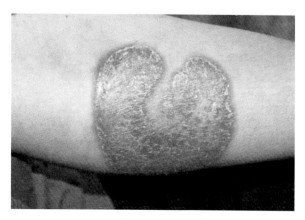

图 19-10-2　斑块期

**4. 蕈样肉芽肿的病理表现**

早期损害（斑片）

● 真皮浅层血管周围稀疏的以淋巴细胞为主的浸润，真皮乳头有时轻度水肿。

● 表皮内有单个或小的聚集的淋巴细胞浸润，伴有轻度海绵水肿，但无海绵水肿性微水泡形成。

● 淋巴细胞核通常是正常的，有时可呈非典型性。

充分发展期损害（斑块）

● 真皮浅层及深层血管周围中等致密的以淋巴细胞为主的浸润；真皮浅层淋巴细胞浸润可呈带状或苔藓样。

● 表皮内或附属器上皮中有许多体积较大、染色较深、核不规则的淋巴细胞，或单个或成小的集合，有时不典型淋巴细胞可在增生的表皮中集合成为 Pautrier 微脓肿。

● 表皮棘层增厚，角化不全，表皮内可见个别坏死的角质形成细胞。

● 在充分发展的斑块损害中可见嗜酸性粒细胞、浆细胞、甚至嗜中性粒细胞浸润。

● 偶见毛囊上皮内黏蛋白的沉积。

晚期损害（结节及肿瘤）

● 真皮全层、甚至皮下脂肪可见致密结节或弥漫性不典型淋巴细胞浸润，核大、不规则，有的具有脑回状核。

● 可以伴嗜酸性粒细胞、嗜中性粒细胞浸润，但也可仅仅是由不典型淋巴细胞所组成的单一形态细胞浸润。

● 在表皮内不典型淋巴细胞的浸润可有可无。可见 Pautrier 微脓肿。

● 毛囊上皮可出现黏液变性（黏蛋白沉积）。

● 皮肤损害表面可发生溃疡。

在蕈样肉芽肿中，浸润的肿瘤性 T 细胞多来源于 αβT 细胞，表达成熟的记忆性辅助性 T 细胞表型，即表达 TCR-β、CD3、CD4、CD45RO，不表达 CD8；随着疾病的进展，肿瘤性 T 细胞可出现全 T 细胞抗原（CD2、CD3、CD5、CD7）的丢失；约 10% 的进展期蕈样肉芽肿表达细胞毒性蛋白，如 Granzyme B 或 TIA-1；另外，在蕈样肉芽肿大细胞变（large cell transformation）的情况下，母细胞化的大的异形淋巴细胞可表达 CD30。

**5. 蕈样肉芽肿的分期分级**　蕈样肉芽肿患者的预后与其分期分级直接相关。2007 年，国际皮肤淋巴瘤协会（ISCL）公布了适用于蕈样肉芽肿的 TMNB 分期及在此基础上产生的临床分期方法。对于该病的分期应包括全面的体格检查皮损类型和受累程度，及有无浅表淋巴结的肿大。

具体的分类方法及标准详见表 19-10-5 及表 19-10-6。

表 19-10-5　蕈样肉芽肿的 TNM 分期

**T（皮肤）**

$T_1$ 局限性斑片 / 斑块（受累面积 <10% 体表面积）

$T_2$ 泛发性斑片 / 斑块（受累面积 >10% 体表面积）

$T_3$ 出现肿瘤性皮损

$T_4$ 红皮病

**N（淋巴结）**

$N_0$ 无肿大淋巴结

$N_1$ 有肿大淋巴结，组织学上未受累

$N_2$ 有肿大淋巴结，组织学上受累（淋巴结轮廓未被破坏）

$N_3$ 有肿大淋巴结，组织学上受累（淋巴结轮廓被破坏）

**M（内脏）**

$M_0$ 无内脏受累

$M_1$ 有内脏受累

**B（血液）**

$B_0$ 外周血中未见异形 Sézary 细胞或异形细胞 < 总淋巴细胞的 5%

$B_1$ 外周血中肿瘤细胞数目较多，Sézary 细胞 ≥ 淋巴细胞的 5%

$B_2$ 外周血中肿瘤细胞数目明显增多，Sézary 细胞 ≥ 1 000 个 /μl

表 19-10-6　蕈样肉芽肿的临床分期

| 临床分期 | | | | |
|---|---|---|---|---|
| ⅠA | $T_1$ | $N_0$ | $M_0$ | $B_{0\sim1}$ |
| ⅠB | $T_2$ | $N_0$ | $M_0$ | $B_{0\sim1}$ |
| ⅡA | $T_{1\sim2}$ | $N_{1\sim2}$ | $M_0$ | $B_{0\sim1}$ |
| ⅡB | $T_3$ | $N_{0\sim2}$ | $M_0$ | $B_{0\sim1}$ |
| ⅢA | $T_4$ | $N_{0\sim2}$ | $M_0$ | $B_0$ |
| ⅢB | $T_4$ | $N_{0\sim2}$ | $M_0$ | $B_1$ |
| ⅣA1 | $T_{1\sim4}$ | $N_{0\sim2}$ | $M_0$ | $B_2$ |
| ⅣA2 | $T_{1\sim4}$ | $N_3$ | $M_0$ | $B_{0\sim2}$ |
| ⅣB | $T_{1\sim4}$ | $N_{0\sim3}$ | $M_1$ | $B_{0\sim2}$ |

**6. 蕈样肉芽肿的治疗方案**　蕈样肉芽肿的治疗需要根据病情分期、患者年龄和全身情况而定。早期蕈样肉芽肿主张采用以皮肤为靶点的治疗，进展期患者可以采用生物治疗，如干扰素等，或者非化疗方案的系统治疗。系统性化疗仅用于进展期伴有淋巴结或内脏受累的蕈样肉芽肿患者。关于蕈样肉芽肿根据不同分期的治疗方案的选择，美国的 NCCN 和英国的 BAD 都已经做出了很好的指南。下面介绍我国在治疗蕈样肉芽肿方面的常用治疗药物。

（1）以皮肤为靶点的治疗

1）紫外线光疗：窄谱 UVB 和补骨脂素治疗 +UVA（PUVA）是治疗早期 MF 的首选一线方法。对于早期 MF 具有作用强、副作用小的特点。PUVA 是治疗早期 MF 的常规方法，对 ⅠA~ⅡA 期患者临床有效率达 80%~90%。PUVA 有许多不良反应，包括恶心、呕吐、皮肤光敏性下降、非黑素瘤皮肤癌、良恶性黑素肿瘤发病率增加，且维持治疗并不能防止疾病复发。国内皮肤科更常使用窄谱 UVB（NB-UVB）治疗 MF，一般根据最小红斑量或皮肤类型决定起始剂量，每周照射 2~3 次，逐渐增加剂量，至皮损完全消退或持续照射不再产生疗效。早期 MF 患者单用 UVB 治疗完全缓解率为 54%~90%。

对于早期难治性 MF 和进展期 MF，则联合使用光疗和其他系统治疗方法。

2）局部外用化疗药物：局部外用氮芥制剂是治疗早期皮肤淋巴瘤的患者的有效治疗方案。研究表明，氮芥的外用制剂对于 ⅠA~ⅠB 期的 MF 的完全缓解率高达 60%~80%。其最常见的不良反应有接触性皮炎、骨髓抑制以及局部的毛细血管扩张。

3）放射治疗：对于单个肿瘤皮损可选择局部放射治疗，如 X 线照射，根据肿瘤大小及深度来决定剂量，一般总量为 24~36Gy。全身电子束照射（total skin electron irradiation, TSEB）适用于皮损泛发的肿瘤期患者，其完全缓解率为 40%，总量为 30~36Gy，其副作用较严重，例如湿疹、暂时性毛发、指甲脱落及持久性甲营养不良、皮肤干燥、毛细血管扩张、指尖麻痹、男性不育等。近来提倡单次疗程照射剂量控制在 10~12Gy，这样可以减少治疗时间，从而减轻副作用，而且可以再次使用。

（2）系统性非化疗方案治疗

1）干扰素 α-2b（IFN-α-2b）：干扰素 α 有抑制细胞增殖、抗病毒作用，同时具有免疫调节作用，可以改善皮肤 T 细胞淋巴瘤患者的免疫功能障碍。研究发现，MF 患者 Th2 细胞活动增加，抑制患者的 Th1 免疫调节活动，干扰素 α 激活 CD8⁺ T 细胞和 NK 细胞，抑制 Th2 细胞活动。干扰素常用剂量为每次 300 万 ~600 万 IU，皮下注射或肌内注射，每周 2~3 次，对于各分期 MF 患者均有效。常见副作用为流感样症状、轻度的血细胞减少（贫血、血小板减少、白细胞减少）、疲劳、食欲下降、体重下降等。这些副作用往往会随着治疗时间的增加逐渐降低。

2）氨甲蝶呤（MTX）：MTX 是叶酸代谢物拮抗剂，在 S 期阻断细胞分裂，抑制 DNA 甲基化，解除对抑癌基因的抑制。通常使用小剂量 MTX 治疗皮肤 T 细胞淋巴瘤。虽然 MTX 也可以算作化疗药物，但口服治疗皮肤 T 细胞淋巴瘤的剂量非常小，不到一般化疗剂量的 1/10。常用剂量是每周口服 10~15mg。Zackheim 等人的研究报道，小剂量 MTX 治疗 60 例斑块期 MF 患者，20 例治疗有效，疾病达到完全缓解或部分缓解。MTX 主要副作用为轻度的胃肠道反应、骨髓抑制、肝损害等。

3）维 A 酸类：这类药物可以影响细胞增殖、分化及形态，抑制肿瘤发展和癌细胞的生长，进行免疫调节，改变细胞的黏附性。目前常用于治疗皮肤 T 细胞淋巴瘤的维 A 酸类药物包括：异维 A 酸、阿维 A 及贝沙罗汀。异维 A 酸治疗 MF/Sézary 综合征临床有效率为 43%~100%。Cheeley 等报道，在 32 例 MF/Sézary 综合征患者中，6 例单独使用阿维 A 治疗，临床有效率为 25%。美国 FDA 于 1999 年批准贝沙罗汀治疗 CTCL。Duvic 等报道，每天 300mg/m² 治疗 28 例早期 MF 患者，总有效率为 54%。维 A 酸类药物常见副作用为血脂异常、甲状腺功能减退、肝功能异常、唇炎等。

4）组蛋白去乙酰化酶抑制剂：这是一种表观遗传学药物，具有抑制肿瘤细胞周期，诱导肿瘤细胞凋亡，调节机体细胞免疫作用。代表药物为西达本胺，适用于既往至少接受过一次全身化疗的复发或难治性外周 T 细胞淋巴瘤（PTCL）患者，有效率约为28%。常见副作用为血细胞减少、血小板减少、胃肠道反应、发热、乏力等。

（3）系统化疗：多药联合化学疗法（multi-drug chemotherapy），简称化疗，是一类主要用于癌症的药物治疗方法，使用一种或几种抗癌药物组成标准的化疗方案，达到治愈疾病，延长患者生存期，或者减轻患者临床症状的目的。例如，T细胞淋巴瘤最长使用的CHOP方案。CHOP这4个字母，分别代表了环磷酰胺（Cyclophosphamide）、阿霉素（Doxorubicin/Hydroxydaunorubicin）、长春新碱（Vincristine/Oncovin）和泼尼松（Prednisone）四种药物。这四种药物联合使用，每个疗程间隔3周，完成6~8个疗程后评估疗效。这些药物的作用是阻断细胞有丝分裂，抑制癌细胞生长，但同时也会杀伤正常细胞和免疫细胞，副作用很大。化疗常见的副作用包括：骨髓抑制（白细胞减少、血小板减少、贫血）、免疫抑制（导致感染）、消化道反应（恶心、呕吐、腹泻）、泌尿系统反应（膀胱炎）、肝肾功能损害、心脏毒性、脱发等。

研究表明，早期患者系统性应用联合化疗与仅用皮肤局部治疗相比，患者的生存期并无延长，反而前者与患者的死亡有很大关系。一般来说，绝大部分的MF患者不需要进行化疗，但对于①经过多种非化疗方案治疗疾病仍不断进展的患者，②分期为Ⅳ期的患者，即已经有外周血及内脏、骨髓侵犯的患者，③怀疑系统性淋巴瘤侵犯皮肤而不是原发性皮肤淋巴瘤的患者，则可以选择化疗方案。此外，对于几种少见的、恶性程度非常高的皮肤T细胞淋巴瘤亚型，如结外NK-T细胞淋巴瘤、皮肤侵袭性CD8$^+$亲表皮性T细胞淋巴瘤、皮肤侵袭性γδ T细胞淋巴瘤等，化疗是首选的方案。对于这些患者，化疗控制病情缓解后可以考虑异体造血干细胞移植。

近年来多种新型药物的问世，为蕈样肉芽肿的治疗提供了新的手段，其中包括抗CD30分子单克隆抗体、IL-2受体靶向的细胞毒融合蛋白、抗CCR4分子抗体、抗CD52抗体等。这些新的药物为皮肤T细胞淋巴瘤的治疗带来了新的希望。

（汪旸）

# 参 考 文 献

[ 1 ] Hodak E, Pavlovsky L. Phototherapy of Mycosis Fungoides. Dermatologic clinics, 2015, 33: 697–702.

[ 2 ] Guenova E, Watanabe R, Teague JE, et al. TH2 Cytokines from Malignant Cells Suppress TH1 Responses and Enforce a Global TH2 Bias in Leukemic Cutaneous T-cell Lymphoma. Clinical Cancer Research, 2013, 19: 3755–3763.

[ 3 ] Spaccarelli N, Rook AH. The Use of Interferons in the Treatment of Cutaneous T-Cell Lymphoma. Dermatologic clinics, 2015, 33: 731–745.

[ 4 ] Wood GS, Wu J. Methotrexate and Pralatrexate. Dermatologic clinics, 2015, 33: 747–755.

[ 5 ] Zackheim HS, Kashani-Sabet M, McMillan A. Low-dose methotrexate to treat mycosis fungoides: a retrospective study in 69 patients. J Am Acad Dermatol, 2003, 49: 873–878.

[ 6 ] Zhang C, Duvic M. Treatment of cutaneous T-cell lymphoma with retinoids. Dermatologic therapy, 2006, 19: 264–271.

[ 7 ] Cheeley J, Sahn RE, DeLong LK, et al. Acitretin for the treatment of cutaneous T-cell lymphoma. J Am Acad Dermatol, 2013, 68: 247–254.

[ 8 ] Duvic M, Martin AG, Kim Y, et al. Phase 2 and 3 clinical trial of oral bexarotene ( Targretin capsules ) for the treatment of refractory or persistent early-stage cutaneous T-cell lymphoma. Arch Dermatol, 2001, 137: 581–593.

[ 9 ] Duvic M. Histone Deacetylase Inhibitors for Cutaneous T-Cell Lymphoma. Dermatologic clinics, 2015, 33: 757–764.

[ 10 ] Desai M, Liu S, Parker S. Clinical characteristics, prognostic factors, and survival of 393 patients with mycosis fungoides and Sezary syndrome in the southeastern United States: a single-institution cohort. J Am Acad Dermatol, 2015, 72: 276–285.

[ 11 ] Kaye FJ, Bunn PA, Jr, Steinberg SM, et al. A randomized trial comparing combination electron-beam radiation and chemotherapy with topical therapy in the initial treatment of mycosis fungoides. The New England journal of medicine, 1989, 321: 1784–1790.

[ 12 ] Alberti-Violetti S, Talpur R, Schlichte M, et al. Advanced-stage mycosis fungoides and Sezary syndrome: survival and response to treatment. Clinical lymphoma, myeloma & leukemia, 2015, 15: e105–e112.

［13］ Hanel W, Briski R, Ross CW, et al. A retrospective comparative outcome analysis following systemic therapy in Mycosis Fungoides and Sezary Syndrome. Am J Hematol, 2016, 91（12）: E491–E495.

［14］ Eduardo Calonje, Thomas Brenn, Alexander Lazar, 等. 麦基皮肤病理学——与临床的联系. 4 版. 孙建方, 高天文, 涂平, 译. 北京: 北京大学医学出版社, 2017.

［15］ Jean L Bolognia, Joseph L Jorizzo, Ronald P Papini. 皮肤病学. 2 版. 朱学骏, 王宝玺, 孙建方, 等译. 北京: 北京大学医学出版社, 2015.

［16］ 常建民. 色素增加性皮肤病——附临床及病理图谱. 北京: 人民军医出版社, 2013.

［17］ 中华医学会整形外科分会血管瘤和脉管畸形学组. 血管瘤和脉管畸形诊断和治疗指南（2016 版）. 组织工程与重建外科杂志, 2016, 12（2）: 63–93.

［18］ Léauté-Labrèze C, Harper JI, Hoeger PH. Infantile haemangioma. Lancet, 2017, 390（10089）: 85–94.

［19］ Léauté-Labrèze C, Hoeger P, Mazereeuw-Hautier J, et al. A Randomized, Controlled Trial of Oral Propranolol in Infantile Hemangioma. N Engl J Med, 2015, 372（8）: 735–746.

［20］ Croteau SE, Liang MG, Kozakewich HP, et al. Kaposiform hemangioendothelioma: atypical features and risks of Kasabach-Merritt phenomenon in 107 referrals. J Pediatr, 2013, 162（1）: 142–147.

［21］ Zhao B, Guan H, Liu JQ, et al. Hypoxia drives the transition of human dermal fibroblasts to a myofibroblast-like phenotype via the TGF-β1/Smad3 pathway. Int J Mol Med, 2016, 39（1）: 153–159.

［22］ Wang XQ, Li ZN, Wang QM, et al. Lipid nano-bubble combined with ultrasound for anti-keloids therapy. J Liposome Res, 2018, 28（1）: 5–13.

［23］ Hsu CK, Lin HH, Harn IC, et al. Mechanical forces in skin disorders. J Dermatol Sci, 2018, 90（3）: 232–240.

［24］ Andrews JP, Marttala J, Macarak E, et al. Keloids: The paradigm of skin fibrosis-Pathomechanisms and treatment. Matrix Biol, 2016, 51（4）: 37–46.

［25］ Lee HJ, Jang YJ. Recent understandings of biology, prophylaxis and treatment strategies for hypertrophic scars and keloids. Int J Mol Sci, 2018, 19（3）: 711.

［26］ Wang M, Chen L, Huang W, et al. Improving the anti-keloid outcomes through liposomes loading paclitaxel-cholesterol complexes. Int J Nanomedicine, 2019, 2（14）: 1385–1400.

［27］ Zheng Z, Zhu L, Zhang X, et al. RUNX3 expression is associated with sensitivity to pheophorbide a-based photodynamic therapy in keloids. Lasers Med Sci,

2015, 30（1）: 67–75.

［28］ Siegel JA, Korgavkar K, Weinstock MA. Current perspective on actinic keratosis: a review. Br J Dermatol, 2017, 177（2）: 350–358.

［29］ Jansen MHE, Kessels JPHM, Nelemans PJ, et al. Randomized Trial of Four Treatment Approaches for Actinic Keratosis. N Engl J Med, 2019, 380（10）: 935–946.

［30］ Wood DLA, Lachner N, Tan JM, et al. A Natural History of Actinic Keratosis and Cutaneous Squamous Cell Carcinoma Microbiomes. MBio, 2018, 9（5）: e01432–e01418.

［31］ Cantisani C, Paolino G, Melis M, et al. Actinic Keratosis Pathogenesis Update and New Patents. Recent Pat Inflamm Allergy Drug Discov, 2016, 10（1）: 40–48.

［32］ Marks R, Rennie G, Selwood TS. Malignant transformation of solar keratoses to squamous cell carcinoma. Lancet, 1988, 1: 795–797.

［33］ Schmitz L, Gambichler T, Gupta G, et al. Actinic Keratosis Area and Severity Index（AKASI）is associated with the incidence of squamous cell carcinoma. J Eur Acad Dermatol Venereol, 2018, 32: 752–756.

［34］ Goldenberg G, Perl M. Actinic keratosis update on field therapy. J Clin Aesthet Dermatol, 2014, 28: 28–31.

［35］ Siegel JA, Korgavkar K, Weinstock MA. Current perspective on actinic keratosis: a review. Br J Dermatol, 2017, 177（2）: 350–358.

［36］ 刘媛, 李福民. 光线性角化病治疗进展. 临床合理用药, 2016, 3（9）: 180–181.

［37］ 廖文俊, 樊平申, 王雷, 等. 光线性角化病 132 例临床及组织病理分析. 临床皮肤科杂志, 2009, 38（7）: 423–426.

［38］ Reizner GT, Chuang TY, Elpern DJ, et al. Bowen's disease（squamous cell carcinoma in situ）in Kauai, Hawaii. A population-based incidence report. J Am Acad Dermatol, 1994, 31: 596–600.

［39］ Sass U, Andre J, Stene JJ, et al. Longitudinal melanonychia revealing an intraepidermal carcinoma of the nail apparatus: detection of integrated HPV-16 DNA. J Am Acad Dermatol, 1998, 39: 490–493.

［40］ Riddel C, Rashid R, Thomas V. Ungual and periungual human papillomavirus-associated squamous cell carcinoma: a review. J Am Acad Dermatol, 2011, 64: 1147–1153.

［41］ Morton CA, Birnie AJ, Eedy DJ. British Association of Dermatologists' guidelines for the management of squamous cell carcinoma in situ（Bowen's disease）2014. Br J Dermatol, 2014, 170（2）: 245–260.

［42］ Bath-Hextall FJ, Matin RN, Wilkinson D, et al. Interventions for cutaneous Bowen's disease. Cochrane

Database Syst Rev, 2013, 24 ( 6 ): CD007281.

[ 43 ] 张珂, 王焱, 布文博, 等. 基底细胞癌的发病机制与临床治疗进展. 临床皮肤科杂志, 2018, 47 ( 6 ): 397-400.

[ 44 ] 刘杏, 周晓伟, 王焱, 等. 基底细胞癌的药物治疗进展. 临床皮肤科杂志, 2019, 48 ( 1 ): 61-64.

[ 45 ] 邢天娇, 李东霞. 基底细胞癌诊治的研究进展. 医学综述, 2019, 25 ( 1 ): 60-64.

[ 46 ] 赵辨. 中国临床皮肤病学. 2 版. 南京: 江苏凤凰科学技术出版社, 2017.

[ 47 ] 李薇薇, 涂平, 杨淑霞, 等. 皮肤镜对基底细胞癌鉴别诊断价值的初步研究. 中华皮肤科杂志, 2013, 46 ( 7 ): 480-484.

[ 48 ] 陈琢, 周欣, 张健滔, 等. 人工智能领域基底细胞癌的诊治研究进展. 第二军医大学学报, 2019, 40 ( 5 ): 471-477.

[ 49 ] Moss RH, Stoecker WV, Lin SJ, et al. Skin cancer recognition by computer vision. Comput Med Imaging Graph, 1989, 13 ( 1 ): 31-36.

[ 50 ] Pellegrini C, Maturo MG, Di Nardo L, et al. Understanding the Molecular Genetics of Basal Cell Carcinoma. Int J Mol Sci, 2017, 18 ( 11 ): E2485.

[ 51 ] Work Group, Invited Reviewers, Kim JYS, et al. Guidelines of care for the management of basal cell carcinoma. J Am Acad Dermatol, 2018, 78 ( 3 ): 540-559.

[ 52 ] Montagna E, Lopes OS. Molecular basis of basal cell carcinoma. An Bras Dermatol, 2017, 92 ( 4 ): 517-552.

[ 53 ] Koelblinger P, Lang R. New developments in the treatment of basal cell carcinoma: update on current and emerging treatment options with a focus on vismodegib. Onco Targets Ther, 2018, 11: 8327-8340.

[ 54 ] Newlands C, Currie R, Memon A, et al. Non-melanoma skin cancer: United Kingdom National Multidisciplinary Guidelines. J Laryngol Otol, 2016, 130 ( S2 ): S125-S132.

[ 55 ] Crocker HR. Paget's disease affecting the scrotum und penis. Trans Pathol Soc Lond, 1889, 40: 187-191.

[ 56 ] Tulchinsky H, Zmora O, Brazowski E, et al. Extramammary Paget's disease of the perianal region. Colorectal Dis, 2004, 6 ( 3 ): 206-209.

[ 57 ] Shepherd V, Davidson EJ, Davies-Humphreys J. Extramammary Paget's disease BJOG, 2005, 112 ( 3 ): 273-279.

[ 58 ] Kanitakis J. Mammary and extramammary Paget's disease. J Euro Acad Dermatol Venereol, 2007, 21: 581-590.

[ 59 ] Fardal RW, Kierland RR, Theron Clagett O, et al. Prognosis in cutaneous Paget's disease. PostgradMed, 1964, 36: 584-593.

[ 60 ] Siesling S, Elferink MAG, van Dijck JA, et al. Epidemiology and treatment of extramammary Paget disease in the Netherlands. Eur J Surg Oncol, 2007, 33: 951-955.

[ 61 ] Jones RE, Austin C, Ackerman AB. Extramammary Paget's disease. A critical reexamination. Am J Dermatopathol, 1979, 1: 101-132. .

[ 62 ] Zollo JD, Zeitouni NC. The Roswell Park Cancer Institute experience with extramammary Paget's disease. Br J Dermatol, 2000, 142 ( 1 ): 59-65.

[ 63 ] Urabe A, Matsukuma A, Shimizu N, et al. Extramammary Paget's disease: comparative histopathologic studies of intraductal carcinoma and apocrine adenocarcinoma. J Cutan Pathol, 1990, 17: 257-265.

[ 64 ] Kang Z, Xu F, Zhang QA, et al. Correlation of DLC1 gene methylation with oncogenic PIK3CA mutations in extramammary Paget's disease. Mod Pathol, 2012, 25 ( 8 ): 1160-1168.

[ 65 ] Jabbar AS. Perianal extramammary Paget's disease. Eur J Surg Oncol, 2000, 26: 612-614.

[ 66 ] Chanda JJ. Extramammary Paget's disease: prognosis and relationship of internal malignancy. J Am Acad Dermatol, 1985, 13: 1009-1014.

[ 67 ] Lee SJ, Choe YS, Jung HD, et al. A multicenter study on extramammary Paget's disease in Korea. Int J Dermatol, 2011, 50 ( 5 ): 508-515.

[ 68 ] Shaco-Levy R, Bean SM, Vollmer RT, et al. Paget disease of the vulva: a study of 56 cases. Eur J Obstet Gynecol Reprod Biol, 2010, 149: 86-91.

[ 69 ] Pierie JP, Choudry U, Muzikansky A, et al. Prognosis and management of extramammary Paget's disease and the association with secondary malignancies. J Am Coll Surg, 2003, 196: 45-50.

[ 70 ] Lloyd J, Flanagan AM. Mammary and extramammary Paget's disease. J Clin Pathol, 2000, 53 ( 10 ): 742-749.

[ 71 ] Hatta N, Yamada M, Hirano T Fujimoto A, et al. Extramammary Paget's disease: treatment, prognostic factors and outcome in 76 patients. Br J Dermatol, 2008, 158: 313-318.

[ 72 ] Goldblum JR, Hart WR. Perianal Paget's disease: a histologic and immunohistochemical study of 11 cases with and without associated rectal adenocarcinoma. Am J Surg Pathol, 1998, 22 ( 2 ): 170-179.

[ 73 ] Goldblum JR, Hart WR. Vulvar Paget's disease: a clinicopathologic and immunohistochemical study of 19 cases. Am J Surg Pathol, 1997, 21 ( 10 ): 1178-1187.

[ 74 ] Balducci L, Crawford D, Smith G et al. Extramammary Paget's disease: an annotated review. Cancer Invest, 1988, 6: 293-303.

[ 75 ] Sitakalin C, Ackerman AB. Mammary and extramammary Paget's disease. Am J Dermatopathol, 1985, 7 ( 4 ): 335–340.

[ 76 ] Curtin JP, Rubin SC, Jones WB, et al. Paget's disease of the vulva. Gynecol Oncol, 1990, 39: 374–377.

[ 77 ] Kodama S, Kaneko T, Saito M, et al. A clinicopathologic study of 30 patients with Paget's disease of the vulva. Gynecol Oncol, 1995, 56: 63–70.

[ 78 ] Fishman DA, Chambers SK, Schwartz PE, et al. Extramammary Paget's disease of the vulva. Gynecol Oncol, 1995, 2: 266–270.

[ 79 ] Tsukada Y, Lopez RG, Pickren JW, et al. Paget's disease of the vulva: a clinicopathologic study of eight cases. Obstet Gynecol, 1975, 45: 73–78.

[ 80 ] Lee SC, Roth LM, Ehrlich C, et al. Extramammary Paget's disease of the vulva. A clinicopathologic study of 13 cases. Cancer, 1977, 39: 2540–2549.

[ 81 ] Molinie V, Paniel BJ, Lessana-Leibowitch M, et al. Paget's disease of the vulva. 36 cases. Ann Dermatol Venereol, 1993, 120: 522–527.

[ 82 ] Olson DJ, Fujimara M, Swanson P, et al. Immunohistochemical features of Paget's disease of the vulva with and without adenocarcinoma. Int J Gynecol Pathol, 1991, 10: 285–295.

[ 83 ] Ohnishi T, Watanabe S. The use of cytokeratins 7 and 20 in the diagnosis of primary and secondary extramammary Paget's disease. Br J Dermatol, 2000, 142 ( 2 ): 243–247.

[ 84 ] Kohler S, Smoller BR. Gross cystic disease fluid protein-15 reactivity in extramammary Paget's disease with and without associated internal malignancy. Am J Dermatopathol, 1996, 18 ( 2 ): 118–123.

[ 85 ] Toker C. Clear cells of the nipple epidermis. Cancer, 1970, 25: 601–610.

[ 86 ] Guarner J, Cohen C, DeRose PB. Histogenesis of extramammary and mammary Paget cells. An immunohistochemical study. Am J Dermatopathol, 1989, 11: 313–318.

[ 87 ] Yao DX, Hoda SA, Chiu A, et al. Intraepidermal cytokeratin 7 immunoreactive cells in the non-neoplastic nipple may represent interepithelial extension of lactiferous duct cells. Histopathology, 2002, 40: 230–236.

[ 88 ] Lundquist K, Kohler S, Rouse RV. Intraepidermal cytokeratin 7 expression is not restricted to Paget cells but is also seen in Toker cells and Merkel cells. Am J Surg Pathol, 1999, 23: 212–219.

[ 89 ] Willman JH, Golitz LE, Fitzpatrick JE. Clear cells of Toker in accessory nipples. J Cutan Pathol, 2003, 30: 256–260.

[ 90 ] van der Putte SC. Anogenital "sweat" glands: histology and pathology of a gland that may mimic mammary glands. Am J Dermatopathol, 1991, 13: 557–567.

[ 91 ] Willman J, Golitz L, Fitzpatrick J. Vulvar clear cells of Toker. Pecursors of extramammary Paget's disease. Am J Dermatopathol, 2005, 27: 185–188.

[ 92 ] Belousova I, Kazakov D, Michal M, et al. Vulvar Toker cells: the long-awaited missing link: a proposal for an origin-based histogenetic classification of extramammary Paget's disease. Am J Dermatopathol, 2006, 28: 84–86.

[ 93 ] 郭亮侬, 刘小青, 李航, 等. 乳房外 Paget 病 75 例临床病理特点分析. 中华医学杂志, 2015, 95 ( 22 ): 1751–1754.

# 中英文名词对照索引

## B

# G

# H

# J

## K

## L

## M

# X

# Y

# Z